U0272742

编 委 （按姓氏笔画排序）

编写秘书　　孙　云　奚才华

"十四五"时期国家重点出版物出版专项规划项目
湖北省公益学术著作出版专项资金资助项目

神经外科亚专科学丛书

名誉主编 赵继宗
总主编 赵洪洋 王 硕 毛 颖

神经重症

SHENJING ZHONGZHENG

主 编◆胡 锦 高 亮 周建新

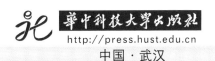

华中科技大学出版社
http://press.hust.edu.cn
中国·武汉

内 容 简 介

本书为"十四五"时期国家重点出版物出版专项规划项目、湖北省公益学术著作出版专项资金资助项目"神经外科亚专科学丛书"之一。

本书共六篇四十三章,包括神经重症病房建设和入院管理,神经重症患者的评估与监护,神经重症患者常见问题与处理原则,常见神经损伤的管理,神经重症监护质量提高与改进,以及脑保护、脑死亡、神经康复及相关法律问题。

本书可作为神经重症医师的参考书,也可供重症医学科、神经内外科、神经重症亚专科同行们参考。

图书在版编目(CIP)数据

神经重症 / 胡锦,高亮,周建新主编. —武汉:华中科技大学出版社,2023.6
(神经外科亚专科学丛书)
ISBN 978-7-5680-9517-4

Ⅰ. ①神… Ⅱ. ①胡… ②高… ③周… Ⅲ. ①神经系统疾病-险症-诊疗 Ⅳ. ①R741.059.7

中国国家版本馆 CIP 数据核字(2023)第 108738 号

神经重症
Shenjing Zhongzheng

胡 锦 高 亮 周建新 主 编

总 策 划:车 巍
策划编辑:陈 鹏
责任编辑:丁 平
封面设计:原色设计
责任校对:李 弋
责任监印:周治超
出版发行:华中科技大学出版社(中国·武汉)　　电话:(027)81321913
　　　　　武汉市东湖新技术开发区华工科技园　　邮编:430223
录　排:华中科技大学惠友文印中心
印　刷:湖北新华印务有限公司
开　本:889mm×1194mm　1/16
印　张:29.5
字　数:910 千字
版　次:2023 年 6 月第 1 版第 1 次印刷
定　价:298.00 元

丛书编委会

丛书序

神经外科发展至今，随着科学技术的进步，人们对中枢神经系统疾病的治疗效果和减少并发症发生的要求越来越高，精准化和精细化治疗是满足这一要求的必经之路。神经外科亚专科学的建立和发展正是顺应了这一要求，采用了精准化和精细化的组织形式，以利于对精准化和精细化治疗研究的不断深入进行。

在这一大背景下，我们组织了全国神经外科亚专科学的领军人物，分别主编"神经外科亚专科学丛书"的十一个分册。本丛书介绍了相关亚专科学的理论知识和临床实践经验，除了强调规范化的传统治疗外，重点阐述了近年来在神经外科亚专科学领域出现的新技术、新业务，并指导性地提出了这些新技术、新业务的应用要点和注意事项。本丛书是神经外科医生、护士和相关领域工作人员临床诊疗必备的重要参考书。术业专精，才能术业精进，博而不精已不能满足当前科学技术迅速发展的需求，我们需要培养在神经外科亚专科学领域深入钻研、熟练掌握先进设备操作技术等的专家。将时间和精力集中于焦点，突破的机会就会大大增加，这也是早出人才、快出人才的路径，同时可为患者带来先进的治疗手段和更好的治疗效果。

我国的神经外科事业在一代又一代奋斗者的努力下，已跻身世界先进行列。这套"神经外科亚专科学丛书"反映了当今中国神经外科的亚专科学水平。本丛书为"十四五"时期国家重点出版物出版专项规划项目、湖北省公益学术著作出版专项资金资助项目。本丛书的出版必将极大地推动我国神经外科学及其亚专科学的发展进步，为神经外科从业人员带来一部系统的集神经外科学及其亚专科学之大全的鸿篇巨制。

华中科技大学同济医学院附属协和医院原神经外科主任
湖北省医学会神经外科分会原主任委员
湖北省医师协会神经外科医师分会原主任委员
二级教授，博士研究生导师

首都医科大学神经外科学院副院长
中华医学会神经外科学分会主任委员
教授，博士研究生导师

复旦大学附属华山医院院长
中华医学会神经外科学分会候任主任委员
教授，博士研究生导师

2023年5月

序

神经重症监护是重症医学的一个重要组成部分,主要应对神经危重症患者的救治和护理。在临床医学早期,重症患者的监护主要依靠观察和护理,没有医疗仪器和设备支持。例如,1922 年著名的神经外科医生 Dandy 为了便于护理和观察患者,在病房内特别设定 3 张病床,收治神经重症患者。1953 年丹麦哥本哈根暴发脊髓灰质炎疫情,为了应对大量集中机械通气和监护需要,医院建立了世界上第一个重症监护室。1960—1980 年,随着诊治工具的发展,心肺功能监测、中心静脉压监测、颅内压(ICP)监测等的应用,"神经重症监护"的理念随之提出,开始了临床神经重症监护时代。到了 21 世纪初,ICP 监测广泛应用,脑血流量监测、脑微透析技术等的应用,提出了在脑不可逆损伤发生前,对 ICP 等进行处理的理念,开创了神经生理性监护时代。之后国外各种神经重症协会成立,开始了神经重症人员专业的培训和资格认定,神经重症医学走向快速发展的康庄大道。我国神经重症起步虽然比国外晚,但是,对神经重症患者的管理从未放松过。以复旦大学附属华山医院(后文简称华山医院)为例,1952 年,在我国经济发展困难时期,华山医院神经外科建科后不久,其创始人史玉泉教授就开始对创伤性脑损伤按伤情进行分类,提出创伤性脑损伤评分标准,这是我国最早在创伤性脑损伤患者中按病情轻重分类进行监护的实践,经临床实践证实行之有效,神经外科在有限的病床中特设数张病床收治重症患者。20 世纪 70 年代末期,他又率先研制出国内第一台 ICP 监护仪,并用于临床监护,有力地推动了国内创伤性脑损伤患者的监护与救治。

改革开放以后,由于神经外科患者逐年增加,手术数量上升,危重症患者数量增多,华山医院在现有条件下,在病区设立重症病房,购买心电监护仪、呼吸机等,集中收治危重症患者和术后患者,由神经外科医生管理,疑难病例全科讨论和请相关科室会诊,集思广益,成功地救治了大量危重症患者。可以说这是华山医院神经外科神经重症监护的雏形。2003 年"非典"疫情后,上海市提出了"三年行动计划",重视除"非典"以外的其他非传染性重大疾病的救治,华山医院神经外科作为上海市神经外科急救中心,成立了创伤性脑损伤和神经重症亚专科,设置神经重症病房,共有床位 26 张,购置了 ICP 监护仪、脑电监护仪、TCD 监护仪和可移动 CT 等,仍然由神经外科医生管理,诊治了大量创伤性脑损伤和神经外科危重症患者。2018 年华山医院虹桥院区成立,新院区有了近百张床位的神经重症监护室,除拥有各类神经重症监护设备以外,也招收了重症监护医生组建神经重症监护团队,有力地保障了华山医院神经外科年均 2 万余例全麻手术患者的安全和神经危重症患者的救治。

虽然我国神经重症监护整体起步较晚,但发展迅猛,对推动我国神经重症医学发展起了重大作用。但是,我们必须看到,我国的整体水平与国外先进单位相比,还存在较大差距,特别是在神经重症监护的管理、教育、多模态监测和数字化、信息化模式等方面还存在差距。目前国内神经重症监护室的建设与管理基本上参考国外相关标准制订,缺乏结合国情的神经重症监护的标准和规范治疗标准,缺乏对医护人员的专业培训等。华山医院神经外科胡锦教授、上海市第十人民医院神经外科高亮教授和首都医科大学附属北京天坛医院重症医学科周建新教授共同组织国内从事神经重症的专家教授,编辑出版"十四五"时期国家重点出版物出版专项规划项目"神经外科亚专科学丛书"之《神经重症》分册,参加编写的人员绝大多数是中国医师协会神经外科医师分会神经重症专家委员会的成员,具有从事一线神经重症监护和神经危重症患者管理的经验。本书涵盖了神经重症监护的方方面面,内容丰富新颖,既有编者的经验心得,又有最新文献进展。我相信本书的出版会对规范我国神经重症医学的建设与发展起到促进作用,更希望从事神经重症的专业人员通过神经重症监护的临床循证医学实践,总结适合我国神经重症监护的标准和规范治疗标准,造福广大神经危重症患者。

中国工程院院士

国家神经疾病医学中心主任

复旦大学附属华山医院神经外科主任

复旦大学神经外科研究所所长

上海神经外科临床医学中心主任

2022 年 10 月 2 日

前　言

　　重症医学的发展在我国起步较晚,自20世纪80年代初北京协和医院陈德昌教授创办我国第一个重症监护室以来,随着经济的发展及卫生部(现为国家卫生健康委员会)颁布的三级医院等级评审标准的出台,国内大医院相继建立了重症监护室(ICU),极大地促进了重症医学的发展。从内科ICU和外科ICU,到许多三级学科,如神经内科、神经外科都有了自己的神经重症监护室(NICU),重症专业在数量和质量上都有了一个质的飞跃发展。

　　我国的神经重症监护起源于20世纪80年代末,改革开放促进国内医疗与国外医疗的交流,而经济的发展使得国内有能力购置各种监护设备,随着医学科技的整体进步以及神经外科学的发展,神经重症监护医学逐渐起步,北京、上海、广州、天津等地的大型神经外科中心均成立了专科监护病房或监护室,当时所谓的监护只是有了监护病房,把神经重症监护的患者进行集中管理而已,除了神经监护设备缺乏以外,更是缺少专门从事神经重症监护的专科医师。绝大多数从事神经重症监护的医师是由所在科室的神经外科医师或者是重症医学的医师担任,他们在实践中学习、积累了丰富的临床经验,监护和救治了大量神经危重症患者,有力地保障了神经外科的手术安全,为促进我国神经重症监护室的建设,以及神经重症监护临床实践和理念的形成奠定了基础。2009年,卫生部正式下发关于在《医疗机构诊疗科目名录》中增加"重症医学科"为一级诊疗科目的通知,并颁布了《重症医学科建设与管理指南(试行)》,对重症医学科硬件设施、人员结构、质量管理和院感防控等问题做了详细说明。2011年7月,我国成立了首个神经重症专业学术组织,即"中国医师协会神经外科医师分会神经重症专家委员会",来自首都医科大学附属北京天坛医院重症医学科的周建新教授担任首任主任委员,中华医学会神经外科学分会于2013年成立了中国神经外科重症管理协作组,首任组长由中华医学会神经外科学分会的主任委员周定标教授担任,在他的指导下,该协作组联合神经外科、重症医学、神经内科、急诊医学等专业共同制定了《神经外科重症管理专家共识(2013版)》,这些都有力促进了我国神经重症的规范化管理。另外,中华医学会神经病学分会神经重症协作组于2014年制定了《神经重症监护病房建设中国专家共识》,从不同的专业角度对神经重症及相关内容进行了诠释。上述的努力都有力地促进了我国神经重症医学的发展。

　　进入21世纪以来,我国神经外科发展迅速,各个省、市的神经外科手术量逐年上升,大学附属医院和省级医院神经外科都建立了不少于20张床位的神经重症监护室,也有了独立从事神经重症监护的专科医师,他们在临床实践中积累了丰富的经验,也在国内外发表了许多有影响力的论文,极大地促进了我国重症医学的发展,但是我们仍缺乏自己的神经重症监护领域的参考书。本书分六篇,包括神经重症病房建设和入院管理,神经重症患者的评估与监护,神经重症患者常见问题与处理原则,常见神经损伤的管理,神经重症监护质量提高与改进,脑保护、脑死亡、神经康复及相关法律问题。全书不仅系统地介绍了神经重症监护相关的基础和临床处理规范,而且还介绍了国内外指南和研究进展。本书的编者都是国内从事神经重症监护的专家,绝大多数专家还是中国医师协会神经外科医师分会神经重症专家委员会的委员,他们也是国内最早从事神经重症监护的医师,各自撰写的章节都是他们最为擅长的专业领域。本书可作为神经重症医师的参考书,也可供重症医学科、神经内外科、神经重症亚专科同行们参考。鉴于编者的表达能力与所在专业领域的差异,还有文献更新较快,书中难免会有表述差错,欢迎各位同道批评指正,我们将及时勘误。

编 者

目　录

第一篇　神经重症病房建设和入院管理

第一章　神经重症病房的设计、布局和组织管理 ……………………………………… 2
　第一节　神经重症的历史演变 ……………………………………………………… 2
　第二节　神经重症病房布局和管理 ………………………………………………… 3
　第三节　神经重症医师培训 ………………………………………………………… 5
第二章　神经重症患者家属沟通及心理干预 ………………………………………… 8

第二篇　神经重症患者的评估与监护

第三章　神经重症患者的神经系统检查 ……………………………………………… 14
　第一节　概述 ………………………………………………………………………… 14
　第二节　基于 GCS 评分系统建立神经重症患者的初步评估 …………………… 14
　第三节　神经重症患者的系统体格检查 …………………………………………… 17
　第四节　神经危急体征的检查和判断 ……………………………………………… 26
　第五节　小结 ………………………………………………………………………… 29
第四章　神经重症监护室的实验室检查 ……………………………………………… 32
　第一节　实验室检查概述 …………………………………………………………… 32
　第二节　神经重症相关的血、尿、大便常规检查部分 …………………………… 33
　第三节　神经重症相关的血液生化检查部分 ……………………………………… 36
　第四节　神经重症相关的一些其他实验室检查 …………………………………… 39
第五章　神经重症患者的影像学评估 ………………………………………………… 45
第六章　神经重症病房内的无创监护 ………………………………………………… 55
　第一节　神经重症病房内的无创床旁脑血流监测 ………………………………… 55
　第二节　神经重症病房内的无创床旁脑氧监测 …………………………………… 68
　第三节　神经重症病房内的无创床旁脑电图监测 ………………………………… 69
第七章　神经重症病房内的有创监护和多模态监测 ………………………………… 73
　第一节　神经重症病房内的有创监护 ……………………………………………… 73
　第二节　神经重症病房内的多模态监测 …………………………………………… 80
第八章　意识障碍的鉴别诊断与治疗 ………………………………………………… 87
　第一节　意识障碍的分类与致病机制 ……………………………………………… 87
　第二节　意识障碍的识别与评估 …………………………………………………… 88
　第三节　意识障碍的鉴别诊断与治疗 ……………………………………………… 92
　第四节　意识障碍的预后 …………………………………………………………… 97

第三篇　神经重症患者常见问题与处理原则

第九章　神经重症患者的气道管理 …………………………………………………………… 102
第十章　中枢神经系统损伤后的血压管理 …………………………………………………… 111
第十一章　神经重症患者的凝血功能障碍 …………………………………………………… 120
第十二章　神经重症患者的液体管理 ………………………………………………………… 129
第十三章　神经重症患者的水、电解质紊乱和酸碱平衡失调 ……………………………… 132
　第一节　中枢性水、电解质紊乱 ……………………………………………………………… 132
　第二节　外周性水、电解质紊乱 ……………………………………………………………… 137
　第三节　液体治疗 …………………………………………………………………………… 139
　第四节　酸碱平衡失调 ……………………………………………………………………… 142
　第五节　血糖管理 …………………………………………………………………………… 144
第十四章　神经重症患者的体温管理 ………………………………………………………… 151
　第一节　体温调节系统解剖生理学 ………………………………………………………… 151
　第二节　发热的病理生理学基础 …………………………………………………………… 153
　第三节　神经重症患者的发热 ……………………………………………………………… 157
　第四节　体温管理质量改进 ………………………………………………………………… 159
　第五节　低温治疗技术 ……………………………………………………………………… 160
　第六节　发热管控 …………………………………………………………………………… 164
第十五章　神经重症患者的镇痛镇静 ………………………………………………………… 168
　第一节　神经重症患者镇痛镇静的指征 …………………………………………………… 168
　第二节　镇痛镇静的监测与评估 …………………………………………………………… 169
　第三节　镇痛镇静药物 ……………………………………………………………………… 171
　第四节　镇痛镇静的集束化管理 …………………………………………………………… 174
第十六章　神经重症患者的内分泌问题 ……………………………………………………… 176
第十七章　神经重症患者深静脉血栓形成和肺栓塞的处理 ………………………………… 184
第十八章　神经重症患者的急性肾损伤与持续肾脏替代治疗 ……………………………… 197
第十九章　神经重症患者的营养治疗 ………………………………………………………… 207
　第一节　神经重症患者的消化道功能特点和营养评估 …………………………………… 207
　第二节　神经重症患者营养治疗的实施 …………………………………………………… 208
　第三节　各种神经疾病的肠内营养 ………………………………………………………… 210
第二十章　神经重症患者急性消化道出血的处理 …………………………………………… 217
第二十一章　颅内感染的外科干预和治疗 …………………………………………………… 222

第四篇　常见神经损伤的管理

第二十二章　脑脊液动力学及管理 …………………………………………………………… 228
第二十三章　颅内压增高的阶梯治疗 ………………………………………………………… 240
第二十四章　创伤性脑损伤患者的监护与管理 ……………………………………………… 245
　第一节　创伤性脑损伤概述 ………………………………………………………………… 245
　第二节　创伤性脑损伤患者的监护与管理 ………………………………………………… 248
第二十五章　脑出血患者的监护与管理 ……………………………………………………… 259

第二十六章 急性缺血性脑卒中患者的监护与管理 ······················· 264
　第一节 急性缺血性脑卒中患者的监护 ······················· 264
　第二节 急性缺血性脑卒中患者的管理 ······················· 267
第二十七章 动脉瘤性蛛网膜下腔出血患者的监护与管理 ······················· 270
第二十八章 急性脊髓损伤患者的监护与管理 ······················· 278
　第一节 脊髓损伤的基本概念 ······················· 278
　第二节 脊髓损伤患者的评估、搬运及诊断 ······················· 280
　第三节 脊髓损伤的急诊处理和治疗 ······················· 282
　第四节 脊髓损伤常见并发症的监护与管理 ······················· 283
　第五节 颈髓损伤合并创伤性脑损伤的监护与管理 ······················· 286
　第六节 脊髓损伤患者的心理康复与人文关怀 ······················· 287
第二十九章 婴幼儿及儿童脑损伤患者的监护与管理 ······················· 297
第三十章 神经外科肿瘤患者的术后监护 ······················· 305
　第一节 神经外科肿瘤患者手术后的常规监测 ······················· 305
　第二节 神经外科肿瘤患者手术后的神经系统功能监测 ······················· 306
　第三节 神经外科肿瘤患者手术后气道与呼吸系统的监测与管理 ······················· 308
第三十一章 重症神经肌肉疾病 ······················· 317
第三十二章 脑静脉窦血栓形成的诊断、治疗和并发症 ······················· 324
第三十三章 癫痫持续状态的重症处理 ······················· 328

第五篇　神经重症监护质量提高与改进

第三十四章 神经重症监护室持续质量改进 ······················· 340
　第一节 神经重症监护室建设参考标准 ······················· 340
　第二节 神经重症监护室发展建议 ······················· 345
　第三节 神经重症监护室管理模式改进 ······················· 347
第三十五章 神经重症常见药物及其药理学特点 ······················· 350
　第一节 镇静催眠药 ······················· 350
　第二节 镇痛药 ······················· 352
　第三节 抗癫痫药 ······················· 353
　第四节 血管活性药物 ······················· 355
　第五节 抗高血压药 ······················· 357
　第六节 利尿药和脱水药 ······················· 359
　第七节 作用于血液系统的药物 ······················· 361
　第八节 其他药物 ······················· 363
第三十六章 神经重症监护室多重耐药菌医院感染的预防与控制 ······················· 368
第三十七章 神经重症患者的护理要点 ······················· 377
　第一节 神经重症患者的评估和监测 ······················· 377
　第二节 神经重症患者的护理要点 ······················· 380
　第三节 神经重症患者的急救与护理 ······················· 385
第三十八章 神经重症患者的出院计划 ······················· 391

第六篇 脑保护、脑死亡、神经康复及相关法律问题

第三十九章 急性脑损伤的神经保护作用 ………………………………………………………… 396

第四十章 心搏骤停后的脑复苏 …………………………………………………………………… 410

第四十一章 脑死亡和潜在器官捐献的管理 ……………………………………………………… 415

第四十二章 神经重症患者的医学法律问题 ……………………………………………………… 431

　第一节 神经重症患者的知情同意 ……………………………………………………………… 431

　第二节 神经重症患者的权利 …………………………………………………………………… 434

　第三节 神经重症监护中的医疗法律责任 ……………………………………………………… 438

第四十三章 神经重症康复 ………………………………………………………………………… 442

　第一节 概述 ……………………………………………………………………………………… 442

　第二节 神经重症后病因与病理 ………………………………………………………………… 443

　第三节 神经重症后主要临床功能障碍 ………………………………………………………… 444

　第四节 康复功能评定与辅助检查 ……………………………………………………………… 447

　第五节 临床诊断及康复治疗 …………………………………………………………………… 450

第一篇

神经重症病房建设和入院管理

第一章 神经重症病房的设计、布局和组织管理

第一节 神经重症的历史演变

一、重症医学的历史

重症医学的历史可以追溯至 20 世纪 50 年代,1950 年,现代心肺复苏术之父 Peter Safar 提出了"高级生命支持"的概念,建议患者在重症监护环境中保持镇静和通气支持。Peter Safar 因此被认为是第一个重症医学专家。1953 年,丹麦哥本哈根暴发脊髓灰质炎疫情,为了应对大量集中机械通气和监护的需要而建立了世界上第一个重症监护室(Intensive Care Unit,ICU)。1972 年,美国在 28 位医师的倡导下创立了危重病医学学会(Society of Critical Care Medicine,SCCM),旨在建立一个有自己的临床实践方法、人员培训计划、教育系统和科学研究的、独立的临床和科研学科,初步提出并完善了以血流动力学、组织氧代谢监测为基础的高级生命支持措施。1982 年,欧洲成立了欧洲危重病医学会(European Society of Intensive Care Medicine,ESICM),并对危重病医学所涉及的各种复杂临床病症进行研究,如脓毒症(sepsis)、多器官功能障碍综合征(MODS)等。在国内,1982 年,陈德昌教授在北京协和医院建立了我国第一张现代意义的 ICU 病床,1984 年,北京协和医院正式建立"加强医疗科"。经济的发展及原卫生部(现改名为国家卫生健康委员会)颁布的三级医院等级评审标准的出台,极大地促进了重症医学的发展,国内大医院相继建立了 ICU。2005 年 3 月,中华医学会重症医学分会的成立,为进一步确立我国危重病医学学科地位以及持续快速发展注入了新的活力。2008 年 7 月 4 日,经国务院国家标准委员会批准,重症医学专业被认定为二级学科,重症医学自此成为我国较年轻的学科之一。2009 年,卫生部正式下发关于在《医疗机构诊疗科目名录》中增加"重症医学科"为一级诊疗科目的通知,并颁布了《重症医学科建设与管理指南(试行)》,对重症医学科硬件设施、人员结构、质量管理和医院感染防控等问题做了详细说明。2010 年,重症医学专业成为医师执业范围的一个专属专业,并开始逐渐向专科精细方向发展,从内科 ICU 和外科 ICU,到许多三级学科,如神经内科、神经外科都有了自己的神经重症监护室(NICU),重症专业从数量和质量上都有了一个质的飞跃发展。

二、神经重症亚专科的发展

如前文所述,20 世纪 50 年代的脊髓灰质炎大流行不仅对机械通气和 ICU 具有划时代的意义,也是因此才有了完整的神经重症理念,并制定了相应的管理流程。20 世纪 80 年代末,随着医学科技的整体进步以及神经外科发展的需要,神经重症监护医学逐渐起步,北京、天津和上海等地的大型神经外科中心均成立了专科监护病房或监护室,为我国 NICU 的建设,以及神经重症监护临床实践和理念的形成奠定了基础。2003 年,美国神经重症监护学会(Neurocritical Care Society,NCS)成立,该学会从最初的 70 名会员,到现在成为在全球拥有 2500 多名成员的全球性多学科国际组织,其使命是改善威胁生命的神经疾病患者的预后。2005 年,美国神经亚专科联合会(the United Council for Neurologic Subspecialties,UCNS)对神经重症这一独立专科进行了认证,负责对神经重症医师进行培训并监督。2011 年 7 月,我国成立了首个神经重症专业学术组织,即"中国医师协会神经外科医师分会神经重症专家委员会",中华医学会神经外科学分会于 2013 年成立了中国神经外科重症管理协作组,该协作组联合神经外科、重症医学、神经内科、急诊医学等专业共同制定了《神经外科重症管理专家共识(2013 版)》,这些都有力促进了

我国神经重症的规范化管理。另外,中华医学会神经病学分会神经重症协作组于 2014 年制定了《神经重症监护病房建设中国专家共识》,从不同的专业角度对神经重症及相关内容进行了诠释。

　　Diringer 等通过前瞻性收集全美 42 家 ICU 的 36986 例患者数据进行研究,其中 3298 例收治入神经外科/神经科 ICU(NICU),结果发现,与入住普通 ICU 相比,入住神经外科/神经科 ICU 的急性脑出血(AICH)患者的死亡率更低。2011 年有一荟萃分析比较了神经重症患者的管理模式,共纳入了 12 项研究的 24520 例患者,结果表明,在专门的神经重症病房接受治疗的患者的死亡率明显降低,并且神经功能预后明显改善。

　　目前,神经重症病房基本上有两大作用:一方面是处理那些有神经系统疾病的危重症患者,比如严重创伤性脑损伤、蛛网膜下腔出血、颅内(脑内、硬膜下、硬膜外)或脊髓内血肿、急性脑积水、脊髓损伤、癫痫持续状态、累及呼吸肌的神经肌肉疾病等;另一方面是复杂颅内肿瘤(尤其是颅后窝和颅底肿瘤)、动脉瘤、动静脉畸形、脊髓肿瘤,以及伴多种基础疾病的老年患者手术后的管理。

第二节　神经重症病房布局和管理

一、神经重症病房建设

　　2006 年中华医学会重症医学分会制定的《中国重症加强治疗病房建设与管理指南(2006)》,2009 年卫生部颁布的《重症医学科建设与管理指南(试行)》,以及 2020 年 5 月中华医学会神经外科学分会、中国神经外科重症管理协作组制定的《中国神经外科重症管理专家共识(2020 版)》,对 NICU 的人员配置、环境配置和仪器设备配置进行了细化。

　　上述文件建议,神经重症病房规模以 8～10 张/100 张神经外科床位为宜,单床使用面积不少于 15 m²,床间距 1 m 以上,可配置满足患者不同体位要求的专用床。另外,随着目前超重/肥胖患者的数量日趋增多,有条件的单位可配置有称重功能的床。鼓励在人力资源充足的条件下,多设单间或分隔式病房,另可配置负压隔离病房 1～2 间。

　　神经重症病房的整体布局应该使放置病床的医疗区域、医疗辅助用房区域、污物处理区域和医务人员生活辅助用房区域等有相对的独立性,以减少彼此之间的相互干扰并有利于对感染的控制。NICU 应装配气流方向从上到下的空气净化系统,能独立控制室内的温度和湿度,医疗区域内的温度应维持在 24 ℃左右,相对湿度在 60% 左右。每个单间的空气调节系统应该独立控制。安装足够的感应式洗手设施和手部消毒装置,单间每床 1 套,开放式病床至少每 2 床 1 套。

　　在仪器设备方面,每床需配备床旁监护系统,三级医院的 ICU 应该每床配备 1 台呼吸机,二级医院的 ICU 可根据实际需要配备适当数量的呼吸机。每个 ICU 应至少有 1 台便携式呼吸机便于安全转运患者。另外还需配备血气分析仪、血液净化仪、连续性血流动力学与氧代谢监测设备、心肺复苏抢救装备车、纤维支气管镜、移动式超声设备、电子升降温设备等。神经重症病房除了普通 ICU 所需配备的仪器设备外,还要配备颅内压监护仪、经颅多普勒超声仪、脑电图监测系统等无创/有创神经系统监测设备,有条件的大型神经外科中心宜在神经重症病房里配置移动式 CT 机。

二、神经重症病房管理模式

　　目前 ICU 主要存在三种运行模式。

　　(1)开放式:患者转入 ICU 后的治疗仍由原主管医师各自负责,包括重大医疗决定、医嘱和医疗技术操作。此模式的优点是医院整个医疗系统的人员都能够在不同程度上积极参与 ICU 的工作,但 ICU 以护理人员为主体,根据专科医师的要求进行工作。ICU 医师多为兼职,无全职 ICU 医师。

　　(2)封闭式:患者转入 ICU 后的治疗完全由 ICU 医师负责,专科问题由 ICU 医师邀请相关专科医师查房或者会诊,进行协调解决。此模式的优点是能充分发挥 ICU 医师监测和治疗的优势,但对其专业能力及沟通能力的要求较高。根据 2015 年第三次 ICU 普查报告,目前在华东地区,不管是二级医院还是三级医院,ICU 的管理模式皆以封闭式为主(72%),同时伴有半开放式(24%)及少量开放式(4%);同二级医院相比,华东地区三级医院 ICU 管理模式更是以封闭式为主(81.08%),而且这种封闭式的管理大大降低了医院感染发生率。

(3)半开放式:患者转入 ICU 后的治疗由 ICU 医师和原专科医师共同管理。此模式的优点是既可以发挥原专科医师的专业优势,又可以发挥 ICU 医师在监测和治疗方面的专长。

Carson 等前瞻性比较了 ICU 封闭前(开放式 ICU,124 例患者)和封闭后(封闭式 ICU,121 例患者)对临床预后的影响,结果发现,封闭式 ICU 的实际死亡率/预测死亡率的值为 0.78,而开放式 ICU 的实际死亡率/预测死亡率的值为 0.90;另外,与开放式 ICU 相比,护士对封闭式 ICU 中主要负责患者救治的医师的临床判断更有信心(41% vs. 7%,$P < 0.01$),护士也更支持封闭式 ICU 模式。一项来自英国的前瞻性研究表明,将 ICU 由开放式改为封闭式后,院内死亡率从 28% 下降至 20%($P = 0.01$);经过校正后,死亡率几乎下降一半(OR 0.51,CI 0.32~0.82,$P = 0.005$),临床预后得到显著改善。

2002 年有一项系统综述将 ICU 医师配备分为低强度组(无重症医师或选择性地将重症医师作为会诊医师)和高强度组(强制重症医师会诊或封闭式 ICU),研究发现,高强度组的院内死亡率(RR 0.71,CI 0.62~0.82)和 ICU 死亡率(RR 0.61,CI 0.50~0.75)均降低,同时 ICU 治疗天数和住院天数缩短。

2020 年发表的 PRINCE 研究是第一项评估神经重症监护实践领域的国际多中心研究,研究结果表明,神经重症监护的提供方式在世界范围内存在显著差异;大多数受访者表示拥有专门的 NICU(总体为 67%;北美最高,为 82%;大洋洲最低,为 14%);医院平均 NICU 床位 12 张(0~803 张),北美最高,平均 16 张(0~830 张),中东最低,平均为 6 张(0~15 张);而在重症医师类型方面,神经重症医师仅占 20%,位列呼吸与危重症医师(37.65%)之后。

三、神经重症病房人员配置

根据《中国神经外科重症管理专家共识(2020 版)》要求,神经重症病房需要配备至少 1 名具备重症医学、神经科学理论和实践经验的副高级及以上医师全面负责诊疗工作。

Suarez 等对前瞻性收集的数据进行了回顾性分析,共纳入 2381 例收治入 NICU 的患者,结果发现,引入神经重症团队(包括 1 名全职神经重症医师)参与治疗能显著降低院内死亡率,并缩短 NICU 治疗天数和住院天数,但不改变再入院率或长期死亡率。Josephson 及其同事也发现,在启用神经重症医师一同管理重症蛛网膜下腔出血患者后,平均住院天数显著缩短,且脑室腹腔分流手术率显著降低。而在创伤性脑损伤(TBI)的救治中,神经重症医师的参与也显示出了优势。在美国威斯康星州 I 级创伤中心的 NICU(10 张床位)中,Varelas 及其同事对神经重症医师开始主要负责之前的 328 例患者和开始主要负责之后的 264 例患者进行了评估。在这 38 个月的时间里,神经重症医师开始主要负责之后患者的死亡率降低了 51%,住院天数缩短了 12%,出院回家或康复的可能性增加了 57%。神经重症医师的存在也使护理人员对流程的遵守情况有所改善,GCS 评分记录率从 60.5% 提高到 82%。

NICU 医护人员应该接受过临床神经科学和重症医学的双重培训,掌握神经解剖、神经病理生理、常见神经外科疾病和并发症等知识,掌握重症医学基本理论、基础知识和基本技能,掌握颅内压监测技术、基本脑电生理学、脑血流监测技术等。

配备神经重症医师的好处不仅在于直接的患者救治,还在于对护理人员等进行的神经科学教育,重点是团队对指南的执行和依从,可改善患者的救治和预后。2002 年,Patel 及其同事表明,对 NICU 的 TBI 患者建立流程驱动的治疗能将 6 个月良好预后从 56% 提高到 66.4%(趋势,但无统计学意义),但在重型 TBI 患者(GCS 评分为 3~8 分)中却能从 40.4% 显著提高到 59.6%。

第三节　神经重症医师培训

一、国外神经重症医师培训现况

基于能力的欧洲重症医学培训计划(Competency-Based Training Programme in Intensive Care for Europe,CoBaTrICE)由欧洲重症医学会发起,并得到欧盟委员会资助,旨在使欧盟各国的重症医学培训保持一致,并通过改良 Delphi 法制定了重症医师所需的核心技能,共分为 12 大类 102 项。美国毕业后医学教育评鉴委员会(Accreditation Council for Graduate Medical Education,ACGME)在 2008 年正式发布了由内科、胸科、呼吸与危重症科以及重症医学科等多学科组成的专家组参与制定的《呼吸与危重症医学核心技能推荐》,其中重症医学专业推荐了 6 大类 327 项技能。

美国神经亚专科联合会(UCNS)在其神经重症医师培训指南中对神经重症医师资质培训提出了具体的要求。首先,对需要掌握的理论知识进行了梳理,包括神经系统疾病,以及心血管、呼吸、肾脏、内分泌、代谢、感染、消化、血液等全身系统可能会出现的需要紧急处理的急危重症的病理、病理生理和治疗。其次,对于神经重症医师需要熟练掌握的操作技能也做了进一步规定,包括综合 ICU 医师必须掌握的操作技能(如动脉穿刺、动脉导管留置、鼻胃管置入、中心静脉置管、肺动脉置管、机械通气管理、血管活性药物的使用、心肺复苏、气道管理和气管插管等),综合 ICU 医师可选择性掌握的操作技能(如血液透析、纤维支气管镜检查、心脏超声检查、气管切开术、经皮胃造瘘、胸腔穿刺引流置管术、腹腔穿刺术、体外膜肺氧合和其他一些循环辅助装置的使用),神经重症医师必须掌握的神经系统相关操作技能(如腰椎穿刺术、分流管/脑室引流管取样、经颅多普勒超声的操作和解读、镇静/镇痛药物的使用、持续脑电图监测结果的解读、颅内压/脑灌注压监测结果的解读和处理、颈静脉置管、颈静脉血氧饱和度和脑组织氧分压监测结果的解读、脑室外引流装置的管理、血浆置换和静脉内免疫球蛋白的使用、静脉内/脑室内溶栓药物的使用、神经影像和脑血管造影检查结果的解读、神经外科手术/神经介入手术患者的围手术期临床评估、中度亚低温的实施等),以及神经重症医师可选择性掌握的高级神经重症监护手段(如脑多模态监护的实施和结果解读、药物的鞘内给药、多普勒超声检查、脑室引流管和脑实质颅内压监测装置的置入、腰椎引流管的置入等)。另外,该指南还对神经重症医师培训的目标、培训手段、考核办法和反馈办法等均做出了详细的说明。

二、国内神经重症医师培训现况

我国重症医学专业起步较晚,2005 年 3 月,中华医学会重症医学分会的成立标志着我国重症医学发展进入了崭新的阶段。自 2009 年起,中华医学会重症医学分会开展了重症医学专科资质培训项目,并且该项目在 2014 年被国家医学考试中心纳入管理,获得国家层面认证。2016 年,中国医师协会重症医学医师分会联合中华医学会重症医学分会以及中国病理生理学会危重病医学专业委员会,共同制定发表了《中国重症医学规范化培训的核心技能共识》,其内容涵盖危重症患者的复苏与初始管理、危重症患者的评估与监护、危重症的处理、器官衰竭的治疗干预和器官功能支持、核心操作技能、围手术期管理、危重症患者转运等 11 大类 129 项,为我国重症医师培训体系的建立打下了基础。

神经重症专业是神经外科和重症医学的交叉学科,其知识结构和技能培训要求独特,国内仍处于初创阶段,尚无系统完善的培训体系。《神经外科重症管理专家共识(2013 版)》推荐,医学团队的培训应包括神经外科、重症医学、神经内科、急诊医学、麻醉学等多个专业,必须接受重症医学和神经外科的双重培训,但对于具体培训内容及培训时间则未做出进一步明确的推荐。国内有学者撰文指出,神经重症医师的培养需要建立系统的培训制度,针对神经内科、急诊医学、神经外科、重症医学等进行重点、有序的培养,实施目标式管理模式,并逐步实现资质认证,而且我国地域辽阔,基层医院多,神经重症的团队建设仍存在很大困难,应通过建立区域性神经重症培训基地,给予指导和帮扶。2014 年中华医学会神经病学分会神经重症协作组编写的《神经重症监护病房建设中国专家共识》中也提出了类似的建议,且建议培训内容根据神经病学和重症医学进展每2年更新完善1次,同时制定相应考核内容。

参 考 文 献

[1] 李一德,罗亮.红旗下的重症医学[J].中国急救复苏与灾害医学杂志,2019,14(8):707-709.

[2] 齐猛,徐跃峤,王宁,等.神经外科专科医师规培中神经重症培训实践[J].中华医学教育探索杂志,2018,17(8):835-838.

[3] 邱海波,陈德昌,陈俊豪.论危重病医学及其学科建设[J].中华医院管理杂志,2001,17(2):83-85.

[4] 王春亭,陈曼,于凯江,等.重症医学:华东地区现状调查(2015年第三次ICU普查)[J].中华重症医学电子杂志,2016,2(1):43-49.

[5] 王宁,凌峰.神经外科重症监护医学助推神经外科发展得更快、更高、更强[J].中国脑血管病杂志,2020,17(1):3-5.

[6] 王宇,马朋林.ICU的形成与发展[J].医学与哲学,2006,27(4):7-9,19.

[7] 张赛,陈旭义.紧跟时代步伐,全面提高神经创伤救治水平[J].天津医药,2017,45(8):785-788.

[8] 中华医学会重症医学分会.中国重症加强治疗病房建设与管理指南(2006)[J].中华外科杂志,2006,44(17):1156-1157.

[9] 中华医学会神经外科分会.神经外科重症管理专家共识(2013版)[J].中华医学杂志,2013,93(23):1765-1779.

[10] 中华医学会神经病学分会神经重症协作组.神经重症监护病房建设中国专家共识[J].中华神经科杂志,2014,47(4):269-273.

[11] 中华医学会神经外科学分会,中国神经外科重症管理协作组.中国神经外科重症管理专家共识(2020版)[J].中华医学杂志,2020,100(19):1443-1458.

[12] Kramer A H,Zygun D A. Do neurocritical care units save lives? Measuring the impact of specialized ICUs[J]. Neurocrit Care,2011,14(3):329-333.

[13] Baldock G,Foley P,Brett S. The impact of organizational change on outcome in an intensive care unit in the United Kingdom[J]. Intensive Care Med,2001,27(5):865-872.

[14] Suarez J I,Zaidat O O,Suri M F,et al. Length of stay and mortality in neurocritically ill patients:impact of a specialized neurocritical care team[J]. Crit Care Med,2004,32(11):2311-2317.

[15] Suarez J I,Martin R H,Bauza C,et al. Worldwide organization of neurocritical care:results from the PRINCE study part 1[J]. Neurocrit Care,2020,32(1):172-179.

[16] Lang J M,Meixensberger J,Unterberg A W,et al. Neurosurgical intensive care unit-essential for good outcomes in neurosurgery? [J]. Langenbecks Arch Surg,2011,396(4):447-451.

[17] Diringer M N,Edwards D F. Admission to a neurologic/neurosurgical intensive care unit is associated with reduced mortality after intracerebral hemorrhage[J]. Crit Care Med,2001,29(3):635-640.

[18] Varelas P N,Eastwood D,Yun H J,et al. Impact of a neurointensivist on outcomes in patients with head trauma treated in a neurosciences intensive care unit[J]. J Neurosurg,2006,104(5):713-719.

[19] Pronovost P J,Angus D C,Dorman T,et al. Physician staffing patterns and clinical outcomes in critically ill patients:a systematic review[J]. JAMA,2002,288(17):2151-2162.

[20] Carson S S,Stocking C,Podsadecki T,et al. Effects of organizational change in the medical intensive care unit of a teaching hospital:a comparison of 'Open' and 'Close' formats[J].

JAMA，1996，276(4)：322-328.

[21] Mayer S A，Coplin W M，Chang C，et al. Core curriculum and competencies for advanced training in neurological intensive care：United Council for Neurologic Subspecialties guidelines[J]. Neurocrit Care，2006，5(2)：159-165.

[22] CoBaTrICE Collaboration，Bion J F，Barrett H. Development of core competencies for an international training programme in intensive care medicine[J]. Intensive Care Med，2006，32(9)：1371-1383.

[23] Hu X Y，Xi X M，Ma P L，et al. Consensus development of core competencies in intensive and critical care medicine training in China[J]. Critical Care，2016，20(1)：330.

（奚才华　胡锦）

第二章 神经重症患者家属沟通及心理干预

一、神经重症患者的特殊性

神经重症医学作为新兴的神经病学和神经外科亚专科，综合神经病学、神经外科、重症医学、麻醉学、急诊医学及神经影像、神经介入等多学科知识、技能，为神经系统疾病危重患者提供全面、系统和高质量的医学监护与救治。神经重症监护室（neurosurgical intensive care unit，NICU）作为其载体，主要收治中、重型急性脑血管病，重型急性脑损伤和脊髓损伤，中枢神经系统细菌性感染，癫痫持续状态，需要生命支持的围手术期神经外科患者以及其他进展性神经系统重症患者等。随着科技的发展，多模态脑功能监测等监测手段不断应用于神经重症患者，以实时监测大脑病理生理变化、病情变化和预后，指导早期选择合理的治疗方法，提高该类患者的救治成功率。但仍需认识到，由于中枢神经系统结构和功能复杂，脑组织耐受缺血缺氧能力差，神经功能评价、监测方法逐渐多样化，治疗干预手段复杂且有限。

同时，伴随着老龄化进展，神经重症患者平均年龄增大，老年人多合并一系列基础疾病，如高血压病、糖尿病、冠心病等，手术挑战大，病情变化快，一个较小病变即可引起患者昏迷、偏瘫、失语等重要功能障碍，低氧血症、低血压、发热、疼痛、躁动、低血糖、癫痫发作等因素还可能造成严重且不可逆的继发性神经功能损害，严重影响患者生存质量。医生需要对患者的病情做出迅速判断并实施治疗。神经重症患者NICU重返率高于综合ICU，可能是由于神经重症患者致残率高，部分患者完全或部分神经功能缺损，转出后可能会反复继发坠积性肺炎、其他系统感染等并发症。对现代神经重症患者的管理要求有更高的紧迫性、统筹性和协调性，神经重症患者由于脑损伤、机械通气、镇静治疗等原因，常处于昏迷状态，导致其决策受损。患者家属作为患者的支持者和决策代理人，对患者康复起到至关重要的作用，在亟待建立针对神经重症患者的医疗质量控制体系的同时，其中不能忽视的一点就是充分做好神经重症患者家属沟通及心理干预工作。

二、加强神经重症患者家属沟通及心理干预的重要性

神经重症患者病情危重且变化快，绝大多数患者伴有不同程度的意识障碍，往往颅内压增高而引发脑疝危象等严重事件，预后不佳。治疗和护理工作必须严格无菌，避免医院感染。无陪护的抢救和治疗策略，使得许多患者家属不能接受。同时神经系统中仍然有许多盲区，治疗费用高，病死率高，由于大部分家属对医学缺乏认识，不了解临床治疗的意义和基本流程，认为住进NICU后不安全因素多，担心治疗不成功或者过度疼痛等，这些因素都会加重患者家属焦虑心理，患者危重的病情和较大的经济负担会对患者家属产生巨大的心理负担。

医患沟通是医疗工作中至关重要的一部分，也体现了医务工作者的责任心与同情心。目前多数医疗纠纷是由医患沟通障碍引起的。所以预先或及时让患者及其家属了解病情发展和可能风险，可更大程度地消除因信息不平等带来的不信任，可避免不必要的医疗纠纷。患者及其家属需要医生的同情心和理解，需要倾听与沟通，有时甚至需要医生给出"答案"，如是手术还是不手术，是继续坚持还是选择放弃等。

研究表明，患者的心理状况与其家属的心理不良反应呈正相关关系，当患者家属出现消极情绪时，会直接影响患者的心理状况。另外，患者家属的负性情绪会导致其潜在应对能力和医疗决策能力下降，在相当程度上对患者的救治过程和疾病预后产生不利影响。因此，关注神经重症患者家属的心理状态，干预其心理过程至关重要。

因此，NICU患者家属消极体验和积极感受并存，秉承救死扶伤、负责任专业态度的同时，更应恪守

医学伦理学原则。在疾病不同阶段,患者家属的陪护体验和需求呈动态变化,根据患者家属的认知和需求,探索发展姑息医学,从积极的视角挖掘患者家属潜能,提升其应对能力,是维持患者家属稳定心理健康状态的途径之一。做好神经重症患者家属的心理评估及干预,使他们以积极主动的态度配合医院开展治疗工作,这对医、患、家属三方来说,具有非常重要的意义。

三、神经重症患者医患沟通制度和基本原则

(1)患者及其家属均拥有医疗权、自主权、知情同意权、保密权和隐私权等基本权利。故医护人员均有向患者或患者家属提供必要的信息、取得患者自愿同意、保守秘密和保护隐私的义务。

(2)所有损伤性操作、治疗及麻醉、手术、输血等均应事先向患者或其直系亲属交代病情、转归及可能发生的并发症等相关问题并让其签字。

(3)手术及治疗过程发现与术前讨论有出入,需要调整手术治疗方案,而原谈话又未涉及相关内容时,须及时通知患者或其家属,征得其同意并重新签字,并在病志中记录。

(4)病重、病危患者应将其病情、治疗抢救情况及可能的预后告知患者家属并让其在病重、病危通知单上签字。

(5)重要的检查和治疗及患者病情变化时,应告知患者或患者家属,使之知情同意。

(6)接诊医生必须将患者的初步诊断及所需做的检查告知患者及其家属,将所开药品的用法、副作用告知患者及其家属。

(7)对住院患者,告知医院的规章制度和病室的管理制度并让其签字。

(8)严格按照医疗文书所要求的谈话记录执行,不得随意修改。

(9)严禁未取得执业医师资格、进修、实习人员代理谈话或签字、记录。

(10)医保患者还须严格执行医保谈话。

(11)应建立规范的 NICU 探视制度。

(12)科学应用远程线上探视、科普等人工智能沟通模式。

四、神经重症患者家属沟通及心理干预具体细节及措施

(1)对病情的准确判断和干预是良好沟通的前提。医生需要对患者的病情做出迅速判断并实施治疗。强调按流程救治重型急性脑损伤、急性脑血管疾病及包括头部的多发伤急诊患者。应建立绿色通道,缩短术前准备和入住 NICU 的时间。医护人员要抓住病情发现及进展的最佳时机,做好与患者家属的沟通、互动。用沉稳、真诚的态度耐心地向患者家属详细交代患者病情、治疗方法、远期治疗效果,同时认真评估其心理状态,积极疏导其不良情绪,答疑解惑,给予其心理支持与安慰,使其尽快平复情绪,理智、客观地看待诊治过程中出现的问题,以积极的态度配合医护工作的开展。

(2)积极做好科普及健康教育工作,摸索预约探视制度。医学之父希波克拉底说过,医生有"三大法宝"——语言、药物、手术刀。其中语言是三者中最重要的。为更好地增进医患沟通,可引进和制作多媒体视频动画,通过视频演示,让患者及其家属了解疾病产生的原因和手术治疗的详细过程,通过直观的手段,使患者及其家属对疾病和治疗方案多一些理解,从而减轻其围手术期的疑虑和焦虑。同时鼓励护理人员参与健康教育及科普工作,注意对患者家属的健康教育工作要因人而异、因时而异,对不同的疾病、不同的家属,在不同的时间段,宜采用不同的宣教方法,注意有的放矢。NICU 探视制度主要根据医院规定或惯例制定,但随着生物-心理-社会医学模式的建立,预约探视结合限制性探视制度得到临床推广及应用,积极有效的健康教育,科学有效的探视制度,既有助于改善患者家属的心理状况,增强患者的治疗依从性,又有助于改善医患关系,减少不必要的医患纠纷,是促进患者早日康复的有效措施之一。

(3)重症患者院内检查或转运的时间可以作为医患沟通的重要窗口,大多数神经重症患者需要入住 NICU,在检查或转运患者过程中如何做好与患者家属的沟通,是医护人员的一门必修课。但神经重症患者通常病情危急且变化快,因诊断及治疗的需要常需多次外出行 CT、MRI 检查或进行科室间转运。转

运过程中患者可能会出现意识变化、SpO_2下降、血压下降、非计划性拔管、电源供电不足、氧气不足、物品遗漏、管道堵塞等不良事件,甚至出现呼吸、心搏骤停和死亡等严重并发症,转运风险系数高。故医护人员需在转运前充分评估患者,备齐相应药品及物品,做好人力准备,有效应对意外的发生;根据患者病情选择合适的搬运方式,保持患者体位舒适,做好保暖;途中保持呼吸道通畅,密切观察病情变化,发现问题及时处理;保持输液及各种管道的通畅,妥善固定,防止脱出、扭曲、反流;在转运过程中,应与患者家属进行有效的沟通。

(4)一个值得被信任的神经外科及神经重症团队,应具备救治患有传染性疾病但同时需要紧急手术患者的能力,医院行政管理层也需要制定相应的应急预案,在救治患者的同时避免医院感染。可以实施网络互动式沟通:每天固定时间段,通过工作通信手段向患者家属发送病房宣传视频和文字介绍,视频分为环境介绍、工作流程、常见治疗护理、陪护制度等片段;向患者家属简要、客观介绍患者情况,内容包括生命体征变化、病情进展、采取的治疗护理措施等,以缓解患者家属不安、焦虑、恐惧之感,形成互动的良性循环沟通模式。

(5)采取个体化医患沟通原则,重视对患者意识及自主决策能力的评估,并将评估结果与其家属或代理人沟通。若患者自主决策能力下降或丧失,涉及患者的相关监护和治疗决定权则应转移至其代理人。患者家属不在身边而需要进行紧急医疗决策时,以符合患者最大利益的决策为出发点,按医疗单位医务流程处理,并做好相应医疗记录。良好的医患沟通是体现人文关怀和保障医疗质量的重要环节。可以以家庭会议形式,约定患者的家属、朋友或利益关切方(如车祸肇事方、单位领导等)、家庭医生等共同参与,共同讨论、解释病情并确认治疗目的。沟通过程中建议由富有经验的高年资医生参与。

(6)医护人员娴熟的医疗操作技术和严谨的工作作风不仅是赢得时间使患者转危为安的保障,同时对患者及其家属来说又是最基本的支持、鼓励和依靠力量,可以使患者及其家属感到可信、可敬,从而获得安全感,医护人员要在充分理解的基础上,以高度负责的态度和医护人员的仁爱之心,努力提高整体素质,提高神经重症患者救治水平,建立以患者和患者家属为中心的护理理念,根据病情特点和变化情况,随时向患者及其家属做好解释工作,实现诊疗活动的透明化,从而使患者家属打消思想顾虑、树立信心,一起为患者创造一个和谐的就医环境,促进患者早日康复。

(7)医患沟通的核心是患者。尊重患者及其家属的权利与人格,耐心地向患者家属解释患者的病情、诊治思路和预后,使患者家属真正感受到医生是在竭尽所能地治疗患者。诚恳的态度是良好沟通的基础。学会换位思考,将心比心,得到配合及支持的可能性更高。多用礼貌性语言,切忌用凶狠、严厉、带刺的语言,使用文明礼貌用语,是医护人员的基本要求。医生要认真地倾听患者家属的诉说,适宜地提问,恰当地引导,允许患者家属宣泄情绪,运用暗示与疏导,减轻患者家属的心理负担和罪恶感。待患者家属心情平静后,及时进行健康宣教,内容包括患者病情、手术治疗效果、术后护理特点、预后、康复等知识。

(8)疑难、危重、高危病例实行多级别沟通制度。这是指医护人员在对患者进行常规沟通的基础上,对疑难、危重、有可能产生重大医疗纠纷的患者,由医务处工作人员、临床医生、患方三方共同在医患沟通办公室等特定场所,针对患者病情、治疗方案、相关风险、疾病预后等相关问题,进行更深入的医患沟通。在多级别沟通过程中,通过医生沟通、医务处工作人员总结与补充,可以全面地向患方介绍患者的诊断、治疗或手术方案及其并发症和风险,随时进行互动交流,直至患方清楚、明白和了解。对于在沟通现场不能做出决定的患方人员,给其充分的时间考虑和商量后再表达对相关治疗的意见。

(9)生命终末期患者人文关怀。随着医学的不断进步,各种生命支持技术及设备不断被引进NICU中。这些技术和设备可以长时间维持患者生命,但对病情已经无法逆转、生命终末期或临终期患者来说,这些技术和设备只是让他们在极端痛苦与丧失人格尊严的状态下延续已经失去意义的生命,也让患者及其家属经受更多的煎熬。应充分尊重患者及其家属的意愿,虽然我国目前对于放弃生命支持治疗仍没有统一的规定和相关立法,但我们应从多角度实施临终关怀,帮助患者减轻痛苦、体面地离世。脑死亡是全脑功能包括脑干功能的不可逆终止。脑死亡一经诊断,在获得同意(脑死亡前患者本人同意或脑死亡后患者代理人同意)和医学条件符合的情况下,患者可以成为器官移植的供体。

神经重症患者家属沟通及心理干预工作的开展,可以使得神经重症患者家属的焦虑、恐惧、抑郁等情绪大为缓解,能够正确面对患者病情,很好地配合科室诊疗活动的开展,这对促进患者尽快康复、构建和谐的医患关系是大有益处的,应该引起神经外科及神经重症临床工作者的高度重视。

参 考 文 献

［1］ 黄凡,虞瑜,叶慧谦,等.医患共同决策在 ICU 危重患者诊疗中的应用研究[J].医院管理论坛, 2021,38(6):37-39,48.

［2］ 中华医学会神经外科学分会,中国神经外科重症管理协作组.中国神经外科重症管理专家共识 (2020 版)[J].中华医学杂志,2020,100(19):1443-1458.

［3］ 李曼,王军.规范化沟通模式在神经外科重症监护室护士与患者家属沟通中的应用[J].当代护士 (下旬刊),2020,27(3):41-43.

［4］ 柴莉萍,郑英,高娅妮,等.人文关怀缓解重症 ICU 患者家属心理问题的效果研究[C]//国际数字医学会.国际数字医学会数字中医药分会论文集.长沙:湖南中医药大学期刊杂志社,2017:723.

［5］ 孔祥溢,马文斌,李永宁,等.浅论神经外科医患沟通的特点、困境和技巧[J].现代生物医学进展, 2017,17(16):3176-3179.

［6］ 钱莉,乐林珠,徐凯娜,等.神经外科急危重症患者家属心理需求与护理管理[J].中医药管理杂志, 2017,25(2):187-188.

（胡颖红　汪美华　胡锦）

第二篇

神经重症患者的
评估与监护

第三章　神经重症患者的神经系统检查

第一节　概　述

体格检查是获取患者疾病信息的重要途径,其在神经系统相关疾病的检查中作用尤为突出。但神经重症患者意识水平发生改变,医生常因无法获得完整的神经系统检查结果而忽略体格检查,尤其在昏迷患者中,这其实会丢失较多有价值的临床信息,尤其在疾病早期。研究显示,完整的神经系统检查对检测潜在急性结构性脑损伤的敏感性为74％,特异性为60％。因此,现在专家和学者仍旧强烈推荐对神经重症患者进行体格检查,但因这类人群本身的特殊性,体格检查的过程较普通患者略有不同。一般而言,神经重症患者的体格检查应达到以下三个目的:①确定神经功能障碍的性质和严重程度;②建立神经学鉴别诊断;③确定进一步神经学检查和治疗的计划。

神经重症患者一般情况较复杂,某些情况甚至比较紧急,相比于影像学和脑脊液检查,此类患者的体格检查可以在第一时间帮助医生初步判断患者的情况。但需要注意的是,急症期体格检查应简明扼要,首先关注最可能明确病因或危及生命的体征是争取时间的关键;同时,急症期患者的病情随时可能发生变化,反复进行动态评估会对随后的病情演变提供最直观的参考价值。本章将神经重症患者的体格检查分为初步评估和系统体格检查,根据体格检查结果对患者的神经系统病损进行定位定性诊断,最后,共同学习神经危急体征的检查和判断。在危重症患者中,时间就是生命,本章旨在兼顾全面的基础上,以尽量简洁的方式为读者提供一个相对简便的体格检查思路,最大可能地创造救治时间窗。

第二节　基于GCS评分系统建立神经重症患者的初步评估

神经重症患者首先需要关注意识状态,格拉斯哥昏迷量表(Glasgow coma scale,GCS)首次发表于1974年,由格拉斯哥大学神经外科 Graham Teasdale 教授和 Bryan Jennett 教授首次提出(图3-1),该量表旨在客观评估所有类型的急性内科和创伤患者的意识障碍程度。GCS评分真正广泛应用于临床始于1980年第一版高级创伤生命支持(ATLS)指南发表,该指南用于指导创伤患者的意识评估,此后GCS评分开始逐渐应用于蛛网膜下腔出血、重症患者等更广泛的领域。

GCS评分从睁眼活动、语言功能和运动功能三个维度对患者的意识状态进行评价,评估方法快速、简便,评估难度低,是目前国际公认的快速了解神经重症患者病情严重程度的重要评价手段。GCS评分不仅可以评估患者的意识水平,还可以在更高水平判断患者的大脑皮质功能状态。临床医生接诊到急性意识障碍的患者后,在确定其生命体征暂时稳定的前提下,可以在极短时间内根据患者语言状态、听从指令的肢体运动和眼睛活动快速判断患者大脑高级活动中枢的功能,同时临床医生还可以通过明确患者的肢体活动情况、语言中枢及眼球活动中枢协助进行病损定位,因此在临床实践中,我们还可以把它作为一个快速评估患者大脑皮质功能及意识状态的量表(表3-1)。

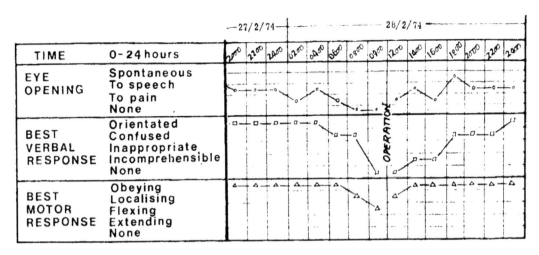

图 3-1 最早的 GCS 评分记录

表 3-1 GCS 评分

评估项目		分值/分
睁眼活动 （eye opening，E）	自主睁眼	4
	呼唤睁眼	3
	刺痛睁眼	2
	不能睁眼	1
语言功能 （best verbal response，V）	正常交谈	5
	言语错乱	4
	胡言乱语	3
	只能发声	2
	不能发声	1
运动功能 （best motor response，M）	按指令执行动作	6
	对疼痛刺激定位反应	5
	对疼痛刺激屈曲反应	4
	异常屈曲（去皮质状态）	3
	异常伸直（去大脑状态）	2
	无反应	1

注：每项评估以最高分为主，除计算总分外，还可以 E-M-V 分开表示。

关于 GCS 各项评估的具体阐释如下。

1. 睁眼活动（eye opening，E）

（1）自主睁眼（4 分）：当靠近患者时，患者能够主动睁眼。此过程检查者不应讲话或接触患者。

（2）呼唤睁眼（3 分）：正常音量呼唤患者，患者睁眼。此过程检查者也不应接触患者。

（3）刺痛睁眼（2 分）：首先给予一般性刺激，如患者无反应，逐步加强给予患者的刺激至最大，患者睁眼。

（4）不能睁眼（1 分）：给予最大刺激患者仍不能睁眼。

注意：患者如因眼部损伤不能睁眼而无法判断是否可以睁眼时，应记录为"C"（close）。

睁眼反应与睡眠-觉醒周期相关，是脑干觉醒功能是否活跃的表现。睁眼活动一方面提示患者的意识水平情况,另一方面也可提示患者脑干功能的部分保留情况。但需要注意的是,觉醒和患者的意识状态不一定是匹配的。例如,当患者处于植物状态时,虽然可以自主睁眼或在刺激下睁眼,也有睡眠-觉醒周期,但患者认知功能丧失,无意识活动,不能执行指令。

2. 语言功能(best verbal response,V)

(1)正常交谈(5分):患者能够完全正确回答姓名、时间、地点。

(2)言语错乱(4分):上述问题患者回答错误一个或一个以上。

(3)胡言乱语(3分):患者不能完全对话,仅能说出部分词语。

(4)只能发声(2分):患者对于语言或疼痛刺激,仅能发出叫声。

(5)不能发声(1分):患者不能发出任何声音。

注意:患者如因气管插管或气管切开不能配合,应记录为"T"(tube);如患者既往存在语言障碍,应记录为"D"(dysphasic)。为保证评估的准确性,每次评估时应以相同的方式进行。

语言反应是神经系统内高度整合功能的体现,它需要患者本身对外界保持觉醒,还需要脑内语言中枢(包括运动性语言中枢和听觉性语言中枢等)的功能完整,语言传导通路的正常。此通路上的任一环节出现问题,均会导致语言功能评分下降。

3. 运动功能(best motor response,M)

(1)按指令执行动作(6分):让患者根据指令完成至少两个动作,但应避免重复同一动作,避免使用抓握或姿势调整等具有迷惑性的行为。

(2)对疼痛刺激定位反应(5分):给予患者疼痛刺激,患者能够移动肢体尝试去除刺激源。

(3)对疼痛刺激屈曲反应(4分):给予患者疼痛刺激,患者表现为躲避刺激源。

(4)异常屈曲(去皮质状态)(3分):给予患者疼痛刺激,患者表现为"去皮质强直"姿势,即上肢屈曲,内收内旋,下肢伸直,内收内旋,踝跖屈。

(5)异常伸直(去大脑状态)(2分):给予患者疼痛刺激,患者表现为"去大脑强直"姿势,即上肢伸直,内收内旋,下肢伸直,内收内旋,踝跖屈。严重者呈角弓反张样。可见于中脑损伤,如出血、炎症或肿瘤等情况。

(6)无反应(1分):给予患者疼痛刺激,患者无任何反应,一般提示患者肌张力低下,需明确患者有无脊髓横断损伤。

注意:左侧、右侧运动功能评分可能不同,用较高的分数进行评分。在给予患者疼痛刺激时,应注意保持人性化,避免在患者身上留下瘀伤或其他痕迹,引起患者家属误解。常用的疼痛刺激有眶上压力、斜方肌挤压、胸骨摩擦和甲床压力。

运动功能评分通常在病情严重的患者中有重要价值。由于四肢容易引起运动反应,加上可能发生的各种不同模式,运动反应是了解中枢神经系统功能状态的合适指标。最佳运动反应的获取,除了可以明确患者意识水平外,还可以判断患者是否存在去大脑状态或去皮质状态、肌力及肌张力、是否存在偏瘫等情况。若患者出现去大脑状态,提示患者可能合并广泛性脑内病变,如脑炎、脑外伤、缺血缺氧性脑病等情况;若患者出现去皮质状态,则提示患者可能存在中脑损伤,如出血、炎症或肿瘤等;若检查者给予疼痛刺激时,患者双侧肢体反应明显不一致,一侧肢体活动明显减少或消失,提示患者存在偏瘫可能等。但需要注意的是,运动功能评分在记录时,始终以最佳反应为准。

综合来看,睁眼活动、语言功能和运动功能不仅可以反映患者的意识状态,还可以在极短的时间内使检查者获取患者的皮质功能、脑干功能信息,是检查者初步评估患者神经功能的首选方法。研究显示,运动功能评分通常在病情严重的患者中有重要价值,而睁眼活动和语言功能评分一般在病情较轻的患者中意义更大。因此,除了计算量表获取的总分外,还需按照"E-M-V"的形式分开记录,以便进行精准定位。在临床实践中,"M"代表的运动功能评分对临床的指导意义更大,因为"E"代表的睁眼活动和"V"代表的语言功能除了需要相对完好的脑功能外,还需要患者的积极配合。

GCS 评分的意义:昏迷程度以 E、V、M 三者分数之和来评估,正常人的 GCS 评分是满分(15 分),昏迷程度越重者的 GCS 评分越低。①3～8 分,提示患者重度昏迷;②9～12 分,提示患者中度昏迷;③13～14 分,提示患者轻度昏迷;④15 分,提示患者完全清醒。

熟练、准确、快速评估神经重症患者的 GCS 评分这项技能,除了神经重症的临床医生需要熟练掌握外,也应该是急诊和神经重症护士的必备技能,因为他们是距离患者最近的专业人士,也是能在第一时间发现患者病情变化的人员。无论是脑损伤、脑卒中、脑炎等中枢神经系统疾病还是全身代谢性疾病,意识评分正常首先可以明确患者脑功能未受损或受损较轻;一旦发生快速的 GCS 评分下降,除了立刻进行神经系统体格检查外,还需要配合计算机断层扫描(CT)、磁共振成像(MRI)、数字减影血管造影(DSA)等影像学辅助检查及实验室检查进行明确诊断。但必须注意的是,患者的意识状态可能在短时间内迅速变化,因此,使用 GCS 评分时一定要动态评估,急性期至少每小时评估一次,若病情存在快速变化,应酌情缩短评估间隔。例如,当患者发生脑疝时,意识状态可能会从清醒状态立刻降至深度昏迷,及时有效的 GCS 评分对挽救患者的生命至关重要。

第三节 神经重症患者的系统体格检查

一、意识水平检查

意识水平是患者对外界事物有反应的直接表现,是通过脑桥中部以上的脑干网状激活系统及其至丘脑及大脑半球的双侧透射的正常功能维持的。意识水平下降是全脑损伤的表现形态,也是脑功能异常的最直观表现。临床为了便于观察,按照意识障碍的严重程度、意识范围的大小、意识内容和有无脑干反应,将意识障碍分为以下两种情况。

1. 意识水平下降的意识障碍

(1)嗜睡:意识障碍的早期表现,患者表现为病理性嗜睡,患者处于持续性睡眠状态,呼唤或疼痛刺激可唤醒,唤醒后患者的定向力基本完整,语言合乎逻辑,但注意力较差,停止刺激后很快再次入睡。

(2)昏睡:患者处于深睡眠状态,需要大声呼唤或较重的刺激才能唤醒,唤醒后患者定向力下降,语言迟钝,很快再次入睡。入睡后患者随意活动消失,但反射仍存在。

(3)昏迷:患者意识完全丧失,不能被语言或疼痛刺激唤醒。患者随意活动消失,反射活动也减退或消失。

2. 意识内容改变的意识障碍

(1)意识模糊:表现为患者意识范围缩小,定向力障碍,常出现错觉,幻觉较少。

(2)谵妄状态:比意识模糊更严重的状态,患者合并定向力障碍和自知力障碍,注意力不能集中,幻觉丰富,形象生动且逼真,常有恐惧感或伤人行为。

(3)无动性缄默:又称醒状昏迷,系由患者丘脑或脑干网状激活系统病变或前额叶-边缘系统病变导致,有注视行为,但对外界刺激无意识反应,不能活动或言语,多为脑部严重损害的后遗症。

(4)去皮质综合征:当双侧大脑皮质广泛损伤而皮质下功能保留时,患者可无意识睁眼、闭眼或转动眼球,但对外界刺激无反应,表现为上肢屈曲、下肢伸直、四肢肌张力增高的去皮质强直体位,常见于严重脑外伤、缺氧或颅内感染后。

不论是包括脑出血、脑创伤在内的脑内局部因素,还是全身性因素,如糖尿病酮症酸中毒、高渗性昏迷、酒精中毒等,出现急性意识障碍都是临床医生需紧急判断并进行神经系统体格检查的重要提示。

二、瞳孔检查

尽管有时无法对神经重症患者进行详细的脑神经检查,但瞳孔对于意识状态改变的评估至关重要。正常情况下,瞳孔呈圆形,直径一般为 2～4 mm。瞳孔的大小、反应性、对称性、形状等都具有非常重要的提示意义。

1. 大小　双侧针尖样瞳孔一般见于阿片类药物中毒或脑桥病变的患者,如脑桥出血、基底动脉尖血栓形成;体温过低也会导致患者双侧瞳孔缩小,反应迟钝。昏迷的患者双侧瞳孔散大提示患者预后不良,尤其是瞳孔对光反射消失时;当肉毒素中毒或抗胆碱能药物中毒时,患者也会表现为双侧瞳孔散大。

2. 反应性　瞳孔反应性是区别结构性昏迷和代谢性昏迷的关键标志。昏迷状态下的正常反应性瞳孔提示代谢性脑病,瞳孔反应性的丧失更有助于结构性疾病或缺氧的诊断。脑干的结构性病变通常会引起瞳孔反应异常,而脑死亡时瞳孔反应不存在。瞳孔对光反射消失预示预后不良。脑损伤患者,即使是GCS评分为3分的患者,如果瞳孔保持反应性,也可能存活。缺氧损伤后瞳孔反应性丧失超过几分钟的患者预后较差。

3. 对称性　正常情况下,双侧瞳孔是对称的。当双侧瞳孔不对称时,排除先天因素后,常提示以下几种可能:①颅内压增高且不对称,导致脑疝形成,常见于脑血管意外,如脑出血或大面积脑梗死;②瞳孔放大侧动眼神经或视神经损伤;③病理情况下瞳孔改变时双侧改变不对称,如有机磷农药中毒时,双侧瞳孔缩小,但可能两边缩小不一致。

4. 形状　在某些病理情况下,瞳孔改变了应有的正圆形,而变为椭圆形、裂隙形、梨形、梅花形等,多见于眼科疾病,如青光眼、眼内肿瘤、虹膜萎缩等。当颅内发生病变时,患者也会表现出不规则形状瞳孔。例如,当中脑肿瘤或梗死引起动眼神经不全损害时,会出现椭圆形瞳孔(又称猫眼瞳孔);神经性梅毒等患者会出现边缘不规则的阿-罗瞳孔。

不同疾病状态、不同环境及检查状态时的瞳孔变化见图3-2。

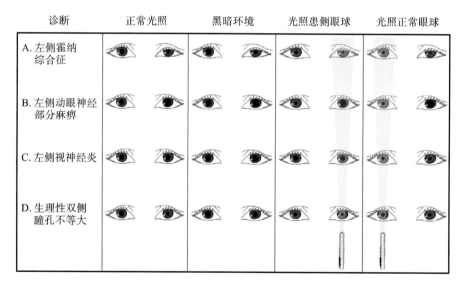

图 3-2　不同疾病状态、不同环境及检查状态时的瞳孔变化

5. 异常瞳孔

(1)阿迪瞳孔:又称强直性瞳孔,表现为一侧瞳孔(左侧好发)散大,直接和间接对光反射消失(图3-3),可合并出汗异常、心动过速等自主神经症状,青年女性多发。

(2)霍纳(Horner)综合征:颈交感神经麻痹后,患者出现瞳孔缩小(瞳孔直径<2 mm)、上睑下垂、眼球内凹、无汗等异常,见于脑干肿瘤或炎症、颈髓肿瘤、脊髓空洞症、延髓背外侧综合征等情况。

(3)阿-罗瞳孔:又称 Argyll Robertson 瞳孔,因副交感神经及中枢兴奋所致,表现为双侧小瞳孔(瞳孔直径2~3 mm),瞳孔边缘不整齐、不圆,直接和间接对光反射消失(图3-4),散瞳剂仅引起瞳孔轻度扩大,见于神经梅毒、脑干炎症、血管性病变、外伤、肿瘤和多发性硬化等。

(4)视乳头水肿:视乳头水肿的存在表明存在导致颅内压增高的因素或过程。蛛网膜下腔出血可在视网膜中产生玻璃体积血。视乳头水肿的形成需要一段时间的发展,在急性情况下可能不存在。另外,视乳头检查对于检测导致意识改变的全身性疾病(如糖尿病、高血压或心内膜炎)也很重要。

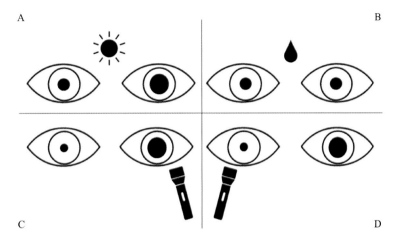

图 3-3　阿迪瞳孔

A. 在自然光下,左侧瞳孔明显大于右侧瞳孔;B. 双眼给予 0.125% 毛果芸香碱后,左侧瞳孔明显收缩,但右侧瞳孔保持不变;C. 左侧瞳孔予光照后保持不变,而右侧瞳孔明显收缩,说明左侧瞳孔的直接对光反射消失,而间接对光反射存在;D. 右侧瞳孔予光照后收缩,而左侧瞳孔保持不变,说明右侧瞳孔的直接对光反射存在,而间接对光反射消失

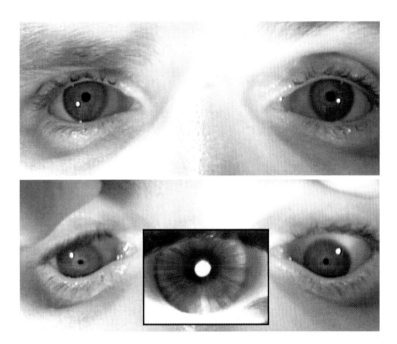

图 3-4　阿-罗瞳孔

注:一例神经梅毒患者,瞳孔有近光分离现象,该患者的瞳孔在黑暗环境和光照环境中都较小;图示该患者的虹膜括约肌正常,没有扇形麻痹迹象。

三、肌力检查

肌力检查是评估神经功能缺陷的重要步骤,是神经系统体格检查的重要组成部分,它可以有效区分肌力下降、肌肉耐力下降和平衡功能下降。在神经重症患者的体格检查中,当患者存在可疑的脑运动区病变时,如基底节区脑出血、脑缺血、创伤等,进行四肢肌力的检查可协助确定脑损伤部位。

目前最常用的肌力评估手段为美国医学研究委员会肌力评估量表,根据上下肢关键肌肉对抗检查者的情况,将患者的肌力分为 0~5 级。

0 级:患者完全无肌肉活动。

1级：患者有轻微的肌肉活动，但无法完成肢体活动。

2级：患者仅能进行平面肢体活动，但无法对抗重力。

3级：患者可轻度对抗重力进行肢体活动，但力量很快消失。

4级：患者可对抗重力进行肢体活动并持续一定时间，但对抗检查者的力量差。

5级：患者具有和检查者相当的力量进行肢体活动。

常规的检查肌力的部位包括肩外展肌、肘屈肌、肘伸肌、腕伸肌、手指屈肌、手内在肌、髋屈肌、膝伸肌、背屈肌、蹈伸肌和足底屈肌等。但对神经重症患者而言，因患者常合并意识障碍等不能配合医生的情况，肌力的检查不同于清醒患者，常常需要用其他特殊方法进行评估。

当对因意识水平下降而无法配合的患者进行肌力检查时，因患者不能遵嘱所以无法准确判断肌力，但通过观察及简单的手法可以进行粗略判断。

(1)观察患者双侧肢体活动度是否对称：如双侧肢体活动幅度、程度明显不一致，活动幅度较小、较少的一侧多为瘫痪侧。

(2)上肢肌力测试：将上肢抬高后让其自然下落，瘫痪侧肢体下落速度快于正常侧。

(3)下肢肌力测试：可将下肢屈髋屈膝立于床面，瘫痪侧肢体因肌力下降会快速滑倒，另外，可将双下肢伸直进行观察，瘫痪侧肢体可呈现外旋表现。

(4)疼痛回避：此种检查可在 GCS 评分检查时进行，当患者对疼痛刺激有肢体回避反应时，检查者给予刺激时，健侧肢体有回避反应，而患侧肢体的回避反应明显减弱或消失。

(5)肌张力反应：患侧肢体的肌张力通常降低。

上述检查肢体力量的手段基本可以使临床医生对患者是否合并肢体肌力下降、是否存在偏瘫做到心中有数，但在实践中，还有一些不能用上述评估手段概括的情况。

(1)去皮质状态：当患者双侧大脑皮质广泛损害时，皮质机能丧失，而皮质下机能得以保存，患者表现为与外界无交流的意识状态，四肢肌张力增高，双上肢屈曲内收，双下肢伸直内旋，呈去皮质强直状态。常见于大脑半球出血、大面积脑梗死、弥漫性脑水肿和急性脑缺氧以及脑外伤、脑炎昏迷后期的患者。

(2)去大脑强直：当患者中脑损伤，伸肌中枢失去控制时，患者常表现为头部后仰，双上肢过伸和内旋，双下肢过伸，躯体呈角弓反张样。

(3)全瘫或半瘫：当患者脊髓发生横贯性损伤、下运动神经元损伤或运动神经损伤时，患者可表现为四肢瘫痪或双下肢瘫痪。当上运动神经元损伤时，其所支配肢体表现为硬瘫，患者肢体肌张力增高，生理反射亢进，病理反射阳性；当下运动神经元损伤或运动神经损伤时，患者表现为肢体肌张力下降，生理反射减弱或消失，病理反射阴性。

(4)肌阵挛：当患者患代谢性疾病或为毒性昏迷，如缺血缺氧性脑病时，患者表现为某个肌肉或肌群的突然收缩，引起面、躯干或肢体突然快速地抽动。特点是全身广泛性、短暂性、随机性和不同步性。

四、感觉系统检查

感觉包括浅感觉、深感觉和复合感觉。浅感觉包括痛觉、温觉和触觉，深感觉包括震动觉、运动觉和位置觉，复合感觉包括定位觉、实体觉、图形觉和两点辨别觉等。感觉系统的检查依赖于患者的主观感受，患者意识清晰和充分合作是进行感觉检查不可缺少的条件。但多数神经重症患者伴随不同程度的意识水平下降，无法准确检查感觉系统，深度意识障碍患者甚至无法感知疼痛或刺激，通常感觉系统检查仅限于比较身体两侧对疼痛刺激的反应，通过捏皮肤、用尖锐物体刺皮肤、按压眶上切迹以及挤压肌肉块和肌腱来进行，因此感觉系统检查对于神经重症患者的定位定性诊断作用十分有限。神经重症患者感觉系统的检查在本节不展开讲述。

但是，对于合并脊髓损伤的患者，如患者神志清楚，通过感觉系统进行脊髓损伤平面检查，确定可能的脊髓损伤平面是非常有意义的。根据美国脊髓损伤协会（ASIA）和中国康复研究中心对感觉平面的划分（图 3-5），我们可以通过对每个关键感觉点进行针刺和轻触来判断脊髓损伤平面（表 3-2）。

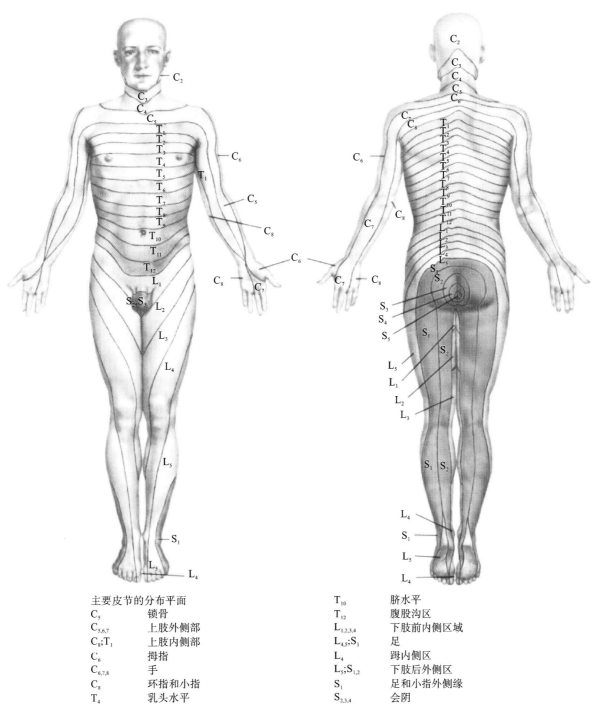

主要皮节的分布平面			
C_5	锁骨	T_{10}	脐水平
$C_{5,6,7}$	上肢外侧部	T_{12}	腹股沟区
$C_8;T_1$	上肢内侧部	$L_{1,2,3,4}$	下肢前内侧区域
C_6	拇指	$L_{4,5};S_1$	足
$C_{6,7,8}$	手	L_4	跗内侧区
C_8	环指和小指	$L_5;S_{1,2}$	下肢后外侧区
T_4	乳头水平	S_1	足和小指外侧缘
		$S_{2,3,4}$	会阴

图 3-5　感觉平面的划分

表 3-2　脊髓损伤平面检查关键感觉点

损伤平面	关键感觉点	损伤平面	关键感觉点
C_2	枕骨粗隆	T_8	第 8 肋间（肋缘水平）
C_3	锁骨上窝	T_9	第 9 肋间
C_4	肩锁关节顶部	T_{10}	第 10 肋间（脐水平）
C_5	肘前窝外侧面	T_{11}	第 11 肋间

损伤平面	关键感觉点	损伤平面	关键感觉点
C_6	拇指	T_{12}	腹股沟韧带中部
C_7	中指	L_1	T_{12} 与 L_2 连线上 1/3 部
C_8	小指	L_2	大腿前中部
T_1	肘前窝尺侧面	L_3	股骨内上髁
T_2	腋窝	L_4	内踝
T_3	第 3 肋间	L_5	足背第 3 跖趾关节
T_4	第 4 肋间(乳头水平)	S_1	足跟外侧
T_5	第 5 肋间	S_2	腘窝中点
T_6	第 6 肋间(剑突水平)	S_3	坐骨结节
T_7	第 7 肋间(肋缘水平)	$S_4 \sim S_5$	会阴部

在疑似脊髓损伤的患者中,上述体表定位均有助于脊髓损伤定位,临床上熟知的感觉定位平面主要有 T_4(乳头水平)、T_6(剑突水平)、$T_7 \sim T_8$(肋缘水平)、T_{10}(脐水平)和 T_{12}(腹股沟水平)。上、中、下的腹壁反射中枢分别位于 $T_7 \sim T_8$、$T_9 \sim T_{10}$、$T_{11} \sim T_{12}$ 节段,故腹壁反射消失也有助于病变定位。

除了上述具有标志性的定位点,为便于记忆,优秀的医学前辈发明了脊髓与脊椎对应的口诀:脊髓节段三十一,节椎名同位不一;颈节一四还算齐,颈五胸四减去一;中胸减二下减一,腰节平胸十十一;骶尾节对一腰椎,定位诊断有依据。

五、反射、病理反射和脑膜刺激征

反射是最基本的神经活动单元。反射弧的基本组成结构(图 3-6)包括感受器、传入神经、神经中枢、传出神经和效应器。反射弧的任一结构被破坏可造成反射的减弱或消失。但在机体中,反射弧的活动受到高级神经中枢的抑制。高级神经中枢的病变可解除对反射弧的抑制,表现为反射增强或病理反射出现。因此,对反射的检查可以帮助对病变部位进行定位。

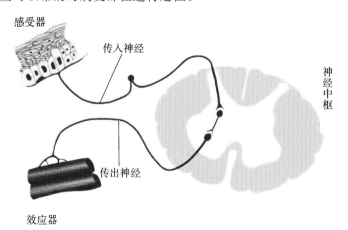

图 3-6 反射弧的结构

1. 反射检查　进行反射检查时,患者肢体应放松、对称、位置适当,检查时一定要比较两侧的同一反射情况。一定程度的对称性减弱或增强未必是神经系统损害的表现,但反射不对称是提示神经系统某一侧病变的有力证据。腱反射的强弱一般用消失(－)、减弱(＋)、正常(＋＋)、增强(＋＋＋)和阵挛(＋＋＋＋)表示。常用的反射、检查手法、表现及节段定位如表 3-3 所示。

表 3-3 常用的反射、检查手法、表现及节段定位

反射	检查手法	表现	节段定位
角膜反射	手持棉絮,轻触患者角膜	闭眼	脑桥
咽反射	轻触咽后壁	软腭上抬、呕吐	延髓
下颌反射	下颌微张,轻叩下颌中部	下颌上抬	脑桥
肱二头肌反射	检查者拇指置于患者肱二头肌肌腱上,叩击拇指	肘关节屈曲	$C_5 \sim C_6$
肱三头肌反射	检查者叩击患者鹰嘴上方的肱三头肌肌腱	肘关节伸直	$C_6 \sim C_8$
桡骨膜反射	叩击桡骨茎突	肘关节屈曲、旋前,手指屈曲	$C_5 \sim C_8$
膝跳反射	屈膝,叩击膝盖下方股四头肌肌腱	膝关节伸直	$L_2 \sim L_4$
跟腱反射	背屈踝关节,叩击跟腱	踝关节跖屈	$S_1 \sim S_2$

2. 病理反射 病理反射在正常情况下是不能引出的,它们在 1 岁以下婴儿中是正常的原始保护性反射,但随着锥体束的发育成熟,这些反射被锥体束抑制。仅在锥体束受损后,由于失去了对脑干和脊髓的抑制作用,病理反射因解除抑制而释放。常见的病理反射如表 3-4 所示。

表 3-4 常见的病理反射

反射	检查手法	表现
巴宾斯基(Babinski)征	以尖锐物体在足底外缘自后向前划	蹈趾背屈,其余各趾呈扇形散开
查多克(Chaddock)征	以尖锐物体在外踝下方足背外缘,由后向前划至趾跖关节处	蹈趾背屈
奥本海姆(Oppenheim)征	检查者用拇指及示指沿患者胫骨前缘用力由上向下划压	蹈趾背屈
戈登(Gordon)征	检查者以一定力量捏压患者腓肠肌	蹈趾背屈
贡达(Gonad)征	紧捏中趾、小趾,使之向下,数秒后突然松开	蹈趾背屈
霍夫曼(Hoffman)征	检查者右手示指和中指夹住患者中指,用拇指向下弹拨患者中指的指甲	患者被检查侧手指掌屈

在上述病理反射中,巴宾斯基征的价值最大,是检查锥体束受损最可靠的指征。但在实际操作中,查多克征阳性率似乎更高。另外,霍夫曼征也可见于正常人,如被检查者双侧均阳性且不伴随任何神经系统的症状和体征,则此征无定位意义。

3. 脑膜刺激征 脑膜刺激征是脑、脊膜及神经根受激惹(炎症、出血或异物刺激)后表现出的体征,包括颈项强直、凯尔尼格(Kernig)征、布鲁津斯基(Brudzinski)征。颈项强直是由脊髓运动神经根受到炎症、出血或异物刺激导致肌肉痉挛所致。脑膜刺激征常见于脑膜炎、蛛网膜下腔出血和颅内压增高等情况。但需要注意的是,在某些深度昏迷的患者中,这些体征可能无法引出。另外,遭受颈部创伤、进行颅后窝及高颈段手术的患者不适合进行该检查。

(1)颈项强直:患者取去枕平卧位,检查者左手托住患者颈部,右手置于其胸前使之做屈颈动作。如抵抗力增强,排除颈椎或颈部肌肉局部病变后即认为阳性。

(2)凯尔尼格征:患者取去枕平卧位,将一侧髋关节和膝关节屈成直角后,检查者将患者小腿抬高伸膝,正常膝关节可伸达 135° 以上,如伸膝受阻且伴疼痛和屈肌痉挛即认为阳性。

(3)布鲁津斯基征:患者取去枕平卧位,下肢伸直,检查者一手托起患者枕部,另一手按于其胸前,当头部前屈,双髋与膝关节同时屈曲则为阳性。

六、其他一般检查

对于神经重症患者,除了神经系统专科检查外,同时要注意对全身整体情况的观察与评估,着重观察

可能与神经系统相关的损伤及异常,这对辅助神经系统定位及定性诊断有重要作用。

(1)头面部:注意头颅形状、大小,有无伤痕、头皮裂伤、肿块,有无局部压痛、肿块,有无血管杂音,有无 Battle 征、熊猫眼,有无脑脊液鼻漏或耳漏等异常。

(2)颈部:注意有无颈项强直、颈椎压痛,有无脑膜刺激征,有无颈静脉充盈、双侧颈动脉搏动不一致等情况。如果是外伤患者,在明确排除颈椎受损前,应注意保护颈部,避免颈部的过度活动。

(3)脊柱:注意有无脊柱畸形,有无压痛或叩击痛等。

七、神经重症患者体格检查后的定位及定性

神经重症患者因为意识水平有一定程度的降低,其神经系统体格检查有一定的特殊性,如不能准确获取患者肌力及感觉系统检查结果,将对其定位诊断带来困难。但即使如此,经过系统的体格检查及病史询问后,临床医生应至少能够判断下述内容:①导致患者病情加重的原因是否与神经系统相关;②初步确定神经系统病损部位;③神经功能障碍的性质和严重程度。

(一)导致患者病情加重的原因是否与神经系统相关

意识障碍是全脑功能障碍最直观的体现。虽然全身性代谢因素,如糖尿病酮症酸中毒、高渗性昏迷、酒精或药物中毒等情况,也可以导致患者出现意识水平下降,但通过病史询问、实验室检查排除其他因素后,多数意识障碍与本身颅内病变相关。若在此基础上患者伴有头痛、恶心呕吐等症状和体征,则需首先考虑神经系统相关急危重症。

(二)初步确定神经系统病损部位

神经系统的病变范围一般分为三种。①局限性病变:神经系统某一部位的病损,如脑内局灶性出血、肿瘤压迫或浸润等。②弥漫性病变:神经系统内散在的广泛性病损,如颅内感染、缺血缺氧性脑病等。③传导束受损:传导束,如锥体束等选择性受损,导致此部位控制的相应部分出现阳性表现。

在确定病损部位时,瞳孔检查、肌力、反射、病理反射等情况可以协助判断病损的位置。当下运动神经元受损时,患者表现为单侧或双侧肌力下降,反射减弱或消失,病理反射阴性;当上运动神经元受损时,患者表现为反射增强或亢进,病理反射阳性。偏侧肢体肌力下降及病理反射阳性提示对侧锥体束受损,双侧胸腹束带感提示节段性脊髓损伤。

(三)神经功能障碍的性质和严重程度

前两个步骤为定位诊断,在明确神经系统病损的位置后,进一步推测病损的性质和病因。神经重症常见的病因包括脑血管疾病(脑卒中、蛛网膜下腔出血、动脉瘤、烟雾病等)、脑创伤(脑挫伤、硬膜下/外血肿)、各种原因引起的脑积水、颅内感染、颅内占位(肿瘤、寄生虫等)。定性诊断一般极为复杂,除了系统的神经系统体格检查外,还需结合影像学、脑脊液检查、脑电图、脑组织活检、脑血流监测等辅助手段综合判断。

八、一般体格检查

除了中枢神经系统损伤外,代谢、循环、中毒等原因也会导致患者出现突发意识水平下降等以神经系统表现为主的临床特征,这在临床上也是不可忽视的。除非是具有明确诱因的情况,大部分情况下通过对呼吸、心率和心律、血压、体温等的判断就可以将上述原因导致的患者突发意识水平下降与中枢神经系统疾病进行鉴别,因此除进行快速且尽量全面的神经系统体格检查外,快速的全身情况判断也是神经重症患者体格检查中不可或缺的一部分。

(一)血氧饱和度、呼吸节律及气味判断

首先,明确血氧饱和度是否正常是判断患者有无危及生命体征的第一步。其次应当观察患者的呼吸节律是否正常,是否存在呼吸暂停、过度通气、低通气或陈-施呼吸、丛集式呼吸、共济失调性呼吸等,每种异常的呼吸节律对病情的辅助判断都具有重要的参考价值。除此之外,如嗅到患者呼出的气味中带有烂

苹果味,提示可能存在酮症酸中毒,大蒜味提示可能存在有机磷农药中毒,尿素味提示可能合并尿毒症,酒精味提示患者可能是因为酗酒(表 3-5)。

表 3-5　一般体格检查

体征		可能的提示
呼吸情况	呼出的气味	烂苹果味:酮症酸中毒 酒精味:酗酒 尿素味:尿毒症 大蒜味:有机磷农药中毒 煤气味:一氧化碳中毒
	呼吸暂停	脑桥损伤、脑疝
	过度通气	低氧血症、高碳酸血症、酸中毒、高热、肝脏疾病、感染性休克、肺栓塞、代谢性酸中毒、中枢神经源性、水杨酸中毒
	低通气	药物过量
	陈-施呼吸	双侧脑病变、脑疝前兆、上脑干损伤、代谢性脑病、慢性心力衰竭
	丛集式呼吸	颅内压(ICP)增高、颅后窝损伤
	共济失调性呼吸	延髓损伤
心率和心律	心动过缓	心脏疾病、中毒、ICP 增高
	心动过速	低血容量、吸毒、感染
	心律失常	恶性脑卒中
血压	低血压	低血容量、韦尼克(Wernicke)脑病、感染性休克、药物(如乙醇、巴比妥类)中毒
	高血压	脑卒中、脑出血、ICP 增高、高血压脑病、肾脏疾病
体温	高热	感染、炎症、肿瘤、蛛网膜下腔出血、下丘脑损伤、热休克、甲状腺危象、恶性高热
	低体温	冷暴露、感染性休克、韦尼克脑病、药物(巴比妥类)中毒、下丘脑损伤、低血糖
其他	发绀	低氧血症、心搏骤停、氰化物中毒
	樱桃红	一氧化碳中毒
	黄疸	肝性脑病、溶血
	苍白	贫血、出血、休克、血管舒缩性晕厥
	瘀点或紫癜	弥散性血管内凝血(DIC)、血小板减少性紫癜、脑膜炎球菌血症、药物性紫癜、脂肪栓塞、立克次体斑疹
	斑丘疹	系统性红斑狼疮、亚急性细菌性心内膜炎
	伤痕	创伤、凝血病
	出汗	高热、低血糖
	潮红	红细胞增多症、高热、酒精中毒
	心律失常	脑卒中
	呻吟	亚急性细菌性心内膜炎、栓塞
	肺水肿	神经源性肺水肿、慢性心力衰竭、缺血缺氧性脑病
	大便失禁/大便隐血	癫痫发作后昏迷、肝性脑病、消化道出血
	尿失禁	癫痫发作后昏迷
	血尿	脑卒中
	轻微抽搐	隐匿性癫痫

（二）心率和心律

对于疑似神经系统相关的重症或急症患者，因交感或副交感神经系统受到影响，患者可能表现出心动过速或心动过缓。例如，当患者颅内压显著增高出现库欣（Cushing）反应时，患者可能表现为心动过缓，但当患者合并创伤等应激情况或休克表现时，则表现为心动过速。当神经重症患者出现恶性心律失常时，一般提示患者颅内损伤情况较严重，预后较差。

（三）血压

血压极度升高提示高血压脑病、蛛网膜下腔出血、颅内血肿或可逆性后部白质脑病综合征。低血压表明中枢神经系统灌注受损是由于一些全身性过程，如出血或心肌疾病。除终末期外，原发性中枢神经系统疾病很少发生低血压。此外，心动过速或心动过缓都可能损害中枢神经系统灌注。

（四）体温

体温升高提示感染或严重的颅内疾病。冷暴露、巴比妥类药物过量、韦尼克脑病和各种原因导致休克的患者可能表现为低体温。需要注意的是，对于高热的患者，临床常会使用冰毯进行物理降温，当患者感染得到控制，体温趋于正常后，应及时将冰毯撤离或上调体温调定点，避免冰毯对正常体温进行持续降温而出现低体温等异常。

第四节 神经危急体征的检查和判断

除了熟练掌握神经重症患者的系统体格检查外，临床医生还必须将危及生命的神经危急体征牢记在心，做到第一时间辨别患者是否存在生命危险并做出相应抢救措施。

一、颅内压增高及脑疝

脑疝是颅内压增高的致命性并发症，是临床上脑功能障碍最危急的并发症。临床医生应通过快速、准确、系统的神经系统体格检查进行判断各种原因引起的疑似脑疝，以便在最短时间内做出干预，避免脑疝进一步加重及神经系统功能的损伤。一般情况下，患者出现脑疝的常见临床表现如下。

（1）颅内压增高：患者可出现头痛、恶心、呕吐、烦躁等表现。

（2）意识水平下降：患者可出现意识障碍表现，患者由清醒转为昏迷。

（3）肢体活动障碍：由于脑功能区移位及受压，患者可出现一侧肢体肌力下降等表现。

（4）瞳孔改变：患者可出现双侧瞳孔缩小、双侧瞳孔不等大、一侧瞳孔散大及对光反射消失等体征。

（5）库欣反应：患者可出现心率下降、呼吸变慢、血压升高的表现。在天幕裂孔疝进展为枕大孔疝过程中，患者的呼吸模式是逐渐变化的，可从陈-施呼吸进展到过度换气、共济失调性呼吸，最终呼吸停止。

（6）脑干反应消失：随着颅内压增高，脑疝程度的加重，患者逐渐出现脑干反应消失。

在临床上，因脑疝发生的部位不同，受压的脑功能区不同，患者出现的脑疝体征也不完全一致，所以在有可疑导致脑疝的病因的情况下，出现上述任何体征都应引起临床医生的高度关注。

二、脑干损伤

研究显示，10％～20％的重型创伤性脑损伤患者合并有脑干损伤。重症脑干损伤治疗效果极差，死亡率占重型创伤性脑损伤患者的1/3左右。

脑干包括中脑、脑桥和延髓，由形态功能相同的神经元细胞组成的神经核团和上下行的纤维束组成，同时还包含维持大脑皮质兴奋性的广阔网状结构，结构极为复杂，是连接大脑皮质和脊髓的"交通要塞"。脑干结构的复杂性决定脑干损伤有以下特点。

（1）多中枢功能损伤：脑干包含呼吸中枢、心血管中枢等多个重要结构，脑干损伤可能导致呼吸、心血管功能紊乱及去大脑强直甚至昏迷等危及生命的体征。

(2)损伤面积小,影响范围大:作为交通要塞,脑干体积虽小,但承载了脊髓上行信号和大脑皮质下行的全部信号,所以即使非常小的病变也可能造成较显著的功能障碍,且常为双侧病变。例如,舌下神经核少量出血或软化就可引起全身障碍。

(3)交叉性瘫痪:在脑干内,长距离的躯体感觉束和由大脑皮质下行的锥体束已发生交叉,因此,一侧脑干损伤累及上述传导束时,可产生交叉性瘫痪,这样的体征也是诊断脑干损伤的重要依据。

由于脑干结构的复杂性,脑干损伤患者的临床表现与损伤的结构有明显相关性,重症脑干损伤患者的临床表现具体如下。

(1)意识障碍:损伤脑干网状系统后,患者常表现为昏迷,轻者可对疼痛等刺激有反应,重者可表现为深度昏迷,一切反射消失。

(2)瞳孔和眼球活动:调节眼球肌肉活动和瞳孔反应的核团均位于脑干,脑干损伤时瞳孔和眼球活动会发生变化,临床可根据其变化辅助判断损伤部位。单侧中脑损伤时,患者可表现为损伤侧瞳孔放大,对光反射消失,眼球向外下方斜视;双侧中脑损伤时,患者表现为双侧瞳孔散大,对光反射消失,眼球固定。当脑桥损伤时,患者表现为瞳孔极度缩小,对光反射消失,同时还可能伴随眼球向内斜视等异常。

(3)锥体束征:主要包括肌张力增高、腱反射亢进、病理反射阳性等,是脑干损伤的重要指征。一侧脑干损伤时,患者可表现为交叉性瘫痪。在损伤早期,由于多种因素的影响,锥体束征的出现常不稳定,例如当患者脑干损伤初期,病情较轻时,患者锥体束征为阳性,当脑干功能衰竭时,锥体束征反而转为阴性,这也是患者病情恶化的重要标志。

(4)去皮质强直:从解剖学上讲,中脑前庭核水平有促进伸肌收缩的中枢,而红核及网状系统是抑制伸肌收缩的中枢,因此,当红核以上平面受损时,患者表现为上肢屈曲内收、下肢伸直、足屈曲的去皮质强直状态;当红核以下平面受损时,患者表现为双上肢过伸和内旋、双下肢过伸、躯体呈角弓反张样的去大脑强直状态。

(5)生命体征变化:包括呼吸紊乱、循环紊乱和体温变化。

①呼吸紊乱:当脑干下部或脑桥上部损伤时,患者可表现为呼吸节律紊乱;当脑桥中下部损伤时,由于长吸式中枢受损,患者可能表现为抽泣样呼吸;当延髓受损时,患者可能出现呼吸停止。例如,在脑疝进展过程中,当小脑幕切迹疝形成时,患者可能首先表现为陈-施呼吸,当颅内压继续增高,小脑扁桃体疝形成而压迫延髓时,患者出现呼吸困难。

②循环紊乱:当脑干上部受损时,患者可表现为呼吸循环兴奋状态,即呼吸深快、心跳缓慢有力、血压升高,之后患者表现为衰竭状态,即患者血压下降、呼吸紊乱,直至呼吸停止;当延髓受损时,患者可能表现为心搏、呼吸骤停。

③体温变化:当脑干损伤时,由于交感神经受损,患者可因出汗障碍导致体温升高;当脑干功能衰竭时,患者的体温转至正常。

三、中枢原因导致的呼吸节律异常

在昏迷患者中,呼吸节律的改变与特定部位的脑病变相关。临床上呼吸节律的改变可能会伴随通气功能下降及氧合功能下降,如不及时干预,患者可能随时有生命危险,因此准确识别与判断神经重症患者呼吸节律异常的体征也是非常重要的。

(1)陈-施呼吸:又称潮式呼吸,在脑部广泛病变导致呼吸中枢失去大脑皮质控制时出现,患者表现为呼吸逐渐减弱又逐渐加强的周期性交替,呼吸节律呈潮水涨落样(图3-7)。

(2)中枢神经源性过度通气:当中脑和脑桥上部受损时,患者可表现为持续性、快速、规则的过度换气,当患者合并重症脑膜炎、脑基底节动脉血栓、脑桥出血、脑干脑炎等情况时,患者可有此种表现。

(3)长吸式呼吸:当脑桥中下部受损时,患者可表现为吸气持续的延长性吸气痉挛,吸气通常持续2～3 s才呼气。

(4)丛集式呼吸:当脑桥下部病变时,患者可表现为连续4～5次不规则呼吸后,出现病理性呼吸

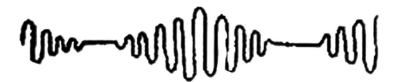

图 3-7　陈-施呼吸

暂停。

（5）共济失调性呼吸：当延髓受损时，患者呼吸型态节律紊乱，呼吸频率和幅度均不时改变，同时伴随不规则的呼吸暂停。

以上呼吸节律的改变均与患者的颅内病变相关，在提示脑功能变化的同时，及早通过机械通气干预是避免无效通气和呼吸暂停的有效手段，应尽早干预。

四、高颈段脊髓损伤

急性高颈段脊髓损伤通常发生于交通事故、高处坠落、暴力和各种运动损伤后，根据 ASIA 分级，C_4 以上的颈髓阶段损伤称为高颈段脊髓损伤。此范围内的节段损伤常导致患者循环功能、膈肌及呼吸功能、自主神经功能紊乱，病情较重。临床表现为四肢上运动神经元性瘫痪，病损以下两侧全部感觉缺失或减退，大小便障碍，四肢及躯干无汗。

1. $C_1 \sim C_2$ 损伤　该部位颈髓损伤的患者往往出现循环及呼吸紊乱，病情较重，多数患者当场死亡，仅有极少数患者来得及送至医院。由于该处损伤靠近枕骨大孔，所以患者可能还会伴随颅后窝病变的症状和体征，如眩晕、眼球震颤、共济失调、发音或吞咽困难等。

2. $C_3 \sim C_4$ 损伤　此类患者病情危重程度略轻于 $C_1 \sim C_2$ 损伤患者，但该部分患者常合并膈肌功能瘫痪，患者不能产生足够的肺通气以维持机体自身的氧供，患者表现为呼吸困难、腹式呼吸减弱或消失，吸气时上腹部下陷、呼气时腹部突出、咳嗽无力等。同时，仰卧位及胃肠功能紊乱会导致膈肌进一步上抬，加重患者的呼吸功能障碍。需要注意的是，因创伤导致患者高位颈椎骨折、脱位但尚未构成颈髓损伤时，如抢救过程中未能及时对颈椎加以保护，可能会进一步加重颈髓损伤，造成医源性损伤。根据最新的 ATLS 指南，在未明确排除颈髓损伤时，必须保护脊柱以免颈椎过度运动导致可能的颈髓损伤的进一步加重。颈椎由颈托保护。当需要进行气道管理时，打开颈托，并由一名团队成员手动限制颈椎的运动（图 3-8）。

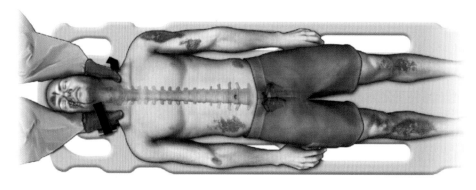

图 3-8　合并疑似颈椎骨折患者的转运

第五节　小　　结

　　不同于普通的重症患者,神经重症患者常因意识水平下降而不能配合医生的体格检查,这增加了临床医生对病情判断的难度,且神经系统作为机体的指令中枢,其发生异常常伴随包括呼吸、循环、肢体活动等全身情况的异常。另外,大脑受颅骨的限制,常因颅内压的迅速变化导致病情急剧变化。因此,神经系统的检查不是一蹴而就的,它需要临床医生定期、反复的动态评估,必要时还要结合实验室检查及 CT、DSA、MRI 等影像学检查。

　　但需要注意的是,随着目前医学领域先进技术的飞速发展,很多临床医生更依赖于实验室检查及影像学检查而忽略体格检查,这其实是临床工作中的大忌。首先,实验室检查及影像学检查因等待结果或转移搬运需要大量的时间,而神经系统疾病的变化是非常迅速的,过度依赖这些手段会导致救治延迟;其次,实验室检查及影像学检查作为辅助检查,其主要作用是服务临床,任何脱离患者本身病情的检查结果都是无意义的,只有当临床医生通过体格检查、病史询问等传统手段对病情有了初步判断后,再结合恰当的辅助检查手段才有助于对初步判断进行进一步验证,尤其是根据病情变化进行的动态评估有助于帮助临床医生掌握病情演变。

　　综上所述,神经重症患者的体格检查虽然相对传统,但它能够帮助临床医生获取大量有价值的信息进行系统的病情判断,除了快速、简便、有效、易获取、可动态评估等优点外,熟练掌握体格检查还能降低患者的就医成本。即使在有越来越多新兴、精准的辅助检查的今天,临床医生必须清楚,单纯的实验室检查和影像学检查只是辅助判断的一个点,而系统的体格检查是整理临床思维、分析病情的一条线,只有用"线"将这些"点"串起来,才能得到一个骨肉丰满的病例,才能更快地帮助临床医生成长。

参 考 文 献

［1］　Schmidt W U,Lutz M,Ploner C J,et al. The diagnostic value of the neurological examination in coma of unknown etiology［J］. J Neurol,2021,268(10):3826-3834.

［2］　Sharshar T,Citerio G,Andrews P J,et al. Neurological examination of critically ill patients:a pragmatic approach. Report of an ESICM expert panel［J］. Intensive Care Med,2014,40(4):484-495.

［3］　Meyfroidt G,Menon D,Turgeon A F. Ten false beliefs in neurocritical care［J］. Intensive Care Med,2018,44(12):2222-2224.

［4］　Campbell W W. DeJong's the neurologic examination［M］. 7th ed. Philadelphia:Lippincott Williams & Wilkins,2013.

［5］　Layon A J,Gabrielli A,Friedman W A. Textbook of neurointensive care［M］. London:Springer,2013.

［6］　Rodriguez-Beato F Y,De Jesus O. Physiology,Deep Tendon Reflexes［M］. Treasure Island(FL):StatPearls Publishing,2021.

［7］　Huff J S,Tadi P. Coma［M］. Treasure Island(FL):StatPearls Publishing,2021.

［8］　Sakusic A,Rabinstein A A. Acute coma［J］. Neurol Clin,2021,39(2):257-272.

［9］　Edlow J A,Rabinstein A,Traub S J,et al. Diagnosis of reversible causes of coma［J］. Lancet,2014,384(9959):2064-2076.

［10］　Assir M Z K,M Das J. How to localize neurologic lesions by physical examination［M］. Treasure Island(FL):StatPearls Publishing,2023.

［11］　Musick S,Alberico A. Neurologic assessment of the neurocritical care patient［J］. Front Neurol,2021,12:588989.

[12] Lussier B L,Olson D M,Aiyagari V. Automated pupillometry in neurocritical care:research and practice[J]. Curr Neurol Neurosci Rep,2019,19(10):71.

[13] Seraji-Bzorgzad N,Paulson H,Heidebrink J. Neurologic examination in the elderly[J]. Handb Clin Neurol,2019,167:73-88.

[14] Evans M R,Morrow J M. The pupillary examination[J]. Br J Hosp Med (Lond),2015,76(4): C50-C54.

[15] Kawasaki A K. Diagnostic approach to pupillary abnormalities[J]. Continuum (Minneap Minn), 2014,20(4 Neuro-ophthalmology):1008-1022.

[16] Wilhelm H. Disorders of the pupil[J]. Handb Clin Neurol,2011,102:427-466.

[17] Kallela M,Häppölä O,Eriksson H. Tajuttomuus[J]. Duodecim,2014,130(4):368-382.

[18] Alstadhaug K B. Ervervet Horners syndrom[J]. Tidsskr Nor Laegeforen, 2011, 131 (9-10): 950-954.

[19] Wermund T K,Wilhelm H. Pupillenstörungen—diagnostik, erkrankungen, konsequenz[J]. Klin Monbl Augenheilkd,2010,227(11):845-851.

[20] Hillis J M,Milligan T A. Teaching the neurological examination in a rapidly evolving clinical climate[J]. Semin Neurol,2018,38(4):428-440.

[21] Ganapathy D,Bajaj J S. Neurological examination[J]. Clin Liver Dis(Hoboken),2016,7(6): 151-153.

[22] Walker M C,O'Brien M D. Neurological examination of the unconscious patient[J]. J R Soc Med,1999,92(7):353-355.

[23] Dijcks R,Derks M,Verwijnen M,et al. Meningeale prikkeling[J]. Ned Tijdschr Geneeskd,2011, 155(18):A2661.

[24] Nakao J H,Jafri F N,Shah K,et al. Jolt accentuation of headache and other clinical signs:poor predictors of meningitis in adults[J]. Am J Emerg Med,2014,32(1):24-28.

[25] Thomas K E,Hasbun R,Jekel J,et al. The diagnostic accuracy of Kernig's sign,Brudzinski's sign,and nuchal rigidity in adults with suspected meningitis[J]. Clin Infect Dis,2002,35(1): 46-52.

[26] Basinger H, Hogg J P. Neuroanatomy, brainstem [M]. Treasure Island (FL): StatPearls Publishing,2021.

[27] Cucu A I,Turliuc S,Costea C F,et al. The brainstem and its neurosurgical history[J]. Neurosurg Rev,2021,44(6):3001-3022.

[28] Benghanem S,Mazeraud A,Azabou E,et al. Brainstem dysfunction in critically ill patients[J]. Crit Care,2020,24(1):5.

[29] Wang S S,Yang Y,Velz J,et al. Management of brainstem haemorrhages[J]. Swiss Med Wkly, 2019,149:w20062.

[30] Stein P S. Molecular, genetic, cellular, and network functions in the spinal cord and brainstem [J]. Ann N Y Acad Sci,2013,1279:1-12.

[31] Hejrati N,Fehlings M G. A review of emerging neuroprotective and neuroregenerative therapies in traumatic spinal cord injury[J]. Curr Opin Pharmacol,2021,60:331-340.

[32] Alshorman J,Wang Y,Zhu F,et al. Medical communication services after traumatic spinal cord injury[J]. J Healthc Eng,2021,2021:4798927.

[33] Perrouin-Verbe B,Lefevre C,Kieny P,et al. Spinal cord injury:a multisystem physiological impairment/dysfunction[J]. Rev Neurol (Paris),2021,177(5):594-605.

［34］　Ramey W L,Chapman J R. Spinal cord injury clinical classification systems:what is available and a proposed alternative[J]. Neurosurg Clin N Am,2021,32(3):333-340.

［35］　Jain S,Iverson L M. Glasgow coma scale[M]. Treasure Island (FL):StatPearls Publishing,2021.

［36］　Teasdale G,Maas A,Lecky F,et al. The glasgow coma scale at 40 years:standing the test of time [J]. Lancet Neurol,2014,13:844-854.

［37］　Teasdale G,Jennett B. Assessment of coma and impaired consciousness. A practical scale[J]. Lancet,1974,2(7872):81-84.

［38］　Thompson H S,Kardon R H. The Argyll Robertson pupil[J]. J Neuroophthalmol,2006,26(2): 134-138.

［39］　Trobe,Jonathan D M D. Netter's atlas of human neuroscience[J]. J Neuroophthalmol,2008,28 (2):162-163.

（王坚　宋捷　胡锦）

第四章 神经重症监护室的实验室检查

第一节 实验室检查概述

一、实验室检查的意义与流程

实验室检查在医疗行业中有非常重要的作用,据国外文献报道,曾经70%左右的医疗决策基于实验室检查的结果,而实验室检查的成本仅占医疗保健总额的2.3%。在我国,随着医疗改革的深化,合理优化医疗收费政策是大势所趋,实验室检查将会在我国的整个医疗保健体系中扮演更为重要的角色。实验室检查结果是医疗诊断和患者管理的科学基础,这些结果也是临床病历的重要组成部分,且随着科学技术的发展,尤其是信息化建设与临床大数据的发展,越来越多的临床实验室检查将会对临床诊疗工作起到越来越大的辅助作用。

实验室检查大致分为几个阶段:临床评估,检查申请,标本采集,标本运输,标本接收,标本处理,试验检测,结果报告。每个阶段均有标准流程与相应的质控细节,有些细节的质控直接决定了最终的检验报告是否真实、准确,是否真正可以对临床工作产生有益的帮助而非误导,其中的部分内容我们在本章后面的内容中会有所涉及。

医务人员需要了解,实验室检查的结果可能受到很多因素影响。以静脉采血为例,很多生理因素会影响到标本检查的结果,如昼夜节律、饮食、运动、身体姿势、性别、年龄、应激状态等。在采血过程中,如果遇到静脉寻找困难,抽血时血液红细胞受到血流剪切力的影响可能更容易发生溶血;使用过细的针头,注射器回抽过快,将标本注入试管内的压力过大,剧烈震荡和摇匀的动作,消毒酒精晾干之前就进行抽血操作等一系列因素,也都有可能导致溶血的发生继而影响检验结果。所以说,良好的实验室检查流程质控是确保实验室检查结果真实、准确的基础。

二、神经重症亚专科中实验室检查的意义

实验室检查是神经重症患者病情评估的重要组成部分,由于很多神经重症患者存在明显的意识障碍或接受不同程度的镇痛镇静治疗或处于保留人工气道等状态,患者能够主诉或自主表达的内容相对较少,部分临床症状容易被掩盖,所以神经重症患者的很多病情变化需要依靠监测手段来完成,合理地使用实验室检查的监测手段,可以帮助临床医生早期发现病情变化并积极干预,很多主要的实验室检查指标不仅可以帮助临床医生判断疾病的可能走向,还可以指导临床医生相应的治疗,充分认识各种实验室检查结果的临床意义及合理使用各种实验室检查方法是每一位神经重症医生应该掌握的技能。

在神经重症亚专科,一些传统的实验室检查被赋予了新的意义,可能会对神经重症临床医生的工作具有特别的指导意义。同时,神经重症亚专科也存在一些较为特殊的实验室检查,这些实验室检查具备明显的专科特色,在其他的临床科室应用相对较少,但对于神经重症亚专科,这些检查可明确指导临床医生的诊疗工作。本章着重介绍与神经重症亚专科关系密切的实验室检查内容。

在某些特殊神经系统疾病状态下,实验室检查的临床意义尤为突出,尤其是一些特异性检查指标可能对临床诊断及治疗具有重要的提示作用。例如,接受亚低温治疗的神经重症患者,均处于深度的镇痛镇静状态,且由于设备的限制,患者很难接受 CT 等影像学检查,此时患者的很多治疗策略调整需要依赖于神经重症的多模态监测手段及实验室检查的结果,需要客观的数据来告诉医生可能需要调整的治疗方

向。比如综合患者的中性粒细胞分类、血小板、降钙素原、凝血功能、血钠、前白蛋白水平、胆红素等指标，结合患者的床旁影像学检查及重症超声评估，可能帮助判断患者是否存在某系统的感染并发症；综合患者的神经元特异性烯醇化酶(NSE)及持续的脑电图监测、近红外光谱(NIRS)监测及床旁经颅彩色多普勒超声(TCCD)监测，可能帮助判断患者是否出现了脑灌注不足及脑缺血等情况。在这些临床决策过程中，实验室检查都扮演了至关重要的角色。

三、卫生经济学意义

随着国家按病种付费(DRG/DIP 支付方式)政策的逐步推行，医生在临床诊疗工作中，根据患者的病情综合评估后合理使用各种实验室检查也符合政策的具体要求，有助于优化患者治疗费用的构成比。

关键点：实验室检查在神经重症诊疗过程中具有重要的意义，部分检查具有专科特色，需要神经重症临床医生熟悉并掌握。

第二节　神经重症相关的血、尿、大便常规检查部分

一、血常规检查

(一)血红蛋白(Hb)、红细胞压积(Hct)与创伤失血及血液浓缩

有很大一部分创伤性脑损伤患者还合并有其他系统的创伤，如颈椎损伤、胸部损伤、腹部脏器损伤、骨盆损伤、四肢骨折等。创伤患者急诊时的 Hb 浓度和 Hct 检测的数值可能会受到休克状态下组织灌注重新分配的影响，而导致静脉采血的 Hb 及 Hct 数值存在一定的"假象"，出现类似血液浓缩的状态，即检测数值可能比实际数值要高，无法真实反映患者失血的程度，从而对临床诊疗产生一定的误导。这种血液浓缩状态可以通过积极、充分的晶体复苏治疗而缓解，复苏后的检测数值可能会更接近患者的真实状态。欧洲指南《严重创伤出血与凝血障碍的管理》(第 5 版)中推荐：

(1)将重复 Hb 测定作为出血评估的实验室指标，因为正常范围内的 Hb 初始值可能会掩盖出血表现。临床医生结合患者生理、损伤解剖类别、损伤机制和反应，对其创伤性出血的程度进行临床评估，开展早期复苏。

(2)使用休克指数(shock index, SI)来评估失血性休克的严重程度。

(3)将血清乳酸和/或碱缺失作为敏感性指标，指导患者出血和休克程度的估算和监测。

休克指数是脉搏(次/分)与收缩压(mmHg)的比值，是反映血流动力学的临床指标之一，可用于失血量的粗略评估及休克程度分级。休克指数的正常值为 0.5～0.8。1.0≤休克指数<1.5，提示失血量可能达到 20%～<30%；1.5≤休克指数<2.0，提示失血量可能达到 30%～<50%；休克指数≥2.0，提示失血量可能达到 50%～70%。一项纳入 10234 例患者的回顾性研究结果也证实，成年创伤患者抵达或离开急诊中心时休克指数可作为预测其预后的因素之一。

所以在对急性创伤、失血患者的临床诊疗过程中，综合考虑休克指数、血清乳酸和碱缺失、连续动态的 Hb 及 Hct 检测结果可能更有助于对急性失血程度的判断。除实验室检查外，临床医生做的体格检查，生命体征的动态变化，影像学检查以及有经验的医生对患者做出的失血程度预判可能都是抢救的关键。

同时在临床诊疗过程中，医生需要特别关注的一个点就是患者在入院前相对健康状态下 Hb 与 Hct 的基线水平，这个数值可以参考患者健康体检的相关指标，或者参考在失血发生前患者的 Hb 检查指标。基线水平的临床意义在于，可以通过后续检查与基线水平的对比，判断患者失血的严重程度。显而易见，Hb 基线为 160 g/L 的患者与基线为 110 g/L 的患者相比，同样在失血后 Hb 达到 90 g/L 的水平时，粗测后者失血量可能不足 20%，而前者失血量可能已经达到 40%以上。Hb 与 Hct 对患者健康与病情的影响差别很大，临床中需要处理的方式也可能会因此而不同。欧洲指南《严重创伤出血与凝血障碍的管理》

(第 5 版)提出:建议将目标 Hb 设定在 70～90 g/L。具体到某例患者,临床治疗目标到底设定在 70 g/L 还是 90 g/L,参考患者的 Hb 基线水平也许对临床输血治疗有一定的提示作用。

关键点:①对于急性失血患者,实验室检查的 Hb 及 Hct 可能存在"假象",不能真实反映患者的失血程度,连续动态监测与综合各种评估方法,可能对抢救失血性休克患者更有价值。②对患者失血程度的判断,可能需要参考患者相对健康状态下的 Hb 与 Hct 基线水平,并制订相应的治疗策略。

(二)中性粒细胞与淋巴细胞比值和应激的评估

有研究证明,中性粒细胞与淋巴细胞比值(neutrophil-to-lymphocyte ratio,NLR)可能在一定程度上反映了机体免疫反应的平衡性,也有学者认为这个指标可能间接反映了机体在疾病状态下的应激水平。在临床工作中,此指标通过外周血常规检查可以被轻松获得,已经有很多相关的研究发现,此指标可能与很多疾病的预后存在一定的相关性,其中包括自发性脑出血、蛛网膜下腔出血、急性缺血性脑血管病、创伤性脑损伤、心脏疾病及心肺复苏后等。有学者认为,在临床上 6 是 NLR 数值的一个分界线,NLR≥6 可能与疾病的预后不良存在相关性。良好的镇痛镇静及控制应激等策略是否可以有效地降低 NLR 及改善患者的预后仍需要更多的研究去证实,但这个指标可能对神经重症患者的病情评估提供一定的临床参考。

关键点:NLR≥6 可能与某些疾病的预后不良存在相关性。

(三)血小板与感染

神经重症患者常常面临感染的威胁,常见的如肺部感染、中枢神经系统感染、导管相关感染等。感染患者经常需要接受血常规检查,其中中性粒细胞、血小板(PLT)水平往往与感染情况的严重程度存在一定的相关性。在感染性疾病中,血小板表面受体如 GPⅠb、GPαⅡbβ3、TLR2 和 TLR4 参与血小板-细菌的直接相互作用。此外,血小板颗粒含有大量调节免疫反应的蛋白质,以及可以直接溶解细菌的杀菌剂。细菌毒素是有效的血小板激活剂,可引起血管内血小板聚集。血小板参与宿主的抗菌反应,包括库普弗细胞(Kupffer cell)、中性粒细胞和补体系统。所以在临床治疗神经重症感染的相关疾病时,血常规检查中除了需要常规关注的白细胞分类及数值外,血小板计数的数值及变化趋势也值得临床医生去特别关注。

关键点:血小板计数的变化可能与感染并发症存在一定的相关性。

二、尿常规检查

尿液分析可提供大量有用的临床信息。详尽的检查可以发现疾病引起的泌尿系统生理功能和解剖结构的改变,这些改变有时是临床初步诊疗中没有怀疑到的。一些内分泌或代谢性异常等所致的系统性疾病可以通过尿液中特异性异常代谢产物定量分析来检测。实验室尿液分析在临床医学中发挥着重要的作用。

(一)尿液的形成

正常成人安静时每分钟约有 1200 mL 血液流经两侧的肾脏,占心输出量的 25%。血液由入球小动脉进入肾小球(通常每个肾脏至少有 100 万个肾小球),经肾小球滤过作用形成原尿进入肾小囊腔。原尿经过肾小管和集合管时,通过重吸收和分泌作用而形成浓缩的尿液。每天形成的原尿约为 180 L,而最终排出体外的尿量为 1～2 L,排尿量的多少主要取决于人体每天摄入的和由其他途径排出的水量。肾脏形成的终尿自集合管进入肾盂,经输尿管、膀胱和尿道排出体外。肾脏参与了人体重要的生理调节过程。通过肾小球的滤过和肾小管的重吸收,体内包括含氮的蛋白质分解代谢产物、有机和无机酸碱等在内的代谢废物排出体外,同时,维持体内水、电解质(包括钠、钾、钙、镁)和酸碱平衡状态。此外,肾脏还参与调节体内促红细胞生成素和肾素的形成。肾脏疾病或系统性疾病导致这些功能的紊乱均可以导致尿液干化学或细胞学检查结果的改变。

(二)神经重症与中枢性尿崩症

获得性中枢性尿崩症的大多数病例是由于以下原因造成神经垂体破坏:①解剖性损伤,因压力或浸润破坏抗利尿激素神经元;②手术或头部创伤破坏抗利尿激素神经元;③抗利尿激素神经元的自身免疫性被破坏。由于抗利尿激素神经元位于下丘脑,而垂体后叶是轴突的末梢,可将抗利尿激素分泌到血液中,因此局限于蝶鞍的病变通常不会引起尿崩症。此外,神经垂体合成垂体抗利尿激素的能力大大超过人体的需要,需要破坏 80%～90% 的下丘脑垂体抗利尿激素神经元才产生尿崩症。因此,即使是鞍区和鞍上区的大的病变,通常也不会与水稳态受损(impaired water homeostasis)有关,除非进行手术切除。无论中枢性尿崩症的病因是什么,抗利尿激素分泌不足或缺失都会导致尿浓缩功能受损,进而导致多尿。在大多数情况下,继发性多饮能够维持水的体内平衡,但代价是经常口渴和饮水。然而,调节抗利尿激素神经元活动的下丘脑前部的渗透压感受器(osmoreceptor)被破坏会导致口渴以及抗利尿激素部分缺失,导致严重的慢性脱水和高渗透压。抗利尿激素不足还导致肾脏集合管主要细胞中水通道蛋白-2 的合成下调,引起继发性肾源性尿失禁。因此,中枢性尿崩症(CDI)患者需要几天的抗利尿激素治疗才能达到最大的尿浓度。因此,中枢性尿崩症患者的临床表现可以差别很大,其临床表现取决于病变的大小和位置,神经垂体创伤的程度,抗利尿激素神经元受破坏的程度,以及因垂体前叶被破坏而存在的其他激素缺乏情况。

中枢性尿崩症以多饮和低比重尿(尿渗透压<250 mOsm/L)性多尿(尿量>30 mL/(kg·d))为特征。患者如果不显著增加液体摄入量,就有可能出现严重脱水和高钠血症。

部分神经重症患者可能会出现尿崩症,尿崩症是 NICU 中需要紧急处理的一种并发症。因为 NICU 的危重患者往往处于昏迷状态或者接受镇痛镇静及机械通气治疗,患者出现尿崩症时往往没有主诉,且该患者群在危重状态下机体对巨大的循环及容量波动耐受力更差,对渗透压的巨大改变耐受性也差,所以一旦处理不及时可能导致恶性后果,处理原则应该是优先使用静脉途径或确切的黏膜途径给药以确保尽快控制症状,因为部分患者鼻饲药物的疗效可能并不确切,同时在心功能允许的条件下应尽快纠正尿崩症带来的负平衡以稳定循环状态,尿量、尿比重及尿渗透压的监测有助于尿崩症确诊及病情走向的判断。

(三)尿液检查与顽固性低钠血症

部分神经重症患者可能会出现顽固性的低钠血症,其产生的常见原因可能有两种,分别是脑性耗盐综合征(CSWS)和抗利尿激素分泌失调综合征(SIADH),但二者在病因、临床表现和治疗上有本质区别。CSWS 是因颅内病变诱发的肾性盐耗而引起低钠血症,其本质是细胞外液减少、血容量不足的情况下肾脏仍继续排钠,临床以血钠低、脱水和血容量不足为主要表现。SIADH 为各种原因引起抗利尿激素异常分泌而出现水钠代谢异常,其本质为稀释性低钠血症。CSWS 和 SIADH 虽然均表现为血钠、血浆渗透压下降,尿渗透压、尿钠升高,但二者在患者的体重、体液平衡、颈静脉充盈度、红细胞压积、血尿素氮、肌酐、尿酸、中心静脉压和肺毛细血管楔压等方面均存在显著差异。

美国加利福尼亚州大学旧金山分校的 Allen I. Arieff 等对 45 例 CSWS 患者临床症状和实验室检查结果进行回顾性研究,与 60 例正常人对照并与 28 例 SIADH 患者比较;对 45 例 CSWS 患者均进行 24 h 尿量和尿钠(Na)排泄量测定。CSWS 患者尿钠排泄量为(394 ± 369) mmol/24 h,尿量为(2603 ± 996) mL/24 h,两个指标均显著高于正常对照组($P<0.01$)。相比之下,SIADH 患者的尿钠排泄量仅为(51 ± 25) mmol/24 h,尿量为(745 ± 298) mL/24 h,明显低于 CSWS 患者($P<0.01$)。其提出,CSWS 诊断标准如下:①症状性低钠血症;②尿钠排泄量高于正常对照组的 2 倍;③尿量增加。SIADH 患者也有症状性低钠血症,但尿钠排泄量和尿量均低于 CSWS 患者。这项研究的结果有助于在临床上鉴别诊断 CSWS 和 SIADH。

关键点:①中枢性尿崩症的诊疗需要一定的尿液实验室检查证据支持;②尿液的实验室检查有助于鉴别临床顽固性低钠血症的病因并指导合理治疗。

三、大便常规检查

神经重症患者经常会遇到感染相关并发症,高级别的广谱抗生素经常被用于治疗中枢神经系统感染或肺部感染等情况。抗生素在杀灭致病菌的同时,也可能会对患者肠道的正常益生菌系统造成严重的破坏。抗生素影响肠道菌群的机制可以概括为两个方面:①抗生素消耗微生物群;②抗生素治疗后对存活下来的微生物有影响。微生物耗尽可导致以下结果:①破坏生物菌膜屏障:促进致病菌,如某些肠道兼性厌氧菌和外来菌等的定植与生长。②破坏免疫屏障:影响肠道的抗原呈递和固有免疫。③破坏化学屏障:破坏肠道微生物群产生的酶,细胞色素 P450 可影响食物成分和口服药物的氧化代谢。

临床诊疗过程中,有部分肠道菌群失调患者可能会表现出大便检查的异常,其中一项就是大便球杆比的失调,正常大便球杆比应在 1∶20 到 1∶10 之间,如果此数值大于 1∶10,则提示抗生素可能对肠道菌群产生了杀灭及抑制作用,而肠道菌群失调带来的一系列问题对患者的康复非常不利。有部分医生会采用选择性肠道灭菌的措施来处理此情况,使用针对革兰阳性球菌的药物进行胃肠道给药,选择性杀灭肠道球菌并辅以益生菌肠道给药以恢复大便球杆比,可能有一定的临床效果,但仍需要更多的研究去证实。

关键点:①广谱抗生素的使用可能会造成患者的肠道菌群失调;②选择性肠道灭菌可能有助于恢复肠道菌群功能。

第三节　神经重症相关的血液生化检查部分

一、血液一般生化检查

(一)血清前白蛋白

电泳时,血清中的前白蛋白向阳极迁移的速度比白蛋白更快。前白蛋白分子量为 62000,为较小的血清蛋白之一。其每个单体都可以结合一个甲状腺素分子,因此它也被称为甲状腺素结合前白蛋白(thyroxine-binding prealbumin,TBPA)或甲状腺素转运蛋白(transthyretin,TTR)。

与其他主要血清蛋白相比,前白蛋白在血液循环中的半衰期很短,只有大约 2 天。前白蛋白在肝脏进行合成,其合成率对营养摄入是否充分以及肝功能变化非常敏感。因此,血清中的前白蛋白浓度波动比其他蛋白质如白蛋白更能反映机体合成代谢的变化。因此,血清前白蛋白定量检测在临床上的主要作用是作为营养状态的标志物。由于其能快速合成和清除,前白蛋白被认为是能更好体现营养状态变化的早期标志物。对 7815 例血液透析患者的研究发现,较低的前白蛋白水平是死亡率增高的独立危险因素,且与医院感染风险增高存在相关性。

因此,在神经重症临床工作中,血清前白蛋白水平的监测与其动态变化可以在一定程度上体现患者的病情变化,比如在强烈应激、感染、营养不良等状态下,前白蛋白水平下降,随着病情的缓解,血清前白蛋白水平可能较其他血清标志物(如白蛋白及转铁蛋白)先行恢复,具有一定的临床参考价值。

关键点:血清前白蛋白与强烈应激、感染、营养不良等存在相关性,可以作为病情严重程度的一个示踪剂进行临床监测,具有一定的参考价值。

(二)血清钾

人体只有很少的一部分钾离子在细胞外。血浆中的钾含量只有全身钾含量的 0.4%,少量的钾是从大便及汗液中排出的,大部分钾自尿液中排出体外。在肾功能正常的情况下,钾"多补多出,少补少出,不补也出",所以临床中有"见尿补钾"的习惯。在大部分患者的尿量大于正常人的情况下,尤其是启动渗透治疗的情况下,临床医生需要注意对患者血清钾进行监测与合理补钾。

神经重症患者在治疗过程中可能会接受一些特殊治疗或者出现一些并发症而影响血清钾水平,低钾血症主要原因有肾脏钾流失、肾外钾流失及钾离子跨细胞转移。

1. 肾脏钾流失　比如进行渗透治疗用的甘露醇或者袢利尿药,可能因为促进排尿而导致血清钾水平下降,而且利尿药的使用可能导致镁离子缺乏,其损害了肾小管对钾离子的重吸收而加重低钾血症。过度的胃肠减压可能导致低钾血症,因为引流导致氢离子的丢失,其可促使钾离子在尿液中的丢失。

2. 肾外钾流失 主要原因是各种因素导致的腹泻,严重的腹泻可以导致大量钾经消化道流失。

3. 钾离子跨细胞转移 比如酸中毒、低温治疗或者胰岛素的使用。

(1)酸中毒对血清钾有不同且无法预测的复杂影响。

(2)低温会导致钾离子向细胞内转移,所以临床诱导低温期可能需要进行频繁的血清钾监测以确保安全,而复温的过程又会促使细胞内的钾离子向细胞外释放,所以缓慢的复温可能更加安全,而急速的复温有高钾血症风险及其带来的相关风险。

(3)一些高血糖患者可能需要持续使用胰岛素进行治疗,而这种治疗可能会诱发低钾血症,需要监测并及时处理。

(4)神经重症的雾化治疗常常会使用吸入性的β受体阻滞剂,而其联合利尿药使用的时候,会进一步促使钾离子向细胞内转移而出现低钾血症。

神经重症患者高钾血症常见的原因包括钾离子跨细胞转移、肾脏排钾功能受损、药物作用及输血等。此部分内容在本书后面的章节还有更为详细的叙述。

(三)血清镁

镁是有机体能量利用的基本要素。腺苷三磷酸(ATP)是人体生命活动能量的直接来源,能量从ATP释放需要镁,镁是ATP酶的重要辅助因子,而且镁在维持跨细胞膜电位、调节钙进入平滑肌、稳定心肌收缩力及外周血管张力方面都具有重要的作用。

血浆中67%的镁是活化状态的,剩下的33%中大约有19%与血浆蛋白结合,还有14%左右以磷酸盐或硫酸盐的形式存在。临床最常见的镁缺乏原因是利尿药的使用。另外,一些药物可能会影响镁的再吸收,最常见的是氨基糖苷类抗生素、两性霉素,临床医生需要注意,在长期使用这类药物时须进行镁的监测及必要时补充镁。同时质子泵抑制剂(PPI)也可能会导致低镁血症,这可能与镁在胃肠道的吸收减少有关。

严重的镁缺乏可以引起心律失常及中枢神经系统症状。临床上常使用稀释后的硫酸镁静脉滴注作为低镁血症的补充治疗方案。

临床高镁血症相对较为罕见,本章不再详述。

(四)血清钙和磷

钙和磷负责维持大部分骨结构的完整性,但钙和磷在细胞功能中扮演更重要的角色。磷参与ATP的制造,而钙在凝血、神经肌肉传导及平滑肌收缩中发挥重要的作用。机体对钙和磷的异常有一定的耐受性,但严重的失衡也会对机体产生各种不利影响。

血清中的钙有两种存在形式:约一半的钙是离子化的(有生物活性),而其余的钙处于结合状态(无生物活性,大约40%的钙与白蛋白结合)。有些临床实验室测量的是患者的总血清钙,但在低蛋白血症的情况下,患者的总血清钙降低而具有活性的离子钙并没有减少,这种情况基本上不会影响具有生物活性的钙对机体的生物作用,因此不需要进行补钙治疗。而离子钙的测定是专门测定具有生物活性的钙水平,检测抽血时要注意,抗凝试管中的抗凝药(肝素等)会结合离子钙而影响结果,且二氧化碳从血液样本中流失会假性降低离子钙(显著增加白蛋白结合钙),所以要避免血液样本中出现气泡。

一个大型的多中心试验对超过7000例ICU住院患者进行调查的结果表明,有88%的患者有过至少一次轻度的低钙血症(0.9~1.14 mmol/L),有3.3%的患者有过至少一次严重的低钙血症(≤0.8 mmol/L)。ICU中患者发生低钙血症常见的原因有碱中毒、脂肪栓塞、输血(15%)、镁损耗(70%)、肾功能不全(50%)、败血症(30%)、药物的使用(如氨基糖苷类抗生素(40%)和肝素(10%)),括号内的数字代表该情况下低钙血症的发生率。

严重的低钙血症可能会导致循环系统的并发症,包括低血压、心输出量减少及室性心律失常。但临床钙的补充一定要谨慎,尤其是静脉补钙会导致血管收缩并引起各个器官缺血的风险。在心输出不足的患者群风险尤其增高,休克患者可能会因为补钙而导致细胞内钙离子过量继而出现严重的细胞损伤。所以没有充分的证据表明患者存在严重低钙血症及相关并发症时,静脉补钙一定要谨慎。

ICU 的高钙血症较少见,其原因有甲状旁腺功能亢进及恶性肿瘤,本章不再详述。

与钙不同,无机磷主要存在于细胞内部,主要参与糖代谢和 ATP 的制造。有研究表明,低磷血症在危重患者的发生率为 17%～28%,大多数低磷血症的原因是磷转移至细胞内。

常见的低磷血症诱发因素有全静脉营养、长期高血糖、呼吸性碱中毒、β 受体激动剂的使用、全身炎症反应等。一般低磷血症无明显的临床表现,但磷作为重要的 ATP 原料,其供给不足可能会影响到机体的能量代谢。

临床讨论点:有部分学者认为,机体在危重状态下会启动"自噬"机制,危重状态的机体需要大量的磷作为能量活动的底物,但在外源性磷供给不足的情况下,机体将会分解在疾病状态下相对不那么重要的组织而获得原料,最常见的是骨骼肌,以确保有足够的底物来完成各种生物合成。危重患者治疗期间适当地给予磷补充治疗,可能有助于降低机休"自噬"的程度,有一定的保护作用,相关论点可能需要更多的研究去证实。

高磷血症常见于肾功能不全,本章不再详述。

关键点:①关注血液生化中钾、镁、钙、磷的生物机制及在神经重症患者群中的特殊意义;②合理监测,预防为主,谨慎干预。

二、血浆渗透压

(一)血浆渗透压的测定

容量渗透摩尔浓度指 1 L 溶剂中溶质的物质的量,而重量渗透摩尔浓度是指 1 kg 水(溶剂)中溶质的物质的量。应注意的是,在 4 ℃下,1 kg 水的体积是 1 L,而液态水的体积随温度的变化几乎可以忽略,容量渗透摩尔浓度和重量渗透摩尔浓度通常可以互换使用。

1 mol NaCl 在溶液中产生 2 摩尔渗透压,因为每个 NaCl 分子在溶液中解离成 1 个 Na^+ 和 1 个 Cl^-,而 1 mol Na_3PO_4 在溶液中产生 4 摩尔渗透压,因为每个 Na_3PO_4 分子在溶液中解离成 3 个 Na^+ 和 1 个 PO_4^{3-},计算溶质可解离成多少个离子颗粒的溶液渗透压可以使用公式:渗透压(Osm/L)$= M \times a$,其中 M 是摩尔浓度,a 是溶质分子可以解离成的离子颗粒数。

血清或血浆的渗透压可以采用冰点渗透压测定法直接用冰点渗透压计测定得出,也可以根据血浆中所有溶质的浓度总和进行估算。血浆中可以产生渗透压的分子有很多,有晶体分子及胶体分子,但胶体分子所产生的渗透压非常小,大约只有 1.5 mOsm/L,血浆渗透压的正常范围是 280～320 mOsm/L,而生理状态下,血浆渗透压多数在 290 mOsm/L 左右。但需要注意的是,尿素是血浆中唯一的无效渗透物质,正常情况下大概只有 5 mOsm/L,因此血浆总渗透压几乎等于有效渗透压。

所以测量血浆渗透压可以使用估算公式:血浆渗透压 = [血钠浓度(mmol/L)×2] + [血糖浓度(mg/dL)÷18] + [血尿素氮浓度(mg/dL)÷2.8],但在使用这个公式时由于没有考虑渗透系数,并假设所有血清阴离子都是一价离子,所以 Na^+ 和伴随阴离子所贡献的渗透压会被高估。另外,由于忽略了 Na^+ 以外的阳离子及其伴随阴离子,总渗透压会被低估。由于上述两种偏差可以相互抵消,在血糖和血尿素氮浓度基本正常时,血浆渗透压几乎等于血钠浓度×2。

(二)晶体渗透压及胶体渗透压的临床意义

晶体渗透压影响细胞内外的水平衡,那么可以尝试提高晶体渗透压去缓解病理状态下的细胞水肿;而胶体渗透压影响血管内外的水分布,那么维持胶体渗透压的稳定有助于将病理状态下组织间隙多余的水回吸收至血管内。

在临床治疗过程中,ICU 医生会尽量保证内环境各种离子的稳定,神经重症患者尤其需要血糖浓度的稳定及血尿素氮在正常范围,那么临床上可能影响整体晶体渗透治疗效果的可控因素主要就在于血钠及血氯水平的调控,而甘露醇在短时间内提高晶体渗透压往往作为临时控制颅内压(ICP)的一种手段;胶体渗透压经常在严重病理状态下出现下降,那么维持相对稳定的胶体渗透压可能就需要一定的外源性胶体治疗,选择的胶体物质最好具备天然、浓度较高、不会在组织间隙积存、可被人体所降解等特性。

（三）临床讨论点：优化渗透治疗策略

对渗透治疗的探讨由来已久，传统的经典渗透治疗药物有甘露醇、高渗盐、甘油果糖、呋塞米、白蛋白等。所谓优化渗透治疗策略，是指在传统渗透治疗的基础上，将渗透治疗目标化与优化渗透治疗药物的给药策略。

渗透治疗目标化具体包括晶体渗透压的目标化与胶体渗透压的目标化，即在渗透治疗期间，晶体渗透压不低于患者入院基线，可比基线略高，这主要是参考血钠及血氯水平；胶体渗透压不偏离患者入院基线过多，10%以内也许是合理的，但仍需要进一步的研究去证实此治疗的有效性。

优化渗透治疗药物的给药策略是在传统甘露醇按时按量给药的"预防颅内高压"策略上改良，根据ICP监测的数值而决定是否需要启动渗透治疗。决定启动渗透治疗后，可采用甘露醇与高渗盐交替给药的策略，这样可以在增加给药频次的基础上降低甘露醇的整体用量，达到既稳定渗透压，又合理控制ICP且降低肾损伤事件风险的目的。同时关注患者的胶体渗透压（白蛋白）水平，如果胶体渗透压偏离基线过多，根据病情可能考虑启动外源性胶体治疗，以维持相对稳定的胶体渗透压。

例：创伤性脑损伤（TBI）患者术后出现ICP增高，临床决定启动渗透治疗，假设传统的治疗策略是甘露醇125 mL q6h，那么每天的甘露醇总量是500 mL。优化渗透治疗策略，联合启动甘露醇125 mL q8h＋高渗盐（4.2%）125 mL q8h，按照甘露醇—高渗盐—甘露醇—高渗盐的次序依次给药，这样每4 h患者就接受一次渗透治疗，且甘露醇利尿后的渗透压（血钠、血氯）下降会被下一次的高渗盐所补充，达到整体渗透压相对稳定的治疗目标，且每天甘露醇用量只有375 mL，24 h的ICP监测曲线也更加稳定。

关键点：了解渗透压产生的原理及晶体渗透压、胶体渗透压的临床意义。

三、脑缺血血清标志物检查

对神经元特异性烯醇化酶（NSE）的研究由来已久，早在2005年，有学者发表综述认为，缺血性脑卒中患者的血清NSE水平会升高，其升高水平可能与梗死的体积存在相关性，NSE在缺血事件发生后24 h可达到峰值，此指标可以帮助预测缺血性脑卒中的预后。而且有一些学者研究认为，NSE监测的二次峰值在临床上对于缺血患者的出血转化可能具有一定的价值。

关键点：①NSE可以作为神经重症患者出现脑缺血事件的一个示踪指标，但NSE的升高往往提示缺血已经发生。②在一些神经重症疾病的诊疗过程中，有些患者无法及时完成神经影像学检查，比如亚低温治疗，NSE作为在治疗过程中缺血风险的一个示踪指标，可以配合脑电图监测、近红外光谱（NIRS）监测、经颅多普勒超声（TCD）监测等多模态监测手段综合评估患者临床缺血事件。

第四节　神经重症相关的一些其他实验室检查

一、感染相关实验室检查

（一）肝素结合蛋白

肝素结合蛋白（HBP）又称为天青杀素（azurocidin）或阳离子抗微生物蛋白37（CAP37），其是来源于中性粒细胞的一种颗粒蛋白，其主要功能如下：①参与血管内皮细胞通透性的维持；②调节单核巨噬细胞功能；③通过线粒体途径调节细胞凋亡；④对组织细胞的作用，包括诱发成纤维细胞和角膜上皮细胞的迁移，激活角膜上皮细胞中的蛋白激酶C，诱导肾近曲小管上皮细胞中IL-6分泌等。

《中国脓毒症早期预防与阻断急诊专家共识》指出：有研究显示，脓毒症患者HBP在IL-6水平正常或轻度升高时即明显升高，其诊断脓毒症的准确率大于其他细胞因子，特别是在严重细菌感染的早期、快速诊断方面有重要价值。HBP作为一种急性时相蛋白，是评估脓毒症患者疾病严重程度的有效生物标志物，在感染性休克患者的早期诊断和疗效监测中更为重要。有研究表明，在诊断脓毒症时，HBP的特异性及敏感性均比降钙素原（PCT）高。在瑞典、加拿大和美国等的7个不同急诊科进行的一项国际多中心临床试验结果显示,与 PCT、C-反应蛋白(CRP)、白细胞(WBC)和乳酸比较,HBP 是预测器官功能障碍进展的最佳标志物。还有研究表明,HBP 与平均动脉压(MAP)、血气血氧指标呈明显的负相关关系,而 PCT、CRP 与 MAP 未见明显相关关系;HBP 与 D-二聚体有明显的正相关关系,是预测深静脉血栓形成、肺栓塞、弥散性血管内凝血的关键指标。

还有多项研究表明,脑脊液 HBP 对诊断中枢神经系统感染具有重要价值,其特异性及敏感性均很高,有重要的早期预警作用。

(二)降钙素原(PCT)

PCT 的生物学效应目前尚无明确的结论,主要的生物学效应有次级炎症因子的作用、趋化因子的作用、抗炎和保护作用。

目前 PCT 可通过半定量和定量方法检测。半定量方法有胶体金标志检验,定量方法包括放射免疫分析法、免疫荧光法、双抗夹心免疫化学发光法、酶联免疫吸附试验等。PCT 在血样中非常稳定,采血后在室温下放置 24 h,PCT 质量浓度仅下降 12% 左右,如果在 4 ℃保存,则 24 h 仅下降 6%。冰冻、抗凝药、血清或者血浆、动脉血或者静脉血对检测结果的影响均微乎其微。如果需要长时间存放后检测,则需要低温或者冰冻保存血样。

健康人的血浆 PCT 质量浓度一般低于 0.05 ng/mL。老年人、慢性疾病患者以及不足 10% 的健康人血浆 PCT 质量浓度高于 0.05 ng/mL,最高可达 0.1 ng/mL,但一般不超过 0.3 ng/mL。脓毒症患者 PCT 的诊断阈值为 0.5 ng/mL,严重脓毒症和感染性休克患者 PCT 质量浓度波动在 5~500 ng/mL。

多项研究表明,对于中枢神经系统感染的诊断,脑脊液 PCT 水平也有一定的参考价值,但不同研究发现脑脊液 PCT 对于中枢神经系统感染的诊断特异性及敏感性有所差异,这可能与研究群体的原发疾病有关,是否接受开放性颅脑手术、脑组织损伤程度、应激状态、颅内出血及血脑屏障(BBB)的破坏可能与并发中枢神经系统感染后脑脊液 PCT 水平不同存在一定的相关性,但仍需进一步的研究去证实。

(三)病原体

1. 病原体检测标本采集的一般原则

(1)尽量在开始治疗(尤其是使用抗生素)之前进行标本采集。

(2)尽量采集足够的样本量进行检验。

(3)组织、液体或吸取物优于拭子标本。

(4)使用指定的采集和转运材料,保持标本的完整性。

(5)表达明确的申请单与源信息。

(6)尽量迅速将标本送至实验室,不要让其在采集区滞留。

2. 血液标本采集　为了降低皮肤菌群对血液标本的污染风险,静脉穿刺前应首先使用乙醇消毒,然后用 1%~2% 碘溶液、碘伏或氯己定消毒,皮肤干燥 1 min 以上确保常驻菌彻底死亡后进行采血。每套血培养(至少两瓶)应该选取不同肢体的静脉,尽量避免血培养样本通过血管留置装置抽取,因为这样会使其受污染的风险增加一倍。采血时机最好在寒战发生之前,但由于临床寒战的无法预测性,大多数血样在发热和寒战之后开始采集。采血后不更换针头,将血液注入血培养瓶,标本采集者一定要注意避免血培养瓶瓶口污染。成人由于血液菌负荷量较低,血培养瓶每瓶应至少采集 10 mL 血液。多数权威专家认为 24 h 内抽取两套或三套 20 mL 血液标本并平均分配到需氧和厌氧血培养瓶中可以检出大多数血液感染。研究证实,两套血液标本血培养可检出 80% 的菌血症,三套血液标本血培养检出率达 96%。尽管四套血液标本血培养可检出所有菌血症,但常规采集四套血培养(高达 80 mL 血液)应权衡贫血的风险。

3. 脑脊液标本采集　脑脊液通常通过腰椎穿刺获得,有时也通过从脑室或腰椎的脑脊液引流系统采集。无论是腰椎穿刺还是通过引流系统采集标本,感控都是至关重要的,建议注意以下细节。

(1)腰椎穿刺需要仔细进行皮肤消毒,可参考血液采集部分;而引流系统取样需要尽量不破坏引流系统的封闭性与完整性,大部分引流系统配备有标本取样的肝素帽接头,接头可以在三通上或独立存在,取样操作应该严格遵循无菌操作原则,局部消毒并铺无菌巾,接头处用消毒液充分浸泡 5 min 后取出自然晾干,医生佩戴无菌手套操作。

(2)标本采集过程要保证脑脊液是从脑室内或椎管内采集,避免引流系统引流管管路内的样本进入而产生污染,采集的样本量要足够,但采集过程需要参考患者的 ICP 情况以避免 ICP 波动引起的风险,样本一般需要 4 管,满足送检常规,生化,涂片和培养,及其他特殊检测要求;如果腰椎穿刺采集,建议第 1 管做生化检测,第 2 管做涂片和培养检测,第 3 管做常规检测,第 4 管做其他特殊检测。

(3)自引流装置采集标本后需要注意暂时关闭引流系统以防止脑脊液逆流增加感染风险,综合分析病情及脑脊液取样量和引流量来决定关闭引流系统的时间,其间需要注意密切观察病情变化,开放引流系统应该由有经验的医务人员谨慎完成,确保不会发生脑脊液逆流。

(4)取样后标本应该尽快送检,为提高培养阳性率,脑脊液培养可尝试使用血培养瓶,儿童血培养瓶每瓶注入脑脊液不少于 3 mL,成人血培养瓶每瓶注入脑脊液不少于 8 mL,采集者一定要注意避免血培养瓶瓶口污染。

(5)为提高脑脊液培养阳性率,可能需要延长培养时间,需要临床医生与检验医生及时沟通检查结果。

(6)可以通过反复送检标本的方式提高培养阳性率。

(四)二代基因测序

目前已在临床开展的分子生物学检测方法主要为病原体宏基因组学检测技术,又称宏基因组二代测序技术(mNGS),其是将待测样本的所有 DNA 或 RNA 混合测序,并通过将测序数据与病原体数据库进行比对,从而获得病原体的信息。该技术直接检测临床标本,对一些病因不明或已使用抗感染药物治疗后的感染,仍有一定的检测阳性率。若脑脊液培养阴性,可行 mNGS 检测可能的病原体。因 mNGS 的背景菌常与某些菌具有高度相似性,易出现假阳性结果,需注意鉴别。

若怀疑细菌、真菌、DNA 病毒、寄生虫、不典型病原体感染且需进行二代测序检测,则建议采用 DNA 检测;若怀疑 RNA 病毒感染,则建议采用 RNA 检测。

对于怀疑中枢神经系统急性感染的患者,如有条件,推荐在抽取脑脊液时同步留取 2 mL 脑脊液标本保存于 $-20 \sim -16$ ℃冰箱。在完成常规生物化学检查和培养之后,若 3 天内未获得明确的病原学依据且经验性抗感染治疗无效,推荐对留存的脑脊液标本进行二代测序检测。若未留存标本,可重新采集标本。以上流程也适用于血液及痰液样本的留取。临床医生应综合病情合理解读检测结果,需要注意排除检出病原体定植的情况。

关键点:①合理使用一些辅助实验室检查手段帮助感染性疾病的诊治。②病原体的检测对感染性疾病的诊断意义重大,但需要避免采集标本时的污染及注意采集标本的感控细节。

二、血气分析

(一)血气分析在神经重症专科的意义

血气分析已经成为 NICU 内的常规检查手段。几乎所有接受机械通气的患者都需要定时接受血气分析以确定合理的呼吸模式及呼吸参数支持,血气分析中的 Hb、Hct 及碱剩余指标有助于动态监测患者的失血情况,血气分析中的乳酸指标有助于帮助指导休克复苏,血气分析提供的相关参数是监测患者内环境是否稳定常使用的检查指标。

需要注意的是,神经重症尤其是已经发生脑疝的患者,血气分析中的乳酸水平升高可能并非来自休克,临床医生需要鉴别这类患者乳酸升高的具体原因,是来自脑干受损所产生的应激乳酸,还是来自细胞缺氧的代谢乳酸,或是二者兼有。这需要综合考量患者的病情,具备临床分析的整体思维能力。

(二)血气分析标本的采集

1. 采集部位 血气分析标本的采集部位有动脉和静脉两种,临床上常选择动脉,但两者的差别更能准确地判断组织气体代谢及其伴随的酸碱失调状况。

2. 采集要求　血气分析标本采集的基本要求:①合理的采血部位(桡动脉、肱动脉、股动脉);②严格隔绝空气,采用肝素抗凝血;③标本采集后立即送检,若标本不能及时送检,应将其保存在 4 ℃的环境中,但不能超过 2 h;④吸氧者若病情允许,可停止吸氧 30 min 后再采血送检,否则应标记给氧浓度或流量。

3. 动脉采血　从技术上来讲,动脉穿刺比静脉穿刺更为困难。动脉压力大使止血更加困难,更加容易引起血肿。按照优先顺序,动脉穿刺可选择桡动脉、肱动脉和股动脉。

从手腕桡动脉采血前,应进行改良的 Allen 试验,以确定尺动脉能否在桡动脉穿刺后向手掌提供侧支循环。股动脉相对较大且容易穿刺,但老年人必须特别小心,因为股动脉的出血量比桡动脉或肱动脉多。由于出血部位常常被床单覆盖,所以直到大出血时才可能被注意到。桡动脉穿刺更加难操作,但较少发生并发症。动脉穿刺的主要并发症包括血栓形成、出血和感染。如果操作规范,除血肿外,明显的并发症未见文献报道。

改良的 Allen 试验操作如下:

(1)让患者握紧拳头,医生两根手指分别按压患者尺动脉(距离拇指最远)和桡动脉(最靠近拇指),阻断其血流。

(2)让患者松开拳头,观察患者的手掌是否因缺血而变得苍白。

(3)松开尺动脉(距离拇指最远),并注意是否存在血液回流。手掌应该有血液的灌注。手掌灌注量足够为阳性,说明可以从桡动脉抽取动脉血。如果试验为阴性,则说明不能从桡动脉采血。如果违反规定,可能会导致手掌坏死或功能丧失的严重后果。

关键点:①动脉血气分析在 NICU 具有重要的价值;②采用整体思维来区别神经重症患者的应激乳酸与代谢乳酸。

三、金属过敏试验检测

多数严重创伤性脑损伤(TBI)患者,以及部分恶性脑卒中、恶性肿瘤或感染的患者,往往需要神经外科干预,去骨瓣减压术(DC)是常见手段。待病情允许后,患者会择期接受颅骨修补术。据报道,颅骨修补术的并发症发生率达 7.8%～66.9%。从时机和材料的角度来看,颅骨修补术的改良一直是人们广泛关注和研究的课题。材料选择包括重新使用患者的自体植入物(这需要植入皮下或冷冻保存),或者使用异体植入物,而时机通常分为早期(90 天以内)或延期。最近的研究发现,自体植入物似乎具有较高的二次手术率,而更改手术时机几乎没有明显的效果。

最近的专家共识认可了 DC 后 TBI 患者颅骨修补术的重要性。颅骨修补术可以通过显著改善神经功能直接促进康复。这种改善的机制尚不明确,可能是促进脑血流正常化和避免皮瓣凹陷综合征。

理想状态的颅骨修补材料应该具备以下特点:①无生物活性,无抗原性,不被机体排斥,组织反应性小,无毒;②坚固、质地轻、耐用、耐冲撞、抗腐蚀;③化学性能稳定,在组织内不被吸收、老化,不致癌;④X线能穿透,不受磁场影响,不导热和不导电;⑤高温消毒不变形,化学灭菌不变质;⑥价格便宜;⑦易塑形,外观完美,达到骨性愈合,符合人体生理要求;⑧修复方法简便、创伤小、并发症少;⑨若用于儿童颅骨修补,还需要适应颅骨生长、不变形的特点。但目前的任何一种颅骨修补材料可能都无法满足上述全部要求。

当自体移植时,TBI 患者似乎有较高的无菌性骨瓣吸收(aBFR)风险,也有较高的二次手术风险。与异体植入物相比,在 TBI 患者中,自体植入物的使用似乎增加了二次手术的风险。aBFR 是自体颅骨修补术中的常见问题。与异体植入物相比,过去的荟萃分析将其确定为自体颅骨修补术再手术风险增高的主要病因。在最近的研究分析中,aBFR 总共发生在 448/3493(12.8%)例患者中,而过去的荟萃分析报告的其在自体和异体移植中的发生率分别为 5.2%和 20%。与其他 DC 指征相比,TBI 在本次分析中似乎显著增加了 aBFR 的相对风险。对于二次手术风险,最近的研究认为,虽然使用异体植入物可能延后颅骨修补术进行的时机,但从并发症而言,异体植入物移植要优于自体植入物移植。从经济层面上看,异体植入物移植初始花费较高,但长远来看,综合后续修补与维护的花费,异体植入物移植在经济上并不劣于自体植入物移植。

对于异体植入物,已知的生物兼容性最好的金属是黄金,但其强度不足、密度过大且价格昂贵的特性导致其并不适合作为颅骨修补的材料。其余人工修补材料中,目前在国内常用的是钛板与聚醚醚酮(PEEK)材料,而钢板、骨水泥、有机玻璃等材料因为缺点明显而在临床中很少被选择。使用钛板作为人工修补材料可能是目前在国内应用得最多的选择,但使用钛板修补后远期出现钛板外露是一种严重的并发症。复旦大学附属华山医院最近的一项研究表明,钛板外露可能与患者存在金属过敏有相关性。有条件的医院推荐术前给患者行金属过敏试验,如果患者对 3 种以上金属过敏,应考虑使用替代材料,如PEEK 材料,进行颅骨修补术。

关键点:①颅骨修补术存在一定的风险,修补材料的选择需要谨慎;②TBI 患者似乎有较高的 aBFR 风险;③术前进行金属过敏试验有助于筛查使用钛板进行修补手术远期出现钛板外露的相关风险。

参 考 文 献

［1］ 范存刚,张庆俊.解读《神经外科低钠血症的临床诊疗指南》［J］.国际神经病学神经外科学杂志,2010,37(2):158-161.

［2］ McPherson R A,Pincus M R. Henry 临床实验诊断学［M］.23 版.王琳,译.北京:人民卫生出版社,2020.

［3］ 刘大为.实用重症医学［M］.北京:人民卫生出版社,2010.

［4］ Williamson M A,Snyder L M. WALLACH 诊断性实验解释:临床诊断的实验选择［M］.10 版.王成彬,王培昌,译.北京:人民卫生出版社,2019.

［5］ 中国医师协会神经外科医师分会神经重症专家委员会,北京医学会神经外科学分会神经外科危重症学组.神经外科中枢神经系统感染诊治中国专家共识(2021 版)［J］.中华神经外科杂志,2021,37(1):2-15.

［6］ 姚咏明.急危重症病理生理学［M］.北京:科学出版社,2013.

［7］ 《中华传染病杂志》编辑委员会.中国宏基因组学第二代测序技术检测感染病原体的临床应用专家共识［J］.中华传染病杂志,2020,38(11):681-689.

［8］ Agacdiken A,Celikyurt U,Sahin T,et al. Neutrophil-to-lymphocyte ratio predicts response to cardiac resynchronization therapy［J］. Med Sci Monit,2013,19:373-377.

［9］ Ahmad O,Wardlaw J,Whiteley W N. Correlation of levels of neuronal and glial markers with radiological measures of infarct volume in ischaemic stroke:a systematic review［J］. Cerebrovasc Dis,2012,33(1):47-54.

［10］ Arieff A I,Gabbai R,Goldfine I D. Cerebral salt-wasting syndrome:diagnosis by urine sodium excretion［J］. Am J Med Sci,2017,354(4):350-354.

［11］ Anand N,Stead L G. Neuron-specific enolase as a marker for acute ischemic stroke:a systematic review［J］. Cerebrovasc Dis,2005,20(4):213-219.

［12］ Bruns B,Lindsey M,Rowe K,et al. Hemoglobin drops within minutes of injuries and predicts need for an intervention to stop hemorrhage［J］. J Trauma,2007,63(2):312-315.

［13］ Kim B J,Kim Y J,Ahn S H,et al. The second elevation of neuron-specific enolase peak after ischemic stroke is associated with hemorrhagic transformation［J］. J Stroke Cerebrovasc Dis,2014,23(9):2437-2443.

［14］ Spahn D R,Bouillon B,Cerny V,et al. The European guideline on management of major bleeding and coagulopathy following trauma:fifth edition［J］. Crit Care,2019,23(1):98.

［15］ Deppermann C,Kubes P. Platelets and infection［J］. Semin Immunol,2016,28(6):536-545.

［16］ Figueiredo S,Taconet C,Harrois A,et al. How useful are hemoglobin concentration and its variations to predict significant hemorrhage in the early phase of trauma? A multicentric cohort study［J］. Ann Intensive Care,2018,8(1):76.

［17］ Henry J,Amoo M,Murphy A,et al. Complications of cranioplasty following decompressive craniectomy for traumatic brain injury:systematic review and meta-analysis［J］. Acta Neurochir (Wien),2021,163(5):1423-1435.

［18］ Kim H J,Park K N,Kim S H,et al. Association between the neutrophil-to-lymphocyte ratio and neurological outcomes in patients undergoing targeted temperature management after cardiac arrest［J］. J Crit Care,2018,47:227-231.

［19］ Jenne C N,Kubes P. Platelets in inflammation and infection［J］. Platelets,2015,26(4):286-292.

［20］ Zhao J L,Du Z Y,Yuan Q,et al. Prognostic value of neutrophil-to-lymphocyte ratio in predicting the 6-month outcome of patients with traumatic brain injury:a retrospective study［J］. World Neurosurg,2019,124:e411-e416.

［21］ Verbalis J G. Acquired forms of central diabetes insipidus:mechanisms of disease［J］. Best Pract Res Clin Endocrinol Metab,2020,34(5):101449.

［22］ Lu K,Xu X,Cui S,et al. Serum neuron specific enolase level as a predictor of prognosis in acute ischemic stroke patients after intravenous thrombolysis［J］. J Neurol Sci,2015,359(1-2):202-206.

［23］ Ogden M,Bakar B,Karagedik M I,et al. Analysis of biochemical laboratory values to determine etiology and prognosis in patients with subarachnoid hemorrhage:a clinical study［J］. Neurol Res,2019,41(2):156-167.

［24］ Sun Y,Hu Y,Yuan Q,et al. Association between metal hypersensitivity and implant failure in patients who underwent titanium cranioplasty［J］. J Neurosurg,2018,131(1):40-46.

（赵迪　赵宗茂）

第五章　神经重症患者的影像学评估

影像学检查是神经重症患者在临床管理方案和临床决策制订时的重要组成部分。而对于不能配合神经系统体格检查等的患者,影像学检查就显得尤其重要,其功能包括为神经功能恶化的病因分析提供第一手潜在证据。

神经重症患者神经功能恶化可能继发于脑出血、脑缺血、颅内感染以及诸如脑积水等其他生理现象。为方便临床决策的制订,需根据不同临床情况选择最恰当的检查技术,进而采集到最优化的影像学图像。本章着重阐述一些基本影像检查技术的应用指征,包括计算机断层扫描(CT)、磁共振成像(MRI)及传统的数字减影血管造影(DSA)等。一些新开发的技术,如 MRI 弥散/灌注成像、弥散张量成像(DTI)、单光子发射计算机断层扫描(SPECT)也在讨论范围内。

一、CT

CT 是神经系统急症最常用的诊断手段。在许多单位,CT 都是 24 h 可进行的,且在目前多探头扫描技术的帮助下,扫描时间基本少于 1 min。CT 对急性脑出血(AICH)特别敏感;而增强 CT 对蛛网膜下腔出血(SAH)在起病后 24 h 内的诊断率约为 90%,但是在起病 1 周后则会降低到 50%。通过增大窗宽的范围,可增强脑组织周边出血量较少的 SAH、颅骨附近硬膜下出血(SDH)的诊断敏感性,并同时增加血液和其覆盖颅骨的对比度。

AICH 患者的 CT 影像学表型因时间而异。病理上看,AICH 可分为 4 个阶段:急性期(1~3 天)、亚急性期(4~8 天)、包裹期(9~13 天)以及血肿机化期(13 天后)。增强 CT 发现血红细胞堆积产生的高蛋白产物可形成边界清晰、完整的高密度占位。而脑组织周围血管炎性渗出和水肿则可表现为稍低密度影。因为红细胞裂解后会逐渐在亚急性期丢失血红蛋白,而血肿则会逐渐变成与脑实质类似的等密度影。在血肿机化早期阶段,非细胞形态的血肿在新生血管的影响下可能再次呈现比脑实质稍高的密度影。最终,没有占位效应的脑软化区域表现为低密度影。

增强 CT 可在亚急性期第一次见到血肿的强化,而周围血管炎症反应则是造成该现象的潜在机制。强化方式在早期是血肿周围完整或几乎完整的环形强化。环形强化的直径会逐渐变小,形态变更越发不规则,强化程度则会逐渐增强。最终,环形强化会被结节状强化所替代,其可能原因是血肿中心逐渐出现新生血管。

而当急性神经功能缺失考虑是由缺血性脑卒中引发时,CT 的主要功能是排除潜在的出血性因素。但是 CT 平扫可在起病 6 h 以内为潜在的缺血发生提供重要信息和提示。早期 CT 对缺血改变的提示是很细微的,包括一些轻微的低强化影,微小的占位效应(常表现为与对侧半球不对称的脑沟回),以及白质和灰质之间差异性的减小。大脑中动脉阻塞在 CT 平扫早期的征象之一是岛带征(insular ribbon sign)的丢失。该征象意味着脑岛、最外囊以及屏状核之间的区别丧失,潜在的机制是细胞毒性水肿的进行性加重。偶尔经鞍上池的 CT 层面可以发现大脑中动脉呈高密度影,该征象可能意味着动脉中血栓形成。高密度的大脑中动脉见于约 35% 有大脑中动脉梗阻征象的患者,此类患者可能发生更大面积的脑梗死。

在 CT 上也可以通过碘造影剂实现血管显影,即 CTA。目前通过先进的多层 CT 仪,可获得颈部、头部更广泛的 CTA 像。该技术在急性脑卒中患者中已经被证明有用。更加特殊的 CTA 技术在颅内动脉瘤干预前评估时具有重要作用。该技术可将颅内血管结构从周围骨性、组织中分离显像,不管是在与血管造影类似的最大投影强度中还是在 3D 显示中,都可以实现独立观察。这些复杂的图像可实现血管和动脉瘤的多角度观察,并可更好地评估相关血管分支、解剖结构等。

CTA 征象与血肿扩大的相关性如下。

（1）斑点症：目前作为高血压性脑出血后预测血肿扩大的独立预测指标，斑点症已被美国心脏协会/美国卒中协会提出的脑出血最新指南推荐纳入脑出血急诊诊断和评估。通过 CTA 可观测到的斑点症可独立预测血肿扩大，但是需满足以下条件：①颅内血肿造影剂外渗超过 1 个；②外周血肿与其密度相比，对比度衰减超过 120 HU；③血肿周围有相邻的不连续的正常或异常血管；④颅内血肿范围内存在增强斑点样病变。

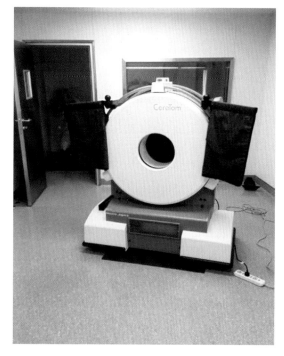

图 5-1　移动 CT

（2）渗漏症：在 CTA 延迟期（5 min 后），敏感区内 CT 值较 CTA 期增加 10％以上定义为渗漏症。相较于斑点症，渗漏症预测脑出血后血肿扩大的特异性和敏感性更高，同时渗漏症与 AICH 患者预后有一定联系。

随着科学技术的发展，移动头颅 CT 已经在神经重症患者的临床诊疗中发挥了一定作用（图 5-1）。有研究指出，进行一次移动 CT 平均时间为 8.0 min，较外出检查时间明显缩短，而实际完成一次移动 CT 平均时间为 2.5 min，与常规 CT 机器相比类似。且绝大部分患者可在移动 CT 机器上获得质量达标的扫描图像。随着科技的发展，移动 CT 可以完成的并不仅仅是常规 CT 可以完成的项目，还可以完成血流灌注成像等（图 5-2）。目前，移动 CT 因其可靠性和及时性，在缩短检查时间、赢得抢救时间、降低搬运及外出对患者造成的风险的同时，可为神经重症患者提供及时、可靠的影像学资料，为临床干预提供有力依据。

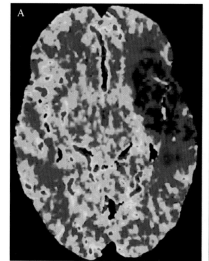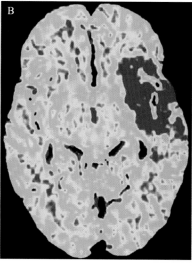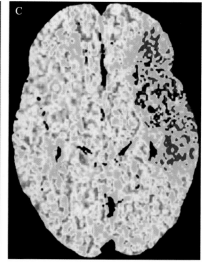

图 5-2　移动 CT 得到的灌注图像
A.脑血流量（CBF）；B.脑血容量（CBV）；C.平均通过时间（MTT）

Marshall CT 分级是广泛应用于临床工作的一种创伤性脑损伤（TBI）CT 影像学分类系统，对于 TBI 的临床诊治和预后判断有重要意义，其因简单、易于掌握而广泛应用于临床工作（表 5-1）。

表 5-1　Marshall CT 分级

Marshall CT 分级	定义
弥漫损伤 Ⅰ 级（正常）	颅脑 CT 上未见任何异常
弥漫损伤 Ⅱ 级	颅脑 CT 上见基底池及脑实质密度基本正常，中线结构偏移在 5 mm 以内，和/或混杂及高密度影体积不超过 25 cm³，可能会有骨碎片或异物
弥漫损伤 Ⅲ 级（肿胀）	颅脑 CT 上见基底池受压，但中线结构偏移在 5 mm 以内，混杂及高密度影体积不超过 25 cm³
弥漫损伤 Ⅳ 级（中线）	中线结构偏移超过 5 mm，混杂及高密度影体积不超过 25 cm³
局灶损伤 Ⅴ 级	无须外科手术处理的病灶
局灶损伤 Ⅵ 级	混杂及高密度影体积大于 25 cm³，需要手术治疗

二、MRI

MRI 因具有出众的组织分辨率、解剖结构识别能力以及多平面重建能力，而成为神经系统理想的诊断工具。神经重症患者使用 MRI 的三大目的是评估患者是否有潜在的颅内或椎管内感染、是否有潜在的新生物、是否有潜在的缺血发生。

（一）MRI 与缺血

总体来说，在缺血发生时，常规自旋磁共振成像（SE-MRI）发现缺血病理生理过程的异常图像比 CT 更加敏感。缺血相关的早期改变的 SE-MRI 表现是时间依赖性的，也可以被认为是由组织肿胀造成的形态学改变引发，包括脑回的增大和扭曲，以及邻近脑沟的狭窄。

这些改变在 T1 序列上观察最好；虽然这些改变在起病后 6 h 内可以观察到，但是一般在起病后 1～3 天才能清楚观察。T2 序列上信号改变比之前形态学改变更加显著，而这些改变基本都可在起病后 8～24 h 观察到。质子密度和 T2 序列图像都可观察到增强的旋转信号和皮质下信号，潜在的原因是 ATP 泵损伤引发的细胞间自由水增加。

液体抑制反转恢复（FLAIR）序列与常规 SE 信号图像相比，识别早期皮质缺血改变的敏感性更高。虽然这些信号比 T2 权重更高，脑脊液变为黑色，但也因此增加了皮质缺血损伤和邻近脑沟中脑脊液的信号对比。

弥散加权成像（DWI）是识别急性缺血损伤最敏感的序列。在动物模型中，在起病后 30 min 内缺血改变信号就可在 DWI 上观察到。DWI 通过多梯度加权实现了表现弥散系数（ADC）的累积。脑组织中通过随机现象最不可能有相位移动的质子都被记录在信号增强中，出现这种现象的情况包括布朗运动和微血管灌注。在急性缺血期，由于高能 Na^+-K^+-ATP 泵的功能缺失、细胞膜破坏，可引发细胞间自由水的异常累积，并最终引发细胞毒性水肿，因此，这些区域出现弥散能力下降并在 DWI 图像上可呈现出高信号状态。ADC 图像一般都可通过 DWI 获得，并实施组织弥散有效性的像素分析。弥散不足区域常见于缺血组织，并在 ADC 图像上表现为信号降低（图 5-3）。

MRI 灌注（PWI）可提供脑组织微循环的相关信息，包括平均通过时间（MTT）、对比剂到达峰值剂量时间以及区域脑血流图像（rCBF）。灌注图像采集于对比剂首过剂量通过脑循环时。在序列图像被采集过程中，可临时增加对比剂的注射。灌注正常区域，随着对比剂首次通过，可发送一过性的短暂降低信号，而由于顺磁物质无法在正常时间段被完全运输出去，缺血区域表现为延迟信号改变。因此，低灌注区域在时间-峰值灌注图像上被描述为信号轻度升高（图 5-4）。

通过联合分析 PWI 和 DWI 数据可共同建立预估的缺血性半暗带。异常灌注限制区域可能代表会死亡的组织，也就是梗死核心部分。同时，所有区域对比剂转运速度的下降代表所有组织都处于缺氧应激状态。而对于灌注降低但没有弥散限制的区域，也可能存在缺血或梗死的风险，也就是缺血性半暗带。对于新发神经功能缺失患者，这些内容在决定治疗方案时是非常有用的。

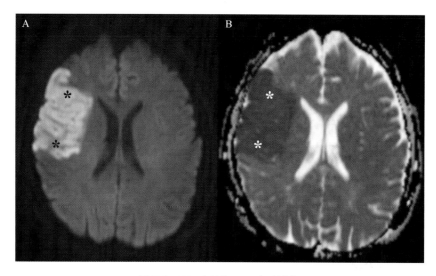

图 5-3　DWI(A)和 ADC(B)图像

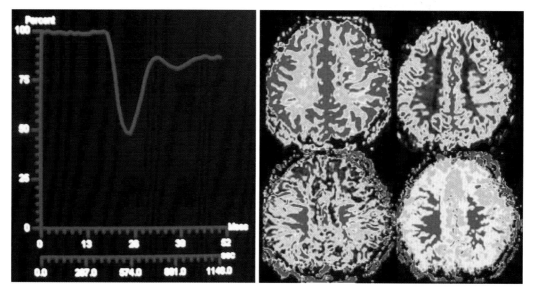

图 5-4　PWI 图像

（二）MRI 与颅内感染

颅内感染可分为两类：影响中线结构的颅内感染（脑膜炎、脑室炎）和影响脑实质的颅内感染（脑炎、脑脓肿）。

虽然 Gd-DTPA 强化的 MRI 可以不用通过脑膜强化程度识别潜在的脑膜炎，但是文献提示该方法只有 50%～70% 的敏感性。部分学者认为增加 FLAIR 序列可增加 MRI 发现炎性脑膜疾病的敏感性。尽管 MRI 在诊断炎性脑膜疾病上存在敏感性不足的问题，但是 MRI 在诊断炎性脑膜疾病后遗症上有重要的作用，如硬膜下积脓、脑炎/弥散性脑脓肿的脑实质播散、继发于静脉血栓或血管痉挛的中枢神经系统梗死等。在评价中枢神经系统梗死后遗症方面，评价血管的 MRA 和磁共振静脉造影（MRV）就显得特别重要。

虽然脑室炎并不常见，但是脑室炎可能是造成脑实质炎症的重要途径。通常脑脊液分析并不能发现细胞学的异常，且常规培养也可能是阴性结果。因此，MRI 在诊断脑室炎上有着重要作用。通常，我们会发现脑积水。另外，室管膜下的水肿最容易在 FLAIR 序列图像上被识别。而通过 Gd-DTPA 强化扫描，可发现室管膜的弥散性强化。由于炎症反应的影响，脉络丛也可以观察到增大。

脑脓肿的临床表现是各不相同的。当脑脓肿存在可能性时，建议进行 MRI。MRI 图像上，脓肿的胶原囊壁呈现为很薄的环状影,在 T1 序列上表现为与脑组织等信号或稍高信号,T2 序列上表现为低信号影。增强后,脑脓肿经典表现是薄的环形强化。薄的环形强化周边以及缺少结节图像可以用于鉴别肿瘤,但是有时候该区别不是那么明显。DWI 可辅助鉴别。DWI 图像上,脓肿腔表现为高信号影,而在 ADC 序列上则表现为低信号影。其潜在机制为坏死中心质子弥散能力的异常。肿瘤新生物在 DWI 图像上表现为轻微升高信号,但是与 ADC 图像无显著区别(图 5-5)。

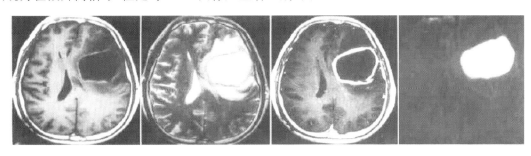

图 5-5　脑脓肿的 T1、T2、T1 增强和 DWI 图像

传统 MRA 又被称为“亮血”技术,需要 2D 或 3D 图像重建完成。这些数据可通过最大强度投影技术,在多个平面进行处理,并最终形成 MRA 图像。这些技术在评价颈部、颅底以及颅内动脉(至少在 Willis 环的二级分支以上)方面都被证实具有满意和可靠的效果。但是,MRA 技术在患者无法制动、患者体内有金属人工植入物时作用有限;同时,当血管走行屈曲入颅后向尾端走行而不是向头端走行时,MRA 的作用也是有限的。

MRA 可以在不需要有创性介入的情况下观察血管。这个优势让神经重症医生在诊疗过程中可连续观察血管。对于特殊关注的内容,例如血管解剖,MRA 有着很好的敏感性和成像性。另外,在抗凝、外科夹闭、弹簧圈栓塞、支架植入后,MRA 可连续观察血管容量。基线图像可在治疗结束出院时获得,后期随访时可通过对比评价血管相关功能和结构(图 5-6)。

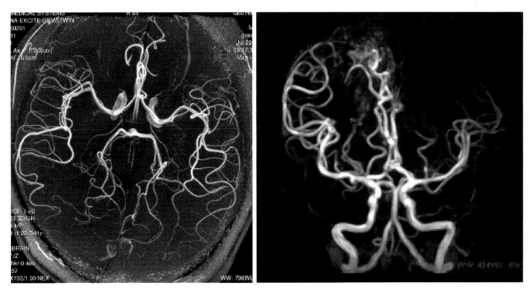

图 5-6　MRA 对脑内血管的显示

目前 MRA 技术也可通过 Gd-DTPA 注射后的增强扫描实现。该技术通过先进的 MR 扫描仪获得图像(如发生于主动脉弓穿过 Willis 环的单一血管)。视野的扩大允许医生同时评估所有相关脑血管,并不受一次检查大部分异常图像的干扰。但是增强 MRA 也存在不足,如受到血管走行屈曲、金属植入物以及窦附近的人工植入物的影响。尽管如此,在许多患者中,这些图像可在不增加有创性血管检查风险的情况下提供很多对临床有益的信息。

弥散张量成像(diffusion tensor imaging,DTI)是一种观察以及示踪白质纤维束的非侵入性检查方法,是更为精细的 DWI 技术,通过水分子弥散过程中的各向异性变化显示白质纤维束的走向,反映脑白质发育程度及其髓鞘化过程,描述大脑微观结构。近年来,DTI 技术已经逐渐广泛地应用于临床疾病的诊断与检查之中。DTI 常用参数是平均弥散系数(MD)和各向异性分数(FA)。轻型创伤性脑损伤(mTBI)患者钩状束中 FA 减小与记忆功能降低有关,专注力降低与左前放射冠的 FA 减小有关。基于 DTI 特殊的成像原理和成像功能,DTI 已经应用于判定脑出血的发病程度及预后状况。相关研究指出,针对中、高出血量的 AICH 患者,利用 DTI 白质纤维束示踪成像技术,可很好地观察皮质脊髓束,并通过相对纤维束条目数反映脑出血患者患侧内囊受损情况。在 DTI 指导下制订治疗方案和手术方案,可有效改善患者神经功能预后和生存情况(图 5-7)。

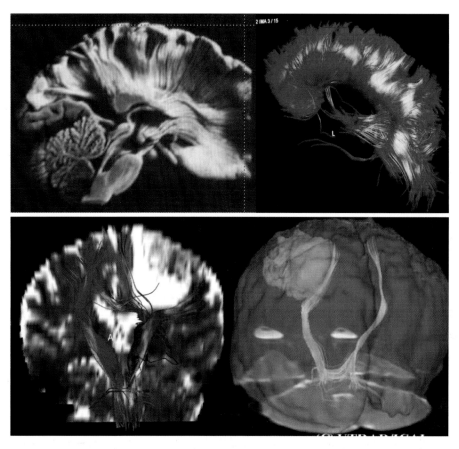

图 5-7 DTI 对皮质脊髓束及相关传导纤维束的成像

磁敏感加权成像(susceptibility weighted imaging,SWI)是根据组织间磁化率差异引起的相位差效应成像的磁共振技术。各时期出血产物,如脱氧血红蛋白、正铁血红蛋白及含铁血红蛋白,具有非常高的磁敏感效应,与周围组织的相位差更大,在 SWI 图像上表现为特征性低信号,因此 SWI 能更早期、更敏感地发现脑出血病变。相关研究已经证实,SWI 是鉴别 mTBI 所致微出血的有效技术(图 5-8)。

磁共振波谱(magnetic resonance spectrum,MRS)分析是唯一无创的可检测活体内特征组织中生化物质的分析方法,可检测到的代谢产物包括 N-乙酰天冬氨酸(NAA)、乳酸盐、胆碱、肌酸(Cr)、肌醇等,通过测定脑组织上述指标浓度变化来反映脑细胞的代谢状况,从而反映脑功能,对判断缺氧或缺血所致的神经元损伤以及颅内异常肿瘤细胞等有较高价值。MRS 比常规 MRI 检查对 TBI 的敏感性更高,在 CT、常规 MRI 检查正常区域,MRS 检测到 NAA/Cr 显著降低可反映该区域存在神经损伤。

血氧水平依赖功能磁共振成像(blood oxygen level dependent functional MRI,BOLD fMRI)即狭义的 fMRI,主要通过测量区域中血流动力学的变化,使用血氧浓度相依对比来侦测大脑中的反应区域,实现对不同脑功能区域的定位,并为神经外科术前规划的制订提供帮助。该技术可在受试者执行任务时或处于静息状态时评估神经元激活情况。术中利用 fMRI 在解剖上对功能区进行精确定位,提高病灶切除

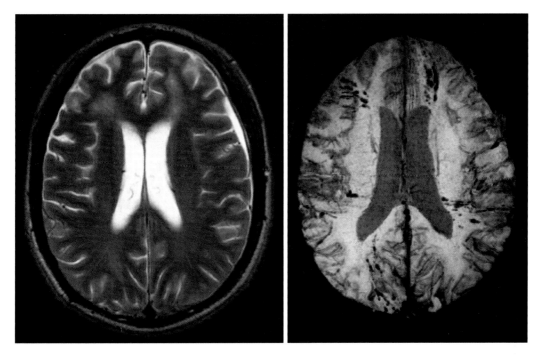

图 5-8　T2 序列与 SWI 图像对弥漫性轴索损伤的评价

率的同时能最大限度地保留功能；术后 fMRI 能显示病变切除后手术损伤程度、功能区的保留范围和对侧功能区的代偿情况，推测患者预后（图 5-9）。

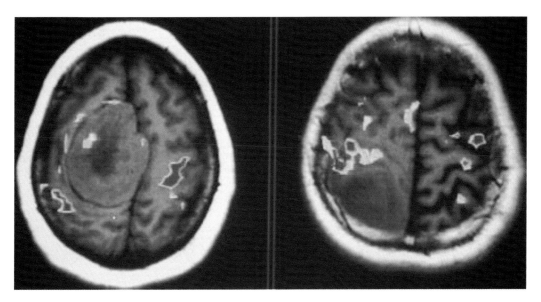

图 5-9　BOLD fMRI 对功能区移位的显示

　　脑灌注等功能的评价方法还有多种影像学手段。除 PWI 外，神经重症患者也可通过 Tc99m SPECT、氙增强 CT、常规增强 CT 等快速获得图像。这些技术都是通过类似后处理技术获得相对的脑血流量、MTT 或 TTP 参数图。这些相对灌注手段都可用于神经重症患者治疗方案的制订。除了获得脑缺血、脑卒中患者的有用信息，这些检查手段也可用于 SAH 患者脑血管痉挛的判断。通过经颅多普勒超声，脑灌注可用于决定神经重症患者是否需要进一步的扩容和升压治疗，是否需要血管造影，以及是否需要血管介入治疗。

三、传统 DSA

传统基于导管的 DSA 在目前被认为是评估脑血管结构的最终武器。该检查几乎对于所有血管疾病类型都是观察出入脑血管的金标准。即使之前检查缺少明确的答复和诊断，但 DSA 仍可能提示精细的解剖结构，如血管的异常走行、动脉瘤、新生物、栓塞或血栓形成。目前 DSA 技术在血管介入中扮演着越来越重要的角色。DSA 并不是只能正确地诊断疾病，其还能对疾病实施治疗，包括动脉粥样硬化支架植入、动脉瘤栓塞、血管畸形、肿瘤、精确给药或移除栓塞物体，DSA 都可参与其中（图 5-10）。

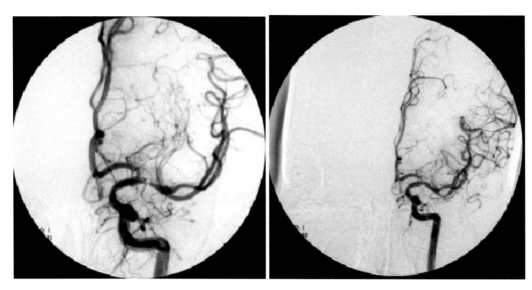

图 5-10　DSA 治疗前后对比

四、超声

超声作为应用较广泛的无创检查之一，在临床工作中一直被广泛应用。而随着科技的进步，超声设备的发展，目前超声在神经重症方面也发挥着重要的作用。

（一）经颅多普勒超声（transcranial Doppler，TCD）

TCD 是目前广泛用于监测神经重症患者相关参数和指标的重要检查手段。主要用途是监测脑血流速度等相关参数。可以直接反映脑血管的血流动力学情况，也可以间接反映脑血流量、脑灌注压和脑血管状态。

除常规应用于监测脑血流速度外，目前 TCD 已经可以实现用其结果变化推算出颅内压（intracranial pressure，ICP），实现 ICP 的无创监测。具体表现为当 ICP 增高时，TCD 表现为收缩期峰值血流速度、平均血流速度和舒张期末血流速度下降，同时伴有搏动指数和阻力指数明显升高。相关研究指出，TCD 可有效预测儿童重型 TBI 的颅内高压。

（二）床旁超声

随着超声设备的发展，超声具有无创、床旁、实时、安全可靠等优点，这更加明确了超声在神经重症监护中不可替代的地位。通过测量视神经鞘管直径，床旁超声可以间接地反映 TBI 患者 ICP 变化情况，并对患者病情和发展做出一定的评估和判断（图 5-11）。同时经骨窗的床旁超声能有效地对去骨瓣减压术后患者进行颅内影像学评估，能动态地提示术后迟发颅内事件。

五、神经导航在神经重症中的作用

随着微创概念的推广和影像学技术的发展，在脑出血等神经急症手术中，微创手术也得以开展。其中包括 CT 引导下的定向穿刺手术，立体定向穿刺等手段。包括 MISTIE 等多项国际多中心研究都对此

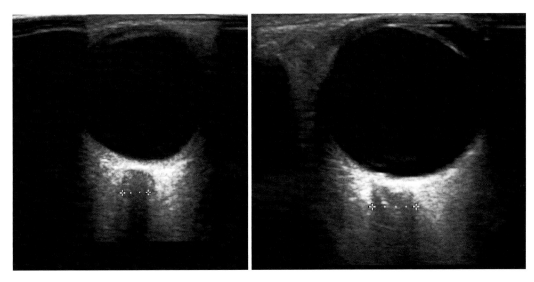

图 5-11　超声检测急性脑损伤不伴或伴 ICP 增高患者视神经鞘管直径

类微创手术做出了相关评价,以明确微创手术在脑出血领域中的科学性和实用性。研究发现,微创手术与重组组织型纤溶酶原激活物(rt-PA)的联用比常规治疗更容易加速血肿溶解,且操作安全,虽然不能很好地改善预后,但是患者仍然可从中获益,此法缺点是存在增加无症状性出血的风险。而 CT 引导下的内镜清除血肿(ICES)研究发现,手术能有效清除血肿,并从改良 Rankin 量表(mRS)评分上改善预后。但仍需要更多研究来明确神经导航与微创手术的配合在神经重症患者中的作用。

在现代医学各个领域中,影像技术在诊断和处理神经系统疾病患者中都发挥着重要作用。几乎所有神经重症患者都需要进行基线 CT 检查,需要进行几乎所有本章提及的检查。根据获得的图像制订诊疗方案已经被认为可以改善患者预后。对检查结果进行更好的解读有利于我们更好地制订诊疗方案。

参 考 文 献

[1]　党慧,钟镝,李国忠.脑出血早期血肿扩大的 CT 影像学特点研究进展[J].中国卒中杂志,2018,13(11):99-104.

[2]　韩冰莎,李娇,李翔,等.超声检测视神经鞘直径预测急性前循环缺血性脑卒中机械取栓术后出血转化的应用价值[J].中华神经医学杂志,2020,19(3):266-272.

[3]　李宏建.急性缺血性卒中早期病死率预测评分[J].国际脑血管病杂志,2019,27(4):314.

[4]　吕斌,刘静,田成林,等.CereTom 可移动式 CT 扫描仪对神经科重症患者的临床价值[J].医疗卫生装备,2015,36(5):73-75.

[5]　马健,陆国平.PICU 中神经重症的脑功能评估与监测[J].中国小儿急救医学,2016,23(11):721-726.

[6]　宋娟,肖慧.轻型创伤性脑损伤的影像学研究现状和进展[J].功能与分子医学影像学(电子版),2016,5(1):45-51.

[7]　王春鲜,王小亭,李冬凯,等.颅脑超声在去骨瓣减压术后重症患者评估中的应用[J].中国医刊,2017,52(10):49-52.

[8]　严恺,周文浩.新生儿神经重症监护的建设与发展[J].中华新生儿科杂志,2020,35(1):2-3.

[9]　张召,雷波,张孝礼,等.DTI 在中等量脑出血治疗方案选择及预后评估中的应用[J].影像研究与医学应用,2017,1(6):14-17.

[10]　Adam G,Ferrier M,Patsoura S,et al.Magnetic resonance imaging of arterial stroke mimics:a pictorial review[J].Insights Imaging,2018,9(5):815-831.

［11］　Bhargava R. CT imaging in neurocritical care［J］. Indian J Crit Care Med,2019,23(Suppl 2):S98-S103.

［12］　Bouchez L,Sztajzel R,Vargas M I,et al. CT imaging selection in acute stroke［J］. Eur J Radiol,2017,96:153-161.

［13］　Ezzeddine M A,Lev M H,McDonald C T,et al. CT angiography with whole brain perfused blood volume imaging:Added clinical value in the assessment of acute stroke［J］. Stroke,2002,33:959-966.

［14］　Karçaaltıncaba M,Aktaş A. Dual-energy CT revisited with multidetector CT:review of principles and clinical applications［J］. Diagn Interv Radiol,2011,17(3):181-194.

［15］　Smith L G F,Milliron E,Ho M L,et al. Advanced neuroimaging in traumatic brain injury:an overview［J］. Neurosurg Focus,2019,47(6):E17.

［16］　Spina R,Simon N,Markus R,et al. Contrast-induced encephalopathy following cardiac catheterization［J］. Catheter Cardiovasc Interv,2017,90(2):257-268.

（虞剑）

第六章 神经重症病房内的无创监护

神经重症临床干预的目的在于通过干预失调的病理生理反应,减少脑和脑外器官的继发性损伤。关于继发性神经损伤,临床上主要分三类:物理性损伤(主要包括脑组织直接破坏、受压、移位和脑疝等)、灌注性损伤(主要包括不适当的脑灌注,不只是缺血)和脑电生理性损伤(主要包括各种神经电生理异常,不只是癫痫)。而针对此三类损伤,临床评估也分为结构类评估、灌注类评估和电生理类评估。本章重点阐述此三类评估的无创床旁监测评估方法。

第一节 神经重症病房内的无创床旁脑血流监测

针对急性脑损伤(acute brain injury,ABI)患者的脑血流动力学管理是神经重症临床干预的核心内容之一,因此,床旁脑血流评估是神经重症监测评估的重中之重。同时,我们必须清醒地认识到,目前临床最常用的脑灌注压(cerebral perfusion pressure,CPP)导向的脑血流动力学管理目标过于简单,有时是失焦甚至错焦的。本质上,ABI患者脑血流动力学管理的核心是脑灌注量的充分性与合理性。但目前缺乏脑灌注量的床旁直接评估手段,临床上采用的是各种间接评估方法,各有优缺点,详见表6-1。需要强调的是,CPP并不等于脑灌注量,在重症患者尤其如此。针对床旁灌注评估,最常用也最经典的是经颅多普勒超声(transcranial Doppler,TCD),本节重点阐述脑血流灌注的床旁超声评估。

表6-1 神经重症常用床旁脑灌注评估方法

评估分类及方法		优点	局限性
CPP 计算 数值	CPP＝MAP－ICP	简单直观	(1)间接评估 (2)属于推算数值,存在系统误差 (3)与脑灌注量实际状态和变化并非正相关 (4)临床干预CPP数值(如升压药物或者扩容等),并不总是能获得预期的脑血流改变
脑功能 检查	神经系统症状、体征	简单直观	(1)间接评估 (2)特异性、敏感性较差 (3)临床症状、体征变化往往滞后于病理生理改变
	EEG	早期发现缺血性改变,可以做长时程持续监测,可以多点评估	(1)间接评估 (2)操作相对复杂 (3)难以长时间连续监测
脑血流 评估	TCD	(1)直观 (2)适合动态和连续评估 (3)频谱分析可获得更丰富的信息 (4)可评估多条血管	(1)间接评估,TCD脑血流的流速-时间曲线并不直接代表脑血流量 (2)操作者依赖 (3)声窗局限性
	CT灌注成像	(1)半定量 (2)可动态评估	(1)并非定量评估 (2)需专用床旁CT
	脑温	脑组织温度的绝对值以及脑组织温度与核心体温的差值,间接反映脑灌注代谢综合状态	(1)间接评估 (2)脑室温度是否能准确反映全脑温度和代谢情况存在争议 (3)脑组织温度属于局部温度,不能准确反映更广泛的温度与血流关系

评估分类及方法		优点	局限性
脑血流代谢匹配评估	颈静脉血氧饱和度(SjvO₂)	可连续监测,状态和趋势变化反应可综合反映脑血流代谢情况	(1)间接评估 (2)半球脑灌注代谢指标 (3)有创
	脑组织氧分压(PbtO₂)	可连续监测,状态和趋势变化反应可综合反映脑血流代谢情况	(1)间接评估 (2)点监测,局部指标 (3)综合指标,反映脑灌注血流与代谢匹配性 (4)有创 (5)特殊设备,国内缺乏
	近红外经皮脑氧饱和度	(1)无创,操作简便 (2)双侧,多点监测 (3)可连续监测,状态和趋势变化可综合反映脑血流灌注代谢及调节情况 (4)波形及解析多参数便于综合分析	(1)间接评估 (2)测量存在一定的系统误差 (3)特殊设备
	微透析	可长时程动态监测脑组织间液神经生化,间接反映脑灌注与代谢相互作用及脑灌注质量	(1)间接评估 (2)不能连续监测 (3)有创 (4)点监测 (5)特殊设备,国内缺乏
脑血流调节功能评估	TCD脑血流连续监测	(1)结合连续血压监测可以定量演算出平均指数(Mx) (2)双侧同时监测	(1)同 TCD (2)无法监测后循环血流调节功能 (3)二级演算指数,存在系统误差可能
	脑氧饱和度演算	(1)结合连续血压监测可以定量演算出脑氧指数(COx) (2)双侧监测	(1)同近红外经皮脑氧饱和度 (2)无法监测后循环血流调节功能 (3)二级演算指数,存在系统误差可能 (4)特殊设备
	脑血流压力调节	结合连续血压监测可以定量演算出压力反应指数(PRx)	(1)点监测 (2)有创 (3)二级演算指数,存在系统误差可能 (4)特殊设备

下面主要介绍 TCD 评估。

一、脑血流超声评估相关生理基础

1. 脑血流与脑代谢　脑的密集的电生理活动需要匹配相应的脑血流供应。成人脑重量约占体重的 2%,却消耗机体 20% 的氧和接近 60% 的 ATP,而脑并无真正意义上的代谢底物储备,底物供应完全依赖于脑血流供给,脑血流量占心输出量的 15%~20%,循环终止 5~6 s 即会出现意识障碍,5~6 min 即可能造成神经不可逆损伤。因此,维持脑血流灌注与代谢的平衡在临床上至关重要,而不仅仅是维持脑灌注压稳定。此外,脑血流灌注的功能是多样的,并不仅仅是为脑组织供应代谢底物(如葡萄糖、氧等),基本的功能还包括代谢产物清除(如散热和清除二氧化碳)以及内环境维持(如稳定 pH)等。因此,在生理上,脑血流量并不是一成不变的,无论是全脑还是局部都需要精密的调节。简而言之,脑电生理、代谢和血流之间存在偶联关系,脑血流的变化更大程度上是为了满足脑组织的代谢需求和维持脑内环境的稳定。因此,神经重症医生应该清醒地认识到,ABI患者需要维护的不是所谓的脑灌注压"正常值",而是在脑血管自动调节功能和血脑屏障损伤的前提下,通过动态评估脑血管自动调节功能状态和有效调节区间,寻找脑电生理代谢血流稳态的动态自适应区间。

2. 脑血管自动调节功能和血脑屏障 脑自我维护的核心功能在于脑血管自动调节功能和血脑屏障。从神经血管单元的角度审视,脑血管自动调节功能和血脑屏障实际上是密切联系的一个整体,其本质在于根据脑的代谢需求、脑灌注压以及内环境等因素,综合调节脑血流量和维持脑内环境稳定。

在生理上,脑血管自动调节功能异常强大,是维持脑血流稳态的核心机制。但脑血流并不是恒定不变的,脑血流的变化是多种因素综合作用的结果,是多维度多层面神经系统整合调节与权衡的体现。一方面,体循环的血压、心输出量、氧、二氧化碳、葡萄糖以及温度、代谢率、内环境等参数与电生理活动相互作用构成了脑血流的复杂调节维稳系统;另一方面,归根到底,脑血流稳态维持的闭环通过各类感受器感受各种变化,并通过中枢自主神经系统层层过滤、整合、输出,最终控制自主神经调节脑阻力血管的直径(即收缩与舒张脑血管)来进行脑血流量的快慢调节以适应多种变化维持脑血流稳态。脑血管舒张、收缩状态的变化很容易体现在脑血流速度和频谱的变化上,这就给临床通过超声检测脑血流速度和频谱变化来反映脑血流量变化和脑血管自动调节功能的状态提供了可能性。

在病理生理上,当患者处于ABI危重状态(如脑外伤、蛛网膜下腔出血(SAH)、脑卒中、颈动脉病变以及休克)时,脑血管自动调节功能受损,脑血管自动调节功能状态的评估变得异常重要。无论是探寻脑部病变还是了解全身状态对脑功能状态的影响,重症患者脑血管自动调节功能状态的评估都具有核心价值,对临床治疗策略的制订、方案的调整以及治疗的反应性评估等都具有重要的意义。

3. 颅内压(ICP)增高相关的脑灌注异质性 通常,脑水肿和ICP增高并不是单独的疾病,而是多种颅内和/或颅外病变及病理生理过程的附带表象。因此,制订针对脑水肿和/或ICP增高的治疗决策时需分析原因标本兼治。ICP增高造成的后果通常可分为两类:一类是物理性压迫和脑组织牵拉移位,严重时出现脑疝;另一类是灌注性损伤,既可能由于ICP增高导致脑组织灌注阻力上升,有效灌注压或灌注量不足,进而导致缺血性脑损伤,也可能由于脑损伤后的高灌注("充血")状态或者再灌注损伤时脑血管自动调节功能受损而导致血管源性水肿进而产生ICP增高。

脑水肿的形成与脑血管自动调节功能受损和血脑屏障破坏密切相关。单独从灌注角度讲,脑血管自动调节功能受损时,脑充血和脑缺血既可以是灌注损伤的不同表现,亦可以是同一病理生理状态的不同阶段。脑充血和脑缺血同样可以导致脑水肿和ICP增高,治疗上却截然相反。因此,临床上需通过TCD监测,判断ICP增高和脑血流灌注的高灌注(脑充血可能)或低灌注(脑缺血可能)状态,了解脑灌注压变化对脑血流和ICP的真实影响,从而相应调整重症患者脑血流动力学管理策略,真正做到标本兼治。

需要特别提醒的是,所谓高灌注不一定意味着充血,充血的准确定义不是血流量绝对值的增大,而是供大于求;同理,低灌注并不总是意味着缺血,例如,低温治疗时的低灌注未必导致缺血性损伤。因此,在评估ICP增高相关的脑灌注状态时,相对高灌注或者低灌注可能是比较客观的描述。举例来说,一方面,超声评估的高灌注需要其他方法来验证(如脑氧高于正常),另一方面,高灌注原因也需进行分类:①脑血管自动调节功能正常,脑组织灌注需求增加,如发热、癫痫等;②脑血管自动调节功能受损,调节区间缩小,脑灌注压超过调节区间上限;③脑血管自动调节功能正常,但体循环血压过高,如高血压脑病。以此类推,低灌注也可进行类似分类。

二、检测方法及参数解读

1. 设备 颅内动脉超声血流信号可分别从两种超声设备获得:①专门设计的TCD(专用TCD)检测设备,配有专业TCD探头,信号获得和数据处理俱佳,尚可安装专用头架进行连续监测,缺点是不能进行二维超声检测;②床旁全身超声设备,又称经颅彩色超声(transcranial color-coded sonography,TCCS),使用心脏探头进行检测,颞窗信号通过较好的患者可以获得颅底动脉环的二维彩色动态图像,缺点是声窗穿透率较专用 TCD 检测设备稍差,软件处理亦有改进空间,且价格较昂贵,不能安装头架进行连续监测。下文着重讨论专用 TCD 检测设备。

2.信号获得

(1)TCD:将涂有超声耦合剂的探头放在探测声窗,设置探测深度,调整增益值和采样区间,轻微调整角度寻找最佳血流信号,正常的 TCD 图像为探测深度的血流速度-时间曲线图。获得的结果包括频谱形态(类似于体循环动脉波形)、血流速度(FV,cm/s),通过内置公式尚可计算获得搏动指数(PI)和阻力指数(RI)。正常血流信号如图 6-1 所示。

(2)TCCS:选择低频相控阵探头(如心脏探头),通过颞窗扫描,寻找大脑脚所在层面,即大脑动脉环所在层面。然后启动彩色超声功能即可获得颅底动脉环的图像并调整角度进行测量。获得的频谱分析方法同上。

3.确定血管 默认状态下,TCD 图像基线上方为指向探头方向的血流,下方为背离探头方向的血流。目标动脉通过选择一个适当的声窗、探头角度、取样体积和取样深度获得,通过血流方向、阻力(搏动性)和速度等进行综合判断。必要时,尚可通过压迫近端颈动脉辅助判断。

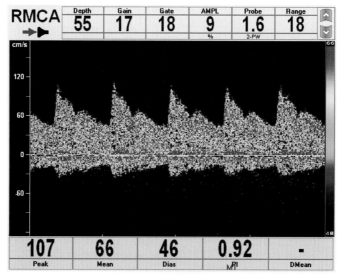

右侧大脑中动脉(RMCA)

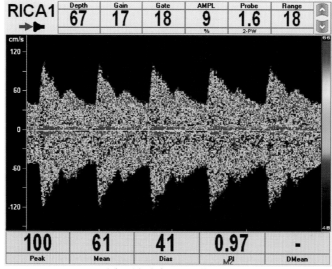

右侧颈内动脉(RICA)终末段

图 6-1 TCD 标准图像

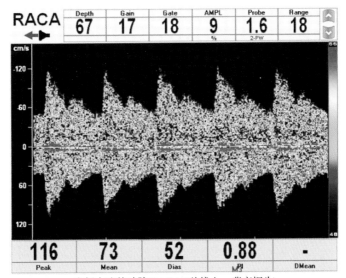

右侧大脑前动脉(RACA)(基线上，背离探头)

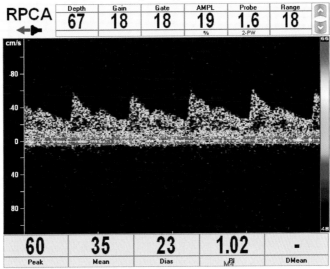

右侧大脑后动脉(RPCA)

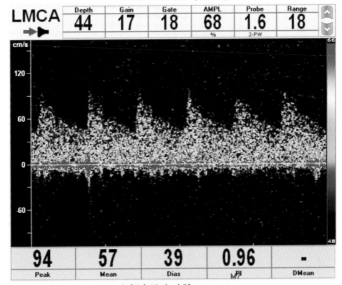

左侧大脑中动脉(LMCA)

续图 6-1

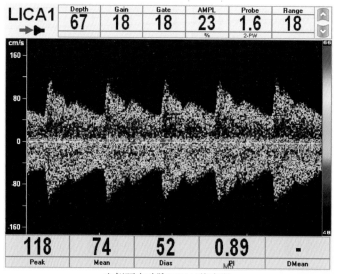

左侧颈内动脉(LICA)终末段

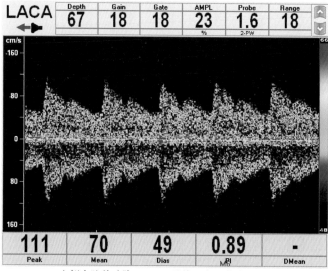

左侧大脑前动脉(LACA)(基线上方，背离探头)

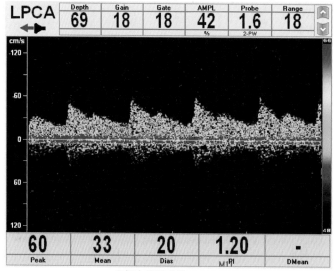

左侧大脑后动脉(LPCA)

续图 6-1

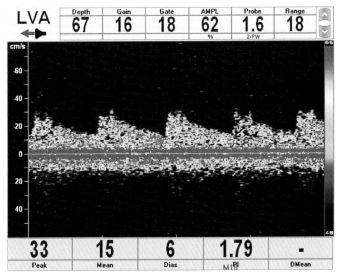

左侧椎动脉(LVA)

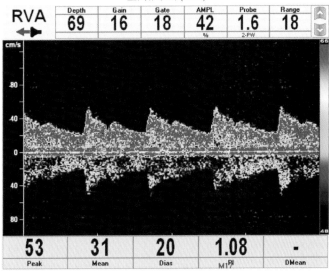

右侧椎动脉(RVA)

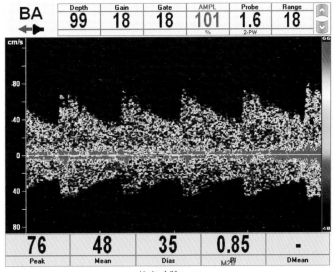

基底动脉(BA)

续图 6-1

4. 流速   TCD通过在不同深度血管的脉冲多普勒信号进行成像,接收的回波产生电脉冲,经计算处理得出相关动脉血流速度-时间曲线并合成频谱波形,进而得出峰值流速(PSV)和舒张末期流速(EDV)值。通常信号好时,内置程序可以自动描记波形轮廓获得收缩期流速或PSV、EDV和平均流速(MFV),信号欠佳时需手动测量。

MFV是TCD的重要参数,计算公式为MFV=[PSV+(EDV×2)]/3。大量研究表明,MFV与脑血流量(CBF)变化相关性较好。但众多的生理和病理因素会对MFV造成影响。

当MFV增加时,它可能提示动脉狭窄、血管痉挛或高血流动力学状态;当MFV降低时,可能表明低血压、低CBF、ICP增高或脑死亡。节段性动脉狭窄和血管痉挛通常表现为局部5～10 mm节段内增加的MFV,通常与无症状侧相比,MFV增加值超过30 cm/s。

脑动脉存在自动调节功能,导致动脉的直径在综合调节时存在复杂的动态变化,仅当脑血管自动调节功能稳定时,动脉血流速度才可以间接反映CBF。鉴于重症患者病情危重,脑血管自动调节功能普遍存在不同程度损伤,且影响脑血管自动调节功能的因素众多,故在评估重症患者CBF变化时,动态观察和连续监测的意义远大于静态指标。并且,在评估重症患者脑血流状态时应尽量维持动脉血压、心输出量、二氧化碳分压、氧分压,甚至体温、血色素和ICP等处于稳定状态,并记录相应检测时的患者状态参数。

需要特别注意的是,动脉压力波形是动脉压力-时间曲线,其曲线下面积与心脏每搏输出量(SV)存在对应关系,因此,临床上常用压力指标(如平均动脉压(MAP))代表难以计算的血流量指标(如心输出量(CO))。同样,临床上计算曲线下面积较困难,因此常用计算公式获取平均动脉压,其公式为MAP=DBP+(SBP−DBP)/3,其中DBP表示舒张压,SBP表示收缩压。在生理状态下,动脉压力和波形处于正常区间,通过计算公式获得的平均动脉压与心输出量对应关系良好,但在非生理状态下,动脉压力和波形不在正常范围,平均动脉压与心输出量的对应关系即会产生偏差,此时通过计算公式获得的压力指标不能直接反映流量指标,需要进行校准或直接测量曲线下面积。而TCD检测获得的频谱数据为动脉血流速度-时间曲线,只有在动脉直径不变的情况下,流速与流量存在对应关系,才可以用流速的变化反映流量的变化。但是,由于脑血管存在自动调节功能,脑血管的直径处于常态的调节变化中并且难以直接测量,而影响脑血管自动调节功能的因素众多,因此,TCD流速与动脉血流量的对应关系存在不确定性。在重症患者中,直接通过计算公式获得的TCD平均流速来反映血流量的准确性尚有待商榷,更合理的方式可能在于计算动脉血流速度-时间曲线的曲线下面积微积分获得MFV来反映动脉血流量变化。即便如此,通过TCD定量脑血流仍是困难的,重症患者的TCD监测应着眼于动态监测和趋势评估。

尽管人们倾向于使用MFV来评估脑血流速度与脑血流量的关系,但仍有大量临床研究和实践中使用收缩期流速或峰值流速(PSV)来判断脑血流状态并取得进展。因此,测量值(如PSV和EDV)与计算值MFV的临床意义以及生理和病理状态下的MFV测量应是进一步研究的重点。

5. 搏动指数   TCD的另一个重要参数是搏动指数(Gosling's pulsatility index,PI),PI提供了下游脑血管阻力的信息。计算公式为PI=(PSV−EDV)/MFV。正常值范围为0.5～1.19。脑血管搏动性受体循环灌注(质、量、压力等)与脑血管自动调节功能(脑血管收缩、舒张状态)的双重影响,既是体循环灌注和搏动性某种程度的体现,也是脑血管独立调节的结果。

PI升高,可能直接反映脑血管搏动性增高,间接反映的信息包括脑血管呈收缩状态、下游灌注阻力增高或ICP增高。

PI降低,可能直接反映脑血管搏动性降低,间接反映的信息包括脑血管呈舒张状态、下游灌注阻力下降、过高的脑灌注压或脑血管自动调节功能受损。例如,心肺复苏早期,如果血脑屏障和脑血管自动调节功能严重受损,再灌注时可见典型的脑血流高流速和低搏动(PI降低)现象,即便此时的体循环血管搏动性和血压处于正常范围。这一现象实际反映的是再灌注后的充血状态以及脑血管自动调节功能的崩溃,预后往往很差(图6-2)。重型创伤性脑损伤(TBI)早期的脑充血状态有类似表现,是造成后期脑水肿/ICP增高的原因之一。部分重症SAH的患者亦可出现高流速低搏动的脑血流动力学异常,需与高流速高搏动的脑血管痉挛相鉴别,原因不明,可能与脑内兴奋性递质异常增加和神经电生理兴奋性异常相关。

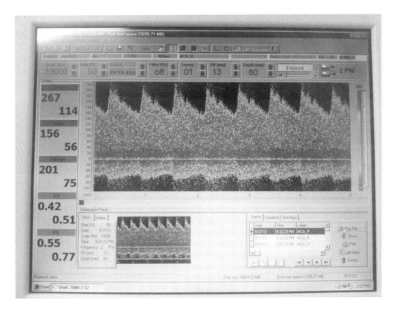

图 6-2　ABI 患者 TCD 图像

注:体循环血压(110/70 mmHg)处于生理区间,TCD 检查显示脑血流呈高流速低搏动的高灌注表现,表明脑血管自动调节功能受损严重或者存在脑血流需求猛增的情况(如癫痫持续状态、皮质播散性去极化或严重的炎症反应、高热)。

超出脑血管自动调节功能范围的过高或过低的脑灌注压同样会对 PI 产生影响,而原发的低灌注压(休克)与继发的低灌注压(ICP 增高)时的 PI 表现不尽相同也不典型,需综合分析。典型的 ICP 增高 TCD 频谱为 EDV 下降和 PI 增高(图 6-3),当 ICP 超过舒张压则出现舒张期反流(图 6-4)。有报道描述 PI 与 ICP 呈正相关,PI 数值 2.4% 的变化反映了 ICP 数值 1 mmHg 的变化。

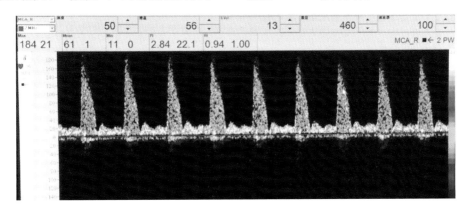

图 6-3　ICP 增高的 TCD 表现

注:PSV 184 cm/s,EDV 21 cm/s,PI 2.84,ICP 45 mmHg,CPP 70 mmHg。

近端动脉狭窄或闭塞时,由于下游小动脉血管扩张可能会使 PI 降低到 0.5 以下,而远端闭塞或收缩则可能使 PI 增高到 1.19 以上。PI<0.5 也可见于脑动静脉畸形。

年老和动脉硬化或任何原因导致的体循环脉压增大均会导致计算时较高的 PI 数值;同理,当体循环脉压缩小时,可能计算出较低的 PI 数值。因此,不能单独依赖脑血管 PI 做出判断,常需结合体循环状态、监测血管前后流域,以及颅内外血管 PI 变化和 TCD 频谱形态进行综合分析和判断。

特殊患者(如接受体外膜肺氧合(ECMO)治疗的患者)由于体循环无搏动性,无法测量 PI。

近期亦有研究提示,PI 并不能单独准确反映下游脑血管阻力的情况,关于脑血管搏动性的生理和临

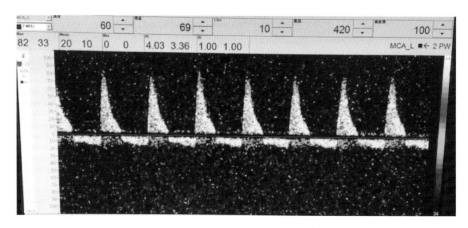

图 6-4　ICP 增高的 TCD 表现:舒张期反流

床意义尚需进一步研究,计算公式尚需改进。

6. 阻力指数　阻力指数(resistivity index,RI)提供了下游血管阻力的状态信息,计算公式为 RI=(PSV−EDV)/PSV。当 RI>0.8 时,提示意义与 PI 升高类似。

7. Lindegaard 比值　Lindegaard 比值(Lindegaard ratio,LR)的意义在于通过计算颅内外血流速度比值,对高血流动力学状态(脑充血可能)和脑血管痉挛(脑缺血可能)导致的流速增高进行鉴别,定义为大脑中动脉平均流速(MCA MFV)与颈内动脉颅外段平均流速(ECICA MFV)的比值。同理还有改良 LR(公式为基底动脉平均流速(BA MFV)/左右侧椎动脉平均流速的均值(average of left and right VA MFV))和斯隆半球比值(Sloan's hemispheric ratio)(公式为大脑前动脉平均流速(ACA MFV)/颈内动脉颅外段平均流速(ECICA MFV))。二者用于对基底动脉(BA)和大脑前动脉(ACA)的高流速进行评估。

三、临床应用

下文将集中讨论颅脑超声在重症监护中的应用,其应用包括两类,首先是脑血流灌注相关评估,如脑血流状态、脑血管自动调节功能以及 ICP 增高的间接检测,其次是针对一些常见 ABI 性疾病(如 SAH、急性脑卒中、TBI 等)的应用。一些 TCD 的特殊应用不在本书中讨论,如颈动脉内膜剥脱的术中监测、慢性神经血管病的评估和心脏术中监测等。

(一)脑血流状态评估

1. 静态参数(直接监测和动态评估)　完整的 TCD 检查包括对前后循环主要血管的检查,有时还需要同时检测颅外的血流(如颈内动脉颅外段)以分析颅内外血流的变化关系。获得的结果包括波形、方向、深度、流速、PI 等,同时必须记录检测时的患者状态参数,如血压,危重患者尚需记录体温、动脉二氧化碳分压、动脉氧分压等以备综合分析。TCD 的检查结果具有高度的敏感性,但特异性尚不尽如人意。故需经过综合分析结果方能得出最终结论,必要时需反复检测、动态观察。单独用某一时刻或某一参数(如流速或 PI)得出结论是不恰当的。这一点在通过 TCD 检测结果做出改变血流动力学状态的治疗决策以及评估治疗反应性时尤为重要。

2. 动态参数(连续评估)　了解危重患者脑循环与体循环的关系十分重要,较好的方法之一是进行 TCD 监测。方法是给患者戴上特殊的 TCD 监测头架,以获得长达数小时的实时连续双侧大脑前循环的血流参数,最常选择双侧大脑中动脉进行监测。同时监测体循环和脑循环血流动力学数据,可以将二者联系起来进行对比,获得动态参数,在体循环和脑循环间建立起桥梁。观察体循环压力(脑灌注压)、流量(心输出量)和质量(二氧化碳、酸碱、氧、葡萄糖、内环境等)的变化对脑循环的影响,有助于做出脑血流动力学治疗的正确决策。

3. 脑血管自动调节功能测试　脑自我维护的核心功能状态的评估在于脑血管自动调节功能测试。常用的有压力调节测试和二氧化碳反应性测试。

（1）压力调节测试：通过 TCD 监测脑灌注压变化造成的脑血流变化间接反映脑血管压力调节功能的状态。注意在监测期间，影响脑血管调节的因素（如动脉二氧化碳分压和氧分压以及活动和代谢状态等）需维持稳定。

静态参数检测的常用方法有扩容、泵入升压药物（如去甲肾上腺素）、下肢袖带间断充放气、Valsalva 试验、压迫释放颈动脉、抬高头位等。比较起来，非药物手段较符合生理情况，药物手段有可能对血管调节功能本身产生影响，包括但不限于血管活性药物。

报道的静态参数包括静态自动调节指数（static autoregulatory index, sARI）或静态调节速率（static rate of regulation, sROR）（定义为脑血管阻力（CVR）变化百分率除以 CPP 变化百分率），并对脑血管自动调节功能进行从 0 到 1 的分级，0 为反应充分，1 为反应缺失。

静态参数的缺点在于，需要机械或药物手段诱导 CPP 产生变化，这本身可能给重症患者带来不适甚至安全隐患，并且，检测有时间间隔，这给准确获取参数带来挑战，最不好确定的是脑血管压力反应性的潜伏期、演变时间与检测的时机。

动态参数检测需使用 TCD 头架和动态血压连续监测。计算 CPP 的波动产生的脑血流速和波形变化，尝试对脑血管自动调节功能进行间接评估和定量是大势所趋。但尚无金标准作为临床参数指导治疗。监测中同样存在影响脑血管自动调节的因素，如动脉二氧化碳分压和氧分压以及活动和代谢状态是否稳定等。而通过非药物的机械方法诱导血压变化存在诱导动脉二氧化碳分压和脑代谢活动显著变化的可能，因此，目前倾向于将在呼吸稳定、二氧化碳分压正常状态下监测 CPP 自发波动产生的脑血流变化作为动态评估脑血管自动调节功能的理想方法，由于其无创，几乎适合所有重症患者。

Mx 定义为 CPP 与 MFV 变化的相关性。正相关表明脑血流呈压力依赖性，脑血管自动调节功能受损或缺失，而负相关表明脑血管自动调节功能完整。此方法用于评估脑血管自动调节功能的局限性在于敏感性不足。

动态自动调节指数（dynamic autoregulatory index, dARI）由 Ticks 等提出并规划出 10 个理论曲线来体现不同状态的脑血管自动调节功能，方法较复杂，类似的还有传递函数分析（TFA）等，但这些方法尚缺乏广泛临床应用和认可，在此不做深入阐述。

（2）二氧化碳反应性测试：本质上，脑血管自动调节功能与二氧化碳反应性机制并不相同，但由于同样作用于脑血管舒缩功能，结果有类似之处，故二氧化碳反应性可以间接反映脑血管舒缩功能状态和储备。通过 TCD 监测动脉二氧化碳分压变化造成的脑血流变化可间接反映脑血管二氧化碳反应性的状态。注意在监测期间，影响脑血管调节的因素（如动脉血压和氧分压以及活动和代谢状态等）应维持稳定。

监测方法有诱导动脉二氧化碳分压上升或下降。诱导动脉二氧化碳分压上升的方法包括服用碳酸酐酶抑制剂如乙酰唑胺、屏气或调节呼吸机参数降低每分通气量；诱导动脉二氧化碳分压降低的方法包括过度换气或增加每分通气量。

屏气指数（breath-holding index, BHI）：通过嘱患者屏气引起动脉二氧化碳分压升高刺激脑血管扩张，可以用来检测受损的脑血管舒缩反应性（VMR）状态，并预测脑卒中风险。BHI 的计算公式为 $BHI = [(CBF\text{-}V_{max} - CBF\text{-}V_{min})/屏气时间] \times 100$；正常状态为 $BHI > 0.60$；BHI 介于 0.21 和 0.60 之间提示 VMR 受损，而 $BHI < 0.21$ 则说明 VMR 显著受损。

VMR 二氧化碳挑战指数是将平均 CBF-V 作为基线值，分别测量高碳酸血症和低碳酸血症时的脑血流速，计算公式为（高碳酸血症 CBF-V—低碳酸血症 CBF-V）/基线 CBF-V×100。VMR 二氧化碳挑战指数正常值≥70%，该值介于 39%～69% 提示 VMR 轻到中度降低，该值介于 16%～38% 提示 VMR 严重减少，该值≤15% 则提示 VMR 耗竭。

同样地，诱导动脉二氧化碳分压下降时通过 TCD 监测可以看到脑血流不同程度的下降，ICP 增高者尚可能出现 ICP 下降，未见脑血流变化时提示脑血管 VMR 耗竭。上述方法的缺点在于，需要机械或药物手段诱导动脉二氧化碳分压产生变化，这本身可能给重症患者带来不适甚至是欠安全的。ICP 增高患者诱导低碳酸血症时虽然可以见到 ICP 下降,但理论上降低的脑血流量增加了患者脑缺血的风险。相反,ICP 增高患者诱导高碳酸血症将可能明显增加脑血流量使得 ICP 进一步升高。另外,从时间分辨率角度讲,连续监测比动态监测更加科学。

(二)不同类型脑损伤中的应用

1. SAH 脑血管造影证实,SAH 后高达 70% 的病例出现延迟性脑血管痉挛,通常出现在出血后 4~17 天。血管痉挛导致的延迟性脑缺血(DCI)是约 25% 的 SAH 患者致死致残的重要原因。致病机制尚不清楚,但被认为与血液进入蛛网膜下腔引起继发细胞机制最终导致相邻颅内动脉血管收缩和神经兴奋性异常有关。

血管造影是大血管痉挛诊断的金标准,但其由于是侵入性操作,不适合用于动态监测。TCD 检查具有非侵入性、便携和能够动态评估血管痉挛及监测干预治疗效果的特点。常用的强化临床干预手段包括高血流动力学状态治疗、3H 疗法(高血压、血液稀释和高钾血症)、腔内球囊血管成形术或动脉内给药血管舒张等。此外,动态 TCD 检查能够在临床出现症状性脑血管痉挛之前 24~48 h 提供预警,指导启动强化治疗,并能够观察疗效和判断病理生理状态及过程来指导治疗疗程。因此,所有 SAH 患者均应进行常规动态 TCD 检查,通常在 SAH 后每天进行检查直至渡过血管痉挛高峰期。

TCD 检查对于大脑中动脉(MCA)和基底动脉(BA)的血管痉挛诊断具有高度的敏感性和特异性。将 TCD 与脑血管造影进行对比的系统性回顾研究表明,当脑血管造影显示脑血管痉挛 ≥25%,MCA MFV>120 cm/s 诊断脑血管痉挛的特异性为 99%,敏感性为 67%。当脑血管造影显示脑血管痉挛 ≥33%,MCA MFV>120 cm/s 诊断脑血管痉挛的特异性为 72%,敏感性为 88%;MCA MFV<120 cm/s 的阴性预测值(NPV)为 94%;MCA MFV>200 cm/s 的诊断特异性为 98%,敏感性为 27%,阳性预测值(PPV)为 87%。因此,MCA MFV<120 cm/s 和 MCA MFV>200 cm/s 可以作为准确预测 MCA 是否存在痉挛的依据。理论上,LR 可以对同样表现为高流速的高血流动力学状态和脑血管痉挛进行鉴别,但是在临床上,LR 在提高 MCA 痉挛或 DCI 进展的识别率方面的作用十分有限。另外,近年来的研究表明,SAH 后确实存在神经兴奋性异常导致的高血流动力学状态,脑血管痉挛与高血流动力学状态的治疗截然不同,因此,TCD 检查对于二者的鉴别尚需进一步研究。

对于 BA 痉挛 >50% 时的 TCD 检查,BA MFV>85 cm/s 以及改良 LR>3,诊断敏感性为 97%,特异性为 92%;BA MFV>95 cm/s 时诊断的特异性高达 100%。

然而,对于大脑前动脉(ACA)和大脑后动脉(PCA)痉挛,TCD 检查明显逊色,ACA MFV≥120 cm/s 的诊断敏感性为 18%,特异性为 65%;PCA MFV≥90 cm/s 的诊断敏感性为 48%,特异性为 69%。

尽管 TCD 检查对于 MCA 和 BA 痉挛具有高度的敏感性,但是通过其预测能力进一步改善 SAH 患者临床结局却面临挑战。一方面,脑血管痉挛并不是 DCI 的唯一原因,一项包括 580 例 SAH 患者的研究表明,那些进展为 DCI 的患者的脑血管造影中,只有 84% 的患者出现脑血管痉挛。脑血管痉挛是形态学诊断,真正与不良结局相关的是 DCI,高达 70% 的 SAH 患者出现脑血管痉挛,但只有约 25% 出现 DCI。另一方面,脑血管痉挛可以导致 DCI,但是 DCI 并不全是由可以在造影中看到的脑血管痉挛造成的。影响转归的 DCI 形成机制并未完全清楚。可能的原因包括一些可能的附加致病机制,如再灌注损伤、脑积水、血脑屏障破坏以及神经兴奋性异常等。单从血管痉挛说起,SAH 后广泛的大脑皮质小血管痉挛缺血梗死是脑血管造影和 TCD 都无法明确显示的。然而,MFV 增长率仍然可以作为预测 DCI 的手段,在 SAH 后第 3~7 天,每天 MFV 上升超过 20% 或超过 65 cm/s 提示反应严重或预后不良。

综上所述,SAH 后 DCI 的防治是核心,脑血管造影和 TCD 显示的血管痉挛是重要原因但不是唯一原因,临床决策时需整体考虑、综合治理。TCD 是鉴别 MCA 和 BA 痉挛的有效手段,对预后影响有限。重症 SAH 的评估需要多模态监测、全方位考量,TCD 是重要的手段之一。美国心脏协会/美国卒中协会的 SAH 指南明确推荐 TCD 作为脑血管痉挛的监测手段来辅助判断脑血管病理生理状态和制订治疗决策。

2. TBI 和 ICP 增高　TBI 的病理生理过程涵盖了多种脑血流动力学状态，可能导致灌注不足（第 0 天）、充血（第 1~3 天）、血管痉挛（第 4~15 天）和颅内压增高。TCD 可以作为无创手段对这些并发症进行识别并提供辅助预后判断的信息。

脑外伤初期的低流速状态定义为 TBI 后 72 h 的 MCA MFV<35 cm/s，提示 6 个月临床转归极差。同样，伤后前 7 天出现脑血管痉挛或充血表现的患者较无上述表现的患者的临床转归显著变差。

在 TCD 检查方面，ICP 增高表现为 TCD 波形的时序变化。初期由于 ICP 增高导致脑灌注压下降，TCD 波形表现为 PI 升高和 MFV、EDV 下降，之后随着 ICP 进一步增高，CPP 进一步下降，EDV 呈进行性下降，直至当 ICP 与舒张压接近时表现为舒张期血流为零，当 ICP 超过舒张压而低于收缩压时则表现为振荡波形；如果 ICP 进行性增高至逐渐接近收缩压水平，则表现为收缩期流速进一步下降，出现钉子波直至无血流。

与有创 ICP 监测进行对比的 TCD 研究显示，PI 和 ICP 之间有显著的相关性，相关系数为 0.938（$P<0.0001$）。研究还进一步推导出通过 PI 计算 ICP 的公式：$ICP=(11.1×PI)-1.43$，与实际测量的 ICP 误差在 4.2 mmHg 以内。当 ICP> 20 mmHg 时，该方法的敏感性为 89%，特异性为 92%。

无创 ICP 监测一直是热点话题，如上所述，TCD 可以无创评估 ICP 和临界闭合压（critical closing pressure，CrCP）的绝对值。但是，基于此目的的方法和方程式众多，最终的结果却是令临床难以接受的宽置信区间，故这些方法仍有待充分验证。因此，当前状况下，TCD 应用在 TBI 患者，其作用更多地在于评价变化值，而不是绝对的 ICP、CrCP 和 CPP 数值。

一项针对 125 例严重脑外伤患者的研究显示，伤后 24 h 内 PI 升高（1.56 vs. 1，$P<0.0001$）提示预后不良（GOS 1~3）。预测 PI≥1.56 患者中有 83% 的患者在 6 个月时的临床转归极差（GOS 1~3），而 PI≤1 患者中有 71% 的患者临床转归较好（GOS 4~5）。

TBI 患者的脑血管自动调节功能不同程度受损，自动调节区间缩小，超出自动调节区间的过高或过低的灌注压时，脑血流呈压力依赖性表现，而脑灌注压在自动调节区间时，脑血流与血压变化的相关性变小，这一原理使得 TCD 动态和连续监测评估寻找所谓的 CrCP 以及适当的脑灌注压成为可能。

重型 TBI 患者，通过监测 CPP 和 MFV 的自发波动相关性来计算 Mx，判断自动调节功能受损状况，其结果与 6 个月 GOS 转归评分显著相关。近日，收缩期流速指数（Sx）的计算中用 SFV 取代 MFV，已经显示出比 Mx 与 GOS 更好的相关性。

此外，dARI 与 GOS 同样具有显著相关性，其将 5.86 作为 dARI 阈值预测死亡的敏感性为 75%，特异性为 76%。

综上所述，TCD 可以识别 TBI 后的脑血流动力学变化，用于临床转归的早期预测。而 ICP 和 CCP 的无创 TCD 评估尚需进一步验证。即使目前缺乏以脑血管自动调节功能为导向的治疗方案的前瞻性研究，美国脑创伤基金会（Brain Trauma Foundation，BTF）仍推荐将脑血管自动调节功能检测作为 TBI 的可选监测手段用于判断预后和指导治疗。

3. 急性脑卒中和颈内动脉狭窄闭塞性疾病　急性脑卒中：对于 ICA 和 MCA 闭塞，TCD 诊断具有高度的敏感性和特异性（>80%）。由于 TCD 检查对操作人员具有依赖性，以及对后循环的空间分辨能力较差，CTA 和 MRA 仍是缺血性脑卒中诊断的优先选择。通过脑缺血溶栓血流（TIBI）分级监测血管再通，TCD 也是 MCA 闭塞脑卒中的一个可靠预后指标。治疗过程中，动态 TCD 检查可以为脑血流动力学管理策略提供参考，对于侧支循环的评估以及闭塞后血压目标的调整具有指导性意义。TCD 研究一致表明，脑卒中同侧脑血管自动调节功能受损与神经功能下降，需要进行外科减压手术，这与预后不良相关。同样需要考虑的是，在该群体中自动调节功能的损害既可能是脑卒中的后果也可能是由原本存在的临床状态导致的，如慢性高血压。

对于颈内动脉狭窄的患者，已建议将脑血管自动调节功能受损作为一种指标来识别那些脑卒中高危患者，从而优化干预手段。证据包括：观察到同侧颈内动脉狭窄闭塞性疾病，dARI 的显著减小和 Mx 显著增大,并且与狭窄严重程度呈正相关。然而,相对于对照数值显著异常的 dARI 和 Mx 数值,预测价值仅限于重度狭窄(>80%)的患者,并且,在这组患者中,有症状和无症状患者的 Mx、Sx 或 dARI 之间并无明显差异。

综上所述,作为一种便捷的非侵袭性手段,颅脑超声在神经重症领域有着广泛的应用前景。无论是脑部疾病的脑血流动力学状态还是全身疾病的脑功能表现,颅脑超声动态和连续的脑血流评估提供了重要的脑灌注信息,在体循环和脑循环之间架起了桥梁。脑血管自动调节功能是脑自我维护的核心所在,超声对脑血管自动调节功能的评估刚刚起步,应用和研究前景光明。

但是,鉴于其本身技术的局限性,颅脑超声虽然具有很高的时间分辨率,但受限于解剖结构,其空间分辨率仍有限。由于存在脑血管自动调节功能,脑血管的直径处于动态变化中而不是恒定不变的,因此,超声血流速度不能直接代表脑血流量,高流速可能意味着充血或缺血两种矛盾的血流动力学状态。此外,颅脑超声所获得的是颅内外大血管水平的血流数据,大脑皮质的血流状态未必与大血管一致。

掌握颅脑超声需要长期的培训和丰富的解剖、生理、病理生理以及临床知识。通过超声获得的脑血流图像和数据不能单独判读,应结合动态参数和静态参数对脑血流的变化进行监测评估,以获得具有临床意义的结果。颅脑超声为脑血流生理和病理生理的研究打开了一扇窗,获得的图像和数据或许不像本身表现的那样简单和直观,其丰富的内涵尚需进一步测量、研究、计算和解读,毕竟,最难解释的正是我们眼前看到的事物。

本节重点在于床旁超声,关于床旁脑血流评估相关的脑电图(EEG)和脑氧监测方法见后续章节。

需要指出的是,关于 ABI 患者的脑灌注评估在临床上存在着很多误区,需要特别注意(表6-2)。

表6-2　脑灌注评估常见误区

常见误区	解释
脑灌注维持的目标就是脑灌注压	脑灌注维持的目标是适当的脑灌注量,而脑灌注压不等于脑灌注量!临床上,使用血管收缩剂(升压药)升高血压并不总能增加脑灌注量,有时反而适得其反
TCD 流速代表脑血流量	TCD 流速仅代表速度,脑血管痉挛和脑充血均可能表现为高流速,临床上需要鉴别
ICP 增高意味着脑缺血	ICP 增高既可能造成脑灌注阻力增加进而增加脑缺血风险,反过来也有可能因为脑充血而导致 ICP 增高
脑缺血意味着脑缺氧	脑缺血通常被认为是代谢底物供应不足,如脑缺氧,但代谢产物清除不足不一定存在缺氧,如脑热潴留的"脑热池"效应
脑疝就是颅内高压	脑疝不一定有全脑 ICP 增高,但一定有 ICP 梯度的增加
脑疝就意味着脑缺血	脑疝是脑机械性损伤的指标,并不一定与脑灌注相关,临床上可见脑不均一性充血(偏侧)而导致单侧脑水肿形成脑组织肿胀移位甚至脑疝
脑灌注良好就是维持脑血流量在正常值	脑血流量的所谓正常值是针对正常人在脑代谢正常水平而言的,对 ABI 患者来说,可能不存在适合所有类型的 ABI 患者的所谓脑血流量"正常值",临床上,ABI 患者常常因脑代谢需求增加或者高热而需要更多的脑血流供应

第二节　神经重症病房内的无创床旁脑氧监测

ABI 后多重病理生理因素可引起脑组织低灌注,严重时可导致脑缺血,这些因素既包括全身性因素,如低血压、低碳酸血症、高热,也包括颅内因素,如 ICP 增高和脑水肿等。这就导致需要持续监测患者的脑血流变化以辅助临床决策来预防脑缺血,进而改善结果。目前没有比较目标 ICP/CPP 阈值的大型随机试验,一般建议 ICP 低于 22 mmHg,而 CPP 应保持在 60 mmHg 以上以确保足够的 CBF。但是,ICP 和 CPP 的阈值仍然是争论的焦点。Coles 等发现,增加 CPP(70~90 mmHg)可以减少缺血,但代价是颅外并发症的发生率增高,并可能导致血管源性水肿。隆德(Lund)概念建议将 CPP 下限设为50 mmHg,以防止并发症的发生,同时避免极低的 CBF。甚至有人提出 ICP/CPP 治疗只会增加治疗强度而不会改善结果,严格遵守目标只是给了临床医生一种虚假的安全感。对 ABI 患者而言,不适当的脑灌注既可能由于 CPP 不足而导致脑缺血,也可能由于 CPP 过度治疗而引起脑充血,二者均可加重继发性神经损伤。而床旁持续测量 CBF 可确认 CPP 状态,临床上最常用的方法是围绕脑氧持续监测展开的,如有创的颈内静脉血氧饱和度和脑组织氧分压监测及无创的经皮脑氧饱和度监测。本节重点阐述无创脑氧监测手段。

作为有创监测技术的一个有前途的替代方案,近红外光谱(near-infrared spectroscopy,NIRS)技术日臻成熟,被广泛用于连续监测组织氧合血红蛋白(HbO_2)和血红蛋白(Hb),并获得脑血氧合参数。报道最多的 NIRS 参数是 HbO_2 与总血红蛋白的比例(即 HbO_2/Hb),它反映了脑氧饱和度,通常称为组织氧合指数(TOI)。TOI 已被提议用于通过与 MAP 比较来检测缺血和评估脑血管自动调节功能。使用 TOI 作为 CBF 替代物的困难在于,血氧合受多种因素(CBF、脑代谢、动脉血氧饱和度和红细胞压积)的影响,"正常范围"尚未确定。报道的 TOI 正常值范围相当宽泛,为55%~85%,并且,不同厂商的正常值并不尽相同。因此,临床上不能仅仅依靠 TOI 的绝对值来判断脑组织是否缺氧,根据变化的趋势以及演算 TOI 与 ABP 波动变化的相关性参数(COx)来评估局部脑血管自动调节功能更有意义。

多数临床相关性验证研究表明,NIRS 的参数 TOI 的临床意义与连续颈内静脉血氧饱和度类似。局限性在于,作为饱和度的状态指标,低于正常值可能意味着氧供不足或者代谢过高,而高于正常值可能意味着过度灌注或者氧利用障碍。因此,根据监测指标,需要采取试验性治疗干预针对不适当的灌注或者代谢本身,而不是简单地提高或者降低吸氧浓度。而作为连续监测参数,将 TOI 与 ABP 进行动态相关性分析得出的脑组织局部脑血流调节功能参数(COx),对于判断脑血流储备及指导治疗干预策略可能更有意义。

需要强调的是,所谓脑缺氧,实际上分为四种类型,临床上需充分鉴别并区别对待,详见表 6-3。

表 6-3　脑组织缺氧的病理生理类型及临床对策

病理生理类型	干预策略	氧供/氧耗平衡
低张性缺氧	氧疗	增加氧供(血氧饱和度)
血液性缺氧	输血	增加氧供(血色素)
循环性缺氧	增加 CO/CBF	增加氧供(CO/CPP)
组织性缺氧	镇痛镇静、低温治疗	降低氧耗(脑电生理抑制)

脑氧指标,尤其是无创连续双侧监测的 NIRS 的脑氧饱和度指标,对于早期发现脑缺氧意义重大,脑氧调节指数对于动态连续评估脑血管自动调节功能简便易行。最新的可穿戴式 fNIRS-EEG 系统可能提供更丰富的信息。但是,脑组织缺氧并不是脑继发性损伤的唯一原因,大量临床实践和研究表明,即便没有脑缺血缺氧,同样可以发生继发性脑损伤。

第三节　神经重症病房内的无创床旁脑电图监测

床旁连续脑电图(continuous EEG,cEEG)监测可以持续记录大脑的电活动。它的主要优点是无创、良好的时间及空间分辨率以及对大脑结构和功能变化的敏感性。近些年技术与认识的进步,使得 cEEG 监测在神经重症病房得以逐步推广应用。虽然存在一定的设备及专业要求,学习时间较久,但很多临床研究提示经过系统培训和长期(约半年)应用,专业的神经重症从业人员能很好地应用和解释临床 EEG 生理数据并相应地调整治疗决策。特别是针对 cEEG 监测数据演算得来的定量脑电图(quantitative EEG,qEEG)监测,将原始 EEG 解析演算(如傅里叶转换及小波算法)为不同的可视化趋势图形,极大地改善了床旁 EEG 监测的可读性。cEEG 监测的基本适应证包括多个方面。首先是非惊厥性癫痫发作

(NCS)、非惊厥性癫痫持续状态(NCSE)和其他阵发性事件的诊断,以及对控制 NCS 和 NCSE 的效果的评估。其他还包括脑缺血的早期识别、监测爆发抑制和镇静治疗、评估脑病的严重程度和预后等。

1. NCS/NCSE 的诊断 为了更好地理解 cEEG 在 NCS 和 NCSE 诊断中的价值,了解癫痫持续状态(SE)的定义很重要。SE 最新的定义为连续临床和/或 EEG 癫痫发作活动或两次癫痫发作之间没有恢复(返回基线)的时间达到 5 min 或更久,此定义突出了 cEEG 在 SE 诊断中的重要性。同时强调,临床特征不能轻易用于准确识别哪些患者可能患有 SE。

危重患者中 NCS 和 NCSE 的发生频率高得惊人。不同研究发现,在接受 cEEG 监测的患者中有 8%~68% 可能患有 NCS/NCSE。重要的是,大多数癫痫患者没有一致的临床表现,只能通过 cEEG 进行诊断。当惊厥性癫痫发作或 SE 后精神状态持续改变时,应怀疑又发生癫痫发作和 SE,如下情况需密切关注并考虑做 cEEG 监测:急性幕上损伤,出现精神状态改变或波动;无已知脑损伤,但 EEG 显示高风险模式(周期性放电);怀疑药物中毒或出现疑似癫痫发作的阵发性事件时。

越来越多的证据表明,危重患者的癫痫发作会导致更糟的临床结局。患有 NCSE 的患者(而非患有 NCS 的患者)死亡率增高,认知状态恶化。对 NCSE 患者的长期随访显示 GCS 评分较低,生存质量评分较低。另有研究表明,NCSE 患者的血清神经元特异性烯醇化酶(NSE)水平和乳酸/丙酮酸值升高。最后,对接受常规 EEG 和 cEEG 监测的插管患者出院的回顾性研究表明,后者的死亡率较低且费用无差异。

评估癫痫治疗反应性:许多患者在控制临床癫痫事件后会继续出现 EEG 癫痫发作。在一项研究中,高达 48% 的患者在全身性痉挛性 SE 后继续发生 NCS。即使在 EEG 上明显控制癫痫发作后,可能仍需要定期进行 cEEG 检查来监测爆发抑制。但是,这种监测究竟应该持续多久是有争议的。常规的 20~30 min EEG 通常不足以检测危重患者的 NCS。在成人和儿童中的研究表明,只有约 50% 的 NCS 患者在 30 min 的记录时间内检测到癫痫发作,而持续监测 24 h,约 88% 的癫痫患者被检测到,持续监测 48 h,则约 93% 被检测到。然而,EEG 的一些特征也表明随后癫痫发作的可能性非常低。如仅在 EEG 的前 30 min 内出现弥漫性减慢的患者随后并未出现癫痫发作,而周期性复合波患者癫痫发作的概率要高得多。总体上,大多数临床医生会进行 24~48 h 的 cEEG 监测以筛查癫痫发作。

除了侦测和识别癫痫波形,cEEG 还被尝试应用于监测另一类脑损伤患者常见的脑电生理异常,即皮质播散性去极化(CSD),虽然经头皮 EEG 监测识别 CSD 存在一定难度,但随着算法的改进和分辨率的提高,这种应用仍有望取得进展。

2. 早期识别脑缺血 如前文所述,作为脑功能监测手段,EEG 在反映脑缺血方面扮演着重要的角色。随着缺血的增加,EEG 将发生可预测的变化。伴随着灌注不足的加重,更快的脑电频率逐渐消失并出现逐渐减慢的活动。当缺血达到 10 mL/(100 g·min)时,脑组织梗死伴随脑电活动显著减弱甚至消失。因此,在病理生理状态的不同阶段,EEG 对脑组织缺血均有预测价值,常用的脑缺血预警模式有 4 种:①相对 α 变异性下降;②α/δ 值下降;③局灶减慢恶化;④晚期癫痫样异常。通过使用 qEEG 设备,例如 α 变异性和 α/δ 值,可以比 TCD 等更传统的技术提前许多小时侦测到缺血,而这为早期干预和治疗提供了可能。并且,多导联 EEG 的先天优势使得 qEEG 监测可以同时对多个脑区进行连续和定位定性监测,这是目前其他设备不能比拟的。当然,使用 cEEG 监测缺血存在着明显的挑战,不只是稳定性问题,常常需要持续观察 EEG 而不是通常的每天 1 次检查。最新的脑电电极固定设备(如专业的脑电帽子或网罩),使得 cEEG 监测操作简便性和患者依从性大幅提高,国内不少单位开始培训护理人员进行 cEEG 监测的操作和维护,这将极大地改善 cEEG 监测在神经重症病房的有效性并让更多的高危患者获益。

3. 监测镇痛镇静水平 镇痛镇静是 ABI 患者重症治疗的重要组成部分,评估重症患者镇痛镇静药物的适当性极其重要,镇痛镇静不足将导致强烈的应激反应从而加重病情,而镇痛镇静过度也有加重各种继发性损伤和并发症的风险。在非原发脑损伤的重症患者中,镇痛镇静评估主要采取主观评分,如 RASS 及 CPOT 评分,但 ABI 患者存在意识障碍,主观评分及评估存在明显的局限性。另外,由于 ABI 患者常常存在 ICP 增高而需要所谓的"深镇静",即无反应状态,急需客观评估脑电生理活动的可靠指标指导镇痛镇静药物治疗以防止镇痛镇静不足及过度。

镇静的客观评估方法——基于 EEG 监测演化出的 qEEG 被应用于评估皮质电活跃程度进而指导评估镇静深度,指标包括脑电熵指数、脑电双频指数(BIS)、脑电小波指数(WLI)、爆发抑制率等。一方面,有临床研究提示,EEG 监测对判断镇痛镇静药物,尤其是丙泊酚和咪达唑仑的药效有所帮助;另一方面,也有研究提示存在明显的镇静深度误判的可能。典型的例子如应用比较广泛的 BIS,被发现受肌电影响明显,在没有使用肌松剂的患者中,BIS 存在被高估的现象,也就是说仅通过 BIS 监测确定重症监护室患者镇静剂用量可能会使患者出现不必要的过度镇静。

关于 EEG 评估疼痛与镇痛的临床研究和应用较少,临床上更多地采取主观评估方法或者评估疼痛的自主神经效应。

此外,镇痛镇静的 EEG 生理评估证据和实践多来自麻醉研究,而重症监护室尤其是神经重症监护室的镇痛镇静与围手术期麻醉有着相当大的区别,不仅仅体现在时程、药物上,也体现在病理生理状态与频繁的临床干预上。因此,基于 EEG 的麻醉深度监测在重症监护中的应用存在明显的局限性,不能仅仅照搬麻醉科的评估方案,重症监护室需要找到适合重症患者长期镇痛镇静的客观评估方法,而这无疑仍需要基于神经电生理和神经药理的分析。

4. 预后判断　EEG 也常常用于预测 ABI 患者的临床结局。在 EEG 上看到的某些模式被认为是提示预后不良的指标,包括等电位、自发的爆发抑制、周期性发作模式等。而提示预后良好的模式包括背景连续性、自发变异性、反应性和正常睡眠模式等。关于 cEEG 监测是否能在常规 EEG 之外增加预后判断价值存在一些分歧。

ABI 患者通常伴有意识障碍或者处于无反应状态,而如果患者在脑损伤后短时间内不具备遵循指令的能力,这可能影响撤除生命支持治疗的相关决定。脑损伤恢复期的研究证明,EEG 或 MRI 证据可能证明临床上无反应患者对语音指令做出反应时是否有脑激活,最近有研究针对 ABI 后急性期无反应患者的脑激活情况进行 cEEG 检测,结果提示有 15% 的患者存在行为反应与脑激活相分离的情况,即患者未对运动指令做行为反应,但 cEEG 记录证明患者对这些指令做出反应时有脑激活。

5. cEEG 监测　当危重患者出现精神意识状态波动或持续改变的时候应考虑进行 cEEG 监测。具体情况如下。

(1)TBI:所有 CT 表现不能解释的意识障碍以及持续性意识改变的 TBI 患者都应考虑进行 cEEG 监测。此外,GCS 评分≤8 分的 ABI 患者应考虑进行 cEEG 监测;指南推荐进行深镇静和低温治疗的 ABI 患者应考虑通过 cEEG 监测来进行镇痛镇静和低温治疗的安全性和有效性评估。

(2)急性脑血管病:如 SAH。与针对 TBI 患者的 EEG 监测指征一样,重症 SAH 患者可以通过 EEG 监测提前发现脑缺血风险。同理,缺血性脑血管病拉栓治疗后同样需要进行 EEG 监测判断脑功能及早期识别脑缺血。

(3)癫痫大发作和难治性癫痫:对于在给予标准抗癫痫药物(AED)治疗后 60 min 内未恢复到功能基线的 SE 患者,以及难治性癫痫持续状态的患者应考虑紧急 cEEG 监测。

(4)低温治疗:目标温度管理(TTM)尤其是低温治疗,是急性重型 TBI 患者常用的治疗方案,许多指南和共识推荐在低温治疗时常规进行 cEEG 监测,以指导治疗和评估预后。

(5)其他:考虑对危重患者进行 cEEG 监测的原因有很多,最常见的原因是评估 NCS 和 NCSE 并监测治疗的充分性。在许多情况下,24 h cEEG 监测用于筛查 NCS/NCSE,但如果临床情况需要且资源允许,有时会考虑更长时间的监测。一些 EEG 脑状态模式很少与癫痫发作相关,如果早期监测发现了这些状态,cEEG 监测的持续时间可能会缩短。另外,许多有神经系统和非神经系统问题的危重患者可能会受益于 cEEG 监测。脑出血、急性缺血性脑卒中、感染性和非感染性脑炎患者,有不明原因的、持续性意识改变时应考虑进行 cEEG 监测。有指南推荐在心肺复苏患者低温治疗时进行 cEEG 监测。

总之,cEEG 是一种新兴技术,用于识别危重患者的继发性脑损伤,如异常电生理活动和缺血。越来越多的证据表明,这些继发性脑损伤会使神经系统结果恶化,cEEG 在设备和人员配备方面都不同于专用于癫痫监测的视频 EEG 监测,cEEG 需要专门的培训和协议软件。cEEG 最佳性能的体现需要 cEEG 工作人员和床边 ICU 医护人员之间的团队协作,经常就临床状态和 cEEG 的变化进行沟通。技术的进步和新的算法也将促进实时 cEEG 监测的进一步推广。

神经重症从业人员需要面对的现实是,ABI 患者的继发性脑损伤防治是涉及国计民生的重要临床难题,虽然经过多年临床实践和基础研究,仍未有充分证据证实任何单一的药物或者治疗方案能够起到所谓的神经保护效果,多年来国际国内的 ABI 死残率未见显著改善。归根结底,根本性问题在于针对脑损伤病理生理过程的理解和床旁监测是否能及时指导有限的神经重症治疗。无创监测是大势所趋,连续监测势在必行。基于脑电、脑氧、脑血流三位一体的连续监测将成为神经重症的基础监测。

参 考 文 献

[1] 刘大为. 实用重症医学[M]. 2 版. 北京:人民卫生出版社,2017.

[2] Alkhachroum A,Appavu B,Egawa S,et al. Electroencephalogram in the intensive care unit:a focused look at acute brain injury[J]. Intensive Care Med,2022,48(10):1443-1462.

[3] Robba C,Wong A,Poole D,et al. Basic ultrasound head-to-toe skills for intensivists in the general and neuro intensive care unit population:consensus and expert recommendations of the European Society of Intensive Care Medicine[J]. Intensive Care Med,2021,47(12):1347-1367.

[4] Claassen J,Doyle K,Matory A,et al. Detection of brain activation in unresponsive patients with acute brain injury[J]. N Engl J Med,2019,380(26):2497-2505.

[5] Haider H A,Esteller R,Hahn C D,et al. Sensitivity of quantitative EEG for seizure identification in the intensive care unit[J]. Neurology,2016,87(9):935-944.

[6] Sutter R,Semmlack S,Kaplan P W. Nonconvulsive status epilepticus in adults — insights into the invisible[J]. Nat Rev Neurol,2016,12(5):281-293.

[7] Citerio G,Oddo M,Taccone F S. Recommendations for the use of multimodal monitoring in the neurointensive care unit[J]. Curr Opin Crit Care,2015,21(2):113-119.

[8] Chesnut R M. A conceptual approach to managing severe traumatic brain injury in a time of uncertainty[J]. Ann N Y Acad Sci,2015,1345:99-107.

[9] Sandroni C,Cariou A,Cavallaro F,et al. Prognostication in comatose survivors of cardiac arrest:an advisory statement from the European Resuscitation Council and the European Society of Intensive Care Medicine[J]. Intensive Care Med,2014,40(12):1816-1831.

[10] Claassen J,Albers D,Schmidt J M,et al. Non convulsive seizures in subarachnoid haemorrhage link inflammation and outcome[J]. Ann Neurol,2014,75(7):771-781.

[11] Claassen J,Taccone F S,Horn P,et al. Recommendations on the use of EEG monitoring in critically ill patients:consensus statement from the neurointensive care section of the ESICM[J]. Intensive Care Med,2013,39(8):1337-1351.

[12] Foreman B,Claassen J. Quantitative EEG for the detection of brain ischemia[J]. Crit Care,2012,16(2):216.

[13] Claassen J,Mayer S A,Kowalski R G,et al. Detection of electrographic seizures with continuous EEG monitoring in critically ill patients[J]. Neurology,2004,62(10):1743-1748.

[14] Vivien B,Di Maria S,Ouattara A,et al. Overestimation of Bispectral Index in sedated intensive care unit patients revealed by administration of muscle relaxant[J]. Anesthesiology,2003,99(1):9-17.

(陈文劲)

第七章 神经重症病房内的有创监护和多模态监测

神经重症病房内的监护除了新兴的无创监护(详见第六章)外,还包括各指标的有创监护。尽管存在因外科手术将导管或传感器置入脑脊液或脑室而引起的感染和脑组织受损的风险,但有创监护仍是不可替代的,尤其是在颅内压(intracranial pressure,ICP)监测方面,有创 ICP 监测是现代神经重症监护的基石。而且目前没有任何一种神经监护方式能够全面识别患者的病理生理变化,多模态监测的出现帮助临床将脑部状态的不同方面都纳入患者监护,可以同时测量多个指标,包括 ICP、脑血流动力学、脑氧合作用、脑微透析和连续脑电图,有助于更全面地了解患者受伤大脑的病理生理状态及其对治疗的反应。本章将简要介绍每种有创监护方法的应用范围和优缺点以及多模态监测的特点。

第一节 神经重症病房内的有创监护

一、脑压监测

长期以来,ICP 被认为是继发性脑损伤的危险因素,与大脑功能和结局密切相关,是神经重症病房中最常用的脑特异性生理参数。ICP 会直接影响脑灌注压(cerebral perfusion pressure,CPP)水平,导致脑组织缺血;其次,持续的颅内高压可能会引发危及生命的脑疝。因此 ICP 和 CPP 监测是神经重症病房监测患者病情、指导治疗措施、评估治疗效果并改善预后的重要手段。

(一)ICP 监测

1. ICP 的病理生理 正常情况下,颅腔受到颅骨保护,颅骨是一种内部固定体积为 1400~1500 mL 的刚性结构,颅内容物包括(按体积计)脑实质(80%)、脑脊液(10%)、血液(10%)。ICP 是颅内容物对颅腔壁产生的压力。正常情况下,三种颅内容物的体积和颅内总体积保持动态平衡,维持 ICP 在正常水平。成人身体松弛状态下侧卧腰穿或者平卧位测量脑室内压力时,ICP 的正常值在 6.0~13.5 mmHg,儿童 ICP 通常低于成人,为 3.00~6.75 mmHg。平卧时成人 ICP 持续超过 15 mmHg,即为颅内高压。Monro-Kellie 学说指出由于颅内总体积无法改变,一种颅内容物的体积增大或病理性组分的存在,就需要其他结构的移位。三种颅内容物均不可被压缩,相互之间会彼此影响。ICP 的改变也主要源自这三种颅内容物的体积变化,以及病理状态下的占位性病变等。

颅内压增高的主要原因如下:

(1)颅内占位性病变(如肿瘤、血肿);

(2)脑体积增大(如脑水肿);

(3)脑脊液产生增加(如脉络丛乳头状瘤);

(4)脑脊液吸收或循环障碍(如细菌性脑膜炎后蛛网膜肉芽组织粘连或梗阻性脑积水);

(5)脑血流过度灌注或静脉回流障碍(如脑肿胀或静脉窦血栓形成);

(6)颅腔体积变小(如颅骨先天畸形)。

2. 颅脑顺应性 在生理条件下,因为血压和呼吸的改变,ICP 会发生小范围的波动。颅脑顺应性可以帮助维持稳定的平均 ICP,它是 ICP 高低的重要决定性因素。颅脑顺应性是指固定颅脑体积下颅内各成分体积变化对 ICP 的缓冲作用,即颅内成分体积和压力变化的关系,包括脑脊液顺应性和脑自动调节。

脑脊液是三种颅内容物中最容易变动的成分,当发生 ICP 增高时,首先通过脑脊液分泌减少及回流增加来调节 ICP;ICP 下降时,脑脊液的分泌会增加而回流减少从而维持正常 ICP。当超出脑脊液调节范围后,再通过改变脑血流量调节 ICP。但颅脑顺应性是有限的,一旦超出此范围,颅内容物的轻度增加都会导致 ICP 的急剧升高。代偿储备是指假定的最大脑容量负荷,在这个范围内 ICP 没有明显的改变,可以通过颅脑顺应性监测和 ICP 脉冲波形分析评估。颅内容物体积和 ICP 之间是动态的非线性关系,ICP-颅内容物体积曲线呈 S 形,曲线主要分为三段(图 7-1)。第一段是颅脑顺应性良好,代偿储备足以维持 ICP 相对恒定;第二段颅脑顺应性较差,由于代偿储备不足,ICP 逐渐升高;第三段是当代偿储备耗尽时,ICP 随着颅内容物体积的增大而呈指数式增长。

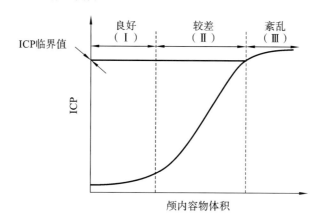

图 7-1　ICP 与颅内容物体积的关系

注:该曲线显示了三个区域:良好(Ⅰ)、较差(Ⅱ)和紊乱(Ⅲ)的代偿储备区域。改编自 Kawoos et al,2015。

而且颅内容物体积的变化速度对 ICP 影响也存在差异。此情况可见于一些颅内肿瘤,当肿瘤增长缓慢时,仅引起 ICP 极小程度升高或正常。相反,快速产生的小血肿可能导致症状性 ICP 增高。

3. ICP 监测指征　ICP 监测在创伤性脑损伤(traumatic brain injury,TBI)、自发性蛛网膜下腔出血(subarachnoid hemorrhage,SAH)、缺血性脑卒中和脑出血等方面有较好的应用。虽然一项在南美洲开展的前瞻性研究发现,在重型 TBI 患者中,以 ICP 监测为导向和以影像学监测为导向指导治疗方法相比,患者 6 个月的死亡率、预后不良率以及恢复良好率无明显差异。但国内外多项回顾性研究表明,重型 TBI 患者行 ICP 监测可降低死亡率。国内的一项前瞻性研究也表明,重型 TBI 患者行 ICP 监测,纺锤波的出现与较好的预后、较短的住院时间呈正相关。

ICP 监测和管理普遍被认为是标准的操作,并且在 TBI 和脑卒中患者中均存在相应应用指南。

(1)美国脑创伤基金会指南推荐,TBI 患者 ICP 监测的指征如下:①格拉斯哥昏迷量表(Glasgow coma scale,GCS)评分≤8 分和 CT 结果异常,显示血肿、挫伤或肿胀等病变的占位效应。②CT 结果正常的重型 TBI 患者存在以下特征中的两项或三项:年龄＞40 岁、单侧或双侧肢体运动障碍、收缩压＜90 mmHg。对于 CT 检查未发现颅内异常、病情比较稳定的轻中型 TBI 患者(GCS 评分为 9～15 分),不推荐行有创 ICP 监测。

(2)脑出血:大量出血(＞30 mL),如恶性大脑中动脉梗死,对于幕上脑出血破入脑室患者,可以同时进行 ICP 监测下的引流。

(3)SAH:Hunt-Hess Ⅳ～Ⅴ级 SAH,尤其是合并占位效应的脑内血肿、水肿、脑梗死、急性脑积水时,但未行外科治疗的动脉瘤患者如进行脑室外引流有诱发二次出血的风险。

(4)中枢神经系统特殊感染及细菌感染:GCS 评分≤8 分,病情进行性加重,必要时进行 ICP 监测。

(5)其他需要进行持续 ICP 监测的神经重症患者,如行风险较大或位于脑脊液通道附近的占位性病变术后以及正常压力脑积水或分流无效的诊断时。

不同指南推荐的治疗阈值可能会有所不同,但所有临床指南均建议在 TBI 后尽早治疗颅内高压。美国脑创伤基金会指出,基于 ICP 指导的重型 TBI 处理可降低院内和伤后 2 周死亡率,ICP≥22 mmHg

时应予以治疗,高于此水平的 ICP 值与死亡率升高有关。但 2020 年的一项关于 523 例重型 TBI 患者的前瞻性研究提出,与患者结局最相关的 ICP 阈值为 19 mmHg,高于此值患者死亡率升高。目前仍需要更多的证据确定最佳 ICP 的治疗干预值。

4. ICP 监测方式　脑脊液的脑室引流在 18 世纪首次被用作诊断和治疗工具,始于 1744 年 Claude-Nicolas Le Cat 的开拓性研究,其进行了第一次腰椎穿刺。在 20 世纪初,现代神经外科的出现加深了人们对神经解剖学和神经生理学的理解。这些进步以及材料科学的进步为 TBI 患者进行首个基于脑室导管的 ICP 监测研究铺平了道路,最后是 Lundberg 及其同事进行的里程碑式研究使得 ICP 监测广泛应用于临床。但对于急性脑损伤颅内高压患者,腰椎穿刺有导致脑疝的风险,所以不推荐将其作为临床 ICP 有创监护的方法。目前用于临床的均是有创 ICP 监测,根据压力传感器是否直接置于颅内,ICP 监测可分为两大类。

(1)植入法:行颅骨钻孔或开颅,将压力传感器直接植入颅内。

(2)导管法:将导管置于脑室、脑池或蛛网膜下腔,传感器在颅外,通过与导管中的液体或脑脊液接触测压。监测方式具体分为硬膜外或硬膜下、蛛网膜下腔、脑实质内和脑室内监测(图 7-2)。

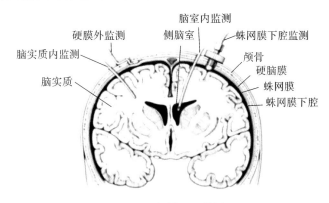

图 7-2　有创 ICP 监测

注:图中位点代表可以测量 ICP 的位置,脑室是临床最常放置探头的位置,其次是脑实质。改编自 Lyons et al,1990。

硬膜外监测的压力传感器置于硬膜与颅骨之间。此方法可保持硬脑膜完整性,颅内感染和并发症发生率低,可监测时间长。但由于硬膜会干扰压力向硬膜外隙传递,所以硬膜外监测较不准确。硬膜下和蛛网膜下腔监测要突破硬膜,置入过程复杂,易引起颅内感染,置入时间有限。而且由于这三种方法准确性和可靠性不高,已不再用于神经重症病房的常规临床中。

目前,两种有创 ICP 监测方法被认为较为准确和可靠。第一种是脑室外引流(external ventricular drain,EVD),它依赖于将充满液体的硅橡胶导管放置在侧脑室中,直接测量脑脊液压力。第二种是脑实质导管法,使用放置在脑实质中的光纤换能器或应变传感器来测量组织压力。

EVD 与应变式传感器相连接,是监测 ICP 最准确、最具效价比的方法,是 ICP 监测的金标准。EVD 导管的放置需要神经外科专业知识,将导管尖端放置在侧脑室中。为了进行精确的 ICP 波形监测,需要使用导管并且将换能器正确调零至室间孔的水平面上,该水平大约对应于耳屏或外耳道的高度。只要遵循适当的无菌操作步骤,就可以安全地执行频繁的调零操作以检查 ICP 测量的有效性并防止测量漂移。这种方式还可以进行治疗性脑室外引流,但不能和 ICP 监测同时进行,测 ICP 时需要关闭引流系统,目前新的技术已经在逐渐实现同步测压和引流。EVD 放置手术对约 20% 的患者有小出血风险,但这些出血性病变通常不会产生影响。有创 ICP 监测不适合长期进行,感染发生率随着监测时间的延长而增加,植入 5 天后的感染发生率增加至 5%,当前研究提示预防性更换导管也不能降低感染风险。

脑实质内 ICP 监测探头在技术上更容易放置,虽然脑实质内探针仍然需放置在脑组织中,但通常仅进入大脑额叶皮质几厘米,而且与 EVD 相比,它们的直径较小(<1.5 mm),并且与脑室缺乏直接联系,因此出血和感染发生率(<1%)均低于 EVD。但是,脑实质内监测的一个缺点是只能反映局部的 ICP,不允许进行脑脊液引流而且比较昂贵。另一个缺点是一旦放置,它们就无法重新校准或归零,因此可能会

随着时间的流逝而精度降低(或漂移)。但最近的一项荟萃分析显示,这种风险非常有限且在临床上可以接受。

在临床上选择 ICP 监测方式时,准确性并不是唯一的考虑因素。在不同的患者中,感染发生率与脑部损伤的风险、所需的外科手术技能以及潜在的病理情况的权重不同。当出血或感染风险高于一般水平,或因技术困难 EVD 放置失败时,如显著的中线结构移位和脑室塌陷会增加 EVD 放置的技术难度,可以使用脑实质内导管法。例如,对于经常需要脑脊液引流的出血性脑卒中患者,EVD 仍然是首选。相比之下,实质性探针通常是 TBI 患者的首选,因为 TBI 患者可能存在被压缩的脑室,这可能会导致脑室插管困难。在一些资源有限的地区,由于认为感染的基线风险较高,应首选脑实质内导管法来监测重型 TBI 患者的 ICP。选择监测方法时,必须在临床环境和患者需求的背景下考虑该方法的所有特征。以 TBI 患者为例,监测持续时间取决于脑损伤和脑水肿程度、临床病情变化和 ICP 变化情况,通常为 7～14 天。

这种侵入性手术的风险正在推动无创 ICP 监测技术的研究和开发,如采用前囟测压、测眼压、经颅多普勒超声测量脑血流、鼓膜移位测试法、近红外光谱法、生物电阻抗法等,但无创 ICP 监测尚处于研究阶段和临床试用阶段,精准度和稳定性仍无法判断,不推荐应用于临床。

5. ICP 波形分析　当前的 ICP 管理指南主要是用平均 ICP 作为指导治疗的指标。但鉴于 ICP-颅内容物体积曲线的形状,仅依靠平均 ICP 不足以帮助临床决策,这在一定程度上限制了 ICP 监测对临床的指导意义。平均 ICP 是 ICP 在一段时间内的平均值,至少要监测 30 min。目前,大量研究者希望通过获取、分析连续的 ICP 波形数据和多模态监测来解决这一不足,并持续发展和完善 ICP 的监测方法。

ICP 波形由三个部分组成:

(1)与呼吸周期相关的呼吸波形;

(2)与动脉周期相关的脉冲压力波形(AMP 波);

(3)低频率血管波形(Lundberg A 波和 B 波等)。

呼吸引起的 ICP 波动很小,在正常情况下可能无法观察到。AMP 波通常呈现三个峰,即 P1、P2 和 P3,它们的振幅逐渐减小,反映了动脉脉冲压力的传播(图 7-3)。最早的 P1 峰可能与动脉压力脉冲达到其收缩最大值时的动脉壁立即扩张有关,反映了颅内大动脉搏动,P2 和 P3 可能与动脉血容量的增加有关,较具有临床应用价值,其中 P2 主要反映脑组织弹性,P3 也称为重搏波,反映主动脉关闭。研究证明,较高的 AMP 波与较低的颅脑顺应性有关。ICP 增高不仅会增大平均 ICP,还会影响 ICP 波形的特征。在正常情况下,P1 波明显。随着 ICP 增高,P2 增长率远高于 P1,P1 波和 P2 波峰值振幅反转,提示颅脑顺应性受限(图 7-3)。

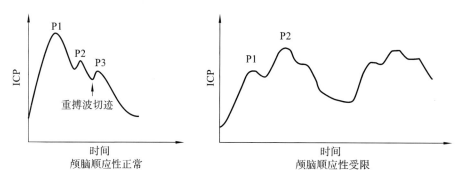

图 7-3　正常和异常的 ICP 波形

注:颅脑顺应性正常时,显示正常状态的三个峰,P3 的起点与重搏波切迹在动脉波动上的位置对齐,重搏波切迹是主动脉关闭的标志;颅脑顺应性受限时,ICP 波形由 P1 主导转化为 P2 主导,常见于脑损伤和脑水肿。改编自 Nag et al,2019。

此外,RAP 是 AMP 波振幅(A)和平均 ICP(P)之间的相关系数(R),是反映代偿储备的一个重要指标。ICP-颅内容物体积曲线也表明了脑血流量(cerebral blood flow,CBF)和 ICP 之间的相关性。在理想情况下,RAP 值在"ICP-颅内容物体积曲线"的线性部分为 0,表明幅度和平均 ICP 的变化之间缺乏同步性,提示良好的代偿储备。当 ICP 中度增高时,RAP 值在指数上升部分为 1,表明颅内容物体积的增加会导致 ICP 的快速增大,此时代偿储备较低。当 ICP 进一步显著增大时,由于脑自动调节功能消失,小动脉倾向于被动塌陷,AMP 波振幅下降,RAP 变为负值。

ICP 波形的特定变化还可反映脑功能障碍的进展。在脑功能障碍时期,ICP 波可以以 Lundberg A 波和 B 波为特征。A 波或平台波是指一段持续 5~20 min 的平均 ICP 持续急剧增大的波形,提示 ICP 明显升高,是颅脑顺应性下降和脑血管自动调节功能恶化的危险征兆。此时 ICP 持续升高会导致 CPP 降低,进入 ICP 增高和脑缺血加重的恶性循环。B 波是一段 ICP 周期性升高的聚集波,以每分钟 0.33~3 个周期的速率发生,一般持续时间较短,为 5~30 min,反映有限的颅脑顺应性。B 波出现时 ICP 可能已经上升到 20~50 mmHg。

(二)CPP 监测

1. CPP 的病理生理　CPP 是平均动脉压(mean arterial pressure,MAP)和 ICP 之间的差值。CPP 正常值约为 90 mmHg,CPP 和 CBF 不表现出直接的线性关系,其关系取决于不同的疾病状态。在面对不同 CPP 时,脑血管自动调节功能对于保持恒定的 CBF 很重要。在具有完整脑血管自动调节功能时,脑通过脑阻力血管在较宽的 CPP 范围内(50~100 mmHg)进行自动调节,可保证脑毛细血管床恒定血流。正常情况下当 CPP 降低时,阻力血管就会扩张,以提高 CBF,将 CBF 稳定在一定范围内。然而,在某些病理情况下,脑血管自动调节功能会出现障碍,以脑卒中或脑损伤情况较为显著。当 CPP 下降至 50 mmHg 时,CBF 会出现明显下降而发生缺血;当 CPP 超过 160 mmHg 时,由于动脉血压克服了血管床的代偿性收缩,脑血管自动调节功能丧失,导致 CBF 直接与 MAP 线性相关。

2. 最佳 CPP　目前 CPP 治疗的最佳上限和下限尚无确切定论。脑外伤指南指出,CPP 值应维持在 60~70 mmHg 之间,但 60 mmHg 和 70 mmHg 是否是 CPP 阈值的下限和上限尚不清楚。后续临床试验指出,用抗利尿激素和液体疗法维持 CPP>70 mmHg 是以系统性风险升高和并发症为代价的。在高 CPP 目标治疗组中,急性呼吸窘迫综合征风险增加 5 倍。而且生存和良好神经功能预后的关键 CPP 阈值可能会有所不同,并且可能会随年龄和性别而变化。不同个体间导致脑灌注不足和局部缺血的 CPP 阈值也可能是不同的。因此,针对个体化的最佳 CPP 范围的概念正在受到关注。最佳 CPP(optimal CPP,CPP$_{opt}$)的管理还需要考虑到自动调节的情况。对自动调节的监测和评估有助于广泛地确定脑灌注管理目标和急性脑损伤的预后。例如,在体温过低以及受伤后的前几天,大脑可能特别容易受到脑血管自动调节功能障碍的影响。目前研究用于帮助确定 CPP$_{opt}$ 值的指标包括压力反应指数、脑组织氧合指数和组织血红蛋白等。U 形曲线是最常用的研究方法,尤其在 TBI 中,是通过在连续 4 h 时间窗内拟合上述指标和 CPP 或 MAP 的抛物线函数建模。它代表了准确的 MAP 值或 CPP 值,真实反映脑血管自动调节功能指标的最低值。过高或过低的 CPP 都与脑血管自动调节功能受损有关,可以通过绘制个性化的 U 形曲线找到 CPP$_{opt}$,此时脑血管自动调节功能处于最佳状态。其中脑组织氧合指数相对稳定,随着动脉氧含量的增大而增大,受自主调节机制控制,不受 CPP 变化影响,可以作为合适的监测目标。

3. 脑血管自动调节　脑血管自动调节是颅脑顺应性的重要组成部分,目前脑血管自动调节功能的评价主要分为两个方面,分别是静态脑血管自动调节和动态脑血管自动调节。静态脑血管自动调节(static cerebral autoregulation,sCA)是响应机体长期、缓慢的脑血压变化,即在 CPP 变化时脑血管收缩或扩张的最大限度。动态脑血管自动调节(dynamic cerebral autoregulation,dCA)是指在脑动脉血压变化的瞬间,脑血管做出的响应,重点在于观察脑血管阻力发生这种适应性变化的速率,可以连续监测脑血管自动调节功能。

早期 sCA 主要是通过输注血管升压素诱导 MAP 变化而后观察 CPP 的变化情况,并计算静态脑血管自动调节率,即为血管阻力增大的百分率除以 CPP 上升的百分率。dCA 包括外界诱导血压波动或自发性血压波动两种方法,如下肢袖带法、Valsalva 试验、瞬间充血反应试验(颈动脉受压)等,监测脑血管对血压突然下降的反应速率。这些早期的监测方法容易因诱导 MAP 改变对患者造成不当影响,安全性不高。

目前有 20 余个脑血管自动调节指数帮助分析监测结果,例如脑氧饱和度、脑组织氧分压反应性、脑血流速度、收缩期流速、平均流速、动态自动调节率(static rate of autoregulation,SRoR)、压力反应指数(pressure reactivity index,PRx)、血红蛋白量和自动调节指数(autoregulatory index,ARI)。下面简要介绍几个常见指标。

ARI 是 1995 年提出的 Tiecks 模型中描述 MAP 和 CBF 之间关系的参数,范围从 0(缺乏脑血管自动调节功能)到 9(脑血管自动调节功能处于最佳状态),但该模型完全基于数学公式,没有考虑到脑血管自动调节的生理机制,准确性和可重复性差。

SRoR 是指单位时间(s)内,血压变化 1 mmHg 时引起血管阻力指数的改变量,可用于描述脑血管对血压突然下降的调节速率,即动态脑血管自动调节功能,需要通过外界干扰来评估,如收缩腿部袖带引起动脉血压下降,同时测量大脑中动脉中的流速计算得出。

平均指数(mean index,Mx)主要是研究脑血流速度与 CPP 变化的相关性,通过无创监护连续监测 60 个连续的 5～10 s 的片段,将监测到的脑血流速度与 CPP 变化的时间平均化。当 Mx>0 时,表示 CBF 和 CPP 变化方向一致,自动调节功能受损;Mx≤0 时提示自动调节功能完好。Mx 是监测脑血管自动调节功能短期变化的理想指标。最新的临床研究将脑血流速度和 MAP 相比,得出的 Mx-MAP 曲线显示出较 ARI 和 PRx 等指标更好的一致性。

二、有创脑血流监测

CBF 目前主要通过无创手段来监测(详见第六章),如经颅多普勒超声与经颅彩色多普勒超声,具有全局性但是非定量性;也可以通过有创手段来监测,如热弥散法(thermal diffusion,TD)可监测一定区域血流情况。TD 是将热扩散探针直接插入脑实质,连续测量 CBF,通常将探针放置于脑皮质下 2 cm,具体位置需要了解灌注情况的感兴趣区域(半暗带),其准确性取决于与感兴趣区域的靠近程度。一般认为 20 mL/(100 g · min)的 CBF 水平是诊断低灌注的阈值。

三、有创脑氧合监测

脑氧合主要包括无创床旁监测方法(NIRS,详见第六章)和两种有创床旁监测方法,即脑组织氧分压(partial pressure of brain tissue oxygen,$PbtO_2$)监测和颈静脉血氧饱和度(jugular venous oxygen saturation,$SjvO_2$)监测。多模态监测指南建议进行 $SjvO_2$ 或 $PbtO_2$ 监测,辅助 ICP/CPP 靶向治疗,识别难治性颅内高压和治疗阈值,帮助控制迟发性脑缺血。

$PbtO_2$ 监测是所有床旁脑氧合监测方法中最直接准确的方法,是监测脑氧合的首选方式。$PbtO_2$ 监测使用类似于放置实质内光纤 ICP 监测器的方法,将传感器置入脑实质中,其准确性取决于探头置入位置和深度。$PbtO_2$ 不仅反映脑灌注情况,更反映了脑血流量、动静脉血氧张力和组织氧摄取的结合。因此,$PbtO_2$ 监测能够提供两个方面信息:①在靶向 CPP_{opt} 时可以指导氧气供给;②当已经达到 CPP_{opt} 时,可以监测非灌注相关的脑组织缺氧情况。$PbtO_2$ 监测的准确性受多种因素影响,如 CPP、血红蛋白浓度、血氧饱和度、代谢率(发热、寒战或情绪过激)和血管痉挛等。而且不同疾病类型中,$PbtO_2$ 探头位置选择有差异。弥漫性脑损伤患者中,建议将探头放置在损伤最轻的部位;SAH 患者中,探头优先放置在血管痉挛风险最高的区域(动脉瘤破裂的血管区域);脑出血患者中,探头则应放置在出血点附近。$PbtO_2$ 监测的并发症发生率较低,可以提供长达 10 天的稳定数据以及对干预措施的测量响应(如 CPP 的变化、呼吸机影响、药物镇静作用和输血),可用于指导治疗。美国脑创伤基金会的指南建议,对于 TBI 患者,应把脑组织氧合监测列为选择,尤其在用过度通气降低 ICP 时。多项研究提示,低 $PbtO_2$ 与 TBI 患者预后不良有关,用 $PbtO_2$ 和 ICP/CPP 结合指导治疗可获得更好的临床结局。$PbtO_2$ 临界值为 5～10 mmHg,15 mmHg 是干预界限。在监测过程中,不仅要观察绝对值,还需要观察 $PbtO_2$ 的变化趋势。但由于有创 $PbtO_2$ 监测数据的不稳定性和局限性,目前不推荐将其作为临床监测技术。

$SjvO_2$ 监测是较为成熟的监测方法,通过位于颈静脉球的导管进行间歇采样监测从大脑返回的静脉血氧浓度,间接反映同侧大脑氧合。在存在 ICP 监测禁忌证或 ICP 监测无法实施时,此方法能够较早识别脑组织低灌注或脑缺血状态,但可能会错过关键部位的局部缺血以及对对侧大脑监测效果不佳。与 PbtO₂ 监测相比,SjvO₂ 监测更难且可靠性较差,易发生漂移,需要反复校准,导管放置位置、有无堵塞以及采样技术是否熟练都可能影响 SjvO₂ 的准确性,例如,左、右侧静脉中的血氧饱和度可能不同,建议从优势引流的颈内静脉中插管取样。SjvO₂ 的正常值在 $55\%\sim75\%$ 之间。当 SjvO₂$<55\%$ 时,提示存在脑缺血,常见于重型 TBI、脑血管痉挛等,但由于可能未检测到异常区域,因此不能认为 SjvO₂ 值较高时不存在脑缺血。SjvO₂$>75\%$ 时,提示脑组织充血、过度灌注或代谢率低(如脑梗死)。

四、脑微透析技术

脑微透析技术(cerebral microdialysis,CMD)是 20 世纪 90 年代引入神经重症监护的有创监护方法,可以连续监测脑代谢,通过测量代谢中间产物来分析脑组织亚细胞水平的能量代谢情况。此监护方法是通过置入具有半透膜功能的探头,并通过导管注入灌流液,灌流液中的溶质从导管扩散到间质;同时细胞外液中的分子向导管内扩散,即分子从高浓度区域向低浓度区域运动,从而可以对透析液进行频繁采样。相对回收率用来评估透析液中待测分子浓度和脑内浓度的关系,与温度、灌流液流速、导管的透析膜材料和表面积以及灌流液成分有关。37 ℃的灌流液可以使脑组织处于正常生理状态。每小时采样的流速建议为 $0.3\ \mu\mathrm{L/min}$,相对回收率约 70%,过快的灌注速率会降低相对回收率,在流速为 $1\ \mu\mathrm{L/min}$ 时,相对回收率降至 30%。常规推荐每小时进行采样足以监测出颅内高压或迟发性缺血发生之前的代谢变化。导管置入创伤位置会诱导机体产生一定应激反应,透析液中可能混有的应激产物和细胞碎片以及泵冲洗顺序的差异,可能导致结果不可靠,因此收集的第一个小时的微量透析液不推荐应用于临床监测。后续分析作为代谢危机标志的目标分子常见的是葡萄糖、谷氨酸、乳酸和丙酮酸。被收集的分子受透析膜孔径的限制:亲水小分子使用 20 kDa 膜;细胞因子等大分子的监测推荐使用 100 kDa 膜。灌流液成分也是重要的影响因素,应与脑脊液等渗且成分相近,还可以通过添加 500 kDa 的葡聚糖或人血清白蛋白降低待检分子在透析膜上的黏附,提高相对回收率。

在正常情况下,葡萄糖是大脑能量代谢的唯一底物,通过糖酵解转化为丙酮酸,丙酮酸在有氧条件下进入三羧酸循环;在缺氧条件下或线粒体功能受损时,丙酮酸会代谢为乳酸。葡萄糖含量降低提示预后不良。但也有研究指出,脑内葡萄糖含量过高也与疾病预后不良相关,这表明伤后脑内葡萄糖含量存在最佳范围,目前仍没有足够的文献具体定义这一范围。乳酸/丙酮酸值(lactic acid and pyruvate ratio,LPR)是细胞氧化还原状态的标志,与相对回收率无关,是定量指标,LPR>40 时提示无氧代谢,会加重继发性脑损伤,已证明,LPR 与预后和脑血管压力反应性相关。但是,在没有缺血的情况下,也可能发生高 LPR,要考虑到乳酸和丙酮酸的绝对浓度,进一步区分代谢异常是由缺血引起还是由非缺血原因引起。在丙酮酸含量低(和低氧)的情况下,LPR 增加表明是能量底物显著减少,由典型的缺血引起;而在丙酮酸正常或含量高(和正常氧气)的情况下,LPR 升高表明是与线粒体功能障碍有关的非缺血原因。谷氨酸是一种兴奋性神经递质,可能由于神经元过度释放或细胞摄取受损而在细胞外空间上升,脑内水平过高可能会加剧 TBI 和 SAH 的伤害,其是缺氧/缺血和兴奋性毒性的标志物。在缺血和癫痫发作中可以观察到过量的谷氨酸释放。由于生理状态下脑内不含任何甘油三酯,脑内高水平的甘油是缺氧/缺血相关的细胞膜分解的标志物,是氧化应激的潜在标志。但同时脑内甘油浓度受全身浓度影响,可能与应激和含甘油的药物治疗有关,故其特异性不高。CMD 还可以为临床研究提供独特的信息,如确定全身性给药的药物是否能通过血脑屏障及透过率,并直接监测药物作用的下游靶点和生物标志物。由于物质的双向跨膜特性,还可以通过透析导管向脑内注入药物,做到监护和治疗相结合。

脑微透析的导管放置位置在不同的疾病之间有所差异。目前主要的文献是关于 TBI 和 SAH。在弥漫性 TBI 中,建议将导管放置在右额叶(非重要脑区);局灶性 TBI 中,导管放置位置取决于监测目的,是监测受损大脑还是正常脑区,一般建议将探头置于损伤侧脑皮质周边较正常的脑组织处。尽管病灶周围的监测对细胞窘迫可能具有更高的敏感性,但将其放置在距原发性损伤较远的地方,对保护未受影响的大脑具有更直接的适用性。不同损伤类型的双侧脑组织建议行双侧脑微透析监测。SAH 的适应证主要是机械通气患者和继发性神经系统恶化患者。国际微透析论坛共识建议将导管放置在动脉瘤载瘤血管供应区域,以便识别早期缺血或血管痉挛。必要时可在重症患者脑内插入多根透析导管,监测受伤大脑各个部位的代谢模式。为了有效地使用微透析,应将微透析整合到脑多模态监测系统中,并根据导管位置和临床背景的知识进行解释。

CMD 的优点如下:

(1)用于分析的采样量小;

(2)动态、实时测定 TBI 后某个脑区某种生化物质的含量变化规律;

(3)能测定清醒状态下脑区某种生化物质的含量变化规律;

(4)测定内容广泛,已用于氨基酸、乳酸、电解质等数十种生化物质的测定;

(5)微透析导管口径小,插入引起的不良事件较少,安全性高。

但该方法具有重要的局限性,抽取样品和进行床旁分析需要大量的时间,对透析液的间歇收集和评估会导致较低的时间分辨率,而且分析仅限于监测探头附近几立方毫米的微环境,仍急需通过揭示整体脑能量状态的技术加以补充。因此,在制定发现继发性损伤的干预措施策略时,插管位置至关重要。其次,CMD 透析效率较低,不同生化物质透析效率不同,通常在 20% 以下,对于测定含量很低的生化物质较困难。脑微透析在床旁决策中的应用最严重的局限性是在不同临床情况下确定正常和危机指标的工作尚未完成,缺乏旨在前瞻性证明脑微透析在成功指导临床治疗中的试验,这阻碍了该监护方法的发展。

五、有创脑电图监测

脑电图监护是对神经重症病房内监护参数的重要补充。无创的头皮电极放置简单,便于床旁数据采集(详见第六章)。尽管头皮脑电图应用非常广泛,但它也有一定的局限性,头皮和大脑皮质相距较远,中间有结缔组织、颅骨等,信号衰减严重,信噪比和空间分辨率低,且电极与头皮易接触不良以及电气设备干扰都会影响头皮脑电图的结果,难以诊断初始事件。鉴于这些不足,人们引入了有创脑电图监测,主要包括深部电极、硬膜下条状电极和栅格状皮质电极。深部电极通过立体定向系统,MRI 或 CT 后计算靶点的三维坐标,常置于杏仁核、海马头部或深部病灶周围。条状电极放置于硬膜下腔,双侧对称放置。栅格状电极在行骨瓣开颅后埋置,可以精确定位异常放电部位。

有创脑电图监测可以提供更灵敏的读数,还可以检测到皮质扩散抑制。在一项小型的前瞻性多中心研究中,仅深部电极就可检测到超过 40% 的由脑电图定义的癫痫发作或周期性放电,癫痫发作检出率远高于无创脑电图监测的癫痫发作检出率,并且该技术完全消除了基线肌肉伪影。深部脑电图监测定量分析还是一种较为敏感的脑血管痉挛检查方法。但是颅内电极的放置具有与其他有创监测装置类似的安全性问题,只能短期植入,而且对操作者要求较高。颅内电极目前很难充分覆盖皮质表面,记录范围较小。

第二节　神经重症病房内的多模态监测

神经重症监护的重点是识别和预防继发性脑损伤。但当前神经重症病房内的监测手段以体格检查结合影像学检查为主,难以满足临床需要,不能及时、有效地监测继发性脑损伤的病理生理变化。因此在昏迷或镇静状态下对患者进行更高级的监测是必要的。研究发现,多模态监测(multimodal monitoring,MMM)可以帮助改善患者临床转归。MMM 能够从 ICP、CBF、脑代谢、脑功能等多角度、多层次评估原发性损伤的程度,及时发现继发性脑损伤,评估治疗干预的效果(表 7-1)。

表 7-1　有创 MMM

参数	ICP/CPP	CBF	脑组织氧合	脑代谢	脑电活动
常用监测方式	EVD 或脑实质内监测	TD	$SjvO_2$ 或 $PbtO_2$ 监测	CMD	有创脑电图监测
正常范围（成人）	ICP：$6.0\sim13.5$ mmHg。CPP：$50\sim150$ mmHg	>20 mL/(100 g·min)	$SjvO_2$：$55\%\sim75\%$。$PbtO_2$：$5\sim10$ mmHg	葡萄糖：$1.5\sim2$ mmol/L。LPR<25	无异常波形
临床意义	监测脑灌注情况，预警 ICP 的危险性升高	直接测量区域脑血流	监测脑组织氧摄取率和氧利用率	监测脑能量代谢危机	监测异常发电，如癫痫发作

随着技术和信息学的进步，数据采集不再是一个问题。MMM 的目的不是为神经重症医生增加新的监测变量，而是整合来自多个模态的信息来制订患者特定的"损伤概况"，这将有助于指导制订最佳治疗计划。MMM 通过反映细胞死亡和损伤的生理参数的变化获得更多对继发性脑损伤机制的了解，帮助识别脑状态恶化以及指导个性化治疗。

在过去的十几年中，MMM 领域取得了重大进步。神经重症监护 MMM 的发展如下：

（1）将 MMM 集成到常规心肺重症病房监测中（如评估 ICP 增高与心率变化之间的相互关系）；

（2）将适应证扩展到其他疾病过程（如术中监测和败血症），扩大使用现有的模式（如基于超声的技术）和新兴技术。神经重症监护 MMM 正在推动大量研究和改变治疗方法。

但是 MMM 仍有很多值得关注和亟待解决的问题。例如，所监测生理变量的数量和复杂性以及它们之间的相互作用，因此计算分析和数据整合是 MMM 推广的必要前提。在分析参数时需要注意以下两点：

（1）一个或多个参数在另一个参数出现异常时仍保持正常；

（2）在正常脑组织氧合或新陈代谢的情况下，应采取何种措施应对 ICP 的升高。

而且针对采用 MMM 的前瞻性研究存在重大挑战。以 TBI 为例，TBI 研究中有多个实例证明了单中心研究的良好结果未能转化为后续多中心临床试验的获益证据。临床研究的质量主要与研究设计和实施密切相关。理想的神经监测研究应是所有参与者均接受调查的监测方式，其中一些随机接受监测指导治疗，而其他人接受标准护理，并在各个中心进行标准化治疗。然而，由于参数众多，监护方法各异，各中心之间采用的监测策略差异很大，难以统一；而且各中心之间监护仪定义的治疗阈值难以规范。最有可能在临床中获得应用的方法是同时测量 ICP 和 $PbtO_2$，因为单个探头能够实现同时监测这两个指标。同时 TBI 代表一系列复杂且异质的疾病过程，并具有明显的时间和区域异质性，是否要区别对待不同形式的 TBI 也还没有定论，哪些监测变量是可干预改善的治疗靶标，哪些仅是损伤严重程度的标志物尚不清楚。还需要做出更多的努力和研究去衡量 MMM 对功能结局和恢复的影响。

参 考 文 献

［1］　中国医师协会神经外科医师分会，中国神经创伤专家委员会. 中国颅脑创伤颅内压监测专家共识［J］. 中华神经外科杂志，2011，27（10）：1073-1074.

［2］　中华医学会创伤学分会颅脑创伤专业委员会. 颅脑创伤患者脑脊液管理中国专家共识［J］. 中华神经外科杂志，2019，35（8）：760-764.

［3］　吴翔，高国一，陈文劲，等. 颅脑创伤患者颅内压波形中纺锤波的意义［J］. 中华神经外科杂志，2017，33（7）：660-664.

［4］　Aries M J，Czosnyka M，Budohoski K P，et al. Continuous determination of optimal cerebral perfusion pressure in traumatic brain injury［J］. Crit Care Med，2012，40（8）：2456-2463.

[5] Aries M J H, Czosnyka M, Budohoski K P, et al. Continuous monitoring of cerebrovascular reactivity using pulse waveform of intracranial pressure[J]. Neurocrit Care,2012,17(1):67-76.

[6] Balestreri M, Czosnyka M, Hutchinson P, et al. Impact of intracranial pressure and cerebral perfusion pressure on severe disability and mortality after head injury[J]. Neurocrit Care,2006,4(1):8-13.

[7] Barlow P, Mendelow A D, Lawrence A E, et al. Clinical evaluation of two methods of subdural pressure monitoring[J]. J Neurosurg,1985,63(4):578-582.

[8] Bragge P, Synnot A, Maas A I, et al. A state-of-the-science overview of randomized controlled trials evaluating acute management of moderate-to-severe traumatic brain injury [J]. J Neurotrauma,2016,33(16):1461-1478.

[9] Calviello L, Donnelly J, Cardim D, et al. Compensatory-reserve-weighted intracranial pressure and its association with outcome after traumatic brain injury[J]. Neurocrit Care,2018,28(2):212-220.

[10] Cardoso E R, Rowan J O, Galbraith S. Analysis of the cerebrospinal fluid pulse wave in intracranial pressure[J]. J Neurosurg,1983,59(5):817-821.

[11] Carney N, Totten A M, O'Reilly C, et al. Guidelines for the management of severe traumatic brain injury,fourth edition[J]. Neurosurgery,2017,80(1):6-15.

[12] Carpenter K L H, Young A M H, Hutchinson P J. Advanced monitoring in traumatic brain injury:microdialysis[J]. Curr Opin Crit Care,2017,23,(23):103-109.

[13] Chamoun R, Suki D, Gopinath S P, et al. Role of extracellular glutamate measured by cerebral microdialysis in severe traumatic brain injury[J]. J Neurosurg,2010,113(3):564-570.

[14] Citerio G, Oddo M, Taccone F S. Recommendations for the use of multimodal monitoring in the neurointensive care unit[J]. Curr Opin Crit Care,2015,21(2):113-119.

[15] Citerio G, Signorini L, Bronco A, et al. External ventricular and lumbar drain device infections in ICU patients:a prospective multicenter Italian study[J]. Crit Care Med,2015,43(8):1630-1637.

[16] Claassen J, Vespa P, Participants in the International Multidisciplinary Consensus Conference on Multimodality Monitoring. Electrophysiologic monitoring in acute brain injury[J]. Neurocrit Care,2014,21 Suppl 2:S129-S147.

[17] Clausen T, Alves O L, Reinert M, et al. Association between elevated brain tissue glycerol levels and poor outcome following severe traumatic brain injury[J]. J Neurosurg, 2005, 103 (2): 233-238.

[18] Clifton G L, Choi S C, Miller E R, et al. Intercenter variance in clinical trials of head trauma—experience of the National Acute Brain Injury Study:hypothermia[J]. J Neurosurg,2001,95(5):751-755.

[19] Crutchfield J S, Narayan R K, Robertson C S, et al. Evaluation of a fiberoptic intracranial pressure monitor[J]. J Neurosurg,1990,72(3):482-487.

[20] Czosnyka M, Miller C, Participants in the International Multidisciplinary Consensus Conference on Multimodality Monitoring. Monitoring of cerebral autoregulation[J]. Neurocrit Care,2014,21 Suppl 2:S95-S102.

[21] Czosnyka M, Pickard J D, Steiner L A. Principles of intracranial pressure monitoring and treatment[J]. Handb Clin Neurol,2017,140:67-89.

[22] Czosnyka M, Smielewski P, Lavinio A, et al. An assessment of dynamic autoregulation from spontaneous fluctuations of cerebral blood flow velocity:a comparison of two models,index of autoregulation and mean flow index[J]. Anesth Analg,2008,106(1):234-239.

[23] Doyle D J,Mark P W. Analysis of intracranial-pressure[J]. J Clin Monit,1992,8(1):81-90.

[24] Fernandes H M,Bingham K,Chambers I R,et al. Clinical evaluation of the Codman microsensor intracranial pressure monitoring system[J]. Acta Neurochir Suppl,1998,71:44-46.

[25] Fried H I,Nathan B R,Rowe A S,et al. The insertion and management of external ventricular drains:an evidence-eased consensus statement:a statement for healthcare professionals from the neurocritical care society[J]. Neurocrit Care,2016,24(1):61-81.

[26] Hall A,O'Kane R. The best marker for guiding the clinical management of patients with raised intracranial pressure-the RAP index or the mean pulse amplitude? [J]. Acta Neurochir(Wien), 2016,158(10):1997-2009.

[27] Hartings J A,Bullock M R,Okonkwo D O,et al. Spreading depolarisations and outcome after traumatic brain injury:a prospective observational study[J]. Lancet Neurol,2011,10 (12): 1058-1064.

[28] Hawryluk G W J,Nielson J L,Huie J R,et al. Analysis of normal high-frequency intracranial pressure values and treatment threshold in neurocritical care patients insights into normal values and a potential treatment threshold[J]. JAMA Neurol,2020,77(9):1150-1158.

[29] Heldt T,Zoerle T,Teichmann D,et al. Intracranial pressure and intracranial elastance monitoring in neurocritical care[J]. Annu Rev Biomed Eng,2019,21:523-549.

[30] Howells T, Lewen A, Skold M K, et al. An evaluation of three measures of intracranial compliance in traumatic brain injury patients [J]. Intensive Care Medicine, 2012, 38 (6): 1061-1068.

[31] Hutchinson P J,Jalloh I,Helmy A,et al. Consensus statement from the 2014 International Microdialysis Forum[J]. Intensive Care Med,2015,41(9):1517-1528.

[32] Jamjoom A A B,Joannides A J,Poon M T,et al. Prospective,multicentre study of external ventricular drainage-related infections in the UK and Ireland[J]. J Neurol Neurosurg Psychiatry, 2018,89(2):120-126.

[33] Kasprowicz M, Lalou D A, Czosnyka M, et al. Intracranial pressure, its components and cerebrospinal fluid pressure-volume compensation[J]. Acta Neurol Scand,2016,134(3):168-180.

[34] Kawoos U,McCarron R M,Auker C R,et al. Advances in intracranial pressure monitoring and its significance in managing traumatic brain injury[J]. Int J Mol Sci,2015,16(12):28979-28997.

[35] Kirkman M A,Smith M. Multimodal intracranial monitoring:implications for clinical practice [J]. Anesthesiol Clin,2012,30(2):269-287.

[36] Kirkman M A, Smith M. Brain oxygenation monitoring[J]. Anesthesiol Clin, 2016, 34 (3): 537-556.

[37] Kontos H A,Wei E P,Navari R M,et al. Responses of cerebral-arteries and arterioles to acute hypotension and hypertension[J]. Am J Physiol,1978,234(4):H371-H383.

[38] Koskinen L O D,Grayson D,Olivecrona M. The complications and the position of the Codman MicroSensor™ ICP device:an analysis of 549 patients and 650 Sensors[J]. Acta Neurochir (Wien),2013,155(11):2141-2148.

[39] Lassen N A. Cerebral blood flow and oxygen consumption in man[J]. Physiol Rev,1959,39(2): 183-238.

[40] Le Roux P,Menon D K,Citerio G,et al. Consensus summary statement of the International Multidisciplinary Consensus Conference on Multimodality Monitoring in Neurocritical Care:a statement for healthcare professionals from the Neurocritical Care Society and the European

Society of Intensive Care Medicine[J]. Neurocrit Care,2014,21 Suppl 2:S1-S26.

[41]　Leffert L R,Schwamm L H. Neuraxial anesthesia in parturients with intracranial pathology:a comprehensive review and reassessment of risk[J]. Anesthesiology,2013,119(3):703-718.

[42]　Lin C M,Lin M C,Huang S J,et al. A prospective randomized study of brain tissue oxygen pressure-guided management in moderate and severe traumatic brain injury patients[J]. Biomed Res Int,2015,2015:529-580.

[43]　Lundberg N. Continuous recording and control of ventricular fluid pressure in neurosurgical practice[J]. Acta Psychiatr Scand Suppl,1960,36(149):1-193.

[44]　Lundberg N. Monitoring of intracranial pressure[J]. Proc R Soc Med,1972,65:19-22.

[45]　Lundberg N,Troupp H,Lorin H. Continuous recording of the ventricular-fluid pressure in patients with severe acute traumatic brain injury. A preliminary report[J]. J Neurosurg,1965,22 (6):581-590.

[46]　Lyons M K,Meyer F B. Cerebrospinal fluid physiology and the management of increased intracranial pressure[J]. Mayo Clin Proc,1990,65(5):684-707.

[47]　Martin G. Lundberg's B waves as a feature of normal intracranial pressure[J]. Surg Neurol, 1978,9(6):347-348.

[48]　Mendelow A D,Rowan J O,Murray L,et al. A clinical comparison of subdural screw pressure measurements with ventricular pressure[J]. J Neurosurg,1983,58(1):45-50.

[49]　Menon D K,Maas A I R. Traumatic brain injury in 2014. Progress,failures and new approaches for TBI research[J]. Nat Rev Neurol,2015,11(2):71-72.

[50]　Nag D S,Sahu S,Swain A,et al. Intracranial pressure monitoring:gold standard and recent innovations[J]. World J Clin Cases,2019,7(13):1535-1553.

[51]　Narotam P K,Morrison J F,Nathoo N. Brain tissue oxygen monitoring in traumatic brain injury and major trauma:outcome analysis of a brain tissue oxygen-directed therapy[J]. J Neurosurg, 2009,111(4):672-682.

[52]　Nielsen T H,Olsen N V,Toft P,et al. Cerebral energy metabolism during mitochondrial dysfunction induced by cyanide in piglets[J]. Acta Anaesthesiol Scand,2013,57(6):793-801.

[53]　Ortolano F,Carbonara M,Stanco A,et al. External ventricular drain causes brain tissue damage: an imaging study[J]. Acta Neurochir (Wien),2017,159(10):1981-1989.

[54]　Padayachy L C,Figaji A A,Bullock M R. Intracranial pressure monitoring for traumatic brain injury in the modern era[J]. Childs Nerv Syst,2010,26(4):441-452.

[55]　Poca M A,Sahuquillo J,Topczewski T,et al. Is intracranial pressure monitoring in the epidural space reliable? Fact and fiction[J]. J Neurosurg,2007,106(4):548-556.

[56]　Ponce L L,Pillai S,Cruz J,et al. Position of probe determines prognostic information of brain tissue PO_2 in severe traumatic brain injury[J]. Neurosurgery,2012,70(6):1492-1503.

[57]　Purins K,Enblad P,Wiklund L,et al. Brain tissue oxygenation and cerebral perfusion pressure thresholds of ischemia in a standardized pig brain death model[J]. Neurocrit Care,2012,16(3): 462-469.

[58]　Raabe A,Totzauer R,Meyer O,et al. Reliability of epidural pressure measurement in clinical practice:behavior of three modern sensors during simultaneous ipsilateral intraventricular or intraparenchymal pressure measurement[J]. Neurosurgery,1998,43(2):306-311.

[59]　Rapela C E,Green H D. Autoregulation of canine cerebral blood flow[J]. Circ Res,1964,15, SUPPL:205-212.

［60］ Reinstrup P,Stahl N,Mellergard P,et al. Intracerebral microdialysis in clinical practice:baseline values for chemical markers during wakefulness,anesthesia,and neurosurgery[J]. Neurosurgery, 2000,47(3):701-710.

［61］ Robertson C S,Gopinath S P,Goodman J C,et al. SjvO$_2$ monitoring in head-injured patients[J]. J Neurotrauma,1995,12(5):891-896.

［62］ Ryder H W,Espey F F,Kimbell F D,et al. The mechanism of the change in cerebrospinal fluid pressure following an induced change in the volume of the fluid space[J]. J Lab Clin Med,1953, 41(3):428-435.

［63］ Schell R M,Cole D J. Cerebral monitoring:jugular venous oximetry[J]. Anesth Analg,2000,90 (3):559-566.

［64］ Sioutos P J,Orozco J A,Carter L P,et al. Continuous regional cerebral cortical blood flow monitoring in head-injured patients[J]. Neurosurgery,1995,36(5):943-950.

［65］ Smielewski P,Czosnyka M,Kirkpatrick P,et al. Evaluation of the transient hyperemic response test in head-injured patients[J]. J Neurosurg,1997,86(5):773-778.

［66］ Sorrentino E,Budohoski K P,Kasprowicz M,et al. Critical thresholds for transcranial Doppler indices of cerebral autoregulation in traumatic brain injury[J]. Neurocritical Care,2011,14(2): 188-193.

［67］ Spiotta A M,Stiefel M F,Gracias V H,et al. Brain tissue oxygen-directed management and outcome in patients with severe traumatic brain injury[J]. J Neurosurg,2010,113(3):571-580.

［68］ Srinivasan V M,O'Neill B R,Jho D,et al. The history of external ventricular drainage[J]. J Neurosurg,2014,120(1):228-236.

［69］ Stein N R,McArthur D L,Etchepare M,et al. Early cerebral metabolic crisis after TBI influences outcome despite adequate hemodynamic resuscitation[J]. Neurocrit Care,2012,17(1):49-57.

［70］ Steiner L A,Coles J P,Johnston A J,et al. Assessment of cerebrovascular autoregulation in head-injured patients-a validation study[J]. Stroke,2003,34(10):2404-2409.

［71］ Strebel S,Lam A M,Matta B,et al. Dynamic and static cerebral autoregulation during isoflurane, desflurane,and propofol anesthesia[J]. Anesthesiology,1995,83(1):66-76.

［72］ Tiecks F P,Lam A M,Aaslid R,et al. Comparison of static and dynamic cerebral autoregulation measurements[J]. Stroke,1995,26(6):1014-1019.

［73］ Timofeev I,Carpenter K L,Nortje J,et al. Cerebral extracellular chemistry and outcome following traumatic brain injury:a microdialysis study of 223 patients[J]. Brain,2011,134(Pt 2): 484-494.

［74］ Treggiari M M,Schutz N,Yanez N D,et al. Role of intracranial pressure values and patterns in predicting outcome in traumatic brain injury:a systematic review[J]. Neurocrit Care,2007,6(2): 104-112.

［75］ Vajkoczy P,Horn P,Thome C,et al. Regional cerebral blood flow monitoring in the diagnosis of delayed ischemia following aneurysmal subarachnoid hemorrhage[J]. J Neurosurg,2003,98(6): 1227-1234.

［76］ Vespa P,Prins M,Ronne-Engstrom E,et al. Increase in extracellular glutamate caused by reduced cerebral perfusion pressure and seizures after human traumatic brain injury:a microdialysis study [J]. J Neurosurg,1998,89(6):971-982.

［77］ Vespa P,Tubi M,Claassen J,et al. Metabolic crisis occurs with seizures and periodic discharges after brain trauma[J]. Ann Neurol,2016,79(4):579-590.

［78］ Vespa P M，Miller C，McArthur D，et al. Nonconvulsive electrographic seizures after traumatic brain injury result in a delayed，prolonged increase in intracranial pressure and metabolic crisis ［J］. Crit Care Med，2007，35(12)：2830-2836.

［79］ Volovici V，Haitsma I K，Dirven C M F，et al. Guidelines for the management of severe traumatic brain injury，fourth edition［J］. Neurosurgery，2017，81(2)：E21.

［80］ Voulgaris S G，Partheni M，Kaliora H，et al. Early cerebral monitoring using the transcranial Doppler pulsatility index in patients with severe brain trauma［J］. Medical Science Monitor，2005，11(2)：CR49-CR52.

［81］ Weerakkody R A，Czosnyka M，Zweifel C，et al. Slow vasogenic fluctuations of intracranial pressure and cerebral near infrared spectroscopy—an observational study［J］. Acta Neurochir (Wien)，2010，152(10)：1763-1769.

［82］ Weersink C S A，Aries M J H，Dias C，et al. Clinical and physiological events that contribute to the success rate of finding "optimal" cerebral perfusion pressure in severe brain trauma patients ［J］. Crit Care Med，2015，43(9)：1952-1963.

［83］ Zacchetti L，Magnoni S，Di Corte F，et al. Accuracy of intracranial pressure monitoring： systematic review and meta-analysis［J］. Crit Care，2015，19：420.

（杨小锋）

第八章 意识障碍的鉴别诊断与治疗

意识状态改变是神经重症患者的一种常见症状,包括意识水平的改变及意识内容的改变。意识障碍反映了控制觉醒和知觉的神经结构功能障碍,其鉴别诊断范围很广,导致昏迷的三种主要机制为脑部结构性病变、神经元弥漫性功能障碍及精神心理因素。临床医生的首要任务是治疗致命性疾病,稳定患者生命体征,然后通过病史询问、体格检查及实验室检查结果去发现潜在病因,防止神经损伤进一步发展,从而制订合理的诊断、治疗和神经监护方案。

第一节 意识障碍的分类与致病机制

一、概述

意识状态包含意识水平和意识内容两个方面的内容,意识水平是患者可以被唤醒的程度,意识内容则是大脑皮质在自身或外界因素刺激下产生的高级认知功能,包括感知、记忆、思维、智力、情感、注意力等内容。昏迷的主要特征是患者的觉醒状态、对自我和环境的感知力丧失,持续超过 1 h。临床上,急性缺血缺氧、脑血管病、颅脑外伤、代谢及中毒等多种原因均可导致昏迷,昏迷是脑功能处于严重抑制状态的一种临床表现。对于神经重症患者,在稳定患者生命体征的同时,对昏迷的诊断与治疗应同步进行。昏迷的诊治有赖于对觉醒生理机制的理解,通过病史询问、体格检查、实验室及神经影像学检查、电生理检查进一步确定昏迷的病因,从而制订针对性的诊疗计划。

二、意识障碍的分类

意识障碍包括两个方面的内容,即意识水平异常与意识内容异常。意识水平异常反映患者觉醒、警觉程度的改变,根据患者可被唤醒的程度,意识水平异常可分为嗜睡、昏睡及昏迷(表 8-1)。意识内容异常主要包括意识模糊及谵妄(表 8-2)。

表 8-1 意识水平异常

意识水平异常		诊断要点	常见病因
嗜睡		病理性持续睡眠状态,轻度刺激可唤醒,醒后可勉强配合检查及回答简单问题,如果没有刺激则很快恢复睡眠状态	代谢障碍、中毒
昏睡		患者处于沉睡状态,需更强的刺激(大声呼唤及疼痛刺激)才可唤醒,醒后反应迟钝,若无持续刺激则很快入睡	代谢障碍、中毒、脑部损伤、中枢神经系统感染、癫痫
昏迷	浅昏迷	意识丧失,对强烈刺激有反应(痛苦表情及躲避反应),但无法唤醒,生命体征平稳,生理反射存在	代谢障碍、中毒、脑部损伤、中枢神经系统感染、癫痫
	中昏迷	对外界一般刺激均无反应,对强刺激可出现防御反射,自发动作少,角膜反射及瞳孔对光反射减弱,大小便潴留或失禁,生命体征可有改变	—
	深昏迷	对外界任何刺激均无反应,全身肌肉松弛,无任何自主运动,眼球固定,瞳孔散大,各种反射消失,大小便失禁。生命体征明显改变,如呼吸不规则,血压下降	—

表 8-2　意识内容异常

意识内容异常	诊断要点
意识模糊	意识范围缩小、定向力障碍、情感淡漠、注意力涣散、活动减少、语言缺乏连贯性
谵妄	急性的脑高级功能障碍、患者意识内容清晰度下降、伴有精神行为异常。临床上可见注意力、定向力、自知力障碍、出现错觉、幻觉、多激惹、焦虑、恐惧，可间歇性嗜睡

三、意识障碍的致病机制

脑结构和功能的完整是保持觉醒状态、产生意识内容的基础。所有引起昏迷的严重脑损伤的共同病理生理基础是大脑皮质、皮质下和上行网状激活系统（ascending reticular activating system，ARAS）完整性的破坏。单侧皮质病变一般不会导致昏迷，而广泛新皮质、纹状体和丘脑神经元死亡、功能障碍、失联络可以引起昏迷。上行网状激活系统的局灶性损伤（间脑旁正中区、脑干腹侧被盖区等）也可导致昏迷。

Moruzzi G 和 Magoun H W（1949 年）发现上行网状激活系统，他们发现从脑干到皮质的上行纤维通过丘脑刺激皮质，是保持警觉和唤醒状态的重要结构。上行网状激活系统源于脑干腹侧被盖区和中脑的神经元网络，向间脑投射，并从间脑向皮质投射。其背侧通路投射与丘脑非特异核团相连，投射到广泛皮质，腹侧通路投射从脑干腹侧被盖区到达基底前脑，尤其是下丘脑后部。

皮质对传入信息进行处理、整合，并对传入的信息赋予内容，从而产生知觉。与意识障碍恢复相关的结构包括主管内部知觉及自动化过程的内侧前额叶皮质、扣带回后部及楔前叶，主管注意及对环境知觉的前额叶背外侧及顶叶后部皮质。这两个系统是相关联的，研究表明，当患者从昏迷逐步发展到植物状态、最低意识状态及意识模糊阶段，两者之间的代谢活动和功能联系增强。

第二节　意识障碍的识别与评估

一、临床表现

（一）病史

详细的病史询问有助于缩小诊断范围，医生可能无法从昏迷患者处采集病史，此时应尝试从旁观者、患者朋友、患者家人、院前急救人员或警察那里获取有用信息。病史询问的关键点如下。

（1）意识障碍是否为突发：突发意识障碍提示脑卒中、癫痫发作或中毒可能，逐渐发作的意识障碍提示颅内占位性病变或炎症疾病进展。

（2）意识障碍是否伴有前驱症状，如嗜睡、意识不清、记忆障碍，是否合并其他症状如发热、乏力、头痛、抽搐、异常运动，是否合并肢体麻木无力等有定位意义的症状。前驱雷劈样头痛提示动脉瘤性蛛网膜下腔出血、脑实质出血、脑静脉窦血栓形成、特发性低颅内压、垂体卒中或小脑卒中。

（3）患者是否有相关颅脑外伤、颅脑手术、癫痫病史，是否存在脑血管病危险因素，是否有使用降糖药或注射胰岛素史，是否合并心脏、肺、肾脏、肝脏等器官功能不全病史，是否存在饮酒史、精神病史及药物滥用情况。

（二）体格检查

1. 意识水平评估　通过逐渐增大强度的刺激来判断患者的意识障碍程度。从自主睁眼、语言提示、触觉刺激到伤害性刺激，包括按压眶上嵴、甲床、胸骨、下颌支的后部，来评估患者的觉醒状态。临床上最常使用的意识水平定量评估量表为格拉斯哥昏迷量表（Glasgow coma scale，GCS）（表 3-1）。GCS 包括睁眼活动、语言功能及运动功能三项评分，根据 GCS 评分的高低对昏迷程度进行分级，13～15 分为轻度昏迷，9～12 分为中度昏迷，3～8 分为重度昏迷。在神经重症患者的评估中，GCS 具有一些局限，如没有考虑脑干功能的变化，对于插管患者无法进行语言功能评估，因此，2020 年《欧洲神经病学会关于昏迷及其他意识障碍诊断指南》推荐使用全面无反应性(full outline of unresponsiveness,FOUR)量表(表 8-3)对昏迷患者进行定量评估。FOUR 量表从眼部反应、运动反应、脑干反射、呼吸方面反映脑干功能,对于昏迷的 TBI 患者,脑干反射有助于识别潜在的颞叶沟回疝和枕骨大孔疝。在大多数研究中,FOUR 量表评分预测不良功能预后的曲线下面积在 0.80~0.90。

表 8-3　全面无反应性量表

分数/分	眼部反应(E)	运动反应(M)	脑干反射(B)	呼吸(R)
4	睁眼或被动睁眼后,能随指令追踪或眨眼	能完成竖拇指、握拳、V 字手势指令	瞳孔和角膜反射灵敏	未插管,规律呼吸
3	睁眼,但不能追踪	对疼痛有定位反应	一个瞳孔散大并固定	未插管,潮式呼吸
2	闭眼,但较强的声音刺激时睁眼	疼痛时肢体有屈曲反应	瞳孔对光反射或角膜反射消失	未插管,呼吸节律不规则
1	闭眼,但疼痛刺激时睁眼	疼痛时肢体有过伸反应	瞳孔对光反射和角膜反射均消失	呼吸频率高于呼吸机设置频率
0	闭眼,对刺激无反应	对疼痛无反应或肌阵挛状态	瞳孔对光反射、角膜反射、呛咳反射均消失	呼吸频率等于呼吸机设置频率,或无呼吸

评估患者昏迷程度时有一些注意点。首先应该考虑患者是否存在影响意识水平判断的混杂因素,如闭锁综合征、重症肌无力及吉兰-巴雷综合征导致的眼球运动障碍,皮质盲、视神经损伤及中枢或外周动眼神经麻痹导致的视觉障碍,言语、注意力异常导致的听觉及认知障碍,患者的镇静状态及评定环境等。需要注意与躯体化障碍及诈病相鉴别,可以通过简单的强迫眼睑开放试验来判断无反应状态的真实性。患者抵抗眼睑开放的阻力随着检查者力量的增加而逐步增加提示诈病或功能性病因。另一个方法是上肢坠落试验,在患者面部上方释放患者的上肢。没有运动障碍的意识清醒患者,坠落的上肢会发生偏移,不与面部发生接触。

2.生命体征　对于昏迷患者,首先应该快速对患者气道、呼吸及循环进行评估,判断患者生命体征是否稳定。昏迷患者可能存在气道保护能力下降,需要进行气管插管等气道保护措施。呼吸模式可能对患者的昏迷病因具有提示作用。呼吸急促可能是由于中脑或间脑病变导致的中枢性过度通气,也可见于原发性肺病、疼痛反应、脓毒症及代谢性酸中毒(如糖尿病酮症酸中毒导致的库斯莫尔(Kussmaul)呼吸)。中枢病变可以导致一系列呼吸暂停及不规则的呼吸模式,具体如下。

(1)持续过度换气:临床表现为过度换气,定位于中脑及脑桥,临床上可见于代谢性酸中毒、发热、肝性脑病及上位脑干病变。

(2)长吸式呼吸:临床表现为深吸气之后有长达 2~5 s 的停顿,接下来是不充分的呼气,定位于脑桥及延髓,临床上可见于低位脑干病变及急性中毒。

(3)潮式呼吸:逐渐增强-逐渐减弱的呼吸,伴不规则的呼吸暂停,见于双侧皮质下和间脑病变,见于代谢性脑病、幕上病变和中脑或间脑病变。

(4)间停呼吸:一段时间的过度通气,有规律的呼吸暂停,潮气量不变,定位于延髓,可见于延髓病变及镇静药物过量。

(5)共济失调性呼吸:表现为呼吸模式混乱,伴不规则的呼吸暂停,其特点是呼吸急促和呼吸暂停的时期缺乏潮式呼吸的渐强-渐弱特性。与延髓病变有关,这种呼吸模式提示延髓损害,见于小脑扁桃体疝。

低血压可以导致脑灌注不足和昏迷。休克、终末期器官功能障碍、阿片类药物中毒、巴比妥酸盐或苯二氮䓬类中毒、降压药过量及脊髓损伤后的交感神经张力丧失等均可导致低血压。如果患者存在低血压,应积极寻找病因并进行液体复苏,必要时使用血管活性药物。严重的高血压可以导致高血压脑病昏迷,血压升高也有可能是颅内压增高的表现,尤其是同时合并心率及呼吸减慢(库欣反应)时。

过高及过低的体温会影响意识。核心体温＜35 ℃定义为低体温,随着体温下降,患者出现谵妄、嗜睡,核心体温＜28 ℃时可以引起昏迷,这时患者的表现类似脑死亡,可出现瞳孔对光反射消失,同时房颤及心搏骤停的风险增高。在下丘脑功能异常、高位脊髓损伤导致自主神经功能障碍、甲状腺功能减退、肾上腺功能衰竭、维生素 B_1 缺乏性脑病、严重脓毒症及镇静药中毒的情况下可出现低体温。核心体温＞42 ℃时可直接引起脑病,脑电图出现节律减慢及癫痫发作。体温升高的机制包括产热增加、散热减少及体温调节中枢异常。恶性高热、甲状腺危象、抗精神病药恶性综合征、可卡因及吗啡中毒、惊厥性癫痫持续状态的患者可因产热增加导致体温升高。下丘脑及脑干病变可导致体温调节中枢异常,引起体温升高。热射病、自主神经功能障碍、使用抗胆碱药等可引起散热减少,导致体温升高。

3. 神经系统体格检查 神经系统体格检查需注意患者的体征,提示是局灶性病变还是非局灶性病变,评估患者昏迷原因是结构性还是代谢性,从而确定下一步辅助检查的先后顺序。

(1)脑干反射:脑神经的检查有助于评估脑干反射的传入支、脑干核团、中间连接及传出支,脑干病变可能导致上行网状激活系统受损。脑干反射包括瞳孔对光反射(所有患者均应检查瞳孔的大小,反应性和对称性)、角膜反射、视觉威胁反应、头眼反射(注意排除颈椎创伤和不稳定因素后进行)、前庭-眼反射(冷热试验)、咽反射和咳嗽反射(表 8-4)。

表 8-4 重要脑干反射

脑干反射	传入神经	传出神经	说明
瞳孔对光反射	Ⅱ	Ⅲ	注意药物影响
眼球运动(头眼反射或冷热试验)	Ⅷ	Ⅲ、Ⅵ	受耳毒性药物的影响,颈椎损伤时不能进行头眼反射,可以使用冷热试验,自主眼球运动有时是闭锁综合征与脑死亡的唯一鉴别点
角膜反射	Ⅴ	Ⅶ	—
咽反射	Ⅸ	Ⅸ、Ⅹ	经口插管患者评估困难
咳嗽反射	Ⅹ	Ⅹ、颈神经根	可以通过气管内吸痰检查

眼球及瞳孔检查是神经系统体格检查的重点。双侧瞳孔不对称＞0.5 mm,排除眼部手术、虹膜疾病等因素后,提示交感或副交感神经功能异常。单侧瞳孔散大、对光反射消失需考虑脑疝、后交通动脉瘤导致单侧动眼神经压迫及中脑动眼神经副核受损的可能。双侧瞳孔缩小可见于阿片类、苯二氮䓬类、巴比妥类、拟胆碱药、胆碱酯酶抑制剂、可乐定等药物中毒,也可见于脑桥病变。抗胆碱药、拟交感药物、抗抑郁药及肉毒素可导致双侧瞳孔扩大。注意,当颅内压增高导致双侧动眼神经压迫时可以出现双侧瞳孔扩大伴瞳孔对光反射消失,糖尿病神经病变也可导致双侧瞳孔不对称及双侧瞳孔扩大。一侧瞳孔缩小、眼睑下垂、同侧面部无汗需考虑脑干及颈部交感神经系统功能障碍导致的霍纳综合征。双眼向一侧凝视需考虑同侧额叶及对侧脑桥抑制性病变可能,注意,一侧额叶癫痫发作导致双眼向对侧凝视。脑干及小脑病变可以导致双眼垂直不共轭及眼球震颤。

代谢性、缺血性和缺氧性脑病可出现眼球向上偏斜。垂直性眼球分离和非共轭性眼球运动提示结构性病变。前庭-眼反射可以通过头眼反射及冷热试验检查,昏迷患者前庭-眼反射保留提示脑干功能部分保留。头眼反射通过将头向一个方向转动(垂直或水平),观察双眼是否向对侧移动,水平眼球运动麻痹提示外展神经、内侧纵束、动眼神经、脑桥旁正中网状结构病变,垂直眼球运动麻痹提示动眼神经、卡哈尔(Cajal)间质核、后联合及内侧纵束嘴侧间质核病变。冷热试验通过向一侧外耳道缓慢注入冷水或热水,观察眼球活动的变化。向一侧外耳道注入冷水,正常清醒患者会出现对侧眼球震颤,嗜睡患者出现同侧眼球偏斜伴对侧眼球震颤,浅昏迷患者只出现同侧眼球偏斜,而深昏迷患者没有眼球活动。部分维生素 B_1 缺乏性脑病患者可出现选择性脑室及导水管周围灰质受累,累及前庭神经核,表现为瞳孔及其他脑神经正常,而前庭-眼反射消失的情况。在使用大剂量镇静药物的情况下,部分患者可以出现一过性选择性前庭-眼反射消失。

(2)运动、感觉及肢体反射:可以通过患者对刺激的反应评估患者的运动及感觉功能。一侧下肢外旋提示偏瘫或髋部骨折可能。面部表情不对称、肢体运动不对称提示局灶性病变可能。霍夫曼征阳性、巴宾斯基征阳性提示病变累及皮质脊髓束。去皮质强直表现为身体姿势呈双上肢屈曲，上肢肩关节内收，肘、腕、手指关节屈曲，双下肢伸直、内旋和跖屈，提示双侧大脑皮质弥漫性损伤而皮质下及脑干功能保留，可见于缺氧性脑病、脑炎、中毒、皮质损害较广泛的脑血管病和颅脑外伤。去大脑强直表现为四肢伸直，双上肢内收、旋前、手腕屈曲，提示红核以下运动系统损伤。肌张力增高或强直可能提示 5-羟色胺综合征、抗精神病药恶性综合征、恶性高热、亚急性或慢性脑损伤、癫痫发作或慢性脊髓损伤。反射亢进或阵挛提示上运动神经元损伤可能，也可见于 5-羟色胺综合征、抗精神病药恶性综合征、恶性高热及破伤风。反射减退提示下运动神经元损伤，如脊髓损伤、肉毒素中毒。扑翼样震颤常见于代谢性脑病，如肝性脑病及肺性脑病。脑膜刺激征阳性提示颅内感染、蛛网膜下腔出血及颅内压增高可能。

（3）其他重要体征：呃逆可见于延髓病变，呕吐可能提示颅内压增高、脑积水及第四脑室底部病变。眼底检查发现视乳头水肿往往提示颅内压增高，玻璃体下出血提示蛛网膜下腔出血可能，视网膜出血或脱落则提示头部外伤可能。熊猫眼征、Battle 征、鼓膜出血提示颅底骨折可能。口唇樱桃红色见于一氧化碳中毒，口唇发绀提示存在缺氧。无汗、黏膜干燥需注意是否存在脱水或抗精神病药、抗胆碱药及抗抑郁药使用过量，而出汗、流泪及流涎需排除胆碱能中毒。巩膜黄染提示肝性脑病可能。

二、辅助检查

（一）实验室检查

血常规、肝功能、肾功能、电解质、血糖、血酮、血氨、凝血功能检查及血气分析有助于快速发现贫血及代谢异常，如低血糖、高碳酸血症、低钠血症、糖尿病酮症酸中毒、肝性脑病及尿毒症导致的意识障碍。甲状腺功能及激素水平有助于甲状腺危象、黏液性水肿昏迷的诊断。血气分析可以快速评估患者是否存在贫血、低血糖、低氧血症、二氧化碳潴留及酸碱平衡异常，阴离子间隙增大的代谢性酸中毒往往见于酮症酸中毒、尿毒症、乳酸中毒及毒物中毒。

（二）影像学检查

影像学检查对昏迷的结构性病因评估至关重要。CT 可以快速、有效地评估脑部结构异常，尤其是脑出血、硬膜下血肿、硬膜外血肿、脑疝及脑积水等情况。在阅片时要特别关注脑沟、脑回改变，环池、基底池的情况及脑室大小情况，脑沟消失、脑回肿胀、皮质-灰质分界不清往往提示脑水肿，环池、基底池消失提示颅内压增高及脑干受压，脑室缩小可能由脑肿胀、颅内压增高导致，脑室扩大则提示脑积水可能。对于诊断不明确的昏迷患者、临床评估提示结构损伤的患者以及先前有头部外伤的患者，应立即行头颅 CT 检查。对于基底动脉闭塞、可逆性后部脑病综合征、早期丘脑和脑干缺血性卒中及脑静脉窦血栓形成，CT 可能会遗漏，MRI 可以更敏感地发现这些病变。CTA 检查有助于评估是否存在脑血管闭塞及动脉瘤。CTV/MRV 有助于颅内静脉血栓形成的诊断。对于无创检查不能明确诊断的患者，DSA 是诊断动脉瘤、脑动脉狭窄闭塞、动静脉畸形、动静脉瘘及大脑静脉窦血栓形成的金标准（图 8-1）。

（三）脑电图及诱发电位

脑电图可以从时间和空间两个方面反映神经元的活动状态，有助于癫痫的诊断，尤其是非惊厥性癫痫导致的意识障碍，并且可以区分非惊厥性癫痫持续状态及癫痫后状态。脑电图在评估昏迷的深度及脑功能损伤程度，判断昏迷的预后等方面具有重要价值。昏迷患者由于病因及脑功能不同，可出现一系列异常脑电图表现。脑电图三相波提示肝性脑病或尿毒症导致的代谢性脑病，也可见于快速进行性痴呆（如克-雅病）。疱疹性脑炎可出现局灶异常放电、抗 N-甲基-D-天冬氨酸受体（N-methyl-D-aspartate receptor，NMDAR）脑炎可以出现特征性的 δ 刷。对于缺血缺氧性脑病患者，脑电图出现爆发抑制或完全抑制提示预后不佳。诱发电位包括体感诱发电位、视觉诱发电位、听觉诱发电位等，有助于评估昏迷患者预后。大剂量镇静药物可以降低诱发电位波幅，但小到中等剂量镇静药物并不影响诱发电位波幅。

（四）腰椎穿刺

腰椎穿刺可以测定颅内压，协助蛛网膜下腔出血、颅内感染及自身免疫性脑炎的诊断。对脑脊液进

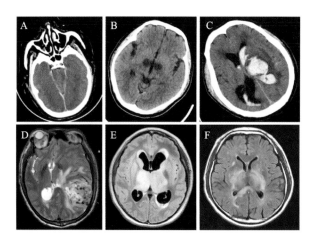

图 8-1　头颅影像学检查提示昏迷病因

A. 双侧颞叶沟回疝压迫脑干；B. 双侧丘脑梗死；C. 左侧丘脑出血破入脑室；
D. 脑肿瘤导致脑疝形成；E. 双侧丘脑肿瘤；F. 颅内深静脉血栓形成导致双侧丘脑水肿

行细胞计数、蛋白质、糖含量、革兰染色、真菌涂片、墨汁染色、细菌及真菌培养等检查。血性脑脊液有助于诊断蛛网膜下腔出血，脑脊液白细胞水平升高、糖含量下降对颅内感染性疾病具有提示作用，脑脊液病原学培养、二代测序等检查有助于明确颅内感染的病原体。

三、神经重症监护室中的意识障碍

（一）意识障碍的神经重症监测

意识障碍往往提示严重的脑结构和功能损伤。采用适当的神经重症监测手段可以早期识别继发性脑损伤，从而在发生不可逆的结构损伤之前发现颅内的病理生理改变。神经重症监测手段包括颅内压及脑灌注压监测、经颅多普勒超声、脑组织氧分压、颈静脉血氧饱和度、脑微透析、自动瞳孔测量等。这些监测手段提供了与神经功能及临床相关的不同维度的信息，单一的监测方式显然是不够的，但对于昏迷患者，如何选择监测手段的组合、多模态监测如何指导治疗以改善临床结局，目前仍有待探讨。

（二）镇静治疗与意识状态评估

神经重症病房中镇静药物的使用十分广泛，镇静治疗可能影响意识状态评估的准确性，持续的镇静治疗也可能掩盖患者神经系统病情恶化的临床表现。神经唤醒试验（neurological wake-up test，NWT）是对使用镇静药物的患者暂时停用镇静药物以进行神经系统检查，尤其适用于去骨瓣减压术患者及蛛网膜下腔出血引起的脑血管痉挛患者，这些患者病情恶化的发生可能早于颅内压增高及神经影像学改变。如果患者的 GCS 运动功能评分下降超过 2 分或出现瞳孔异常，需考虑神经系统病变进展。NWT 的绝对禁忌证包括持续性颅内高压、癫痫持续状态、明显高热及持续或近期苯巴比妥治疗。

第三节　意识障碍的鉴别诊断与治疗

对于昏迷患者，首先应该快速对患者气道、呼吸及循环稳定性进行评估，判断患者是否需要进行气管插管、呼吸支持、扩容及血管活性药物治疗，然后通过了解病史、体格检查、实验室检查及相关影像学检查尽快明确昏迷病因，纠正可逆性昏迷病因。

意识障碍的病因可以分为以下三类：脑结构性病变、弥漫性神经功能异常及精神心理因素。一些患者诊断明确，对于诊断不明确的患者，首先应该确定是否需要进行影像学检查。对于创伤后昏迷或怀疑脑部结构性病变的患者，应进行影像学检查。对于没有进行影像学检查的患者，应定期评估神经功能。如果 CT 无法诊断，应进一步判断是否需要进行更高级的影像学检查，或是否存在可治疗的中毒、感染、癫痫（包括非惊厥性癫痫持续状态）、内分泌异常及维生素缺乏症依据（图 8-2）。

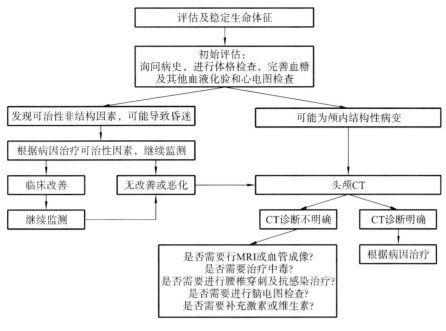

图 8-2 意识障碍的诊治流程

注：改编自 Edlow et al，2014。

一、脑部结构性病变

（一）脑血管病

脑血管病是目前国内意识障碍和昏迷的常见原因。急性脑梗死、脑出血、蛛网膜下腔出血、硬膜下血肿、硬膜外血肿及脑静脉窦血栓形成均可能导致意识障碍。昏迷主要见于后循环脑梗死，尤其是基底动脉血栓形成或栓子栓塞导致双侧脑干上行网状激活系统受损。此外，Percheron 动脉梗死导致的双侧丘脑梗死也可导致昏迷。值得注意的是，中脑梗死损伤双侧锥体束时，患者可能出现四肢瘫、无法睁眼，但有意识保留的状态（闭锁综合征），此时需要与昏迷进行鉴别。对于急性脑梗死的患者，应评估急诊溶栓及取栓的指征。大面积脑梗死可以引起颅内压增高导致脑疝形成，此时应根据阶梯式降颅内压方案进行治疗，必要时行去骨瓣减压术。

脑出血导致昏迷的机制包括占位效应导致颅内压增高，引起脑疝形成，特殊部位（如脑干、丘脑）出血可以直接损害上行网状激活系统导致昏迷。由于院前急救水平的提高，早期脑出血患者入院时可能因血肿较小，未有占位效应而不出现意识障碍，随着时间和病情发展，如出现意识下降，首先考虑血肿扩大、梗阻性脑积水等可能，在早期 CT 影像上应特别注意是否存在血肿扩大的影像学征象，如岛征、混合征、斑点征等。对于幕上脑出血导致脑疝及小脑出血导致脑干压迫的患者，应进行手术治疗。蛛网膜下腔出血一般由外伤或动脉瘤导致，其早期风险包括动脉瘤再破裂、癫痫、脑血管痉挛等，应早期进行动脉瘤的栓塞或夹闭，同时进行预防癫痫及血管痉挛治疗。硬膜外血肿、硬膜下血肿可以引起颅内压增高及脑疝，应及时行血肿引流或血肿清除。静脉窦血栓形成可以导致颅内压增高，脑深部静脉血栓形成可以引起丘脑及脑干的水肿、出血，导致昏迷，对于脑静脉血栓形成的患者，应考虑进行抗凝治疗，必要时考虑血管内治疗。

（二）颅脑外伤

颅脑外伤是临床上导致意识障碍的常见疾病，根据 GCS 评分也常分为轻、中、重型颅脑外伤，这三种类型常有意识状态迅速改变，应高度重视入院时 GCS 评分及影像学改变，尤其是有脑疝、沟回消失、环池消失、基底池消失等征象时。脑外伤的原发性损伤（如脑震荡和弥漫性轴索伤、严重颅脑外伤）导致的脑疝、脑死亡、癫痫可导致昏迷。脑外伤后继发出血、挫裂伤引起占位效应也可导致癫痫、脑疝。神经重症的治疗目的是预防及治疗继发性脑损伤,根据颅脑外伤的损伤机制、严重程度等制订个体化治疗方案。

(三)脑肿瘤

脑肿瘤导致意识障碍的常见原因如下:①肿瘤占位效应引起颅内压增高及脑疝;②肿瘤引起梗阻性脑积水;③肿瘤引起癫痫发作;④特殊部位的肿瘤,如中脑肿瘤。神经影像及脑电图检查有助于病因诊断。对于出现急性意识改变、脑肿瘤术后意识改变的脑肿瘤患者,需考虑肿瘤卒中、术后瘤腔出血、非惊厥性癫痫、脑积水导致的颅内压增高可能,动态 CT 和脑电图监测必不可少。

(四)可逆性后部脑病综合征

可逆性后部脑病综合征(posterior reversible encephalopathy syndrome,PRES)的病因多种多样,包括高血压危象、(先兆)子痫、肾脏疾病、自身免疫疾病、药物中毒等,神经外科术后也可发生,临床医生应高度重视。PRES 可在任何年龄出现,女性更为多见。临床表现为急性或亚急性起病,轻者表现为头痛、视觉障碍,重者出现意识改变、癫痫。神经影像学检查,尤其是 MRI,在 PRES 的诊断中具有重要作用。PRES 的治疗主要是针对引起 PRES 的原发病因,控制血压,改善血管痉挛的药物可作为辅助用药,但使用哪种药物、使用时间及使用时长仍有争议。在(先兆)子痫的情况下,治疗主要为及时分娩、血压控制及硫酸镁预防癫痫。化疗及免疫抑制剂导致的 PRES 则应减药或停药。

(五)全身及颅内感染

严重的全身感染可以导致脑病,引起意识障碍,这种意识障碍通常是可逆的,随着全身炎症状态的控制而好转。多种细菌、病毒、真菌可导致颅内感染,脑膜炎常以头痛、发热起病,体格检查可发现颈项强直及脑膜刺激征阳性。脑脊液检查对于脑膜炎的诊断非常重要,细菌性脑膜炎常出现脑脊液白细胞增多,以中性粒细胞为主,病毒和结核引起的脑膜炎则以淋巴细胞为主,免疫缺陷或免疫抑制人群可能有真菌性脑膜炎及非典型病原菌颅内感染。脑脊液涂片、培养及病原菌测序有助于颅内感染病原体的诊断,指导抗感染药物的选择,行腰椎穿刺前最好先完善头颅影像学检查排除颅内占位性病变,以确保腰椎穿刺的安全性。

神经外科术后出现医疗相关脑室炎和脑膜炎可导致意识状态的迅速改变。脑脊液分流术后的感染发生率为 4%～17%,脑室外引流的感染发生率为 0～22%,腰大池引流的感染发生率可高达 5%。神经外科术后中枢神经系统感染的高危因素见表 8-5。

表 8-5　神经外科术后中枢神经系统感染的高危因素

患者自身因素	手术相关因素	术后特殊情况
(1)年龄>70 岁	(1)污染伤口	(1)脑室外或腰大池引流管放置时间>5 天
(2)合并糖尿病或血糖控制不佳	(2)小脑幕下手术	(2)留置引流过程中频繁留取脑脊液标本
(3)免疫功能低下	(3)手术时间>4 h	(3)引流管口出现脑脊液漏
(4)GCS 评分<9 分	(4)接受 2 次及 2 次以上开颅手术	(4)穿刺道出血
(5)原发性损伤严重,特别是开放性 TBI	(5)术中出现大量失血	(5)术后发生伤口或引流管脑脊液漏
	(6)有植入物	(6)手术切口出现皮下积液
	(7)同时行双侧脑室外引流	

注:改编自《神经外科中枢神经系统感染诊治中国专家共识(2021 版)》。

脑炎常有脑实质受累表现,可出现癫痫发作、意识改变及记忆障碍。单纯疱疹病毒是引起脑炎的最常见病原体,可引起颞叶出血坏死及癫痫发作。头颅 MRI 发现双侧颞叶异常信号、出血坏死有助于单纯疱疹性脑炎的诊断。

脑脓肿由于具有局部占位效应,往往表现为头痛及神经功能缺损,头颅 CT 及 MRI 有助于脓肿病灶评估,在抗生素治疗效果不佳时可能需要外科引流。

(六)脱髓鞘

脱髓鞘疾病很少同时累及双侧上行网状激活系统引起昏迷,但一些特殊的脱髓鞘类型如急性播散性脑脊髓炎、肿瘤样多发性硬化可以引起意识改变。视神经脊髓炎累及间脑可出现嗜睡、内分泌紊乱。头颅 MRI 及脑脊液细胞、蛋白质、相关抗体检测是临床诊断的重要内容。急性期治疗主要是免疫调节治疗及对症支持治疗。

(七)颅内压改变及脑积水

颅内压增高可以引起脑组织移位、脑疝形成,引起意识障碍。颅内压增高的患者可出现喷射性呕吐、血压升高、呼吸频率及心率减慢,眼底检查可发现视乳头水肿。甘露醇及高渗盐水是治疗颅内压增高的重要手段,对于颅内占位性病变导致颅内压增高的患者,通常需要手术治疗。

低颅内压时大脑及脑干下垂,导致颅底结构受压,影响上行网状激活系统导致意识障碍。头颅 MRI 可发现脑桥腹侧变平、蛛网膜下腔包括脑桥前池和视交叉周围池消失、导水管上开口下降、脑室塌陷、静脉窦充血等表现,临床评估包括寻找低颅内压病因,若存在脑脊液漏可进行修补治疗。

脑积水的临床表现多样,高颅内压脑积水可出现视乳头水肿、癫痫、头痛、呕吐及意识障碍;正常颅内压脑积水可出现步态障碍、认知障碍、尿失禁三联征,低颅内压脑积水可表现为意识障碍。CT 可以发现脑室系统扩大,部分伴脑室周围脑白质病变。脑积水患者可能需要进行脑室穿刺及脑脊液引流。

(八)癫痫

临床医生应高度重视癫痫,一旦发生,应仔细识别,寻找病因,及时控制,不然会诱发下一次癫痫发作或转为癫痫持续状态。癫痫持续状态的定义是持续超过 5 min 的临床或脑电图癫痫发作,或者 2 次以上癫痫发作,其间意识水平未恢复到正常。根据患者是否出现临床强直或强直-阵挛样运动,癫痫持续状态可进一步分为全面性惊厥性癫痫持续状态及非惊厥性癫痫持续状态。对于全面性惊厥性癫痫持续状态的患者,初始治疗包括肌内注射咪达唑仑,静脉注射劳拉西泮及地西泮,二线治疗包括静脉注射丙戊酸、苯巴比妥、苯妥英钠及左乙拉西坦,第三阶段治疗需将患者转入重症监护室并进行持续脑电图监测,静脉注射药物包括咪达唑仑、丙泊酚及戊巴比妥,以达到脑电图的爆发抑制模式或电静息为目标。在重症监护室的昏迷患者中,非惊厥性癫痫持续状态并不罕见,特别是在败血症和脑缺氧患者,脑电图的癫痫放电可能是唯一的诊断方法。因此,对于病因不明的持续意识水平改变患者,应进行脑电图检查。全面性惊厥性癫痫持续状态可转变为非惊厥性癫痫持续状态,这些患者因为麻醉药或镇静药物的使用掩盖了临床抽搐的表现,脑电图癫痫发作仍会持续存在,因此,早期识别及治疗是必要的。

(九)自身免疫性脑炎

由自身免疫机制介导的急性或亚急性脑炎统称为自身免疫性脑炎(autoimmune encephalitis,AE),可根据自身抗体所针对的抗原成分的不同进行分类,针对神经元内抗原成分的自身抗体相关 AE 多合并肿瘤,免疫治疗反应差,临床上常见抗体包括抗 Hu、Yo、Ri、Ma2、amphiphysin、CV2 及 GAD 抗体。针对神经元细胞表面或突触蛋白的自身抗体相关 AE 不合并或合并肿瘤,免疫治疗效果佳,包括抗 NMDAR、LGI1、GABAR、Caspr2、AMPA1R、AMPA2R。意识水平改变是 AE 的常见临床表现,根据抗体类型不同,患者可出现不同程度的边缘系统受累、癫痫、意识障碍、精神障碍及自主神经功能障碍。血清及脑脊液自身抗体检测是确诊 AE 的主要手段。AE 的主要治疗方法为免疫治疗及早期进行肿瘤筛查及肿瘤切除。

二、弥漫性神经功能异常

(一)缺氧缺血性脑病

缺氧缺血性脑病的最常见原因是心搏骤停,但严重的低血压或低氧血症也可导致缺氧缺血性脑病。头颅 CT 上灰质与白质之间的对比消失可以反映患者脑水肿的情况。头颅 MRI 可以更敏感地评估心搏骤停后缺血再灌注损伤的严重程度。8%~18% 的心肺复苏患者发生临床抽搐发作,20% 患者脑电图出现癫痫放电,约 6% 的患者出现脑电图癫痫发作,12% 出现非惊厥性癫痫持续状态,21% 出现肌阵挛性癫痫持续状态。心搏骤停后的脑功能障碍是影响患者预后的重要因素,临床管理包括维持脑灌注压、亚低温治疗及相关器官支持治疗。

(二)代谢及内分泌异常

各种代谢及内分泌异常可以影响意识水平,低血糖及高血糖(糖尿病酮症酸中毒、糖尿病高渗状态)是导致意识障碍的常见原因,对于任何意识障碍患者,都需要进行血糖检测以排除血糖异常。既往甲状腺功能亢进病史、心动过速及发热提示甲状腺危象可能,而既往甲状腺功能减退病史、低体温及低血糖可能提示黏液性水肿昏迷。垂体卒中、肾上腺危象也可以导致意识障碍,临床诊治重点在于快速判断及治疗。在低钠血症、糖尿病高渗昏迷、低钙血症、高钙血症、尿毒症、肝性脑病、低血糖等代谢性脑病中,患者可以出现癫痫(最常见的为肌阵挛癫痫)。常见的引起昏迷的代谢及内分泌异常和相应治疗方法见表8-6。

表8-6　常见的引起昏迷的代谢及内分泌异常和相应治疗方法

代谢及内分泌异常	治疗方法
低血糖	给予50%葡萄糖溶液
高血糖、糖尿病或酒精性酮症酸中毒	静脉输注生理盐水、胰岛素
低钠血症	静脉注射高张溶液
高钙血症	静脉输注生理盐水、呋塞米
高血氨	治疗潜在疾病
肾功能衰竭(简称肾衰竭)	透析
肝性脑病	给予乳果糖
甲状腺危象	给予抗甲状腺药物和 β 受体阻滞剂
黏液性水肿昏迷	激素替代
肾上腺危象	激素替代,静脉补液
垂体卒中	手术,激素替代
维生素 B_1 缺乏性脑病	静脉输注维生素 B_1

注:改编自 Edlow et al,2014。

(三)中毒及药物过量

多种毒物及药物中毒可以引起意识障碍。导致拟交感神经兴奋症状的毒物包括可卡因、苯丙胺、麦角酸二乙酰胺、麻黄碱及伪麻黄碱,临床表现为心率增快、血压升高、瞳孔扩大、瞳孔对光反射存在、出汗、易激惹,可出现幻觉及癫痫。阿片类、 α_2 受体激动剂、镇静药物及乙醇则可以导致交感神经抑制症状,临床表现为瞳孔缩小、瞳孔对光反射存在、血压下降、心率减慢及呼吸抑制。有机磷及氨基甲酸酯类杀虫剂中毒表现出类胆碱能的临床症状,包括瞳孔缩小、出汗、流涎、气管分泌物增多、胃肠道兴奋,神经系统可以表现为意识模糊、癫痫,甚至昏迷。引起临床表现为抗胆碱能症状(如瞳孔扩大、心率增快、出汗减少、肠梗阻、发热及尿潴留)的药物包括第一代抗组胺药、三环类抗抑郁药、阿托品及颠茄。病史询问及体格检查是形成初步鉴别诊断及开始经验性治疗的基础,毒理学筛查需要花费时间,主要用于确认诊断(表8-7)。

表8-7　中毒及药物过量导致意识障碍

昏迷的可能病因	治疗方法	常见药物
镇静催眠药物中毒	支持治疗	乙醇、巴比妥类药物、苯二氮䓬类
阿片类药物中毒	纳洛酮	海洛因、羟考酮

续表

昏迷的可能病因	治疗方法	常见药物
解离剂中毒	支持治疗	氯胺酮、苯环己哌啶
冰毒中毒	如果存在低钠血症，治疗低钠血症	—
吸入剂中毒	如果存在高铁血红蛋白血症，则治疗高铁血红蛋白血症（亚硝酸烷基酯）	烷基亚硝酸盐、一氧化二氮、碳氢化合物
有毒酒精中毒	给予甲吡唑、碳酸氢盐	甲醛、乙二醇
导致组织缺氧的毒剂中毒	氰化物中毒使用亚甲蓝	氰化物、硫化氢
一氧化碳中毒	高压氧治疗	—
高铁血红蛋白血症	给予氧气、亚甲蓝	亚硝酸烷基酯、一氧化氮、碳氢化合物
使用精神类药物	给予重碳酸盐（心电图上 QRS 间期增宽）	抗精神病药、抗抑郁药
使用抗癫痫药物	支持治疗	苯妥英钠、丙戊酸钠、卡马西平
使用可乐定	给予纳洛酮	
使用膜稳定 β 受体阻滞剂	给予胰高血糖素、静脉脂肪乳剂	普萘洛尔
使用胆碱能药物	给予阿托品、解磷定	有机磷、氨基甲酸酯
使用熏剂	支持治疗	溴化甲烷
使用低血糖药物	给予葡萄糖、奥曲肽（磺脲类）	磺脲类、胰岛素
除草剂中毒	支持治疗	草铵膦
使用异烟肼	给予维生素 B_6	—
毒鼠剂中毒	支持治疗	毒鼠强
使用水杨酸类药物	给予碳酸氢盐	阿司匹林、水杨酸甲酯
抗精神病药恶性综合征	给予苯二氮䓬类	—
血清素综合征	给予苯二氮䓬类、赛庚啶	

注：改编自 Edlow et al,2014。

第四节　意识障碍的预后

　　临床医生应高度重视意识障碍的改变，神经重症监护必不可少，监护的目的是早期发现意识障碍，一旦发生，又有手段维持生命体征的稳定，积极发现病因，尽早诊断和治疗，实施脑保护，维持脑功能的正常运转，防止并发症导致的继发性脑损伤。

　　昏迷是一种过渡性状态，通常在急性脑损伤后持续数天或数周。根据昏迷的病因、损伤的严重程度及患者合并症情况，患者最后可能恢复意识，也可能发展为最低意识状态、植物状态及脑死亡。GCS 评分及 FOUR 量表评分有助于评估患者的昏迷程度。对于亚急性期及慢性期昏迷患者，临床常使用修订版昏迷恢复量表（Coma Recovery Scale-Revised，CRS-R）对意识水平进行分类，近年来 PET、fMRI、经颅磁刺激联合脑电图（TMS-EEG）等技术的发展及应用有助于区分微意识状态及植物状态，更准确地判断患者的意识水平。对昏迷患者的促醒治疗是目前的一个研究热点，包括药物（金刚烷胺、哌甲酯、左旋多巴、溴隐亭，皮下注射阿扑吗啡）治疗、电生理干预（脑深部电刺激、经颅磁刺激、经颅直接间歇刺激、低密度集中超声搏动、迷走神经刺激）、音乐疗法及感觉刺激。

参 考 文 献

[1] 管向东,欧阳彬,周建新.重症量化脑电[M].广州:广东科技出版社,2019.

[2] 王学峰,王康,肖波.成人全面性惊厥性癫痫持续状态治疗中国专家共识[J].国际神经病学神经外科学杂志,2018,45(1):1-4.

[3] 中国医师协会神经外科医师分会神经重症专家委员会,北京医学会神经外科学分会神经外科危重症学组.神经外科中枢神经系统感染诊治中国专家共识(2021版)[J].中华神经外科杂志,2021,37(1):2-15.

[4] Layon A J,Gabrielli A,Friedman W A.神经重症医学[M].2版.曲鑫,王春亭,周建新,译.北京:人民卫生出版社,2013.

[5] Anderson R C,Patel V,Sheikh-bahaei N,et al. Posterior reversible encephalopathy syndrome (PRES):pathophysiology and neuro-imaging[J]. Front Neurol,2020,11:463.

[6] Citerio G,Oddo M,Taccone F S. Recommendations for the use of multimodal monitoring in the neurointensive care unit[J]. Curr Opin Crit Care,2015,21(2):113-119.

[7] Edlow B L,Claassen J,Schiff N D,et al. Recovery from disorders of consciousness:mechanisms, prognosis and emerging therapies[J]. Nat Rev Neurol,2021,17,(3):135-156.

[8] Edlow J A,Rabinstein A,Traub S J,et al. Diagnosis of reversible causes of coma[J]. Lancet,2014, 384(9959):2064-2076.

[9] Foo C C,Loan J J M,Brennan P M. The relationship of the FOUR score to patient outcome:a systematic review[J]. J Neurotrauma,2019,36(17):2469-2483.

[10] Fridman E A,Beattie B J,Broft A,et al. Regional cerebral metabolic patterns demonstrate the role of anterior forebrain mesocircuit dysfunction in the severely injured brain[J]. Proc Natl Acad Sci U S A,2014,111(17):6473-6478.

[11] Giacino J T, Kalmar K, Whyte J. The JFK Coma Recovery Scale-Revised:measurement characteristics and diagnostic utility[J]. Arch Phys Med Rehabil,2004,85(12):2020-2029.

[12] Graus F,Titulaer M J,Balu R,et al. A clinical approach to diagnosis of autoimmune encephalitis [J]. Lancet Neurol,2016,15(4):391-404.

[13] Hypothermia after Cardiac Arrest Study Group. Mild therapeutic hypothermia to improve the neurologic outcome after cardiac arrest[J]. N Engl J Med,2002,346(8):549-556.

[14] Karpenko A,Keegan J. Diagnosis of Coma[J]. Emerg Med Clin North Am,2021,39(1):155-172.

[15] Kondziella D,Bender A,Diserens K,et al. European Academy of Neurology guideline on the diagnosis of coma and other disorders of consciousness[J]. Eur J Neurol,2020,27(5):741-756.

[16] Lazzaro N A,Wright B,Castillo M,et al. Artery of percheron infarction:imaging patterns and clinical spectrum[J]. Am J Neuroradiol,2010,31(7):1283-1289.

[17] Lepore F E,Gulli V,Miller D C. Neuro-ophthalmological findings with neuropathological correlation in bilateral thalamic-mesencephalicinfarction[J]. J Clin Neuroophthalmol,1985,5(4): 224-228.

[18] Lowenstein D H,Alldredge B K. Status epilepticus[J]. N Engl J Med,1998,338(14):970-976.

[19] Moruzzi G,Magoun H W. Brain stem reticular formation and activation of the EEG[J]. Electroencephalogr Clin Neurophysiol,1949,1(4):455-473.

[20] Musick S,Alberico A. Neurologic assessment of the neurocritical care patient[J]. Front Neurol, 2021,12:588989.

[21] Neyens R R,Gaskill G E,Chalela J A. Critical care management of anti-N-methyl-D-aspartate

receptor encephalitis[J]. Crit Care Med,2018,46(9):1514-1521.

[22] Schiff N D. Recovery of consciousness after brain injury:a mesocircuit hypothesis[J]. Trends Neurosci,2010,33(1):1-9.

[23] Stender J,Mortensen K N,Thibaut A,et al. The minimal energetic requirement of sustained awareness after brain injury[J]. Curr Bio,2016,26(11):1494-1499.

[24] Teasdale G,Jennett B. Assessment of coma and impaired consciousness. Apractical scale[J]. Lancet,1974,2(7872):81-84.

[25] Tunkel A R,Hasbun R,Bhimraj A,et al. 2017 Infectious Diseases Society of America's clinical practice guidelines for healthcare-associated ventriculitis and meningitis[J]. Clin Infect Dis, 2017,64(6):e34-e65.

[26] Wijdicks E F M,Bamlet W R,Maramattom B,et al. Validation of a new coma scale:the FOUR score[J]. Ann Neurol,2005,58(4):585-593.

[27] Wu X,Zou Q,Hu J,et al. Intrinsic functional connectivity patterns predict consciousness level and recovery outcome in acquired brain injury[J]. J Neurosci,2015,35(37):12932-12946.

[28] Vanhaudenhuyse A,Noirhomme Q,Tshibanda L J F,et al. Default network connectivity reflects the level of consciousness in non-communicative brain-damaged patients[J]. Brain,2010,133(Pt 1):161-171.

[29] Young G B. Coma[J]. Ann N Y Acad Sci,2009,1157:32-47.

（董强　余纯）

第三篇

神经重症患者常见问题与处理原则

第九章 神经重症患者的气道管理

气道管理是所有重症患者基础治疗的重要内容,气道管理不当会直接威胁患者生命。神经重症患者在脑损伤的基础上常有不同程度的意识障碍,且多伴有呼吸功能障碍,自主咳嗽、排痰功能差,气道内分泌物排出不畅,易并发肺部感染,影响通气和换气功能,重者导致低氧血症的发生,将加重脑和全身重要器官功能的损害,严重影响患者的预后,甚至成为致死的因素。这些患者必须建立人工气道,必要时还需要进行机械通气,更应该加强对气道管理重要性的认识,提高气道管理的水平。

神经重症患者的气道管理包括人工气道的建立,人工气道方式的选择和困难气道的评估,气管切开的适应证、时机和方法,人工气道的管理,人工气道并发症的防治,人工气道的撤除,机械通气等。

一、人工气道的建立

快速控制气道和纠正缺氧可最大限度地减少继发性脑损伤,是神经重症早期处理的关键之一,而实现通气和维持灌注的第一步就是气道的处理。早期有组织、有计划地评估和建立人工气道可立即恢复通气和供氧,可以明显降低神经重症的死亡率,并能减小医源性事故发生的可能性。普遍认同的建立人工气道一般指征包括意识障碍、气道梗阻,通气、氧合障碍,高碳酸血症,分泌物多难以自主咳嗽排痰、血流动力学不稳定等。事实上,神经重症患者不能保持气道通畅、咳嗽或清除呼吸道内分泌物都是建立人工气道的适应证。通常当患者 GCS 评分<10 分时,就被认为是呼吸窘迫综合征的高危患者,随着 GCS 评分的下降,危险程度增加,在 GCS 评分≤8 分时,应该建立人工气道。另外,神经重症患者由于中枢神经系统病变导致呼吸动力下降或者由于神经系统功能失调导致通气不足,都需要建立人工气道。也有一些患者因为中枢外因素导致呼吸功能障碍,也需要建立人工气道。中华医学会麻醉学分会制定的《颅脑外伤患者的麻醉管理指南》指出,GCS 评分<8 分的重型 TBI 患者必须立即行气管插管和机械通气,从而有效控制气道和颅内压(ICP)。对于轻型或中型 TBI 患者,若患者不合作或伴随创伤有关的心肺功能不全,也可能需要气管插管。神经重症患者建立人工气道的指征:①SpO_2<90%,PO_2<60 mmHg;②意识水平低(气道保护功能差),一般 GCS 评分≤8 分;③伴随气道不通畅的机械因素;④需要过度通气治疗;⑤由于诊断和治疗的需要进行机械通气、深度镇痛镇静或肌松治疗。

二、人工气道方式的选择和困难气道的评估

人工气道主要指气管插管和气管切开,也包括口鼻咽通气管和喉罩等临时气道保护措施。急诊气道管理技术应快速且有效,以最大限度地减少建立气道过程的不良影响,并实现对 ICP 增高及相关损伤的迅速而果断的处理。气管插管一直都是建立人工气道的金标准,具有快速、可靠、安全等特点,尤其是在紧急情况下及需要较长时间的气道管理时。气管插管有经口和经鼻两种方式,首选经口气管插管,当存在颅底骨折时,更应避免经鼻气管插管。选择气管切开建立人工气道与气管插管效果相同,一般先选择气管插管,再做好气管切开适应证、时机的评估,合理实施气管切开术。临床人工气道喉罩也能有效地保护气道,且操作简单,可以作为临时措施,尤其是在困难气道时,但不推荐用于长时间的气道维持,应尽快转为气管插管。另一个常用的临时人工气道是口咽通气管,主要适用于以舌后坠为主导致气道阻塞时的临时气道保护,但可能诱导存在咽反射的轻中度昏迷患者发生呕吐、烦躁,增加误吸风险及脑氧耗,一般不作为神经重症患者长时间维持的气道选择。

气道的解剖异常和患者的肥胖、头和颈部运动、下颌运动、小下颌骨都提示困难气道。在进行气管插管前,应该确定患者是否存在困难插管的高危因素,如小下颌骨、开口受限、颏舌间距过小等。然而对神

经重症患者进行全面的气道评估往往是比较困难的,病史采集和体格检查往往都是比较匆忙和简单的,因此困难气道出现的风险会进一步增加,要制订更加详细且细致的气道管理方案。在准备进行气管切开时,同样应进行必要的评估,如确认颈部是否有手术史,是否存在颈部肿瘤或甲状腺肿大等。如果存在上述困难因素,应该做好相应预案,避免反复操作刺激导致 ICP 增高、缺氧等造成中枢的进一步损伤。在建立人工气道前,应对患者神经系统功能状态进行评估和记录,包括意识水平、肌张力、病理生理反射以及是否存在颅底骨折、癫痫发作和颈椎的不稳定等。

建立人工气道的过程中应该尽可能避免操作导致的继发性损伤,人工气道的建立应由技术熟练的医生操作,快速、准确地完成操作。浅昏迷或烦躁的患者应该给予适当的镇静、镇痛和/或肌松剂治疗。药物选择时应该注意药物对 ICP 的影响。

合并颈椎损伤患者建立人工气道须特别注意保护颈椎。不恰当的操作手法可能造成颈椎的进一步损伤。在进行气管插管和气管切开时,应采用妥善措施避免加重颈髓损伤。主要措施包括保持颈椎在轴线位,避免颈椎过伸,采用可视喉镜插管或快速经皮气切方法等。

三、气管切开的适应证、时机和方法

与气管插管相比,气管切开可以减少无效气道,有利于排出分泌物、保持呼吸道通畅和肺泡有效的气体交换,也有助于缩短机械通气时间和重症监护室(ICU)治疗时间,对于机械通气患者,可能减少因长期气管插管引起的并发症,例如呼吸机相关性肺炎和气管病变。但气管切开的适应证和最佳时机尚不明确。如果预计短期内可以恢复自主呼吸、撤出人工气道,则不必进行气管切开。如果预计患者需要较长时间(>2周)的人工气道和呼吸支持,则最好尽早改为气管切开。虽然早期实施气管切开可能会给那些有望很快恢复功能的患者带来不必要的外科手术方面的不利因素,但是许多已拔管患者确实需要进行再插管以及延长机械通气时间和 ICU 治疗时间。对于神经重症患者,气管切开的适应证和时机安排可能不同于其他 ICU 患者。神经重症患者存在意识障碍等神经功能障碍、无法清除分泌物、咳嗽反射差、常常发生肺部感染。欧洲神经创伤疗效协作研究中创伤性脑损伤(CENTER-TBI)部分的 ICU 数据,依据患者的临床表现评估气管切开的相关因素以及不同国家实施气管切开的决策差异,并分析气管切开时机对患者预后的影响。重型创伤性脑损伤(TBI)患者需常规行气管切开,早期气管切开患者较晚期气管切开患者的神经预后好和住院时间短。荟萃分析结果表明,重型 TBI 患者早期气管切开有助于减少继发性肺部感染和缩短 ICU 治疗时间及总住院时间,增加患者早日康复的机会。

神经重症患者气管切开的适应证如下:预期或需要较长时间机械通气治疗;上气道阻塞;反复误吸或下呼吸道分泌物较多;患者气道清除分泌物能力差;减少通气无效腔,利于机械通气支持;闭合性颈部创伤和甲状、环状软骨骨折;意识障碍持续时间长;脑干及后组脑神经功能障碍;神经肌肉障碍;预计机械通气的时间超过 2 周。

关于气管切开的时机,中华医学会重症医学分会的《机械通气临床应用指南(2006)》推荐,对于短期内不能撤除人工气道的患者应尽早行气管切开。但在气管切开的最佳时机以及如何判断短期内不能撤除人工气道的患者等问题上目前仍无统一意见。目前一般倾向于入 ICU 后 1 周内气管切开为早期气管切开,神经重症早期气管切开指征:患者意识障碍恢复到 GCS 评分超过 8 分的时间超过 2 周;患者需依赖机械通气时间超过 2 周;患者脑干功能(吞咽、呛咳反射)、后组脑神经功能、神经肌肉功能障碍短期不能恢复;患者合并胸部损伤,低氧血症严重;患者对气道要求高等。以上情况均建议早期行气管切开,在 24 h 后尽快择期行气管切开,早期气管切开尽可能不要超过 1 周。有以下因素时,可以考虑晚期行气管切开:神经重症患者没有早期气管切开的指征(具备撤除人工气道的可能);治疗过程中因继发性损伤、并发症等原因导致意识障碍未能预期恢复,机械通气时间延长等;对神经重症患者意识能否恢复、脑干功能早期预判不准确,在治疗过程中判断 2 周内不具备撤除人工气道的可能。建议晚期气管切开时机在 10~14 天,但在治疗过程中,应该根据临床状态随时把握好气管切开时机。

气管切开的方法(传统的开放式与经皮扩张方法)仍有争议,传统的开放式气管切开治疗过程较复

杂,对患者的创伤较大;而经皮扩张的气管切开具有快速、微创,且并发症较少的特点。床旁手术气管切开和快速经皮扩张气管切开可达到同样的效果,可根据患者具体情况由主治医生自主选择。

四、人工气道的管理

(一)人工气道的机械评估及管理

人工气道建立后必须严密监测人工气道的位置、通畅程度、固定是否妥善、气囊压力情况等。应定期评估人工气道的固定状态并随时进行调整以确保妥善固定,避免人工气道脱出、移位至主支气管,甚至误入食管内,可以通过外露刻度、呼吸状态、呼出 CO_2 含量、血氧饱和度等发现并及时纠正。无论是气管插管还是气管切开管,都有移位甚至脱出的风险。随着患者体位的改变,人工气道的位置也会改变。如果不能得到及时调整可能会出现导管脱出和位置异常,威胁患者生命。气管插管在口腔内可能弯折或扭曲,如果不进行定期检查很难发现。气管切开管相对容易固定,但在皮肤外固定良好的情况下,皮下段和气管内部分可能出现位置改变,如尖端脱出气管移位到皮下层或管口与气管成角造成气管局部压迫等,应及时调整。

应定期评估人工气道是否通畅,及时调整避免造成严重后果。人工气道的内壁常常因黏附痰液造成气道狭窄甚至阻塞。痰液黏稠、气道湿化不充分和不充分的痰液引流是主要原因。呼吸时可以听到人工气道口因气流流速明显增快而增强的气流声,甚至可以听到哨音。吸痰时吸痰管进入不畅和痰液黏稠具有重要提示作用。必要时可行纤维支气管镜检查证实。通过定期的评估并调整气道湿化和痰液引流措施可以有效避免气道痰痂形成,可以联合雾化吸入和静脉使用祛痰药物。

应定期监测人工气道的气囊压力。一般气囊压力应控制在 $25\sim30$ cmH$_2$O。需要过高的气囊压力才能保持气道不漏气往往提示人工气道位置的异常,如气管插管过浅或部分脱出,气管切开管开口和气管成角等。通过监测气囊压力可以早期发现上述异常并予以纠正。调整为不出现漏气的最低压力是每日评估的目标。

人工气道可能因意外情况需要更换,更换的方法应基于人工气道意外的原因、特殊气道状态及其潜在困难、设备选择、气道团队的经验和判断。除了最简单和直接的气道情况外,建议在持续保持气道开放的情况下,通过气管交换导管更换气管内插管,并做好更换人工气道危险发生的预案,降低继发性脑损伤的可能,需配备各种先进气道抢救设备的专业人员随时做好准备。

纤维支气管镜(简称纤支镜)是重要的呼吸系统疾病诊断和治疗设备。应用床旁纤支镜技术可以进行气道清洗,清除气道内异常分泌物,诊断和处理因血块、痰栓等造成的肺不张,处理气道内出血,以及取出气道内异物。

(二)人工气道的耐受性评估及管理

留置人工气道会造成患者的不适,常常表现为躁动,甚至呼吸、循环的改变。这在经口气管插管的情况下表现尤为明显,往往需要给予适当的镇静和镇痛治疗。在给予镇静和镇痛治疗的同时需排除因人工气道异常导致的不适,如人工气道位置改变、过高的气囊压力、局部压迫造成的不适。另外,气道之外的各种对机体的不良刺激也会引起不良反应,这些不良反应与人工气道不耐受表现相似,在给予镇痛和镇静治疗之前或同时还需对患者全身情况进行必要的鉴别诊断。

从气道管理角度,镇静和镇痛治疗的目标应该能够充分耐受人工气道的不适和气道内吸引导致的刺激。评价方法可参考相应的镇静和镇痛评分。留置人工气道的患者应每日评估是否需要四肢约束,在增加患者舒适度的情况下避免意外脱管。由于人工气道带来的不适以及原发疾病对意识状态的影响,患者不能完全配合治疗。临床上常常出现自主或不自主的拔管行为,增加患者拔管风险。应每日评估患者的意识状态和配合程度。通过这些评估,对具有潜在拔管风险的患者进行适当有效的束缚和必要的药物治疗可以有效避免意外拔管。同时也可以对能够充分配合的患者解除约束。

(三)人工气道的湿化

由于人工气道无法完成吸入气的加温和加湿,故人工气道的湿化必须依靠医疗护理措施来实现。良好的气道湿化可以降低痰液黏稠度,有利于痰液排出,减少痰痂的形成。有研究表明,采用加温气道湿化法,湿化液温度与体温接近,对下呼吸道黏膜刺激小,不易出现皮下及纵隔气肿,滴药时咳嗽减轻,肺部感染发生率下降;适宜温度的气体可使气管、支气管扩张,并有防止气道痉挛的作用。人工鼻湿化是模拟人体解剖湿化系统的机制,对呼出气中的热和水蒸气加以收集和利用,以温热和湿化吸入气体。目前有吸湿性冷凝湿化器和热湿交换器等多种人工鼻,用于人工气道或机械通气患者,人工鼻对细菌有一定的过滤作用,长期机械通气患者不能单独依靠人工鼻湿化。

(四)医院获得性肺炎的防治

从气道管理角度,误吸和痰液引流不畅是导致肺部感染的重要因素。由于意识障碍导致的咳嗽能力下降和上气道自我保护能力衰失,口鼻腔分泌物和消化道反流物积聚在口腔很容易进入下呼吸道造成感染。在留置人工气道的患者中,这些分泌物和反流物会沿着人工气道进入下呼吸道。人工气道的气囊可以减少分泌物的向下流入而不能完全阻断。应用带有声门下吸引的导管可以更有效地避免误吸。为了能够充分引流气道及肺内分泌物,在对吸入气体进行适当温化和湿化的前提下,应该制订个体化的目标导向的肺部综合物理治疗。具体包括定时更换体位、拍背和安装辅助排痰装置等。不推荐常规使用抗生素预防肺部感染。另外对病房的环境、物品应彻底消毒,实施护理操作前应加强手部的清洁与消毒工作,并佩戴好无菌手套。

(五)气道管理过程中避免对血压和 ICP 的影响

气道内吸引导致的刺激可以导致血压和 ICP 的明显升高,加重继发性脑损伤。在颅内高压和血压不稳定的情况下,强烈的气道刺激可能导致灾难性后果。为了尽可能减少对气道的刺激,气道内吸引时应该按需操作,操作前给予充分氧合。操作过程中要监测患者生命体征的改变。如果出现较大的生命体征波动,则应停止操作。在充分镇静和镇痛的情况下进行痰液吸引。在 ICP 和血压等相对稳定后,可以逐渐减少镇静和镇痛等的程度。

五、人工气道并发症的防治

人工气道既是维持患者生命的基础治疗措施,也对患者生命构成潜在风险。人工气道建立和维护过程中可能出现多种并发症,对患者造成伤害甚至危及其生命。气管插管最常见的并发症是导管误入食管造成窒息,这是严重的问题,必须及时发现,立即纠正。气管插管的并发症还包括插管过深进入右主支气管造成左肺不张。气管插管过程中还可能发生心搏骤停,必须提前做好抢救准备。气管切开操作过程中可能发生出血、气胸及皮下和纵隔气肿等并发症。后期(48 h 以后)可能出现切口感染、出血、气道阻塞、气管食管瘘等并发症。导管移位、脱出、意外拔管也是可能造成患者窒息的不良事件。ICU 中意外拔管是一种气道紧急情况,正确固定气管导管能最大限度地减少意外拔管,比如胶带的牢固粘贴、减少分泌物积聚以减少对胶带安全性的破坏、使用新的导管固定装置等。

六、人工气道的撤除

人工气道撤除前应该评估患者依赖人工气道的病因是否已经去除,患者呼吸功能是否恢复正常。脱离机械通气是撤除人工气道的前提,在此基础上还需要考虑自主呛咳能力的恢复情况。如果痰液能够自行咳到人工气道内或咳出,则撤除人工气道的成功率会明显升高。另外,神志恢复程度也是决定是否撤除人工气道的重要因素,能够遵嘱伸舌提示撤除人工气道后因舌后缀导致气道梗阻的概率下降。

在拔除气管插管前进行常规漏气试验有助于避免拔管失败。气管插管过程和气管插管本身对声带是一个刺激过程。如果出现声带水肿,拔出气管插管后又可能出现气道梗阻,造成拔管失败。如果抽空气囊后,漏气量>110 mL 或大于潮气量的 15% 则提示可以安全拔管。如仍然判断困难,可以在喉镜直视下评估声带是否存在水肿。

患者营养状况评估和营养支持。机械通气患者的营养状况是影响撤机的重要因素。撤机和撤除人工气道前需进行营养状况评估。营养支持也是神经重症患者的重要基础治疗,请参阅相关指南。

撤除人工气道后需要密切观察呼吸状态数小时到数天时间,并给予必要的续贯支持治疗。声带水肿可发生在拔除气管插管后数小时内,因此气道梗阻有可能发生在拔管数小时后。另外,在拔出人工气道后,咳痰和呼吸负担有可能增加,在初期患者可以完全代偿,当患者出现疲劳,代偿能力下降时则可能出现咳痰无力,进而出现气道梗阻和呼吸困难。因此,拔管后的观察和后续支持治疗是拔管成功的关键,如必要的无创通气支持和人工辅助吸痰等。

需要强调的是,气道和相应的呼吸改变不是孤立存在的。一方面,气道和呼吸的改变不仅仅局限在气道,同时也是机体其他部分病变改变的重要临床表现窗口。如心肺的病变常常首先表现为呼吸的异常,如心功能不全或容量过负荷时可能最先的症状为呼吸急促,在一定程度上与气道阻塞表现类似。重症患者的心肺以外病变也以呼吸异常为首发症状。如未被发现的远隔部位的感染导致全身反应也常常表现为呼吸急促。所有对于呼吸表现的判别不能仅局限于呼吸系统。对气道的管理是发现上述问题的基础。一旦发现临床不能完全用气道问题解释的呼吸异常,应该考虑其他部分病变的可能。必要时需考虑请专科医生协助进一步明确诊断和治疗。另一方面,气道和相应的呼吸改变是一个动态过程。同样一组异常呼吸表现和异常的血气分析结果可以是从更为恶化的状态逐渐改善的结果,也可以是从相对较轻的状态恶化的结果,两者的应对原则完全不同。前者说明治疗有效,在一定程度上可以继续当前的治疗和观察。后者则需要采取进一步措施以避免更为严重的后果。

七、机械通气

(一)基本原则

神经外科重症患者的呼吸支持是基础治疗的重要内容。呼吸功能不全,建立人工气道后仍不能保证正常氧供,呼吸功能异常可能会迅速导致一系列致命性损伤,患者存在缺氧风险或已经出现缺氧表现时,应开始机械通气。机械通气的一般指征:积极氧疗后仍不能改善缺氧,患者呼吸频率过快(>35 次/分)或过慢(<8 次/分),呼吸节律异常,通气不足和/或氧合障碍($PaO_2<60$ mmHg),$PaCO_2$ 进行性升高,心功能不全等。神经重症患者早期的综合治疗过程中往往需要机械通气,随着病情的进展,肺部综合征如神经源性肺水肿、肺部感染和急性呼吸窘迫综合征(ARDS),均可能与原发性脑损伤有关,也需要机械通气治疗。机械通气可用来改善全身氧合或通气,是神经重症患者主要的呼吸系统功能障碍得到纠正之前最常用的暂时性支持治疗,也是神经重症早期脑保护的重要支持手段,很少情况下,它可作为严重的终末期患者的治疗手段。

(二)脑保护和肺保护的通气策略

神经重症患者的通气除了达到一般重症患者机械通气的要求外,还要达到脑保护的治疗目标,根据患者血气分析、血氧饱和度、呼气末二氧化碳分压等指标调节机械通气模式及条件,以获得个性化的最适呼吸治疗。对于没有呼吸系统基础疾病的患者,通气模式推荐采用以同步间歇指令通气为主的辅助通气模式。对于存在呼吸系统基础疾病,基础肺功能较差的患者,需要个体化的通气模式。在决定好呼吸机模式后,要设置好吸入气氧浓度、潮气量、吸气时间、呼吸频率、呼气末正压等呼吸机参数。

神经重症患者在 ICU 住院期间可能会出现严重的呼吸衰竭和 ARDS。低潮气量和中高呼气末正压(PEEP)可作为肺保护的通气策略,改善 ARDS 和非 ARDS 患者的预后,其特点是氧合度低和高碳酸血症。传统上认为,PEEP 能升高中心静脉压,影响静脉回流,从而使 ICP 增高,因而在 TBI 患者中,通常采用低 PEEP 和高潮气量来严格控制 $PaCO_2$。但是,最近的研究证据表明,即使在 TBI 患者中,使用高潮气量也会导致急性肺损伤。因此,在探讨脑损伤合并 ARDS 的肺保护性通气策略时,尚未确立最佳的通气措施。最近研究发现,存在急性肺损伤的神经重症患者可使用低潮气量和中等 PEEP 的肺保护性通气策略。理论上 PEEP 升高可导致颅内血液回流减少,使 ICP 增高,但一定范围内的 PEEP 影响不大,PEEP 超过 15 cmH_2O 时可对 ICP 产生明显影响。高于 15 cmH_2O 的 PEEP 仅用于严重低氧血症时。

神经重症患者机械通气的目标是尽量达到正常的生理状态,避免脑组织缺氧,达到脑保护和肺保护目标,维持 $SpO_2>95\%$,$PaO_2>80$ mmHg,$PaCO_2$ 维持在 $35\sim45$ mmHg(过度换气时 $30\sim35$ mmHg)。如果 $SpO_2<90\%$,$PaO_2<60$ mmHg,脑组织将出现缺氧,加重继发性脑损伤。虽然短时程过度通气降低 $PaCO_2$ 可降低 ICP,但长时程过度通气可引起脑血管收缩导致脑缺血。过度通气仅仅起到暂时性的作用,现在已有更多有效降低 ICP 的方法,因而过度通气应该只简单用于急性情况。无论是否存在颅内高压,最常见的 $PaCO_2$ 目标仍为 $36\sim40$ mmHg,而最常见的 PaO_2 目标为 $81\sim100$ mmHg。若使用常规呼吸机,在难治性呼吸衰竭的情况下,最常用的抢救策略是采用神经肌肉阻滞剂(占 88%)、肺复张手法(占 69%)和俯卧位(占 63%)。

(二)机械通气相关并发症

机械通气是一把双刃剑,一方面,机械通气可以迅速扭转呼吸系统异常对全身造成的不良影响,另一方面,机械通气也能引起一些明显的短期和长期并发症。机械通气相关性肺损伤(VALI)、呼吸机相关性肺炎(VAP)和机械通气相关性膈肌功能障碍(VIDD)是机械通气期间严重的并发症。

目前认为 VALI 是一种多种压力损伤机制对肺实质的严重后果,包括容积伤、不张伤和肺氧中毒。应用肺保护性通气策略可以减少肺泡过度膨胀及容积伤、不张伤和气压伤等肺损伤的风险,并因此减少生物伤和其他全身性作用。对神经重症患者使用肺保护性通气策略虽然尚没有明确获益的结果,但从肺保护而言,是有益的。因而在满足脑保护的基础上,在血气、ICP 等重要参数的监测下,肺保护性通气策略可以降低 VALI 的发生率。

VAP 是神经重症患者使用呼吸机导致医院获得性下呼吸道感染的一种形式,是神经重症患者 ICU 最常见的医院感染。目前许多研究者和政府监管机构推荐常规使用 VAP 的集束化策略,包括抬高床头、口腔护理、每天中断镇静、每天评估拔管的可能性、预防消化性溃疡、预防深静脉血栓形成。虽然有争议,但一些外科 ICU 研究发现,集束化策略能显著改善 VAP 的发生率。虽然未对神经重症患者进行专门研究,但集束化策略中可能加重继发性脑损伤的措施在神经重症早期脑损伤治疗中要谨慎使用,避免加重继发性脑损伤。目前对神经重症患者普遍采用的预防策略如下:①体位:半坐卧位,在病房为预防肺部感染,根据患者病情将床头抬高 $15°\sim30°$ 或 $30°\sim45°$。②加强人工气道管理:及时进行吸痰护理,注意监测气囊压力按时放气、打气以防气道粘连或塌陷影响康复,湿化气道,有条件的情况下采取持续声门下吸痰等护理措施。③做好基础护理,提高口腔护理质量。口腔清洁与否与肺部感染的发生有直接关系,及时清除口腔分泌物保持口腔清洁,高质量的口腔护理可有效降低肺部感染的发生率。④医务人员手卫生,加强对低年资护理人员进行业务培训,每周进行随机医务人员手消毒效果检测。

膈肌在脱机后持续的非支持性通气中起重要作用,因此膈肌无力和功能障碍将显著降低成功脱机的概率。VIDD 可以在机械通气开始后很快出现,影响肌肉力量和耐力,造成撤机困难。虽然有争议,但使膈肌尽可能正常收缩的机械通气策略可预防部分 VIDD 的发生。目前尚无明确有效的预防 VIDD 的策略,但使用促进膈肌活动的镇痛镇静策略、抗氧化剂和补充维生素可能也能预防 VIDD。

(四)机械通气的撤离

撤机是机械通气治疗的重要环节,使用规范的自主呼吸试验确定撤机的最佳时机还没有在神经重症患者中得到确认,每天评估撤机的可行性是必要的,撤机前要综合评估患者的呼吸状态、循环状态和中枢状态。重要的必备措施是解决导致需要机械通气的因素,能够在不需要血流动力学支持的情况下维持血流动力学稳定,已纠正水、电解质紊乱,保证有足够的气体交换和氧合。心功能较差者要慎重评估撤机可行性,避免因心脏负荷过重或心功能差引起撤机失败。仔细监测神经功能的恢复程度是撤机的重要因素,很多患者呼吸功能障碍得以纠正,而由于神经损伤不能撤机。当具备撤机条件时,要逐步撤机,避免不必要的风险和失败。

八、小结

气道管理是神经重症患者的重要基础治疗,任何神经重症患者在不能保持气道通畅、咳嗽或自主清除呼吸道内分泌物时都需要及时建立人工气道。通过建立人工气道来维持充分氧供,避免脑组织和全身组织缺氧,对保护患者安全、改善预后具有非常重要的意义。人工气道建立后的科学管理、维护和撤除必须遵循科学的原则。神经重症患者往往会出现不同类型的呼吸功能衰竭,机械通气是神经重症患者人工气道建立后重要的支持疗法,以优化通气和氧合,并兼顾脑保护,应结合神经病损情况调整和使用呼吸机。

参 考 文 献

[1] Epstein S K. Decision to extubate[J]. Intensive Care Med,2002,28(5):535-546.

[2] Leone M,Albanèse J,Viviand X,et al. The effects of remifentanil on endotracheal suctioning-induced increases in intracranial pressure in head-injured patients[J]. Anesth Analg,2004,99(4):1193-1198.

[3] Reed M J,Dunn M J G,McKeown D W. Can an airway assessment score predict difficulty at intubation in the emergency department? [J]. Emerg Med J,2005,22(2):99-102.

[4] Epstein S K. Late complications of tracheostomy[J]. Respir Care,2005,50(4):542-549.

[5] 中华医学会重症医学分会.机械通气临床应用指南（2006）[J].中国危重病急救医学,2007,19(2):65-72.

[6] Ahmed N,Kuo Y H. Early versus late tracheostomy in patients with severe traumatic head injury[J]. Surg Infect (Larchmt),2007,8(3):343-347.

[7] Fields L B. Oral care intervention to reduce incidence of ventilator-associated pneumonia in the neurologic intensive care unit[J]. J Neurosci Nurs,2008,40(5):291-298.

[8] Coffin S E,Klompas M,Classen D,et al. Strategies to prevent ventilator-associated pneumonia in acute care hospitals[J]. Infect Control Hosp Epidemiol,2008,29(Suppl 1):S31-S40.

[9] Kolb G,Bröker M. State of the art in aspiration assessment and the idea of a new non invasive predictive test for the risk of aspiration in stroke[J]. J Nutri Heal Agi,2009,13(5):429-433.

[10] American Association for Respiratory Care. AARC Clinical Practice Guidelines. Endotracheal suctioning of mechanically ventilated patients with artificial airways 2010[J]. Respir Care,2010,55(6):758-764.

[11] Brown C V,Daigle J B,Foulkrod K H,et al. Risk factors associated with early reintubation in trauma patients:a prospective observational study[J]. J Trauma,2011,71(1):37-42.

[12] Mathieu A, Guillon A, Leyre S, et al. Aerosolized lidocaine during invasive mechanical ventilation:in vitro characterization and clinical efficiency to prevent systemic and cerebral hemodynamic changes induced by endotracheal suctioning in head-injured patients[J]. J Neur Anesthesiol,2013,25(1):8-15.

[13] Zeiler F A,Teitelbaum J,West M,et al. The ketamine effect on ICP in traumatic brain injury[J]. Neurocrit Care,2014,21(1):163-173.

[14] Al-Mufti F,Mayer S A. Neurocritical care of acute subdural hemorrhage[J]. Neurosurg Clin N Am,2017,28(2):267-278.

[15] Artime C A,Hagberg C A. Tracheal extubation[J]. Respir Care,2014,59(6):991-1005.

[16] Oliveira J,Zagalo C,Cavaco-Silva P. Prevention of ventilator-associated pneumonia[J]. Rev Port Pneumol,2014,20(3):152-161.

[17] Frerk C, Mitchell V S, McNarry A F, et al. Difficult Airway Society 2015 guidelines for management of unanticipated difficult intubation in adults[J]. Br J Anaesth,2015,115(6):

827-848.

[18] Strickland S L，Rubin B K，Haas C F，et al. AARC Clinical Practice Guideline：effectiveness of pharmacologic airway clearance therapies in hospitalized patients[J]. Respir Care，2015，60（7）：1071-1077.

[19] 中华医学会神经外科学分会，中国神经外科重症管理协作组. 中国神经外科重症患者气道管理专家共识（2016）[J]. 中华医学杂志，2016，96（21）：1639-1642.

[20] 王静，皮红英. 两种不同气道湿化方法对气管切开患者影响的 Meta 分析[J]. 中华危重病急救医学，2016，（1）：63-69.

[21] Cinotti R，Bouras M，Roquilly A，et al. Management and weaning from mechanical ventilation in neurologic patients[J]. Ann Transl Med，2018，6（19）：381.

[22] Peña-López Y，Ramirez-Estrada S，Eshwara V K，et al. Limiting ventilator-associated complications in ICU intubated subjects：strategies to prevent ventilator-associated events and improve outcomes[J]. Expert Rev Respir Med，2018，12（12）：1037-1050.

[23] Asehnoune K，Roquilly A，Cinotti R. Respiratory management in patients with severe brain injury[J]. Crit Care，2018，22（1）：76.

[24] Gamberini L，Baldazzi M，Coniglio C，et al. Prehospital airway management in severe traumatic brain injury[J]. Air Med J，2019，38（5）：366-373.

[25] Zhang Z，Guo Q，Wang E. Hyperventilation in neurological patients：from physiology to outcome evidence[J]. Curr Opin Anaesthesiol，2019，32（5）：568-573.

[26] 中华医学会神经外科学分会，中国神经外科重症管理协作组. 中国神经外科重症管理专家共识（2020 版）[J]. 中华医学杂志，2020，100（19）：1443-1458.

[27] De Franca S A，Tavares W M，Salinet A S M，et al. Early tracheostomy in severe traumatic brain injury patients：a meta analysis and comparison with late tracheostomy[J]. Crit Care Med，2020，48（4）：e325-e331.

[28] Robba C，Galimberti S，Graziano F，et al. Tracheostomy practice and timing in traumatic brain-injured patients：a CENTER-TBI study[J]. Intensive Care Med，2020，46（5）：983-994.

[29] Quiñones-Ossa G A，Durango-Espinosa Y A，Padilla-Zambrano H，et al. Current status of indications，timing，management，complications，and outcomes of tracheostomy in traumatic brain injury patients[J]. J Neurosci Rural Pract，2020，11（2）：222-229.

[30] Robba C，Poole D，McNett M，et al. Mechanical ventilation in patients with acute brain injury：recommendations of the European Society of Intensive Care Medicine Consensus[J]. Intensive Care Med，2020，46（12）：2397-2410.

[31] He Q，Wang W，Zhu S，et al. The epidemiology and clinical outcomes of ventilator-associated events among 20，769 mechanically ventilated patients at intensive care units：an observational study[J]. Crit Care，2021，25（1）：44.

[32] Minin A S，Shen N P，Panov I D，et al. Influence of the blood gas composition and mechanical ventilation parameters of the medical evacuation prognosis of critically ill patients[J]. Klin Lab Diagn，2020，65（2）：84-89.

[33] Cinotti R，Pelosi P，Schultz M J，et al. Extubation strategies in neuro-intensive care unit patients and associations with outcomes：the ENIO multicentre international observational study[J]. Ann Transl Med，2020，8（7）：503.

[34] Yin X，Yang L，Sun H，et al. A comparative evaluation of three common airway humidification methods for patients with severe traumatic brain injury[J]. Ann Palliat Med，2020，9（6）：

4137-4145.

［35］ Kornas R L,Owyang C G,Sakles J C,et al. Evaluation and management of the physiologically difficult airway:consensus recommendations from Society for Airway Management［J］. Anesth Analg,2021,132(2):395-405.

（邱炳辉）

第十章　中枢神经系统损伤后的血压管理

中枢神经系统损伤包括急性缺血性脑卒中（acute ischemic stroke，AIS）、颅内出血（intracranial hemorrhage，ICH）、蛛网膜下腔出血（subarachnoid hemorrhage，SAH）、创伤性脑损伤（traumatic brain injury，TBI）及脊髓损伤（spinal cord injury，SCI）等。中枢神经系统损伤后常出现较难控制的高血压，是高血压危象（hypertension crisis）的常见诱因，也是导致终末器官损伤的原因之一，其病理生理学反应机制与受伤区域脑血管自动调节功能密切相关。最初机体调节失控的血压水平往往导致并加重中枢神经系统进一步损伤。然而，过于严格地将血压控制在较低水平又可能加重脑缺血的发生。尽管血压水平和急性脑损伤存在相互作用关系，但仍然缺少急性脑损伤患者高血压的发生率、预后和治疗效果等相关的高质量数据。因此，如何迅速识别中枢神经系统损伤后出现的脑血管自动调节功能异常，以及如何对控制血压的个体进行精细化管理，均与患者的预后直接相关。

高血压危象包括高血压急症及亚急症，高血压急症是急诊常见的疾病之一。高血压急症是指原发性或继发性高血压患者，在某些诱因作用下血压突然显著升高，病情急剧恶化，同时伴有心、脑、肾、视网膜等重要靶器官功能障碍。高血压亚急症是指收缩压或舒张压急剧升高的同时不伴有急性靶器官损伤。需要强调的是，靶器官损伤是否由血压水平本身所致，是区别高血压急症与高血压亚急症的关键。单纯血压数值的高低并不能完全代表病情的危重程度，靶器官损伤是高血压急症诊断的重点，并直接决定患者预后。

一、高血压急症的流行病学

据估计，1%～2%的高血压患者有高血压急症，常见于严重的中枢神经系统损伤后，在老年人、男性和非裔美国人中，高血压急症的发生率较高。一项关于急诊入院的研究发现，高血压危象占所有医疗紧急事件的28%，其中77%的患者有慢性高血压病史。急性高血压治疗研究（study of treatment of acute hypertension，STAT）发现，1566例急诊科就诊的急性高血压患者中，近30%有中枢神经系统损伤。较常见的诊断是SAH（38%）、ICH（31%）和AIS（18%），另外还有脑外伤（8%）、高血压脑病（4%）和癫痫持续状态（1%）。伴中枢神经系统损伤的高血压患者的死亡率是未伴中枢神经系统损伤高血压患者的4倍（24% vs. 6%，$P<0.0001$）。在神经系统损伤伴高血压患者中，中位初始血压为183/95 mmHg，该血压水平在存活者和未存活者之间没有差异，收缩压和舒张压的最大水平也无差异，但未存活者最小收缩压和舒张压明显较低（103/45 mmHg vs. 118/55 mmHg，$P<0.0001$），入院前6 h内发生低血压的风险最高。

最常用的首选降压药物为拉贝洛尔（48%），其次为尼卡地平（15%）、肼屈嗪（15%）和硝普钠（13%）。患者死亡率与神经功能恶化风险增加相关（32% vs. 10%，$P<0.0001$）。过度严格降压可能是导致缺血性脑卒中和其他形式的严重脑损伤患者预后不良的一个重要因素，原因可能是过快过度降压导致脑血管自动调节功能受损，从而继发缺血性损伤。因此，必须在强调快速精确控制血压的同时，避免过度降压治疗。

二、高血压急症的病理生理学

（一）血压的神经调节机制

既往的研究证明，中枢神经系统在血压的调控中占重要地位，压力感受器、脑干血压调节中枢以及延髓升压降压通路的相互作用均在血压的调节中发挥核心作用。当中枢神经系统发生损伤后，原发性损伤及神经体液调节的保护机制,常导致上述结构的激活或功能异常,从而防止进一步的细胞损伤。参与血压调节的外周机制已基本被阐明。血压(BP)水平取决于心输出量(CO,CO=每搏输出量×心率)和体循环血管阻力(SVR),即 BP=CO×SVR。中枢神经系统损伤患者出现的血压异常往往反映出血管阻力的变化,循环和局部因素作用于血管内皮和平滑肌细胞,导致外周血管张力的异常。儿茶酚胺、血管紧张素Ⅱ、抗利尿激素(ADH)、醛固酮、血栓素、前列环素和一氧化氮的水平异常均会导致血管张力产生急剧变化,影响血压水平。此外,血管平滑肌的收缩依赖于细胞膜 L 型 Ca^{2+} 通道的开放和细胞内 Ca^{2+} 的释放。

(二)脑血管的自动调节机制

正常生理情况下,脑组织可耐受较大范围的血压波动,通过小动脉直径的变化完成自主调节。血压升高时,小动脉收缩;血压降低时,小动脉舒张。脑灌注压(cerebral perfusion pressure,CPP)由平均动脉压(mean arterial pressure,MAP)与颅内压(intracranial pressure,ICP)的差值决定,即 CPP=MAP-ICP,由于正常个体的 ICP 相对固定(约 5 mmHg),因此 CPP 往往取决于 MAP 水平。脑血管的自动调节指的是 CPP 在一定范围(50~150 mmHg)内发生变化的情况下,脑血流量(cerebral blood flow,CBF)保持基本恒定的能力,通过对毛细血管前动脉直径的神经-肌源性调控来完成,这也是脑血管阻力的关键决定性因素。在慢性高血压患者中,CPP 的自动调节范围上限增大。若 CPP 超出其自动调节范围的上限或下限,CBF 将被动地跟随 CPP 的变化而呈线性改变。CPP 低于自动调节范围的下限时,血管塌陷,缺血加重;而超出自动调节范围的上限时,自动调节机制被突破造成血管内压和容量增加,导致过度灌注和血管源性脑水肿。在急性中枢神经系统损伤患者中,如重型 TBI、脑卒中和 SAH,均可发生相关区域脑血管的痉挛,若超出脑血管的自动调节能力,CBF 完全被动地随着 CPP 而改变。病理状态下出现脑顺应性下降,此时脑血流自动调节机制将触发相应部位脑血管的扩张从而增加脑血容量(cerebral blood volume,CBV),导致 ICP 增高,同时更易受 MAP 下降的影响,进一步降低 CPP,血管进一步扩张,出现恶性循环。

1 期脑血流动力学衰竭指脑血管尚可维持自动调节功能,侧支循环尚能够充分维持 CBF。CBF 的正常值为 50 mL/(100 g·min),目前将 20 mL/(100 g·min)作为脑缺血的阈值,但该值根据不同的原发疾病和缺血部位而发生改变。PET 研究发现,中度脑缺血打破 CBF 与脑代谢的偶联关系,脑血流的氧摄取比例(oxygen extracted fraction,OEF)将相应提高以维持病理状态下的脑代谢水平,这一状态被定义为 2 期脑血流动力学衰竭。若 1 期和 2 期的代偿机制均失效,则不可避免地出现脑细胞死亡。

(三)特殊神经系统急症的血压管理

高血压急症指未伴有急性靶器官损伤的严重高血压,这类患者在发病初期(24 h 至数天)可选择门诊或住院治疗,但需在严密监测下给予口服降压药物治疗。高血压危象指严重高血压并伴有急性靶器官损伤,靶器官包括脑、心、肾以及视网膜。高血压危象患者急剧升高的血压造成脑器官受损,而后者又进一步升高血压,形成恶性循环。因此,高血压危象推荐使用静脉降压药物积极迅速控制血压,通常要求在发病 1 h 内控制血压。

(四)静脉降压药物

静脉降压药物种类较多,包括动脉血管扩张剂(尼卡地平、依那普利、肼屈嗪和非诺多泮)、静脉血管扩张剂(硝酸甘油)、动静脉血管扩张剂(硝普钠)、负性变时变力兼血管扩张剂(拉贝洛尔)、负性变时变力非血管扩张剂(艾司洛尔),以及降低交感神经兴奋性的 α 受体阻滞剂(酚妥拉明)。拉贝洛尔是最常用的急性重症高血压脑卒中患者初始静脉注射用的降压药物(50%),其次是尼卡地平(15%)、肼屈嗪(15%)和硝普钠(13%)。理想的静脉注射降压药物需满足以下条件:起效快,可滴注,半衰期短。近年国内外指南均推荐将尼卡地平、乌拉地尔作为高血压急症的一线用药。硝酸甘油和硝普钠由于对 ICP 有影响而不作为一线用药进行推荐。

三、急性脑出血

急性脑出血包括外伤性脑出血和自发性脑出血,自发性脑出血中最常见的是由慢性高血压引发的原发性脑出血,以及脑血管畸形引发的继发性脑出血,如蛛网膜下腔出血。急性脑出血患者常出现血压增高,且临床症状重,控制难度大,血压增高与临床预后不良相关。Qureshi 等报道约 75% 的脑出血患者收缩压(SBP)≥ 140 mmHg,其中,140~184 mmHg 占 50%,185~219 mmHg 占 17%,≥ 220 mmHg 占 3%。Dandapani 等回顾性分析 87 例脑出血患者,结果显示,入院时血压显著增高并且持续血压控制不佳与临床预后不良相关,且 SBP>145 mmHg 的患者病死率显著增高。诸多观察性研究均已证实,脑出血急性期血压控制不良增加患者神经功能恶化可能,导致预后不良和较高的死亡率。这种急剧的血压升高反应主要由以下原因造成:应激反应导致交感神经、肾素-血管紧张素系统以及下丘脑-垂体-肾上腺素轴过度兴奋;慢性高血压病史,就诊时血压高且血压控制不良;脑干受压的反应,即通过 Cushing-Kocher 反应来维持脑灌注(继发于 ICP 增高的生命体征的变化——血压增高和脉搏减慢)。

美国心脏协会/美国卒中协会于 2022 年 5 月发布新版自发性脑出血/出血性脑卒中治疗指南,该指南是自 2015 年 5 月上一版自发性脑出血指南发布以来的最新版,该指南根据新发表的临床研究证据,结合自发性脑出血相关研究领域取得的最新进展,提供循证治疗建议,特别是在微创外科手术技术、抗凝药物正确使用、相关小血管疾病、患者康复运动和功能训练以及家庭照护培训和支持等方面,提出专业建议。指南进一步关注血压管理,提出对于轻、中度脑出血后的急性期,持续性平稳控制血压,有利于防止血肿扩大,改善患者预后。

(一)高血压性脑出血

急性脑出血患者经常伴随血压升高,而这些升高通常是医学实践中遇到的最高血压水平。这种极端的血管升压反应的原因复杂,主要包括交感神经系统、肾素-血管紧张素轴和垂体-肾上腺轴的激活。是否出现急性高血压和血压升高的程度均对脑出血患者的预后有重要影响。根据多项单中心研究和系统综述报道,极高或极低入院血压导致患者脑出血后病情恶化、死亡等不良预后的风险增加。在上述研究的病例样本中,入院血压升高是急性脑出血的主要问题。

在理论上,失控的高血压水平可能会导致发病后 3~4 h 血肿的急性扩大,继而加重血肿周围水肿和使 ICP 增高,这两种情况都可能转化为脑出血患者的不良临床结局。血肿的大小是影响脑出血死亡率的又一个重要决定性因素,而早期血肿的扩大始终与不良的临床预后相关。不断扩大的血肿可能是由持续出血和/或单个动脉破裂再出血引起的。一些研究报道了血肿从出血到血肿周围的缺血性半暗带生长的证据,但也有其他报道没有证实血肿周围低灌注区存在缺血,在 Brott 等的一项经典研究中,血肿生长和血压水平之间本身没有关联,但使用降压药物可能会使这种关联产生并加强。同样,在重组活化因子Ⅶ脑出血试验中,初始血压水平与血肿生长无关。因此需要更多的临床数据来阐明血压水平和血肿扩大是否存在关联性。

尽管存在相互矛盾的证据,但学者普遍认为脑出血后的高血压应谨慎治疗。然而,关于治疗的最佳阈值和目标水平仍然存在着相当大的争议。如果脑血管自动调节功能受损,过度严格降压治疗会导致血压过低,可能加重血肿周围脑组织缺血。在脑血管自动调节功能未受损的情况下,可能又会导致反射性血管扩张和 ICP 增高。在一项脑出血后降压的研究中,14 例脑出血患者在起病后 22 h 内随机接受拉贝洛尔或尼卡地平治疗,使 MAP 降低 15%。治疗前后患者接受 PET 进行脑血流研究。结论提示全脑及血肿周围的血流未见变化。两项早期研究表明,以药物为基础的血压控制降低对人类或动物的脑血流无不良影响。

急性脑出血强化降压试验(INTERACT 1)研究的结果发表于 2008 年。这项研究是一项开放标签试验,有 403 例患者参加,他们在发病 6 h 内被随机分配到目标收缩压<180 mmHg 或目标收缩压<140 mmHg 的强化治疗组中。研究显示,与对照组相比,强化治疗组从入组时间 0 h(基线)到入组后24 h,其血肿的相对和绝对增长量呈下降趋势。此外,强化治疗组未发现与强化降压相关的神经系统症状恶化发生率或与降压治疗相关的严重不良事件发生率的增加。两组之间的临床结果指标也未发现差异,包括残疾率和生存质量之间的差异。INTERACT 1 研究表明,ICH 患者早期强化降压(目标收缩压<140 mmHg)是安全可行的,早期强化降压可降低急性脑出血后持续性出血的发生率,但这些数据还不足

以支持将其归纳为明确的诊疗指南。

急性脑出血的抗高血压治疗（ATACH 1）研究也证实了脑出血早期快速降压的可行性和安全性。ATACH 1 研究采用剂量递增方案，对 80 例脑出血患者进行静脉注射尼卡地平降压，目标收缩压 < 140 mmHg。研究结果显示，两组的临床预后与神经系统症状恶化发生率并无差异。各个治疗目标等级内尼卡地平降压具有良好的安全性。INTERACT 1 和 ATACH 1 研究均表明，应用静脉降压药物早期强化降压治疗在临床上安全可行，然而，早期强化降压治疗是否能有效改善临床结局仍然未知。

日本 SAMURAI-ICH 研究共纳入 211 例日本患者，静脉注射尼卡地平使患者 SBP 维持在 120～160 mmHg，研究结果证明，ICH 发生 3 h 内将 SBP 降至 135 mmHg 以下临床结局最佳。

发表于 2013 年的 INTERACT 2 研究评估 ICH 患者早期强化降压治疗的安全性及疗效，采用改良 Rankin 量表（mRS）独立评估第 90 天的临床结局。INTERACT 2 研究证明，早期强化降压治疗不增加 ICH 患者死亡率；两组间主要临床终点（90 天）时的死亡率或严重残疾率（mRS 3～6）无统计学差异，但次要终点分析提示，与对照组患者比较，早期强化降压治疗组患者躯体功能和健康相关生存质量都得到改善。

ATACH 2 研究结果发表于 2016 年，更快更低更强超低强化降压（目标收缩压＝120 mmHg）未能进一步显著降低 ICH 患者血肿扩大发生率及死残率，反而增加了 90 天内严重不良事件发生率（可能与血压过低导致的肾脏缺血有关）。

美国心脏协会（AHA）/美国卒中协会（ASA）2022 年发布的自发性脑出血/出血性脑卒中治疗指南提出，对于急性期降压治疗的患者，需谨慎滴注降压药物剂量以确保平稳且持续地控制血压。急性降压治疗启动时机为发病 2 h 内，并指出如在发病 1 h 内将血压降至目标值可有效降低血肿增大风险并改善神经功能预后。对于 SBP 在 150～220 mmHg 之间的轻、中度脑出血患者，急性期降压治疗目标值设定在 140 mmHg，将血压维持在 130～150 mmHg 是安全的。对于血肿量大或重症或需要接受手术减压的患者，早期强化降压策略是否仍然安全有效，则尚缺乏权威的研究证据，由于这类患者出现 ICP 增高而影响脑血流灌注，因此急需进一步的研究。

（二）蛛网膜下腔出血

动脉瘤蛛网膜下腔出血的死亡率和并发症发生率高，其中大部分与出血本身和动脉瘤再破裂出血相关。未经治疗，此动脉瘤破裂出血 2 周后的再出血率为 20%，1 个月以后为 30%。然而，几乎没有证据表明不受控制的高血压会增加再出血的风险。尽管如此，在动脉瘤破裂的开颅手术或血管内治疗前，大多数机构仍提倡积极控制血压，防止血压升高，一般将收缩压控制在不高于 160 mmHg 或更低水平。最近的一项研究报道了极早期再出血与收缩压≥160 mmHg 之间存在正相关性，但随后发现该研究采用的再出血标准存在问题。目前尚不清楚急性高血压是否与脑卒中发病率和死亡率的增高有因果关系。有一些回顾性研究报道了不一致的数据：入院血压升高与不良结局和良好结局之间存在关联。更多最近的研究报道了一种 U 形关系，即不良结局与入院血压过低或过高均有关。有部分研究发现，脑卒中后 4～48 h 内血压的自发下降与预后的改善有关，而其他研究发现血压早期急剧下降患者预后差的风险更高。这些矛盾产生的部分原因可能是在这些观察性研究中，由于使用降压药物过程中缺乏精细化管理，血压波动范围极大。目前美国心脏病学会（ACC）/AHA 高血压管理指南反映出的问题是由于缺乏明确的目标血压数据而产生临床结果的不确定，由此注意到虽然不建议单独使用降压治疗来防止再出血，但密切监测联合卧床休息对改善预后是必要的。如果进行降压治疗，通常建议放置动脉导管进行有创血压监测，并且选择对心血管和 ICP 副作用最小的短效静脉注射（非口服）药物，如拉贝洛尔、艾司洛尔和尼卡地平。

（三）创伤性脑出血

在创伤患者中，高血压远不如低血压常见，其原因很多，包括失血、神经源性机制引起的血管舒张或全身炎症反应综合征（SIRS）、气胸、神经源性心功能衰竭。急性高血压治疗（STAT）研究发现，在 432 例急性高血压就诊于急诊科的神经系统疾病患者中，只有约 8% 的病因是 TBI。相反，急性低血压（收缩压＜90 mmHg）是导致 TBI 不良预后的关键因素。多项临床研究表明，重型 TBI 患者的预后在强化复苏方案包括血压或 CPP 支持后明显改善。在院前和医院设置液体复苏的目标是优化心输出量、脑血流和脑组织灌注,以防止继发缺血性脑损伤。Cooper 等进行的一项里程碑式的研究表明,对于格拉斯哥昏迷量表(GCS)评分为 3～8 分的低血压 TBI 患者,高渗盐水治疗方案并不优于常规的晶体复苏治疗方案。

创伤性中枢神经系统损伤的病理生理机制包括原发性损伤和继发性损伤,原发性损伤如弥漫性轴索损伤是立即发生的,而继发性损伤是在创伤事件后逐渐开始的,涉及复杂的细胞和分子过程。缺血传统上被认为是继发性损伤过程的主要组成部分,这一前提导致研究人员将重点放在重型 TBI 后的 CPP 和 ICP 优化上,从而避免或预防不可逆的缺血性中枢神经系统损伤。脑外伤后立即出现区域和全脑血流减少。最近的研究表明,伴随的早期代谢抑制(可能与线粒体功能障碍有关)可能延缓低 CBF 水平下的缺血发展。TBI 对脑血管自动调节功能的损害程度是另一个不确定的重要领域。

四、急性缺血性脑卒中

缺血性脑卒中急性期和亚急性期的血压管理存在较多争议。目前 ASA 指南指出,除以下情况外,均不推荐在急性缺血性脑卒中(acute ischemia stroke,AIS)患者中常规开展降压治疗:有溶栓计划,有高血压相关靶器官损伤的证据(如急性心肌缺血、主动脉夹层、肺水肿、肾功能衰竭),收缩压＞220 mmHg、舒张压＞120 mmHg。根据相关研究报道,约 80% 缺血性脑卒中患者,无论病理亚型及有无高血压病史,均存在急性血压升高的情况。但疾病急性期出现血压升高通常为自限性,可逐渐自行缓解,一般从发病 24 h 开始,在后续 7～10 天血压持续平稳下降。缺血性半暗带在缺血起病后往往持续存在 3～6 h,加重组织损伤。脑缺血使脑血管自动调节功能受损,导致局部压力被动性脑血流,药物大幅度降压可能会加重这种效应。病例报告和小型队列研究表明,在部分 AIS 患者中使用药物升压会带来短期临床获益,但不带来远期获益,并且可能造成心肺功能障碍风险增加。最近研究报道了一种 U 形曲线关系,即不良结果与入院时过高或过低的血压均有关。另有一些研究发现,发病后 4～48 h 血压的自发下降与预后的改善有关。这些不一致结果的部分原因可能是,在这些观察性研究中并没有采用积极有效的降压措施,或者没有谨慎、规范地使用降压药物降压。

五、高血压脑病

高血压脑病(hypertensive encephalopathy,HE)发生在高血压病或症状性高血压过程中,血压突然升高超过脑血管自动调节的阈值(中心动脉压大于 140 mmHg)时,脑部动脉发生持久而严重的痉挛后,出现被动性或强制性扩张,脑循环发生急剧障碍,脑血流出现高灌注,毛细血管压力过高,渗透性增强,导致脑水肿和 ICP 增高,甚至脑疝的形成,引起的一系列暂时性脑循环功能障碍的临床表现。患者经紧急降压治疗后,症状和体征随血压下降,在数小时内明显减轻或消失,不遗留任何脑实质损害的后遗症。如果短期内未得到有效快速治疗,可导致患者发生癫痫、皮质盲、脑出血、昏迷甚至死亡。首选静脉滴注降压药物,迅速安全降压,避免因过度或过快降压而出现组织局部或全身灌注不足(尤其是肾、脑或冠状动脉缺血)。降压的同时保证脑部血流灌注,避免使用减少 CBF 的药物。一般以静脉给药为主,治疗目标一般是在 1 h 内将收缩压降低 20%～25%,血压下降幅度不可超过 50%,舒张压一般不低于 110 mmHg。昏迷患者建议监测 ICP,ICP 控制目标为 20 mmHg 以下,CPP 控制在 70～90 mmHg。推荐降压药物为乌拉地尔、尼卡地平和拉贝洛尔,建议避免使用硝普钠等升高 ICP 的脑血管扩张剂。当舒张压降至 95～110 mmHg 后可以改为口服降压药物。

六、子痫

妊娠期高血压综合征是全世界范围内导致孕产妇和围产儿死亡的重要原因之一,包括妊娠期高血压、子痫前期、子痫、慢性高血压并发子痫前期以及慢性高血压。妊娠期高血压综合征的定义为妊娠 20 周后新发的收缩压≥140 mmHg 和/或舒张压≥90 mmHg,两次血压测量至少间隔 4 h,产后血压可恢复正常。当妊娠期高血压出现蛋白尿或器官损伤时诊断为子痫前期。子痫(eclampsia)指先兆子痫患者或妊娠期高血压女性新发全身强直-阵挛性抽搐或昏迷。传统治疗常建议采用硫酸镁静脉滴注及足月终止妊娠。近期的临床指南对无严重情况的妊娠期高血压和子痫前期患者应用硫酸镁预防子痫抽搐并无统一意见。相比于苯妥英钠、地西泮和尼莫地平,硫酸镁在预防子痫抽搐方面更为有效,应作为产时、产后的首选用药。另一些研究提示,在 1 g/h 的维持剂量下,即使硫酸镁未达到治疗浓度仍可有效预防子痫发作。目前美国常用的给药方案为起始 20～30 min 静脉给予 4～6 g 负荷剂量,随后以 1～2 g/h 剂量维持。

使用降压药物的目的是预防充血性心力衰竭、心肌缺血、肾功能受损和脑卒中。建议血压大于 160/110 mmHg(持续超过 15 min)的患者即刻开始使用降压药物,也有文献建议降压药物可在发现血压升高后 30～60 min 开始应用。最常推荐使用的三种降压药物分别为肼屈嗪、拉贝洛尔和硝苯地平。研究发现,无论从有效性还是安全性来看,三种药物的作用无明显差异,均可在妊娠期用于急性重度高血压。静脉降压稳定后可改为口服,拉贝洛尔和钙离子拮抗剂是常用的口服降压药物。肼屈嗪:起始 10～20 mg 静脉注射,随后每 20～40 min 给予 5～10 mg,最大剂量可至 200 mg;或持续静脉泵入,0.5～10 mg/h。拉贝洛尔:起始可给予 10～20 mg 静脉注射,随后每 10～30 min 给予 20～80 mg,最大剂量可至 300 mg;或持续静脉泵入,1～2 mg/min。硝苯地平:10～20 mg,20 min 可重复 1 次;随后每 2～6 h 口服 10～20 mg,每日最大剂量为 180 mg。

参 考 文 献

[1] Adams H P Jr, del Zoppo G, Alberts M J, et al. Guidelines for the early management of adults with ischemic stroke: a guideline from the American Heart Association/American Stroke Association Stroke Council, Clinical Cardiology Council, Cardiovascular Radiology and Intervention Council, and the Atherosclerotic Peripheral Vascular Disease and Quality of Care Outcomes in Research Interdisciplinary Working Groups: the American Academy of Neurology affirms the value of this guideline as an educational tool for neurologists[J]. Circulation, 2007, 115(20): e478-e534.

[2] Anderson C S, Huang Y, Wang J G, et al. Intensive blood pressure reduction in acute cerebral haemorrhage trial (INTERACT): a randomized pilot trial[J]. Lancet Neurol, 2008, 7(5): 391-399.

[3] Anderson C S, Heeley E, Huang Y, et al. Rapid blood-pressure lowering in patients with acute intracerebral hemorrhage[J]. N Engl J Med, 2013, 368(258): 2355-2365.

[4] Ahmed N, Wahlgren G. High initial blood pressure after acute stroke is associated with poor functional outcome[J]. J Intern Med, 2001, 249(5): 467-473.

[5] Aslanyan S, Fazekas F, Weir C J, et al. Effect of blood pressure during the acute period of ischemic stroke on stroke outcome: a tertiary analysis of the GAIN International Trial[J]. Stroke, 2003, 34 (10): 2420-2425.

[6] Bederson J B, Connolly E S Jr, Batjer H H, et al. Guidelines for the management of aneurysmal subarachnoid hemorrhage: a statement for healthcare professionals from a special writing group of the Stroke Council, American Heart Association[J]. Stroke, 2009, 40(3): 994-1025.

[7] Brain Trauma Foundation, American Association of Neurological Surgeons, Congress of Neurological Surgeons. Guidelines for the management of severe traumatic brain injury[J]. J Neurotrauma, 2007, 24 Suppl 1: S1-S106.

[8] Britton M, Carlsson A, de Faire U. Blood pressure course in patients with acute stroke and matched controls[J]. Stroke, 1986, 17(5): 861-864.

[9] Broderick J P, Diringer M N, Hill M D, et al. Determinants of intracerebral hemorrhage growth: an exploratory analysis[J]. Stroke, 2007, 38(3): 1072-1075.

［10］ Brott T，Broderick J，Kothari R，et al. Early hemorrhage growth in patients with intracerebral hemorrhage［J］. Stroke，1997，28（1）：1-5.

［11］ Castillo J，Leira R，Garcia M M，et al. Blood pressure decrease during the acute phase of ischemic stroke is associated with brain injury and poor stroke outcome［J］. Stroke，2004，35（2）：520-526.

［12］ Chalmers J. Volhard lecture. Brain，blood pressure and stroke［J］. J Hypertens，1998，16（12 Pt 2）：1849-1858.

［13］ Cooper D J，Myles P S，McDermott F T，et al. Prehospital hypertonic saline resuscitation of patients with hypotension and severe traumatic brain injury：a randomized controlled trial［J］. JAMA，2004，291（11）：1350-1357.

［14］ Dandapani B K，Suzuki S，Kelley R E，et al. Relation between blood pressure and outcome in intracerebral hemorrhage［J］. Stroke，1995，26（1）：21-24.

［15］ Davis S M，Broderick J，Hennerici M，et al. Hematoma growth is a determinant of mortality and poor outcome after intracerebral hemorrhage［J］. Neurology，66（8）：1175-1181.

［16］ Fogelholm R，Avikainen S，Murros K. Prognostic value and determinants of first-day mean arterial pressure in spontaneous supratentorial intracerebral hemorrhage［J］. Stroke，1997，28（7）：1396-1400.

［17］ Fujii Y，Tanaka R，Takeuchi S，et al. Hematoma enlargement in spontaneous intracerebral hemorrhage［J］. J Neurosurg，1994，80（1）：51-57.

［18］ Fujii Y，Takeuchi S，Sasaki O，et al. Multivariate analysis of predictors of hematoma enlargement in spontaneous intracerebral hemorrhage［J］. Stroke，1998，29（6）：1160-1166.

［19］ Greenberg S M，Ziai W C，Cordonnier C，et al. 2022 guideline for the management of patients with spontaneous intracerebral hemorrhage：a guideline from the American Heart Association/American Stroke Association［J］. Stroke，2022，53（7）：e282-e361.

［20］ Haas C E，LeBlanc J M. Acute postoperative hypertension：a review of therapeutic options［J］. Am J Health Syst Pharm，2004，61（16）：1674-1675.

［21］ Hemphill J C 3rd，Bonovich D C，Besmertis L，et al. The ICH score：a simple，reliable grading scale for intracerebral hemorrhage［J］. Stroke，2001，32（4）：891-897.

［22］ Hillis A E，Ulatowski J A，Barker P B，et al. A pilot randomized trial of induced blood pressure elevation：effects on function and focal perfusion in acute and subacute stroke［J］. Cerebrovasc Dis，2003，16（3）：236-246.

［23］ Kazui S，Naritomi H，Yamamoto H，et al. Enlargement of spontaneous intracerebral hemorrhage. Incidence and time course［J］. Stroke，1996，27（10）：1783-1787.

［24］ Koga M，Toyoda K，Yamagami H，et al. Systolic blood pressure lowering to 160 mmHg or less using nicardipine in acute intracerebral hemorrhage：a prospective，multicenter，observational study（the Stroke Acute Management with Urgent Risk-factor Assessment and Improvement-Intracerebral Hemorrhage study）［J］. J Hypertens，2012，30（12）：2357-2364.

［25］ Leonardi-Bee J，Bath P M，Phillips S J，et al. Blood pressure and clinical outcomes in the International Stroke Trial［J］. Stroke，2002，33（5）：1315-1320.

［26］ Marion D W，Darby J，Yonas H. Acute regional cerebral blood flow changes caused by severe head injuries［J］. J Neurosurg，1991，74（3）：407-414.

［27］ Mayer S A，Kurtz P，Wyman A，et al. Clinical practices，complications，and mortality in neurological patients with acute severe hypertension：the Studying the Treatment of Acute hyper Tension registry［J］. Crit Care Med，2011，39（10）：2330-2336.

［28］ McLaughlin M R，Marion D W. Cerebral blood flow and vasoresponsivity within and around cerebral contusions［J］. J Neurosurg，1996，85（5）：871-876.

［29］ Moullaali T J，Wang X，Martin R H，et al. Blood pressure control and clinical outcomes in acute intracerebral haemorrhage：a preplanned pooled analysis of individual participant data［J］. Lancet Neurol，2019，18（9）：857-864.

［30］ Novak V，Chowdhary A，Farrar B，et al. Altered cerebral vasoregulation in hypertension and stroke［J］. Neurology，2003，60（10）：1657-1663.

［31］ Ohkuma H，Tsurutani H，Suzuki S. Incidence and significance of early aneurysmal rebleeding before neurosurgical or neurological management［J］. Stroke，2001，32（5）：1176-1180.

［32］ Oliveira-Filho J，Silva S C，Trabuco C C，et al. Detrimental effect of blood pressure reduction in the first 24 hours of acute stroke onset［J］. Neurology，1999，61（8）：1047-1051.

［33］ Powers W J，Adams R E，Yundt K D. Acute pharmacological hypotension after intracerebral hemorrhage does not change cerebral blood flow［J］. Stroke，1999，30（1）：242.

［34］ Qureshi A I，Wilson D A，Hanley D F，et al. Pharmacologic reduction of mean arterial pressure does not adversely affect regional cerebral blood flow and intracranial pressure in experimental intracerebral hemorrhage［J］. Crit Care Med，1999，27（5）：965-971.

［35］ Qureshi A I，Ezzeddine M A，Nasar A，et al. Prevalence of elevated blood pressure in 563，704 adult patients with stroke presenting to the ED in the United States［J］. Am J Emerg Med，2007，25（1）：32-38.

［36］ Qureshi A I. Antihypertensive Treatment of Acute Cerebral Hemorrhage（ATACH）：rationale and design［J］. Neurocrit Care，2007，6（1）：56-66.

［37］ Qureshi A I，Palesch Y Y，Martin R，et al. Effect of systolic blood pressure reduction on hematoma expansion，perihematomal edema，and 3-month outcome among patients with intracerebral hemorrhage：results from the antihypertensive treatment of acute cerebral hemorrhage study［J］. Arch Neurol，2010，67（5）：570-576.

［38］ Qureshi A I，Palecsh Y，Barsan W G，et al. Intensive blood-pressure lowering in patients with acute cerebral hemorrhage［J］. N Engl J Med，2016，375（11）：1033-1043.

［39］ Rosand J，Eskey C，Chang Y，et al. Dynamic single-section CT demonstrates reduced cerebral blood flow in acute intracerebral hemorrhage［J］. Cerebrovasc Dis，2002，14（3-4）：214-220.

［40］ Rose J C，Mayer S A. Optimizing blood pressure in neurological emergencies［J］. Neurocrit Care，2004，1（3）：287-299.

［41］ Semplicini A，Maresca A，Boscolo G，et al. Hypertension in acute ischemic stroke：a compensatory mechanism or an additional damaging factor？［J］. Arch Intern Med，2003，163（2）：211-216.

［42］ Sakamoto Y，Koga Y，Yamagami H，et al. Systolic blood pressure after intravenous antihypertensive treatment and clinical outcomes in hyperacute intracerebral hemorrhage：the stroke acute management with urgent risk-factor assessment and improvement-intracerebral hemorrhage study［J］. Stroke，2013，44（7）：1846-1851.

［43］ Singla N，Warltier D C，Gandhi S D，et al. Treatment of acute postoperative hypertension in cardiac surgery patients：an efficacy study of clevidipine assessing its postoperative antihypertensive effect in cardiac surgery-2（ESCAPE-2），a randomized，double-blind，placebo-controlled trial［J］. Anesth Analg，2008，107（1）：59-67.

［44］ Sisti G，Williams B. Body of evidence in favor of adopting 130/80 mmHg as new blood pressure cut-off for all the hypertensive disorders of pregnancy［J］. Medicina（Kaunas），2019，55（10）：703.

[45] Terayama Y,Tanahashi N,Fukuuchi Y,et al. Prognostic value of admission blood pressure in patients with intracerebral hemorrhage. Keio Cooperative Stroke Study[J]. Stroke,1997,28(6): 1185-1188.

[46] Vaughan C J,Delanty N. Hypertensive emergencies[J]. Lancet,2000,356(9227):411-417.

[47] Willmot M,Leonardi-Bee J,Bath P M. High blood pressure in acute stroke and subsequent outcome:a systematic review[J]. Hypertension,2004,43(1):18-24.

[48] Vemmos K N,Tsivgoulis G,Spengos K,et al. U-shaped relationship between mortality and admission blood pressure in patients with acute stroke[J]. J Intern Med,2004,255(2):257-265.

[49] Verweij B H,Muizelaar J P,Vinas F C,et al. Impaired cerebral mitochondrial function after traumatic brain injury in humans[J]. J Neurosurg,2000,93(5):815-820.

[50] Wallace J D,Levy L L. Blood pressure after stroke[J]. JAMA,1981,246(19):2177-2180.

[51] Zampaglione B,Pascale C,Marchisio M,et al. Hypertensive urgencies and emergencies. Prevalence and clinical presentation[J]. Hypertension,1996,27(1):144-147.

[52] Zhang Y,Reilly K H,Tong W,et al. Blood pressure and clinical outcome among patients with acute stroke in Inner Mongolia,China[J]. J Hypertens,2008,26(7):1446-1452.

（钟春龙　刘玎）

第十一章 神经重症患者的凝血功能障碍

神经重症监护室(neurological intensive care unit,NICU)中,多种因素,包括创伤、炎症反应、凝血因子消耗、纤溶异常、血液稀释、应用抗凝药物、低体温等,常影响患者的出凝血功能,导致临床难以控制的出血、血栓形成以及继发器官功能障碍的发生,严重影响 NICU 患者的预后。正确识别不同类型的出凝血功能障碍并给予积极的治疗,对 NICU 患者的管理至关重要。

凝血功能障碍通常分为遗传性凝血功能障碍与获得性凝血功能障碍。遗传性凝血功能障碍一般是单一凝血因子缺乏,多在婴幼儿期即有出血症状,常有家族史。NICU 中以获得性凝血功能障碍较为常见。根据致病机制不同,获得性凝血功能障碍又可分为稀释性凝血功能障碍、功能性凝血功能障碍和消耗性凝血功能障碍。稀释性凝血功能障碍因血液被严重稀释而导致,主要由严重失血而未补充足够的凝血物质所导致。功能性凝血功能障碍因凝血物质功能受损而导致,主要见于合并低温和酸中毒的重症患者。消耗性凝血功能障碍因血液高凝而引发,主要见于特殊组织损伤或炎症反应性疾病。根据诱因不同,NICU 中的常见凝血功能障碍主要包括创伤性凝血功能障碍、脓毒症相关凝血功能障碍和药物相关凝血功能障碍。创伤性凝血功能障碍常常表现为稀释性与功能性凝血功能障碍,而脓毒症相关凝血功能障碍通常表现为消耗性凝血功能障碍,严重者可出现脓毒症性弥散性血管内凝血(disseminated intravascular coagulation,DIC)。

一、创伤性凝血功能障碍

创伤性脑损伤(TBI)后凝血功能障碍是指颅脑遭受创伤引起组织损伤后,出现以凝血、纤溶和抗凝途径激活为主要临床表现的凝血功能紊乱,被认为是多因素、多环节相互作用的结果,其病理生理学机制复杂。TBI 后凝血功能障碍作为创伤性凝血功能障碍的一种特殊类型,其病理生理过程虽与创伤性凝血功能障碍有相同之处,但也有其特殊性。脑组织中含有较其他脏器更为丰富的组织因子,脑损伤后大量组织因子的暴露使得机体的凝血、纤溶和抗凝途径异常激活。TBI 患者出现的凝血功能障碍在总体上属于创伤性凝血功能障碍的一种,为此,在 TBI 后凝血功能障碍的诊疗过程中,除了应参考创伤性凝血功能障碍的诊疗之外,还应根据 TBI 的病理生理给予特异性的诊疗,以及时、准确地纠正凝血功能障碍,改善患者的预后。

1. 致病机制 创伤性凝血功能障碍与创伤的范围及严重程度直接相关,其致病机制具有多源性。六种临床常见情况可作为驱动因素参与创伤性凝血功能障碍的发病过程,包括组织损伤、休克或低灌注、血液稀释、低体温、酸中毒以及炎症反应,其中休克或低灌注、酸中毒以及低体温能够进一步导致凝血功能障碍恶化,临床需给予高度关注。创伤性凝血功能障碍没有全身广泛的微血管内血栓形成以及继发的凝血因子消耗,这一点是其区别于 DIC 之处。造成创伤性凝血功能障碍的主要原因有三个方面。

(1)创伤大出血所导致的凝血因子及血小板的丢失造成"丢失性凝血功能障碍"。通常 24 h 内失血量达全身血容量的 1 倍以上,或 3 h 内失血量达全身血容量的 50%,或出血速度达 150 mL/min 或 1.5 mL/(min·kg)持续 20 min,即被认为是大量失血。由于失血所致凝血因子和血小板的丢失未能得到及时补充,因此造成创伤性凝血功能障碍的发生。

(2)创伤失血患者接受液体输注时造成内源性促凝因子的稀释导致稀释性凝血功能障碍,加重凝血功能障碍。严重创伤患者接受 3000 mL 以上液体输注,且胶体溶液与晶体溶液的比例≤1:2,是创伤患者发生凝血功能障碍的独立危险因素。除稀释作用外,晶体溶液还可加重组织水肿、影响微循环血流,从而影响凝血功能。大量应用生理盐水可造成稀释性酸中毒,影响凝血酶生成以及纤维蛋白聚集。高渗盐水虽能快速稳定循环系统并减轻组织水肿,但却能抑制血小板功能从而影响凝血功能。明胶虽无应用剂量的限制,但也可使纤维蛋白聚集受到抑制。羟乙基淀粉能够包被血小板,阻断纤维蛋白原受体,引起纤维蛋白聚集障碍从而加重出血倾向。因此,临床上针对严重创伤患者进行液体复苏时应谨慎选择所输注液体种类,以免加重患者的凝血功能障碍。

(3)创伤组织释放的组织因子能够引起局部凝血系统活化,造成凝血因子消耗以及血小板计数降低,引发消耗性凝血功能障碍。低体温、酸中毒、贫血、离子紊乱能够进一步加重上述复杂的凝血异常活动,共同促使创伤性凝血功能障碍的发生。由于单纯 TBI 患者的失血量通常不及其他部位创伤的出血量多,因此,此因素在 TBI 所致凝血功能障碍中更为多见。

2.发生率 虽然脑组织含有更丰富的组织因子且更易激活机体的凝血途径,但 TBI 较其他部位创伤是否更易并发凝血功能障碍目前还没有统一定论。笔者于近期进行的一项前瞻性观察性研究发现,TBI 患者入院凝血酶原时间(PT)延长的发生率达 55.8%,而出现 DIC 的比例达 36%。Epstein 等的荟萃分析显示,单纯 TBI 患者合并凝血功能障碍的发生率为 35.2%(95%CI 为 29.0~41.4)。针对美国战伤患者并有过输血治疗的研究显示,单纯 TBI 患者的入院国际标准化比值(INR)显著高于其他部位创伤患者。一项前瞻性观察研究发现,TBI 合并其他部位创伤患者的凝血功能障碍发生率为 46%,而单纯 TBI 和单纯其他部位创伤患者的凝血功能障碍发生率分别为 13%和 5%,提示多发伤可增高凝血功能障碍发生率。而近期 Lee 等在三个一级创伤中心进行的前瞻性观察研究中纳入了 462 例任一部位简明损伤定级标准(AIS)评分≥3 分的创伤患者,结果却显示头部创伤患者入院时的凝血功能指标及血栓弹力图指标与其他部位创伤患者无显著差异,另外,亚组分析发现,对于有休克征象的患者,结果同样提示TBI 与其他部位创伤在凝血功能指标及血栓弹力图指标上无显著差异。提示 TBI 较其他部位创伤并不增高患者凝血功能障碍的发生率。但 TBI 患者异质性明显,该研究并没有区分不同类型 TBI 患者的凝血功能障碍发生率,且运用 AIS 评分评估 TBI 患者的严重程度是否合理还有待以后进一步研究证实。有些特殊类型的 TBI(如开放性 TBI 或脑挫裂伤出血)患者可能更易诱发创伤后凝血功能障碍。

3.诊断标准 目前 TBI 后凝血功能障碍的诊断标准不一,这也导致对该病的评估存在一定困难,不同的诊断标准直接导致对发生率的评估差异甚大。大多数研究认为,PT、INR、活化部分凝血活酶时间(APTT)和血小板计数中至少有一个指标出现异常时即可诊断为凝血功能障碍。而国外大多数一级创伤中心认为 INR>1.2,APTT>40 s,血小板计数<$100×10^9$/L,满足其中一项即可诊断为凝血功能障碍。Chhabra 等仅以纤维蛋白原水平≤200 mg/dL 定义凝血功能障碍得出,中重型 TBI 后凝血功能障碍的发生率仅为 7%的结论。另外,也有一些研究以 DIC 评分来诊断 TBI 后凝血功能障碍。为此,确定统一的 TBI 后凝血功能障碍的诊断标准对于规范诊疗十分关键。

4.处理原则 目前国内外尚无专门针对 TBI 后凝血功能障碍的救治指南,但 2019 年发布的最新版《欧洲创伤后大出血与凝血功能障碍管理指南》可供参考。TBI 后凝血功能障碍与创伤后凝血功能障碍的发病情况及病理生理机制仍有所不同,因此在参照指南进行救治的同时,也应综合考虑 TBI 的特殊病理生理进行更为特异性的救治。创伤后凝血功能障碍、低体温及酸中毒被认为是创伤的“死亡三角”,三者常常相互促进使病情进行性恶化,为此,TBI 后凝血功能障碍的救治首先需进行积极复苏,控制出血,纠正低体温及酸中毒,防止患者在“死亡三角”中出现瀑布式恶性循环。

(1)对于 TBI 患者,推荐尽早检测并采取措施维持凝血功能。

(2)对于出血或存在大出血风险的患者,推荐尽早(伤后 3 h 内)使用氨甲环酸纠正创伤后纤溶亢进,首剂 1 g(给药时间>10 min),后续 1 g 输注持续 8 h;而且氨甲环酸可以不用等凝血功能的结果就可以尽早直接使用。

(3)对于大量输血的患者,推荐监测血浆钙离子水平并使之维持在正常范围,因为钙离子本身也是一种凝血因子并参与凝血过程。

(4)对于大出血患者,可以考虑两种初级复苏策略,一种是输注至少 1∶2 的新鲜冰冻血浆与红细胞,另一种是给予红细胞联合纤维蛋白原的输注策略。对于没有大量出血或仅表现为低纤维蛋白原血症的患者,不推荐常规输注新鲜冰冻血浆。

(5)如果患者有大出血,血栓弹力图提示功能性纤维蛋白原缺乏或血浆纤维蛋白原水平<1.5 g/L,则推荐输注纤维蛋白原或冷沉淀;推荐纤维蛋白原的起始补充量为 3~4 g,这等同于给予冷沉淀为 15~20 U 或纤维蛋白原浓缩制剂 3~4 g;然后根据血栓弹力图和纤维蛋白原水平指导是否继续输注。对于 TBI 患者,有研究显示,纤维蛋白原降低可能是 TBI 后进展性的出血和不良预后的独立危险因素,且急性期纤维蛋白原水平在 2 g/L 以上的患者可能预后更佳,因此,对于 TBI 患者,急性期纤维蛋白原可能需要维持在更高水平,但具体阈值可能需要更多证据。

(6)对于持续出血和/或 TBI 的患者,建议将血小板计数维持在 $100 \times 10^9/L$ 以上;建议输注起始剂量为 4~8 U 的血小板,或者 1 个全血单位的血小板。

(7)建议有条件的单位监测 FⅧ水平,对于存在 FⅧ功能缺陷的患者,推荐补充 FⅧ。

(8)对于单独 TBI 引起的颅内出血,虽然有研究显示给予 rFⅦa 可以有效缩短手术干预时间,控制术中出血量,迅速纠正凝血功能障碍,但《欧洲创伤后大出血与凝血功能障碍管理指南》不推荐常规将 rFⅦa 作为一线用药,只有在其他措施无法控制创伤大出血或凝血功能障碍时才考虑给予 rFⅦa 纠正凝血功能。

(9)建议尽早采用物理措施,如间歇性充气加压装置(IPC)来预防深静脉血栓形成;推荐出血控制后 24 h 内使用药物联合 IPC 预防血栓形成。严重创伤患者,由于活动受限、止血治疗、血管损伤等因素,易诱发深静脉血栓形成,预防措施可以改善创伤患者的预后。但是指南不推荐使用弹力袜或常规使用下腔静脉滤器预防血栓形成。

二、消耗性凝血功能障碍

消耗性凝血功能障碍是由不同病因导致的血管内凝血激活并丧失局限性为特征的获得性综合征。其可来自或引起微血管体系损伤,若损伤严重,可导致多系统器官功能衰竭。常见能够引发消耗性凝血功能障碍的基础疾病包括产科急症、脓毒症、TBI、肺挫裂伤等,在 NICU 中,造成患者发生消耗性凝血功能障碍的最常见原因是感染所致的脓毒症。消耗性凝血功能障碍持续进展,最终将发展为 DIC。虽然各种不同类型的凝血功能障碍患者后期均有可能进展为 DIC,但在消耗性凝血功能障碍中最为常见。

1. 致病机制　消耗性凝血功能障碍的发生受多个同时存在的机制的共同影响。脓毒症诱发组织因子大量生成,进而介导凝血酶的过度生成,促使微血管内血栓形成。脓毒症时,炎症与凝血的交互作用,使得体内生理抗凝机制包括抗凝血酶Ⅲ(antithromin Ⅲ,ATⅢ)、蛋白 C 系统以及组织因子途径抑制剂(tissue factor pathway inhibitor,TFPI)功能异常,进一步促进了凝血酶的生成并最终导致纤维蛋白的沉积。在脓毒症诱导体内促凝机制高度异常造成广泛微血管内血栓形成的同时,纤溶系统的功能也是完全抑制的。这种抑制主要是通过血浆纤溶酶原激活物抑制剂-1(plasminogen activator inhibitor-1,PAI-1)持续性增高,导致纤维蛋白不能被充分降解,最终引起微血管内血栓形成。

在缺血、缺氧、内毒素、抗原-抗体复合物、酸中毒等因素作用下,血管内皮细胞受到不同程度的损伤,包括血管性血友病因子(vWF)合成释放增加、血小板活化因子(PAF)释放、组织因子(TF)表达、PAI 分泌以及血管壁结构破坏等,进一步诱导凝血系统活化,促使消耗性凝血功能障碍甚至 DIC 的发生。

2. 临床表现　不同脓毒症患者凝血功能障碍的程度不同,轻者表现为亚临床的凝血系统活化(血液高凝状态),重者表现为全身凝血系统活化,大量凝血酶及纤维蛋白形成,最终导致血小板及凝血因子的消耗以及 DIC 的发生。而 DIC 的临床表现差异很大,从无任何症状而仅有实验室检查异常,到出血、血栓形成、器官功能障碍、微血管病性溶血性贫血都可能发生,而且,出血和血栓形成可以在同一例患者身上同时存在。脓毒症性 DIC 常表现为广泛的微血管内血栓形成以及继发的器官功能损伤。在金黄色葡萄球菌诱导的脓毒症模型动物的肺、肝以及肾微血管中均可见到纤维蛋白沉积、透明膜形成以及微血栓的存在,这进一步证明了脓毒症存在血液高凝状态以及广泛性微血管内血栓形成的情况。

3.临床诊断　脓毒症性 DIC 临床表现缺乏特异性,常与基础疾病的表现重叠,因此,目前并没有特异性的指标可以确诊 DIC。临床常用的 DIC 凝血功能检查可见凝血时间延长、血小板计数降低、D-二聚体及纤维蛋白降解物(FDP)增高等,但各种指标的敏感性和特异性差别较大。在脓毒症性 DIC 的诊断中,基础疾病和临床表现是两个很重要的部分,不可或缺,同时还需要结合实验室指标来综合评估,任何单一的常规实验室诊断指标用于诊断 DIC 的价值十分有限。国内早在 1986 年就首次提出了 DIC 的诊断标准,《弥散性血管内凝血诊断与治疗中国专家共识(2012 年版)》在全国各家医疗机构广泛应用,推进了 DIC 临床诊治水平的不断提高,但仍存在不能精确定量等缺陷。近年来,欧美和日本专家相继制定出多指标的 DIC 积分诊断系统,包括国际血栓与止血协会标准(ISTH)(表 11-1)、日本卫生福利部标准(JMHW)、日本急诊医学学会标准(JAAM)。但是,这三个标准诊断的准确性和实用性仍存在广泛争议。上述三大积分系统目前在国内临床使用较为混乱,尚无在中国人群对上述三大积分系统进行验证的研究数据。为进一步推进中国 DIC 诊断的科学化、规范化,统一诊断标准,中华医学会血液学分会血栓与止血学组于 2014 年起通过多中心、大样本的回顾性与前瞻性研究,建立了中国弥散性血管内凝血诊断积分系统(Chinese DIC scoring system,CDSS)(表 11-2),该系统突出了基础疾病和临床表现的重要性,强化动态监测原则,简单易行,易于推广,使得有关 DIC 诊断标准更加符合我国国情。此外,DIC 是一个动态的病理过程,检测结果只反映这一过程的某一瞬间,利用该积分系统动态评分将更有利于 DIC 的诊断。

表 11-1　ISTH 的 DIC 评分系统

指标	0 分	1 分	2 分	3 分
血小板计数/($\times 10^9$/L)	$\geqslant$100	50～<100	<50	—
PT 延长时间/s	$\leqslant$3	>3～6	>6	—
纤维蛋白原/(g/L)	$\geqslant$1.0	<1.0	—	—
D-二聚体/(mg/L)	$\leqslant$0.4	—	>0.4～4.0	>4.0

表 11-2　中国弥散性血管内凝血诊断积分系统

积分项	分数
存在导致 DIC 的原发病	2
临床表现	
不能用原发病解释的严重或多发出血倾向	1
不能用原发病解释的微循环障碍或休克	1
广泛性皮肤、黏膜栓塞,灶性缺血性坏死、脱落及溃疡形成,不明原因的肺、肾、脑等脏器功能衰竭	1
实验室指标	
血小板计数	
非恶性血液病	
$\geqslant$100$\times 10^9$/L	0
(80～<100)$\times 10^9$/L	1
<80$\times 10^9$/L	2
24 h 内下降不低于 50%	1
恶性血液病	
<50$\times 10^9$/L	1
24 h 内下降不低于 50%	1

续表

积分项	分数
D-二聚体	
＜5 mg/L	0
5～＜9 mg/L	2
≥9 mg/L	3
PT 及 APTT 延长时间	
PT 延长时间＜3 s 且 APTT 延长时间＜10 s	0
3 s≤PT 延长时间＜6 s 或 APTT 延长时间≥10 s	1
PT 延长时间≥6 s	2
纤维蛋白原	
≥1.0 g/L	0
＜1.0 g/L	1

注:非恶性血液病,每日计分1次,≥7分时可诊断为DIC;恶性血液病,临床表现第一项不参与评分,每日计分1次,≥6分时可诊断为DIC。PT,凝血酶原时间;APTT,活化部分凝血活酶时间。

4.处理原则　对于消耗性凝血功能障碍,特别是脓毒症性 DIC 治疗的关键,首先是积极有效去除感染病灶,包括手术引流以及应用适宜的抗感染药物控制感染;其次是早期识别脓毒症所导致的患者血液高凝状态并给予积极的抗凝治疗,以阻断微血栓的形成从而扭转 DIC 进程。针对脓毒症患者凝血功能紊乱的不同机制,可用于脓毒症抗凝治疗的药物主要包括 UFH、活化蛋白 C(APC)、抗凝血酶 Ⅲ(antithrombin Ⅲ,ATⅢ)、组织因子途径抑制物(tissue factor pathway inhibitor,TFPI)、凝血酶调节蛋白(thrombomodulin,TM)等。但是由于脓毒症患者的基础状态差异巨大,各种针对脓毒症患者抗凝治疗的研究结果也存在较大差异,尚无统一的结论。

(1)UFH:肝素可以抑制多种凝血因子及凝血酶的活性,促使血管内皮细胞释放组织型纤溶酶原激活物(t-PA),发挥促纤溶活性、抗血小板聚集以及诱导 TFPI 活性拮抗 TF 作用,从而发挥很强的抗凝作用。目前,对于肝素治疗脓毒症性 DIC 的相关基础与临床研究以及用药剂量等尚无统一定论。对于APACHE Ⅱ评分＞29 分的感染性休克患者,早期应用肝素治疗能够降低患者 28 天病死率。但HETRASE 研究中并未发现肝素对脓毒症患者病死率降低的作用,可能与患者病情较轻有关。荟萃分析发现,无论接受单细菌或脂多糖(LPS)刺激还是采用外科手术方式建立的脓毒症动物模型,给予肝素治疗均可降低动物的病死率,并且能够降低增高的炎症因子水平以及脓毒症相关肺损伤的严重程度。

(2)APC:由于蛋白 C 系统功能异常是脓毒症性 DIC 致病机制中的重要环节,应用 APC 治疗脓毒症性 DIC 成为可能。2001 年 PROWESS 研究显示,APC 能够降低脓毒症患者的病死率,为脓毒症的治疗开辟了新的途径,并因此将 APC 纳入了脓毒症治疗指南。但随后的 ADDRESS 研究和 PROWESS-SHOCK 研究却未得出 APC 可降低病死率的结论,相反应用 APC 治疗会明显增加患者出血的风险。因此,2008 年及 2012 年《国际严重脓毒症与感染性休克治疗指南》不再推荐应用 APC 治疗脓毒症性 DIC。但回顾分析 2005—2008 年曾经接受过 APC 治疗的脓毒症患者发现,在诊断脓毒症 24 h 内接受 APC 治疗的患者的死亡风险明显低于 24 h 后接受 APC 治疗的患者,同时存在 2 个以上器官功能障碍的脓毒症患者接受 APC 治疗,其死亡风险会明显降低,提示对于病情严重的脓毒症患者早期应用 APC 治疗可能会获益。因此,我们不能简单否定 APC 对于脓毒症性 DIC 患者的治疗效果,而是应该进一步寻找恰当的应用时机以及可能获益的患者。

(3)ATⅢ:2001 年 KyberSept 研究应用大剂量 ATⅢ 治疗严重脓毒症患者,未见到病死率的明显改善,这使得 ATⅢ 用于脓毒症患者的治疗受到质疑。近年研究发现,脓毒症患者基础的 ATⅢ 水平越低,其接受 ATⅢ 治疗的获益越大。对存在明确脓毒症性 DIC 的患者给予 ATⅢ 1500～3000 IU 治疗 3～5

天能够明显提高患者的生存率。此外,AT Ⅲ 还能减轻内毒素血症所致的炎症反应,改善微循环灌注水平,使之成为可能对脓毒症患者有益的治疗手段。

(4)TFPI:TFPI 主要通过抑制 TF 和 F Ⅶ a 复合物的活性从而发挥抗凝作用。脓毒症患者血浆 TFPI 水平明显降低,与脓毒症患者凝血功能障碍相关,因此,外源补充 TFPI 可能对脓毒症患者有益。但 2003 年 OPTIMIST 研究对严重脓毒症患者应用 TFPI 治疗,结果显示,无论患者的基础凝血功能如何,TFPI 并不能降低病死率。同样,在严重社区获得性肺炎患者中也未发现 TFPI 对病死率的降低作用。相反,在肺炎球菌性肺炎的动物模型中却发现 TFPI 具有抗凝、抗炎以及促进细菌清除的作用。因此,有关 TFPI 治疗脓毒症的效果尚需进一步验证。

(5)TM:TM 是存在于内皮细胞表面与凝血酶结合的抗凝辅助因子,通过 APC 和凝血酶激活的纤溶抑制物(TAFI)活化,发挥抗血栓形成、抗纤溶、抑制炎症反应和细胞凋亡的作用。Kawano 等对 35 例接受重组人凝血酶调节蛋白(rhTM)治疗的 DIC 患者进行的回顾性分析发现,60% DIC 患者在接受 rhTM 治疗的第 7 天得到缓解,28 天存活率为 80%,提示给予 rhTM 是治疗 DIC 的有效、安全、可行的方法。2006—2011 年,日本 3 个医院应用 rhTM 治疗脓毒症性 DIC 患者,降低了患者病死率,并缩短了患者机械通气时间、应用血管活性药物时间以及 ICU 治疗时间。但 2013 年来自全球 17 个国家的 233 个 ICU 参与的应用 rhTM 治疗脓毒症性 DIC 患者的随机对照研究显示,其并无降低病死率以及器官功能保护的作用。因此,rhTM 对脓毒症性 DIC 患者的治疗作用尚须进一步研究。

三、药物相关凝血功能障碍

目前与药物相关凝血功能障碍的药物主要包括三大类,即抗血小板药物、口服抗凝药物及肝素类药物,这些药物相关凝血功能障碍常常导致患者脑出血、神经外科术后大出血等,严重影响患者预后。

1. 抗血小板药物 据统计,47% 术后出血的患者进行过抗血小板药物治疗。因此,抗血小板药物治疗是最常见的术后出血危险因素。大多数抗血小板药物对血小板功能的抑制是不可逆的,因此术前 7～10 天必须停止用药。血液阻抗集合度测定可在 10 min 内评估血小板的功能。该检测系统对阿司匹林、氯吡格雷以及 GP Ⅱ b/ Ⅲ a 受体拮抗剂都敏感。

对于抗血小板药物治疗的患者,术前应备好血小板,当出现明显术中出血倾向时,应立刻输注血小板。对于血液阻抗集合度测定血小板功能未受影响的患者,或者行简单的手术,如慢性硬膜下血肿钻孔引流术的患者,可以不进行输血。对于大手术,可输注 1 U 的单采血小板或 5 U 的多采血小板,输注后能够提供(20～30)×10⁹/L 血小板。血小板功能依赖于浓缩血小板的保存时间。

另外,可以用 0.3 μg/kg 的醋酸去氨加压素(DDAVP)逆转阿司匹林的效应。主要作用机制是去氨加压素能够诱导血管性血友病因子(vWF)、凝血因子Ⅷ血浆水平的增高,缩短部分凝血活酶时间(PTT)和出血时间。该药对血小板计数或聚集没有任何效果,但能增强血小板对血管壁的黏附。

最新版《欧洲创伤后大出血与凝血功能障碍管理指南》推荐,对于服用抗血小板药物且需要手术的脑出血患者,推荐给予血小板输注,但对于不需要手术的患者,则不推荐给予血小板输注。

2. 口服抗凝药物 接受口服抗凝药物(OAC)治疗的患者也会出现一些必须快速逆转抗凝治疗的临床情况,如颅内出血或脑损伤。凝血功能正常是防止颅内血肿进展的先决条件。凝血酶原复合物(PCC)可以逆转抗凝治疗。而且,这一治疗已被证明是安全、快速和有效的。PCC 的逆转抗凝治疗的作用是新鲜冰冻血浆(FFP)的 4～5 倍,因此 PCC 的疗效优于 FFP,推荐剂量为 20～30 IU/ kg。在威胁生命的紧急情况下剂量应增加到 30～40 IU/kg。OAC 的半衰期(苯丙香豆素 120～150 h;华法林 40～70 h)比 PCC 的半衰期(4～60 h)长得多。因此,必须另外使用维生素 K(5～10 mg)来避免 OAC 效果的反弹。12 h 后静脉注射或口服维生素 K 都是有效的。虽然重组凝血因子Ⅶa(rFⅦa)尚未被批准用于逆转 OAC 的作用。但是,在某些紧急情况下,rFⅦa 是非常有效的。但 rFⅦa 半衰期很短(作用持续时间为 2 h),价格昂贵。

接受 OAC 治疗的患者在决定择期神经外科手术后,应立即停止用药。同时,在手术前和围手术期,应该给这些患者使用 UFH 或低分子量肝素(LMWH)。并根据心脏科医生或神经科医生的建议来决定 UFH 或 LMWH 的剂量。应在手术开始前,根据患者指征(如既往有脑卒中或静脉血栓栓塞、房颤等)对凝血酶原时间(PT)予以纠正。在手术前 12～24 h 停止 UFH 或 LMWH 抗凝治疗,并在手术后 24 h 重新启动抗凝治疗。然而,对这些患者的管理和用药非常困难。因为,对于何时停止和重新开始治疗的问题,只有非常有限的证据。

目前新型抗凝药物越来越多地用于需要抗凝的人群,这使得我们在 NICU 常面临需要快速逆转抗凝治疗的巨大挑战。目前新型抗凝药物包括两大类:凝血酶抑制剂(达比加群)和 FXa 抑制剂(沙班类)。达比加群可直接与凝血酶结合发挥抗凝作用。而 FXa 抑制剂包括利伐沙班、阿哌沙班和依度沙班,它们通过抑制 FXa,进而抑制凝血酶的生成发挥抗凝作用。目前这两类抗凝药物国内均没有上市的特异性拮抗剂,而且常规的凝血指标监测并不能反映药物对凝血功能的影响。对于 NICU 需要立即逆转的患者需要立即停药,《欧洲创伤后大出血与凝血功能障碍管理指南》推荐,对于使用 FXa 抑制剂或凝血酶抑制剂等新型抗凝药物的患者,如果存在危及生命的大出血且无逆转剂时,给予氨甲环酸(15 mg/kg 或 1 g)和高剂量 PCC(25～50 U/kg)。

3. UFH 和 LMWH　UFH 是住院患者中最常用的抗凝药物,特别是在血管介入外科和神经外科介入手术中。它通过结合抗凝血酶发挥抗凝作用,诱导抗凝血酶发生构象改变从而抑制凝血酶(FⅡa 和 FXa)。肝素分子大于 18 个多糖单位才能抑制凝血酶,比这小的分子,也就是 LMWH,无法同时结合凝血酶和抗凝血酶,但保留了抑制 FXa 的能力。大部分 UFH 制剂抑制 FⅡa 的作用大于抑制 FXa 的作用,LMWH 主要抑制 FXa。

据估计,仅有三分之一的肝素分子具有结合抗凝血酶必需的戊糖序列。而且每一个分子的抗凝血能力由其长度所决定。大分子可结合激活的内皮细胞、血小板、巨噬细胞和血浆中的高分子,如纤维蛋白酶原或 vWF,因此,比小分子要清除得更快。为了保证不要过度抗凝或抗凝不足,需要经常测量 PTT。值得注意的是,PTT 只能估计 UFH 对抗凝血酶的能力而非对 FXa 的抑制。UFH 半衰期短(1～2 h),需要不断地输注才能达到抗凝疗效。通过停止输注就可以简单、迅速地逆转其效应。

硫酸鱼精蛋白是最常用于逆转 UFH 作用的药物。它是一种富含精氨酸和来源于鱼精细胞核的阳离子基本肽的混合物。鱼精蛋白与肝素结合形成一种稳定的盐,通过血液循环被清除。鱼精蛋白应当缓慢地静脉注射(不能超过 5 mg/min)以防组胺释放造成支气管痉挛和低血压。鱼精蛋白本身在没有肝素时具有抗凝特性,过量的鱼精蛋白可以引发更多的出血。它的使用剂量必须经过严密计算,1 mg 硫酸鱼精蛋白可以中和 90 U 美国药典(USP)牛肝素和 115 U USP 猪肝素。大部分临床医生采用 1 mg 硫酸鱼精蛋白中和 100 U UFH 的算法。如果静脉注射肝素后 30 min～1 h,每 100 U 肝素应当给予 0.5 mg 硫酸鱼精蛋白,如果超过 2 h,应当每 100 U 肝素给予 0.25～0.375 mg 的硫酸鱼精蛋白。FFP 不应当用来逆转 UFH 的效应,因为它提供了更多的抗凝血酶,可能会进一步加强 UFH 的抗凝作用并使出血更严重。

LMWH 来源于标准商用级 UFH,通过酶或化学解聚的过程来产生更小的片段。平均而言,LMWH 是 UFH 分子的三分之一大小。这些片段不能催化凝血酶的失活,也就是说,它们不能同时结合凝血酶和抗凝血酶。然而,它们保留抗 FXa 的活性,这是其抗凝作用的基础。因此,PTT(对凝血酶活性敏感但对 FXa 不敏感)不能用来监测其抗凝作用。LMWH 对血浆蛋白和内皮细胞的亲和力也有所下降,这会增加其生物利用度和可靠的剂量效应。LMWH 的半衰期要长于 UFH,且在肾功能衰竭患者体内更长,其平均半衰期是 4 h,但抗 FXa 活性效应可能会持续更长时间。

鱼精蛋白可用于逆转 LMWH 的某些抗凝作用。平均而言,为达到抗 FXa 活性的 40%～50% 逆转效应,建议剂量为 4 h 内每 1 mg LMWH 给予 1 mg 鱼精蛋白。有文献报道,在 LMWH 治疗中出现难治的出血时,可应用 rFⅦa。在血栓弹力图的评估下,rFⅦa(剂量为 90～270 μg/kg)可逆转 LMWH 的作用。也可以考虑应用 PCC。

四、小结

神经重症患者的凝血功能障碍在 NICU 中常常发生，但在救治过程中往往容易被临床医生所忽略，导致不可逆的脑损伤，影响患者预后。因此，必须认识并重视神经重症患者的凝血功能障碍的诊断和治疗。在对神经重症患者的救治过程中，我们应该做到早发现、早判断、早干预神经重症疾病患者的凝血功能障碍，以改善神经重症患者的预后。

参 考 文 献

[1] Abraham E,Laterre P F,Garq R,et al. Drotrecogin alfa (activated) for adults with severe sepsis and a low risk of death[J]. N Engl J Med,2005,353(13):1332-1341.

[2] Abraham E,Reinhart K,Opal S,et al. Efficacy and safety of tifacogin (recombinant tissue factor pathway inhibitor) in severe sepsis:a randomized controlled trial[J]. JAMA,2003,290(2):238-247.

[3] Bernard G R,Vincent J L,Laterre P F,et al. Efficacy and safety of recombinant human activated protein C for severe sepsis[J]. N Engl J Med,2001,344(10):699-709.

[4] Casserly B,Gerlach H,Phillips G S,et al. Evaluating the use of recombinant human activated protein C in adult severe sepsis:results of the Surviving Sepsis Campaign[J]. Crit Care Med,2012,40(5):1417-1426.

[5] Epstein D S,Mitra B,O'Reilly G,et al. Acute traumatic coagulopathy in the setting of isolated traumatic brain injury:a systematic review and meta-analysis[J]. Injury,2014,45(5):819-824.

[6] Gando S,Iba T,Equchi Y,et al. A multicenter,prospective validation of disseminated intravascular coagulation diagnostic criteria for critically ill patients:comparing current criteria[J]. Crit Care Med,2006,34(3):625-631.

[7] Holcomb J B,Wade C E,Michalek J E,et al. Increased plasma and platelet to red blood cell ratios improves outcome in 466 massively transfused civilian trauma patients[J]. Ann Surg,2008,248(3):447-458.

[8] Jaimes F,De La Rosa G,Morales C,et al. Unfractioned heparin for treatment of sepsis:a randomized clinical trial (The HETRASE study)[J]. Crit Care Med,2009,37(4):1185-1196.

[9] Johansson P I. Coagulation monitoring of the bleeding traumatized patient[J]. Curr Opin Anaesthesiol,2012,25(2):234-241.

[10] Kawano N,Yoshida S,Ono N,et al. Clinical features and outcomes of 35 disseminated intravascular coagulation cases treated with recombinant human soluble thrombomodulin at a single institution[J]. J Clin Exp Hematopathol,2011,51(2):101-107.

[11] Li Y,Sun J F,Cui X,et al. The effect of heparin administration in animal models of sepsis:a prospective study in Escherichia coli-challenged mice and a systematic review and meta regression analysis of published studies[J]. Crit Care Med,2011,39(5):1104-1112.

[12] Martinowitz U,Michaelson M. Guidelines for the use of recombinant activated factor Ⅶ (rFⅦa) in uncontrolled bleeding:a report by the Israeli Multidisciplinary rFⅦa Task Force[J]. J Thromb Haemost,2005,3(4):640-648.

[13] Rossaint R,Bouillon B,Cerny V,et al. Management of bleeding following major trauma:an updated European guideline[J]. Crit Care,2010,14(2):R52.

[14] Spahn D R,Bouillon B,Cerny V,et al. The European guideline on management of major bleeding

and coagulopathy following trauma:fifth edition[J]. Crit Care,2019,23(1):98.

[15] Ranieri V M,Thompson B T,Barie P S,et al. Drotrecogin alfa (activated) in adults with septic shock[J]. N Engl J Med,2012,366(22):2055-2064.

[16] Sakamoto Y,Inoue S,Iuamura T,et al. Studies on therapeutic effects and pathological features of an antithrombin preparation in septic disseminated intravascular coagulation patients[J]. Yonsei Med J,2013,54(3):686-689.

[17] Soerensen K E,Olsen H G,Skovgaard K,et al. Disseminated intravascular coagulation in a novel porcine model of severe staphylococcus aureus sepsis fulfills human clinical criteria[J]. J Comp Path,2013,149(4):463-474.

[18] Taylor F B,Toh C H,Hoots K W,et al. Towards a definition,clinical and laboratory criteria and a scoring system for disseminated intravascular coagulation[J]. Thromb Haemost,2000,86(5): 1327-1330.

[19] Van Den Booqaard F E,Brands X,Schultz M J,et al. Recombinant human tissue factor pathway inhibitor exerts anticoagulant, anti-inflammatory and antimicrobial effects in murine pneumococcal pneumonia[J]. J Thromb Haemost,2011,9(1):122-132.

[20] Vincent J L,Ramesh M K,Ernest D,et al. A randomized,double-blind,placebo-controlled,phase 2b study to evaluate the safety and efficacy of recombinant human soluble thrombomodulin, ART-123,in patients with sepsis and suspected disseminated intravascular coagulation[J]. Crit Care Med,2013,41(9):2069-2079.

[21] Warren B L,Eid A,Singer P,et al. Caring for the critically ill patient. High-dose antithrombin Ⅲ in severe sepsis:a randomized controlled trial[J]. JAMA,2001,286(15):1869-1878.

[22] Yamakawa K,Oqura H,Fujimi S,et al. Recombinant human soluble thrombomodulin in sepsis-induced disseminated intravascular coagulation:a multicenter propensity score analysis[J]. Intensive Care Med,2013,39(4):644-652.

[23] Zarychanski R,Doucette S,Ferqusson D,et al. Early intravenous unfractionated heparin and mortality in septic shock[J]. Crit Care Med,2008,36(11):2973-2979.

（袁强 吴悒 胡锦）

第十二章　神经重症患者的液体管理

一、概述

输液是脑损伤、严重脑出血和脑梗死等神经重症患者急性和亚急性期必不可少的治疗,非常重要。输液的成分是治疗的关键,输液的体量也是决定脑灌注和氧合的主要决定性因素之一。神经重症患者可能需要渗透性治疗控制颅内压,严重的意识障碍患者感染发生率高,更加重了液体管理的复杂性。如果液体体量不足,将导致脏器灌注不足,尤其是脑灌注不足,容易导致并加重继发性脑缺血,导致预后不良;过量的液体治疗将造成心肺功能更大的负荷,容易导致并加重心功能不全和肺渗出,并加重感染,导致严重的并发症。液体管理在老年人的神经重症管理中更加复杂、困难。重视液体管理策略,朝精准液体管理方向努力对于神经重症患者的治疗显得尤其重要。

二、人体的有效血容量和影响因素

液体的质量约占人体总质量的 60%,液体占体重比例随着年龄的增长而下降,婴幼儿可以高达80%,而老年人可以下降至50%左右。60%体重占比中,细胞内液占40%,细胞外液占20%;而细胞外液中,组织间隙液体占15%,血容量占5%。这说明正常生理状态下,血容量仅占人体液体总量1/12。组织间隙液体量约为正常血容量的 3 倍,一旦体液体内分布异常,将严重影响全身系统有效血容量。

在严重脑损伤的病理生理状态下,人体的有效血容量不但与渗透性治疗脱水程度和输液量有关,而且与每天的隐性液体丢失、体液在病理生理状态下的体内异常分布和内生水的量有关。尤其是严重的水、电解质代谢紊乱或感染炎症的状态下,液体的分布将极大地改变全身系统有效血容量,也将影响脑灌注而影响脑功能。对于神经重症患者,包括急性中重度脑损伤和严重脑卒中患者,急性期需要使用甘露醇、甘油果糖等进行脱水渗透性治疗来控制颅内压;存在不同程度的感染和全身炎症反应综合征,尤其是严重脓毒症时,输入的部分液体通过毛细血管的组织间隙渗漏,液体存在异常分布,炎症的严重程度与体液异常分布的程度显著相关。高热、气管切开、呼吸机的使用、自主神经功能紊乱时的交感神经兴奋发作等也可导致体液通过呼吸道和体表大量隐性丢失。目前无法精准测量这些液体异常的分布和丢失的量,液体精准管理困难,且可能影响患者的预后。目前在国内神经重症管理中,临床上更多地倾向于限制液体的策略,以减少肺水肿和心功能不全等并发症,但在缺乏严格有效血容量的监测下,可能导致严重的继发性脑缺血等并发症。

三、神经重症患者全身系统有效血容量的评估

心率、血压和尿量是简单也是重要的反映有效血容量的指标。目前临床上缺乏确切的单一的指标来准确评估有效血容量的状态。虽然中心静脉压(CVP)并不是理想的血容量和液体反应性指标,但并不能否定其动态监测对输液反应的参考价值。脉压变异度(PPV)被认为是更为有前景的评估血容量和液体反应性的指标,在 PPV 和 CVP 指导下的限制性液体管理方案与基于体重的液体管理方案相比,可明显减少低氧血症的发生。PiCCO 可以监测肺水指数,研究表明 PiCCO 系统衍生的全心舒张末期容积指数(GEDI)和心输出量(CO)可预测蛛网膜下腔出血(SAH)患者的肺水肿和心力衰竭情况;基于 CO 的液体管理策略可能会改善 SAH 相关迟发性脑缺血(DCI)的神经预后。血液稀释法可测量全身总体血容量。针对创伤性脑损伤(TBI)之外的创伤患者的前瞻性随机对照研究发现,肺动脉导管连续 CO 以及脑利钠肽(BNP)可能是反映心脏前负荷增加的有用指标,但 BNP 和右心室舒张末期容积指数(RVEDVI)与血

管内容积状态无关。

临床上建议将所有与容量可能相关的指标综合起来评估全身系统有效血容量。除心率、血压和尿量外,液体治疗需要参考的指标如下:24 h出入液量、出汗和呼吸道等隐性液体丢失的量、呼吸机肺顺应性指标、PiCCO肺水含量、中心静脉压、下腔静脉宽度和变异度、炎症严重程度的指标(包括C-反应蛋白(CRP)、降钙素原(PCT)、血白细胞和中性粒细胞比例、血乳酸、体温等)。其中,炎症严重程度决定了组织毛细血管的通透性增加导致液体渗出到组织间隙的严重程度,是影响液体在体内再分布最重要的因素,可影响全身系统有效血容量,严重时若没有及时调整至合理输液的情况下,容易加重继发性脑损伤。

四、神经重症患者的液体管理策略

对于TBI等神经重症患者,通过包括渗透性治疗的综合治疗控制颅内压于20 mmHg以下,维持平均动脉压在60~70 mmHg水平被认为是理想的,而液体复苏是维持脑灌注压的基础,并能预防因为低血压导致的继发性脑损伤。在理想的颅内压、平均动脉压和脑灌注压情况下,脑灌注、脑微循环和脑氧供是否就是最佳的状态呢?这与全身系统有效血容量以及脑血管的状态也必然相关。维持正常的全身系统有效血容量只是保持脑组织良好灌注和氧供的基础。

临床上普遍对积极的输液可能导致神经重症患者颅内压增高表示担心,Jeffrey等在回顾性队列研究中发现,积极输液和限制性输液在顽固性颅内压增高的发生率上并没有显著差别。存在血脑屏障并没有完全广泛破坏的情况下,渗透压梯度是影响脑水肿的关键因素,而非输液量;所以如果患者存在需要控制颅内压的情况,需要严格监测血浆渗透压和颅内压,并控制在合理的目标值;只有渗透压梯度和颅内压达到合理目标的渗透性治疗才可能是最合适的;对于老年患者及肾功能存在易损因素、脑水肿不严重、颅内压容易控制的情况下,建议血浆渗透压控制在290~300 mOsm/L;对于年轻患者及颅内压控制压力大、脑水肿严重的患者,建议血浆渗透压控制在300~320 mOsm/L。当然过量输液将显著增加双肺的渗出进而导致肺水肿。

神经重症的脑损伤患者,存在原发性脑损伤的情况下,出现继发性脑缺血、脑水肿加重、肺水肿和感染并发症等都将导致脑损伤的进一步加重。毫无疑问,任何导致脑微循环、脑灌注和脑氧供不良的因素都将进一步加重脑损伤,包括液体管理的不合理方案。限制性输液可能导致全身系统有效血容量不足,甚至需要用去甲肾上腺素去维持血压的方案应该坚决摒弃,很多临床医生认为血压不稳是因为循环中枢的衰竭,这些患者中部分患者可通过合理的液体管理稳定血压而不需要使用去甲肾上腺素;如深度镇痛镇静的情况下,心率在100次/分以上,排除体温等其他应激因素的影响后,应该考虑排除有效血容量不足的可能。

如何避免过度输液加重肺渗出性水肿、全身组织水肿和感染等不良反应,同时避免输液不足导致继发性脑缺血加重,精准的有效血容量评估和识别相关的影响因素至关重要。综合多模态监测各项指标,在治疗中动态评估有效血容量,采用多模态监测脑相关参数,如颅内压、脑灌注压、脑血流量和脑氧合等,并及时细致调整治疗策略,致力于液体管理目标——个性化最佳液体容量,不至于过负荷导致肺水肿和心功能不全,也不至于因为容量不足加重神经重症患者的继发性脑缺血损伤。

参 考 文 献

[1] 吴雪海.神经重症患者的精准液体管理和脑保护[J].中华急诊医学杂志,2019,28(12):1463-1465.
[2] Fletcher J J,Bergman K,Blostein P A,et al. Fluid balance,complications,and brain tissue oxygen tension monitoring following severe traumatic brain injury[J]. Neurocrit Care,2010,13(1):47-56.
[3] Pelz J O,Fischer M M,Bungert-Kahl P,et al. Fluid balance variations during the early phase of large hemispheric stroke are associated with patients' functional outcome[J]. Front Neurol,2019,10:720.

［4］ Obata Y，Takeda J，Sato Y，et al. A multicenter prospective cohort study of volume management after subarachnoid hemorrhage：circulatory characteristics of pulmonary edema after subarachnoid hemorrhage［J］. J Neurosurg，2016，125(2)：254-263.

［5］ Hilberath J N，Thomas M E，Smith T，et al. Blood volume measurement by hemodilution：association with valve disease and re-evaluation of the Allen Formula［J］. Perfusion，2015，30(4)：305-311.

［6］ Takahashi E A，Moran S E，Hayashi M S，et al. Brain-type natriuretic peptide and right ventricular end-diastolic volume index measurements are imprecise estimates of circulating blood volume in critically ill subjects［J］. J Trauma Acute Care Surg，2013，75(5)：813 818.

［7］ Donnelly J，Czosnyka M，Adams H，et al. Pressure reactivity-based optimal cerebral perfusion pressure in a traumatic brain injury cohort［J］. Acta Neurochir Suppl，2018，126：209-212.

（吴雪海）

第十三章　神经重症患者的水、电解质紊乱和酸碱平衡失调

大约 31.5% 的重型创伤性脑损伤(TBI)患者可出现水、电解质紊乱和酸碱平衡失调。病情严重程度与电解质紊乱的发生率呈正相关,GCS 评分<11 分的患者低钠血症的发生率为 39.7%,GCS 评分<8 分的患者低钠血症的发生率高达 75.8%,高钠血症的发病率约为 10.35%,病死率高达 50%。低钾血症的发生与利尿药的使用、呕吐、腹泻及大量出汗有关。低氯血症的发生率约为 12%,很少发生钙和镁紊乱。造成水、电解质紊乱的主要原因是重型 TBI 伤及机体调节水、电解质平衡的下丘脑和垂体柄区域,造成下丘脑和垂体柄神经元的损伤,导致维持机体水、电解质平衡的两个重要内分泌系统功能失常。下丘脑视上核-垂体系统和抗利尿激素(利钠因子,如心钠肽(atrial natriuretic peptide,ANP)、脑钠肽(brain natriuretic peptide,BNP)、内源性洋地黄类物质(endogenous digitalis-like substance,EDLS))间正常调节关系被破坏,从而引起水、电解质紊乱,比如脑性耗盐综合征(cerebral salt-wasting syndrome,CSWS)、抗利尿激素分泌失调综合征(syndrome of inappropriate secretion of antidiuretic hormone,SIADH)。另外,神经重症患者因为使用脱水药和利尿药等脱水治疗,同时也因为昏迷和气管插管等原因,缺乏"渴感"等正确的生理反应和主诉,造成液体摄入不足。基于以上原因,神经重症患者的水、电解质紊乱和酸碱平衡失调的发生率很高,主要原因是神经内分泌系统的损伤和功能异常,本章就其原因、机制和处理进行阐述。

第一节　中枢性水、电解质紊乱

重型 TBI 后最常见的水、电解质紊乱是中枢性低钠血症,发生率约为 33%。中枢性水、电解质紊乱主要包括 SIADH 和 CSWS,发生中枢性低钠血症的患者死亡率增加 14.3%,因此,及时诊断和治疗低钠血症成为改善重型 TBI 预后的关键措施之一。

一、SIADH

SIADH 是一种抗利尿激素(antidiuretic hormone,ADH)的分泌不随血浆渗透压的变化而变化,从而导致的水钠潴留稀释性低钠血症。

(一)发病机制

许多疾病都可以引起 SIADH,目前认为主要是以下四类疾病容易引起 SIADH:肿瘤、神经系统功能异常、肺部疾病和违禁药物的滥用。SIADH 的主要发病机制目前暂不清楚,可能是因为在血清渗透压低的情况下依然分泌了过量的 ADH 导致水重吸收过量而出现稀释性低钠血症,出现尿钠浓度与尿渗透压升高。ADH 的分泌个体差异较大,这种差异由基因决定,但这种差异完全不足以引起 SIADH,研究发现,随着年龄的增长,垂体释放 ADH 敏感性(血浆渗透压)增高,这可能是老年人更容易发生 SIADH 的原因。其他许多调节 ADH 的非渗透性因素(如疼痛、恶心以及使用吗啡和卡马西平等药物)可能会引起 ADH 的分泌增加。SIADH 一直是急性脑损伤患者低钠血症的主要原因。SIADH 也可存在尿钠增多,但具体的机制暂不清楚,其可能是由肾小球滤过率增加、肾小管重吸收减少或醛固酮分泌减少所导致的。

(二)临床表现

SIADH 的临床表现取决于血钠浓度下降的速度和程度,主要的临床表现有意识障碍、头痛、谵妄、虚弱、肌无力、体重增加、恶心和呕吐等。

（三）诊断标准

2003 年 Palmer 提出了 SIADH 的诊断标准：

（1）血钠浓度＜135 mmol/L；

（2）高尿钠（尿钠浓度＞20 mmol/L 或尿钠＞80 mmol/d）；

（3）尿渗透压：血浆渗透压＞1；

（4）中心静脉压（CVP）＞12 cmH$_2$O；

（5）血清尿素氮、肌酐和白蛋白在正常值下限或正常范围内；

（6）红细胞压积＜35%；

（7）存在外周组织水肿。

（四）辅助检查

SIADH 还可以通过一些其他的辅助检查来确诊，包括水负荷试验或血、尿 ADH 浓度测定。

水负荷试验：在排除肾和肾上腺疾病后，让患者快速喝下 20 mL/kg 体重的水，若 4 h 内不能排出摄入量的 65% 或者 5 h 内不能排出摄入量的 80%，提示 SIADH。临床上常使用水负荷试验辅助诊断 SIADH，但需患者血钠浓度＞125 mmol/L，且没有低钠血症的临床表现，否则可能导致血钠浓度进一步降低而危及生命，且在重型 TBI 患者中较难实施。

ADH 浓度的测定：对普通的低钠血症而言，血清 ADH 浓度几乎是不可被检测到的，但是对 SIADH 来讲，却可以检测到，且会随着渗透压的变化而变化。但影响 ADH 浓度的因素较多，如血压、疼痛及 TBI 都是 ADH 分泌增多的因素。

（五）治疗

SIADH 最主要的治疗措施是限制液体入量，尽可能实现液体负平衡，每日液体摄入量控制在 500～1000 mL，直至血钠浓度恢复正常，可以使用公式来评估体内水超负荷量，来指导制订限液方案：

$$体内水超负荷量 = TBW - TBW \times \frac{实测血钠浓度}{血钠正常浓度}$$

式中，TBW 为体内水总量（total body water），为 0.5 L/kg 体重。

（1）对于没有临床症状的轻度低钠血症（120 mmol/L＜血钠浓度＜135 mmol/L）患者，限制液体入量加饮食治疗，SIADH 通常呈自限性，可以嘱咐患者多进含盐高的食物。

（2）对于已经存在严重低钠血症（血钠浓度≤120 mmol/L）临床表现或者限制液体治疗失败的患者，可以选择使用袢利尿药、去甲环素（demeclocycline）或碳酸锂治疗。

袢利尿药常选择的是呋塞米，因为它既能抑制水的重吸收，又能促进钠和钾的分泌，应用袢利尿药后应关注患者的血容量及内环境；碳酸锂和去甲环素的作用机制都是通过抑制肾小管对 ADH 的敏感性，从而引起尿量增多。去甲环素和碳酸锂通常只用于不能耐受限制液体治疗的患者，去甲环素的用量为 90～120 mg/d，但是去甲环素起效较慢，对急性期的 SIADH 无效，使用去甲环素时应该注意：①监测肾功能，因其具有肾毒性；②应在餐前或餐后 1～2 h 服用；③镁离子和钙离子等会延缓去甲环素的吸收，故不应一起服用；④可能会导致多重感染。碳酸锂因不良反应较多现已不提倡作为 SIADH 的首选治疗用药。

伴有神经系统症状的严重低钠血症患者，也可以静脉缓慢滴注高渗盐水（可用 3% 或 1.5% 的高渗盐水），直至血钠浓度上升至 120～125 mmol/L，但应该注意补钠速度，如果血钠浓度在 24 h 内上升超过 12 mmol/L 或高于上限值，则可能发生渗透性脱髓鞘综合征或脑桥中央髓鞘溶解症，因此应避免血钠浓度上升太快引起的中枢神经系统脱髓鞘。

二、CSWS

CSWS 是一种颅内病变引起尿钠丢失过多，导致以尿钠增多、多尿和低钠血症为特征，伴有细胞外液容量减少的疾病，1950 年由 Peters 首次描述，是 TBI 后第二常见的水、电解质紊乱。

（一）发生率

回顾性研究显示，不同疾病的 CSWS 发生率差异较大，重型 TBI 的 CSWS 发生率为 11.3‰～34.6％，结核性脑膜炎的 CSWS 发生率高达 45.7％，78％的 CSWS 发生于入院 48 h 内。

（二）致病机制

致病机制暂不明了，目前认为与急性脑损伤后利钠肽的分泌增加有关。

利钠肽家族由心钠肽（atrial natriuretic peptide，ANP）、脑钠肽（brain natriuretic peptide，BNP）、C 型利钠肽（C-type natriuretic peptide，CNP）和 D 型利钠肽（D-type natriuretic peptide，DNP）组成。BNP 在动脉瘤性蛛网膜下腔出血（aneurysmal subarachnoid hemorrhage，aSAH）中显示增加，但在 SAH 后，BNP 和 ANP 均增加，似乎调节机制不同。CNP 的利钠作用较小，更多地与血管舒张有关，通常由内皮细胞释放，可能具有血管调节作用，脑血管痉挛的患者中 BNP 增加更显著。CNP 的利钠活性很低，DNP 具有明显的利尿作用，DNP 发现于绿曼巴蛇的毒液中，充血性心力衰竭患者血清 DNP 水平升高，并在人心房肌中发现 DNP，将其注射到大鼠心室，可增加大鼠肾排泄水量，研究发现在低钠血症患者中 DNP 是相对增加的。ANP 不仅会导致尿钠排泄增加，还会降低 ADH 水平并抑制肾素、醛固酮的释放。各种利钠肽共享一个比较相似的氨基酸序列环，主要差异出现在尾部（图 13-1）。

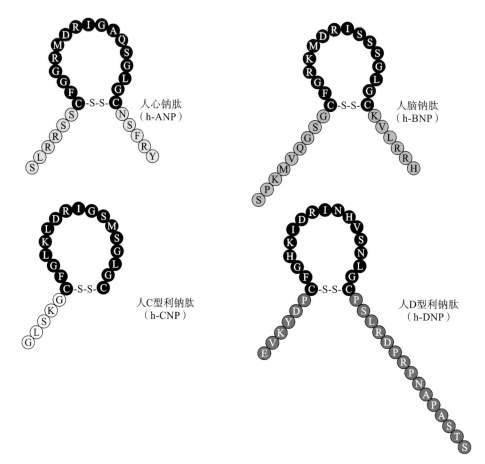

图 13-1　人心钠肽（h-ANP）、人脑钠肽（h-BNP）、人 C 型利钠肽（h-CNP）和
人 D 型利钠肽（h-DNP）的利钠肽系统氨基酸序列

这些利钠肽可能来源于心脏或脑，心脏分泌利钠肽的量是脑分泌的 1000 倍以上，尽管如此，有很多证据仍然表明下丘脑可以调控心钠肽的释放；研究显示 CSWS 的钠离子重吸收障碍发生于肾髓质的集合管，在 aSAH、TBI、侧脑室病变的患者中较为常见，主要的研究见表 13-1。

表 13-1　不同疾病时体内利钠肽的变化

文章作者	样本量/例	样本分类	病种	ANP	BNP	CNP
Kurokawa 等	31	成人	蛛网膜下腔出血	↑	—	—
Byeon 等	9	成人	颅骨重建	↑	↑	—
Tsubokawa 等	49	成人	蛛网膜下腔出血	=	↑	—
McGirt 等	40	成人	蛛网膜下腔出血	—	↑	—
Berendes 等	10	成人	中枢神经系统肿瘤	=	—	—
	10		蛛网膜下腔出血	=	↑	=
	40		无疾病	=	=	=
Tomida 等	18	成人	蛛网膜下腔出血	—	—	—
von Bismarck 等	9	儿童	神经系统疾病	↑	↑	—
Ibarra de la Rosa 等	50	儿童	急性脑损伤	↑	—	—
Khurana 等	8	成人	蛛网膜下腔出血	—	—	—
	9		无疾病	—	—	—
Gao 等	14	成人	创伤性脑损伤	—	—	—
	8		无疾病	—	—	—

注："="表示无变动，"—"表示不适用，"↑"表示升高。后文同。

因此，利钠肽的增多可能并不是引起 CSWS 的唯一原因，也有人提出另外两种可能的机制：严重的细胞外液增多可能会下调肾脏重吸收钠离子的转运蛋白；或者是严重的颅脑疾病引起肾交感神经功能下降所致肾血流量增多和滤过率增高，肾素释放减少引起钠离子重吸收减少。

（三）诊断标准

目前的诊断标准为 Uygun 在 1996 年所制订：

（1）存在中枢神经系统疾病，但是无甲状腺、肾上腺、肝和肾疾病；

（2）低血钠（血钠浓度＜135 mmol/L）；

（3）高尿钠（尿钠浓度＞20 mmol/L 或尿钠＞80 mmol/d）；

（4）血浆渗透压＜270 mmHg，尿渗透压：血浆渗透压＞1；

（5）尿量＞1800 mL/d；

（6）低血容量状态（摄入液体量：排出液体量＜1、肺毛细血管楔压＜8 mmHg、CVP＜6 mmHg）；

（7）脱水的症状及表现：眼眶凹陷、血压下降等。

（四）临床表现

主要是低钠血症和体液减少相关的临床表现，如轻到中度低钠血症（血钠浓度为 120～134 mmol/L）可能会出现恶心、呕吐、厌食、冷漠、虚弱和肌无力等临床症状，重度低钠血症（血钠浓度＜120 mmol/L）则更为严重，可表现为谵妄、幻觉、嗜睡、癫痫发作、脑疝、呼吸停止甚至死亡。体液减少可表现为脱水、黏膜干燥、皮肤弹性减低、体位性低血压、心率增快、体重减轻等。

（五）辅助检查

血尿酸下降，尿酸排泄分数增高，血钠浓度＜135 mmol/L，CVP＜6 mmHg，肺毛细血管楔压＜8 mmHg，红细胞压积上升和血容量减少等。

（六）治疗

CSWS 的治疗要点是液体治疗和维持电解质的平衡。

（1）补充 NaCl。补钠的量可以根据以下公式计算：

$$补钠量＝(142\ mmol/L－实际血钠浓度)\times 0.2\times 患者体重(kg)$$

对于大多数神经重症患者,每日静脉注射 12 g NaCl 或 50 mL/kg 体重的生理盐水可在 48 h 内纠正低钠血症,也可以使用 3% 高渗盐水或口服补盐,静脉输注高渗盐水有致容量过负荷的风险。

(2)激素。由于利钠肽可以抑制盐皮质激素的分泌,所以可以使用氟化可的松治疗低钠血症,研究表明,氟化可的松可以增加肾小管对钠的重吸收,临床使用剂量差异较大(0.05~0.6 mg/d),临床使用时应综合考虑各方面因素。

(3)尿素及生理盐水。在 CSWS 和 SIADH 诊断不明确时,也可以用尿素和生理盐水治疗颅内疾病引起的低钠血症,方案为 40 mg 尿素加至 100~150 mL 生理盐水中,60~100 mL/h 的速度静脉输注,每 8 h 重复一次,持续 1~2 天。作用机制是尿素会引起轻度渗透性利尿,并抑制尿钠排泄。该方案有助于鉴别 SIADH 和 CSWS,对于已经确诊的 SIADH,尿素的作用仍然值得商榷。

值得注意的是,在慢性低钠血症时,即使血钠浓度很低,也不会发生脑细胞水肿。这是因为在血钠浓度降低的数小时内,脑细胞可将细胞内的无机溶质、有机溶质、肌醇和氨基酸等排出细胞以提高细胞外的渗透压,减轻脑细胞的水肿,这是一种能量依赖性调节机制,依赖于 Na^+-K^+-ATP 泵的正常功能,主要发生于神经胶质细胞,特别是星形胶质细胞。这种适应性变化提示我们不应迅速纠正低钠血症,以免神经细胞发生渗透性脱髓鞘病变。补钠的速度不宜超过 0.7 mmol/h 或 20 mmol/d,避免血钠浓度的剧烈波动。

(4)补液。补液的治疗原则是补充经肾丢失的液体,因此需要每日监测液体出入量、血钠浓度及体重,以便制订补液方案。若患者贫血症状严重,也可适当输注血液制品。

三、SIADH 和 CSWS 的鉴别诊断

由于 CSWS 和 SIADH 的治疗策略大不相同,因此对于 CSWS 和 SIADH 的鉴别显得尤为重要,CSWS 和 SIADH 的鉴别见表 13-2。

表 13-2　CSWS 和 SIADH 的鉴别

鉴别点	SIADH	CSWS
血容量	↑	↓
体内钠离子总量	↑/=	↓
水含量	↑	↓
血钠浓度	↓	↓
血浆渗透压	↓	=/↑
尿钠浓度	↑	↑
尿渗透压	↑	=/↑

实验室检查在 CSWS 和 SIADH 的鉴别诊断中的作用可能并不大,二者最主要和本质的区别在于 CSWS 存在血容量的减少,血浆容量<35 mL/kg 或者全血容量<60 mL/kg 都是 CSWS 的重要特征,但在临床上,要评估细胞外液容量往往比较困难且不实际,红细胞压积上升、白蛋白浓度增高、血尿素氮与肌酐之比升高都是血液浓缩的重要证据,还应该特别注意皮肤和黏膜的肿胀程度,颈静脉的充盈程度,CVP,肺毛细血管楔压,卧位转为直立位时血压、心率的变化。

利用血尿酸浓度和尿酸排泄分数来鉴别二者,在疾病之初,二者都会有低血尿酸浓度和高尿酸排泄分数,但在积极纠正低钠血症之后,低血尿酸浓度和高尿酸排泄分数在 SIADH 中往往可以得到改善,而在 CSWS 中则多持续存在。

对液体疗法或利尿药的反应也可以用来鉴别两种疾病,若输注 500~1000 mL 生理盐水后,低钠血症反而加重,提示 SIADH 的可能;若应用袢利尿药后,低钠血症加重,则多提示 CSWS。

四、钠紊乱以外的电解质异常的替代疗法

钠紊乱以外的电解质异常的替代疗法见表 13-3。

表 13-3　钠紊乱以外的电解质异常的替代疗法

电解质异常	病因	结果	治疗
低镁血症	经胃肠道或肾丢失 药物间相互作用	心律失常 肌无力	1～2 g 硫酸镁用生理盐水稀释到 20 mL 后静脉推注（注射时间需大于 20 min）
高镁血症	肾功能衰竭 抗酸剂中毒	肌无力 低血压 心搏骤停	1～2 g 葡萄糖酸钙静脉推注（注射时间需大于 15 min）
高钙血症	尿崩症 恶性肿瘤 甲状旁腺功能亢进	癫痫发作 心律失常	静脉滴注生理盐水 500 mL/h
低钙血症	严重的全身疾病 甲状旁腺功能减退 低脂饮食	心律失常 喉痉挛 破伤风样表现	先静脉推注 1～2 g 葡萄糖酸钙（注射时间需大于 15 min），然后将 6 g 葡萄糖酸钙用生理盐水稀释至 500 mL 后输注，输注时间为 4～6 h
低磷血症	肠外营养 酗酒史 肾功能衰竭	充血性心肌病 呼吸衰竭 横纹肌溶解	0.08 mmol/kg 的磷酸钾加至 500 mL 生理盐水中输注（输注时间需大于 6 h）
高磷血症	很罕见	类似于低钙血症	磷酸盐结合剂，或口服 1 g 钙，每天 3 次
低钾血症	呕吐 长时间饥饿 胃肠道丢失	心室颤动 四肢瘫痪	输注氯化钾注射液 1 g/h
高钾血症	挤压伤 肾功能衰竭 溶血	心搏骤停	1 g 葡萄糖酸钙静脉推注（注射时间需要大于 5 min）

注：数据源于 Ahya S N 等主编的 *Washington Manual of Medical Therapeutics*（第 30 版）。

第二节　外周性水、电解质紊乱

一、低钠血症

重型 TBI 时引起的低钠血症，最有可能的是前面所讨论的 SIADH 和 CSWS，但除此之外，我们仍然应该考虑其他可能引起低钠血症的因素，如医源性因素和肾源性因素等。

医源性因素：临床上 TBI 或出血患者使用的一些常见治疗方法可能会严重影响低钠血症的评估和管理。使用去甲肾上腺素维持脑灌注压为蛛网膜下腔出血后血管痉挛治疗的一部分，可能导致压力性利尿，而尿钠排泄是正常肾脏对平均动脉压升高的生理反应，可导致低血容量性低钠血症；尼莫地平常用于预防和治疗蛛网膜下腔出血后血管痉挛，也可通过激活 ANP 和抑制醛固酮引起或加重低钠血症；有文献报道，过量使用含盐的静脉注射液，会影响血液和细胞外液体积，从而出现"经典"的 SIADH 或 CSWS。20% 甘露醇作为渗透剂控制颅内压（ICP）（渗透性利尿引起的低血容量刺激）及卡马西平和去氨加压素也会引起医源性低钠血症。

肾源性因素：神经重症患者可能因肾上腺功能不全而出现低钠血症，这可能是由双侧肾上腺出血引起的，皮质醇水平的降低可以刺激 ADH 的分泌。研究发现，SIADH 和原发性肾上腺皮质功能减退症可能具有相似的渗透压值和尿电解质水平。但肾上腺功能不全的另一个关键是低钠血症情况下的相对高钾血症,这是盐皮质激素活性缺乏时所见的电解质的典型描述,导致尿钠丢失、钾排泄受损和氢离子潴留。

神经重症患者的低钠血症是一个复杂的问题,需要系统的评估和治疗。必须采取多种措施来确定细胞外容量状况,从而确定低钠血症的诊断。正确的诊断对患者的预后至关重要,因为治疗方法根据诊断的不同而有很大差异。一个多学科团队的标准化方法很可能会改善神经重症患者的低钠血症。

二、高钠血症

高钠血症定义为血钠浓度>145 mmol/L。高钠血症通常由脱水引起,发生在持续呕吐导致低渗性液体流失的患者中,可能的病因包括胃肠道流失高渗钠溶液、使用利尿药(如甘露醇)、皮质类固醇使用过量、尿崩症和隐性体液流失增加等。NICU 中的高钠血症通常是由尿崩症、纯水分流失引起,较少见的原因是人工施用大剂量钠(例如,高渗盐水灌肠剂或喂养制剂)导致高渗钠增加。

肾源性尿崩症非常罕见,但可以因药物(如两性霉素 B)毒性而引起,与神经源性尿崩症的鉴别可以通过对 ADH 的反应性来判断,肾源性尿崩症者对 ADH 无反应性。尿崩症的特征是低渗尿(渗透压<300 mOsm/kg 或尿比重<1.010)和多尿(尿量>30 mL/(kg・d))。分泌 ADH 的神经元中75%被破坏,才出现临床意义上的多尿,因此,ADH 释放的损害是不完全的,在$50\%\sim60\%$的脑外伤者中,ADH 分泌的中断是短暂的,正常的渗透调节在 3～5 天恢复。

治疗高钠血症:高钠性脱水最好通过谨慎地使用静脉输液来纠正,在 48 h 内纠正缺失的液体量。纯水分流失、低渗性高钠血症或高渗性高钠血症使用 5% 葡萄糖使血钠正常化:呋塞米,40～80 mg,静脉推注,并输注无电解质水(5% 葡萄糖)或 0.45% NaCl 溶液,以此提供每升液体需要的总物质的量(mmol)。纠正速率:在 24 h 内使血钠浓度降低 10 mmol/L。

一般来说,无法感觉到口渴的患者需要仔细监测尿比重、体重和血钠浓度等。如果多尿和多饮难以控制,可使用静脉输液或血管升压素(即抗利尿激素)。如果连续 2 h 尿量超过 300 mL/h,应考虑在急性尿崩症患者中使用血管升压素替代激素。治疗应用去氨加压素开始静脉输注。

三、低钾血症

低钾血症定义为血钾浓度<3.5 mmol/L。钠离子是细胞外主要的阳离子,而钾离子则占细胞内阳离子的99%,主要调节肌肉和神经细胞的兴奋性,严重的钾离子异常可能会引发致命的心律失常或肌肉麻痹。钾通过细胞膜上的 Na^+-K^+-ATP 酶转运,从而以高于电化学平衡的浓度将钾离子保留在细胞内。钾离子跨细胞膜的移动,主要是通过调节 Na^+-K^+-ATP 酶的活性,维持高的细胞内钾离子浓度,影响钾离子的进入和流出,关键调节剂是胰岛素以及 α 和 $β_2$ 受体激动剂。α 受体激动剂能抑制钾离子进入细胞内,而 $β_2$ 受体激动剂能促进钾离子进入细胞。

TBI 患者低钾血症可能原因:早期低钾血症的产生可能是因为摄入不足、呕吐和应用利尿药等。此外,脑出血时机体处于应激状态,交感神经兴奋、肾上腺素和肾上腺皮质激素分泌增加,激活了细胞膜上与 Na^+-K^+-ATP 酶活性有关的 $β_2$ 受体,使细胞外液钾离子进入细胞内,引起血钾浓度下降;过度通气引起的低碳酸血症可降低 ICP,增大动脉 pH,从而导致血清钾和磷浓度降低。另外,神经重症患者儿茶酚胺水平升高,促进血钾浓度进一步下降,钾离子从细胞外转移到细胞内引起的低钾血症称为转移性低钾血症,纠正这些低钾血症应谨慎,不要以血钾正常化为目标,否则会很快导致高钾血症。钾离子突然迁移进入细胞的原因是多方面的,最可能的原因是戊巴比妥和短暂性肾上腺素剧增。这种转变可能会因体温过低而持续,甚至可能恶化。但需注意在诱发体温过低或戊巴比妥昏迷的患者中,适量的补钾可减轻低钾血症的严重性,但反弹性高钾血症是一种普遍现象,必须经常监测血钾浓度以评估这一问题。此外,中枢性高热、自主神经功能紊乱、大量出汗和多尿都有助于低钾血症的发展。

总而言之,神经重症患者存在多种导致低钾血症的原因,包括渗透性和碱性利尿引起的肾脏最初的钾丢失,还包括钾的急性细胞内转移等。

四、高钾血症

高钾血症指血钾浓度＞5.5 mmol/L。高钾血症是肾功能衰竭的常见并发症。在没有肾功能衰竭的情况下，高钾血症相对少见，因为肾脏具有排泄大量钾的能力。高钾血症产生的机制可能与肾功能急性衰竭、尿少有关，低钠血症使远曲小管的 Na^+-K^+ 交换减少，再加上醛固酮和盐皮质激素相对不足，尿钾排泄减少；此外医源性因素在于，TBI 患者应激性消化性溃疡出血，大量输注血液制品和使用一些药物也会影响血钾浓度，这些药物包括非甾体抗炎药（NSAID）、ACE 抑制剂和 β 受体阻滞剂。NSAID 干扰肾素的释放，ACE 抑制剂阻断血管紧张素的转化，从而阻断醛固酮的合成，而 β 受体阻滞剂通过交感神经系统同时释放肾素和肾上腺素，防止钾离子进入细胞内。

五、其他水、电解质紊乱

静脉输液在重症监护室中用于治疗血容量不足、提供维持液以及用作药物稀释剂和输送载体。高渗氯化钠溶液在重症监护室中常用于治疗脑水肿、ICP 增高和严重低钠血症。高渗氯化钠溶液的使用与高氯血症的发生率增加有关。目前的指南强调接受高渗氯化钠溶液的患者发生高钠血症和高氯血症的急性肾损伤风险增加，Maguigan 等的一项回顾性队列研究比较了高渗氯化钠溶液在重型 TBI 患者中以推注和连续输注的形式给药后高氯血症和急性肾损伤的发生率，与推注相比，连续输注高渗氯化钠溶液的患者，高氯血症和急性肾损伤的发生率增加。

此外，TBI 患者在治疗性低温期间，可能会发生低镁血症和低磷血症。它们是由尿排泄增加引起的，必须得到补偿以防止在这种情况下心律失常的频繁发生，特别是与低钾血症共存时。肾上腺素会导致健康男性血磷浓度呈剂量依赖性迅速下降，细胞因子（如肿瘤坏死因子和白细胞介素 6）可导致健康动物血磷浓度降低。文献报道，重型 TBI 患者代谢亢进，所以血钾和血磷水平可能反映患者的高分解代谢反应和免疫环境。

第三节　液体治疗

神经重症患者的液体治疗是常规重症监护治疗的一部分。输注的液体量以及维持液体的类型和张力都与重型 TBI 患者继发性脑损伤有关。神经重症患者的液体管理应以等渗液体治疗低血容量为目标。尽管血容量不足必然会导致继发性脑损伤，但液体超负荷也存在潜在风险。神经重症患者的液体管理旨在维持足够的脑血流量（CBF）和脑氧合。然而，与非 TBI 危重患者相比，TBI 患者的液体管理有几个明显的特点：①流体张力的影响更大；②组织水肿不仅会导致氧扩散障碍，而且由于颅内容物的容积压力特性的不利影响，还可能损害 CBF；③通过充分的液体治疗优化 CBF 本质上比改善体循环更具挑战性，因为 CBF 和脑氧合复杂的监测工具在临床实践中难以实施，因此液体治疗或容量状态对 CBF 和脑氧合的影响是复杂的，因为许多因素决定了容量状态对 CBF 和脑氧合的影响（图 13-2）。此外，由于中枢神经内分泌紊乱和使用扰乱水钠稳态的治疗，神经重症患者特别容易出现血管内容量、电解质和渗透性紊乱，使有效的液体管理更加复杂。

一、液体的渗透压

血浆与脑间质液和脑脊液的渗透压在正常情况下是相等的。由于血脑屏障（brain blood barrier，BBB）对水具有较高的通透性，低渗液会导致水向大脑转移，而高渗液则相反，会导致脑脱水。神经元可以通过把溶质转运到细胞外间隙引起相应的"收缩"（active solute depletion）来代偿这种液体的转移，所谓的神经血管单位内的血脑屏障的内皮细胞和其他高度特化的细胞以类似的方式将水排出到血管内间隙。然而，局部血脑屏障破坏使其无法控制电解质、水和其他溶质的内环境平衡，流体移动将更加依赖于血管内外的局部压差，而不再是渗透压。与外周组织相比，内皮对电解质具有高度渗透性，水肿的形成或

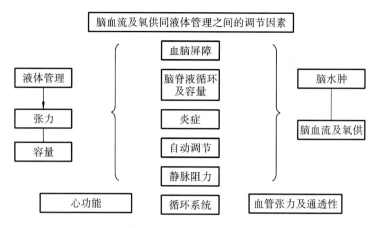

图 13-2　液体管理对 CBF 和脑氧合的影响

注：资料来源于 van der Jagt M 的"Fluid management of the neurological patient：a concise review"。

多或少与等渗液的注入量成正比，但电解质不能通过完整的血脑屏障自由分布。这是保护大脑避免水肿的一个关键机制，即使在大量补液时也是如此。

二、水肿

脑水肿根据是发生在细胞内还是发生在细胞外及血脑屏障破坏程度进行分类。细胞毒性水肿是神经元或星形细胞的水肿，主要是由 ATP 耗竭和线粒体功能障碍后钠和水转移到细胞中所致。血管源性水肿代表水和白蛋白通过破坏的内皮紧密连接到组织间液。

三、脑血管的自动调节

自动调节是指大脑血管在全身血压波动的大部分范围内通过血管扩张或收缩来维持 CBF 恒定的能力，在一般意义上，可被视为脑血管调节血流以响应脑代谢需求变化的能力。容量状态和完整的自动调节之间的联系与增加 CBF 保持氧气输送以适应液体负荷相关，也与红细胞压积降低或在由于血容量不足导致血压下降时通过血管舒张来维持恒定的 CBF 相关。

四、静脉阻力

脑灌注压决定因素包括上游压力和下游压力，上游压力为动脉压力，下游压力为静脉压力。较低的动脉压和较高的静脉压在理论上都会导致较低的组织灌注，尽管病理生理不同（即低流量与组织水肿）。CVP 升高可能阻碍静脉血流出大脑，并导致颅内压增高或脑水肿。然而，只要颅内静脉在离开颅骨之前在 ICP 的影响下塌陷，增加的 CVP 原则上不会转移到颅内，并且 ICP 不会受到颅外 CVP 的影响，而颅外 CVP 通常远低于 ICP。因此，与脑外伤机械通气患者的 CVP 或呼气末正压（PEEP）相比，当 ICP 较低时，或者当几种不良情况同时作用以对抗脑血管自动调节机制时，过高的 CVP 才可能通过静脉传导回颅内。

五、液体治疗

低血容量状态通过压力感受器反射性地引起儿茶酚胺类物质释放，同时导致半暗带血管收缩进而加重组织缺氧。即使半暗带缺乏肌原性反应和自主调节能力，但是它仍然对体液中的儿茶酚胺 α 受体刺激有反应。因此为了避免低血容量出现，隆德概念建议联合应用白蛋白和生理盐水作为扩容剂，当血红蛋白浓度低时建议输注红细胞。通过应用白蛋白（最好 20％浓度）以及等渗溶液，可以大量减少晶体溶液的使用。对晶体溶液的限制可以减少全身组织水肿的发生（包括血脑屏障破坏状态下已受损脑组织的水肿），因为此时的晶体溶液会分布到整个细胞外区域中。一项通过液体冲击造成大鼠脑水肿的实验表明，与等渗白蛋白溶液相比，晶体溶液作为扩容剂使用时会导致皮质中的水分更高。一项有关脑膜炎大鼠的研究发现，与生理盐水相比，等效扩容时使用 20％ 的白蛋白，ICP 更低。一项针对重型 TBI 患者的研究发现，使用白蛋白作为扩容剂，临床预后更好。

血管内的液体不间断地从血浆中漏入细胞间质，这种现象称为跨毛细血管液体交换。正常情况下，每小时白蛋白的跨毛细血管交换量占血浆中白蛋白总量的 5％～6％，脓毒症/SIRS 或创伤状态下该值会增高 2～3 倍。同时，孤立性 TBI 患者的全身血浆渗漏也会增加。正常情况下，从毛细血管渗漏出去的液体会经淋巴系统重新回到循环系统，因此血容量和间质容量维持在正常水平。创伤后或脓毒症/SIRS 状态下，跨毛细血管渗漏增加，淋巴系统的再循环功能超载，进而造成低血容量和间质水肿的形成，因此促进淋巴系统的再循环功能的疗法（比如理疗）可作为抑制低血容量的一种方式。

可用双孔理论解释跨毛细血管液体交换的机制，图 13-3 为该机制的简要图解。根据该机制，整个毛细血管网的被膜上都存在微孔，这些微孔只允许小分子物质通过；同时也存在少量较大的孔道，可以允许如蛋白质等较大的分子通过，这种大的孔道只存在于毛细血管网的末端和小静脉中。当发生创伤或脓毒症/SIRS 时，大孔道数量增加，这可以解释血浆液体和蛋白质向间质丢失增加以及扩容物扩容效果降低的原因。小孔道中，符合施塔林（Starling）定律的静水压和胶体渗透压共同控制液体的进出，但持续漏出蛋白质的大孔道，其跨毛细血管胶体渗透压接近零，因此大孔道中静水压才是控制跨毛细血管液体交换的唯一驱动力，即大孔道中毛细血管静水压在滤过作用的驱动力中占主要优势，蛋白质通过对流方式随着液体流动转运。根据以上理论，毛细血管静水压增高（比如动脉压升高或去甲肾上腺素和去氧肾上腺素引起的后毛细血管收缩）会导致经过大、小孔道的血浆液体流失增多，同时通过大孔道的血浆蛋白丢失增加，进而加重低血容量。当血管通透性增加时，这种因静水压升高引起的血浆液体丢失会加剧。以上理论已经得到实验室和临床研究的证实。与此同时，快速输注扩容剂会引起血容量向间质流失增多，原因是输注速率过快的情况下有一段时间内动脉压会过度升高，该假设已经得到患有脓毒症的大鼠和几内亚猪实验研究的证实，该研究显示：在白蛋白输注速率过快的情况下，血容量的丢失更多。通过限制白蛋白的输注量或许可以减少白蛋白引起的不良反应，同时使其扩容效果更佳。

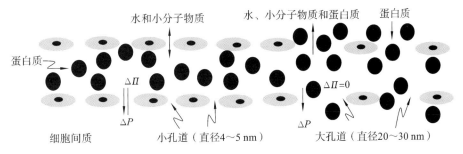

图 13-3　颅外毛细血管概要图

注：此图描述了跨毛细血管液体交换的双孔理论，数量较多的小孔道，允许水和小分子物质通过，毛细血管网末端较少的大孔道还可以允许蛋白质通过。该图并没有显示红细胞。需要注意的是，大孔道两侧无胶体渗透力（$\Delta \Pi = 0$），即跨毛细血管静水压（ΔP）通过大孔道促进大量白蛋白的外流。创伤后大孔道数量增加导致白蛋白的流失增加。

六、输血

TBI 患者对贫血和低血容量十分敏感，红细胞不仅对颅脑的氧合起重要作用，红细胞在血管内占据很大的体积，因此同时可起到维持正常血容量的作用。数个研究表明，输注红细胞可以提高氧合能力。当血红蛋白浓度高时，经毛细血管渗漏程度相对降低，造成这种现象的机制可能如下：当血红蛋白浓度低时，为了维持正常血容量，较大一部分血管内容积被扩容剂代替，造成渗漏入间质的液体增加，即给的扩容剂越多，漏入间质的量也就越多，因此隆德概念推荐使用输血治疗，使血红蛋白浓度维持在115～120 g/L。

七、提高脑灌注

采用隆德概念治疗存在 ICP 增高的重型 TBI 的微透析研究结果显示,半暗带中乳酸/丙酮酸值和丙三醇浓度在治疗过程中会从较高浓度逐渐恢复正常,这意味着尽管脑灌注压下降,但受损区域的氧合功能仍得到改善,细胞破裂程度降低。对此最合理的解释就是隆德概念可以通过合理使用扩容液体、减少跨毛细血管渗漏、低血红蛋白浓度时输注血液以及避免去甲肾上腺素诱导的血管收缩等方法阻止低灌注的形成,以上所有方法都可以改善脑灌注和提高氧合能力。即使存在 ICP 下降的情况,以上方法仍然可以改善脑灌注,这可以通过以下生理学原理进行解释:组织灌注不仅仅与灌注压有关,同时也高度依赖血管阻力。隆德概念通过抗高血压治疗和白蛋白治疗可以阻止血管源性水肿的形成,同时通过提高脑灌注和氧合能力阻止细胞毒性水肿的发生。

八、渗透疗法

隆德概念并不推荐将渗透疗法作为常规治疗,因为该方法缺乏科学和生理学依据,同时存在很多副作用。渗透疗法可以引起 ICP 反弹性增高,并且与肾功能衰竭和严重高钾血症有关。在一些情况下,渗透疗法具有诱发脑疝形成的风险,比如在救护车上或手术室转运过程中。

九、抗应激治疗

TBI 患者会出现严重的应激反应,血浆中儿茶酚胺浓度也会明显升高。可以通过镇静镇痛联合使用可乐定等方法降低应激反应引起的 ICP 增高和儿茶酚胺的释放。

第四节　酸碱平衡失调

一、基本理论

pH:H$^+$ 浓度的负对数,正常动脉血的 pH 为 7.35~7.45,比静脉血高约 0.03。pH>7.45 提示碱中毒,pH<7.35 提示酸中毒。

H$^+$:正常动脉血的 H$^+$ 浓度为 35~45 mmol/L,与 pH 呈反对数关系。

PaCO$_2$:动脉血二氧化碳分压。为溶解在动脉血中的 CO$_2$ 所产生的压力,正常 PaCO$_2$ 为 35~45 mmHg,是反映肺泡通气量的重要指标。

SB:标准碳酸氢盐,指在标准条件下测量得到的 HCO$_3^-$ 的量,标准是指在 37 ℃ 的条件下,全血标本与 PaCO$_2$ 为 40 mmHg 的气体平衡后,反映代谢性因素。SB 的正常值为 22~26 mmol/L,SB 增加提示碱中毒,降低提示酸中度。

AB:实际碳酸氢盐,指在实际条件下测得的 HCO$_3^-$ 的量,受呼吸因素影响。BE:碱剩余,指在温度为 37~38 ℃、PaCO$_2$ 为 40 mmHg 的标准条件下滴定血液标本,使 pH=7.4 时所使用的酸(BE)或碱(BD)的量,正常值为 -3~+3。BE 表示代谢性碱中毒,BD 表示代谢性酸中毒,BE 和 BD 都不受呼吸因素影响。

AG:阴离子间隙,临床上可测定的阳离子的值减去可测定的阴离子的值,故 AG = (c(Na$^+$) + c(K$^+$)) - (c(HCO$_3^-$) + c(Cl$^-$))。

将血液的酸碱度(pH)保持在一个相对狭窄且稳定的范围内对维持细胞的功能有重要意义,这些依赖于体内几道维持内环境稳定的防线(图 13-4)。

第一道防线是由细胞内外的缓冲液构成的,主要包括碳酸氢根/碳酸、磷酸盐、白蛋白和血红蛋白/氧合血红蛋白缓冲液,碳酸氢根/碳酸(NaHCO$_3$/H$_2$CO$_3$)是最重要的缓冲对,H$_2$CO$_3$ 电离产生 H$^+$ 和 HCO$_3^-$,当体内酸性成分增多时,增多的 H$^+$ 可以和 HCO$_3^-$ 结合生成 CO$_2$,并从肺部排出;当体内 OH$^-$ 增

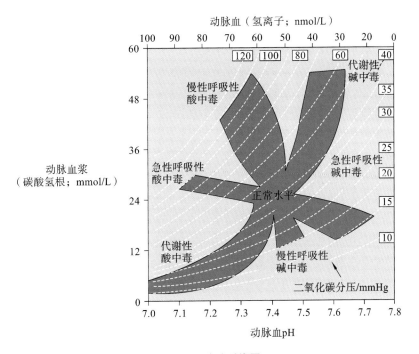

图 13-4　酸碱列线图

多时,OH^- 可以和 H_2CO_3 反应生成 HCO_3^-,从肾脏排出以维持体内 pH 的动态平衡。

第二道防线是由呼吸系统构成的,它可以在酸碱平衡紊乱发生的几分钟之内做出反应。当 CO_2 以 HCO_3^- 的形式运输至肺时,它通过调节呼吸频率,来增加或减少 CO_2 的排出,从而调节 pH。

第三道防线由肾脏构成,是抵御酸碱平衡紊乱的最后一道防线。肾脏通过调节 HCO_3^- 的排出来调节体内的酸碱平衡,当 pH 增大时,肾排出 HCO_3^- 增多,反之则减少。肾脏在酸碱平衡紊乱发生后 6~12 h 开始起作用,但完全代偿往往需要 3~5 天。

酸碱紊乱的治疗需要纠正触发因素,少数情况下需要额外的积极干预。在 pH>7.2 时,代谢性或呼吸性酸中毒大多无症状,代谢性酸中毒的全身效应通常需要纠正。这些全身效应始于心动过速,当血液 pH 接近 7.1 时,则变为心动过缓。如此严重酸中毒使心室收缩力显著降低。在这些水平上,急性心室颤动的风险显著增大。

二、代谢性酸中毒

中枢或周围神经系统疾病患者可能发生代谢性酸中毒的情况有乳酸性酸中毒(癫痫持续状态)、酮症酸中毒(糖尿病、酒精中毒和营养不良等)、感染性休克、横纹肌溶解症和腹泻等。

代谢性酸中毒在急性神经系统疾病患者中并不常见,一旦发生往往提示医生应注意其他情况。必须排除的常见疾病是糖尿病酮症酸中毒和肾功能衰竭。由一系列强直阵挛发作或癫痫持续状态引起的乳酸酸中毒相对来说比较常见。阴离子间隙增加的患者应考虑乙二醇中毒。这些患者可能出现癫痫持续状态和阴离子间隙增加,最初被错误地归因于癫痫发作引起的乳酸酸中毒。

磷酸肌酸激酶值升高的患者应考虑横纹肌溶解症,虽然这种情况不常见,但在癫痫持续状态后和严重脑卒中的患者中可能会观察到,这些患者是在因偏瘫肢体长期受压而导致肌肉缺血数天后发现的。不需要治疗代谢性酸中毒,因为其在补液后可以自动纠正。当 pH<7.0 时,可以考虑在癫痫持续状态中输注碳酸氢盐(最初高达 90 mmol/L)。然而,当没有心律失常时,可以推迟补充碳酸氢盐。补碱可能会导致代谢性碱中毒,从而降低癫痫发作阈值。糖尿病酮症酸中毒需要大量补液,如果存在严重的高钾血症,应谨慎使用碳酸氢盐。

三、代谢性碱中毒

代谢性碱中毒的常见病因有过度呕吐、使用利尿药(袢利尿药或噻嗪类利尿药)、多发伤时大量输血、严重低钾血症和输注碳酸氢钠等。大多数代谢性碱中毒患者因过度使用利尿药、剧烈呕吐或胃管抽吸而丢失酸性胃液。伴随尿氯(和钾)流失增加的代谢性碱中毒通常表现为醛固酮增多症,这可能会引起高血压。代谢性碱中毒可导致意识水平显著下降,并且可能是任何急性脑损伤患者临床症状恶化的可能原因。管理要点在于充分补充血容量。

四、呼吸性酸中毒

需要机械通气的患者中,呼吸性酸中毒仍然是最常见的酸碱平衡失调,其他常见的原因有吸入性肺炎、成人呼吸窘迫综合征、急性肺水肿、气胸、神经肌肉疾病和呼吸衰竭(末期)。在急性呼吸性酸中毒患者中,存在高碳酸血症和 pH 降低的实验室证据,常伴有低氧血症。临床上首要考虑因素是误吸和急性肺水肿。特别是在患有潜在肺部疾病的患者中,吸入性肺炎会加重患者的病情。仅由急性脑损伤引起的急性肺水肿(神经源性肺水肿)并不常见,它最常发生在严重级别蛛网膜下腔出血(SAH)的患者中,尤其是基底动脉瘤破裂,以及在损伤后数小时内符合脑死亡临床诊断标准的患者。

患有急性神经肌肉疾病的患者可能会迅速进展为急性高碳酸血症。这些患者通常发生显著的低氧血症,并且对于那些长期患有神经肌肉疾病的患者,如果使用不适当通气措施且仅使用 1～2 L 氧气进行矫正可能会显著增加 $PaCO_2$(并降低警觉性)。此外,对于长期二氧化碳潴留和低氧血症驱动的患者,通过氧疗去除刺激可消除呼吸驱动力,造成潮气量减小、呼吸频率降低,并加剧高碳酸血症。一般来说,呼吸性酸中毒的治疗包括机械通气和纠正相关的危及生命的低氧血症。

五、呼吸性碱中毒

诱导过度通气是呼吸性碱中毒的最常见原因,但患者在严重急性脑损伤后可能会出现通气驱动增加。呼吸性碱中毒的常见原因有机械通气、ICP 管理、对低氧血症的代偿反应、成人呼吸窘迫综合征、肺栓塞、中枢神经源性过度通气、脓毒症、术后疼痛和焦虑、钠和水平衡失调。

在新入院的原因不明的昏迷、阿司匹林中毒、安非他命和可卡因中毒的患者中应更加怀疑通气过度,必须排除那些通过过度通气来代偿低氧血症的患者。呼吸性碱中毒常见于由于潮气量大而需要机械通气的患者,机械通气后可以很容易地纠正呼吸性碱中毒。治疗应针对病因,治疗包括轻度镇静、纠正低氧血症及其潜在的原因等。

第五节　血　糖　管　理

重型 TBI 可导致血糖浓度迅速升高,已经有许多研究报道表明血糖升高对脑卒中和重型 TBI 患者具有不利的影响。大约有 30% 的缺血性脑卒中患者存在糖尿病基础,这可能是导致患者血糖浓度增高和预后不良的原因,但一些研究已经表明,急性血糖升高和不良预后之间的相关性与缺血性脑卒中或脑外伤患者是否存在糖尿病无关。缺血性脑卒中或脑外伤患者都可以通过激活下丘脑-垂体-肾上腺轴导致循环皮质醇和儿茶酚胺水平升高而导致血糖升高,血糖升高与脑代谢明显紊乱、脑水肿的加重和更严重的形态学损伤有关。

通过使用脑微透析来监测脑葡萄糖、乳酸、丙酮酸和谷氨酸等生化物质的代谢,寻找重型 TBI 时最适当的血糖浓度,将脑微透析管通过 ICP 监测导管置入 ICP 导管前约 1 cm 的大脑皮质中(脑损伤较轻处),在外科手术清除局部损伤病灶时,直视下将另一根脑微透析管置入"生化半暗带"(脑损伤较重区)。并将血糖升高分为中度升高(血糖浓度为 12～15 mmol/L)和显著升高(血糖浓度＞15 mmol/L)。这些血糖浓度基于先前 TBI 患者中的临床经验:当血糖浓度高于 12 mmol/L 时,神经系统的临床预后更差,而当血糖浓度高于 15 mmol/L 时，TBI 患者的死亡率几乎达 100%。在 108 例患者中，18 例患者表现出一次中度血糖升高。得到的结果如表 13-4、表 13-5 所示。

表 13-4　血糖升高至 12～15 mmol/L 前后 8 h 脑损伤区域生化指标的变化（均数±标准差）

项目	脑微透析						
	血糖/ (mmol/L)	葡萄糖/ (mmol/L)	乳酸/ (mmol/L)	丙酮酸/ (μmol/L)	乳酸/ 丙酮酸值	谷氨酸/ (μmol/L)	甘油/ (μmol/L)
局部肿块病变，症状重($n=10$)							
升高之前 8 h	8.3±1.7***	2.2±0.5	4.5+2.9	164±64	19±5	47±49	48±33
高血糖时	13.7±0.5	2.4±0.9	4.0±1.6	150±63	20±4	36±40	73±73
升高之后 8 h	8.5±2.1***	1.8±0.6*	4.3±1.4	134±65	30±20	39±32	51±28
局部肿块病变，症状轻($n=10$)							
升高之前 8 h	8.3±1.7***	4.4±3.4	4.4±2.2	161±78	23±8	8±5	58±62
高血糖时	13.7±0.5	5.1±3.0	4.8±2.3	181±83	23±9	6±4	42±43
升高之后 8 h	8.5±2.1***	3.4±1.6*	4.4±2.3	156±82	23±8	5±3	72±86
无肿块病变，症状轻($n=8$)							
升高之前 8 h	8.8±1.3***	4.4±3.7*	4.3±2.5	145±63	29±2	6±7	270±334
高血糖时	13.0±0.6	6.9±4.7	4.5±2.5	206±132	22±7	3±1	592±121
升高之后 8 h	10.4±1.8***	5.5±4.3*	4.1±2.2	163±49	26±10	3±2	408±722
无病变正常大脑	—	1.7±0.9	2.9±0.9	166±47	23±4	16±16	82±44

注：对高血糖时的生化水平与血糖升高之前 8 h 和血糖升高之后 8 h 的生化水平进行统计比较。* 表示 $P<0.05$，** 表示 $P<0.01$，*** 表示 $P<0.001$。

表 13-5　血糖升高至大于 15 mmol/L 前后 8 h 脑损伤区域生化指标的变化（均数±标准差）

项目	脑微透析						
	血糖/ (mmol/L)	葡萄糖/ (mmol/L)	乳酸/ (mmol/L)	丙酮酸/ (μmol/L)	乳酸/ 丙酮酸值	谷氨酸/ (μmol/L)	甘油/ (μmol/L)
局部肿块病变，症状重($n=4$)							
升高之前 8 h	8.8±1.5**	24±0.9*	5.7+2.1*	257±13	21±1	6±4	151±120
高血糖时	16.2±1.7	5.1±2.0	7.3±1.8	254±16	20±2	18±21	345±463
升高之后 8 h	9.1±1.6**	2.5±0.9*	6.2±3.6	227±10	20±1	5±2	66±64
局部及无肿块病变，症状轻($n=6$)							
升高之前 8 h	8.8±1.4***	3.8±3.5*	3.5±1.5*	174±73	17±2	6±5	247±242
高血糖时	16.2±1.5	7.9±6.1	5.2±2.5	191±73	21±3	5±5	367±264
升高之后 8 h	9.4±1.4***	5.1±3.6	4.0±1.3*	163±44	18±1	5±5	328±241
无病变正常大脑	—	1.7±0.9	2.9±0.9	166±47	23±4	16±16	82±44

注：对高血糖时的生化水平与血糖升高之前 8 h 和血糖升高之后 8 h 的生化水平进行统计比较。* 表示 $P<0.05$，** 表示 $P<0.01$，*** 表示 $P<0.001$。

图 13-5 和图 13-6 显示,在血糖中度和显著升高的短暂发作期间,脑内葡萄糖浓度显著升高。然而,脑内葡萄糖浓度通常远低于血糖浓度,只有少数明显高血糖患者的脑内葡萄糖浓度非常高,大多数患者只有在血糖浓度大于 15 mmol/L 时才出现明显的乳酸升高。该研究所示的低水平脑内葡萄糖浓度表明大脑间质葡萄糖浓度显著低于血糖浓度。在动物研究中也获得了类似的数据,有假设认为脑内葡萄糖浓度的区域化存在于细胞内和间质中,根据这一假设可知,葡萄糖主要在星形胶质细胞中积累,并在其代谢需求增加时释放为丙酮酸或乳酸供神经元进一步代谢。

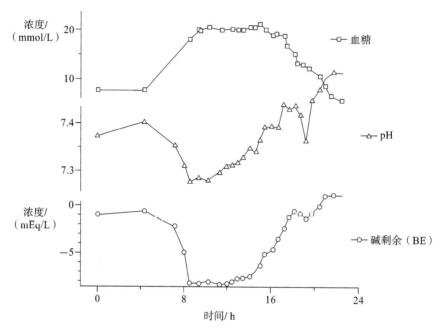

图 13-5　重型 TBI 患者出现明显高血糖时的血糖浓度、pH 和碱剩余

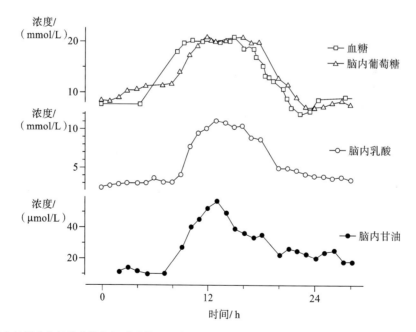

图 13-6　一例患者在长期高血糖发作期间通过脑微透析获得的血糖浓度(mmol/L)与脑内葡萄糖、乳酸和甘油浓度之间的关系
注:数据来源于 Diaz-Parejo P 等人的"Cerebral energy metabolism during transient hyperglycemia in patients with severe brain trauma"。

乳酸和丙酮酸是可通过细胞膜扩散的,因此细胞外乳酸/丙酮酸值可用来反映细胞质氧化还原变化,在该实验中,所有组的乳酸/丙酮酸值接近正常,表明氧化还原状态在"损伤较轻处"和"损伤较重处(生化半暗带)"是基本正常的。在脑能量衰竭期间,细胞膜会迅速降解,导致大量游离脂肪酸累积。除游离脂肪酸的释放外,细胞膜中甘油磷脂的降解导致甘油释放增加,并且甘油在细胞间质的水平被认为是细胞膜破裂的标志之一。在该实验中,由于许多患者的外伤引起组织损伤,甘油的总浓度高于正常值。过性高血糖的发作不会导致整个患者组的任何指标显著增高,但在高血糖最明显的患者中,甘油则是升高的。

一些研究表明,缺血前高血糖的主要作用是在缺血期间和缺血后即刻加重细胞外和细胞内酸中毒。也有报道认为,高血糖会通过增高细胞外谷氨酸水平来加剧脑损伤。同样在谷氨酸诱导的组织损伤中,线粒体可能是主要目标,因为谷氨酸介导的大量钙内流触发了线粒体通透性转换孔的打开。然而,在该实验中,在高血糖时没有观察到谷氨酸的显著增加。

结论:在 TBI 患者中,当血糖浓度高于 12 mmol/L 时,预后明显不良。但实验研究的数据只能解释部分临床经验,临床结果似乎可能取决于多种因素,而不仅仅是高血糖及其对脑能量代谢本身的影响。

参 考 文 献

[1] Bardanzellu F, Marcialis M A, Frassetto R, et al. Differential diagnosis between syndrome of inappropriate antidiuretic hormone secretion and cerebral/renal salt wasting syndrome in children over 1 year: proposal for a simple algorithm[J]. Pediatr Nephrol, 2022, 37(7): 1469-1478.

[2] Sigmon J, May C C, Bryant A, et al. Assessment of acute kidney injury in neurologically injured patients receiving hypertonic sodium chloride: does chloride load matter? [J]. Ann Pharmacother, 2020, 54(6): 541-546.

[3] Cook A M, Morgan Jones G, Hawryluk G W J, et al. Guidelines for the acute treatment of cerebral edema in neurocritical care patients[J]. Neurocrit Care, 2020, 32(3): 647-666.

[4] Stokum J A, Gerzanich V, Simard J M. Molecular pathophysiology of cerebral edema[J]. J Cereb Blood Flow Metab, 2016, 36(3): 513-538.

[5] Leone M, Asfar P, Radermacher P, et al. Optimizing mean arterial pressure in septic shock: a critical reappraisal of the literature[J]. Crit Care, 2015, 19(1): 101.

[6] Michinaga S, Koyama Y. Pathogenesis of brain edema and investigation into anti-edema drugs[J]. Int J Mol Sci, 2015, 16(5): 9949-9975.

[7] Ertmer C, Van Aken H. Fluid therapy in patients with brain injury: what does physiology tell us? [J]. Crit Care, 2014, 18(2): 119.

[8] Ybanez N, Agrawal V, Tranmer B I, et al. Severe hypokalemia in a patient with subarachnoid hemorrhage[J]. Am J Kidney Dis, 2014, 63(3): 530-535.

[9] de Solà-Morales O, Riera M. Urea for management of the syndrome of inappropriate secretion of ADH: a systematic review[J]. Endocrinol Nutr, 2014, 61(9): 486-492.

[10] Wright W L. Sodium and fluid management in acute brain injury[J]. Curr Neurol Neurosci Rep, 2012, 12(4): 466-473.

[11] Audibert G, Hoche J, Baumann A, et al. Water and electrolytes disorders after brain injury: mechanism and treatment[J]. Ann Fr Anesth Reanim, 2012, 31(6): e109-e115.

[12] Dzierba A L, Abraham P. A practical approach to understanding acid-base abnormalities in critical illness[J]. J Pharm Pract, 2011, 24(1): 17-26.

[13] Lindsey K A, Brown R O, Maish G O 3rd, et al. Influence of traumatic brain injury on potassium and phosphorus homeostasis in critically ill multiple trauma patients[J]. Nutrition, 2010, 26(7-8): 784-790.

[14] Kosaka H, Hirayama K, Yoda N, et al. The L-, N-, and T-type triple calcium channel blocker

benidipine acts as an antagonist of mineralocorticoid receptor, a member of nuclear receptor family[J]. Eur J Pharmacol,2010,635(1-3):49-55.

[15] Zhang W,Li S,Visocchi M,et al. Clinical analysis of hyponatremia in acute craniocerebral injury [J]. J Emerg Med,2010,39(2):151-157.

[16] Rahman M, Friedman W A. Hyponatremia in neurosurgical patients: clinical guidelines development[J]. Neurosurgery,2009,65(5):925-936.

[17] Moro N,Katayama Y,Igarashi T,et al. Hyponatremia in patients with traumatic brain injury: incidence, mechanism, and response to sodium supplementation or retention therapy with hydrocortisone[J]. Surg Neurol,2007,68(4):387-393.

[18] Tisdall M,Crocker M,Watkiss J,et al. Disturbances of sodium in critically ill adult neurologic patients:a clinical review[J]. J Neurosurg Anesthesiol,2006,18(1):57-63.

[19] Jiménez R,Casado-Flores J,Nieto M,et al. Cerebral salt wasting syndrome in children with acute central nervous system injury[J]. Pediatr Neurol,2006,35(4):261-263.

[20] Mascia L,Grasso S,Fiore T,et al. Cerebro-pulmonary interactions during the application of low levels of positive end-expiratory pressure[J]. Intensive Care Med,2005,31(3):373-379.

[21] Cole C D,Gottfried O N,Liu J K,et al. Hyponatremia in the neurosurgical patient:diagnosis and management[J]. Neurosurgical Focus,2004,16(4):E9.

[22] Diaz-Parejo P,Ståhl N,Xu W,et al. Cerebral energy metabolism during transient hyperglycemia in patients with severe brain trauma[J]. Intensive Care Med,2003,29(4):544-550.

[23] Rabinstein A A, Wijdicks E F. Hyponatremia in critically ill neurological patients [J]. Neurologist,2003,9(6):290-300.

[24] Baylis P H. The syndrome of inappropriate antidiuretic hormone secretion[J]. Int J Biochem Cell Biol,2003,35(11):1495-1499.

[25] Betjes M G. Hyponatremia in acute brain disease:the cerebral salt wasting syndrome[J]. Eur J Inter Med,2002,13(1):9-14.

[26] Harrigan M R. Cerebral salt wasting syndrome[J]. Crit Care Clin,2001,17(1):125-138.

[27] Li P A, Shuaib A, Miyashita H, et al. Hyperglycemia enhances extracellular glutamate accumulation in rats subjected to forebrain ischemia[J]. Stroke,2000,31(1):183-192.

[28] Rovlias A,Kotsou S. The influence of hyperglycemia on neurological outcome in patients with severe head injury[J]. Neurosurgery,2000,46(2):335-342.

[29] Bruno A,Biller J,Adams H P Jr,et al. Acute blood glucose level and outcome from ischemic stroke. Trial of ORG 10172 in Acute Stroke Treatment (TOAST) investigators[J]. Neurology, 1999,52(2):280-284.

[30] Hillered L, Valtysson J, Enblad P, et al. Interstitial glycerol as a marker for membrane phospholipid degradation in the acutely injured human brain[J]. J Neurol Neurosurg Psychiatry 1998,64(4):486-491.

[31] Cherian L, Goodman J C, Robertson C S. Hyperglycemia increases brain injury caused by secondary ischemia after cortical impact injury in rats[J]. Crit Care Med,1997,25(8):1378-1383.

[32] Schinder A F,Olson E C,Spitzer N C,et al. Mitochondrial dysfunction is a primary event in glutamate neurotoxicity[J]. J Neurosci,1996,16(19):6125-6133.

[33] Li P A,Shamloo M,Katsura K,et al. Critical values for plasma glucose in aggravating ischaemic brain damage:correlation to extracellular pH[J]. Neurobiol Dis,1995,2(2):97-108.

[34] Oppenheimer S M,Hoffbrand B I,Oswald G A,et al. Diabetes mellitus and early mortality from

stroke[J]. Br Med J (Clin Res Ed)，1995，291(6501)：1014-1015.

[35]　Shamiss A，Peleg E，Rosenthal T，et al. The role of atrial natriuretic peptide in the diuretic effect of Ca^{2+} entry blockers[J]. Eur J Pharmacol，1993，233(1)：113-117.

[36]　Bertrand N，Ishii H，Spatz M. Regional and temporal glycerol changes induced by forebrain ischemia in gerbils[J]. Neurosci Lett，1992，148(1-2)：81-84.

[37]　Katsura K，Asplund B，Ekholm A，et al. Extra- and intracellular pH in the brain during ischemia，related to tissue lactate content in normo-and hypercapnic rats[J]. Eur J Neurosci，1992，4(2)：166-176.

[38]　Shackford S R，Zhuang J，Schmoker J. Intravenous fluid tonicity：effect on intracranial pressure，cerebral blood flow，and cerebral oxygen delivery in focal brain injury[J]. J Neurosurg，1992，76(1)：91-98.

[39]　Lam A M，Winn H R，Cullen B F，et al. Hyperglycemia and neurological outcome in patients with head injury[J]. J Neurosurg，1991，75(4)：545-551.

[40]　Woo J，Lam C W，Kay R，et al. The influence of hyperglycemia and diabetes mellitus on immediate and 3-month morbidity and mortality after acute stroke[J]. Arch Neurol，1990，47(11)：1174-1177.

[41]　Tommasino C，Moore S，Todd M M. Cerebral effects of isovolemic hemodilution with crystalloid or colloid solutions[J]. Crit Care Med，1988，16(9)：862-868.

[42]　Robertson G L. Differential diagnosis of polyuria[J]. Annu Rev Med，1988，39：425-442.

[43]　Born J D，Hans P，Smitz S，et al. Syndrome of inappropriate secretion of antidiuretic hormone after severe head injury[J]. Surg Neurol，1985，23(4)：383-387.

[44]　Kraig R P，Pulsinelli W A，Plum F. Hydrogen ion buffering during complete ischemia[J]. Brain Res，1985，342(2)：281-290.

[45]　Rosner M J，Newsome H H，Becker D P，et al. Mechanical brain injury：the sympathoadrenal response[J]. J Neurosurg，1984，61(1)：76-86.

[46]　Paljärvi L，Rehncrona S，Söderfeldt B，et al. Brain lactic acidosis and ischemic cell damage：quantitative，ultrastructural changes in capillaries of rat cerebral cortex[J]. Acta Neuropathol，1983，60(3-4)：232-240.

[47]　Luce J M，Huseby J S，Kirk W，et al. A Starling resistor regulates cerebral venous outflow in dogs[J]. J Appl Physiol Respir Environ Exerc Physiol，1982，53(6)：1496-1503.

[48]　Rehncrona S，Westerberg E，Akesson B，et al. Brain cortical fatty acids and phospholipids during and following complete and severe incomplete ischemia[J]. J Neurochem，1982，38(1)：84-93.

[49]　Pulsinelli W A，Waldman S，Rawlinson D，et al. Moderate hyperglycemia augments ischemic brain damage：a neuropathological study in the rat[J]. Neurology，1982，32(11)：1239-1246.

[50]　Merguerian P A，Perel A，Wald U，et al. Persistent non-ketotic hyperglycemia as a grave prognostic sign in head-injured patients[J]. Crit Care Med，1981，9(12)：838-840.

[51]　Kalimo H，Rehncrona S，Söderfeldt B，et al. Brain lactic acidosis and ischemic cell damage：1. Histopathology[J]. J Cereb Blood Flow Metab，1981，1(3)：313-327.

[52]　Rehncrona S，Rosén I，Siesjö B K. Brain lactic acidosis and ischemic cell damage：2. Biochemistry and neurophysiology[J]. J Cereb Blood Flow Metab，1981，1(3)：297-311.

[53]　Twijnstra A，Minderhoud J M. Inappropriate secretion of antidiuretic hormone in patients with head injuries[J]. Clin Neurol Neurosurg，1980，82(4)：263-268.

[54]　Pentelényi T，Kammerer L. Changes in blood glucose after head injury and its prognostic

significance[J]. Injury,1977,8(4):264-268.

[55] Nordström C H,Rehncrona S,Siesjö B K. Restitution of cerebral energy state after complete and incomplete ischemia of 30 min duration[J]. Acta Physiol Scand,1976,97(2):270-272.

[56] King L R,McLaurin R L,Knowles H C Jr. Acid-base balance and arterial and CSF lactate levels following human head injury[J]. J Neurosurg,1974,40(5):617-625.

[57] van der Jagt M. Fluid management of the neurological patient:a concise review[J]. Crit Care,2016,20(1):126.

（许汪斌　代冬梅）

第十四章　神经重症患者的体温管理

维持相对恒定的核心温度(core temperature,T_{core})是中枢神经系统的一项重要功能。恒温支持细胞保持最佳能量代谢状态,以应对环境温度变化的挑战和能量的动态平衡,进而支持生命本身。然而,因创伤或其他事件引起急性脑损伤后,由于体温调节系统功能失常或并发感染等原因,机体易出现发热。在神经重症监护室(NICU)中,患者发热很常见并且与较差的预后独立相关,目标温度管理(targeted temperature management,TTM)既现实又极具挑战。

第一节　体温调节系统解剖生理学

人体具有完善的体温调节系统,以适应正常代谢和生命活动的需要。正常成人体温维持在 37 ℃左右,昼夜波动范围不超过 1 ℃。当人处于严寒或酷热的极端环境温度时,其体温变化很少超过 0.6 ℃。

一、体温调节中枢

中枢神经系统发育和进化过程中,脑干(爬虫脑)和边缘系统(哺乳动物脑)出现后机体即能完成对体温的调节而保持恒温。负责意识和智能的大脑新皮质,虽掌管情绪并对自主神经调节产生影响,但对体温信息的整合并无作用。

体温调节的高级神经中枢位于下丘脑视前区(preoptic anterior hypothalamus,POAH),该部位存在三类特殊的温度感受器核团,即随温度降低而放电频率提高的冷敏感神经元和随温度升高而放电频率提高的热敏感神经元,以及占多数的放电频率基本不随温度变化而改变的对温度变化不敏感的神经元。目前认为,对温度变化不敏感的神经元维持身体的基础产热;热敏感神经元接受来自局部和外周的温度信息,调节产热或散热效应器的作用强度,当体温高于 37 ℃时,其放电频率升高,身体散热作用增强、产热作用减弱,体温低于 37 ℃时则相反。下丘脑嘴侧,特别是视前区发挥着体温调定点的作用,温度敏感神经元能感受通过下丘脑局部特定核区循环血温度的变化,还能对来自中脑、延髓、脊髓以及皮肤、内脏等外周的温度变化传入信息发生反应;这类神经元也能直接对热原或 5-羟色胺、去甲肾上腺素以及多种多肽类物质发生反应,并导致体温的改变。

延髓、脊髓等部位对体温信息也有一定程度的整合功能,被认为是体温调节的次级神经中枢所在。另外大脑皮质也参与体温的行为性调节。

二、信号传导通路

(一)控制寒战产热的传出神经通路

控制寒战产热的传出神经通路是由位于脊髓腹角或后脑的面核和三叉神经核的 α 运动神经元驱动的。产生基本节律性寒战所需的神经机制可能存在于脊髓中,因为对脊髓进行降温可以使脊椎动物产生寒战。γ 运动神经元(纺锤运动神经元)可能也在寒战的传出通路内,因为 γ 运动神经元的中枢激活及牵张反射可以驱动寒战的紧张成分,它在产生阶段性寒战收缩中起着重要作用。

寒战时的骨骼肌收缩是一种不自觉的躯体运动反应,其目的是产热。骨骼肌寒战,包括快速、反复的骨骼肌收缩导致 ATP 不完全利用而产热,是人类寒冷防御和产热效应器反应中产热最多的。寒战产热有两个阶段:显性、局部肌肉收缩和紧张性运动神经元放电的增加。与棕色脂肪组织(brown adipose tissue,BAT)的产热作用一样,因为寒战的产热作用依赖于能量消耗,所以寒战的温度调节控制对与能量平衡和燃料底物的可用性有关的代谢信号很敏感。

(二)控制皮肤血管收缩的传出神经通路

控制皮肤血管收缩(cutaneous vasoconstriction,CVC)的交感节前神经元位于胸腰段脊髓的中间外侧核。这些细胞主要投射到支配皮肤血管及吻合的椎旁、CVC交感神经节细胞。CVC的交感节前神经元的放电主要由延髓腹内侧核和头端腹外侧核的CVC交感节前神经元的输入控制。

CVC介导的热量在身体核心内的滞留有助于在亚中性温度环境下维持正常的T_{core},并在发热期间提高T_{core}。皮肤血管扩张是由于皮肤或核心变暖对CVC系统网络结构的抑制导致的,并增加了身体核心向环境的热量转移,降低了体温过高的可能性。这些体温调节性CVC反应在寒冷时伴随着内脏血管和静脉扩张,在炎热时伴随收缩,这些反应支持血流分布显著的体温调节变化。交感神经兴奋,血管扩张是人类在高温环境下皮肤血流量增加的主要原因。从POAH的温度调节整合区以及脑干中发出的下行兴奋性和抑制性通路的平衡,控制着脑干中CVC交感节前神经元的活动水平,调节皮肤血流量。

三、产热与散热

在稍低的环境温度中维持T_{core}需要通过BAT和寒战产生更多的热量(产热作用),这是能量稳态的一个重要因素,即我们从饮食中摄取的能量与通过做功和产热消耗的能量之间的平衡。需氧性的产热代谢会影响呼吸和酸碱平衡。BAT产热和肌肉产热所需的更多的血流,以及调节热损失的皮肤血流量的改变,都可能成为影响心血管稳态的重要因素。在成人中,BAT储存库代谢活跃,且寒战产热作用在人类寒冷防御中有突出作用,表明这一信息与人类T_{core}的中枢控制也有关。

当环境温度高于T_{core}时,蒸发散热是降低体温的唯一机制,其可严重破坏水平衡和渗透平衡。体温调节行为的执行(包括热舒适/不适和躯体运动控制系统的复杂整合)也会影响许多稳态系统。向特定的行为状态的改变(例如,睡眠、心理应激、发热或脓毒症免疫反应、冬眠和饥饿)代表新的稳态形成,即向新的、更合适的T_{core}水平的转变,这些都是由温度效应器的活动所确定的。T_{core}的保护作用与稳态的维持之间有复杂的内在联系,大脑中体温调节的主要整合部位(POAH)与负责调节稳态的下丘脑相互接近,就不足为奇了。

四、体温调节

可用反射模型反映T_{core}的调节,包括作用于POAH整合环路的反馈和前馈机制(图14-1)。T_{core}的反馈感觉信号来自内脏、肌肉、脊髓和大脑中的温度感受器,并提供了对T_{core}的综合评估。当检测到核心组织中的温度变化时,就会以负反馈方式,如通过升高T_{core}以抑制发热和CVC来激活产热效应器反应,从而使T_{core}恢复到最佳范围。

主要的体温调节前馈感觉信号来自皮肤中的温度感受器,这些感受器受到环境温度和皮下温度的共同刺激。后者受到皮肤血流水平的强烈影响,使核心的温暖血液与周围环境进行传导接触。刺激皮肤温度感受器引起的反射性体温调节反应是抵御T_{core}免受潜在威胁的早期防线。为了完成这一过程,感觉刺激通过POAH激活温度效应器来引发前馈反应,就像寒冷刺激皮肤产热和CVC的情况一样。

多种非热信号可以通过影响T_{core}调节网络来改变温度效应器的活动。在某些生理情况下,T_{core}调节系统的大量输入平衡点必须改变,以获得有益的、稳定的T_{core}变化,例如,发热时T_{core}升高以对抗感染,饥饿、出血或冬眠期间T_{core}降低以保存代谢资源。

传统上,中性温度是一个非常狭窄的环境温度范围,在这个温度条件下,仅通过改变CVC的交感输出即可维持T_{core}。低于中性温度时,寒冷防御机制:①减少热量损失的体温调节行为;②限制对环境的热损失并保存体内核心的热;③产热。高于中性温度时,热防御的效应器机制:①增加热量损失的体温调节行为;②皮肤血管扩张和内脏血管收缩从而增加皮肤血流量,以促进表面热量损失;③蒸发冷却(如出汗)。

利用对体温调节网络生理变化的理解来实施低温治疗,以改变T_{core}和新陈代谢,可达到保护神经的

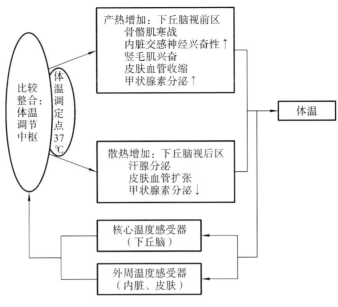

图 14-1　体温调节模式图

目的。体外降温主要通过传导（如冰袋、冰毯或冰浴）、对流（如风扇和环流冷却毯）来促进热量丢失而降低体温。但是，体外降温会导致患者出现 CVC 及寒战。我们常使用冬眠药、镇静药物和必要的肌松剂，以阻滞体温调节中枢使之迟钝。这样可以预防在低温治疗时伴发的神经兴奋作用，减小在低温时期对心功能和全身免疫功能的抑制和神经恢复时 ATP 合成的影响。

第二节　发热的病理生理学基础

体温作为"五大生命体征"之首，一旦上升超过限度，必然造成全身性的影响，因此 William Osler 认为发热是人类三大敌人中"最强大最可怕的"。引起人体 T_{core} 升高的原因众多。在产热大于散热，以及 T_{core} 上升超过下丘脑的体温调定点时，就会出现对细胞组成成分、局部组织、器官特异性以及全身性的影响，并使个体处于短期和长期功能紊乱的风险之中，如果情况严重或持续存在，将可能导致死亡。

一、体温升高分类

不管是何种原因，体温高于正常人体温上限都称为体温升高。尽管某些生理情况，如剧烈运动、月经前期、心理应激，也会出现体温升高，这些主要是由产热过多导致，属于生理性反应，经调整会自然恢复，称为生理性体温升高。学者们把热原作用于下丘脑引起的体温调节行为所导致的体温升高，如全身性感染和炎症性疾病引起的体温升高，称为发热（fever 或 pyrexia）；而由于暴露于热环境中或产热失控超过散热引起的体温升高，高于下丘脑的体温调定点时的体温过高，称为过热（hyperthermia 或 hyperpyrexia），如经典型热射病和劳累型热射病，以及药物相关性疾病（如恶性高热和抗精神病药恶性综合征）。然而，越来越多的证据表明，在许多情况下非热原是可以刺激炎症反应的，因此人们把病理性体温升高划分为热原性发热和无热原性发热，和我们之前的理解相比，其区分已经不那么明确了。在探究发热的原因时，区分感染性和非感染性因素非常有必要。几种情况的叠加组合或更替，常使临床过程显得复杂多变。

二、发热的发生

热原性发热是机体对感染的常见反应，而发热的出现则是由若干机制引起的。外源性热原（如微生物）或内源性热原（如 IL-1、IL-6、TNF-α）与终板血管器（organum vasculosum lamina terminalis，OVLT）

之间的相互作用导致了发热。外源性热原可刺激细胞因子的产生,或直接作用于 OVLT。OVLT 是前下丘脑终板内的七个主要细胞结构之一,位于视隐窝第三脑室的前腹侧端;作为一个脑室周围器官,它血供丰富但又缺少血脑屏障的保护,故它易受到致热性物质的直接刺激,继而导致前列腺素类物质的合成增加,包括前列腺素(PG)E2。PGE2 作用于下丘脑视前核,降低热敏感神经元的冲动发放频率,从而导致体温的上升。有生物活性的脂质衍生物神经酰胺,具有促进细胞凋亡及细胞信号转导的作用,它还可以充当 PGE2 起到独立第二信使的作用,这在出现发热的早期阶段可能是特别重要的。革兰阴性菌内毒素的主要成分脂多糖(lipopolysaccharide,LPS),是效应很强的发热激活物。LPS 可刺激肝脏库普弗(Kupffer)细胞,在外周产生 PGE2。LPS 刺激引起的发热也可能是神经介导的,神经介导可快速引起发热,细胞因子的产生使发热症状得以持续,而不是引起发热。发热的产生也被认为是信号系统通过 Toll 样受体级联而引起,这可能是独立于细胞因子级联反应通路的途径(图 14-2)。

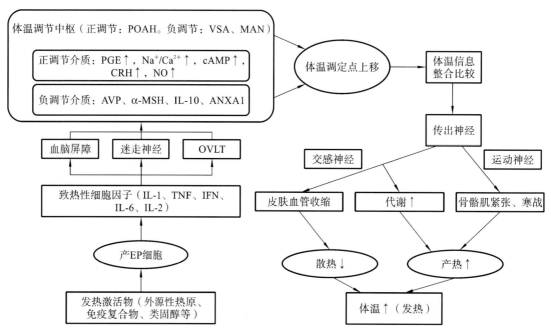

图 14-2 发热的病理生理机制

注:VSA 为腹中核,MAN 为杏仁核,PGE 为前列腺素 E,cAMP 为环磷酸腺苷,CRH 为促肾上腺皮质激素释放激素,NO 为一氧化氮,AVP 为血管升压素,α-MSH 为 α-黑素细胞刺激素,IL 为白细胞介素,ANXA1 为膜联蛋白 A1,EP 为致热性细胞因子。

三、发热对生理功能的影响

发热对机体的影响是利弊并存的,中等程度的发热有利于提高宿主的防御功能,高热则产生不利影响。

(一)发热时生理功能的改变

(1)物质代谢改变:机体代谢增强,处于高代谢状态。总趋势是分解代谢加强,营养物质消耗增多。

(2)生理功能改变:类似于交感神经兴奋的表现,如中枢神经系统兴奋性增高,循环系统处于高血流动力学状态,呼吸加深加快,而消化功能受到抑制。

(3)防御功能改变:有利的是机体急性期反应和抗感染能力增强,抑制或杀灭肿瘤细胞,不利之处在于诱发心力衰竭和脱水。

(二)发热对抗感染机能的影响

发生感染时,体温升高可能通过若干机制来发挥保护作用。第一,在体温低于 37 ℃时,人类感染的病原体复制最活跃;因此,宿主的体温升高对病原体的繁殖复制是有抑制作用的。第二,在体外研究中把温度从 35 ℃升高到 41.5 ℃,许多种类抗生素的抗菌活性是增强的。第三,体温升高也可能与固有免疫相关的杀灭细菌作用增强有关。与全身性感染引起的发热反应相比，非热原引起的发热尚未发现有任何好处。

发热反应在整个动物界是高度保守的，一些实验表明，发热可能是针对感染而出现的有益反应。回顾性研究分析表明，入住 ICU 后第一个 24 h 内出现体温轻度上升的感染患者，与体温正常或高热（高于 40 ℃）的感染患者相比，临床预后更好，那些体温处于 37.5～39.4 ℃ 的患者与体温正常者相比，预后更佳。在社区获得性肺炎老年患者中观察发现，无发热反应的患者死亡率（29%）显著高于有发热反应的患者（4%）。同时也发现，高于 38.2 ℃ 的体温对 ICU 中的侵袭性真菌感染是有保护作用的。然而，在体温高于 40 ℃ 时死亡率却是进一步升高的，表明在这一阶段，急性全身性感染引起的体温过高对器官和细胞功能的有害作用超过了发热带来的益处。

四、发热对机体损害的病理机制

发热引起损害的病理生理机制相当多，包括直接细胞损伤、局部作用（如刺激细胞因子产生和炎症反应）、全身作用（如肠道细菌移位和脏器功能损害等）。

（一）细胞损伤

过高的体温具有直接的细胞毒性，影响细胞膜的稳定性和跨膜转运蛋白的功能。因此，跨膜离子转运被阻断，导致胞内钠离子和钙离子的浓度增加，同时伴随着胞内钾离子浓度的下降。蛋白质和 DNA 的合成也在该途径中不同阶段被阻断；在体温升高的过程中断之后，RNA 和蛋白质的合成可以迅速恢复，而 DNA 合成的中断仍然持续较长一段时间才能恢复。与细胞的其他组分相比，导致核基质受损伤的温度较低，在 40 ℃ 就可以观察到因温度导致的显著变化。在人体内发生直接细胞死亡的温度大约为 41 ℃，即使是体温稍微进一步上升也会出现细胞死亡率的显著增高。导致细胞死亡所需的热量与蛋白质变性所需的热量接近，这表明体温过高引起细胞死亡可能主要通过其对蛋白质结构的影响来实现，虽然细胞死亡的发生主要由坏死或根据不同细胞系及温度的情况而出现的细胞凋亡引起。与细胞复制的其他阶段相比，有丝分裂期间细胞对热更加敏感。发生器官功能障碍的温度比体外研究中细胞死亡所需的温度低，因此，程度较轻的体温升高也可能引起细胞结构和功能发生一定程度的可逆性改变。

（二）局部作用

1. 细胞因子　细胞因子在热应激中的作用尚不清楚，它对热应激的反应是不一致的。在热射病引起的高热状态下，促炎因子和抗炎因子的水平上升。急性期反应物也可能增加。其中一些细胞因子（如 INF-γ、IL-1β）水平在一部分患者中是升高的，而 IL-6 水平则在所有患者中均可升高。此外，细胞因子与预后是相关的；IL-6 水平的升高及其表达增加的持续时间与死亡率是相关的，独立于最大 T_{core}。在暴露于发热之前对小鼠进行 IL-6 预处理，其体温上升至 42.4 ℃ 需要的时间更长，器官损伤的表现更少，并且弱化了其他细胞因子的增加。拮抗 IL-1 治疗还可以改善生存率。

经典型和劳累型这两种形式热射病当中产生的细胞因子特征是相似的，并且与运动产生的细胞因子特征呈镜像关系。同时它们与内毒素血症中产生的细胞因子的特征也是相似的，内毒素血症被认为对细胞因子表达具有重要的作用，随着内毒素血症的消失，细胞因子的产生也显著减少。

2. 炎症反应的作用　体温过高状态的发展也可能与炎症介质有关。抗精神病药恶性综合征（NMS）至少有一部分可能是受急性期反应所驱动的，有报道称，在急性期，炎症反应介质水平是升高的，在 72 h 达峰值。相反，抗炎物质（如血清铁和白蛋白）水平最初是下降的，随着临床情况的改善，抗炎物质水平回升到正常范围。有学者提出，急性期反应可能是由热应激本身、肌肉损伤、病毒与药物之间的相互作用或免疫系统所触发。在抗精神病药恶性综合征中，IL-6 及 TNF-α 水平也被发现有显著性上升，与恶性过热中 IL-6 水平的升高一样。

3. 热休克蛋白的保护　热休克蛋白（heat shock protein，HSP）是一类细胞蛋白，可对一系列的损伤（包括发热）提供保护。HSP 的表达是机体对损伤的反应，同时它们的作用依它们所在的部位而定。位于细胞内的 HSP 对机体有保护作用，包括纠正蛋白质的错误折叠、防止蛋白质聚集、运输蛋白质及支持抗原处理与呈递,还有限制细胞凋亡作用。相反,膜结合的或细胞外的 HSP 可能具有免疫刺激性,并诱导细胞因子的释放或提供自然杀伤(NK)细胞的识别位点。HSP 可能同时存在促进细胞凋亡和抗细胞凋亡的作用。

4. 血管的改变 动物研究显示,在出现体温过高后,血管系统的改变迅速产生。观察发现,在体温达到 40.5 ℃持续 30 min 之后,大多数器官表现出类似的改变:毛细血管扩张、血管麻痹,以及液体外渗到组织间隙等。然而有一些器官比其他器官更耐受热应激。

五、发热对器官的损害

(一)脑损伤

发热是强有力的血管扩张刺激因素,可增加脑氧代谢率(cerebral metabolic rate of oxygen,CMRO$_2$)并升高颅内压(intracranial pressure,ICP)。原有脑损伤者,发热会导致二次损伤。在高热出现之后,可能会导致神经系统症状和认知功能障碍急性发作,并可能导致慢性损害。报道称,从 ICU 转出的热射病存活者中的 50% 存在慢性损害,其中的病理生理机制被认为是多方面的,血脑屏障的完整性遭到破坏使得全身的毒素发生移位进入脑循环内也是原因之一。如果急性发作之后神经系统症状无改善,则小脑功能障碍成为主要方面。这被认为是浦肯野细胞对热损伤的敏感性造成的。

(二)消化道损伤,细菌及内毒素移位

体温过高对胃肠道影响的理论机制表现为内脏器官产生的自由基增加,这可刺激氧化应激并导致细胞功能障碍。重金属的作用也会增加自由基的产生,使细胞毒性恶化。重金属本身也可能穿过发生功能障碍的血脑屏障,这与体温过高相关的认知功能障碍的发展是有关联的。

全身体温过高会增加消化道的通透性,从而增大肠道细菌移位的概率。在体温超过 40 ℃时,消化道的血流减少,同时体温过高会损坏细胞膜,使蛋白质变性,还可能增加氧化应激。这就导致了消化道屏障完整性的缺失并增大了内毒素血症的可能,启动促炎因子的释放,导致全身性瀑布式炎症反应。消化道水肿及点状出血也有报道。

非热原性高热会增加肠道细菌移位,同时与正常体温相比,此时胃肠道及血脑屏障对毒素的通透性是增加的。在这种情况下,细菌及内毒素移位同时也参与了多器官功能障碍的发展。例如,对热射病的犬给予抗生素治疗可以改善它们的生存率,这表明尽管是在无热原状态下,菌血症也可能发挥着作用。在另一项类似的研究中,把猴子的 T_{core} 由 37.5 ℃提升至 39.5 ℃,然后再升至 44.5 ℃,发现血浆中的 LPS 浓度同步上升。而在接受了口服卡那霉素(胃肠道几乎不吸收)预处理的一组动物中,同样把 T_{core} 上升至 44.5 ℃,并未发现血浆中的 LPS 浓度上升,同时血流动力学的稳定性也有所改善,这表明血浆中升高的 LPS 来源于胃肠道。非劳力型热射病的流行病学研究已经证明,超过 50% 的热射病患者有合并细菌感染的证据。此外,降钙素原(PCT,对菌血症有着高敏感性和高特异性)在 58% 的非劳力型热射病患者中出现升高,与死亡率也是相关的。然而,在这些人群中有关感染的微生物学证据及临床证据并不明显增加,因此,这一结果反映了菌血症未明确诊断时,PCT 是否可以在没有感染存在的情况下升高,目前仍不清楚。

(三)肾脏

人体体温升高 2 ℃之后,肾小球滤过率开始下降,并随着体温的上升进一步恶化。血清肌酐及尿素氮浓度因此上升。形态学研究发现,此时的肾小球毛细血管扩张,肾间质出血,大小血管均出现淤滞现象。体温过高时肾素-血管紧张素的刺激会减少肾脏血流量。直接的热损伤、肾脏低灌注及横纹肌溶解症也很可能引起急性肾损伤(AKI)。

(四)心血管系统

在急性期,患者经常出现低血压,伴随着高动力循环改变及高心输出量。低血压可能与血液再分布及一氧化氮诱导的血管扩张有关。热射病及恶性过热时的心电图异常表现可能是多样化的,包括传导阻

滞、QT 间期及 ST 段改变、T 波异常及恶性心律失常等。此外,心功能不全及相关的肺水肿也已有报道。与其他器官一样,体温过高时心肌的血管也是扩张的,并导致体液外渗至心肌纤维结构中,心肌纤维断裂。血清肌钙蛋白 I 水平显著升高,尤其是死亡者。

(五)肝衰竭

体温过高时肝功能不全是常见的。在体温高于 40 ℃时,可以观察到血清天冬氨酸转氨酶(AST)及丙氨酸转氨酶(ALT)升高,并且一些病例的肝细胞损害严重到需要肝移植治疗;然而,肝移植治疗的结果也不尽如人意,只有少数患者长期存活。因此,对于符合肝移植治疗标准的患者也提倡进行保守治疗。和其他器官的组织学变化也是类似的,可见肝小血管和大血管扩张,伴血液淤滞及出血。同时肝血流量减少也参与其中。甚至在高热已经退去之后,肝功能不全还可能会持续恶化。

(六)凝血系统

体温过高时并发凝血功能障碍也是常见的,报道称其在非劳力型热射病中的发生率为 45%,还可能导致多器官功能障碍。血小板计数减少、血浆中纤维蛋白降解物增加、凝血时间延长及自发性出血都很常见。这可能是肝功能不全的体现,因为没有肝功能紊乱时,凝血功能障碍几乎不会发生,同时凝血功能障碍一过性地与肝功能改变相关。体温过高抑制血小板聚集,在 38 ℃时就可能已发生,且体温越高抑制越明显。受损肌肉释放的促凝细胞成分也可能促使弥散性血管内凝血(DIC)的发生。

总之,T_{core} 轻度升高对全身性感染是有益的。然而,在非全身性感染时,发热相关的有害结果的累积很早就出现,哪怕是只有轻度的发热。无热原的高热对各个器官存在短期、中期和长期的影响,它通过许多局部及全身的机制引起器官损伤。此外,不同的引起发热的情况在产热机制上有所重叠,其证据就是在全身性感染时发热的益处可以抵消这些有害后果的影响。不管是何种原因引起,高热(超过 40 ℃)带来的是高死亡率。早期识别、立即降温、器官功能支持是主要的治疗方法。

第三节　神经重症患者的发热

在 NICU 患者的发热原因中,感染仍占绝大多数,尤以肺部感染与 ICU 获得性肺炎居多,其余为血管内导管和血液感染、手术切口感染、中枢神经系统感染或尿路感染;非感染性因素见于术后脑室系统血液刺激、组织缺血(脑梗死、深静脉血栓形成、浅表血栓性静脉炎等)和药物及血液制品输入反应,这三类原因引起的发热占多数。中枢性发热及内分泌代谢疾病相关性发热(如甲状腺功能亢进症、重度脱水)则比较少见。

一、脑损伤后发热

因创伤或脑血管事件引起的急性脑损伤后的发热很常见,并且与较差的预后独立相关。其引起发热的机制可能是多方面的;在一系列创伤性脑损伤(TBI)后死亡的患者中,存在下丘脑病变的占 41%,这表明在一些病例中存在因直接损害体温调节中枢,导致下丘脑的过度兴奋状态及发作性自主神经功能紊乱,使体温调节功能异常。细胞代谢的改变,如无氧代谢及缺血-再灌注损伤均与产热是相关的。脑内产生的大量炎症性和致热性细胞因子急剧增加;尤其是 IL-6 与脑卒中后发热的发生及较差的预后是有关联的。

重型 TBI 后交感神经系统过度兴奋伴随着中枢及外周儿茶酚胺释放。重型 TBI 与儿茶酚胺风暴密切相关,儿茶酚胺风暴也常被称作阵发性交感风暴(paroxysmal sympathetic storm,PSS)。交感神经过度兴奋的表现为创伤后高热(post-traumatic heat,PTH),这也是 PSS 的重要组成部分。最常见的交感亢进表现为 PSS,其是重型 TBI 的严重并发症,可表现为阵发性高热、高血压、心动过速、躁动、出汗、呼吸急促和肢体过伸。高肾上腺素能激活可致不可逆的继发性脑损伤,诱发其他脏器功能不全,最明显的是心血管、呼吸及炎症系统。原发性脑损伤后的炎症破坏血脑屏障,儿茶酚胺又可诱发脑血管收缩障碍导致脑缺血缺氧。PTH 并不少见,会引起继发性脑损伤导致预后不良。在脑出血和 SAH 患者中,溢出血管外的血液及其分解产物均与发热有关。近期的研究提示,在解偶联蛋白调节下,神经创伤后线粒体氧化磷酸化解偶联有保护作用;质子梯度的消解过程产生热。

心搏骤停后的脑损伤已经得到了较好的认识,但其病理过程复杂,并且可能涉及多种机制,包括细胞死亡、兴奋性毒性、细胞信号改变、缺血再灌注及细胞代谢的改变;这与其他原因引起的脑损伤所是极其相似的,并且产热的机制本身就是很相似的。

二、炎症相关的发热

在危重症患者中,通常可以观察到在经受创伤或感染刺激后出现的炎症是有助于机体的修复的。发热是炎症的普遍现象,并可以增强宿主的反应。大多数来源于细胞或血浆的炎症介质是致热的;炎症相关性发热很可能通过与上述全身性感染类似的途径介导。自身免疫性疾病的发热被认为是由细胞因子介导的。自身炎症性反应与自身免疫性疾病有所不同,前者的固有免疫系统直接引起炎症反应,没有明显的 T 细胞反应,而后者的固有免疫系统则激活了适应性免疫系统,其本身是炎症过程的形成原因。自身炎症性反应又被称为周期性发热综合征,强调了在这样的状态下间歇性发热的性质。例如家族性地中海热和一些关节病,包括成人斯蒂尔病。

NICU 的医院感染发生率高,约为 20%,以下呼吸道、中枢神经系统感染为主。无机械通气的急性脑血管病患者在发病后 7 天内新出现的肺炎,因其表现特别被称为脑卒中相关性肺炎(stroke associated pneumonia,SAP)。TBI 等患者也有类似的肺炎高发现象。白细胞和 C-反应蛋白对于 SAP 的诊断价值有限,目前也没有充分证据支持其他生物学标志物应用于 SAP 的诊断。依据胸部影像疑诊或确诊的肺炎病例,护理治疗中应予重点关注,它是 TTM 常见并发症之一。

三、药物热

引起药物热的病理生理学机制有许多种,包括对外周散热生理机制的干扰、对中心体温调节的干扰、对组织的直接损害、对免疫反应的刺激,或药物本身的致热性。通常认为,大部分药物引起发热的共同机制是无寒战性产热(NST),主要作用于 BAT 和骨骼肌。在正常情况下,细胞氧化磷酸化可使 ADP 转化合成 ATP 供细胞代谢所需。NST 通过把途径上的质子移动解偶联,使能量以热量的形式消散,这一过程在解偶联蛋白的控制下,最终受甲状腺激素和儿茶酚胺水平的影响。许多化合物,包括拟交感神经药和那些经 5-羟色胺途径发挥作用的药物,被认为在中枢、外周或细胞水平上对 NST 途径进行修饰而引起发热。

在抗精神病药恶性综合征(NMS)患者的研究中,已经对多巴胺 D2 受体、5-羟色胺受体及细胞色素 P450 2D6 的基因突变或多态性进行了研究。这些病例呈家族性分布,这表明对该综合征的易感性存在遗传学机制。早期对存在细胞色素 P450 2D6 酶遗传缺陷的患者的研究表明,这类患者对含有 5-羟色胺成分的药物作用更敏感。因 NMS、恶性高热(MH)及"娱乐药物"(毒品)应用引起的高热所致肾功能衰竭而需要肾替代治疗也已有报道。

四、热射病

热射病是发热性疾病中最严重的一种类型。非劳力型热射病在酷暑天气期间经常遇见,每年造成上万人死亡。大多数存活者有长期器官功能障碍,患者对进一步损伤的易感性及延迟死亡率越来越受到人们的关注。体温过高可引起炎症瀑布效应的发生,热射病被认为是促炎及促凝的病理状态。基因型和表型的差异或许能解释一个特定的个体对热暴露的耐受程度。那些表现出对热耐受不良的个体可能存在 HSP 水平的下降,而且,他们的血管系统对热应激的反应更弱。劳力型热射病在临床及生物化学上与恶性高热相似。劳力型热射病在男性中更常见,这是否是雌激素的保护作用,或相对于男性来说女性的肌肉体积更少,或基因差异所致,目前仍不清楚。在耐力运动员中,与非劳力型热射病的人群相比,劳力型热射病(大于 40 ℃)的出现显著增加了 AKI 的风险。

第四节　体温管理质量改进

一、体温管理目标

在 NICU 中,罹患原发性脑损伤的急危重症患者,出现发热、高代谢等情况时极易继发二次损伤,导致较差的预后。对于 T_{core} 的目标温度管理(TTM,表 14-1),无论从病理生理机制的基础上,还是从临床证据方面,都有足够的理论和证据证明其对于中枢神经损伤患者的保护作用。TTM 是现代神经重症研究领域热点之一,其措施包含低温治疗(hypothermia therapy)与发热管控(fever control,FC)两个既有区别又相关联的临床技术。

表 14-1　TTM 的目标温度

临床疾病	成人 TTM	儿童 TTM
心搏骤停复苏	脑复苏:32～36 ℃	维持正常体温; 不建议在 32～34 ℃
创伤性脑损伤(TBI)	成人重型 TBI(2 级以上)建议: 34～35 ℃,以降低 ICP; 35～37 ℃,以控制 ICP; 35～37 ℃,改善生存率/神经功能	维持正常体温; 重型 TBI:不推荐在 32～34 ℃
缺血性脑卒中	早期严重缺血性脑卒中者,建议维持正常体温	—
颅内出血	自发性颅内出血的昏迷者,建议为 35～37 ℃,以降低 ICP; aSAH 的昏迷者,建议实施 TTM,以降低 ICP、改善神经功能	aSAH,建议为 36～37.5 ℃,以控制 ICP
癫痫持续状态	顽固性或超顽固性癫痫持续状态者,建议为 32～35 ℃,以控制癫痫发作	维持正常体温,以改善预后
脑膜炎/脑膜脑炎	昏迷,发热程度可耐受,不建议使用 TTM; 昏迷的细菌性脑膜炎/脑膜脑炎患者,如果不存在 ICP 增高,建议维持正常体温,以改善生存率以及神经功能预后; 昏迷的细菌性脑膜炎/脑膜脑炎患者,如果存在 ICP 增高,建议为 34～36 ℃,以改善生存率及神经功能预后	—
休克	TTM 均为 2 级: 心源性休克,不低于 36 ℃; 感染性休克,不低于 36 ℃; 感染性休克,维持正常体温	—

注:目标温度为 T_{core}(或直肠温度),摘译自《重症监护目标温度管理指南》。

二、TTM 优化

要想取得体温管理最佳的治疗效果和患者良好的预后,选择合适的治疗方式至关重要。欲达到高质量患者救治和良好的结果,则需要高质量 TTM 的支持。欲做到高质量的 TTM,实际临床工作中可借鉴的经验如下:①尽早开始治疗,适当激进一点,因为刚开始 TTM 时,镇静药物可能还没有开始起作用,为了早点达到治疗剂量的温度,可以使用快速降温设施及冰袋、冰毯等辅助降温;②尽量迅速降低患者体温,争取在 2～4 h 内获得设定的目标温度,达到治疗剂量;③优化呼吸机使用,避免高氧血症,维持 PCO_2 在 35～45 mmHg 的正常水平;④优化神经系统评估,获取神经系统评估的基线,利用各种检查和监测手段进行多模态评估,无评估无治疗;⑤在复温阶段及其后续治疗中管控发热,早期喂养,营养支持。

三、团队建设与培训

在长时程亚低温对伴有难治性 ICP 增高的重型 TBI 患者的安全性和有效性研究报告的分层分析中,各医疗中心/医院之间低温治疗效果存在显著差异,对重症团队管理关于低温产生的病理反应能力进行同质化的培训十分必要。

在 T_{core} 的 TTM 过程中,医疗、护理技术要求高,尤其是护理工作十分重要。治疗团队应由责任心强的医生、护理人员和技师组成,须经过严格的相关理论和技能(如治疗流程和预案、药理知识、设备操作、感染控制等)培训和考核。治疗团队应该熟悉和尽量避免低温治疗的副作用,一旦发生及时采取补救措施,将它们的威胁降到最低。

第五节　低温治疗技术

一、低温治疗历史

低温对重要器官的保护价值自古以来就深入人心,无论是运动损伤,还是意外伤害,低温都是保护受伤组织的首要选择。而低温脑保护的价值也早在 19 世纪就受到关注。在 20 世纪 40 年代确认了低温治疗在防治脑损伤中的有益作用。1941 年美国 Fay 首次应用低温治疗脑损伤,开创了低温脑保护的时代。1962 年,南京麻醉医生李德馨将低温加脱水综合疗法应用于一例心跳复苏的患者,使脑复苏成功。20 世纪 70 年代,深低温用于颅内动脉瘤的直视手术。1993 年上海江基尧教授提出亚低温(将轻、中度低温统称为亚低温,mild hypothermia,28～35 ℃)脑保护的概念,随后这一概念被国内外学者广泛引用。21 世纪初,天津张赛教授创建标准亚低温治疗中心,其团队将治疗性亚低温(32～35 ℃,mild therapeutic hypothermia)广泛应用于神经外科重症抢救中,取得了喜人的效果和经验。

二、神经保护机制

有关低温神经保护机制的大量实验和临床转化研究已经展示出令人鼓舞的结果。低温可以在不同的阶段影响神经病理生理的多个方面,包括细胞代谢、细胞死亡、炎症和白质完整性。早在 1953 年,Rosomoff 和 Holaday 在研究了低温与脑保护的作用关系后指出,在实验犬中,当体温为 25～35 ℃的时候,体温每下降 1 ℃,脑血流量(CBF)减少 6.7%,同时伴有 $CMRO_2$ 和 ICP 下降。TTM 具有保护脑神经功能的作用,其机制主要包括以下几方面:降低大脑代谢率被认为是低温发挥神经保护作用的主要机制,因为体温每降低 1 ℃,大脑代谢率就会下降 7%～10%,氧气消耗、葡萄糖利用和乳酸水平的降低间接反映了低温下大脑代谢率的下降;低温可以通过保持 ATP 水平的恒定来维持离子梯度,从而避免钙离子内流和随后的细胞外流增加以及兴奋性氨基酸的积累或释放;低温可激活冷诱导 RNA 结合蛋白(CIRBP)的表达,对氧化应激和凋亡具有保护作用,这是影响低温保护脑神经功能的另一个因素。低温通过两条途径抑制神经细胞凋亡,即线粒体内源性途径和受体介导的外源性途径。低温作用于脑缺血时脑组织的炎症反应和全身炎症反应,从而实现脑神经保护。治疗性低温通过抑制星形胶质细胞和小胶质细胞的激活以及白细胞的浸润而发挥抗炎作用,并伴随着炎症介质、黏附分子和促炎因子水平的降低。维持血脑屏障(BBB)的完整性是维持脑内稳态的关键。低温可以减缓水通道蛋白水平的增加,并逆转紧密连接蛋白和基底层蛋白的分解,表明低温对 BBB 完整性的维持有好处。低温还降低血管通透性,减少渗出,抑制血管性水肿。低温治疗在结构和功能上保护神经血管单位,降低 ICP,减轻脑水肿和出血。

三、适应证与禁忌证

治疗性低温在全球的医疗中心已经成为神经保护的常规方法。低温麻醉、移植器官保护和外伤局部使用几乎无争议。目前大多数医院已将低温治疗作为重型 TBI 的治疗手段之一，尤其是广泛脑挫裂伤合并难以控制的 ICP 增高、下丘脑损伤合并中枢性高热、脑干损伤合并去大脑强直的重型 TBI 患者。TBI 及开颅手术后患者采用低温治疗，具有良好的应用前景。在临床中，充分评估病情、把握低温治疗的适应证和禁忌证是必要的。

（一）适应证

（1）神经内科、外科：TBI、脑出血、颅内血肿、aSAH 介入/夹闭术后、急性大面积脑梗死血管再通后、开颅手术后及难治性癫痫持续状态等。

（2）ICU、冠心病监护室（CCU）、儿童重症监护室（PICU）：危重症、心肺脑复苏术等手术后。

（3）麻醉、手术室：心脏手术、器官移植手术、体外循环手术等。

（4）肿瘤科：减少肿瘤患者放疗、化疗期间副作用的产生。

（5）急诊科、儿科、血液内科、感染科等科室：物理治疗难以控制的中枢性高热、热射病、高热惊厥等。

（二）禁忌证

低温治疗无绝对的禁忌证，相对禁忌证如下：有活动性出血或颅内血肿待清除；高龄且伴有严重心功能不全或心血管疾病；合并休克，尚未得到彻底纠正；严重缺氧尚未纠正；处于全身衰竭状态。

四、低温治疗实施

低温治疗作为一种有效的脑保护方法已广泛应用于重型 TBI、脑血管病、心血管体外循环手术围手术期及心肺复苏后等患者的治疗中。虽然针对不同急危重症疾病导致的脑损伤，国内外已经有了相关的指南、草案、共识或者建议，指引选择目标化、个体化的体温控制管理策略，但低温脑保护技术临床应用尚不完善，效果差异很大，相关内容有许多深入研究和改进之处。

（一）监护技术改进

脑温与 T_{core} 差值恒定，治疗性亚低温以 T_{core} 达标为目标。T_{core} 数据采集，可选择偶合到体腔导管传感器的呼气端温度计、胃管食管温度计、导尿管前端温度计或直肠温度计。直肠温度计因其精确、无创、易获得的优势，被 APACHE Ⅱ、MEWS 等危重症评分工具推崇，建议作为首选来连续监测获得 T_{core} 曲线，并连接于温度反馈调控系统的新型降温装置上。近年建议使用 ICP 导管进行多参数监测，因其包括偶合到同一传感器的脑部温度计。某些特定的场景，无法监测 T_{core} 时，临床管理中必须考虑到脑温、直肠温度与体表温度之间的温差，如脑温较 T_{core} 高 1.1～1.5 ℃，而 T_{core} 较体表温度高 2～4 ℃。自主循环恢复（ROSC）治疗后早期测量的 ICP 和平均动脉压与 TTM 后 6 个月的神经功能预后显著相关，ICP 预测预后的准确性高于平均动脉压。低温治疗期间实时生物物理化学多模态参数全面监控，如脑氧供、脑氧耗、脑灌注压、颅脑顺应性、脑电图、诱发电位、血气、电解质、重要器官和凝血功能及感染性炎症指标等，以保证低温治疗的安全性和有效性。

（二）目标温度

按导致脑损伤的病情不同，可选择最佳的目标温度（表 14-1）管理策略，控制 T_{core} 范围在 32～35 ℃。极早期心肺复苏后低温治疗可选择目标温度为 36 ℃。复温时目标为 T_{core} 不能超过 37 ℃。

（三）诱导降温

1. 启动时间　对那些有低温治疗适应证者，理论上应该尽早开始低温治疗。对心搏骤停恢复自主循环后的成人患者，在 ROSC 后 6 h 力争 TTM 达标。神经创伤患者中，术前或术后即刻降温的患者较延迟或未实施低温治疗者预后有明显改善，提示应探索早期诱导低温的应用。有报道低温治疗应在伤后 2.5 h 内启动，但实际开始实施低温治疗的平均时间是伤后 9.5 h；从降温开始，平均 24 h 后达到 35 ℃ 的目标体温。对热射病患者，即刻迅速降低 T_{core} 仍然是治疗的主要手段，使 T_{core} 在 10～40 min 内迅速降至 39 ℃ 以下，2 h 降至 38.5 ℃ 以下。60 min 内把 T_{core} 降至 38.9 ℃ 以下有提高患者存活率的趋势。

2. 低温实施基本方法 对于体温调节机制受损的患者,常规退热措施通常无效,只能通过减少产热或增加散热这种负平衡机制来降低体温。血管内导管装置使用循环低温盐水直接降低血液温度,但易引起血管内皮损伤和血栓并发症。体外降温及血管内降温通过促进热量丢失,如暴露皮肤(辐射)、使用冰毯(传导)或环流冷却毯(对流)来降低体温,并不影响下丘脑体温调定点,但会导致患者出现寒战及CVC。因此,需要联合使用降温的三项措施:降低环境温度到 18~22 ℃;使用降体温装置;使用麻醉和呼吸机。通常使用冬眠药、镇静药物和必要的肌松剂,并使用机械通气控制呼吸来抑制产热,以尽可能预防低温治疗时伴发的神经兴奋;减小低温对心血管功能和全身免疫能力的抑制及能量代谢的影响。

3. 降温措施选择 降温措施的选择原则:①优先选择具有温度反馈调控系统的新型降温装置(全身体表或血管内温度调节装置)开展 TTM 治疗。如不具备条件,也可选择传统物理全身体表降温措施(包括水循环降温毯、空气循环降温毯、冰帽、冰袋、酒精擦浴等)完成低温治疗。②可选择 4 ℃生理盐水静脉输注的低温技术辅助诱导低温,但存在心功能不全和肺水肿风险的患者慎用。③可尝试脑局部(如术中脑表面低温液体冲洗)或头表面低温技术,对部分颅骨切除术后患者进行手术侧低温治疗。④可使用新型鼻咽导管对脑外伤患者进行选择性干预降温。具体为在 24 h 内将导管放置在鼻咽中,并以闭环方式循环导管内的冷水(1~4 ℃),通过使用由毯子和/或热毯组成的反暖系统,将 T_{core} 降低并限制在正常水平(身体温度保持在不低于 35 ℃ 的水平)。选择头部联合颈部低温技术降低脑实质温度,须对血压和 ICP 进行监测。

对于热射病患者,可优先考虑于 2 h 内行持续血液净化治疗,置换液初始温度为 28~32 ℃,持续 2~2.5 h;或使用新型血管内导管降温技术,无条件时先使用 4 ℃生理盐水血管内输注、胃肠灌洗,待体温稍降后使用冷水浴、冰袋外敷、降温毯、蒸发对流散热等进行体表降温。对非劳力型热射病患者,延迟降温与死亡率的增高是相关的。

4. 注意事项 在启动低温治疗前,需稳定血流动力学,并给予充分镇痛镇静;需提前做好应对准备,谨防血压、脑灌注压骤降和心律失常。诱导治疗时,可以较快的速度进入 35 ℃;但进入 32 ℃ 的速度则须缓慢,一般需 5~6 h。

(四)低温时程

目标低温持续的时间也直接关系到最终的神经保护效果。尽管低温的最佳持续时间尚不清楚,但鉴于病后的继发性病理损害事件可能持续数小时到数天甚至更长,理论上应该使低温治疗覆盖这些病理过程,以更好地保护神经。低温的维持时程应根据患者的具体情况或ICP(<20 mmHg)确定。实验研究的结果表明,较长的低温时间可能会产生更好的神经保护效果。但是,长期的低温治疗也会增加感染等副作用的风险,这可能会削弱甚至抵消低温的神经保护作用。近来,长时程低温治疗显示出更好效果,但对监护要求更高。

《2020 年美国心脏协会心肺复苏及心血管急救指南》推荐,所有类型的心搏骤停患者都应行 32~36 ℃ TTM,且定义为与除颤、按压同等级别的 1A 类证据。对心搏骤停恢复自主循环后的成人患者,建议采取 TTM+FC 方案,即在 ROSC 后尽快实行 TTM 并维持 24 h,于 48 h 缓慢复温,之后尽可能限制镇静镇痛作用,控制体温在正常范围至少 72 h,并纳入多模式神经预测的诊断试验。

相比心搏骤停造成的脑损伤,TBI 所产生的脑损伤更加严重,损伤持续时间更长,因此理论上应该设定更低的目标温度和更长的治疗时程。TBI 患者,推荐 TTM 的维持时长为 3~5 天。重型 TBI 患者(GSC 评分≤8 分)最好维持 5 天以上,以期获得最大疗效。按 ICP 情况可调整脑温,维持于 32~33 ℃;心功能差的患者脑温维持 33~34 ℃。在低温治疗时期灵活使用镇静药物和/或肌松剂,应重点监测并达到 Hb>12 g/dL、PaO_2≥90 mmHg、脑灌注压(CPP)>80 mmHg、ICP<20 mmHg。

2021 年 1 月,中国多个医学中心神经创伤专家们历时 8 年完成的关于长时程亚低温治疗对伴有恶性 ICP 增高的重型 TBI 患者的安全性和有效性的研究报道,在《柳叶刀》子刊《电子临床医学》杂志正式在线发表,验证了即便是目标体温在 35 ℃(持续治疗的 5 天中,实际体温中位值为 35~36 ℃)这样一个浅低温的条件下,长时程低温治疗同样能使重型 TBI 患者获益。该试验中没有因严重并发症退出治疗的患者,这更进一步证实了长程 TTM 的安全性。

对于脑出血患者,推荐 TTM 的维持时长为 8～10 天,难治性癫痫持续状态患者 3～5 天,热射病患者 24～72 h,或根据患者的病理生理状态和治疗的剂量和效果确定。

对于急性血栓性脑梗死患者,急诊取栓治疗后,逻辑上长时程亚低温治疗同样能够使之获益。已经有研究报道,对这部分患者根据血栓的梗阻部位和阻塞时间,判断脑损伤的程度,及时行严格精准的 TTM,理论上也能够使患者获益。目前有更多的中心进行研究,希望将来的结果能使更多患者获益。

随着低温技术手段的不断进步,监测手段的不断完善,以及 TTM 的经验不断增加,一定可以进一步降低并发症,最大限度提高治疗效果。

(五)复温

1. 复温要点 复温期是低温治疗最困难的阶段。在管理上必须保证氧供在 800 mL/min 以上,防止复温反跳性急性脑肿胀和 ICP 增高,关注代谢由脂肪为主转为以糖为主。此期有三点需注意:①复温的目标为 T_{core} 不能超过 37 ℃。②复温要慢,主张控制性缓慢复温,即每天复温 0.5～1 ℃。在 12～20 h 使其体温恢复至 36.5～37 ℃。一般在达到 35～36 ℃时停留 12～24 h,随时观察体温,以防止高温出现。③在复温过程中,先停肌松剂;可适当肌内注射镇静药物、冬眠合剂或肌松剂,以防肌肉震颤导致 ICP 增高。

复温过程中由于血管扩张,回心血量减少易引起失血性休克,因此,复温速度宜慢,一旦发生复温休克,可用儿茶酚胺类药物提高外周血管阻力。

2. 寒战管理 关于控制低温寒战,推荐意见:①应常规评估寒战程度,评估量表可选择寒战评估量表(BSAS),以指导抗寒战策略的实施。②可选择盐酸哌替啶(负荷量 1 mg/kg,维持量 25～45 mg/h)、咪达唑仑(负荷量 0.1 mg/kg,维持量 2～6 mg/h)、丁螺环酮(负荷量 30 mg,维持量 15 mg,每 8 h 一次)等联合抗寒战方案。当寒战控制不理想或需要快速降温时,可加用维库溴铵(负荷量 0.03～0.05 mg/kg,维持量 0.02～0.03 mg/(kg·h))或罗库溴铵(负荷量 0.6 mg/kg,维持量 0.3～0.6 mg/(kg·h))等肌松剂。药物剂量调整须考虑个体差异。③选择体表主动保温方式,并与抗寒战药物联合应用。

(六)低温治疗流程

低温治疗技术可分三期五阶段实施,即准备、诱导降温期、维持低温期、复温期和巩固治疗。低温治疗技术各阶段既有重点,又紧密衔接。实施中须连续严格执行低温治疗流程(图 14-3),才能确保低温治疗达到理想效果。

五、并发症防范

(一)低温治疗相关的副作用

低血压、缓慢性心律失常、多尿、电解质紊乱、酸碱平衡失调和 ICP 反跳性增高是低温治疗常见的副作用。动物实验中,低于 32 ℃虽然保护效果更好,但 ICP 反跳性增高、低钾血症和心室颤动的危险增加,临床上低温维持在 33 ℃以上或视条件选择轻低温(35～36 ℃)。由于在低温时期垂体功能不全、全身免疫功能受抑制、各脏器的血流量降低和血管阻力增大及细菌在低温环境中更适宜生长等原因,易于发生全身严重感染,尤其是肺部感染。血液凝固异常而使微循环障碍,体内自由基侵袭机体及消化系统功能低下也常见。

(二)低温并发症监护及处理

根据所选择的低温技术制订操作和意外事件监测流程。对低温治疗期间各阶段常见的并发症制订监测防护预案,严格控制并发症发生。根据监测结果判断并发症及其严重程度,对低钾血症、心律失常、下呼吸道感染、胃肠动力障碍、应激性高血糖、低蛋白血症和下肢深静脉血栓形成等常见并发症必须积极预防和处理,对严重的、难以控制的并发症,须提前复温。复温过程中须加强 ICP 监测,并据此调整复温速度或采取外科手术措施,避免脑疝发生。

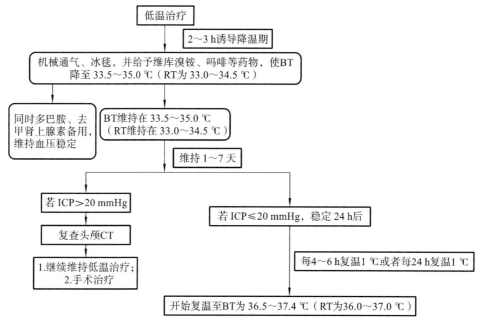

图 14-3　低温治疗流程模式图

注:BT 为体温,RT 为室温。

六、巩固管理

低温治疗是神经重症救治的一个环节,须与其他措施协同才能获得最大治疗效益。既要对低温治疗相关的并发症进行防护处理,又要尽早考虑实施其他后续巩固治疗。如条件允许,低温治疗后宜尽早进行康复干预。

第六节　发热管控

一、体温干预临界值

来自英国综合 ICU 的针对全身性感染患者发热监测的一项调查数据显示,76％的 ICU 医生在患者体温达 38～39 ℃时会关注,有 66％的 ICU 医生在这个体温点就开始给予积极降温处理。在 ICU 治疗期间,任何时间点体温达 37.5 ℃或更高,都表现出更差的预后趋势,在体温大于 38.5 ℃时变得更加显著。在 NICU,一旦 T_{core} 超限,即引起继发性脑损伤导致预后不良,应引起警惕。对于重型 TBI 患者,推荐连续监测 T_{core},并使患者保持正常体温或降低过高的体温,降低静息代谢率,进而减轻继发性脑损伤。低温治疗复温期及之后,如体温上升速度超过 0.5 ℃/4 h,则要积极寻找原因,并根据患者 ICP 等具体情况进行调整治疗。对发热的 NICU 患者,将体温降至正常水平是一种可行的治疗选择。

二、发热原因探寻

一旦出现发热,并不是要立即降温,而是要尽快查明原因,比如系统性红斑狼疮(SLE)、亚急性细菌性心内膜炎(SBE)、抗磷脂综合征(APS)等。在 NICU,术后或脑池血液刺激、肌肉张力增高、癫痫发作、交感风暴等经常诱导出现非感染性发热;对新出现的发热,需要警惕所有新使用的药物及血液制品输入导致的可能。应尽量停用可疑的药物或制剂;如果不能停用,则要更换可疑的药物。

处理发热患者时,并不需要预防性使用抗生素。应积极寻找原因并予以治疗,尤其要积极寻找感染部位。在发热开始的 24 h 内留取 3～4 份血液标本进行培养。尽力保证在抗感染治疗前获得首份血培养标本。对于持续腹胀便秘的发热患者,建议早做血培养细菌检查。对于发热患者,血清降钙素原、C-反应蛋白、内毒素活性、1,3-β-D-葡聚糖（G 试验）、半乳甘露聚糖抗原（GM 试验）和病毒抗体检测可用作鉴别发热是否由感染引起的辅助手段。对那些危重又高度怀疑合并感染的患者，有条件的建议做高通量病原体宏基因组测序，以期获得依据尽早行针对性治疗。

三、发热应对策略

神经外科术后 72 h，如果仅有低热，没有感染的症状和体征，通过引流血性脑脊液多能解除。要每日检查手术切口是否有感染征象，并做脑脊液实验室检查。

对于颅内感染，在恰当使用抗感染药物的同时，应通过脑室外或腰大池进行脑脊液引流，促进脑脊液炎症廓清。有明确感染灶如硬膜下积脓、脑脓肿、皮肤软组织感染等时，应彻底清创。人工材料（人工硬膜、颅骨修补材料、Ommaya 囊等）应尽早去除。脑室内积脓者可行脑室镜下冲洗。较传统治疗和单项治疗，低温联合人工脑脊液置换技术治疗的感染控制效果好，住院时间缩短，在颅内感染治疗中具有良好的应用前景。

重型 TBI 患者的脑组织对体温波动极为敏感，PTH 治疗已用于减轻神经元损伤，但 TBI 后的体温控制仍存在挑战。治疗 PTH 的临床管理策略尚无指南可循。有学者将 β 受体阻滞剂（β receptor blocker）试用于治疗 TBI 危重症合并 PTH 患者，结果表明，相比于不使用 β 受体阻滞剂组患者，虽然使用 β 受体阻滞剂组患者并没有缩短 ICU 治疗时间，出院时转特殊护理院的比例没有下降，出院时 GCS 评分和病死率也没有差异，但使用 β 受体阻滞剂组患者发热次数更少、热峰更低、两次发热间隔时间更长。使用 β 受体阻滞剂的亚组线性回归分析显示，普萘洛尔在减少发热次数和降低热峰方面优于美托洛尔和阿替洛尔。β 受体阻滞剂可通过阻断 β 受体来抑制过度活跃的交感神经放电，抑制肾上腺素和去甲肾上腺素的作用，可能有助于控制体温，缓解 PTH，减轻继发性脑损伤。α₂ 受体激动剂右美托咪啶兼具镇静镇痛和抑制交感神经活性作用，可用于术后脑保护，改善神经功能。肌张力增高引起的发热，可辅以巴氯芬等药物治疗。对一些难治性 PSS 病例的随访发现，他们更易并发脑积水，应持续关注这部分患者。

体温管理是一个连续过程。低温脑保护的奥秘仍需要探索。使用好 TTM 这项措施以发挥最大的神经保护潜能，需要重症团队积累管理经验和持续改进全程质量，反应能力也需持久培训和提高。

参 考 文 献

［1］ 曹海华,刘春燕,张赛,等.低温疗法联合人工脑脊液置换治疗颅内感染的安全性和有效性[J].中华危重病急救医学,2016,28(4):369-370.

［2］ 蔡林,李楚彦,刘磊,等.低温脑保护方法的研究进展[J].中华神经外科杂志,2010,26(10):953-955.

［3］ 范广明,张文彬,张赛.亚低温对重型颅脑创伤患者血清抗脑抗体含量的影响[J].中华神经外科杂志,2011,27(6):703-705.

［4］ 高占根,王凯利,张磊,等.亚低温与硫酸镁联合治疗急性重型颅脑创伤[J].中国现代神经疾病杂志,2008,8(3):267-269.

［5］ 刚琳,李一鹏,卢磊,等.Slit 2N 与丝素蛋白混合物诱导大鼠海马神经元迁移的体外模型建立[J].中国应用生理杂志,2017,33(5):445-449.

［6］ 胡群亮,谢荣厚,刘晓智,等.亚低温联合人工脑脊液置换治疗颅内感染[J].武警医学院学报,2008,17(12):1058-1060.

［7］ 胡群亮,张民,涂悦,等.早期亚低温结合后期高压氧治疗重度颅脑创伤的疗效分析[J].天津医药,2012,40(8):760-762.

［8］ 黄红洁,丁丽景,张娜娜,等.右美托咪定联合靶向温度管理对颅脑创伤小鼠脑水肿的保护作用[J].中华行为医学与脑科学杂志,2017,26(4):311-315.

[9]　梁恩和,曹德晨,张国斌,等.血管内降温治疗重型颅脑创伤安全性及有效性的研究[J].中华神经外科杂志,2010,26(3):243-245.

[10]　李迪彬,涂悦,程世翔,等.亚低温联合促红细胞生成素对颅脑创伤大鼠脑保护作用的研究[J].中华神经外科杂志,2015,31(4):383-387.

[11]　李建军,张赛.亚低温对大鼠脑缺血再灌注神经细胞凋亡的影响[J].中华神经外科杂志,2010,26(10):904-907.

[12]　李建军,马铁柱,孙世中,等.持续肾脏替代治疗在合并多脏器功能不全综合征的热射病患者中的应用价值[J].武警后勤学院学报(医学版),2013,22(10):880-882.

[13]　李晓红,涂悦,孙洪涛,等.亚低温抑制重型颅脑创伤诱导 Tau 蛋白过度磷酸化的实验研究[J].中华神经外科杂志,2013,29(2):163-167.

[14]　令狐海瑞,程世翔,涂悦,等.亚低温干预对颅脑创伤大鼠 β-淀粉样蛋白前体蛋白表达的影响[J].中国中西医结合急救杂志,2013,20(2):75-78.

[15]　刘成龙,陈翀,孙洪涛.脑损伤动物模型实施亚低温的模式概述[J].天津医药,2016,44(3):377-380.

[16]　刘洪良,王彤宇,刘振林,等.亚低温对脑缺血大鼠海马神经元中类泛素蛋白表达的调控[J].中华神经外科杂志,2015,31(3):294-298.

[17]　孙洪涛,刘晓智,王志才,等.亚低温延缓脑创伤后神经元迟发性凋亡进程的研究[J].天津医药,2008,36(5):368-370.

[18]　孙洪涛,刘晓智,张赛.亚低温降低创伤后脑组织炎症反应的实验研究[J].武警医学院学报,2008,17(8):678-680.

[19]　孙世中,张赛,刘振林,等.亚低温治疗丘脑出血的临床疗效[J].中国急救复苏与灾害医学杂志,2008,3(4):236-237.

[20]　涂悦,商崇智,孙洪涛,等.NICU 亚低温治疗患者医院感染病原菌及耐药性分析[J].中华医院感染学杂志,2014,24(13):3169-3171.

[21]　王建枝,钱睿哲.病理生理学[M].9 版.北京:人民卫生出版社,2018.

[22]　王晶,陈翀,李晓红.低温脑保护的分子学机制[J].天津医药,2017,45(8):845-850.

[23]　王晶,徐超,李晓红,等.亚低温促进大鼠颅脑创伤后海马新生神经元长期存活及成熟[J].天津医药,2018,46(7):678-681.

[24]　王晶,徐超,李晓红,等.亚低温促进大鼠创伤性脑损伤后神经再生的机制研究[J].中华创伤杂志,2019,35(3):274-281.

[25]　吴焕成,刘洋,王恺,等.TTM 的临床应用进展[J].中国综合临床,2019,35(1):88-91.

[26]　薛凯,张赛.颅脑创伤及亚低温治疗对患者脑血流的影响[J].天津医科大学学报,2007,13(3):352-355.

[27]　杨树源,张赛.国内外低温治疗重型颅脑创伤的现状[J].中华神经外科杂志,2010,26(1):1-2.

[28]　张海博,程世翔,张赛,等.亚低温对颅脑创伤后受体相互作用蛋白激酶-1 表达影响的实验研究[J].中华神经外科杂志,2014,30(1):75-79.

[29]　张赛,刘晓智,刘振林,等.水通道蛋白4 小 RNA 干扰技术优化亚低温治疗脑水肿[J].中华神经外科杂志,2009,25(2):178-181.

[30]　张赛.亚低温对急性神经损伤保护作用的争议与展望[J].中华神经外科杂志,2013,29(2):112-115.

[31]　张真,黄丽君,张赛,等.亚低温治疗重型颅脑创伤急性期患者脑温与直肠温度的测量观察[J].天津护理,2007,15(5):253-255.

[32]　赵明亮,杨细平,田竺,等.亚低温联合依达拉奉对重型颅脑创伤患者脑脊液肿瘤坏死因子-α 及白

细胞介素-6 表达的影响[J].中国中西医结合急救杂志,2014,21(4):258-261.

[33] 赵万勇,李晓红,王景景,等.基于不同时间窗的延迟亚低温对颅脑创伤大鼠 Bcl-2、Bax 和 Caspase-3 表达的影响[J].天津医药,2017,45(4):364-367.

[34] 朱双龙,陈旭义,徐云强,等.低温治疗影响脊髓损伤内部环境的机制[J].中国组织工程研究, 2017,21(20):3263-3268.

[35] 中国医师协会急诊医师分会,中国医药教育协会急诊医学专业委员会,成人急危重症脑损伤患者 目标温度管理临床实践专家共识组.成人急危重症脑损伤患者目标温度管理临床实践专家共识 [J].中华急诊医学杂志,2019,28(3):282-291.

[36] 中国研究型医院学会神经再生与修复专业委员会心脏重症脑保护学组,中国研究型医院学会神经 再生与修复专业委员会神经重症护理与康复学组.亚低温脑保护中国专家共识[J].中华危重病急 救医学杂志,2020,32(4):385-391.

[37] 中国医师协会神经外科分会神经重症专家委员会,北京医学会神经外科分会神经外科危重症学 组,中国神经外科重症管理协作组.神经重症目标温度管理中国专家共识(2022 版)[J].中华神经 医学杂志,2022,21(7):649-656.

[38] Chen C,Ma T Z,Wang L N,et al. Mild hypothermia facilitates the long-term survival of newborn cells in the dentate gyrus after traumatic brain injury by diminishing a pro-apoptotic microenvironment[J]. Neuroscience,2016,335:114-121.

[39] Cheng S X,Xu Z W,Yi T L,et al. iTRAQ-based quantitative proteomics reveals the new evidence base for traumatic brain injury treated with targeted temperature management [J]. Neurotherapeutics,2018,15(1):216-232.

[40] Hui J,Feng J,Tu Y,et al. Safety and efficacy of long-term mild hypothermia for severe traumatic brain injury with refractory intracranial hypertension (LTH-1):a multicenter randomized controlled trial[J]. EClinicalMedicine,2021,32:100732.

[41] Asmar S,Bible L,Chehab M,et al. Tramatic brain injury induced temperature dysregulation: what is the role of β blokers? [J]. J Trauma Acute Care Surg,2021,90(1):177-184.

[42] Zhang H B,Cheng S X,Tu Y,et al. Protective effect of mild-induced hypothermia against moderate traumatic brain injury in rats involved in necroptotic and apoptotic pathways[J]. Brain Inj,2017,31(3):406-415.

[43] Zhao W Y,Chen S B,Wang J J,et al. Establishment of an ideal time window model in hypothermic-targeted temperature management after traumatic brain injury in rats[J]. Brain Res,2017,1669:141-149.

（孙世中）

第十五章 神经重症患者的镇痛镇静

镇痛镇静是重症监护室(intensive care unit,ICU)常用的治疗手段,神经重症患者也不例外,镇痛镇静是非常重要的综合治疗措施之一。针对机械通气患者的流行病学研究显示,神经重症监护室(NICU)中应用镇痛镇静药物的比例,并不低于其他类型ICU。另一项针对重型TBI患者的研究也发现,伤后第一个24 h内,应用镇痛镇静药物的比例高于90%。然而,由于镇痛镇静对意识的影响,以及镇痛镇静药物的一些潜在副作用,加之现有绝大多数关于重症患者镇痛镇静的临床研究通常将神经疾病患者排除在外,对于神经重症患者的标准化镇痛镇静治疗策略,目前尚存在一定争论。本章将对神经重症患者镇痛镇静的指征、镇静深度的监测与评估、镇痛镇静药物以及镇痛镇静的集束化管理做一概述。

第一节 神经重症患者镇痛镇静的指征

重症患者镇痛镇静的目的是多元化的,包括缓解疼痛、焦虑和躁动,利于诊断、治疗和护理操作,减少医源性并发症,降低应激反应及其对机体的损害等。但是,镇痛镇静治疗的最根本目的,仍然在于通过降低机体氧耗从而起到器官功能保护的作用,这被称为镇痛镇静的非特异性器官功能保护作用。对于神经重症患者,在非特异性器官功能保护的基础上,镇痛镇静治疗还具有特殊的中枢神经系统保护作用,主要包括控制颅内压、辅助低温治疗和控制癫痫持续状态。这些是神经重症患者应用镇痛镇静药物的特殊指征。

一、控制颅内压

无论是美国脑创伤基金会(Brain Trauma Foundation,BTF)指南,还是新近发表的西雅图颅内高压专家共识,都将镇痛镇静推荐为控制颅内压的一线处理措施。镇痛镇静药物降低颅内压的作用机制是多方面的。首先,这类药物具有降低脑代谢和脑血流量的作用,进而降低脑血容量和颅内压。其次,镇痛镇静药物在缓解疼痛和躁动的同时,可减少由此造成的血压和颅内压的波动。最后,对于机械通气患者,镇痛镇静药物可降低人机对抗,避免胸腔内压升高,改善颈内静脉回流,也具有降低颅内压的作用。

二、辅助低温治疗

低温治疗可以改善心搏骤停患者的远期神经系统转归。虽然在重型TBI中的作用尚缺乏循证医学的证据支持,低温治疗仍然是其他治疗措施对颅内高压控制不佳时的选择之一。低温治疗过程中必须使用镇痛镇静药物,若出现无法控制的寒战,还需应用肌松剂。

三、控制癫痫持续状态

癫痫持续状态是痫性发作持续时间长(超过30 min),存在潜在性神经损伤的癫痫类型。如果处理不及时,会引起神经元能量消耗增高,氧耗增加,在大脑血供减少时,更易导致脑氧供需失衡。同时兴奋性氨基酸过度活动,通过一系列复杂机制导致神经元凋亡和坏死。因此,临床治疗上越来越强调对癫痫持续状态的快速终止。在保证气道保护的基础上,应用γ-氨基丁酸受体抑制剂,如苯二氮䓬类和丙泊酚,全面消除抽搐,是临床处理的首要目标。

第二节 镇痛镇静的监测与评估

镇痛镇静治疗的基础是监测和评估。对于神经重症患者,当应用镇痛镇静药物的目的是缓解疼痛、焦虑和躁动时,应遵循重症医学总的原则,在规范化评估的基础上优先镇痛并维持轻度镇静;而当应用镇痛镇静药物的目的是控制颅内压、控制癫痫持续状态和辅助低温治疗时,则应强化专科监测,包括颅内压、脑电图和神经系统体格检查。

一、疼痛评估

患者的主诉是疼痛和镇痛效果评估最可靠的方法。ICU 的疼痛评估分为两大类:基于患者主观表达的疼痛量表和基于评价者的主观量表。基于患者主观表达的疼痛量表依赖于患者和医护人员之间的交流。患者在较深镇静、麻醉或接受肌松剂情况下,常常不能主动表达疼痛的强度。在此情况下,患者的疼痛相关行为(运动、面部表情和姿势)与生理指标(心率、血压和呼吸频率)的变化可反映疼痛的程度,需定时仔细观察,以协助疼痛的评估。对于无法确切表达疼痛感觉的神经重症患者,多采用基于评价者的主观量表。

(一)基于患者主观表达的疼痛量表

1. 视觉模拟量表(visual analogue scale,VAS) 用一条 100 mm 长的水平线段,两端分别定为不痛和最痛。由被测试者在最接近自己疼痛程度的地方画垂线标记,以此量化其疼痛强度。

2. 数字评分量表(numerical rating scale,NRS) NRS 是一个从 0~10 的点状标尺,0 代表不痛,10 代表疼痛难忍,由被测试者从上面选一个数字描述自己的疼痛程度。

(二)基于评价者的主观量表

1. 面部表情疼痛量表(faces pain scale,FPS) 由六种面部表情及 0~10 分构成,程度从不痛到疼痛难忍。由医生或护士进行评价。FPS 与 VAS 和 NRS 有很好的相关性,重复性也较好。

2. 重症监护疼痛观察工具(critical-care pain observation tool,CPOT) 由评价者通过四个维度进行评估:面部表情、身体运动、四肢肌肉紧张程度、发声或人机同步性。每个维度评分为 0~2 分。CPOT 评分≥2 分则认为患者存在疼痛。

3. 行为学疼痛量表(behavioral pain scale,BPS) BPS 包括三个维度:面部表情、上肢运动和人机协调性。每个维度评分为 0~4 分。CPOT 和 BPS 是美国重症医学会(Society of Critical Care Medicine,SCCM)指南推荐的针对无法表达的患者的疼痛评估工具。

二、镇静评估

多项研究显示,ICU 患者深度镇静可能与不良转归相关。现有指南也推荐首先选择轻度镇静。维持一定的镇静深度必须进行镇静评估。目前临床中多采用主观的镇静-躁动量表评估,也有一些研究探索了客观的监测和评估手段。

(一)主观量表

1. Ramsay 评分 Ramsay 评分是传统的镇静评分量表,分为六级,分别反映三个层次的清醒状态和三个层次的镇静状态。现临床应用逐渐减少。

2. 镇静-躁动量表(sedation-agitation scale,SAS) SAS 根据患者七项不同的行为进行评估(表 15-1)。

表 15-1　镇静-躁动量表

分值	描述	定义
7	危险躁动	拉拽气管内插管,试图拔除各种导管,翻越床栏,攻击医护人员,在床上辗转挣扎
6	非常躁动	需要保护性束缚并反复语言提示劝阻,咬气管插管
5	躁动	焦虑或身体躁动,经语言提示劝阻可安静
4	安静合作	安静,容易唤醒,服从指令
3	镇静	嗜睡,语言刺激或轻轻摇动可唤醒并能服从简单指令,但又迅速入睡
2	非常镇静	对躯体刺激有反应,不能交流及服从指令,有自主运动
1	不能唤醒	对恶性刺激无或仅有轻微反应,不能交流及服从指令

3. 里士满躁动-镇静量表(Richmond agitation-sedation scale,RASS)　与 SAS 类似,RASS 的特点是将躁动和镇静状态分别赋予了正值和负值,便于记忆(表 15-2)。SAS 和 RASS 均是美国 SCCM 指南推荐的镇静评估方法。

表 15-2　里士满躁动-镇静量表

分值	描述	定义
+4	有攻击性	有暴力行为
+3	非常躁动	尝试拔除人工气道导气管、胃管和血管通路
+2	躁动焦虑	无意义的频繁移动,无法配合呼吸机
+1	不安焦虑	焦虑紧张但身体只有轻微移动
0	清醒平静	清醒自然状态
−1	昏昏欲睡	没有完全清醒,但可保持清醒超过 10 s
−2	轻度镇静	保持清醒超过 10 s
−3	中度镇静	对声音有反应
−4	重度镇静	对身体刺激有反应
−5	昏迷	对声音和身体刺激均无反应

(二)客观评估手段

客观评估手段主要包括量化脑电图监测、心率变异性监测、食管下段收缩性监测及皮肤电传导和电阻抗监测。虽然客观监测手段目前尚处于尝试阶段,还有待进一步改进,但是这一领域也代表了镇静监测的主要进展。

1. 量化脑电图监测　量化脑电图监测指标包括脑电双频指数(bispectral index,BIS)、患者状态指数(patient state index,PSI)和脑状态指数(cerebral state index,CSI)。量化脑电图是最早用于客观监测麻醉深度的一种持续、量化的脑电图。BIS 值为 0～100 分,代表大脑的活动程度。一般情况下,BIS 值在 80～100 分代表清醒状态,60～79 分为镇静状态,40～59 分为轻度催眠状态,小于 40 分表现为深度催眠和各种意识不清的麻醉状态。研究表明,BIS 等量化脑电图监测不仅可在术中评价催眠和麻醉状态,其也是一种颅脑手术后和 ICU 监测镇静状态的有效指标。尤其对于接受低温治疗需要镇静药物辅助时,将 BIS 值维持于 40～60 分,可为临床提供一种药物剂量调整的依据。

2. 心率变异性监测　心率变异性指逐次心跳间期的微小变异,部分反映自主神经系统对心血管的调节。镇静药物会对自主神经系统产生影响,因此可通过监测心率变异性评估镇静深度的变化。

3. 食管下段收缩性监测　食管下段由平滑肌组成,主要受到迷走神经支配,控制中心在脑干迷走神经背核。研究发现,食管下段收缩与手术刺激强度密切相关,刺激越强,收缩就越大越多。多数静脉或吸入麻醉药能抑制食管下段收缩,抑制程度与麻醉深度有一定相关性。近年来,也有研究将该监测手段用于 ICU 镇静深度评估。

4. 皮肤电传导和电阻抗监测 皮肤电传导和电阻抗均与交感神经活动度有关。有研究显示,其波动数值与镇痛镇静期间的恶性刺激水平明显相关。目前这两项监测技术均处于初步研究阶段,其用于镇静监测的信度和效度尚有待进一步证实。

三、谵妄评估

大量研究显示,ICU 患者是谵妄的高危群体。近年来,神经重症患者的谵妄也逐渐引起临床重视,其发生率并不低于其他外科和内科重症患者。谵妄实际上是一种急性精神错乱状态及认知功能障碍,其诊断主要依据临床检查及病史。目前 ICU 中应用较多的谵妄评估工具是 ICU 谵妄诊断的意识状态评估法(confusion assessment method for intensive care unit,CAM-ICU)和重症监护谵妄筛选量表(intensive care delirium screening checklist,ICDSC)。针对神经重症患者的相关研究,则多采用 CAM-ICU。

CAM-ICU 的主要评估内容包括患者出现突然的意识状态改变或波动,注意力不集中,以及思维紊乱和意识清晰度下降。首先应用 RASS 评估患者的意识状态,再按照 CAM-ICU 的四项评价标准判断(图 15-1)。根据 RASS 评分,可将谵妄分为三种类型。RASS 评分在 $-3\sim0$ 分为抑郁型谵妄,如评分在 $+1\sim+4$ 分,则为躁动型谵妄,混合型为两者交替出现。

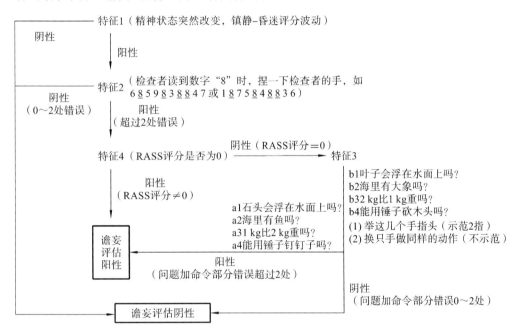

图 15-1 ICU 谵妄诊断的意识状态评估法

第三节 镇痛镇静药物

由于镇痛镇静药物对意识的影响,以及神经重症对意识状态评估的特殊要求,快速苏醒和无中枢神经系统副作用是选择药物时必须考虑的两个重要因素。下面将介绍神经重症常用镇痛镇静药物的药理学特点(表 15-3)及临床应用。

表 15-3 神经重症患者常用镇痛镇静药物的药理学特点

药物	消除半衰期 /h	清除率 /(mL/(min·kg))	表观分布容积 /(L/kg)	血浆蛋白结合率 /(%)	代谢途径	活性代谢产物
丙泊酚	7.2	24	6.6	98	肝脏	无
咪达唑仑	2~2.5	4~8	1.1~1.8	95	CYP 3A4	α-羟基咪达唑仑

药物	消除半衰期/h	清除率/(mL/(min·kg))	表观分布容积/(L/kg)	血浆蛋白结合率/(%)	代谢途径	活性代谢产物
硫喷妥钠	5.5～8.9	1.3～4.3	0.42～4.0	75～90	肝 CYP 2C19	戊巴比妥
戊巴比妥	22	0.74	0.89	5	肝 CYP 2C19	无
吗啡	1.7～4.5	12～23	3.4～4.7	36	葡萄糖醛酸化	吗啡-3-葡萄糖醛酸 吗啡-6-葡萄糖醛酸
芬太尼	3.7	13	4	84	肝 CYP 3A4	无
舒芬太尼	2.7	13	1.7	93	肝 CYP 3A4	无
瑞芬太尼	0.3	44	0.37	70	血浆酯酶	无
右美托咪定	2	8.2	1.3	94	葡萄糖醛酸化 和肝 CYP 2D6	无
氯胺酮	2.6	16	2.4	12	脱甲基和羟基化	去甲氯胺酮

注:CYP 为细胞色素 P450 系统。

一、镇痛药物

(一)阿片类药物

阿片类药物具有镇痛镇静以及减少伤害刺激传入的作用,并有免疫调节作用。其可以单独使用或与其他镇静药物协同使用,以改善镇痛镇静效果。理想的阿片类药物应当具有起效快、易于控制、累积作用小以及价格便宜等特点。使用阿片类药物必须注意其对呼吸功能和消化功能的抑制作用、对血流动力学的影响以及药物的成瘾性。阿片类药物应尽量采用静脉给药途径。持续静脉注射时,每日定时唤醒计划可在达到有效镇痛的同时,缩短机械通气时间。目前用于神经重症患者的阿片类药物主要包括吗啡、芬太尼和瑞芬太尼。

1.吗啡 在使用时应注意其呼吸抑制作用及对瞳孔的影响。在神经重症患者中,最好采用持续给药方式,以免影响对瞳孔的观察,误导对病情的判断。

2.芬太尼 芬太尼作用强度是吗啡的 100 倍。芬太尼起效时间快,对呼吸的抑制作用轻,应用较广泛。

3.瑞芬太尼 瑞芬太尼是一种新型、短效、选择性高、具有独特酯类结构的阿片类 μ 受体激动剂,主要经血液和组织中的非特异性酯酶代谢。瑞芬太尼起效和作用消失快,半衰期短,且不依赖于肝肾功能。多中心随机对照研究结果表明,瑞芬太尼联合其他镇静药物用于 TBI 患者,具有起效迅速、血流动力学稳定、停药后患者迅速清醒、易于对病情做出及时而正确的评估等优点。该药不通过肝肾代谢,可安全应用于肝肾功能不全的患者。瑞芬太尼用于手术镇痛的有效剂量是 0.05～0.15 $\mu g/(kg \cdot min)$,持续静脉注射,使用时应注意其呼吸抑制作用。

(二)非甾体抗炎药(nonsteroidal anti-inflammatory drug,NSAID)

NSAID 通过非选择性、竞争性抑制在炎症反应中的关键性酶——环氧合酶达到镇痛效果。NSAID 可能造成明显的副作用,包括胃肠道出血、血小板抑制后继发性出血和肾功能不全。NSAID 不能用于哮喘和对阿司匹林过敏的患者。典型药物为对乙酰氨基酚。NSAID 在危重症患者中的应用局限于缓解与长期卧床有关的轻度疼痛和不适,或作为解热剂使用。

二、镇静药物

(一)咪达唑仑

咪达唑仑属于苯二氮䓬类药物,通过与脑组织中特异性高亲和力苯二氮䓬受体结合,引起内源性神

经介质 γ-氨基丁酸(GABA)释放,导致神经细胞氯离子内流增加和神经元超极化。超极化状态可提高神经细胞兴奋阈值,防止神经元极化,产生镇静作用。苯二氮䓬类药物能平行降低脑血流和脑代谢。

咪达唑仑为短效制剂,具有抗焦虑和顺行性遗忘作用,对呼吸、循环的影响较小,重复用药后无蓄积作用,容易滴注,特别适合神经重症患者的短期镇静。本药可间断静脉注射(0.02~0.1 mg/kg),0.5~2 h后重复给药至满意的镇静深度。咪达唑仑持续静脉注射的速度是 0.04~0.2 mg/(kg·h),有较高的安全阈值,也可在首剂静脉推注后,再用微量泵持续静脉泵入。咪达唑仑苏醒时间为 30~120 min,因此如果需要完全苏醒以利于神经外科体格检查或其他检查,应于检查前 2 h停药。用药注意个体化,仔细监测镇静深度,长时间用药应减少剂量,肝肾功能不全者可能发生苏醒延迟。对于老年患者,首剂给予5 mg,持续静脉输注速度为 0.05~0.15 mg/(kg·h)或 2~5 mg/h。

(二)丙泊酚

丙泊酚是目前 ICU 常用的镇静药物之一,具有镇静、抗焦虑、抗惊厥、遗忘和镇吐作用,起效和消除快速,容易滴注。其具有高脂溶性,易通过血脑屏障,特别适用于神经重症患者。丙泊酚的脑保护作用在最近几年受到越来越多的重视。丙泊酚可减低脑血流量、颅内压和脑代谢率,并保持脑血流与脑代谢的良好匹配。其对脑代谢的抑制使脑耗氧量减少,改善脑缺血状态下的氧供需平衡,为不完全脑缺血提供了保护作用。

本药可间断静脉注射(0.25~1 mg/kg),起效时间短于 1 min,半衰期为 0.5~1.5 h,持续静脉注射的速度是 0.5~4 mg/(kg·h)。也可在首剂静脉推注后,再用微量泵或靶控泵持续泵入,根据 BIS 调整最佳剂量。大剂量的丙泊酚输注会导致较强的心血管系统抑制,主要的副作用包括对心肌收缩力的抑制作用,导致心率减慢、心输出量降低,并具有血管扩张作用。因此,初次应用丙泊酚时易导致低血压。长期使用可导致高甘油三酯血症。药物刺激性大,需要中心静脉导管给药。另外,长期大量(输注速度>5 mg/(kg·h))使用引起的丙泊酚输注综合征也需要引起足够的重视。

(三)右美托咪定

右美托咪定属于 α₂ 受体激动剂,兼具镇静和镇痛作用。右美托定是美托咪定的右旋异构体,属咪唑类衍生物。镇静效应是由激动中枢 α₂ 受体亚型而产生的。与同属于 α₂ 受体激动剂的可乐定相比,右美托咪定对 α₂ 受体的选择性高、效价强。近年来,右美托咪定在 ICU 应用逐渐增多,也有针对脑损伤患者的相关研究发表。

右美托咪定起效迅速,起效时间为 1~3 min,且半衰期短(仅为 2 h),间断给药剂量为 1 μg/kg,持续静脉注射的速度是 0.2~0.7 μg/(kg·h)。蓝斑核是其产生抗焦虑镇静作用的关键部位,有别于其他镇静药物,右美托咪定能产生可唤醒的镇静,配合医生的指令,体现更好的合作性。因此,此类药物可以用于 ICU 镇静,防止交感风暴的发生,减少和治疗谵妄。

右美托咪定用于神经重症患者的一个潜在优势是,使患者在接受镇静治疗的同时保持处于能够被唤醒的状态。这一特点能使患者在取得较高 BIS 值的同时,获得足够镇静程度,需要神经系统检测的患者将能从中获益。

虽然阿片类药物能有效控制疼痛,但可引起呼吸抑制,导致患者依赖机械通气。右美托咪定兼具镇痛效应,能减少患者的阿片类药物用量。常规剂量下,右美托咪定几乎没有呼吸抑制作用,可缩短机械通气时间。

这些药理学特点使得右美托咪定可能成为适合轻度脑损伤患者的镇静治疗药物。一项荟萃分析显示,无论单独应用还是作为辅助用药,初步研究结果表明,右美托咪定可安全有效地应用于神经重症患者。随机对照研究结果也提示,右美托咪定应用于延迟拔管的开颅手术后患者,可降低急性躁动发生率,减少其他镇静药物的使用量,且并未造成明显意识障碍和呼吸抑制。

(四)氯胺酮

氯胺酮是一种同时具有镇痛和催眠作用的药物,起效迅速,维持时间较短。与其他麻醉药物相反,氯胺酮增加脑代谢率和脑血流量,故限制了其在神经重症患者中的应用。氯胺酮较少影响呼吸,还有一定的支气管扩张作用,可用于严重支气管哮喘患者。氯胺酮在患者苏醒过程中有致幻作用,但与咪达唑仑联合使用可以预防幻觉的产生。

(五)巴比妥类药物

最早用于脑保护的麻醉镇静药物是巴比妥类药物。巴比妥类药物不仅可降低脑代谢率,控制颅内压,还可抑制脂质过氧化导致的自由基释放,以及抑制脑内兴奋性氨基酸的生成而发挥脑保护作用。虽然随机对照研究未证实大剂量巴比妥类药物具有改善临床转归的作用,美国 BTF 指南和西雅图颅内高压专家共识仍然推荐将其用于存在难治性颅内高压的重型 TBI 患者。目前这类药物在国内很少使用。

三、谵妄治疗药物

治疗谵妄的首选药物为氟哌啶醇和胆碱酯酶抑制剂,氟哌啶醇主要适用于躁动型谵妄。其他的治疗谵妄的药物,如胆碱酯酶抑制剂(利斯的明、褪黑素和哌甲酯等)可以用于抑郁型谵妄。由于存在 QT 间期延长、尖端扭转型室速、抗精神病药恶性综合征等潜在副作用,氟哌啶醇在危重症患者中的使用也有一定争议,应用过程中需严密监测心电图。临床使用氟哌啶醇的方式通常是间断静脉注射。氟哌啶醇的半衰期长(18~56 h),对急性发作谵妄的患者需给予负荷剂量,以快速起效。通常给予首剂负荷量 2 mg,若躁动症状不缓解,每 15~20 min 重复 1 次 4 mg。氟哌啶醇静脉给药最大量不超过 100 mg/d,与苯二氮䓬类合用时不超过 60 mg/d。一旦谵妄症状得到控制,继续规律用药(如 4~6 h 一次)2~3 天,然后逐渐减量。也有报道用静脉持续泵入的方法,达到更加恒定的血药浓度。

近年来,非典型抗精神病药也应用于 ICU 患者谵妄的治疗,主要包括阿立哌唑、奥氮平、喹硫平和齐拉西酮。作用机制与氟哌啶醇相仿,但是除了影响多巴胺受体外,这些药物还作用于许多神经递质,包括去甲肾上腺素、5-羟色胺、组织胺和乙酰胆碱。有研究报道,奥氮平和氟哌啶醇对 ICU 患者谵妄的作用相似,且奥氮平的不良反应事件更少。

第四节　镇痛镇静的集束化管理

如前所述,神经重症患者镇痛镇静治疗的特点在于其中枢神经系统保护作用。然而,作为综合治疗手段之一,镇痛镇静也提供着非特异性器官保护作用。同时,镇痛镇静药物也是一把双刃剑,能够发挥保护作用,也可能带来一系列并发症,应用不当甚至会导致不良转归。自从 2002 年,美国 SCCM 制定第一版 ICU 镇痛镇静的循证医学指南以来,重症患者镇痛镇静的理念发生了很大变化。2013 年更新的指南提出了 PAD 概念,即对疼痛(pain)、躁动(agitation)和谵妄(delirium)的控制,提出"镇痛优先,首选轻度镇静"的治疗策略。2018 年再次更新的指南又将镇痛镇静治疗扩展到包括防治谵妄、早期活动和改善睡眠的综合治疗手段,也被称为 PADIS(pain,agitation,delirium,immobility,sleep disruption)理念。这些概念的更新反映了强调患者的综合管理,其中的重要元素也同样适用于神经重症患者,从事神经重症工作的医护人员有必要掌握。

贯彻 PADIS 理念的实际操作方案就是 ABCDEF 集束化管理策略,该策略从六个方面强调了镇痛镇静治疗中的关键点。

(1)A 是评估(assessment):建立疼痛、镇静-躁动、谵妄、肌力和睡眠的评估常规。

(2)B 是自主清醒试验(spontaneous awakening test,SAT)和自主呼吸试验(spontaneous breathing test,SBT):建立每日 SAT 和 SBT 常规。

(3)C 是药物选择(choice of drug):针对不同患者特点,选择合适的镇痛镇静药物。

(4)D 是谵妄(delirium):建立谵妄评估和防治常规。

(5)E 是早期活动(early exercise and mobility):鼓励早期康复。

(6)F 是家属参与(family engagement):建议家属参与查房,开放探视,共同讨论。

多项质量改进研究结果显示，推行 ABCDEF 集束化管理策略可缩短机械通气时间、减少感染并发症、缩短住院时间、改善远期转归。从事神经重症工作的临床医生可以借鉴，并以质量改进的方式推进实施。

参 考 文 献

［1］　Carney N, Totten A M, O'Reilly C, et al. Guidelines for the management of severe traumatic brain injury[J]. Neurosurgery, 2017, 80(1): 6-15.

［2］　Devlin J W, Skrobik Y, Gelinas C, et al. Clinical practice guidelines for the prevention and management of pain, agitation/sedation, delirium, immobility, and sleep disruption in adult patients in the ICU[J]. Crit Care Med, 2018, 46(9): e825-e873.

［3］　Herzer G, Mirth C, Illievich U M, et al. Analgosedation of adult patients with elevated intracranial pressure: survey of current clinical practice in Austria[J]. Wien Klin Wochenschr, 2018, 130(1-2): 45-53.

［4］　Patel M B, Bednarik J, Lee P, et al. Delirium monitoring in neurocritically ill patients: a systematic review[J]. Crit Care Med, 2018, 46: 1832-1841.

［5］　Wyler D, Esterlis M, Dennis B B, et al. Challenges of pain management in neurologically injured patients: systematic review protocol of analgesia and sedation strategies for early recovery from neurointensive care[J]. Syst Rev, 2018, 7(1): 104.

［6］　Billington M E, Seethala R R, Hou P C, et al. Differences in prevalence of ICU protocols between neurologic and non-neurologic patient populations[J]. J Crit Care, 2019, 52: 63-67.

［7］　Larsen L K, Frokjaer V G, Nielsen J S, et al. Delirium assessment in neuro-critically ill patients: a validation study[J]. Acta Anaesthesiol Scand, 2019, 63(3): 352-359.

［8］　Opdenakker O, Vanstraelen A, De Sloovere V, et al. Sedatives in neurocritical care: an update on pharmacological agents and modes of sedation[J]. Curr Opin Crit Care, 2019, 25(2): 97-104.

［9］　Pun B T, Balas M C, Barnes-Daly M A, et al. Caring for critically ill patients with the ABCDEF bundle: results of the ICU liberation collaborative in over 15,000 adults[J]. Crit Care Med, 2019, 47(1): 3-14.

［10］　Stienen M N. Delirium in neurosurgery[J]. Acta Neurochir (Wien), 2019, 161(7): 1305-1306.

［11］　Wang C M, Huang H W, Wang Y M, et al. Incidence and risk factors of postoperative delirium in patients admitted to the ICU after elective intracranial surgery: a prospective cohort study[J]. Eur J Anaesthesiol, 2020, 37(1): 14-24.

（张琳琳　周建新）

第十六章　神经重症患者的内分泌问题

神经重症监护室(neurological intensive care unit,NICU)内最主要的治疗对象是严重创伤性脑损伤(traumatic brain injury,TBI)和脑卒中(包括出血性和缺血性)患者,TBI是发达国家中青壮年致死的主要原因之一,而脑卒中主要发生于中老年人群,是全球第二大致死原因。创伤后垂体功能减退(post-traumatic hypopituitarism,PTHP)并不少见,是TBI的一种严重的并发症,许多研究发现,PTHP可以在TBI后的早期急性发生,也可见于TBI的后期,并主要见于中型至重型TBI患者。同样,脑卒中(无论是出血性还是缺血性)患者的内分泌功能缺陷问题也相当常见,Bondanelli等报道,19%的缺血性脑卒中患者和47%的蛛网膜下腔出血患者存在垂体功能减退,无论是PTHP还是脑卒中后的垂体功能减退都可能导致诸如正常甲状腺病态综合征、中枢性甲状腺功能减退症、继发性性腺功能减退症、亚临床甲状腺功能减退症、中枢性尿崩症、抗利尿激素分泌失调综合征等并发症或后遗症,导致TBI或脑卒中患者康复延缓,甚至致残致死。因此,及时发现NICU患者的内分泌异常并进行恰当的干预应得到临床相关医护人员的重视。

早在1918年,Cyran报道了首个PTHP病例,之后虽然陆续有一些个案报道,但直至20世纪末,PTHP仍然被认为较为罕见而没有得到足够的重视。2000年,Benvenga回顾1970—1998年的相关病例报道和系列研究,发现共有367例PTHP被报道,之后越来越多的临床研究发现,垂体功能减退在TBI后相当常见。在大多数的研究中,依据患者伤后的格拉斯哥昏迷量表(Glasgow coma scale,GCS)评分可将TBI的严重程度划分为轻型(GCS评分为13~15分)、中型(GCS评分为9~12分)和重型(GCS评分为3~8分),虽然PTHP可见于各种程度的TBI患者,但更多地发生于重型TBI之后。Schneider等报道,轻型至重型TBI患者PTHP的发生率分别为16.8%、10.9%和35.3%。一项荟萃分析发现,高达28%的TBI患者会出现至少一种激素的分泌缺陷,其中生长激素(GH)不足最为常见。表16-1和表16-2列出了一些有关PTHP发病率的报道,结果显示不同的研究者所报道的PTHP无论是发病率还是受累及激素的种类都存在较大的差异,这与研究者所选择的检测时间和检测方法的差异有关,但是所有研究结果都提示PTHP的发病率是相当高的。与此同时,脑卒中后的垂体功能减退也越来越多地受到相关学者的关注,其中颅内动脉瘤破裂导致蛛网膜下腔出血(subarachnoid hemorrhage,SAH)后的垂体功能减退最多见于报道,这可能与Willis环毗邻鞍区,SAH易影响垂体的血供有关。Wang等在一项流行病学研究中发现,脑卒中后获得性甲状腺功能减退症、垂体功能障碍和肾上腺功能异常的发病率成倍升高,其中获得性甲状腺功能减退症仅见于缺血性脑卒中,而垂体和肾上腺功能的异常在出血性或缺血性脑卒中后均可发生。Booij等对42篇相关文献的回顾性分析发现,高达82%的脑卒中患者存在不同程度的垂体功能减退,其中GH分泌不足最为常见。由此可见,垂体功能减退的情况在TBI和脑卒中这样的神经外科急重症患者中是相当常见的,从事神经重症工作的医护人员需要给予这种急性脑损伤后的并发症足够的重视。

表 16-1　TBI 早期垂体激素分泌缺陷的发生率

研究者	病例数	TBI严重程度 (GCS评分)	患者年龄 /岁	TBI后时间 /天	ACTH /(%)	FSH/LH /(%)	GH /(%)	TSH /(%)
Alavi 等	58	<14 分	16~65	0~7	10.3	—	—	—
Agha 等	50	8~13 分	37 (15~65)	7~20	16	80	18	2
Hannon 等	100	3~13 分	33 (18~75)	1~22	78	—	—	—

续表

研究者	病例数	TBI 严重程度 （GCS 评分）	患者年龄 /岁	TBI 后时间 /天	ACTH /（%）	FSH/LH /（%）	GH /（%）	TSH /（%）
Klose 等	46	3～15 分	38（19～63）	0～12	4	67	—	33
Olivecrona 等	45	≤8 分	15～64	0～1	54	55	30	5
Tanriverdi 等	52	3～15 分	35（17～65）	0～1	10	41	20	6

注：TBI 为创伤性脑损伤；ACTH 为促肾上腺皮质激素；FSH 为卵泡刺激素；LH 为黄体生成素；GH 为生长激素；TSH 为促甲状腺激素。

表 16-2　TBI 后期垂体激素分泌缺陷的发生率

研究者	病例数	TBI 严重程度 （GCS 评分）	患者年龄 /岁	TBI 后时间 /月	ACTH /（%）	FSH/LH /（%）	GH /（%）	TSH /（%）
Abadi 等	75	9～13 分	38（15～54）	3	13	16	24	5.3
				6	4	10.7	9.3	2.7
Agha 等	102	3～13 分	28（15～65）	6～36	12.7	11.8	10.7	1
Aimaretti 等	70	3～15 分	39	3	8.5	17.1	38.5	5.7
				12	7.1	11.4	38.6	5.7
Bondanelli 等	50	3～15 分	37.6（20～87）	12～64	0	14	28	10
Hannon 等	32	<14 分	—	6～24	18.8	3.1	18.8	0
Klose 等	104	3～15 分	41（18～64）	13（10～27）	5	2	15	2
Kozlowski-Moreau 等	55	3～15 分	36.1	＞12	27.3	3.6	63.6	21.8
Krahulik 等	186	3～14 分	36（18～65）	12	—	5.6	13.5	—
Schneider 等	78	3～15 分	36	12	9	21	10	3
Tanriverdi 等	52	3～15 分	35（17～65）	12	19.2	7.7	37.7	5.8

注：TBI 为创伤性脑损伤；ACTH 为促肾上腺皮质激素；FSH 为卵泡刺激素；LH 为黄体生成素；GH 为生长激素；TSH 为促甲状腺激素。

一、神经重症患者垂体功能减退的临床特点

TBI 后较常见的激素分泌紊乱是 GH 和促性腺激素的分泌低下，其次为甲状腺和肾上腺皮质功能减退，再次为尿崩症。PTHP 在 TBI 急性期（伤后 14 天内）即可出现，通常在后急性期（一般指损伤 14 天后）有所恢复，但部分患者在伤后 6 个月时可能还会出现新的激素分泌异常，Agha 等在一项研究中发现，患者在 TBI 后很快出现一过性的垂体前叶激素的分泌异常，伤后 6 个月时，大多数患者的高催乳素血症和促性腺激素分泌不足都可完全恢复，2/3 患者的 GH 和一半以上患者的皮质醇分泌在后急性期恢复正常。Dalwadi 等则发现 TBI 发生后 24 h 内分别有 63.5% 和 46.9% 的患者出现促性腺激素和 GH 分泌不足，而在另外一项研究中，Tanriverdi 等发现直至伤后 12 个月，50.9% 的患者存在至少一种垂体前叶激素分泌异常，其中以 GH 分泌异常最为常见，部分患者的垂体功能得到恢复，但也有一部分患者的垂体功能变得更差。TBI 急性期的垂体后叶功能减退也较为常见，虽然这种紊乱多为可逆性的，TBI 患者的尿崩症发生率为 3%～50%，一般为一过性的，迟发性的尿崩症则较为少见。急性尿崩症的发生与 TBI 的严重性和脑水肿的出现有关，对患者的预后产生负面影响，多伴有慢性垂体功能减退。除此之外，TBI 后早期还有 13%～15% 的患者可能出现抗利尿激素分泌失调综合征（syndrome of inappropriate secretion of antidiuretic hormone，SIADH）造成的低钠血症，大多数患者在 48 h 内即可确诊，SIADH 需要与急性糖

皮质激素分泌不足和脑性耗盐综合征鉴别,它们的治疗策略完全不同。

SAH(动脉瘤破裂所致)患者总的垂体功能减退及 GH 和促肾上腺皮质激素(ACTH)分泌不足似乎较 TBI 患者更为常见,SAH 患者垂体前叶功能减退的发生率可高达 47%。Robba 等对 20 项相关研究的荟萃分析结果显示,SAH 后 6 个月内垂体功能减退的发生率可高达 49.3%,在进入慢性阶段后降至25.6%,较年轻的患者似乎更容易在 SAH 急性期出现垂体功能减退,但是这种并发症与预后没有明确的相关性。与 TBI 患者相似,SAH 后 GH 和 ACTH 分泌不足远较其他激素分泌紊乱常见。有关 SAH 对垂体后叶功能的影响尚缺少大样本的研究报道,Aimaretti 等在一项针对 32 例 SAH 患者的研究中发现,尿崩症的发生率为 2.8%。

大量报道显示,脑卒中患者最常见的内分泌功能异常就是 GH 分泌不足,其次是性腺和肾上腺功能低下,而垂体功能异常与脑卒中的严重程度和预后似乎没有明确的相关性。Bondanelli 等发现缺血性脑卒中后 1~3 个月和 12~15 个月垂体功能减退的发生率分别为 35.7% 和 37.5%,其中 GH 和性激素缺陷较为常见,8.3% 的患者将逐步改善,但是也有 6.2% 的患者随着时间延长其垂体功能逐渐恶化,糖尿病史和脑卒中的严重程度(临床和影像学)是垂体功能减退的危险因素,而垂体功能减退的患者往往预后不佳。需要注意的是,实验室检测指标的异常并不必然等同于临床垂体功能的缺损,因为所谓的正常值多以健康的、体重正常的中年人的激素水平为金标准,大多数脑损伤患者本身存在的一些非特异性健康问题也可能对他们的激素水平造成影响,这也是相关研究结果存在高异质性的主要原因之一。

有关出血性脑卒中后垂体功能减退的研究报道相对少见,Kuramatsu 等在一项纳入了 464 例出血性脑卒中患者的观察性研究中发现,15.6% 的患者存在低钠血症并预后不良,低钠血症患者的死亡率高达40.9%,较血钠正常患者增加近一倍,作者认为这些出血性脑卒中患者的血钠浓度降低与抗利尿激素(ADH)分泌失调有关。Kalita 等则发现,43% 的脑卒中患者存在不同程度的低钠血症,其中出血性脑卒中患者低钠血症的发生率达 51.9%,明显高于缺血性脑卒中的 36.4%,作者认为脑卒中患者低钠血症最主要的原因是脑性耗盐综合征,其次为 ADH 分泌失调,低钠血症与脑卒中患者预后的关系则存在着较大争议。

二、PTHP 的病理生理学

PTHP 的病理生理学尚未完全阐明,但一般的共识认为是多因素的,其中一种主流的理论认为PTHP 与垂体的血供受损有关,磁共振检查显示 TBI 急性期垂体肿胀和慢性期的垂体容量减少或空蝶鞍为此理论提供了影像学依据。而垂体的血供受损又存在多种机制:①垂体门脉系统的损伤和静脉栓塞。垂体长血管供应垂体前叶,更容易受到损伤,与之相对应,垂体短血管供应垂体后叶,在大多数情况下得以保存,这样就可以解释 TBI 后垂体前叶功能受损远多于垂体后叶功能受损的现象。②低血压、缺氧、贫血和脑肿胀都可能导致垂体缺血。③垂体柄的横断导致垂体组织梗死。

除了血供受损之外,PTHP 可能与自身免疫有关,有研究者发现部分 PTHP 患者存在抗垂体抗体和抗下丘脑抗体并持续 5 年以上,在抗垂体抗体滴度较高的患者中,PTHP 的发生率更高,垂体功能恢复之后抗体滴度也转为阴性。

尸检发现 TBI 后垂体坏死或出血的发生率很高,垂体、漏斗和/或下丘脑都有可能受到直接的创伤性损伤,蝶鞍或腺体本身以及下丘脑核的出血造成垂体受压,继而导致垂体功能减退。此外,TBI 后急性期内使用的一些药物如依托咪酯、升压药等可能会抑制下丘脑-垂体-肾上腺轴,造成垂体功能减退。

三、PTHP 的临床表现

TBI 后几乎所有由垂体调控的激素都有可能受到累及,当这些激素分泌不足时可产生许多相应的临床症状和体征(表 16-3)。PTHP 的临床表现取决于 TBI 的严重性和受累激素的数量,有些患者症状非常轻微,若非进行仔细的问诊和体格检查极易漏诊,而另外一些患者则可能在急诊室即出现诸如肾上腺危象、严重低血压、低血糖和甲状腺功能减退症等严重情况。TBI 后 GH 水平低下的情况可长期存在,有研究者发现,有些 TBI 患者直至伤后第 5 年,其 GH 的分泌水平仍未恢复,有少数患者在 TBI 的康复期甚至出现垂体功能减退的加重或重新出现新的异常,这些患者多表现为生存质量下降、体脂比例失常和神经心理方面的异常。SAH 后的垂体功能较 TBI 患者容易恢复,随着时间延长,垂体功能减退的比例逐渐下降,SAH 后 3 个月垂体功能正常的患者不会再度出现新的激素水平下降。

表 16-3　垂体功能减退的临床表现

受累的激素	症状	体征
促肾上腺皮质激素（ACTH）	疲乏、恶心、呕吐、厌食、体重下降、关节疼痛、腹痛	肾上腺危象(尤其在 TBI 急性期):低血压、低血钠、低血糖、高血钙、贫血、嗜酸性粒细胞增多
促甲状腺激素(TSH)	皮肤干燥、畏寒、便秘、声音嘶哑、神经心理异常	心动过缓、贫血、肌病、体温不升
卵泡刺激素/黄体生成素（FSH/LH）	月经过少或闭经(女性)、性欲减退、勃起功能障碍(男性)、不孕不育、盗汗、抑郁	第二性征减弱、去脂体重下降、男性乳房发育、睾丸萎缩
生长激素(GH)	生存质量低、活力降低、情绪低落、记忆力减退、神经精神症状	肌肉萎缩、肥胖、代谢异常、运动功能下降、骨矿物质密度下降
催乳素(PRL)	产后哺乳困难	—
抗利尿激素(ADH)	多尿、烦渴、遗尿、尿失禁	脱水、高钠血症

PTHP 患者可存在认知功能下降,表现为 P300 值的下降,后者与工作记忆容量提升和注意力相关,简单注意力下降、反应时间延长和较大的情绪波动见于 TBI 合并 GH 不足的患者,TBI 后激素水平正常的患者则没有此类表现,由此可见 TBI 后的认知功能下降并不仅仅是 TBI 本身的结果,而且还与垂体功能减退有关。GH 分泌不足尤其容易导致认知异常,有研究者发现,GH 不足可导致患有轻型 TBI 的退伍军人执行力下降和情绪低落,一项横断面回顾性研究显示,与 TBI 后垂体功能正常的患者相比,PTHP 患者的胰岛素耐受性、葡萄糖水平改变和血脂异常等代谢特征明显较差。

PTHP 最常见的表现是尿崩症,Wong 等发现 3.7% 的神经重症患者存在尿崩症,Agha 等在一项纳入了 102 例 TBI 患者的研究中发现,TBI 急性期,尿崩症的发生率达 21.6%,并且与 GCS 评分较低和出现脑水肿相关,另有 12.7% 的患者出现了 ADH 分泌失调,但这些患者的糖皮质激素分泌和甲状腺功能均正常,在 TBI 急性期出现尿崩症的 102 例 TBI 患者中仅有 7 例发生了不可逆的尿崩症,所有这些持续性尿崩症的患者均对去氨加压素治疗敏感。此外在该队列中 28% 的患者有 1 项或多项垂体前叶功能减退,但是这些垂体前叶功能减退与 TBI 急性期或慢性期的尿崩症均无关联。

四、PTHP 的诊断和筛查

PTHP 的重要性近年来才引起相关学者的重视,之前很少有人认识到 TBI、颅内动脉瘤破裂后的 SAH 以及脑卒中可能是垂体功能减退的重要原因,对 PTHP 的忽视导致患者得不到正确的诊断和恰当的治疗。评估 TBI 患者垂体功能的时机早至伤后 24 h,迟则伤后 2~3 年均可见于文献报道,主要依据患者的具体情况,TBI 急性早期(24 h)或急性期(2~3 周)发现的垂体功能减退与伤后 12 个月时的垂体功能减退并无关联,伤后早期一些生理性的激素水平改变容易与垂体功能减退相混淆,机体针对自身出现的急危重状况发生的激素水平变化类似于 GH 下降、中枢性的性功能减退和甲状腺功能减退,此外激素结合蛋白的代谢常受到急性疾病本身以及相关用药的影响而发生改变,导致循环水平升高,继而出现激素水平的假性降低,反之,皮质醇、PRL 和 ADH 都是应激激素,应当在严重疾病的急性期分泌增加,游离皮质醇水平低或正常偏低均应被视作慢性 ACTH 缺乏的早期信号。急性 ACTH 缺乏可能是致命的,因此 TBI 后早期的垂体功能筛查应着重于糖皮质激素水平的监测,连续的清晨皮质醇水平监测有助于发现早期的 ACTH 不足,皮质醇水平低于 300 nmol/L 可被视为肾上腺功能减退。至于其他的 PTHP

评估手段,一般认为内分泌评估最合适的时机是 TBI 后 1 年,而中型或重型 TBI,或 TBI 较轻但预后不理想的患者都应及时进行垂体功能的筛查。

TBI 急性期,对肾上腺功能不足及水、电解质平衡的评估至关重要,而对促甲状腺激素(TSH)、GH、PRL 和 FSH/LH 水平的检测相对不那么迫切,而 ACTH 不足的诊断在 TBI 后最初几天内是相当具有挑战性的,因为适应性压力反应尚在演变中,而动态测试几乎是不可行的。低血钠、低血糖和需要较大剂量升压药维持的低血压出现提醒临床医生应警惕肾上腺功能不足的可能性,清晨(8:00—9:00)皮质醇水平低于 300 nmol/L 是肾上腺功能不足的确诊指标,而皮质醇水平高于 15 μg/dL 则可将其排除。评判皮质醇水平的临床意义时需要考虑到 TBI 急性期皮质醇结合球蛋白水平下降和麻醉药物(依托咪酯、丙泊酚、苯巴比妥)对皮质醇的抑制作用。

患者出现多尿(尿量>200 mL/h 并持续 2 h)和/或高血钠并排除利尿药和甘露醇的作用时须警惕尿崩症的出现,尿崩症患者面临脱水的风险,尤其当患者的口渴感觉在受到损害(TBI、SAH 或脑卒中)时出现,需要意识到患者的激素异常可能是长期的,因为 PTHP 有时会继续进展,造成不可逆的后遗症,影响患者的生存质量。

关于 TBI 严重程度、影像学改变、ICU 留置时长、年龄等因素与 PTHP 的关系仍存在很大争议,有些作者认为即便是轻型 TBI 患者也可能有较高的垂体功能减退发生率或风险,因此什么样的患者需要进行垂体功能筛查尚无定论。Tanriverdi 等建议,对于 TBI 患者无论其严重程度,只要住院时间超过 24 h,或者在 NICU 内接受监护,以及轻型 TBI 但情况较复杂(有影像学改变、急性 ACTH 不足、中枢性尿崩症、需要住院等任何一项)时,都要对其进行垂体功能筛查。

2017 年英国神经创伤专家组提出 C 级建议,常规情况下早期不做垂体功能筛查,临床疑似出现皮质醇不足时应进行血清/血浆的皮质醇检测,患者疑似出现尿崩症时,应立即检测肌酐、电解质、葡萄糖水平以及进行血清/血浆和尿渗透压的同步检测,如果怀疑 ADH 分泌失调,应核实液体出入量,同步检测血清/血浆和尿渗透压,并检测尿钠浓度,排除肾脏、肾上腺和/或甲状腺功能异常。

住院时间超过 48 h 的患者,应在 3～6 个月的时间内筛查垂体功能,如果结果正常,则 12 个月后复测,未住院或者住院时间不足 48 h 的轻症患者,如果出现相关可疑症状,也应该对其垂体功能进行筛查,TBI 患者 12 个月后出现可疑的垂体功能减退症状时应建议其在内分泌科进行相关检查。在 TBI 后 6～12 个月时应对患者的内分泌基础水平进行全面的评估,包括尿素氮、肌酐、电解质、FT4/TSH、皮质醇、LH、FSH、男性患者的睾酮,绝经前女性患者如月经不规则应检测雌二醇,绝经后的女性患者检测 FSH。当患者清晨的皮质醇水平在 3～15 μg/dL 时,应进行 ACTH 刺激试验,ACTH 250 μg 的标准剂量注射 30 min 或 60 min 后皮质醇水平仍然低于 18 μg/dL 可以确诊肾上腺功能不足。

FT4 低于参考范围下限同时合并 TSH 较低、正常或轻微升高则提示甲状腺功能减退,甲状腺素替代治疗之前需排除肾上腺功能不足,否则有发生急性肾上腺危象的风险。对于怀疑 GH 分泌不足的患者,需要进行激发试验(胰岛素耐受试验,生长激素释放激素+精氨酸或胰高血糖素试验)。

当前对于 PTHP 患者是否需要长期监控其垂体功能尚未达成共识,一般建议根据 TBI 后 1 年患者的激素水平来确定,对于轻型 TBI 且激素水平正常的患者,如无相关临床症状无须每年常规筛查,对于轻型 TBI 但情况较复杂(参见上文),或者中型至重型 TBI 患者,建议每年筛查皮质醇/电解质,并对垂体功能减退的症状和体征进行临床评估。对于青少年患者,一般采用与成人相似的筛查策略,对皮质醇低下和水代谢紊乱的情况一定要及时确诊和处理,长期密切随访其他激素,尤其是与生长发育和青春期发育相关的垂体功能的状况。此外有关脑卒中患者垂体功能筛查的研究较为少见,鉴于脑卒中患者垂体功能减退一般较 TBI 患者轻,恢复较好(参见前文),脑卒中患者的垂体功能筛查原则上可借鉴 TBI 患者,SAH 后的垂体功能筛查策略基本与 TBI 患者相同。

五、PTHP 的治疗

PTHP 的主要治疗原则是在需要的时候适当补充所缺少的激素,PTHP 的治疗与其他非 TBI 导致的垂体功能减退并无显著的区别。PTHP 最常见的垂体功能减退是 GH 的分泌减少,单纯的 GH 缺乏也并不少见,所以大多数文献主要聚焦于 GH 的替代治疗,重组人生长激素(rh-GH)替代治疗能改善肌肉力量的产生、人体组成、有氧工作能力和认知能力。在一项回顾性研究中,作者将 PTHP 患者与非功能性垂体腺瘤患者进行了比较,结果发现给予 GH 替代治疗后两组患者的生存质量都得到明显改善,除此之外,GH 替代治疗还能改善 PTHP 患者的代谢异常,包括糖耐受能力和腹部脂肪水平都能得到改善。在另外一项研究中,Gardner 等发现,与非功能性垂体腺瘤患者相比,TBI 合并 GH 低下的患者生存质量更差,但是经过 GH 替代治疗 1 年后的 TBI 患者的生存质量改善更为明显。

TBI 急性期,只有糖皮质激素替代治疗在 ACTH 缺乏时是必要的,因为后者有可能危及患者的生命,而 GH、睾酮/雌二醇和甲状腺激素(TH)等的替代治疗在 TBI 急性期并不推荐,因为 TBI 早期的激素水平改变可能是患者对严重疾病做出的生理反应。

此外,低钠血症往往见于 TBI 急性期,其最常见的原因是 ADH 分泌失调,但是在大多数病例中,这种情况是一过性的。出现 ADH 分泌失调的 TBI 患者常有糖皮质激素分泌减少,因此其低钠血症对糖皮质激素治疗有较好的响应。当 TBI 患者出现低钠血症时应考虑 ADH 分泌失调的可能,同时应对患者的 ACTH 水平进行筛查,一旦确诊应立即使用糖皮质激素治疗。

综上所述,TBI 是一项全球性的公共卫生和健康难题,其致死致残率仍然居高不下,近年来 TBI 后以 GH 分泌不足为代表的内分泌改变对预后的影响日渐受到关注,但是 TBI 后的轻度垂体功能减退由于临床症状轻微容易被临床医生低估而使患者得不到恰当的治疗,这一临床问题应该引起神经科医生、内分泌科医生尤其是神经重症医生的重视。

参 考 文 献

[1] Cyran E. Hypophysenschädigung durch schädelbasisfraktur[J]. Dtsch Med Wochenschr,1918,44(45):1261.

[2] Wong M F,Chin N M,Lew T W. Diabetes insipidus in neurosurgical patients[J]. Ann Acad Med Singap,1998,27(3):340-343.

[3] Benvenga S,Campenní A,Ruggeri R,et al. Clinical review 113:hypopituitarism secondary to head trauma[J]. J Clin Endocrinol Metab,2000,85(4):1353-1361.

[4] Agha A,Thornton E,O'Kelly P,et al. Posterior pituitary dysfunction after traumatic brain injury[J]. J Clin Endocrinol Metab,2004,89(12):5987-5992.

[5] Agha A,Phillips J,O'Kelly P,et al. The natural history of post-traumatic hypopituitarism: implications for assessment and treatment[J]. Am J Med,2005,118(12):1416.

[6] Agha A,Sherlock M,Thompson C J. Post-traumatic hyponatraemia due to acute hypopituitarism[J]. QJM,2005,98(6):463-464.

[7] Aimaretti G,Ambrosio M R,Di Somma C,et al. Residual pituitary function after brain injury-induced hypopituitarism:a prospective 12-month study[J]. J Clin Endocrinol Metab,2005,90(11):6085-6092.

[8] Benvenga S. Brain injury and hypopituitarism:the historical background[J]. Pituitary,2005,8(3-4):193-195.

[9] Cohan P,Wang C,McArthur D L,et al. Acute secondary adrenal insufficiency after traumatic brain injury:a prospective study[J]. Crit Care Med,2005,33(10):2358-2366.

[10] Tanriverdi F,Senyurek H,Unluhizarci K,et al. High risk of hypopituitarism after traumatic brain injury:a prospective investigation of anterior pituitary function in the acute phase and 12 months after trauma[J]. J Clin Endocrinol Metab,2006,91(6):2105-2111.

［11］　Urban R J. Hypopituitarism after acute brain injury［J］. Growth Horm IGF Res,2006,16 Suppl A:S25-S29.

［12］　Schneider H J,Kreitschmann-Andermahr I,Ghigo E,et al. Hypothalamopituitary dysfunction following traumatic brain injury and aneurysmal subarachnoid hemorrhage:a systematic review ［J］. JAMA,2007,298(12):1429-1438.

［13］　Bondanelli M,Ambrosio M R,Zatelli M C,et al. Prevalence of hypopituitarism in patients with cerebrovascular diseases［J］. J Endocrinol Invest,2008,31(9 Suppl):16-20.

［14］　Kreitschmann-Andermahr I,Poll E M,Reineke A,et al. Growth hormone deficient patients after traumatic brain injury—baseline characteristics and benefits after growth hormone replacement—an analysis of the German KIMS database［J］. Growth Horm IGF Res,2008,18 (6):472-478.

［15］　Bondanelli M,Ambrosio M R,Carli A,et al. Predictors of pituitary dysfunction in patients surviving ischemic stroke［J］. J Clin Endocrinol Metab,2010,95(10):4660-4668.

［16］　Glynn N,Agha A. Which patient requires neuroendocrine assessment following traumatic brain injury,when and how? ［J］. Clin Endocrinol (Oxf),2013,78(1):17-20.

［17］　Hannon M J,Crowley R K,Behan L A,et al. Acute glucocorticoid deficiency and diabetes insipidus are common after acute traumatic brain injury and predict mortality［J］. J Clin Endocrinol Metab,2013,98(8):3229-3237.

［18］　Tanriverdi F,De Bellis A,Ulutabanca H,et al. A five year prospective investigation of anterior pituitary function after traumatic brain injury:is hypopituitarism long-term after head trauma associated with autoimmunity? ［J］. J Neurotrauma,2013,30(16):1426-1433.

［19］　Kuramatsu J B,Bobinger T,Volbers B,et al. Hyponatremia is an independent predictor of in-hospital mortality in spontaneous intracerebral hemorrhage［J］. Stroke,2014,45(5):1285-1291.

［20］　Fernandez-Rodriguez E,Bernabeu I,Castro A I,et al. Hypopituitarism after traumatic brain injury［J］. Endocrinol Metab Clin North Am,2015,44(1):151-159.

［21］　Tanriverdi F,Kelestimur F. Neuroendocrine disturbances after brain damage:an important and often undiagnosed disorder［J］. J Clin Med,2015,4(5):847-857.

［22］　Tanriverdi F,Schneider H J,Aimaretti G,et al. Pituitary dysfunction after traumatic brain injury:a clinical and pathophysiological approach［J］. Endocr Rev,2015,36(3):305-342.

［23］　Kumar K V,Kumar S,Ahmad F M. Occult endocrine dysfunction in patients of cerebrovascular accident［J］. Ann Indian Acad Neurol,2016,19(1):94-98.

［24］　Robba C,Bacigaluppi S,Bragazzi N,et al. Clinical prevalence and outcome impact of pituitary dysfunction after aneurysmal subarachnoid hemorrhage:a systematic review with meta-analysis ［J］. Pituitary,2016,19(5):522-535.

［25］　Dalwadi P P,Bhagwat N M,Tayde P S,et al. Pituitary dysfunction in traumatic brain injury:is evaluation in the acute phase worthwhile? ［J］. Indian J Endocrinol Metab,2017,21(1):80-84.

［26］　Kalita J,Singh R K,Misra U K. Cerebral salt wasting is the most common cause of hyponatremia in stroke［J］. J Stroke Cerebrovasc Dis,2017,26(5):1026-1032.

［27］　Tan C L,Alavi S A,Baldeweg S E,et al. The screening and management of pituitary dysfunction following traumatic brain injury in adults:British Neurotrauma Group guidance［J］. J Neurol Neurosurg Psychiatry,2017,88(11):971-981.

［28］　Wang W,Jiang B,Sun H,et al. Prevalence,incidence,and mortality of stroke in China:results from a nationwide population-based survey of 480 687 adults［J］. Circulation,2017,135(8):

759-771.

［29］ Booij H A,Gaykema W D C,Kuijpers K A J,et al. Pituitary dysfunction and association with fatigue in stroke and other acute brain injury［J］. Endocr Connect,2018,7(6):R223-R237.

［30］ Dewan M C,Rattani A,Gupta S,et al. Estimating the global incidence of traumatic brain injury ［J］. J Neurosurg,2018,1:1-18.

［31］ Li M,Sirko S. Traumatic brain injury:at the crossroads of neuropathology and common metabolic endocrinopathies［J］. J Clin Med,2018,7(3):59.

［32］ Lillicrap T,Garcia-Esperon C,Walker F R,et al. Growth hormone deficiency is frequent after recent stroke［J］. Front Neurol,2018,9:713.

［33］ Avan A,Digaleh H,Di Napoli M,et al. Socioeconomic status and stroke incidence,prevalence, mortality,and worldwide burden:an ecological analysis from the Global Burden of Disease Study 2017［J］. BMC Med,2019,17(1):191.

［34］ Jiang J Y,Gao G Y,Feng J F,et al. Traumatic brain injury in China［J］. Lancet Neurol,2019,18 (3):286-295.

［35］ Kgosidialwa O,Agha A. Hypopituitarism post traumatic brain injury (TBI):review［J］. Ir J Med Sci,2019,188(4):1201-1206.

［36］ Capizzi A,Woo J,Verduzco-Gutierrez M. Traumatic brain injury:an overview of epidemiology, pathophysiology,and medical management［J］. Med Clin North Am,2020,104(2):213-238.

［37］ Kim J,Thayabaranathan T,Donnan G A,et al. Global stroke statistics 2019［J］. Int J Stroke, 2020,15(8):819-838.

［38］ Gilis-Januszewska A,Kluczyński Ł,Hubalewska-Dydejczyk A. Traumatic brain injuries induced pituitary dysfunction:a call for algorithms［J］. Endocr Connect,2020,9(5):R112-R123.

［39］ Ntali G,Tsagarakis S. Pituitary dysfunction after traumatic brain injury:prevalence and screening strategies［J］. Expert Rev Endocrinol Metab,2020,15(5):341-354.

［40］ Wang F,Luo M Y,Zhou L,et al. Endocrine dysfunction following stroke［J］. J Neuroimmune Pharmacol,2021,16(2):425-436.

（毛青）

第十七章 神经重症患者深静脉血栓形成和肺栓塞的处理

静脉血栓栓塞(venous thromboembolism,VTE)包括深静脉血栓形或(deep venous thrombosis,DVT)和肺栓塞(pulmonary embolism,PE)。在所有心血管死亡患者中,VTE 相关的并发症是第三位常见的死亡原因,仅次于心肌梗死、缺血性脑卒中。目前有文献报道,全球每年有超过 1000 万人罹患这种疾病,有症状的下肢 DVT 发病率达(50~100)/10 万。神经重症患者中这一疾病的发病率更高,但尚无明确的统计。神经重症患者 VTE 风险升高的原因如下:各种神经系统疾病导致患者瘫痪,长期卧床,继发静脉淤滞风险增加,内皮细胞激活,血栓的形成、延伸和固结增多。随着 VTE 发病率的升高,远期血栓后综合征(post-thrombotic syndrome,PTS)发病率也逐年上升。VTE 是导致神经重症患者残疾和死亡的重要原因之一,临床医生应当评估神经重症患者 VTE 风险并提供有效和安全的预防措施。

一、病因和危险因素

1884 年,Rudolph Virchow 首次提出血栓形成是血管内皮损伤、血流淤滞和血液高凝状态这三种潜在病因中至少一种的结果。近年来,大量科学研究证实各种危险因素均可诱发这一病理生理过程进而导致血栓形成。

VTE 的危险因素包括原发性危险因素和继发性危险因素。原发性危险因素主要有抗凝血酶缺乏,蛋白 C 缺乏,蛋白 S 缺乏,先天性异常纤维蛋白原血症,高同型半胱氨酸血症,抗心磷脂抗体阳性,纤溶酶原激活物抑制剂过多,凝血酶原 20210A 基因突变,Ⅷ、Ⅸ、Ⅺ 因子增高,Ⅴ 因子 Leiden 突变,纤溶酶原缺乏,异常纤溶酶原血症,Ⅻ 因子缺乏等。其中 Ⅴ 因子 Leiden 基因多态性可能使 VTE 的风险增加 3~8 倍;缺乏抗凝血酶、蛋白 C 或蛋白 S 可使 VTE 的风险增加 20~80 倍。继发性危险因素包括高龄、癌症、急性内科疾病、手术、创伤、静止不动(通常住院并持续至少 3 天)、肥胖、炎症性疾病/感染、激素治疗(含雌激素)、妊娠(特别是产后期)、长途旅行、近期住院等。除常规因素外,神经重症患者还有其特殊的高危因素,如手术时间较长(长于 4 h)、糖皮质激素的应用、手术中脑局部释放促凝物质、渗透性脱水药的应用、VTE 药物预防的延迟等都会使其危险性增加 2 倍甚至更多。此外多个危险因素常并存于同一人,使VTE 的总体风险进一步增高。

二、临床表现

(一)深静脉血栓形成(DVT)

通常认为 DVT 有三种类型:小腿孤立 DVT、股腘窝 DVT 和髂-股 DVT。血栓越靠近心脏,症状越严重。

DVT 患者中 80% 的病例可能缺乏特定的症状和体征,其临床表现主要取决于血管阻塞的程度与侧支循环的建立。

有症状的急性下肢 DVT 主要表现为患肢的突然肿胀、疼痛、出现红斑、发热等,体格检查可见患肢呈凹陷性水肿、软组织张力增高、皮肤温度增高、静脉充盈。足背屈时可引起小腿后侧肌群疼痛(Homans征阳性)。挤压小腿后侧肌群可引起局部疼痛(Neuhof 征阳性)。Homans 征与 Neuhof 征阳性均见于血栓位于小腿肌肉静脉丛。有研究表明,明确 DVT 的神经重症患者中约 66.7% 位于小腿,以腓静脉受累最多,其原因可能与下肢远端尤其是腓肠肌肌间静脉丛血流缓慢,长期卧床造成肌肉泵作用丧失,引起血流淤滞有关。

股蓝肿（phlegmasia cerulea dolens）是下肢 DVT 中最严重的临床表现，以下肢极度肿胀、发绀和疼痛为特征，同时可伴有皮肤温度低、水疱、足背动脉搏动消失等，该种类型的 DVT 全身反应强烈，不及时处理可发生休克或静脉性坏疽，危及生命。

PTS 是急性下肢 DVT 最重要的晚期并发症，临床表现为患肢疼痛、水肿、皮肤改变和溃疡等。

（二）肺栓塞（PE）

PE 是不同脏器之间复杂的相互作用的结果，表现多种多样，不具有典型性。约 2/3 的 PE 患者无临床症状，仅在尸检时发现；部分 PE 患者发病即表现为低血压、休克或心搏骤停等。临床较为常见的症状为呼吸困难、胸痛和咳嗽，发热、心动过速、肺部异常体征等也是 PE 常见的体征，发绀、咯血及急性肺心病的表现较少见，其症状和体征主要取决于栓子的大小。

三、诊断

（一）DVT 的诊断

DVT 的临床表现缺乏特异性，易被忽视或误诊，程度亦有很大差别，从无症状到血流动力学不稳定均可见，并发较小的 PE 时临床表现可能与气胸、过度通气、哮喘、心肌梗死、充血性心力衰竭、胸膜炎、浆膜炎等症状相似，这进一步增加了诊断的难度，因而仅根据临床症状很难对 DVT 进行诊断。应在 DVT 可能性评估的基础上结合实验室检查以及影像学检查，以免漏诊和误诊。

1. Wells DVT 评估量表　Wells DVT 评估量表基于患者的病史、临床症状、体征以及实验室检查结果对发病情况进行评估。大量临床研究表明，评分高时患者发生 DVT 可能性较大，应进行进一步检查以明确诊断，有利于提高检查阳性率、降低误诊率并节约医疗资源和患者治疗总费用。

Wells DVT 评估量表（表 17-1）是临床应用最为广泛的 DVT 评分系统，有荟萃分析显示，Wells DVT 评分为高度可能的阳性似然比为 5.2，而低度可能的阴性似然比为 0.25，表明 Wells DVT 评分比任何单一临床特征都有更高的预测价值。但也有研究者认为，Wells DVT 评分对于 DVT 诊断的主要价值在于 DVT 的阴性诊断价值，当 Wells DVT 评分结果为不可能时，提示临床医生可以不再对该患者进行其他客观检查或者治疗措施。

表 17-1　Wells DVT 评估量表

临床特征	分值
癌症活动期（近 6 个月内接受治疗或当前姑息治疗）	1
偏瘫、轻瘫或近期下肢石膏固定	1
近期卧床时间 3 天或近 12 周内行大手术（全麻或局麻）	1
沿深静脉走行方向有局限性压痛	1
整个下肢肿胀	1
肿胀小腿周径较无症状侧大 3 cm 以上（胫骨粗隆下 10 cm 测量）	1
凹陷性水肿（仅症状腿）	1
有浅静脉侧支循环（非静脉曲张）	1
既往有 DVT 病史	1
可能和 DVT 相当的其他病因诊断*	－2

注：* 病因诊断包括肌肉损伤、慢性水肿、浅静脉炎、血栓后综合征、关节炎、慢性静脉功能不全、蜂窝织炎、腘窝囊肿、骨盆肿瘤、术后肿胀、多种混杂因素。临床可能性：Wells DVT 评分≤1 分为不可能；Wells DVT≥2 分为可能。

2. 血浆 D-二聚体含量测定 D-二聚体是一种纤维蛋白原降解产物,其含量在发生下肢 DVT 时显著增高。在预测 DVT 时有较高的敏感性,但特异性较低,容易受各种因素影响,如近 3 个月的手术和创伤、妊娠、危重症、脓毒症、恶性肿瘤、肝功能异常时都可升高,因此 D-二聚体含量对于诊断 DVT 阳性的预测价值较低,不能用于确诊。目前更多的研究倾向于将其作为 DVT 阴性的排除标准。在 ELISA 方法中,D-二聚体含量<500 μg 则可排除 DVT。当 Wells DVT 评分≤1 分时,应在 4 h 内完成对 D-二聚体的检测,若阴性则排除诊断;当 Wells DVT 评分≥2 分时,应先进行下肢血管超声检查(ultrasonography,US),若检查结果为阴性,则完善 D-二聚体的检测。

3. 彩色多普勒超声检查 US 因简便、无创和敏感性、准确性高等优点在临床得到广泛应用,是 DVT 诊断的首选方法。最近的一项荟萃分析发现,在诊断近端 DVT 时 US 有非常高的敏感性(范围为 93.2%～95.0%;合并敏感性为 94.2%)和特异性(范围为 93.1%～94.4%;合并特异性为 93.8%),但在诊断远端 DVT 时敏感性较低(范围为 59.8%～67.0%;合并敏感性为 63.5%)。因而通常推荐结合患者 Wells DVT 评分、D-二聚体的检测结果及 US 结果对 DVT 进行诊断。当 Wells DVT 评分≤1 分同时 D-二聚体阳性时,应在 4 h 内完成下肢血管 US,若连续两次检查均为阴性则可排除诊断,若阳性则确认诊断。当 Wells DVT 评分≥2 分时,应在 4 h 内完成下肢血管 US,结果为阳性则明确诊断,结果为阴性但 D-二聚体的检测阳性时则应在 6～8 天后复查下肢血管 US,若复查为阳性则可明确诊断,阴性则基本排除诊断,亦可进一步行其他检查。

4. CT 静脉造影 文献报道,CT 静脉造影是一种快速、有效的下肢 DVT 诊断方法,其敏感性和特异性分别为 89%～100% 和 94%～100%。最近的一项荟萃分析发现,疑似 PE 的患者中,CT 静脉造影对诊断近端 DVT 有很高的指导价值,敏感性为 71%～100%,特异性为 93%～100%。但与传统的静脉造影术一样,其需要患者暴露于电离辐射和碘造影剂中,这导致其应用受限。

5. 静脉造影 传统观念认为,静脉造影是诊断 DVT 的金标准,不仅准确率高,而且可以有效判断有无血栓、血栓部位、范围、形成时间,及侧支循环情况。但有研究报道,在进行静脉造影的患者中有约 20% 的病例静脉节段显示不充分,影响对 DVT 的判断。此外,不是所有人都符合静脉造影的条件,肾功能不全和对造影剂有严重过敏反应的患者禁用。无论如何,静脉造影仍然是诊断 DVT 的参考标准,但不作为常规检查,当其他试验不能明确排除 DVT 诊断或计划血管内治疗时,可以进行静脉造影。

6. 核磁静脉成像 核磁静脉成像是一种无创的检查方式,应用多种脉冲序列或技术详细描绘与 DVT 相关的血管外解剖结构,识别导致下肢 DVT 的血管外压迫来源,或提示类似 DVT 的其他情况,尤其在评估盆腔静脉或下腔静脉血栓时,明显优于超声,能检测引起疼痛和肿胀的原因,如外部静脉压迫综合征或盆腔恶性肿瘤等,而且与静脉造影相比,患者不需要暴露于电离辐射和碘造影剂中,因此,核磁静脉成像可能是 US 不能明确诊断的患者的首选检查方法。但对于有固定金属植入物及心脏起搏器植入者,不可实施此项检查。

DVT 诊断流程见图 17-1。

(二)PE 的诊断

PE 的临床表现多种多样,但大多缺乏特异性,其严重程度亦有很大差别,从轻者无症状到重者出现血流动力学不稳定甚或猝死均可见。因此,仅根据临床症状难以诊断。既往认为咯血、胸痛、呼吸困难是 PE 的三联征,但在临床上并不典型。Emperor 在 2011 年进行了一项关于 PE 临床表现的流行病学调查,发现 PE 的临床表现呈广泛性和非特异性,但仍以呼吸困难、胸痛、咳嗽等为主要表现(表 17-2)。

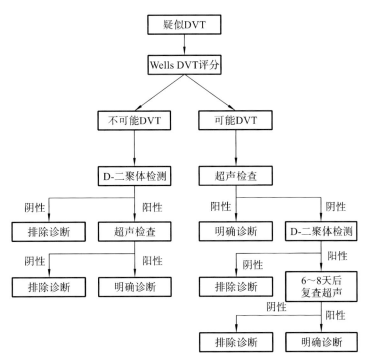

图 17-1　DVT 诊断流程

表 17-2　PE 临床症状

症状	占比
呼吸困难	50%
胸痛	54%
上腹部疼痛	11%
晕厥	6%
咳嗽	23%
呼吸窘迫	16%
咯血	8%
发热（>37.8 ℃）	10%

1. Wells PE 评估量表　现有多个 PE 可能性的临床评估量表，其中 Wells PE 评估量表是目前研究证实的诊断 PE 最好的临床评估量表，其将临床 PE 分为不太可能和可能或低危、中危、高危（表 17-3）。

表 17-3　Wells PE 评估量表

症状	分值
既往 PE 或 DVT	1.5
心率>100 次/分	1.5
过去 4 周内手术或制动超过 3 天	1.5
咯血	1
恶性肿瘤（正在治疗，最近 6 个月治疗或姑息治疗）	1
DVT 的临床征象和体征（下肢小腿肿胀、疼痛）	3
非 PE 诊断的可能性小	3

注：临床可能性：Wells PE 评分≤4 分为不太可能；Wells PE 评分>4 分为可能。低危为 0~1 分；中危为 2~6 分；高危为 7 分及以上。

2. 实验室检查

（1）血浆 D-二聚体含量测定：当 Wells PE 评分≤4 分时应在 4 h 内进行 D-二聚体的检测，阴性可排除 PE，不继续检查及治疗，但也可根据患者临床症状及个人意愿进行进一步检查；阳性则 PE 可能性大，必须进行进一步检查。

（2）动脉血气分析：急性 PE 患者常表现为低氧血症、低碳酸血症和肺泡-动脉血氧分压差（P(A-a)O$_2$）增大。但没有明确的 PaO$_2$ 界值可以用来排除肺栓塞的诊断，甚至部分患者的结果可能正常。研究显示，P(A-a)O$_2$ 诊断价值优于 PaO$_2$。

（3）血浆心肌肌钙蛋白（cTn）：cTn 包括心肌肌钙蛋白 I（cTnI）及心肌肌钙蛋白 T（cTnT），是评价心肌损伤的指标。急性 PE 时，由于肺动脉阻力增加引起右心室形变增加，进而导致右心室心肌缺血，从而表现为 cTn 水平升高，水平越高心肌损伤越严重。cTn 水平升高提示急性 PE 患者预后不良，但尚未有明确的界值对 PE 做出诊断。

（4）脑钠肽（BNP）和 N-末端脑钠肽前体（NT-proBNP）：心室扩张或压力负荷增加时合成和分泌的心源性激素。急性 PE 患者右心室后负荷增加，室壁张力增高，血 BNP 和 NT-proBNP 水平升高，因而在无明确心脏疾病的患者中，若出现血 BNP 和 NT-proBNP 水平升高，应进行进一步的检查明确有无 PE 的发生，同时该指标也可用于评估急性 PE 的预后。Vuilleumier 等在一项针对 PE 风险分层的心脏生物标志物的多中心前瞻性研究中发现，NT-proBNP 水平＜300 pg/mL 对 3 个月内不良结局的阴性预测值为 100%。

3. 心电图　急性 PE 时多数病例可出现心电图异常表现，心电图的改变多在发病后即刻出现，并随疾病的演变而变化，因而动态观察心电图更有意义。较为典型的心电图改变为 S Ⅰ Q Ⅲ T Ⅲ（即 Ⅰ 导 S 波加深，Ⅲ 导出现 Q/q 波及 T 波倒置），10% 的急性 PE 患者可出现上述典型表现；V$_1$～V$_4$ 的 T 波改变和 ST 段异常也是较为常见的改变；此外还可见完全或不完全右束支传导阻滞，肺型 P 波，电轴右偏、顺时针方向转位等。

4. 胸部 X 线片　急性 PE 患者胸部 X 线片可有异常表现，但均无特异性，表现为区域性肺血管纹理变细、稀疏或消失，肺野透亮度增加，肺野局部浸润性阴影，尖端指向肺门的楔形阴影，肺不张或膨胀不全，右下肺动脉干增宽或伴截断征，肺动脉段膨隆以及右心室扩大征，患侧横膈抬高，少至中量胸腔积液等。胸部 X 线片对明确诊断价值不大，但可用于鉴别诊断，排除气胸、肺部感染等。

5. 超声心动图　超声心动图在明确 PE 诊断中有较高的价值。发生 PE 时，最直接的征象是肺动脉近心端血栓或右心血栓。因急性期血栓回声较低或栓子在肺动脉外周血管形成等原因，超声心动图检查很难直接发现这些证据。但超声心动图可以发现右心室后负荷过重等间接证据，包括右心室扩大、右心室壁运动减低、室间隔运动消失或室间隔与左心室后壁呈逆向运动、三尖瓣反流速度增快、肺动脉近心端增宽、肺动脉内压力升高等。若患者出现 PE 临床表现，且血浆 D-二聚体明显增高，并排除急性肺部感染、慢性阻塞性肺疾病急性发作期或由其他原因引起右心负荷过重导致的肺动脉高压，均需高度警惕急性 PE 的发生。

6. 磁共振肺动脉造影（magnetic resonance pulmonary angiography，MRPA）　MRPA 对肺动脉主干、肺叶以及肺段动脉等部位的栓塞具有较高的诊断价值（敏感性为 85%，特异性为 96%），可以直接显示肺动脉内的栓子及 PE 所致的低灌注区，从而确诊 PE，但对肺段以下 PE 或血栓较小的 PE 敏感性差。由于具有无 X 线辐射、不使用含碘造影剂等优势，MRPA 适用于肾功能严重受损、对碘造影剂过敏或妊娠患者。但由于检查时间长且空间分辨率低于 CT，MRPA 不适用于重症患者。

7. CT 肺动脉造影（computed tomography pulmonary angiography，CTPA）　CTPA 对于 PE 的诊断有较高的敏感性和特异性，尤其提高了对亚段 PE 诊断的敏感性，是目前确诊 PE 的首选检查方法之一。直接征象为肺动脉内充盈缺损，部分或完全被不透光的血流所包围（轨道征），或完全充盈缺损，远端血管不显影；间接征象包括楔形密度增高影、条带状密度增高影或盘状肺不张，中心肺动脉扩张及远端血管分支减少或消失等。CTPA 可同时显示肺及肺外的其他胸部病变，具有重要的诊断和鉴别诊断价值，但仍需使用碘造影剂,肾功能受损者、对碘造影剂过敏者慎用。

8.肺动脉造影　肺动脉造影是诊断 PE 的金标准,表现为肺动脉腔内充盈缺损。但由于有创性及较高的并发症发生率,其应用受限。

9.肺通气/灌注显像(ventilation-perfusion lung scintigraphy,V-P 显像)　V-P 显像对亚段 PE 具有较高敏感性,辐射剂量低,示踪剂使用少,较少引起过敏反应,在临床得到广泛应用,尤其适用于妊娠、对碘造影剂过敏、严重肾功能不全等患者。PE 时典型的表现为沿肺叶、肺段分布的肺内血流灌注减低或缺损与通气影像不匹配,灌注减低或缺损的部位即为 PE 病变处。V-P 显像发现 1 个或 1 个以上肺段 V-P 不匹配即为阳性。但是由于许多疾病可以同时影响患者的肺通气和血流状况,致使 V-P 显像在结果判定上较为复杂,因而 PE 的诊断更应密切结合临床,同时需结合其他检查,例如胸部 CT 等排除肺部炎症、肺部肿瘤、慢性阻塞性肺疾病等。V-P 显像阴性基本可以排除 PE。

PE 诊断流程见图 17-2。

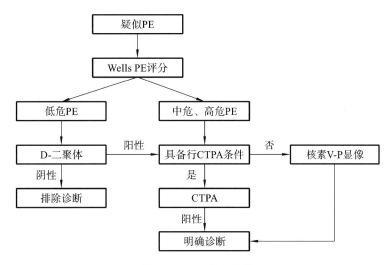

图 17-2　PE 诊断流程

PE 严重指数(PESI)评分量表见表 17-4。

表 17-4　PE 严重指数(PESI)评分量表

项目	分值(以年龄为初始分值)
男性	+10
肿瘤	+30
慢性心力衰竭	+10
慢性肺部疾病	+10
心率≥110 次/分	+20
收缩压<100 mmHg	+30
动脉血氧饱和度<90%	+20
体温<36 ℃	+20
呼吸频率>30 次/分	+20
精神状态改变	+60

注:PESI 分级方法如下。低于 65 分为Ⅰ级;65~85 分为Ⅱ级;86~105 分为Ⅲ级;106~125 分为Ⅳ级;高于 125 分为Ⅴ级。

PE 危险分级见表 17-5。

表 17-5　PE 危险分级

危险分级	低血压	PESI Ⅲ～Ⅴ级	影像学 （右心室功能不全）	实验室指标 （心肌标志物升高）
高危	+	+/-	+	+/-
中高危	-	+	+	+
中低危	-	+	+/-*	+/-*
低危	-	-	-	-

注:* 指影像学和实验室指标两者之一为阳性。

四、治疗

(一)抗凝治疗

建议对疑似 DVT 和 PE 患者,若无禁忌证,应在进一步检查的同时启动临时性抗凝治疗。如果进一步检查排除 DVT 或 PE,则停止抗凝治疗,若明确诊断则继续抗凝治疗。开始抗凝治疗的患者应对肾功能、PT 和 APTT 进行基线评估。开始使用维生素 K 拮抗剂、普通肝素或低分子量肝素治疗的患者应进行全血计数检查。

目前临床应用较为广泛的抗凝药物主要有普通肝素(UFH)、低分子量肝素(LMWH)、维生素 K 拮抗剂(VKA,如华法林)以及新型口服抗凝药物(包括阿哌沙班、利伐沙班、依度沙班、达比加群等)。抗凝药物给药途径可以分为肠道外给药及肠道内给药。

UFH 是肠道外给药较常用的药物,首选静脉给药,UFH 可同时抑制因子 Ⅱa 和因子 Ⅹa,因子 Ⅹa 和因子 Ⅱa 抑制率之比为 1:1。用药方法建议:负荷量 2000～5000 U 或 80 U/kg 静脉推注,继之以 18 IU/(kg·h)持续静脉泵入。治疗过程中密切监测 APTT,根据 APTT 调整用药剂量。前 24 h 内较低的 APTT 与较高的 DVT 复发率相关,建议 APTT 在 24 h 内达到并维持于正常值的 1.5～2.5 倍。由于 APTT 的测定受较多因素影响,包括样本收集与处理、试剂、实验室仪器以及重要的生物因素等,因而目前更推荐监测抗 Ⅹa 因子活性(目标为 0.3～0.7 IU/mL),其结果比 APTT 更可靠。

在常规临床实践中,UFH 的最佳管理很难实现,主要缺点是个体间剂量可变性,需要实验室监测和剂量调整。出血是 UFH 治疗的主要并发症,若出现严重的出血,应立即停用或减量,一般 4 h 后抗凝作用消失,严重者可用硫酸鱼精蛋白中和,硫酸鱼精蛋白注射液 1～1.5 mg 可中和 1 mg UFH。UFH 还会引起肝素诱导的血小板减少症(HIT),UFH 引起 HIT 的风险比 LMWH 高 8～10 倍。对于 HIT 中高风险患者,建议在应用 UFH 的第 4～14 天(或直至停用 UFH)密切监测血小板计数,每隔 2～3 天监测一次,高危患者每隔 1 天监测一次。临床考虑为 HIT 时应立即停用 UFH,并改用非肝素类抗凝药物。在美国,静脉注射直接凝血酶抑制剂是 HIT 的首选治疗方法,如阿加曲班等。一项多中心研究证实,阿加曲班可明显降低 HIT 患者死亡、截肢和血栓形成的发生率。只有在血小板计数恢复到基线水平或大于 150×10^9/L 后,才开始与 VKA 联合使用。在血小板计数恢复前启动 VKA 是禁止的,因为 VKA 和抗血小板因子 4(PF4)/肝素抗体联合作用可降低蛋白 C 活性,增加下肢静脉坏疽的发生风险。

由于 UFH 的使用有以上风险,目前临床上应用更为广泛的肠道外给药的药物为 LMWH,其量效关系更为确定,因子 Ⅹa 和因子 Ⅱa 抑制率之比在 2:1 到 4:1 之间,主要取决于不同类型 LMWH 的分子量。因为抗 Ⅹa 因子活性在给药后 4 h 达高峰,建议最后一次给药后 4 h 监测抗 Ⅹa 因子活性,一天 2 次给药抗 Ⅹa 因子活性控制目标为 0.6～1.0 IU/mL,一天 1 次给药抗 Ⅹa 因子活性控制目标为 1.0～2.0 IU/mL。给药方式首选皮下注射,建议每天给药 1～2 次,剂量根据患者体重调整(100 U/kg)。由于体重可影响抗凝药物的吸收、分布和消除,治疗效果在体重极值时可发生改变,因而对于体重超出 50～120 kg 范围的患者,应进行抗 Ⅹa 因子活性监测。LMWH 平均分子量较小且半衰期较长(约 4 h),经肾脏代谢，在肾功能异常患者中容易造成蓄积，用药剂量应根据肾功能调整。对于特殊患者群体，如病态肥胖（BMI≥40 kg/m²）、体重过轻（体重<50 kg）、严重肾功能衰竭（肌酐清除率<30 mL/min）、肾功能不稳定或出血风险高、血流动力学不稳定的患者，UFH 较 LMWH 更可取（短半衰期和硫酸鱼精蛋白可逆性）。

VKA（如华法林）作用机制为抑制凝血因子Ⅱ、Ⅶ、Ⅸ和Ⅹ的 γ 羧化。凝血开始时，VKA 同样抑制蛋白 C 和蛋白 S 的 γ 羧化，使其活性降低，蛋白 C 的半衰期较凝血因子短，在 VKA 的启动过程中会出现短暂的高凝状态，因此在 VKA 治疗开始时，确保与静脉抗凝的有效重叠是必要的。建议静脉抗凝与 VKA 联合使用至少 5 天，或至少连续 2 次 INR>2.0，之后可单独使用 VKA。华法林用量可以从单次口服 5 mg/d 开始，监测 INR，使其维持在 2.5～3.5。华法林的抗凝效应受一些药物的影响，如喹诺酮类、大环内酯类、胺碘酮等能增强华法林抗凝作用，而巴比妥类、利福平、卡马西平等则可降低其抗凝作用，在临床使用中应注意。华法林等 VKA 对胎儿有致畸作用，孕妇禁用。由于新型口服抗凝药物的不断发展，华法林的使用已经逐渐减少，最新指南中也不再将华法林推荐为治疗 VTE 的首选口服用药。

利伐沙班、阿哌沙班、依度沙班、达比加群等新型口服抗凝药物（DOAC）已被评估用于治疗 DVT，目前在许多国家使用。对 VTE 患者的长期管理而言，这些药物是较华法林更有吸引力的首选药物。多项研究均证实，DOAC 至少与静脉注射药物/VKA 疗效一致，可能更安全。一项荟萃分析（27023 例患者）显示，接受 DOAC 或常规治疗的患者 VTE 复发率相似（2.0% vs. 2.2%，RR 为 0.90）。接受 DOAC 治疗的患者中，大出血、致命出血、颅内出血和临床相关非大出血发生率显著降低。而且 DOAC 较 VKA 有更少的药物-药物相互作用，稳定性较好，不需要频繁进行监测。目前 DOAC 由于使用方便，疗效和安全性好，已被推荐作为 VTE 患者的一线抗凝药物。虽然 DOAC 具有优势，但在部分患者中也不可应用，主要原因在于其消除半衰期（7～15 h）较 UFH 或 LMWH 更长，可在肾功能异常（肌酐清除率<30 mL/min）或肝功能异常患者中蓄积，而且作用不可逆，因而危重症患者、肾功能/肝功能异常患者、妊娠/哺乳期患者禁用 DOAC。有研究认为，DOAC 中阿哌沙班是首选用药，因其抗凝效果好且出血风险最小，利伐沙班次之，但因为研究中患者纳入标准不尽相同，所以结论可信度有限，仍建议首选阿哌沙班或利伐沙班进行抗凝。利伐沙班和阿哌沙班给药前无须初始静脉抗凝治疗，但达比加群或依度沙班必须在开始用药前 5 天进行静脉抗凝治疗。

阿哌沙班建议初始剂量为每次 10 mg、一天 2 次，7 天后减至每次 5 mg、一天 2 次并维持。肾功能不全患者中给药剂量无须调整，但对于肌酐清除率为 15～29 mL/min 的患者，应谨慎使用阿哌沙班，不推荐肌酐清除率<15 mL/min 的患者使用阿哌沙班。较低剂量即每次 2.5 mg、一天 2 次可用于 6 个月后的延展期抗凝治疗。

利伐沙班建议初始剂量为每次 15 mg、一天 2 次，3 周后减量至每次 20 mg、一天 1 次。对于肌酐清除率为 15～49 mL/min 的患者，可根据其出血风险选择剂量为每次 20 mg 或 15 mg、每天 1 次。建议利伐沙班与食物一起服用以增加其生物利用度。较低剂量如 10 mg/d 可用于延展期抗凝治疗。

达比加群推荐剂量为每次 150 mg、一天 2 次，建议肠外抗凝治疗至少 5 天后开始使用。年龄大于 80 岁或同时服用维拉帕米的患者剂量调整为每次 110 mg、一天 2 次，年龄在 75～80 岁、出血风险增加的患者或肌酐清除率为 30～50 mL/min 的患者可根据血栓栓塞风险调整给药剂量。由于达比加群主要由肾脏排泄，因此肌酐清除率<30 mL/min 的患者禁用，并应监测肾功能。

依度沙班推荐剂量为 60 mg/d，建议肠外抗凝治疗至少 5 天后开始使用，如果肌酐清除率<50 mL/min 或同时使用强效 P 糖蛋白抑制剂，如环孢素、红霉素或酮康唑等，则需减量至 30 mg/d。

（二）溶栓治疗

对于高危 PE 合并血流动力学不稳定的患者，建议进行全身性静脉溶栓治疗，其目的在于完全、迅速地去除血栓，降低肺动脉压，改善右心室功能及提高生存率。有证据表明，溶栓药物溶解血栓的速度可能比肝素更快，并可能降低 PE 相关的死亡率。常用的溶栓药物有尿激酶、重组组织型纤溶酶原激活物（rt-PA）、链激酶。然而，人们仍然担心溶栓治疗可能存在出血等副作用的风险，因而考虑进行静脉溶栓治疗的患者应尽可能选择远端血管进行操作,并密切监测患者生命体征,用药前充分评估出血风险,必要时配血,做好输血准备。存在颅内出血或颅内出血风险极高、其他部位大出血等均为溶栓治疗的绝对禁忌证,近期(10 天内)手术或外伤为其相对禁忌证。

溶栓时间窗一般建议为 14 天以内,但考虑可能存在血栓动态形成,对溶栓时间窗不做严格规定。尿激酶、链激酶、rt-PA 三者溶栓效果相仿,临床可根据具体情况选择使用。尿激酶:建议负荷剂量为 4400 U/kg,静脉注射 10 min,继以 2200 U/(kg·h)持续静脉滴注 12 h;也可快速给药,即 2 万 U/kg 持续静脉滴注 2 h。rt-PA:建议 50 mg 持续静脉滴注 2 h。链激酶:建议负荷剂量为 25 万 U,静脉注射 30 min,以 10 万 U/h 持续静脉滴注 12~24 h;也可快速给药,即 150 万 U 持续静脉滴注 2 h。

(三)导管定向溶栓治疗(catheter-directed thrombolysis,CDT)

CDT 是指将溶栓药物通过多侧孔导管直接送入血栓形成的静脉,与全身抗凝、全身溶栓相比,CDT 能早期溶解血凝块,迅速缓解症状,改善静脉通畅率,减少 PE 和 PTS 的发生。也可在超声辅助下溶栓,在输注药物的同时向血栓发射超声能量波以达到提高溶栓效果的目的,但目前有部分研究显示,超声辅助下的溶栓并没有显著的优势。

对 DVT 患者,不常规推荐血管内治疗,但对于急性症状性髂-股 DVT、出现静脉坏疽且符合以下几条的患者优先考虑行 CDT:①症状持续不到 14 天;②有良好的功能状态;③预期寿命为 1 年或以上;④出血风险低。对于尽管接受抗凝治疗,但仍有进展的患者或有严重症状的患者,也可考虑行 CDT。随机试验和荟萃分析的结果均表明 CDT 可降低 PTS 发生率,改善患者生存质量,不会导致不可接受的出血增加。

CDT 的最佳溶栓药物目前尚未达成共识,常用的溶栓药物有尿激酶和组织型纤溶酶原激活物(t-PA),其使用剂量、输注速度和溶栓持续时间目前也无统一规定,建议根据患者病情的严重程度、血栓形成的程度及并发出血的风险进行调整,临床常用给药方案为尿激酶 120000 U/h,t-PA 0.5 mg/h,瑞替普酶 0.5 U/h,替奈普酶 0.25 mg/h。CDT 建议在 48 h 内完成,以避免出血等并发症的发生,在输注开始后每 8~24 h 进行一次静脉造影,以评估残留血栓。

溶栓的过程中由于纤维蛋白释放凝血酶,血栓再形成的风险增加,因此,建议对 DVT 患者在 CDT 期间进行经验性静脉 UFH 治疗。目前有关 UFH 的使用剂量暂无明确规定,建议根据溶栓药物进行调整。使用尿激酶溶栓的患者通常首剂给予 3000~5000 U,之后以 500~1500 U/h 维持,监测 APTT,每 6~8 h 一次,使 APTT 维持在正常值的 1.5~2.0 倍;使用 t-PA 时,建议给予 2500 U,之后以 500 U/h 维持,使 APTT 维持在正常值的 1.25~1.5 倍。

(四)下腔静脉(inferior vena cava,IVC)滤器

DVT 急性期(4 周内)考虑植入 IVC 滤器的主要原因为存在抗凝禁忌,如活动性出血或大出血的风险较高(近期有大型外科手术或严重外伤史等),或者在抗凝治疗过程中合并 PE。其适应证目前存在争议,获益及风险也仍需更多研究资料来明确。自 2012 年英国国家卫生与临床优化研究所(NICE)关于 VTE 的管理和血栓亲和性作用的临床指南发布以来,相关的研究并没有显示使用 IVC 滤器的患者和未使用 IVC 滤器的患者在死亡率和 VTE 复发率等结果上有明显的差异,而且放置 IVC 滤器的过程中可能存在损伤,放置 IVC 滤器后也有发生滤器移位、破裂及血栓再形成等风险,因而并不推荐 VTE 患者常规放置 IVC 滤器,仅推荐在明确存在抗凝禁忌时使用,以降低 PE 发生的风险,强调当抗凝禁忌解除时需尽早移除 IVC 滤器,并应在移除 IVC 滤器前启动抗凝治疗。目前的 IVC 滤器有永久性和暂时性两种,具体根据患者情况及病情的需要进行植入,但暂时性 IVC 滤器使用率更高,以便在病情好转时能被及时移除。

(五)血栓切除术

对于首次出现的急性髂-股 DVT、症状持续时间短于 14 天、出血风险低、功能良好、预期寿命为 1 年及以上的患者,可在全身麻醉下行血栓切除术;但在出血风险高、一般状况差、预期寿命短、缺乏适当设备

或经验丰富的血管外科医生的情况下,常规抗凝治疗可能优于高风险手术。一项针对口服抗凝药物治疗与手术治疗下肢 DVT 的长达十年的随访研究发现,手术组 10 年的血管通畅率优于口服抗凝药物治疗组,其小腿肿胀及溃疡的发生率明显低于口服抗凝药物治疗组。而另一项口服溶栓治疗与手术治疗的对比试验中,两者的获益无明显差异。但尚未有大型的随机对照试验证实其可靠性。

五、预防

建议神经重症患者入院后尽早启动 VTE 预防。若无禁忌,入院时开始使用间歇性充气加压装置(IPC)预防 DVT。

缺血性脑卒中患者建议首选预防剂量 LMWH 联合 IPC,次选预防剂量 UFH 联合 IPC。进行开颅手术或血管内治疗的脑卒中患者,若无禁忌,建议手术后即刻或血管内治疗同时使用 UFH、LMWH 联合 IPC 进行 VTE 预防,但血管内治疗患者应用 rt-PA 时,预防措施应推迟 24 h。

颅内出血及创伤性脑出血患者,若血肿无扩大且无凝血障碍,无其他禁忌,建议入院 24～48 h 内使用预防剂量 UFH 或 LMWH 联合 IPC 预防 VTE,开颅手术后病情平稳者 24 h 内启动 LMWH 或 UFH 预防 VTE。

蛛网膜下腔出血保守治疗者,建议使用 UFH 预防 VTE;动脉瘤经手术或弹簧圈处理者,建议至少 24 h 后使用 UFH 预防 VTE。

建议对大出血风险低以及缺乏出血性转化迹象的住院脑肿瘤患者使用 LMWH 或 UFH 进行 VTE 预防;胶质瘤标准开颅手术后若无禁忌,建议 24 h 内使用 IPC 联合 LMWH 或 UFH。

神经肌肉疾病患者建议将预防剂量的 UFH、LMWH 或磺达肝素作为预防 VTE 的首选方法,建议 VTE 预防持续一段较长的时间,至少在急性住院期间持续进行,或直到恢复行走的能力。

参 考 文 献

[1] 汤翠英,赵文翰,庾慧.Wells 评分联合 D-二聚体检测对急性肺栓塞的诊断价值[J].实用医学杂志,2016,32(15):2480-2482.

[2] 李晓强,张福先,王深明.深静脉血栓形成的诊断和治疗指南(第三版)[J].中国血管外科杂志(电子版),2017,9(4):250-257.

[3] 杨中华.神经危重症患者应重视静脉血栓栓塞的预防——静脉血栓预防新进展[J].中国卒中杂志,2017,12(9):773-775.

[4] 王辰.肺血栓栓塞症诊治与预防指南[J].中华医学杂志,2018,98(14):1060-1087.

[5] 苗旺,张书语,郭俊爽,等.神经重症急性期患者深静脉血栓形成因素分析[J].中国实用神经疾病杂志,2020,23(17):1525-1529.

[6] 史雪玲.运动及气压治疗预防神经外科重症患者下肢深静脉血栓的效果分析[J].中西医结合心血管病电子杂志,2020,8(6):131-132.

[7] 王自军,朱丽丽,孟盈,等.ICU 深静脉血栓形成高危患者 DVT 发生的危险因素分析[J].临床急诊杂志,2020,21(5):397-401.

[8] Crawford F,Andras A,Welch K,et al.D-dimer test for excluding the diagnosis of pulmonary embolism[J].Cochrane Database Syst Rev,2016,2016(8):CD010864.

[9] Dennis M,Caso V,Kappelle L J,et al.European Stroke Organisation (ESO) guidelines for prophylaxis for venous thromboembolism in immobile patients with acute ischaemic stroke[J].Eur Stroke J,2016,1(1):6-19.

[10] Jiménez D,de Miguel-Díez J,Guijarro R,et al.Trends in the management and outcomes of acute pulmonary embolism:analysis from the RIETE registry[J].J Am Coll Cardiol,2016,67(2):

162-170.

[11] Heit J A,Spencer F A,White R H. The epidemiology of venous thromboembolism[J]. J Thromb Thrombolysis,2016,41(1):3-14.

[12] Hobohm L,Hellenkamp K,Hasenfuß G,et al. Comparison of risk assessment strategies for not-high-risk pulmonary embolism[J]. Eur Respir J,2016,47(4):1170-1178.

[13] Goldhaber S Z,Eriksson H,Kakkar A,et al. Efficacy of dabigatran versus warfarin in patients with acute venous thromboembolism in the presence of thrombophilia: findings from RE-COVER®,RE-COVER™ Ⅱ,and RE-MEDY™[J]. Vasc Med,2016,21(6):506-514.

[14] Kearon C,Akl E A,Ornelas J,et al. Antithrombotic therapy for VTE disease:CHEST guideline and expert panel report[J]. Chest,2016,149(2):315-352.

[15] Min S K,Kim Y H,Joh J H,et al. Diagnosis and treatment of lower extremity deep vein thrombosis:Korean practice guidelines[J]. Vasc Specialist Int,2016,32(3):77-104.

[16] Modi S,Deisler R,Gozel K,et al. Wells criteria for DVT is a reliable clinical tool to assess the risk of deep venous thrombosis in trauma patients[J]. World J Emerg Surg,2016,11:24.

[17] Nyquist P,Bautista C,Jichici D,et al. Prophylaxis of venous thrombosis in neurocritical care patients: an evidence-based guideline: a statement for healthcare professionals from the Neurocritical Care Society[J]. Neurocrit Care,2016,24(1):47-60.

[18] Streiff M B,Agnelli G,Connors J M,et al. Guidance for the treatment of deep vein thrombosis and pulmonary embolism[J]. J Thromb Thrombolysis,2016,41(1):32-67.

[19] Smith S B,Geske J B,Kathuria P,et al. Analysis of national trends in admissions for pulmonary embolism[J]. Chest,2016,150(1):35-45.

[20] Chatterjee S,Weinberg I,Yeh R W,et al. Risk factors for intracranial haemorrhage in patients with pulmonary embolism treated with thrombolytic therapy development of the PE-CH score [J]. Thromb Haemost,2017,117(2):246-251.

[21] Danwang C,Temgoua M N,Agbor V N,et al. Epidemiology of venous thromboembolism in Africa:a systematic review[J]. J Thromb Haemost,2017,15(9):1770-1781.

[22] Giordano N J,Jansson P S,Young M N,et al. Epidemiology,pathophysiology,stratification,and natural history of pulmonary embolism[J]. Tech Vasc Interv Radiol,2017,20(3):135-140.

[23] Konstantinides S V,Vicaut E,Danays T,et al. Impact of thrombolytic therapy on the long-term outcome of intermediate-risk pulmonary embolism[J]. J Am Coll Cardiol,2017,69(12):1536-1544.

[24] Patel K,Fasanya A,Yadam S,et al. Pathogenesis and epidemiology of venous thromboembolic disease[J]. Crit Care Nurs Q,2017,40(3):191-200.

[25] Righini M,Robert-Ebadi H,Le Gal G. Diagnosis of acute pulmonary embolism[J]. J Thromb Haemost,2017,15(7):1251-1261.

[26] Cohoon K P,Ashrani A A,Crusan D J,et al. Is infection an independent risk factor for venous thromboembolism? A population-based,case-control study[J]. Am J Med,2018,131(3):307-316. e2.

[27] Hao Q,Dong B R,Yue J,et al. Thrombolytic therapy for pulmonary embolism[J]. Cochrane Database Syst Rev,2018,12(12):CD004437.

[28] Mazzolai L,Aboyans V,Ageno W,et al. Diagnosis and management of acute deep vein thrombosis:a joint consensus document from the European Society of Cardiology working groups of aorta and peripheral vascular diseases and pulmonary circulation and right ventricular function

［J］．Eur Heart J，2018，39（47）：4208-4218．

［29］　Monagle P，Cuello C A，Augustine C，et al．American Society of Hematology 2018 guidelines for management of venous thromboembolism：treatment of pediatric venous thromboembolism［J］． Blood Adv，2018，2（22）：3292-3316．

［30］　Moore A J E，Wachsmann J，Chamarthy M R，et al．Imaging of acute pulmonary embolism：an update［J］．Cardiovasc Diagn Ther，2018，8（3）：225-243．

［31］　Morrone D，Morrone V．Acute pulmonary embolism：focus on the clinical picture［J］．Korean Circ J，2018，48（5）：365-381．

［32］　Porres-Aguilar M，Anaya-Ayala J E，Heresi G A，et al．Pulmonary embolism response teams：a novel approach for the care of complex patients with pulmonary embolism［J］．Clin Appl Thromb Hemost，2018，24（9 suppl）：48S-55S．

［33］　Wells P S，Ihaddadene R，Reilly A，et al．Diagnosis of venous thromboembolism：20 years of progress［J］．Ann Intern Med，2018，168（2）：131-140．

［34］　Kearon C，de Wit K，Parpia S，et al．Diagnosis of pulmonary embolism with D-dimer adjusted to clinical probability［J］．N Eng J Med，2019，381（22）：2125-2134．

［35］　Lutsey P L，Walker R F，MacLehose R F，et al．Direct oral anticoagulants and warfarin for venous thromboembolism treatment：trends from 2012 to 2017［J］．Res Pract Thromb Haemost，2019，3 （4）：668-673．

［36］　Ortel T L，Neumann I，Ageno W，et al．American Society of Hematology 2020 guidelines for management of venous thromboembolism：treatment of deep vein thrombosis and pulmonary embolism［J］．Blood Adv，2020，4（19）：4693-4738．

［37］　Schulman S，Konstantinides S，Hu Y，et al．Venous thromboembolic diseases：diagnosis， management and thrombophilia testing：observations on NICE guideline ［NG158］［J］．Thromb Haemost，2020，120（8）：1143-1146．

［38］　Tran H A，Gibbs H，Merriman E，et al．New guidelines from the Thrombosis and Haemostasis Society of Australia and New Zealand for the diagnosis and management of venous thromboembolism［J］．Med J Aust，2019，210（5）：227-235．

［39］　Yamashita Y，Murata K，Morimoto T，et al．Clinical outcomes of patients with pulmonary embolism versus deep vein thrombosis：from the COMMAND VTE Registry［J］．Thromb Res， 2019，184：50-57．

［40］　Agnelli G，Hoffmann U，Hainaut P，et al．ETNA-VTE Europe：benefits and risks of venous thromboembolism treatment using edoxaban in the first 3 months［J］．Thromb Res，2020，196： 297-304．

［41］　Audu C O，Gordon A E，Obi A T，et al．Inflammatory biomarkers in deep venous thrombosis organization，resolution，and post-thrombotic syndrome ［J］．J Vasc Surg Venous Lymphat Disord，2020，8（2）：299-305．

［42］　Coons J C，Albert L，Bejjani A，et al．Effectiveness and safety of direct oral anticoagulants versus warfarin in obese patients with acute venous thromboembolism［J］．Pharmacotherapy，2020，40 （3）：204-210．

［43］　Eichinger S，Lin M，Shi M，et al．Recurrent venous thromboembolism during anticoagulation with edoxaban or warfarin：a post hoc analysis of the Hokusai-VTE trial［J］．Thromb Res，2020，195： 209-214．

［44］　Keller K，Hobohm L，Ebner M，et al．Trends in thrombolytic treatment and outcomes of acute pulmonary embolism in Germany[J]. Eur Heart J,2020,41(4):522-529.

[45] Young T,Sriram K B. Vena caval filters for the prevention of pulmonary embolism[J]. Cochrane Database Syst Rev,2020,10(10):CD006212.

[46] Yoo H H, Nunes-Nogueira V S, Fortes Villas Boas P J. Anticoagulant treatment for subsegmental pulmonary embolism[J]. Cochrane Database Syst Rev,2020,2(2):CD010222.

[47] Cohen A,Keshishian A,Lee T,et al. Effectiveness and safety of apixaban,low-molecular-weight heparin,and warfarin among venous thromboembolism patients with active cancer:a US claims data analysis[J]. Thromb Haemost,2021,121(3):383-395.

[48] Kakkos S K,Gohel M,Baekgaard N,et al. Editor's choice—European Society for Vascular Surgery (ESVS) 2021 clinical practice guidelines on the management of venous thrombosis[J]. Eur J Vasc Endovasc Surg,2021,61(1):9-82.

[49] Pan X,Wang Z,Chen Q,et al. Development and validation of a nomogram for lower extremity deep venous thrombosis in patients after acute stroke[J]. J Stroke Cerebrovasc Dis,2021,30(5):105683.

（张立平）

第十八章 神经重症患者的急性肾损伤与持续肾脏替代治疗

急性肾损伤(acute kidney injury，AKI)是一种临床综合征，其特征是肾功能突然(即数小时至数天)恶化，导致肾脏消除含氮废物和其他尿毒症毒素的能力下降，引起一系列并发症，包括尿毒症综合征(精神状态改变、出血倾向和微血管通透性增加)，水、电解质紊乱和酸碱平衡失调，严重者可导致心律失常和血流动力学不稳定以及液体超负荷，从而引起呼吸功能不全和间质性水肿，危及患者的生命。ICU 环境中，AKI 的死亡率为 20%～25%，当需要透析时增高至 50%～60%，5%～20%的存活患者在出院时需要透析。对于神经重症患者，由于其复杂的颅内血流、颅内压、脑组织肿胀等神经相关问题使 AKI 的治疗更加复杂，需要特别注意以避免进一步加重脑损伤。同时需要重视本来有慢性肾脏病的患者，在神经外科创伤手术后，更易出现肾功能的急性恶化，导致死亡率上升。

一、急性肾损伤定义、诊断及分期标准

急性肾衰竭(acute renal failure，ARF)或急性肾功能不全(acute renal insufficiency，ARI)是各种原因所致的肾小球滤过率(glomerular filtration rate，GFR)突然和持续性下降、尿素和其他代谢产物在血液中蓄积而出现的临床综合征。急性透析质量倡议(Acute Dialysis Quality Initiative，ADQI)小组在 2002 年提出 ARF 的 RIFLE(risk，injury，failure，loss of kidney function，end-stage renal disease)分级诊断标准(表 18-1)，该标准根据 GFR 和尿量，将 ARF 分为 3 个严重程度级别(危险(risk)、损伤(injury)、衰竭(failure))和 2 个预后级别(肾功能丧失(loss)，终末期肾病(end-stage renal disease))。2004 年 ADQI 小组提出 AKI 概念，以替代 ARF 或 ARI，并对其含义进行进一步扩展和补充。AKI 定义为不超过 3 个月的肾功能或结构方面异常，包括血、尿、组织学检测或影像学检查所见的肾脏结构与功能的异常。AKI 可发生于既往无肾脏病者，也可发生在原有慢性肾脏病(chronic kidney disease，CKD)的基础上。

表 18-1　急性肾损伤的 RIFLE 分级诊断标准

分级	肾小球功能指标(Scr 或 GFR)	尿量
危险(R)	Scr 超过基线值的 1.5 倍或 GFR 下降超过 25%	<0.5 mL/(kg·h)超过 6 h
损伤(I)	Scr 超过基线值的 2.0 倍或 GFR 下降超过 50%	<0.5 mL/(kg·h)超过 12 h
衰竭(F)	Scr 超过基线值的 3.0 倍或 GFR 下降超过 75%；Scr≥354 μmol/L 超过 12 h 或急性增高值≥44 μmol/L	<0.3 mL/(kg·h)超过 24 h 或无尿超过 12 h
肾功能丧失(L)	持续肾衰竭超过 4 周	—
终末期肾病(E)	持续肾衰竭超过 3 个月	—

注：Scr 表示血清肌酐，GFR 表示肾小球滤过率。

AKI 是一个连续过程，描述了从风险因素到肾功能的明显损伤(衰竭)。与 ARF 相比，AKI 更强调对这一综合征早期诊断、早期治疗的重要性。2007 年，急性肾损伤网络(Acute Kidney Injury Network，AKIN)专家组对 RIFLE 标准进行改进，提出了 AKIN 分期诊断标准(表 18-2)，将 AKI 分为 1 期、2 期和 3 期，分别与 RIFLE 标准的危险、损伤和衰竭等级对应，去掉了属于预后判断的 L 和 E 两个级别；摒弃了

RIFLE 中的 GFR 标准;提高了 AKI 诊断的敏感性,即血清肌酐(serum creatinine,Scr)升高至 26.54 μmol/L就考虑 AKI,开始接受肾脏替代治疗的患者被自动归类为 3 期,不论他们的肌酐和尿量如何。需要注意以下内容:①病变时间不超过 3 个月,3 个月后属于 CKD;②Scr 的变化发生在 48 h 内;③需排除影响尿量的一些因素,如尿路梗阻、利尿药的使用等。

临床在使用这两种标准时,发现对于同一患者群体应用两种标准诊断 AKI,具有较高的相互漏诊率。为综合 RIFLE 和 AKIN 标准的优点,2012 年,改善全球肾脏病预后组织(Kidney Disease:Improving Global Outcomes,KDIGO)发布了 KDIGO 分期诊断标准(表 18-3)。

表 18-2　急性肾损伤的 AKIN 分期诊断标准

分期	肾小球功能指标(Scr)	尿量
1 期	Scr≥26.4 μmol/L 或增至基线值的 1.5 倍	<0.5 mL/(kg·h)超过 6 h
2 期	Scr 增至基线值的 2.0 倍	<0.5 mL/(kg·h)超过 12 h
3 期	Scr 增至基线值的 3.0 倍,或绝对值≥354 μmol/L 或急性增高值≥44 μmol/L 或开始接受肾脏替代治疗	<0.3 mL/(kg·h)超过 24 h 或无尿超过 12 h

表 18-3　急性肾损伤的 KDIGO 分期诊断标准

分期	肾小球功能指标(Scr)	尿量
1 期	Scr 增至基线值的 1.54~1.9 倍,或 Scr≥0.3 mg/dL(26.5 μmol/L)	<0.5 mL/(kg·h)超过 6 h
2 期	Scr 增至基线值的 2.0~2.9 倍	<0.5 mL/(kg·h)超过 12 h
3 期	Scr 增至基线值的 3.0 倍或绝对值≥4.0 mg/dL(353.6 μmol/L),或开始进行肾脏替代治疗,或对于年龄<18 岁的患者,估算肾小球滤过率(eGFR)<35 mL/(min·1.73 m^2)	<0.3 mL/(kg·h)超过 24 h 或无尿超过 12 h

AKI 诊断标准如下:肾功能突然(在 48 h 内)减退,Scr 绝对值>26.5 μmol/L;或增至基线值的 1.5 倍及以上(确认或推测 7 天内发生);或尿量减少(<0.5 mL/(kg·h))且持续时间在 6 h 以上(排除梗阻性肾病或脱水状态)。

上述标准中,临床诊断主要依靠 Scr 及尿量,有关指标都是功能性指标,旨在确定特定情况下患者是否存在临床 AKI,并描述其严重程度。指标的变化发生于肾损伤之后(不能早期发现肾损伤),存在一定的滞后性缺陷,主要有:①使用 Scr 检测和评估 AKI 的严重程度受到的影响因素多,如生物学变异性、偏倚和影响 Scr 测量的非特异性、药物和其他干扰剂、营养以及非肾脏病状态产生的循环 Scr 改变的限制;②肾损伤的时间问题,也不能提供有关 AKI 病因的任何信息;③Scr 较基线水平的微小变化也与死亡率增高有关,对重症患者评价不准确。因此,还有待进一步的研究,提出评估肾功能的更佳指标。

二、急性肾损伤生物标志物

近年来,基于肾功能指标的 AKI 诊断有一定的缺陷,易遗漏亚临床状态的 AKI,故肾损伤生物标志物逐渐受到重视。功能性和损伤性生物标志物的结合使临床医生能够更早地诊断 AKI 并更好地鉴别疾病过程。目前肾损伤生物标志物(表 18-4)如下。

(1)半胱氨酸蛋白酶抑制剂 C(cystatin C,Cys C)是一种有核细胞产生的分子质量为 19 kDa 的蛋白质,是反映肾小球滤过功能的指标。它不和血浆蛋白结合,能完全被肾小球滤过,并在近端小管被重吸收,Cys C 不通过肾小管分泌到尿液,其血清浓度主要由 GFR 决定,在人体中的水平不易受肌肉质量和炎症影响。当肾功能受损时,GFR 下降,Cys C 在血液中浓度可增高;若 GFR 正常,而肾小管功能受损,尿中 Cys C 的浓度增高。

(2)组织金属蛋白酶抑制剂-2 和胰岛素样生长因子结合蛋白-7 均是细胞损伤早期 G 期细胞周期阻滞(肾小管应激/细胞周期阻滞,tubular stress/cell cycle arrest)的生物标志物,通过在 DNA 受损时参与

G1 细胞周期阻滞,防止细胞进一步损伤。

（3）中性粒细胞明胶酶相关脂质运载蛋白来自人类中性粒细胞蛋白质,存在形式包括分子质量为 25 kDa 的单体、分子质量为 45 kDa 的同型二聚体、与明胶结合形成的分子质量为 135 kDa 的异质二聚体。其在人体内低水平表达,但在泌尿系统中主要局限表达于肾脏近曲小管上皮细胞,是反映肾小管损伤的生物标志物。

（4）肾损伤因子-1 是可溶性胞外区（90 kDa）Ⅰ型细胞膜糖蛋白,属免疫球蛋白基因超家族成员,主要表达于损伤后肾脏的近曲小管中。尿肾损伤因子-1 可较敏感地反映 AKI,且其水平在一定程度上与疾病的严重程度有关。

（5）白细胞介素-18（interleukin-18,IL-18）是一种细胞因子（18 kDa）,主要由单核巨噬细胞系统细胞和非免疫细胞（包括近端小管细胞）分泌。IL-18 表达水平在缺血-再灌注损伤、炎症或自身免疫性肾炎和顺铂诱导的肾损伤中显著上升。

（6）N-乙酰-β-D-氨基葡萄糖苷酶是来源于近端小管细胞的溶酶体蛋白（140 kDa）,不能被肾小球滤过,是反映肾小管损伤的指标。

（7）其他早期诊断 AKI 的新型生物标志物有反映肾小管损伤的肝型脂肪酸结合蛋白、肾小球完整性的尿白蛋白等。

表 18-4　急性肾损伤生物标志物

生物程序	生物标志物
肾小球滤过	半胱氨酸蛋白酶抑制剂 C
肾小球完整性	尿白蛋白,尿蛋白
肾小管应激/细胞周期阻滞	胰岛素样生长因子结合蛋白-7 组织金属蛋白酶抑制剂-2
肾小管损伤	中性粒细胞明胶酶相关脂质运载蛋白 肾损伤因子-1 N-乙酰-β-D-氨基葡萄糖苷酶 肝型脂肪酸结合蛋白
肾间质炎症反应	白细胞介素-18

三、神经重症患者急性肾损伤流行病学

近年一项全球 AKI 流行病学的荟萃分析显示,成人 AKI 发病率为 21.6%,儿童发病率为 33.7%,其相应病死率分别为 23.9%、13.8%。在多个国家开展的前瞻性急性肾损伤流行病学（AKI-EPI）研究显示,ICU 患者 AKI 发病率约为 57%（KDIGO 标准）,其中 1 期占 18%,2 期占 9%,3 期占 30%。2016 年,我国一项关于危重症患者的流行病学调查显示,危重症患者 AKI 发病率为 30.04%,住院病死率为 16.7%。根据 AKI 的定义和入住 ICU 的根本原因,AKI 发病率为 20%～67%,其中择期手术患者发病率最低,脓毒症患者发病率最高;需要肾脏替代治疗（renal replacement therapy,RRT）患者的病死率达 50%～70%。与 RIFLE 标准相比,AKIN 和 KDIGO 标准检测出更多的 AKI 患者。增加尿量指标后可比单纯使用 Scr 标准早 11 h 检测出 AKI 患者,并且危重症患者的 AKI 检出率增大 1 倍,这可以解释文献中观察到的 AKI 发病率的巨大异质性。

AKI 是神经重症患者常见并发症之一,由于诊断标准、种族、遗传、年龄、潜在疾病谱等诸多因素影响,神经重症患者,如脑卒中后患者、创伤性脑损伤患者、脑内或蛛网膜下腔出血患者等,AKI 发病率波动在 2.2%～28.4%。

在一个由 787 例连续入住 NICU 的蛛网膜下腔出血患者组成的单中心队列中,采用 RIFLE 标准诊断的 AKI 发病率为 23.1%;在动脉瘤性蛛网膜下腔出血发生后,AKI 发病率约为 23%,肾功能异常是预

后差的独立危险因素；根据 AKIN 标准，急性脑卒中患者 AKI 发病率为 20.9%，其中 AKI 1 期、2 期、3 期的患者分别占 62.2%、19.3% 和 18.5%。

一项纳入 12 项研究的荟萃分析发现，所有类型脑卒中后 AKI 的总患病率为 11.6%。AKI 是急性缺血性脑卒中（acute ischemic stroke，AIS）和颅内出血（intracranial hemorrhage，ICH）后的常见并发症，与 AIS 后死亡率增高有关，亚组分析显示 AIS 后合并 AKI 的患者的死亡率高于 ICH 合并 AKI 的患者。

在创伤性脑损伤（traumatic brain injury，TBI）患者中，AKI 发病率为 9.2%～23%；近期的 CENTER-TBI 研究发现，脑外伤后 AKI 发病率为 12%，其中 AKI 1 期占 8%，AKI 2 期占 1%，AKI 3 期占 3%。其发生与患者 6 个月内死亡率及神经功能预后显著相关。在神经外科手术后 7 天内出现 AKI 的患者占 13.5%（KDIGO 标准），在这些 AKI 患者中，1 期占 85.7%，2 期占 9.5%，3 期占 4.8%。另一项研究发现，神经重症患者 AKI 的发病率为 11.6%，其中 45.6% 的 AKI 患者需要透析。

AKI 是神经重症患者常见的并发症，与 ICU 住院时间延长、6 个月内死亡率增高有关，是预后不良的独立预测因子。

四、神经重症患者急性肾损伤危险因素

在过去几十年中，AKI 的发病率逐渐增高，患者死亡率高，且缺乏有效的干预措施来改善临床终点（如需要透析或死亡），因此识别神经重症患者 AKI 的危险因素有助于早期认识和预防 AKI 的发生、发展。常见的神经重症疾病包括原发神经系统疾病的重症状态、重型 TBI、重症脑血管病（出血性、缺血性、蛛网膜下腔出血）、颅脑手术后重症状态、癫痫持续状态、重症相关疾病的神经系统损伤、休克、脓毒症等。与其他重症患者一样，任何导致神经重症患者器官功能降低或丧失的因素，无论是由于人口统计学原因、共病或慢性病的自然进展，容量损失，腹内压升高，严重感染，低血压，多器官功能衰竭，有创性机械通气等病理生理状态，还是肾毒性物质/造影剂的副作用，大手术创伤，都会增加 AKI 的发生风险和不良后果，AKI 发生风险高的个体可以接受更积极的预防措施。

有研究发现，CKD 是 AKI 的独立危险因素。74% 需要透析的 AKI 发生在既往有 CKD 的患者中，其估算肾小球滤过率（estimated glomerular filtration rate，eGFR）越低，需要透析的比例越高。此外，蛋白尿与 AKI 的发生相关性高，AKI 的风险随着基线蛋白尿严重程度的增加而增加。在未使用溶栓剂治疗的 AIS 患者中，eGFR 降低和蛋白尿是 30 天生存率的强阴性预测因素。虽然实验室检查容易识别基线肾功能紊乱，但临床上神经重症患者的蛋白尿很容易被忽视。

渗透疗法是神经重症患者治疗脑水肿的常用手段，高渗盐水（hypertonic saline，HTS）和甘露醇是脑水肿治疗的主要药物。Erdman 等研究发现，16% 接受 HTS 治疗的神经重症患者发生了 AKI，AKI 发生的独立危险因素包括 CKD 病史、血钠浓度 > 155 mmol/L、哌拉西林/他唑巴坦治疗、男性和非裔美国人。明确神经重症患者 AKI 的多种风险因素，可能为如何降低接受 HTS 治疗的神经重症患者 AKI 发病率提供帮助。临床医生应仔细监测患者，避免其出现严重的高钠血症，尽可能限制哌拉西林/他唑巴坦与持续 HTS 同时使用。此外胰岛素依赖型糖尿病、TBI 较严重、高血糖和使用呋塞米也是神经重症患者发生 AKI 的高危因素。

甘露醇的早期使用与 AKI 发生之间存在显著的独立相关性，发生风险随着重复剂量的增加而增加。接受甘露醇治疗的脑梗死患者更易发生 AKI（39.8% vs.11.9%；$P<0.001$），需要血液透析的比例更高（7.5% vs.0.8%；$P=0.01$）。出院时，甘露醇组持续性 AKI 患者多于对照组（23.7% vs.6.4%，$P<0.001$）。在多变量模型中，使用甘露醇是发生 AKI 的独立预测因子（OR 为 5.02，95% CI 为 2.36～10.69；$P<0.001$）。在肾功能正常的患者中，当甘露醇总剂量超过 1100 g 时，诱发 AKI 的风险通常会增加。CKD 患者使用大约 300 g 甘露醇就可引起 AKI；每日剂量超过 200 g 或渗透压间隙大于 60 mOsm/kg 是发生 AKI 的危险因素，尤其是 CKD 伴随利尿药的使用时。

此外，TBI 患者发生 AKI 的危险因素有多器官损伤、脓毒症、药物及造影剂使用，中枢神经系统肿瘤和淋巴瘤患者发生 AKI 的危险因素有化疗和肿瘤细胞裂解，脑脓肿患者发生 AKI 的危险因素有用药和

脓毒症。血管炎性血栓形成和感染时可发生肾脏和脑损伤。终末期肾病患者发生脑损伤的情况包括硬膜下血肿（自发或创伤性）和ICH（收缩压高或多囊肾病）。血栓性血小板减少性紫癜、可逆性后部脑病综合征、吉兰-巴雷综合征、癫痫持续状态、慢性神经退行性疾病、神经源性膀胱、危重病多发性神经病变等神经重症患者也易发生AKI。

五、神经重症患者急性肾损伤的机制

在神经重症患者中，AKI的致病机制十分复杂，除各种常见的病因导致肾前性、肾性、肾后性的损伤（表18-5）以外，严重的神经系统损伤、神经重症患者常见的并发症以及一些治疗措施也可导致AKI的发生。在大部分情况下，特定的神经重症患者出现AKI是由多种因素共同作用的。

表18-5　AKI的分类和可能的机制

AKI分类		机制
肾前氮质血症		(1)继发于肾低灌注的GFR降低 (2)肾脏清除溶质的量与肾脏清除溶质的能力之间的不平衡
肾内急性肾损伤	急性肾小管坏死	肾内血管收缩，肾自动调节功能受损，肾小管-肾小球反馈机制受损，肾小管梗阻，肾小管逆渗漏，药物、色素直接对肾小管的毒性
	急性间质性肾炎	过敏反应，细胞/抗体介导的对肾或肾外抗原的免疫反应，免疫复合物
	急性肾小球肾炎	基因突变，免疫失调，抗体形成，补体激活
肾后性机制		结构梗阻，功能梗阻

(一)神经损伤介导AKI

(1)在正常情况下，机体可自动调控脑和肾脏血流量，以保证在血压波动时脑和肾脏的正常血液灌注，目前研究表明，脑血管自动调节功能的损伤与肾小球滤过率下降密切相关。

(2)脑损伤后，C-反应蛋白、白细胞介素-6、活性氧、白细胞介素-1β、肿瘤坏死因子-α、白细胞介素-33、基质金属蛋白酶-9等炎症介质和细胞因子水平升高，其可通过诱导细胞凋亡、炎性损伤和组织纤维化等过程，诱发和加重AKI。

(3)微小RNA(microRNA，miRNA)介导脑-肾相互作用，在脑卒中患者中发现，138个miRNA上调，其中miR-21、miR-29c和miR-200b/c会引起肾功能损伤。

(二)高渗疗法

脑水肿是各种神经损伤后的常见并发症，渗透治疗已成为治疗脑水肿的主要方法；其中主要药物有甘露醇和HTS。

甘露醇会引起血清渗透压的暂时升高和细胞内液的转移，从而减轻脑水肿，改善颅内高压。目前研究表明，甘露醇可以损伤肾小管上皮细胞、诱导细胞凋亡，从而导致肾小球滤过率下降，诱发AKI。临床研究发现，接受甘露醇治疗的脑梗死患者AKI发病率更高，多因素回归分析显示甘露醇治疗是发生AKI的独立危险因素。

HTS是另外一种渗透性治疗的药物，它可以增加血管内容量、升高血压进而改善脑灌注压，但高钠血症可通过血管内脱水和血管收缩以及肾小管-肾小球反馈机制导致肾功能损伤。临床研究发现，在神经重症患者中，血钠增高(血钠浓度＞155 mmol/L)是发生AKI的独立危险因素。

(三)积极控制高血压

急性脑出血患者入院后的最初几小时内，强化降压治疗(MAP＜110 mmHg或收缩压＜140 mmHg)可以减小血肿和血肿周围的容积。但在潜在肾血流自动调节受损的患者中，血压降低可能导致肾灌注不足。

此外，神经重症患者尤其是TBI患者和癫痫持续状态患者，存在横纹肌溶解症，肌红蛋白的肾毒性、肾缺血、肾小管阻塞等也会导致 AKI。严重的 TBI 患者会出现细胞免疫功能抑制,从而导致较高的感染率;感染成为神经重症患者发生 AKI 及死亡率和发病率升高的重要因素,此外 NICU 中常用的药物,包括万古霉素和各种造影剂,具有肾毒性,导致急性间质性肾炎和中毒性肾小管坏死;丙泊酚输注综合征表现为严重原因不明的代谢性酸中毒、心律失常、AKI、横纹肌溶解症、高尿酸血症和心力衰竭。

六、神经重症患者急性肾损伤的预防

预防的主要目标是纠正所有可导致 AKI 的可逆性危险因素。早期识别 AKI 并积极治疗是成功的关键。新的 AKI 生物标志物,如中性粒细胞明胶酶相关脂质运载蛋白、Cys C、肾损伤因子-1、胰岛素样生长因子结合蛋白-7 和白细胞介素-18 等,可能有助于在尿量、Scr、GFR 等指标下降之前早期发现 AKI,有助于预防或管理 AKI。

主要措施:①识别包括液体丢失、低血压、心输出量降低和灌注不足、脓毒症、梗阻、腹内压升高以及肾毒性药物等风险因素;②保持足够的血压,维持肾灌注;③优化水、电解质平衡;④根据肾功能调整药物剂量;⑤避免使用非甾体抗炎药;⑥避免造影剂暴露,采取适当药物或水化措施。

七、神经重症患者急性肾损伤的治疗

对于急性脑损伤(acute brain injury,ABI)患者,治疗的重点是降低颅内压(intracranial pressure,ICP),维持脑血流量(cerebral blood flow,CBF),最重要的是优化脑灌注压(cerebral perfusion pressure,CPP)。而 CPP=MAP-ICP。为维持 CBF,CPP 的目标是不低于 60 mmHg;ICP 是决定 TBI 患者死亡率的主要因素,与 ICP<20 mmHg 者相比,ICP>40 mmHg 者死亡率显著升高(56% vs.18%)。

在脑损伤早期,有明显脑水肿的患者可发生继发性缺血性损伤。减轻脑水肿,降低 ICP,有助于改善神经重症患者的预后。临床上常使用的高渗治疗有助于减轻 SAH、TBI、AIS、颅内出血和肝性脑病患者的 ICP 增高或脑水肿,但可能有造成 AKI 的风险。高渗盐水和甘露醇在治疗反应和安全性方面可能存在差异,需在特定临床情况下密切监测不良反应。为了降低 AKI 的风险,高渗盐水给药后,钠水平上限为 160 mmol/L,氯水平上限为 115 mmol/L 可能较合理,应密切监测接受甘露醇治疗患者的肾功能指标。

(一)AKI 的内科治疗

AKI 患者的支持性治疗包括优化体液平衡,避免低血压,保持最佳 MAP,并尽量减少接触肾毒性药物,通过限制钾、磷和镁的摄入或促进排出纠正电解质紊乱,维持酸碱平衡,给予充足的营养,调整抗生素和其他肾毒性药物的剂量。

神经重症患者中,ABI 患者多为年轻人,AKI 可能继发于创伤性失血、休克、横纹肌溶解症,以及暴露于放射性造影剂、严重感染使用肾毒性抗生素及使用非甾体抗炎药。SAH 和急性脑卒中入院的患者通常年龄较大,更有可能患有继发于高血压的 CKD 和与糖尿病、心血管疾病相关的小血管疾病。因此,维持充足的液体是 AKI 内科治疗的一个重要临床目标。

液体复苏对低血容量患者和 AKI 早期患者有益并能逆转肾前性肾损伤,但对已经发生的 AKI,如果持续性液体复苏不能导致肾功能改善或氧合恶化,则应避免。因为正的体液平衡会对临床结果产生负面影响。补液必须与发生容量过载的潜在风险相平衡。

复苏液体种类的选择和给药方法也是影响预后的重要因素,严重脓毒症患者对白蛋白复苏反应良好。相反,用白蛋白复苏的 TBI 患者死亡率较高。目前仍然推荐晶体溶液复苏。利尿药有助于维持尿量,在依赖 RRT 的 AKI 恢复期使用利尿药可增加尿量和钠排泄,但不会导致肾损伤持续时间缩短或肾功能提前恢复。

(二)AKI 的肾脏替代治疗(RRT)

1.指征及时机 RRT 的最佳治疗时机仍有争议。一般认为内科保守治疗无效时,即是 RRT 的治疗时机。启动 RRT 的指征如下:

（1）利尿药治疗无反应的容量过负荷,伴有严重的呼吸或心脏表现;

（2）难治性高血钾(血钾浓度>6.5 mmol/L);

（3）治疗效果不佳的代谢性酸中毒(pH<7.1);

（4）尿毒症导致的器官并发症(脑水肿、心包炎、胸腔积液、出血);

（5）AKI情况下出现严重电解质紊乱,肌酐清除率<20 mL/min;

（6）对液体治疗无反应的进展性氮质血症或少尿,如血尿素氮>25 mmol/L。

然而,出现上述指征时,AKI已处在严重并发症阶段。理论上RRT应该先于其启动。何时给危重症患者启动RRT尚未达成共识。

有学者指出,少尿12 h就可考虑启动RRT,早期或预防性RRT能更好地控制水、电解质和酸碱平衡,为原发病的治疗创造条件,促进肾功能的恢复,改善预后。但早期启动RRT的潜在益处需要与其相关风险相平衡,包括血管通路相关损害(如出血、血栓形成、血管损伤、感染)、透析内低血压、资源利用率低以及RRT可能损害随后肾功能恢复的潜在担忧。

因此,启动RRT的策略应该个性化,不仅要考虑肾功能受损的阶段、严重程度及变化趋势,还要考虑这种损伤的原因、急性原发病的严重程度及可逆性、潜在的基础疾病,以及与非必要的RRT相关的潜在损害等。过于激进的RRT策略可能对改善患者的预后没有益处,反而会增加不必要的医源性并发症;过于保守的RRT策略又可能会延误治疗。可以参考相关指南,确定AKI患者启动RRT时机(表18-6)。早期认识到启动RRT治疗持续性AKI的情况应该是未来研究的重点。

表18-6　AKI危重症患者开始RRT的临床实践指南推荐

组织/指南	建议
改善全球肾脏病预后组织(KDIGO)	(1)当液体、电解质和酸碱平衡存在危及生命的变化时(未评级),紧急启动RRT (2)在决定启动RRT(未评级)时,考虑更广泛的临床背景,可通过RRT改变的条件是否存在以及实验室检查结果的变化,而不只是血尿素氮和血清肌酐阈值
英国国家卫生与临床优化研究所(NICE)	(1)立即与肾脏科医生、小儿肾脏科医生和/或重症监护专家讨论RRT的任何潜在适应证,以确保在需要时尽快开始治疗 (2)如果存在以下任何一项且对医疗管理没有反应,立即对成人、儿童行RRT:高钾血症、代谢性酸中毒、尿毒症的并发症(即心包炎、脑病)、流体过载、肺水肿 (3)决定启动RRT的依据是成人、儿童的整体状况,而不是单独的血尿素氮、血清肌酐或血钾水平
法国重症监护协会(SRLF)	(1)在危及生命的情况(高钾血症、代谢性酸中毒、肿瘤溶解综合征、难治性肺水肿)下,应立即启动RRT(专家意见:强烈同意) (2)现有数据不足以确定在危及生命的情况下启动RRT的最佳时间(专家意见:强烈同意) (3)在儿童中,液体和钠超载可能超过10%,并且非常可能超过20%应被视为RRT启动的标准之一(专家意见:不一致) (4)"早期"启动RRT是在KDIGO 2期或急性肾衰竭发作后24 h内,其自发逆转似乎不太可能(专家意见:不一致) (5)"迟发性"RRT指在急性肾衰竭(KDIGO 3期)或因急性肾衰竭而危及生命的情况发生后48 h内(专家意见:不一致)
肾脏协会急性肾损伤临床实践指南	(1)对AKI患者启动RRT应该基于每个患者的液体、电解质和代谢状态(11.1,1C) (2)当发生不可避免的AKI时,在发生明显的并发症之前,应该启动RRT(11.2,1B) (3)当AKI作为多器官功能衰竭的一部分时,应该降低启动RRT的阈值(11.3,1C) (4)如果临床症状正在改善,并且有肾脏恢复的早期迹象,则可以推迟RRT的开始时间(11.4,1D) (5)患者临床状况和尿量的改善可以作为暂时停止正在进行的RRT的依据,以确定AKI是否正在恢复(11.5,1D)

2.RRT 模式的选择　目前主要有四种模式:间歇性血液透析(intermittent hemodialysis,IHD)、连续性肾脏替代治疗(continuous renal replacement therapy,CRRT)、持续低效透析(sustained low-efficiency dialysis,SLED)或延长间歇透析、腹膜透析(peritoneal dialysis,PD)。

IHD 和 CRRT 的主要区别在于清除液体和有毒废物的速度和机制。IHD 能够利用弥散在短时间内去除大量的液体和有毒废物,而 CRRT 利用弥散、对流或两者结合以缓慢或更接近生理和稳定的速度去除液体和有毒废物。IHD 应用于循环稳定,一般情况较好的 AKI 患者。而 CRRT 更适合血流动力学不稳定的患者,也适合需要肠外营养、液体输入等的患者。

RRT 目标是管理液体和电解质,去除尿毒症毒素,并管理液体平衡。在需要肾脏支持治疗的 AKI 患者治疗期间,需要更加仔细,避免引起或加重与 RRT 本身有关的继发性脑损伤。当需要避免引起 ICP 增高时,如 TBI 或患严重脑水肿的患者,尤其应采用 CRRT。AKI-EPI 研究显示,在 ICU 发生 AKI 的患者中,13.5%的患者需要行 RRT,其中大部分(75%)采用 CRRT 的形式。

PD 效果相对较差,适合血流动力学不稳定、对血流动力学变化耐受性差及有出血倾向或正在出血的患者,特别适合血管通道建立困难或婴幼儿患者。

3.剂量　没有证据支持高强度 CRRT 剂量(治疗剂量>35 mL/(kg·h))与标准 CRRT 剂量(治疗剂量为 25～30 mL/(kg·h))相比,对患者死亡率或肾脏恢复有积极影响。可以考虑(尽管是短暂的)根据 AKI 患者的特定溶质或容量控制目标,调整 CRRT 剂量以进行个性化治疗。应考虑管路系统停机时间的估计,这将削弱 CRRT 处方剂量的治疗有效性。在 ICU 提供 CRRT 期间,有效的质量保证系统进行系统监控很有必要。坚持 CRRT 剂量的循证实践对临床和以患者为中心的预后的影响需要进一步研究。

4.抗凝　根据不同患者情况,可选择全身抗凝、局部抗凝或生理盐水冲洗管道。

对于 IHD,使用 UFH 或 LMWH 抗凝;对于 CRRT,使用局部枸橼酸抗凝优于肝素,前者可提供更长的回路通畅性和引发更少的出血。除非患者有枸橼酸抗凝禁忌证。对于高出血风险患者,局部枸橼酸抗凝优于其他抗凝措施,避免使用肝素局部抗凝。对于罹患肝素诱导的血小板减少症(HIT)患者,可使用凝血酶抑制药(如阿加曲班)或 Xa 因子抑制药(如达那肝素或磺达肝癸钠),而不应使用其他抗凝措施(详见表 18-7)。

表 18-7　CRRT 抗凝药物的选择及用法

药物	负荷剂量	维持剂量	监测指标	目标
全身抗凝				
普通肝素	2000～5000 IU	5～10 IU/(kg·h)	APTT	1～1.4 倍
低分子量肝素				
达特肝素	15～25 IU/kg	5 IU/(kg·h)	抗 Xa 因子	0.25～0.35 IU/mL
那屈肝素	15～25 IU/kg	5 IU/(kg·h)	抗 Xa 因子	0.25～0.35 IU/mL
依诺肝素	0.15 mg/kg	0.05 mg/(kg·h)	抗 Xa 因子	0.25～0.35 IU/mL
肝素诱导的血小板减少症(HIT)				
阿加曲班	100 μg/kg	0.25～1 μg/(kg·min)	APTT	1～1.4 倍
磺达肝癸钠	无负荷	2.5 mg/(kg·d)1～2 天后改为 1.25 mg/(kg·d)	抗 Xa 因子	0.25～0.35 IU/mL
肝肾功能障碍和出血风险高				
前列环素	无负荷	3～5 ng/(kg·min)	血栓弹力图	—
局部抗凝				
柠檬酸钠	无负荷	2.5～4 mol/L 血流	滤器后 iCa	0.25～0.35 mmol/L

5.并发症 随着技术的进步、操作熟练度的提高,RRT的严重并发症并不多见,可能的并发症有液体平衡不当、血压波动、透析不充分、电解质紊乱、血栓形成、栓塞、血管内溶血、低温、出血、感染、营养物质(如葡萄糖和氨基酸)的丢失等。

(三)急性脑损伤患者 AKI 的肾脏替代治疗

在急性脑损伤(acute brain injury,ABI)患者中,AKI是一种常见的并发症,发病率为 8%～23%,是预后不良的独立预测因子。由于复杂的颅脑顺应性问题,虽然 RRT 有助于改善尿毒症引起的脑病,在间歇血液透析过程中,尿素从血浆中迅速排出,但尿素从细胞排出(包括神经元和脑脊液)的时间有延迟。这导致了浓度梯度的形成,由于水通过水通道蛋白的转运速度大约是尿素转运速度的 20 倍,水将沿着尿素浓度差产生逆浓度梯度运动,进入大脑,导致脑水肿。透析低血压,由此产生的脑血流的微小变化也会导致 ICP 显著升高。血浆中尿素的快速清除和水向细胞内转移会加重脑水肿。这种现象被称为透析失衡综合征(dialysis disequilibrium syndrome,DDS)。尿素或渗透压降低的幅度和速度对 DDS 的发生起着重要作用。因此传统的 IHD 可能会加重脑水肿和减少脑灌注。

CRRT 代表 AKI 危重症患者治疗的一个重大进展,作为一种为危重症患者提供持续透析治疗的方法,近年来 CRRT 在 ICU 患者中的应用越来越频繁。在 IHD 时,透析时低血压可通过脑血管代偿性舒张引起 MAP 和 CPP 降低及 ICP 增高,引起继发性损伤。在这些患者中应避免 IHD,首选 CRRT。与IHD 相比,CRRT 的理论优势在于液体清除速度较慢,导致更稳定的血流动力学和更好的液体平衡控制;缓慢控制溶质浓度,避免全身性低血压的危险;避免 ICP 的大幅波动、液体移位和剧烈变化,减轻脑水肿。CRRT 灵活性强,使用相对简单和机器用户界面友好。透析强度的降低导致尿素的去除速度减慢,增加了脑内渗透梯度调节的时间。因此,采用 CRRT,以使血清尿素和碳酸氢钠的变化速度较慢,CRRT还可用于维持高钠血症,从而降低发生脑水肿的风险。KDIGO 指南建议对于 ABI 或其他原因引起 ICP增高或全身性脑水肿的 AKI 患者,以 CRRT 代替 IHD。

参 考 文 献

［1］ 雷莹,聂晟,孙丹华,等.中国危重症住院患者急性肾损伤的流行病学分析[J].南方医科大学学报,2016,36(6):744-750

［2］ 倪恒祥,王锦权,陶晓根,等.神经重症患者发生急性肾损伤的危险因素分析[J].中国中西医结合急救杂志,2019,26(1):26-30.

［3］ Anderson C S,Huang Y,Arima H,et al. Effects of early intensive blood pressure-lowering treatment on the growth of hematoma and perihematomal edema in acute intracerebral hemorrhage:the Intensive Blood Pressure Reduction in Acute Cerebral Haemorrhage Trial (INTERACT)[J]. Stroke,2010,41(2):307-312.

［4］ STARRT-AKI Investigators,Canadian Critical Care Trials Group,Australian and New Zealand Intensive Care Society Clinical Trials Group,et al. Timing of initiation of renal-replacement therapy in acute kidney injury[J]. N Engl J Med,2020,383(3):240-251.

［5］ Brzosko S,Szkolka T,Mysliwiec M. Kidney disease is a negative predictor of 30-day survival after acute ischaemic stroke[J]. Nephron Clin Pract,2009,112(2):c79-c85.

［6］ Büttner S,Stadler A,Mayer C,et al. Incidence,risk factors,and outcome of acute kidney injury in neurocritical care[J]. J Intensive Care Med,2020,35(4):338-346.

［7］ Deng Y,Yuan J,Chi R,et al. The incidence,risk factors and outcomes of postoperative acute kidney injury in neurosurgical critically ill patients[J]. Sci Rep,2017,7(1):4245.

［8］ Erdman M J,Riha H,Bode L,et al. Predictors of acute kidney injury in neurocritical care patients receiving continuous hypertonic saline[J]. Neurohospitalist,2017,7(1):9-14.

［9］ Griffin B R,Thomson A,Yoder M,et al. Continuous renal replacement therapy dosing in critically ill patients:a quality improvement initiative[J]. Am J Kidney Dis,2019,74(6):727-735.

［10］ Hoste E A,Bagshaw S M,Bellomo R,et al. Epidemiology of acute kidney injury in critically ill patients:the multinational AKI-EPI study[J]. Intensive Care Med,2015,41(8):1411-1423.

［11］ Hsu C Y,Ordoñez J D,Chertow G M,et al. The risk of acute renal failure in patients with chronic kidney disease[J]. Kidney Int,2008,74(1):101-107.

［12］ Kellum J A,Lameire N,Aspelin P,et al. Kidney disease:improving global outcomes (KDIGO) acute kidney injury work group. KDIGO clinical practice guideline for acute kidney injury[J]. Kidney Inter Suppl,2012,2(1):1-138.

［13］ Koeze J,Keus F,Dieperink W,et al. Incidence,timing and outcome of AKI in critically ill patients varies with the definition used and the addition of urine output criteria[J]. BMC Nephrol,2017,18(1):70.

［14］ Moustafa H,Schoene D,Altarsha E,et al. Acute kidney injury in patients with malignant middle cerebral artery infarction undergoing hyperosmolar therapy with mannitol[J]. J Crit Care,2021,64:22-28.

［15］ Ostermann M,Joannidis M. Acute kidney injury 2016:diagnosis and diagnostic workup[J]. Crit Care,2016,20(1):299.

［16］ Robba C,Banzato E,Rebora P,et al. Acute kidney injury in traumatic brain injury patients:results from the collaborative European neurotrauma effectiveness research in traumatic brain injury study[J]. Critical Care Med,2021,49(1):112-126.

［17］ Shi J,Qian J,Li H,et al. Renal tubular epithelial cells injury induced by mannitol and its potential mechanism[J]. Ren Fail,2018,40(1):85-91.

［18］ Skrifvars M B,Bailey M,Moore E,et al. A post hoc analysis of osmotherapy use in the erythropoietin in traumatic brain injury study—associations with acute kidney injury and mortality[J]. Crit Care Med,2021,49(4):e394-e403.

［19］ Susantitaphong P,Cruz D N,Cerda J,et al. World incidence of AKI:a meta-analysis[J]. Clin J Am Soc Nephrol,2013,8(9):1482-1493.

［20］ Verma S,Kellum J A. Defining acute kidney injury[J]. Crit Care Clin,2021,37(2):251-266.

［21］ Wang D,Guo Y,Zhang Y,et al. Epidemiology of acute kidney injury in patients with stroke:a retrospective analysis from the neurology ICU[J]. Intern Emerg Med,2018,13(1):17-25.

［22］ Zacharia B E,Ducruet A F,Hickman Z L,et al. Renal dysfunction as an independent predictor of outcome after aneurysmal subarachnoid hemorrhage:a single-center cohort study[J]. Stroke,2009,40(7):2375-2381.

［23］ Zhao Q,Yan T,Chopp M,et al. Brain-kidney interaction:renal dysfunction following ischemic stroke[J]. J Cereb Blood Flow Metab,2020,40(2):246-262.

［24］ Zorrilla-Vaca A,Ziai W,Connolly E S Jr,et al. Acute kidney injury following acute ischemic stroke and intracerebral hemorrhage:a meta-analysis of prevalence rate and mortality risk[J]. Cerebrovasc Dis,2018,45(1-2):1-9.

（陶小根）

第十九章　神经重症患者的营养治疗

营养不良是神经系统疾病患者,尤其是神经重症监护室(neurological intensive care unit,NICU)患者的常见问题,如神经创伤、急性和慢性脑卒中、运动神经元病(motor neuron disease,MND)、帕金森病(Parkinson's disease,PD)、阿尔茨海默病(Alzheimer's disease,AD)和其他痴呆症均可导致营养不良。导致这些患者营养不良的原因是多方面的,对神经重症患者而言,较常见的是意识障碍导致患者自主吞咽功能障碍以及急性中枢性胃肠功能障碍(应激性上消化道溃疡和交感神经兴奋、迷走神经抑制导致的胃肠蠕动变慢),而意识保留者则通常存在饮食摄入障碍(吞咽困难,疼痛、镇痛镇静、感觉不适和活动量减少导致食欲不振、味觉改变从而产生对饮食的厌恶或挑剔,感觉异常导致的特异性饱腹感,情绪异常导致的食欲异常等)、分解代谢增强、体力活动被剥夺以及应激性血糖增高导致的并发症等。总之,神经重症患者常见营养状况持续下降、短时间内出现体重减轻,非显性失血情况下的贫血;保留意识者还常见疲劳、肌力下降、代谢(白蛋白、前白蛋白和转铁蛋白)/内分泌指标(甲状腺素、糖皮质激素和生长激素)变化,应激性心肌缺血,心律失常及呼吸功能受损(急性脑损伤患者常见急性肺挫伤、神经源性肺水肿)。如果合并有周围大器官损伤,这些变化将变得更加复杂,合并消化道损伤,如出血性胰腺炎、腹部创伤以及因腹部损伤接受腹部手术(如脾脏摘除、肝脏或肠瘘修补等)等则会构成对消化道的直接影响,进一步导致患者经胃肠道自然摄食的困难。而除上述疾病本身对消化道的影响外,医源性因素如有创操作、镇痛镇静和 NICU 内的 24 h 照明、医护人员操作的噪声以及与家居生活不一致的睡眠节律等都会对患者生理与病理造成影响,继而影响包括消化系统在内的各个系统的功能,导致营养不良加剧,增加多种并发症的易感性、延长感染恢复时间、增加压疮风险和伤口愈合不良的机会,继而影响患者的生存质量和总生存时间。新的研究发现,除了会影响机体周围器官的结构与功能、导致并发症外,营养不良还会对患者心理产生不利影响,比如可能导致冷漠、抑郁、焦虑和自我忽视。但是,营养不良对 NICU 内意识障碍患者的心理影响,还需要进一步研究。

总之,营养不良是 NICU 的基础问题,营养治疗的理念是从 20 世纪 90 年代的营养支持优化而来的新概念,其主要目标是帮助 NICU 患者摄入充足的营养,尽快调动其结构正常的胃肠功能,预防胃肠功能紊乱和损伤,继而维持其正常代谢和内分泌,促进神经损伤修复,有效避免营养不良,充分提供疾病修复和代谢所需的能量。

第一节　神经重症患者的消化道功能特点和营养评估

神经重症常导致胃肠应激性充血、水肿从而引起胃肠功能障碍,其中,神经外科患者中 42%～67% 存在吞咽困难,常见胃肠动力障碍、顽固性呃逆、应激性消化道出血和肠道菌群失调。神经重症患者的应激性消化道出血发生率约为 12.9%。而神经重症患者急性期处于高代谢状态,生命体征稳定后又面临多种并发症和神经损伤修复,能量需求高,需要营养治疗。目前没有可靠的单一营养评价手段。营养风险筛查量表中最常用的是营养风险筛查 2002(nutritional risk screening 2002,NRS 2002)和重症患者的营养风险评分工具(NUTRIC 评分),前者强调对既往史的追述,因此既往史明确的患者比较适合用该表评估,但以急性发病为主的神经重症患者,以此表评估难以做到营养需求的精细分类,这类患者更适合应用强调患者入院时综合情况的 NUTRIC 评分。但也有学者主张入 NICU 超过 48 h 的患者已经处于营养风险期,不必再使用量表评分。临床医生可以结合超声或 CT 探测肌肉萎缩程度,也可以继续应用传统评估指标(包括体重及白蛋白、前白蛋白、转铁蛋白和肌酐水平等)综合评判患者营养状况。还可以根据患者血红蛋白、红细胞压积等基本指标粗略评估患者营养状况，然后综合多指标及患者病情对其营养状况进行综合评价。部分指南推荐应用能量代谢车和肺动脉导管测定的 O_2 消耗量或以呼吸机测定 CO_2 浓度等间接能量测定法来估算患者能量消耗和应补充的热量目标。最早的证据显示，脑微透析（cerebral microdialysis，CMD）可以评估脑组织内的乳酸、葡萄糖水平，而葡萄糖是脑组织最重要的能量来源，因此，CMD 是评估 NICU 患者能量需求的好方法，但是其检测结果与脑损伤预后判断的关系还未知。当没有该类设备时，也可以基于患者体重用相关公式推算能量需求。

第二节　神经重症患者营养治疗的实施

一、开始胃肠内营养治疗的时间

根据病情发展，营养治疗时间可以分为超急性期（血流动力学不稳定）、急性期和后急性期，而急性期又可以分为早期（即入 NICU 的 24～48 h）和后期（即入 NICU 的第 3～7 天）。2018 年欧洲重症患者营养治疗指南强调，缓慢增加营养供给和重视蛋白质补充，早期能量供给达到计算量的 70%～100%、蛋白质达到 1.3 g/kg 即可视为达到全能量目标。现在更多学者主张，患者入 NICU 后 1～3 天可以供给少于 70% 的目标能量，随后才增加到 80%～100%。强调当患者使用 ECMO、处于俯卧位、接受开腹手术、接受低温治疗和伴发急性胰腺炎时，应实施低能量目标的肠内营养（enteral nutrition，EN）。目前所有重要指南均强调重症患者入院后 48 h 内即启动 EN 治疗，且 EN 优先于肠外营养（parenteral nutrition，PN），并主张当遇到严重营养不良患者，EN 不足以满足其营养需求时，3～7 天内应该启动 PN。

二、能量供给目标

重症患者应激期可将 20～25 kcal/（kg·d）作为能量供应目标，实施 EN。蛋白质提供的能量占比为 16%，脂肪提供 20%～35% 的能量，其余由碳水化合物提供，热氮比在 130∶1 左右。PN 糖脂比为 5∶5，热氮比为 100∶1。实施 PN 时，碳水化合物最低需求为 2 g/（kg·d）以维持血糖在合适的水平，静脉脂肪混乳剂为 1.5 g/（kg·d），混合氨基酸为 1.3～1.5 g/（kg·d）。血糖要求控制在 7.8～10 mmol/L。

不同重症患者的能量需求存在差异，除了考虑患者自身条件差异外，还应兼顾是否存在使用肌松剂、镇痛镇静药以及 β 受体阻滞剂等使能量需求下降的情况，以及是否是重型 TBI，是否有高热、癫痫发作和呼吸机应用等使能量需求增加的情况。在危重情况下，早期也可以采取低能量（15～20 kcal/（kg·d）），甚至按照计算量的 40%～60% 提供能量，但此时要求蛋白质的补充必须足量，甚至加强。蛋白质的补充可以使用优质乳清蛋白。在得到充分蛋白质补充的前提下，短时间减少能量供给量，预后并不会明显变差，待机体全身情况稳定或需要长期营养治疗时，再补充足量能量。蛋白质补充的目标定在 1.2～2.0 g/（kg·d），可以通过氮平衡（g/24 h）=摄入蛋白质（g/24 h）/6.25－尿液中的尿素氮（g/24 h）÷4 进行评估和监测。神经重症患者对蛋白质的需求量更高。现主张对于肾功能不全患者，也给予足量蛋白质补充，如果患者已经在接受连续肾脏替代治疗（CRRT），则应该增加蛋白质补充，最大量至 2.5 g/（kg·d），因为此时丢失氨基酸的量可以达到 10～15 g/d。但对于已经存在肾衰竭又没有接受肾脏替代治疗的患者，可适当限制蛋白质供给。

三、营养配方选择

EN 支持时应根据患者胃肠功能（胃肠功能正常、消化吸收障碍及胃肠动力紊乱等）、并发疾病（如胰腺炎、糖尿病、高脂血症、低蛋白血症等），与营养师协商选择营养配方。可选用整蛋白均衡配方、短肽型或氨基酸型配方、糖尿病适用型配方以及高蛋白配方等。关于谷氨酰胺的补充争议较大，目前有高级别循证医学证据认为，采用补充谷氨酰胺的 EN 配方制剂可以改善烧伤和创伤患者伤口愈合和总体预后，但也有高级别循证医学证据认为，补充谷氨酰胺可以导致肝肾功能障碍等一系列副作用。但《中国神经外科重症患者营养治疗专家共识(2022 版)》推荐,对 EN 无法满足营养需求而必须行 PN 的患者不常规使用谷氨酰胺添加制剂(推荐等级为强烈同意)。但有主张应给予营养剂量的 ε-3 脂肪酸(鱼油),匀速喂给患者,还有主张给予外科手术后患者精氨酸鱼油,但是也有相反意见。笔者主张适量给予含鱼油成分的营养剂,而无须额外补充。在超难治性癫痫持续状态的情况下,使用生酮饮食(KD)已被证明是安全有效的。对 TBI 动物模型的回顾性研究表明,KD 可减少啮齿动物的脑水肿、细胞凋亡,改善脑代谢和行为结果。实施 PN 时可以补充微量营养素(micronutrient),但实施 EN 时不主张添加,PN 中添加微量营养素更多的是依据临床经验而缺乏循证医学证据。使用营养干预措施(如 KD)是有潜力的。而对于入院时基线营养状况良好的患者,建议在口服或肠内途径摄入不足(少于能量需求的 60%)10 天后考虑补充PN,但未显示此举能改善患者预后。如果在此时间段之前启动 PN,则可能有害。

四、肠内营养支持的路径、方法、监测和调整

推荐经鼻胃管喂养(enteral tube feeding,ETF)为 EN 的标准路径,只有患者不能耐受胃管或者有反流的高风险时才实施幽门后喂养(post-pyloric enteral access,PPEA)。PPEA 使用鼻肠管,可显著减少胃潴留的发生,明显提高 EN 的耐受性;且重型 TBI 患者鼻肠管喂养比鼻胃管效率更高,肺感染发生率更低。具备鼻肠管置管条件时,也可以首选鼻肠管途径实施 EN。但鼻肠管对营养剂颗粒细度要求较高,自制营养剂容易导致腹泻等症状。实施 EN 前可早期对患者进行吞咽功能检查,洼田饮水试验简单易行。长时间经鼻胃管行 EN 的患者需要定时更换鼻胃管。如果患者因胃肠应激性溃疡或手术、出血而不耐受EN,可选择早期 PN,从而更利于改善患者营养状态及免疫功能,降低并发症发生的风险。患者超过 7 天无法通过肠内摄入来满足能量和营养需求(少于能量需求的 60%)时,建议之后采用补充性 PN 进行补充。预估 EN 持续需超过 4 周者,建议行经皮内镜胃造瘘术(percutaneous endoscopic gastrostomy,PEG)或肠造瘘术,以维持长时间 EN 又不增加误吸导致肺感染等并发症。脑卒中、动脉瘤患者清醒后的24 h 内,在没有对其吞咽功能进行评估的情况下,不能让患者进食,包括口服药物。在患者病情有任何变化的时候,需要重新进行吞咽功能评估。对于伴有吞咽功能受损的患者,推荐接受吞咽困难康复训练等相关治疗。内镜胃造瘘术(endoscopic gastrostomy,EG)分为 PEG、放射学胃造瘘术(RIG)和经口影像引导下胃造瘘术(PIG)等。PEG 被认为是胃造瘘术的金标准,在胃镜引导下将胃造瘘管经食管送入胃,再经腹壁穿出。需要在镇静状态下进行,整个过程相对容易且快速。在 PEG 期间对需要呼吸支持的患者使用无创通气(non-invasive ventilation,NIV)是可行的,但是由于它在技术上具有挑战性、需要更多技巧,在许多情况下难以实现,因此不太常用。RIG 被认为可以替代 PEG。一项 Cochrane 研究比较了内镜置管的胃造瘘喂养和鼻胃管喂养对有吞咽困难的成人的影响,结果显示后者的干预失败率较高。从幽门后入路到十二指肠或空肠置管则通常用于有胃喂养禁忌证的患者(例如严重的胃食管反流病、胃轻瘫、解剖改变、胃出口综合征、胃瘘或有发生吸入性肺炎高危因素的患者)。另一项 Cochrane 研究对经胃管营养与幽门后喂养进行了比较,发现幽门后喂养在提供更多营养和降低重症患者肺炎发生率方面有益处,但目前的证据有限。

EN 营养剂的选择强调新鲜安全、先低渗后高渗、先吸收快后吸收慢,喂养速度则强调先慢后快(首日输注速度为 20~50 mL/h,次日后可调至 80~100 mL/h)、温度合适(38~40 ℃)和合适的床头高度(应该达到 30°)。推荐使用营养泵持续不间断喂养。要根据患者身高、体重、是否胃潴留、是否出现不良反应(如呕吐、腹泻、感染)等进行量和速度的调整。建议每 4 h 检查一次胃管位置,抽吸胃液检查潴留情况,如果抽吸胃液大于 200 mL,结合当日喂养总量、颜色和性状以及患者情况,可暂停喂养。如性状、颜色可疑,送检时应检查是否有消化道出血。可应用胃肠动力药甲氧氯普胺或红霉素经胃管注入改善胃肠动力。决定是否需要调整营养支持方案。

五、肠外营养

中央肠外营养(central parenteral nutrition,CPN)也称为全肠外营养,通过静脉给药,是胃肠内管饲

的替代方案,现在通常称之为肠外营养(PN),可短期或长期使用。但需指出的是,胃肠内管饲是胃肠道功能正常患者的首选方法。PN 适用于慢性胃肠道功能障碍或胃肠道功能不全或不能经胃肠内管饲的患者。PN 是相对复杂且昂贵的治疗方法,需要经验丰富的营养师团队提供更多的医疗支持。此外,PN 与导管相关败血症和静脉血栓形成等并发症有关,不适用于有代谢和血管疾病、生存质量下降及无法维持输液的患者。

六、神经重症患者营养治疗的建议流程

神经重症患者营养治疗的建议流程见图 19-1。

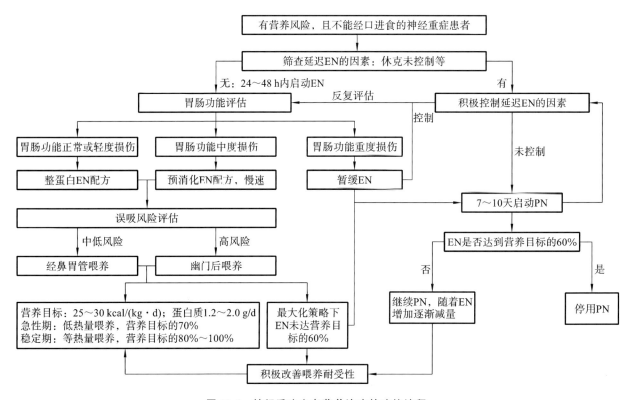

图 19-1　神经重症患者营养治疗的建议流程
注:EN 为肠内营养;PN 为肠外营养;1 kcal=4.2 kJ。

第三节　各种神经疾病的肠内营养

创伤性脑损伤(traumatic brain injury,TBI)与消化系统关系密切,由 TBI 引起的自主神经功能障碍和全身炎症可导致胃肠运动障碍和肠道黏膜通透性增加,继而改变肠道微生物群的构成,激活常驻的以及被招募到肠道的免疫细胞。而微生物产物和免疫细胞介质反过来可以调节脑肠活动。继发性肠道炎症还可使 TBI 患者的全身炎症迁延不愈,加重 TBI 引起的神经病理学和神经行为缺陷。脑肠轴(brain-gut axis)通信在维持胃肠道内环境稳定方面具有重要作用,针对自主神经失调、生物失调和/或全身炎症治疗是治疗 TBI 最有希望的途径。膳食短链脂肪酸可被迅速吸收,其对小胶质细胞有抗炎作用,并可改善缺血性脑损伤后的神经恢复。来自日本诊断程序组合住院数据库(the Japanese Diagnosis Procedure Combination inpatient database)的研究回顾性分析了在 36 个月的研究期间治疗的 3080 例符合条件的慢性硬膜下血肿患者(早期 EN 组 1100 例(36%),延迟 EN 组 1980 例(64%))。两组患者住院死亡率无显著性差异(差异为 0.3%,95%置信区间为 -3.7%~3.1%)。但是,早期 EN 组患者获得性肺炎比例明显低于延迟 EN 组(差异为 3.2%,95%置信区间为 -5.9%~0.4%)。根据一组纳入 50 余万人的流行病学调查结果推算,2013 年我国估计有 1100 万脑卒中患者,其中 240 万为新发病例,110 万人因脑卒中死

亡,发病率和死亡率均居世界第一。其中,脑出血占脑卒中发生原因的比例平均约 24%,但中部地区远比沿海地区高,且均明显比欧美国家高,脑卒中已经成为我国死亡率最高的疾病。脑卒中发生后,除了意识障碍外,多数患者会产生一系列身体、认知和情感障碍,包括运动和平衡障碍、疼痛、视力障碍、疲劳、构音障碍、吞咽困难、记忆障碍、抑郁、焦虑和行为改变。因此脑卒中会增加营养不良的风险,增高死亡率。一项名为 Feed or Ordinary Diet (FOOD) 的多中心临床对照研究表明,发生脑卒中后早期开始 EN 治疗(如发生脑卒中后 7 天内),可能导致脑卒中后 6 个月死亡风险降低;如果晚期进行 EN(脑卒中发生 7 天后),存活患者也会有较高的终身残疾风险。英国国家卫生与临床优化研究所(NICE)指南建议,在急性脑卒中发生后针对那些不能自主摄食的患者应在入院后 24 h 内开始进行 EN。首选鼻胃管治疗,但若患者无法忍受鼻胃管,则应及早寻找替代方法。患者入院后应进行营养状况和液体状况评估,并由专科人员组成医疗团队为患者提供个性化诊疗方案。

运动神经元病(MND)是第三常见的成人神经退行性变性疾病,会导致运动神经元退化,导致控制运动、呼吸和吞咽的肌肉进行性无力及消耗。对于延髓起病的患者,吞咽困难可在病程的早期出现,并且在病程中会影响至少 2/3 的患者。吞咽困难是 MND 患者口服摄入量减少的最重要原因。在疾病晚期,吞咽困难则与营养下降、脱水、体重减轻、吞咽时窒息和咳嗽、频繁吸入以及长时间费力进食有关。胃造瘘喂养是公认的晚期吞咽困难患者营养支持的方法,被美国神经病学学会和欧洲神经学会联合会推荐。阿尔茨海默病(AD)是最常见的成人神经退行性变性疾病,占所有年龄相关性痴呆病例的 60% 以上。其他类型的痴呆包括血管性痴呆、混合性痴呆、路易体痴呆和额颞叶痴呆。造成 AD 和其他痴呆患者营养不良和体重下降的原因很多,重要原因包括记忆丧失、难以规划和执行日常任务、语言问题、混淆时间或地点、幻觉、情绪或行为波动、睡眠障碍、淡漠、厌食、抑郁、吞咽困难、步态障碍、失去独立性。营养不良与认知能力恶化、生存期缩短、生存质量下降均相关。86% 的晚期痴呆患者存在进食困难(原因有吞咽困难、无能力做饭、食欲不振、拒绝进食)。辅助经口喂养和胃肠内管饲是解决患者持续进食障碍的两种主要选择。一项针对观察性研究的系统综述得出结论,没有足够的证据支持辅助经口喂养在临床预后方面是有益的。然而,辅助经口喂养也可能是一种有效的缓解手段,可使患者参与重要日常活动,包括吃饭和分享食物,以及持续享用食物,并与他们的照护者进行社交互动。英国国家卫生与临床优化研究所(NICE)指南鼓励患者尽可能长时间保持经口进食。如果进食问题被认为是暂时的,应考虑短期的肠内营养。如果吞咽困难或不喜欢进食是疾病严重程度的一种表现,则不建议严重痴呆患者常规采用 EN。但决定是否保留或撤销营养支持应始终遵循现有的伦理和法律原则。欧洲临床营养与代谢协会(ESPEN)建议,综合考虑预后和患者意愿的情况下,对痴呆患者进行 EN 时应采用个性化方法。PN 仅适用于存在置管禁忌或不耐受,又需要短期 EN 的轻度或中度痴呆患者。不推荐在痴呆患者的生命末期使用人工营养。帕金森病(PD)是第二常见的成人神经退行性变性疾病。80% 的患者在病程中会出现吞咽困难。在早期,吞咽困难可以是无症状的。随着疾病的进展,则会出现难以治疗的症状,晚期则容易发生窒息(多达 50% 的患者在试图吞咽时发生窒息)和误吸,后者则增加肺炎发生风险,而肺炎是晚期 PD 患者死亡的主要原因。随着疾病的进展,吞咽困难加上身体、认知和心理损伤的增加,经口营养摄入量急剧减少。这些再加上胃肠功能障碍和能量消耗增加(例如,不自主运动和僵直),可导致营养不良和体重减轻,从而导致预后不良;此外,吞咽困难会影响 PD 患者的药物管理,导致口服给药出现问题,从而使病情恶化。还没有有效证据表明 EN 等有助于改善 PD 患者营养状况、提高生存质量或生存率。英国国家慢性病协作中心(National Collaborating Centre for Chronic Conditions,NCC-CC)推荐个性化管理 PD 患者、调整其吞咽功能与饮食营养的关系;短期内可以使用胃管来提供营养,辅助用药,长期营养支持可考虑应用胃肠造瘘术。

TBI、脑卒中等神经系统疾病患者的营养护理很重要,这些患者的营养不良会增高其残疾率和死亡率。这些疾病都有或轻或重、持续时间不一的吞咽困难,阻碍了足够的饮食摄入。国内外均推荐将胃肠内喂养(除了患有晚期痴呆的患者)作为为患者提供营养、水和药物的一种替代方法。这种干预在 TBI、脑卒中患者中已被证实有利于降低神经炎、肺感染和肠道菌群紊乱的发生率,但其临床有效性在很大程度上尚未得到证实。但是,临床决定胃肠内喂养的开始时机是复杂的,具有伦理挑战性。在缺乏强有力的证据基础的情况下,胃肠内喂养经常被推荐,且有可靠的证据表明,鼻胃管喂养优于胃造瘘喂养。神经学家会根据临床经验、患者情况、患者的意愿,以及经常充当代理照顾者的家庭成员来推荐最适合他们的治疗方案。MND 领域的研究则证实,胃造瘘植入实际上并不能避免大部分患者的体重进一步下降,营养不良结果背后的原因尚不清楚,但显然该结果可能对临床实践产生影响。但是,脑卒中后患者早期开始EN 与生存率提高相关。对于 MND 患者,鼻胃管喂养不是长期可行的选择,首选胃造瘘喂养。尽管缺乏其疗效的证据,对于一些有神经障碍的患者,胃肠内喂养仍然是一种常见的干预手段。当然,还需要了解胃肠内喂养对患者营养状况、生存质量、病程和照顾者负担等方面的影响,以更好地决策和实施。

参 考 文 献

[1]　Bouziana S D,Tziomalos K. Malnutrition in patients with acute stroke[J]. J Nutr Metab,2011,2011:167898.

[2]　Greenwood D I. Nutrition management of amyotrophic lateral sclerosis[J]. Nutr Clin Pract,2013,28(3):392-399.

[3]　Sheard J M,Ash S,Silburn P A,et al. Prevalence of malnutrition in Parkinson's disease:a systematic review[J]. Nutr Rev,2011,69(9):520 532.

[4]　Droogsma E,van Asselt D,De Deyn P P. Weight loss and undernutrition in community-dwelling patients with Alzheimer's dementia:from population based studies to clinical management[J]. Z Gerontol Geriatr,2015,48(4):318-324.

[5]　Sheard J M. Malnutrition and neurodegenerative diseases[J]. Curr Nutr Rep,2014,3(2):102-109.

[6]　Saunders J,Smith T,Stroud M. Malnutrition and undernutrition[J]. Medicine,2011,39(1):45-50.

[7]　Hinchey J A,Shephard T,Furie K,et al. Formal dysphagia screening protocols prevent pneumonia[J]. Stroke,2005,36(9):1972-1976.

[8]　Wei J,Jiang R,Li L,et al. Stress-related upper gastrointestinal bleeding in adult neurocritical care patients:a Chinese multicenter,retrospective study[J]. Curr Med Res Opin,2019,35(2):181-187.

[9]　Hang C H,Shi J X,Li J S,et al. Levels of vasoactive intestinal peptide,cholecystokinin and calcitonin gene-related peptide in plasma and jejunum of rats following traumatic brain injury and underlying significance in gastrointestinal dysfunction[J]. World J Gastroenterol,2004,10(6):875-880.

[10]　Singer P,Blaser A R,Berger M M,et al. ESPEN guideline on clinical nutrition in the intensive care unit[J]. Clin Nutr,2019,38(1):48-79.

[11]　Dhaliwal R,Cahill N,Lemieux M,et al. The Canadian critical care nutrition guidelines in 2013:an update on current recommendations and implementation strategies[J]. Nutr Clin Pract,2014,29(1):29-43.

[12]　McClave S A,Taylor B E,Martindale R G,et al. Guidelines for the provision and assessment of nutrition support therapy in the adult critically ill patient:Society of Critical Care Medicine (SCCM) and American Society for Parenteral and Enteral Nutrition (A. S. P. E. N)[J]. J Parenter Enteral Nutr,2016,40(2):159-211.

[13]　中华医学会神经外科学分会. 神经外科重症管理专家共识(2013 版)[J]. 中华医学杂志,2013,93(23):1765-1779.

[14]　刘轩慧,王倩,骆宏亮,等. 初步探索 NICU 患者血红蛋白和红细胞比容测定值与多蛋白水平的关系[J]. 天津医科大学学报,2019,25(2):128-131.

[15] Tavarez T,Roehl K,Koffman L. Nutrition in the neurocritical care unit:a new frontier[J]. Curr Treat Options Neurol,2021,23(5):16.

[16] 中华医学会神经外科分会,中国神经外科重症管理协作组.中国神经外科重症患者营养治疗专家共识(2022版)[J].中华医学杂志,2022,102(29):2236-2255.

[17] McClave S A,Patel J J,Weijs P J M. Editorial:introduction to the 2018 ESPEN guidelines on clinical nutrition in the intensive care unit:food for thought and valuable directives for clinicians [J]. Curr Opin Clin Nutr Metab Care,2019,22(2):141-145.

[18] Singer P,Berger M M,Van den Berghe G,et al. ESPEN guidelines on parenteral nutrition: intensive care[J]. Clin Nutr,2009,28(4):387-400.

[19] Foley N,Marshall S,Pikul J,et al. Hypermetabolism following moderate to severe traumatic acute brain injury:a systematic review[J]. J Neurotrauma,2008,25(12):1415-1431.

[20] McCall M,Jeejeebhoy K,Pencharz P,et al. Effect of neuromuscular blockade on energy expenditure in patients with severe head injury[J]. J Parenter Enteral Nutr,2003,27(1):27-35.

[21] 中华医学会.临床诊疗指南:肠外肠内营养学分册[M].北京:人民卫生出版社,2008.

[22] Arabi Y M,Aldawood A S,Haddad S H,et al. Permissive underfeeding or standard enteral feeding in critically ill adults[J]. N Engl J Med,2015,372(25):2398-2408.

[23] Marik P E,Hooper M H. Normocaloric versus hypocaloric feeding on the outcomes of ICU patients:a systematic review and meta-analysis[J]. Intensive Care Med,2016,42(3):316-323.

[24] Ireton-Jones C. Nutrition support for the critically ill patient:a guide to practice[J]. Nutr Clin Pract,2005,21(5):536.

[25] McClave S A,Martindale R G,Vanek V W,et al. Guidelines for the provision and assessment of nutrition support therapy in the adult critically ill patient:Society of Critical Care Medicine (SCCM) and American Society for Parenteral and Enteral Nutrition (A. S. P. E. N.)[J]. J Parenter Enteral Nutr,2009,33(3):277-316.

[26] Cano N,Fiaccadori E,Tesinsky P,et al. ESPEN guidelines on enteral nutrition:adult renal failure [J]. Clin Nutr,2006,25(2):295-310.

[27] Plauth M,Cabre E,Riggio O,et al. ESPEN guidelines on enteral nutrition:liver disease[J]. Clin Nutr,2006,25(2):285-294.

[28] van Zanten A R,Sztark F,Kaisers U X,et al. High-protein enteral nutrition enriched with immune-modulating nutrients vs standard high-protein enteral nutrition and nosocomial infections in the ICU:a randomized clinical trial[J]. JAMA,2014,312(5):514-524.

[29] Weimann A,Braga M,Carli F,et al. ESPEN practical guideline:clinical nutrition in surgery[J]. Clin Nutr,2021,40(7):4745-4761.

[30] Cervenka M C,Hocker S,Koenig M,et al. Phase Ⅰ/Ⅱ multicenter ketogenic diet study for adult superrefractory status epilepticus[J]. Neurology,2017,88(10):938-943.

[31] McDougall A,Bayley M,Munce S E. The ketogenic diet as a treatment for traumatic brain injury:a scoping review[J]. Brain Inj,2018,32(4):416-422.

[32] Fernández-Ortega J F,Herrero Meseguer J I,Martínez García P,et al. Guidelines for specialized nutritional and metabolic support in the critically-ill patient:update. Consensus SEMICYUC-SENPE:indications,timing and routes of nutrient delivery[J]. Nutr Hosp,2011,26 Suppl 2:7-11.

[33] Steiner T,Al-Shahi Salman R,Beer R,et al. European Stroke Organisation (ESO) guidelines for the management of spontaneous intracerebral hemorrhage[J]. Int J Stroke,2014,9(7):840-855.

［34］ Ho C H，Lin W C，Hsu Y F，et al. One-year risk of pneumonia and mortality in patients with poststroke dysphagia：a nationwide population-based study［J］. J Stroke Cerebrovasc Dis，2018，27 (5)：1311-1317.

［35］ Weimann A，Braga M，Carli F，et al. ESPEN guideline：clinical nutrition in surgery［J］. Clin Nutr，2017，36(3)：623-650.

［36］ Heidegger C P，Berger M M，Graf S，et al. Optimisation of energy provision with supplemental parenteral nutrition in critically ill patients：a randomised controlled clinical trial［J］. Lancet，2013，381(9864)：385-393.

［37］ Casaer M P，Mesotten D，Hermans G，et al. Early versus late parenteral nutrition in critically ill adults［J］. N Engl J Med，2011，365(6)：506-517.

［38］ Management of Stroke Rehabilitation Working Group. VA/DOD Clinical practice guideline for the management of stroke rehabilitation［J］. J Rehabil Res Dev，2010，47(9)：1-43.

［39］ Czell D，Bauer M，Binek J，et al. Outcomes of percutaneous endoscopic gastrostomy tube insertion in respiratory impaired amyotrophic lateral sclerosis patients under noninvasive ventilation［J］. Respir Care，2013，58(5)：838-844.

［40］ GomesC A Jr，Andriolo R B，Bennett C，et al. Percutaneous endoscopic gastrostomy versus nasogastric tube feeding for adults with swallowing disturbances［J］. Cochrane Database Syst Rev，2015，2015(5)：CD008096.

［41］ Pearce C B，Duncan H D. Enteral feeding. Nasogastric，nasojejunal，percutaneous endoscopic gastrostomy，or jejunostomy：its indications and limitations［J］. Postgrad Med J，2002，78(918)：198-204.

［42］ Rafferty G P，Tham T C. Endoscopic placement of enteral feeding tubes［J］. World J Gastrointest Endosc，2010，2(5)：155-164.

［43］ Toussaint E，Van Gossum A，Ballarin A，et al. Enteral access in adults［J］. Clin Nutr，2015，34 (3)：350-358.

［44］ Alkhawaja S，Martin C，Butler R J，et al. Post-pyloric versus gastric tube feeding for preventing pneumonia and improving nutritional outcomes in critically ill adults［J］. Cochrane Database Syst Rev，2015，2015 (8)：CD008875.

［45］ 中华医学会重症医学分会. 危重患者营养支持指导意见（草案）［J］. 中国危重病急救医学，2006，18 (10)：582-590.

［46］ Seres D S，Valcarcel M，Guillaume A. Advantages of enteral nutrition over parenteral nutrition ［J］. Therap Adv Gastroenterol，2013，6(2)：157-167.

［47］ Zaloga G P. Parenteral nutrition in adult inpatients with functioning gastrointestinal tracts：assessment of outcomes［J］. Lancet，2006，367(9516)：1101-1111.

［48］ Ho S G，Marchinkow L O，Legiehn G M，et al. Radiological percutaneous gastrostomy［J］. Clin Radiol，2001，56(11)：902-910.

［49］ Staun M，Pironi L，Bozzetti F，et al. ESPEN guidelines on parenteral nutrition：home parenteral nutrition (HPN) in adult patients［J］. Clin Nutr，2009，28(4)：467-479.

［50］ Hanscom M，Loane D J，Shea-Donohue T. Brain-gut axis dysfunction in the pathogenesis of traumatic brain injury［J］. J Clin Invest，2021，131(12)：e143777.

［51］ Ferri C P，Prince M，Brayne C，et al. Global prevalence of dementia：a Delphi consensus study［J］. Lancet，2005，366(9503)：2112-2117.

［52］ Ballard C，Gauthier S，Corbett A，et al. Alzheimer's disease［J］. Lancet，2011，377 (9770)：

1019-1031.

[53] Ohbe H,Jo T,Matsui H,et al. Early enteral nutrition in patients with severe traumatic brain injury:a propensity score-matched analysis using a nationwide inpatient database in Japan[J]. Am J Clin Nutr,2020,111(2):378-384.

[54] Balakrishnan B,Flynn-O'Brien K T,Simpson P M,et al. enteral nutrition initiation in children admitted to pediatric intensive care units after traumatic brain injury[J]. Neurocrit Care,2019,30 (1):193-200.

[55] Wu S,Wu B,Liu M,et al. Stroke in China:advances and challenges in epidemiology,prevention, and management[J]. Lancet Neurol,2019,18(4):394-405.

[56] Donnan G A,Dewey H M. Stroke and nutrition:FOOD for thought[J]. Lancet,2005,365(9461): 729-730.

[57] Rowat A. Enteral tube feeding for dysphagic stroke patients[J]. Br J Nurs,2015,24(3):138,140, 142-145.

[58] Dennis M S,Lewis S C,Warlow C,et al. Effect of timing and method of enteral tube feeding for dysphagic stroke patients (FOOD):a multicentre randomised controlled trial[J]. Lancet,2005, 365(9461):764-772.

[59] Kuhnlein P,Gdynia H J,Sperfeld A D,et al. Diagnosis and treatment of bulbar symptoms in amyotrophic lateral sclerosis[J]. Nat Clin Pract Neurol,2008,4(7):366-374.

[60] Kidney D,Alexander M,Corr B,et al. Oropharyngeal dysphagia in amyotrophic lateral sclerosis: neurological and dysphagia specific rating scales[J]. Amyotroph Lateral Scler Other Motor Neuron Disord,2004,5(3):150-153.

[61] Heffernan C,Jenkinson C,Holmes T,et al. Nutritional management in MND/ALS patients:an evidence based review[J]. Amyotroph Lateral Scler Other Motor Neuron Disord,2004,5(2): 72-83.

[62] Jenkins T M,Hollinger H,McDermott C J. The evidence for symptomatic treatments in amyotrophic lateral sclerosis[J]. Curr Opin Neurol,2014,27(5):524-531.

[63] Miller R G,Jackson C E,Kasarskis E J,et al. Practice parameter update:the care of the patient with amyotrophic lateral sclerosis:drug,nutritional,and respiratory therapies (an evidence-based review):report of the Quality Standards Subcommittee of the American Academy of Neurology [J]. Neurology,2009,73(15):1218-1226.

[64] Andersen P M,Borasio G D,Dengler R,et al. EFNS task force on management of amyotrophic lateral sclerosis:guidelines for diagnosing and clinical care of patients and relatives[J]. Eur J Neurol,2005,12(12):921-938.

[65] Bertram L,Tanzi R E. The genetic epidemiology of neurodegenerative disease[J]. J Clin Invest, 2004,115(6):1449-1457.

[66] Mitchell S L. Advanced dementia[J]. N Engl J Med,2015,372(26):2533-2540.

[67] Hanson L C,Ersek M,Gilliam R,et al. Oral feeding options for people with dementia:a systematic review[J]. J Am Geriatr Soc,2011,59(3):463-472.

[68] Volkert D,Chourdakis M,Faxen-Irving G,et al. ESPEN guidelines on nutrition in dementia[J]. Clin Nutr,2015,34(6):1052-1073.

[69] Suttrup I,Warnecke T. Dysphagia in Parkinson's disease[J]. Dysphagia,2016,31(1):24-32.

[70] Jankovic J,Aguilar L G. Current approaches to the treatment of Parkinson's disease[J]. Neuropsychiatr Dis Treat,2008,4(4):743-757.

［71］ Kalia L V,Lang A E. Parkinson's disease[J]. Lancet,2015,386(9996):896-912.

［72］ Martinez-Ramirez D,Almeida L,Giugni J C,et al. Rate of aspiration pneumonia in hospitalized Parkinson's disease patients:a cross-sectional study[J]. BMC Neurol,2015,15:104.

［73］ Barichella M,Cereda E,Pezzoli G. Major nutritional issues in the management of Parkinson's disease[J]. Mov Disord,2009,24(13):1881-1892.

［74］ Aiello M,Eleopra R,Rumiati R I. Body weight and food intake in Parkinson's disease. A review of the association to non-motor symptoms[J]. Appetite,2015,84:204-211.

［75］ National Collaborating Centre for Chronic Conditions （UK）. Parkinson's disease:national clinical guideline for diagnosis and management in primary and secondary care［M］. London:Royal College of Physicians （UK）,2006.

（江荣才）

第二十章 神经重症患者急性消化道出血的处理

急性消化道出血是神经重症患者的常见并发症之一,其临床表现和严重程度因人而异,既可以是无明显症状的自限性出血,也可能表现为危及生命的急性大出血,因此需引起足够重视。随着内镜技术的发展,对消化道的解剖学定义也有所更新,通常以十二指肠乳头、回盲瓣为标志,将消化道分为三个部分,上消化道是指十二指肠乳头以上,中消化道指十二指肠乳头至回盲瓣,下消化道则指盲肠和结直肠。因为以往的检查手段难以对"中消化道"进行确切诊断,所以在大多数研究和文献中,描述较多的是上消化道出血和下消化道出血,部分学者则将中、下消化道出血合并,称为广义上的下消化道出血。

一、急性消化道出血的病理生理特点

正常的胃肠道发挥着重要的分泌、输送、消化、吸收和排泄功能,为身体提供机械屏障、化学屏障、生物屏障和免疫屏障,是维持人体正常机能的重要器官。神经重症患者往往因为损伤、应激等因素导致胃肠功能和结构的损害,出现消化、吸收和黏膜屏障功能障碍,以及消化性溃疡、出血等相关问题,甚至导致血流动力学不稳定。国内外文献报道,神经重症患者合并急性上消化道出血的发生率为2%～12.9%不等。

急性上消化道出血的部位来自食管、胃或十二指肠,其主要的发病原因包括应激性溃疡、食管胃底静脉曲张等门静脉高压相关并发症和胃黏膜血管性病变。其中,应激性溃疡是急性上消化道出血的最常见病因,这种急性胃黏膜糜烂性出血性病变与既往幽门螺杆菌感染、应激损伤、服用阿司匹林或非甾体抗炎药(NSAID)等因素密切相关。有研究发现,应激性溃疡的危险因素包括GCS评分<4分,严重缺血性或出血性脑卒中,严重颅内压增高,脑血管痉挛,颅内感染,休克,心、肺、脑复苏术后,长时间(>48 h)机械通气,低肌酐清除率(<60 mL/min),应用抗凝药物,凝血功能障碍,应用大剂量糖皮质激素,发病1年内曾有消化道出血史等。

通常意义上,急性下消化道出血主要是指来自空肠、回肠、结肠或直肠的出血,根据解剖和病理生理因素分类,其致病原因可分为解剖、血管、炎症和肿瘤性因素四类,合并血管发育不良、憩室性疾病(如结肠憩室等)、炎症性肠病(如克罗恩病等)、肛肠疾病(如痔疮等)、结肠肿瘤等基础疾病的神经重症患者,应警惕出现下消化道出血的风险,部分医源性操作(如息肉切除术、人工灌肠等)也可能导致出血。

二、急性消化道出血的临床表现和诊断要点

(一)急性消化道出血的临床表现

可因出血部位不同而呈现不同的临床特点。典型上消化道出血可表现为呕血或排黑便。呕血一般为咖啡色,可伴有食物残渣或胃液,以此与呼吸道来源的咯血相鉴别,留置胃管的患者可能从胃管内抽出咖啡色或暗红色胃液。排黑便典型时表现为排柏油样黑便。下消化道出血可能表现为便血,即大便中带有鲜红色血液。大便隐血时肉眼看不见,可通过对大便标本的实验室检测加以明确,各部位的消化道出血或者口鼻腔出血吞入食管时均可出现大便隐血试验阳性。需注意的是,部分食物(如鸭血、猪血)、药物(如补铁药物、铋剂、中药等)也可能引起大便发黑,应予以鉴别。

(二)消化系统症状

消化系统症状包括反酸、腹胀、呃逆、腹痛或腹部压痛等,当溃疡性出血导致穿孔时,还可出现弥漫性腹膜炎的表现,如发热、腹肌紧张、较为强烈的压痛及反跳痛反应等。

(三)病史及诊疗过程

详细的病史询问有助于对临床疑似急性消化道出血病因的判断。对于神经重症患者,应激因素是导致消化道出血的重要原因,应对患者应激损伤的严重程度进行评估,同时,还要详细了解治疗前或过程中曾使用 NSAID、抗栓或抗血小板药物的情况,患者的既往史,例如消化道疾病(溃疡、炎症性肠病等)或消化道出血等,对辅助临床准确诊断均有价值。

(四)临床体征

患者可出现肠鸣音亢进、腹部压痛(意识障碍的患者可仅表现为腹部压痛)、移动性浊音等,当合并慢性肝病或门静脉高压时还可见肝大、脾大、蜘蛛痣等,直肠指诊则可能发现血便或黑便。

(五)实验室检查

大便隐血试验、胃内容物隐血试验、动态血常规检查(关注血红蛋白、红细胞、红细胞压积等指标的变化),可辅助诊断并评价治疗效果。有条件时还可检测胃液的 pH,以便更加精准地指导抑酸药物的使用。需留意的是,因为体液在血管间隙内的重分布过程,在出血发生的最初 4~6 h,血红蛋白和红细胞压积数值可能正常,但不应否定消化道出血的诊断。

(六)血流动力学状态监测

血流动力学状态监测包括测量脉搏、血压、毛细血管再充盈时间等,以便估计失血量,评估血流动力学状态,特别是对于部分重症患者。

(七)内镜检查

内镜检查是明确急性消化道出血病因的关键检查,包括胃镜、十二指肠镜等上消化道内镜,以及小肠镜、结肠镜等下消化道内镜,随着医学技术的发展,近年来胶囊内镜的应用也日益增多。内镜检查有助于快速明确出血部位,还可以和药物联合以发挥最大化的治疗作用,对于神经重症合并消化道出血的患者,在条件允许时应行内镜检查。

三、急性消化道出血的处置与治疗

(一)紧急处置

当神经重症患者出现疑似急性消化道出血时,应首先进行气道评估,必要时果断建立人工气道;加强相应的监护,如血压、血氧饱和度、心电图等持续监测,评估血流动力学稳定性;确保建立足够的静脉通路;积极配血,根据评估结果确定是否输血。

(二)抑酸药物治疗

较常用的药物是质子泵抑制剂(PPI)或 H2 受体抑制剂(H2RA),临床上还有胃黏膜保护剂、碱性抗酸剂等。抑酸药物能够提高胃内的 pH,促进血小板聚集和纤维蛋白原形成,从而加快止血,同时还可避免血凝块过早溶解,对消化性溃疡出血具有良好预防和治疗作用。在目前循证医学文献研究中,PPI 和 H2RA 均可降低重症患者出现消化道出血的风险,PPI 的效果略优于 H2RA。因效果较有限,一般不建议使用硫糖铝和碱性抗酸剂进行预防。临床上一旦考虑急性消化道出血,即应开始使用 PPI 或 H2RA 等抑酸药物,开始时可通过静脉给予较高剂量的抑酸药物,根据临床病情转归逐渐调整剂量,至出血迹象停止时,可改用口服剂型继续序贯治疗。另外,有文献报道,PPI 和 H2RA 可能增加重症患者罹患肺炎的风险,但对患者的死亡率、住院时间和其他重要临床转归没有影响,因此,在大多数神经重症患者中,相较于肺炎风险增加的可能性,使用抑酸药物来降低消化道出血风险的获益仍然是可接受的。

(三)液体复苏

若患者出现血压下降、血红蛋白水平快速进行性降低,应在第一时间给予充分的液体复苏,可选择平衡液、胶体溶液和血液制品(如悬浮红细胞、新鲜冰冻血浆)等。严重时可多个静脉通路同时输液、输血。对于伴有心肺肾基础疾病的患者,可在中心静脉压监测指导下调整输液量。若积极补液仍无法维持患者正常水平的血压,可适当给予血管活性药物,以改善重要脏器的血流灌注。

（四）其他一般性治疗

现有研究表明,神经重症患者尽早开始肠内营养可降低消化道出血的发生率,因此,建议在发病48 h内即给予小剂量起始、逐步增加的滋养性肠内营养,可减少抑酸药物等预防性药物的使用。当患者出现消化道出血且量较大时,则应暂停肠内营养,当胃残余量较多(>250 mL)时,可行胃肠减压。对于严重的急性消化道出血,早期还可静脉应用生长抑素联合质子泵抑制剂进行治疗,对不同病因引起的消化道出血均有一定作用,以最大限度降低重症患者的死亡率。当临床上怀疑静脉曲张引起上消化道出血时,还可联用抗利尿激素。有学者采用凝血酶冻干粉、云南白药、去甲肾上腺素、冰生理盐水等经胃管进行灌注,具有一定的效果,但仍缺乏循证医学的高级别临床研究证据的支持,临床上可尝试使用,同时需完善与患者家属的知情同意程序。

（五）内镜治疗

对于反复发病,或药物难以控制,或诊断仍有困难的急性消化道出血患者,消化内镜治疗是优先选择的治疗方法。内镜下寻找出血灶并给予钳夹、热凝、肾上腺素稀释液或硬化剂注射等治疗,可迅速为难治性消化道出血患者提供良好止血,在明确出血诊断的24 h内给予消化内镜治疗,可改善患者的预后,这项技术因其独特的优势日益受到关注。

（六）介入治疗

对于急性大出血无法控制、内镜治疗失败的患者,可以考虑行选择性血管造影和介入栓塞治疗,文献报道,经动脉栓塞治疗急性消化性溃疡出血的成功率为52%～98%。

（七）外科手术治疗

对于内镜和介入治疗仍难以止血,在积极输血后血流动力学仍不稳定,或合并休克、穿孔的患者,可以进行外科手术,包括溃疡灶切除术、迷走神经干离断术和幽门成形术等。

（八）高风险药物的停用与恢复

抗栓/抗血小板药物和非甾体抗炎药在人群中的应用近年来日益广泛,当使用这类药物的患者出现消化道出血时,应予以停用。当患者出血停止、病情稳定后,需再进行系统评估,以权衡恢复使用后再发消化道出血的风险和长时间停药时出现静脉血栓栓塞、心脑血管意外和关节炎反复发作等的风险,医生和患者家属之间需进行充分沟通并签署相应知情同意材料。

（九）多学科协作（MDT）

当出现严重或难治性消化道出血时,可组织由消化内镜中心、消化内科、胃肠外科、介入科、药学部等医生组成的多学科协作团队,共同探讨诊疗方案,制订最佳临床诊疗策略。

（十）急性消化道出血的护理

护理团队在神经重症诊疗中具有举足轻重的作用,对于怀疑消化道出血的患者,应特别留意患者神志、瞳孔、生命体征、肠内营养、腹部、排便情况等,及时发现可能出现的血压下降、脉搏细弱等休克早期征象,与医生团队形成良好沟通机制。同时,根据实际病情需要,协助患者进行体位治疗,包括床头抬高、预防误吸措施等。另外,面向患者及其家属的相关健康宣教对预防患者再次出现消化道出血具有重要作用,特别是对于既往有消化系统疾病的患者。

参 考 文 献

[1]　中华消化杂志编辑委员会.不明原因消化道出血诊治推荐流程(修改稿,2012年3月,上海)[J].中华消化杂志,2012,32(6):361-364.

[2]　中国医师协会急诊医师分会.急性上消化道出血急诊诊治流程专家共识[J].中国急救医学,2015,

　　　35(10):865-873.

[3]　中国医师协会急诊医师分会,中华医学会急诊医学分会,全军急救医学专业委员会,等.急性上消化道出血急诊诊治流程专家共识(2020 版)[J].中华急诊医学杂志,2021,30(1):15-24.

[4]　周荣斌,林霖.《急性上消化道出血急诊诊治流程专家共识(修订稿)》的阐释[J].中国全科医学,2015,18(33):4021-4024.

[5]　《中华消化外科杂志》编辑委员会,《中华消化杂志》编辑委员会.急性非静脉曲张性上消化道出血多学科防治专家共识(2019 版)[J].中华消化外科杂志,2019,18(12):1094-1100.

[6]　《中华消化杂志》编辑委员会.小肠出血诊治专家共识意见(2018 年,南京)[J].中华消化杂志,2018,38(9):577-582.

[7]　中华医学会外科学分会.应激性黏膜病变预防与治疗——中国普通外科专家共识(2015)[J].中国实用外科杂志,2015,35(7):728-730.

[8]　抗血小板药物消化道损伤的预防和治疗中国专家共识组.抗血小板药物消化道损伤的预防和治疗中国专家共识(2012 更新版)[J].中华内科杂志,2013,52(3):264-270.

[9]　Ali D,Barra M E,Blunck J,et al. Stress-related gastrointestinal bleeding in patients with aneurysmal subarachnoid hemorrhage:a multicenter retrospective observational study[J]. Neurocrit Care,2021,35(1):39-45.

[10]　Ang D,Teo E K,Tan A,et al. A comparison of surgery versus transcatheter angiographic embolization in the treatment of nonvariceal upper gastrointestinal bleeding uncontrolled by endoscopy[J]. Eur J Gastroenterol Hepatol,2012,24(8):929-938.

[11]　Bond A,Smith P J. British Society of Gastroenterology:diagnosis and management of acute lower gastrointestinal bleeding[J]. Frontline Gastroenterol,2019,10(4):417-420.

[12]　D'Hondt A,Haentjens L,Brassart N,et al. Uncontrolled bleeding of the gastrointestinal tract[J]. Curr Opin Crit Care,2017,23(6):549-555.

[13]　Farrar F C. Management of acute gastrointestinal bleed[J]. Crit Care Nurs Clin North Am,2018,30(1):55-66.

[14]　Feuerstein J D,Ketwaroo G,Tewani S K,et al. Localizing acute lower gastrointestinal hemorrhage:CT angiography versus tagged RBC scintigraphy[J]. Am J Roentgenol,2016,207(3):578-584.

[15]　Granholm A,Zeng L,Dionne J C,et al. Predictors of gastrointestinal bleeding in adult ICU patients:a systematic review and meta-analysis[J]. Intensive Care Med,2019,45(10):1347-1359.

[16]　Lau J Y W,Yu Y,Tang R S Y,et al. Timing of endoscopy for acute upper gastrointestinal bleeding[J]. N Engl J Med,2020,382(14):1299-1308.

[17]　Liu B L,Li B,Zhang X,et al. A randomized controlled study comparing omeprazole and cimetidine for the prophylaxis of stress-related upper gastrointestinal bleeding in patients with intracerebral hemorrhage[J]. J Neurosurg,2013,118(1):115-120.

[18]　McPherson S J,Sinclair M T,Smith N C E. Severe gastrointestinal haemorrhage:summary of a national quality of care study with focus on radiological services[J]. Cardiovasc Intervent Radiol,2017,40(2):223-230.

[19]　Nelms D W,Pelaez C A. The acute upper gastrointestinal bleed[J]. Surg Clin North Am,2018,98(5):1047-1057.

[20]　Oakland K,Chadwick G,East J E,et al. Diagnosis and management of acute lower gastrointestinal bleeding:guidelines from the British Society of Gastroenterology[J]. Gut,2019,68(5):776-789.

［21］ Pezzotti W. Understanding acute upper gastrointestinal bleeding in adults［J］. Nursing，2020，50
（5）：24-29.

［22］ Rockall T A，Dawson H M. Gastrointestinal bleeding［M］∥ Warrell D A，Cox T M. Oxford
textbook of medicine. 5th ed. Oxford（United Kingdom）：Oxford University Press，2010.

［23］ Scibelli N，Mangano A，Raynor K，et al. A retrospective review of upper gastrointestinal bleed
outcomes during hospital admission while on oral anticoagulation ［J］. Cureus，2021，13
（5）：e15061.

［24］ Sengupta N，Cifu A S. Management of patients with acute lower gastrointestinal tract bleeding
［J］. JAMA，2018，320（1）：86-87.

［25］ Som R，Gossage J A，Crane A，et al. Surgical workload，risk factors and complications in patients
on warfarin with gastrointestinal bleeding［J］. Int J Surg，2010，8（1）：52-55.

［26］ Strate L L，Gralnek I M. ACG clinical guideline：management of patients with acute lower
gastrointestinal bleeding［J］. Am J Gastroenterol，2016，111（4）：459-474.

［27］ Sverrisson K Ö，Chew M S，Olkkola K T，et al. Clinical practice guideline on gastrointestinal
bleeding prophylaxis for critically ill patients：endorsement by the Scandinavian Society of
Anaesthesiology and Intensive Care Medicine［J］. Acta Anaesthesiol Scand，2021，65：549-550.

［28］ Wei J，Jiang R，Li L，et al. Stress-related upper gastrointestinal bleeding in adult neurocritical
care patients：a Chinese multicenter，retrospective study［J］. Curr Med Res Opin，2019，35（2）：
181-187.

［29］ Wells M L，Hansel S L，Bruining D H，et al. CT for evaluation of acute gastrointestinal bleeding
［J］. Radiographics，2018，38（4）：1089-1107.

［30］ Ye Z，Reintam Blaser A，Lytvyn L，et al. Gastrointestinal bleeding prophylaxis for critically ill
patients：a clinical practice guideline［J］. BMJ，2020，368：16722.

（方文华）

第二十一章 颅内感染的外科干预和治疗

颅内感染是神经科学临床诊治的难点及重点,颅内感染治疗效果是影响患者预后的重要因素。硬膜外脓肿较为少见,因此,狭义的颅内感染应该指硬脑膜及硬脊膜以内的感染。外伤、手术、血行播散或者邻近组织感染是颅内感染的病因。资料表明,我国神经外科伴有开放性颅骨骨折、头皮裂伤的脑外伤或头皮裂伤超过 4 h 的手术感染发生率为 10%~25%;清洁-污染手术包括进入鼻旁窦或乳突的手术、修补开放性颅骨骨折或无菌技术有明显缺陷者,感染发生率为 6.8%~15%;清洁手术感染发生率为 2.6%~5%。根据国内的调研数据,开颅手术后的手术部位感染,约 60% 为切口部位感染,而脑膜炎为最常见的深部组织感染,约占 22%,其他类型的颅内感染(包括硬膜下脓肿和脑脓肿)则占 14%。

颅内感染的细菌流行病学方面,主要是凝固酶阴性葡萄球菌、金黄色葡萄球菌、大肠埃希菌、肺炎克雷伯菌、鲍曼不动杆菌、铜绿假单胞菌、肠球菌等,此外涉及颅内感染的病原体还包括颅内新型隐球菌、孢子菌、毛霉菌、曲霉菌等真菌。

颅内感染重在预防,缩短手术野暴露时间、防止脑脊液漏、积极处理开放性伤口、加强基础疾病治疗以及增强患者抵抗力均是预防的关键。本章重点就颅内感染的诊断和治疗进行介绍。

一、颅内感染的分类

(一)按起病原因分类

颅内感染根据起病原因分为社区获得性颅内感染和院内获得性颅内感染。

(1)社区获得性颅内感染是世界范围内发病率和死亡率均较高的严重感染性疾病,社区获得性颅内感染常由细菌血行传播或者相邻头颅组织结构的细菌感染扩散所致。

(2)院内获得性颅内感染常与神经外科手术、骨科脊柱手术或者耳鼻喉科手术密切相关。

(二)按部位分类

按照解剖部位分类:①急性脑膜炎及脑室炎(图 21-1),多与手术相关;②硬膜下脓肿及感染(图 21-2),多与手术相关;③脑脓肿,多为脑实质内形成的感染病灶及占位,尤其是感染时程超过 4 周的脑实质感染,脑脓肿常与手术相关(图 21-3)或者为社区获得性感染(图 21-4)。

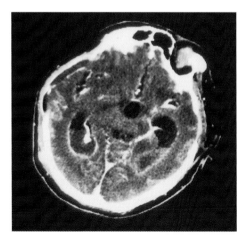

图 21-1 神经外科手术后发生的脑膜脑室炎

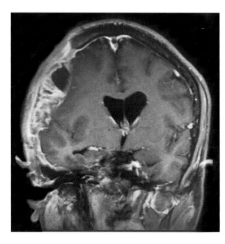

图 21-2 神经外科手术后硬膜下脓肿

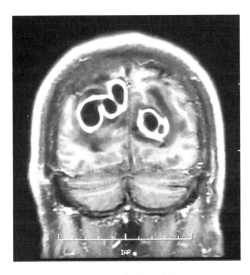

图 21-3　术后脑脓肿

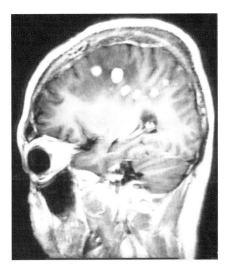

图 21-4　社区获得性多发脑脓肿

二、颅内感染的诊断

(一)相关病史

患者有近期相关的肺炎、菌血症或者其他系统的严重感染病史,患者长期患有中耳炎、鼻旁窦感染或者长期接受免疫抑制剂治疗,患者既往有明确的先天性心脏病病史,患者近期曾经接受过神经外科手术、骨科脊柱手术或者耳鼻喉科手术。

(二)颅内感染的临床表现

1. 新发的意识及精神状态改变　患者有新发的谵妄、烦躁、嗜睡、昏睡甚至昏迷等进行性意识状态下降的表现。

2. 全身感染症状　患者表现为体温异常,主要是高热,体温多超过 38 ℃,个别患者也可能有低体温情况。伴有心率和呼吸加快等全身炎症反应的症状和体征。

3. 典型的颅内压增高症状　头痛、呕吐、视乳头水肿等典型的颅内压增高三联征。

4. 体格检查明确的脑膜刺激征　多数患者进行体格检查时,可以表现出明确的颈项强直、克尼格征(＋)以及布鲁辛斯基征(＋)。

5. 颅内感染的伴发症状　因颅内感染或者水肿导致的局灶性神经功能症状,如肢体活动障碍、感觉功能障碍或者出现语言功能障碍;伴有新发的癫痫、低钠血症以及下丘脑垂体功能低下等症状。脑室腹腔分流的患者还可以有腹部压痛、反跳痛以及腹肌僵硬等急性腹膜炎症状。

(三)临床影像学表现

高度怀疑为颅内感染时,要尽早进行颅脑 CT 或 MRI 检查。影像学检查可以发现多数感染的诱发因素,如乳突气房或鼻旁窦的开放积液;CT 或者 MRI 还可发现帽状腱膜下或硬膜外积液,也可发现硬膜下腔或脑实质的感染征象以及涉及骨髓炎的骨质破坏。如果病程迁延时间较长或者为术后超过数周的患者,建议直接进行 CT 或 MRI 平扫及增强扫描,硬膜下脓肿在 CT 平扫中常表现为新月形液体积聚,密度稍高于脑脊液,常位于开颅手术皮瓣下或大脑镰附近,T1 加权像及 FLAIR 序列多见高信号,积液的边缘有明显强化。DWI 多见高信号,但无弥散受限并不能排除感染。颅内脑脓肿的影像学特点取决于其发展阶段。急性脑炎期,CT 显示界限不清的低密度区域,伴有占位效应和显著水肿。随着病情进展,周围包膜形成,外周强化增加,病变中心逐渐变为低密度影。典型的脑脓肿在 MRI T1 加权像上呈中心低信号坏死空洞,T2 加权像上呈高信号,强化扫描有环形强化,弥散加权像上多为高信号表现。

(四)血液实验室检查

血常规见白细胞计数高于 $10 \times 10^9 / L$,或中性粒细胞比例超过 80％,常伴有血沉增快及 C-反应蛋白和降钙素原(PCT)水平升高。

(五)腰椎穿刺及脑脊液检查

1.腰椎穿刺压力   颅内感染患者腰椎穿刺压力常大于 200 mmH$_2$O。

2.脑脊液性状   炎症急性期脑脊液多为浑浊、黄色或者典型的脓性、米汤样。炎症慢性期在炎症局限包裹的情况下,脑脊液可以表现为正常的清亮透明状。

3.脑脊液常规检查   白细胞计数大于 100×10^6/L,且以多核白细胞为主。

4.脑脊液生化检查   脑脊液葡萄糖含量降低(<2.6 mmol/L),脑脊液葡萄糖与血清葡萄糖的比值<0.66,甚至更低;脑脊液蛋白质含量增高,常高于 0.45 g/L;脑脊液乳酸含量升高,但是单纯脑脊液乳酸不是感染的可靠生物标志物,需要综合患者情况考虑。

5.脑脊液病原学检查   可以对脑脊液标本进行细菌涂片、培养,但是脑脊液涂片的阳性率并不是很高,国内外报道阳性率基本都小于 30%,尤其是已经进行抗菌药物治疗后。诊断仍有困难的患者,可采用 PCR、宏基因测序等分子生物学技术进行病原学鉴定,但是基因测序的结果仅可供借鉴,要综合考虑感染的微生物。病原学阳性是诊断的金标准,但需要排除标本污染。

三、颅内感染的治疗

(一)抗菌药物治疗

1.治疗原则

(1)在怀疑中枢感染时,应留取相关标本进行细菌涂片或培养,及时开始经验性抗菌药物治疗。后期根据病原学结果及药敏试验结果及时调整治疗方案。

(2)选择易透过血脑屏障的抗菌药物,如磺胺类、青霉素类、头孢菌素类、β-内酰胺酶抑制剂、碳青霉烯类、糖肽类、氯霉素、甲硝唑等,治疗途径推荐采用静脉途径。

(3)中枢神经系统感染建议使用说明书允许的最大药物剂量以及可能的长疗程治疗。

(4)经验性抗菌药物治疗超过 72 h 而疗效不佳者,考虑调整治疗方案。

2.经验性抗菌药物治疗   细菌耐药风险低时可以选择青霉素类及三代头孢或者四代头孢。细菌耐药风险高时可以使用糖肽类药物,如万古霉素、去甲万古霉素联合头孢类药物或者联合碳青霉烯类药物。高度怀疑耐药菌株时可选择头孢菌素加酶制剂,对糖肽类不敏感、过敏或者肾功能异常患者可以用利奈唑胺进行替代。

3.目标性抗菌药物治疗   病原学诊断明确的患者,可以根据相关的细菌类型以及药敏试验结果进行药物选择。近年来,泛耐药及全耐药的鲍曼不动杆菌以及肺炎克雷伯菌日渐增多,针对此类患者可以进行多种抗菌药物的联合治疗,同时配合外科引流及外科干预。如病原学诊断已经明确为真菌感染,应该及时调整为针对真菌的目标性抗菌药物治疗。

4.脑室内或鞘内抗菌药物应用   当静脉用药效果不明显、病情重时可以考虑脑室内注射或腰椎穿刺鞘内注射不含防腐成分的抗菌药物(腰椎穿刺注射药物时由于颅内压较高、渗透压梯度、药物浓度弥散不均匀、可引起化学性炎症导致粘连等因素,应用时要谨慎),需要根据病情考虑剂量、使用次数和每次用药量。根据文献及国内外专家建议,脑室或者鞘内注射的抗菌药物包括阿米卡星、庆大霉素、多黏菌素、万古霉素、去甲万古霉素以及两性霉素 B 等。

(二)颅内感染的外科治疗

(1)明确颅内感染后,要进行必要的外科手术以控制诱发感染的病灶:如撤除脑室外引流、Ommaya囊装置;涉及手术部位伤口感染的或者明确脑脊液漏的要进行彻底外科清创、脑脊液漏修补或者封闭;明确颅内感染后的分流装置、颅骨修补材料或者其他人工植入物应该尽早通过外科手术取出。如感染涉及骨瓣、颅骨骨髓炎,原则上需要去除骨瓣。

(2)颅内感染急性期导致的脑积水或者顽固性颅内压增高,除进行渗透性脱水降颅内压治疗外,必要时需要进行脑室外引流术引流炎性脑脊液。

（3）已经形成脑脓肿的神经外科术后患者或者社区获得性脑脓肿患者,针对脓肿的大小以及颅内压情况进行针对性处理,经过抗菌药物治疗,部分脑脓肿可以完全治愈,手术干预的必要性方面尚无绝对的脓肿大小标准,一般情况下,对于脓肿最大径超过 2.5 cm 且抗菌药物治疗 2～4 周未见脓肿减小或者严重脑水肿情况下,可以通过开颅手术切除脓肿,如果手术能完整切除脓肿及脓肿壁,则可以降低后期的脑水肿以及癫痫发作的风险。立体定向引导下脓肿抽吸也是方法之一。

（三）颅内感染的其他治疗

颅内感染的其他治疗主要包括针对颅内压增高的渗透性脱水治疗,抗癫痫药物预防或者治疗癫痫并发症,对症治疗以及营养支持治疗,如果颅内感染后合并继发性脑积水,应及时进行脑脊液分流手术。

（四）颅内感染的治愈标准及治疗时程

1. 治愈标准 1～2 周内连续 3 次出现如下情况为临床治愈:①体温正常;②临床症状和体征消失;③脑脊液细菌培养阴性;④脑脊液常规检查示白细胞绝对数量在正常范围;⑤脑脊液生化检查示葡萄糖含量正常;⑥血常规实验室检查示白细胞及中性粒细胞正常(排除其他部位感染所致细胞数异常)。

2. 治疗时程 颅内感染诊断明确后建议长程治疗,典型感染多需要 2～8 周的治疗时程,甚至更长时间。符合以上治愈标准后建议继续应用抗菌药物治疗 1～2 周。

参 考 文 献

［1］ 常健博,吴昊,魏俊吉.隐球菌脑膜炎并发颅内压增高的诊治进展［J］.中国医学科学院学报,2019,41(1):111-117.

［2］ 陈亦豪,徐霄寒,魏俊吉,等.成人脑室-腹腔分流术后的晚期感染并发症(4 例报告并文献复习)［J］.临床神经外科杂志,2019,16(2):176-180.

［3］ 魏俊吉,柴文昭,任祖渊,等.神经外科抗菌药物的使用原则和策略［J］.中华医学杂志,2012,92(45):3191-3193.

［4］ 王彦华.神经外科医院感染因素分析［J］.中华医院感染学杂志,2008,18(8):1088-1090.

［5］ 《应用抗菌药物防治外科感染的指导意见》撰写协作组.应用抗菌药物防治外科感染的指导意见(草案)Ⅻ——神经外科感染的防治［J］.中华外科杂志,2004,42(13):823-825.

［6］ 中华医学会神经外科学分会,中国神经外科重症管理协作组.中国神经外科重症患者感染诊治专家共识(2017)［J］.中华医学杂志,2017,97(21):1607-1614.

［7］ 中华医学会神经外科学分会,中国神经外科重症管理协作组.中国神经外科重症管理专家共识(2020 版)［J］.中华医学杂志,2020,100(19):1443-1458.

［8］ Chang J B,Chen Y,Wang H,et al. Combined strategy for post-operative patients with central nervous system infections caused by extensively drug-resistant/pan-drug-resistant *Acinetobacter baumannii*: a retrospective study［J］. Surg Infect (Larchmt),2020,21(10):853-858.

［9］ Chang J B,Wu H,Wang H,et al. Prevalence and antibiotic resistance of bacteria isolated from the cerebrospinal fluid of neurosurgical patients at Peking Union Medical College Hospital［J］. Antimicrob Resist Infect Control,2018,7:41.

［10］ China Neurosurgical Critical Care Specialist Council (CNCCSC),Zhao J Z,Zhou D B,et al. The experts consensus for patient management of neurosurgical critical care unit in China (2015)［J］. Chin Med J (Engl),2015,128(9):1252-1267.

［11］ Kurdyumova N V,Danilov G V,Ershova O N,et al. Features of the course of nosocomial meningitis in patients of neurosurgical intensive care unit［J］. Zh Vopr Neirokhir Im N N Burdenko,2015,79(3):55-59.

[12] Lieber B A,Appelboom G,Taylor B E,et al. Preoperative chemotherapy and corticosteroids: independent predictors of cranial surgical-site infections[J]. J Neurosurg,2016,125(1):187-195.

[13] McGill F,Heyderman R S,Panagiotou S,et al. Acute bacterial meningitis in adults[J]. Lancet, 2016,388(10063):3036-3047.

[14] McGill F,Heyderman R S,Michael B D,et al. The UK joint specialist societies guideline on the diagnosis and management of acute meningitis and meningococcal sepsis in immunocompetent adults[J]. J Infect,2016,72(4):405-438.

（魏俊吉　张笑）

第四篇

常见神经损伤的管理

第二十二章 脑脊液动力学及管理

脑脊液（cerebrospinal fluid,CSF）的分泌、成分、体积和循环之间的良好平衡具有严格的调节机制。然而,在某些神经系统疾病期间,这种平衡可能会被破坏。正常脑脊液循环的严重破坏可能会危及生命,导致颅内压（intracranial pressure,ICP）增高,并与脑积水、特发性颅内高压、创伤性脑损伤（TBI）、脑肿瘤和脑卒中有关。然而,导致这些疾病中脑脊液流体动力学途径改变的确切的细胞、分子和生理机制尚不明确。脑脊液分泌、流动和引流的传统观点和概念都在神经重症监护医学发展的基础上受到了挑战,新近的发现表明脑脊液流体动力学的机制比以前提出的更为复杂。

神经系统损伤后 ICP 增高在多种情况下出现,包括脑积水、特发性颅内高压、脑水肿、TBI 和脑卒中。不受控制升高的 ICP 会使结果恶化,并且一些抑制 ICP 增高的方法已经被提出来。严重增高的 ICP 会导致有害后果,显而易见,维持 ICP 稳定在中枢神经系统内非常重要。脑脊液是维持 ICP 稳定的重要组成部分,过度分泌或循环障碍都可导致 ICP 增高。

脑脊液作为大脑和脊髓的保护液,可缓冲它们免受机械损伤,并减轻大脑的有效质量。大脑的实际质量约为 1500 g,而脑脊液提供的浮力将使其净重降低 25~50 g。它是将营养物质和激素从一个区域运输到另一个区域的关键机制。脑脊液在蛋白质清除中发挥作用。脑脊液分泌减少作为衰老的一个机制会导致蛋白质聚集的增加,并与阿尔茨海默病中的 β-淀粉样蛋白沉积增加或慢性创伤性脑病中的 tau 蛋白磷酸化相关。脑脊液的分泌、流动和重吸收/引流的确切机制存在争议。传统观点是,脑脊液从蛛网膜下腔流出,通过蛛网膜颗粒,流入上矢状窦的血液中。在多种动物中进行的研究还指出脑脊液的淋巴引流,即脑脊液通过筛板和椎管离开颅骨到达颈部和脊髓淋巴结。大量研究不断丰富着人们对脑脊液流体动力学特征的认识,这将使我们能够识别知识差距并在中枢神经系统损伤领域确定新的研究目标。

一、脑脊液分泌

（一）脉络丛是分泌脑脊液的主要部位

据估计,80%~90% 的脑脊液是由脉络丛分泌的,脉络丛是位于脑室的高度血管化的上皮细胞结构。毛细血管周围的上皮细胞构成血脑脊液屏障,它可以选择性地控制溶质和水的运动以调节脑脊液的组成。在正常生理条件下,人脑脊液的总量为 150~160 mL。为了保持这个体积,脑脊液的分泌和引流必须相等;一旦失衡,就会导致颅腔脑脊液总液体含量增加,从而导致 ICP 增高。

最初形成的支持脉络丛在脑脊液分泌中的作用的证据来自 Dandy,在 Dandy 进行的动物实验中,犬科动物的一个侧脑室中的脉络丛被去除,可以观察到包含剩余脉络丛的脑室扩张而去除脉络丛的另一个脑室收缩,体积减小。进一步的证据包括 Welch 等人的实验,这些实验表明,与脉络膜动脉相比,脉络膜静脉的红细胞压积更高。这一结果提示流体和溶质穿过脉络丛进入脑室,现在认为它是脑脊液分泌的基础。

在寻找脉络丛参与脑脊液分泌的解剖学线索时,电子显微镜显示大鼠脉络丛上皮细胞的超微结构与典型分泌细胞的超微结构非常相似,存在以下特征:脑室顶膜有刷状边缘,基底外侧膜有褶皱,有高密度的线粒体,有发育良好的内质网。这些证据都支持脉络丛的分泌功能。

（二）脉络膜外液分泌

血脑屏障由内皮细胞形成,内皮细胞排列在具备紧密连接的脑毛细血管内,是血液和大脑之间离子、分子和细胞受调节交换的部位。穿过血脑屏障的液体组成了剩余 10%~20% 的脑脊液。组织间液是由血脑屏障的液体分泌产生的。组织间液填充脑实质内神经元和神经胶质细胞之间狭窄的细胞外间隙,而脑脊液则占据脑室和蛛网膜下腔。组织间液和脑脊液之间的相互作用很可能发生在血管周围空间(低阻力通路)中,血管通过大量血液流动为脑实质供血,这在本质上是对流的。先前有研究表明,尽管扩散系数不同,但不同大小的示踪剂从大脑中清除的速度相似。这些观察结果意味着组织间液和脑脊液之间是对流流动,因为它们与扩散流动不一致。这表明这些示踪剂,以及脑脊液中的内源性蛋白质,通过血管周围空间的对流流动和在扭曲的脑细胞外间质中扩散的组合,分布在大脑周围。因此,脑脊液和组织间液之间这种相互作用/交换的目的被认为是将褪黑素等化合物从一个大脑区域分配到另一个大脑区域,或用于从体循环中分配化合物,如将维生素 C 和叶酸通过脉络丛运输到中枢神经系统。脑脊液可以通过穿透动脉从蛛网膜下腔流入这些血管周围空间。在这里,两种流体相互作用,可能流回脑脊液体系中,并汇入主要的脑脊液循环途径中。

(三)脑脊液分泌的驱动因素

有些学者认为脑脊液的产生是根据 Starling 定律,由血液、脉络丛上皮细胞和脑室之间的静水压梯度驱动的。这意味着在脑积水中观察到的 ICP 增高可能会减弱脑脊液的分泌,相反,降低的 ICP 会增加脑脊液的分泌。压力梯度在脑脊液分泌中的作用尚不清楚。如果压力梯度是脑脊液分泌的主要驱动因素,那么这将表明它是由超滤液产生的血清的流体衍生物,与脑脊液调节的各种研究对比,这些研究已证明脑脊液具有独立调节其离子环境的能力,脑脊液中的离子组成与血浆中的离子组成显著不同。脑脊液的蛋白质含量(0.03 g/dL)低于血浆(7 g/dL),脑脊液蛋白质含量与血浆蛋白质含量比值约为 0.004。

此外,脑脊液渗透压的改变已被证明会影响穿过脉络丛和血脑屏障的水通量。这一系列的实验是由 Klarica 等人进行的,目的是推翻关于脑脊液分泌的传统观点。然而,改变渗透压对水通量的影响与目前所接受的假设并不矛盾,事实上,这表明脑脊液稳态的机制依赖于渗透压。

虽然组织间液与脑脊液是连续的,但前者在发生神经元活动的离子组成上与后者可能有显著差异。虽然在特定的细胞外域中很明显,但对整体脑脊液组成的影响可以忽略不计。另一个例子与突触处的谷氨酸"缓冲"有关。局灶性谷氨酸和 K^+ 的增加对神经元放电有显著的影响,如果不加以控制,可能会导致神经毒性。在细胞外 K^+ 调节的情况下,谷氨酸的局部累积在间质液(ISF)/脑脊液(CSF)中不容易测量,直到浓度显著失衡。水穿过血脑屏障和脑实质内的运动遵循渗透梯度。一个常见的误解是,在血脑屏障被破坏后,水就会进入大脑。然而,由于大脑和血清的渗透压大致相同,单独的血脑屏障破坏可能不足以引起水肿。在血脑屏障被破坏后,K^+ 沿着其浓度梯度从血液进入大脑,导致 K^+ 浓度足以使神经元去极化、触发动作电位并驱动复极化进一步提高脑 K^+ 水平。因此,K^+ 稳态与大脑中水含量的控制相重叠。然而,当血脑屏障被破坏时,毛细血管内皮的作用类似于有孔的毛细血管。因此,渗透压和静水压梯度都会导致水肿形成。当这种情况发生时,作为静水压决定因素的 ICP 和全身血压将发挥重要作用。

哺乳动物大脑组织间液中 K^+ 浓度在生理刺激期间显著增加(3~4 mmol/L),在癫痫发作或传入通路的直接同步刺激期间增加到更高程度(高达 12 mmol/L),并且在缺氧或播散抑制期间达到极高的值(>30 mmol/L)。尽管细胞外钾(K_{out})发生了这些显著的变化,但其浓度会在相对较短的时间内恢复到正常水平。神经元兴奋性受兴奋性和抑制性电位的复杂相互作用调节。就锥体神经元而言,参与快速动作电位生成的去极化离子电导主要受 Na^+ 和 K^+ 通道的电压依赖性激活/失活特性调节;此外,由外向内的 Na^+ 和 Ca^{2+} 电流是兴奋性突触后电位(EPSP)产生的基础。这些去极化电位的终止是通过 K^+ 电导的电压和 Ca^{2+} 依赖性激活以及通过释放抑制性神经递质以产生抑制性突触后电位(IPSP)的中间神经元的激活而发生的;后者由 Cl^- 和 K^+ 电流的突触后激活介导。尽管兴奋事件是在生理条件下发生的,相对独立于渗透离子驱动力的适度变化,但复极化钾和 K-IPSP 电导都受到细胞静息电位(即静息膜电位(RMP))和[K_{out}]轻微变化的严重影响。因为神经元 RMP 显著依赖,但不仅限于[K_{out}],细胞外钾稳态控制的维持在调节神经元放电中起着至关重要的作用。几种机制可以解释 K^+ 从间质液的快速清除:通过间质液的被动扩散、血流主动清除和神经元再摄取。然而,仅凭这些机制不足以支持在实验条件下从间质液中快速去除 K^+。多项证据表明,脑胶质细胞,更具体地说是星形胶质细胞,支持神经元微环境的稳态调节。这种现象被称为细胞外钾的空间缓冲。

离子和水稳态的局部控制也在确定脑血管对神经元激活反应的程度和速度方面发挥作用。与大多数其他器官不同,血液供应(以及在某种程度上的静脉回流)间接受神经元控制。小直径血管(小动脉)是否接受直接的实质神经元的控制仍在争论中,但人们越来越明白,神经元活动通过将神经元动作电位偶合到神经活动产物的血管直径来控制局部脑血流量(CBF)。这一机制涉及多种介质,包括 K^+(浓度低于10 mmol/L 时血流量增加,浓度较高时血管收缩)、一氧化氮、H^+/CO_2(例如,在高碳酸血症期间)等。

除对脑血流量的局部控制之外,与外周器官相比,大脑还具有额外的"异常"特征。这种大脑特定的血管特征影响了目前有争议的几个问题。在外周血管系统中,通过跨细胞和细胞旁通路的协同作用来管理流体穿过毛细血管壁的运动。大脑外的内皮细胞膜(除了在脑室周围器官中),除了可渗透水和气体外,还表达水通道蛋白 1(AQP1)。AQP1 是外周内皮细胞中主要表达的水通道蛋白。然而,除了肾脏内皮外,AQP1 表达和高透水性的生理重要性仍未确定。内皮间裂隙、窗孔或间隙可能是细胞旁通路的解剖基础。

(四)离子转运在脑脊液分泌中的作用

由于渗透压的改变会影响穿过脉络丛的水通量,因此离子穿过血脑脊液屏障的转运在分泌过程中很重要也就不足为奇了。在这个过程中,离子通过它们各自的转运蛋白从循环血液中转运到脑脊液中,而水很可能是通过协同转运蛋白(例如葡萄糖转运蛋白1(GLUT1))的逆渗透梯度的跨细胞过程和通过细胞旁通路紧密连接的组合来转运的。AQP1 虽然在脉络丛的顶膜中高度表达,但由于其在基底外侧膜中低表达,其在水转运中的作用尚未确定。Cl^-、Na^+ 和 HCO_3^- 的转运在该过程中很重要,这些离子转运蛋白被阻断的药理学研究为它们在分泌过程中的作用提供了证据。尽管在脉络丛中发现许多离子转运蛋白参与脑脊液分泌,但 Na^+、HCO_3^- 和 Cl^- 的运动是该过程中重要的活动。驱动这种运输的机制需要考虑基底外侧膜和顶膜的转运蛋白。

就脉络丛上皮细胞的离子转运特征而言,在基底外侧膜,Na^+、HCO_3^- 和 Cl^- 进入脉络丛上皮细胞的净运动是必不可少的,并且由 Na^+ 梯度驱动。Na^+-HCO_3^- 协同转运蛋白(NBC)利用该梯度促进 HCO_3^- 在上皮细胞中的积累。细胞内的碳酸酐酶也通过催化 H_2O 和 CO_2 产生 HCO_3^- 和 H^+ 来促进这种积累。由此产生的 HCO_3^- 梯度驱动 Cl^- 通过上皮阴离子交换剂转运到细胞中。在基底外侧膜起作用的同时,顶膜上的转运蛋白也促进 Na^+、HCO_3^- 和 Cl^- 在上皮细胞和脑脊液之间移动。这涉及 Na^+-K^+-ATP 酶和内向整流阴离子电流的作用。Na^+-K^+-$2Cl^-$ 协同转运蛋白(NKCC1)是否在脉络丛顶膜中有表达尚存在争议。然而,一些研究表明,布美他尼是一种 NKCC1 抑制剂,可减少脉络丛上皮的脑脊液分泌。最近,出现了进一步的证据支持 NKCC1 参与脑脊液分泌,而与渗透驱动力无关。有研究通过对小鼠的离体和在体研究证明,NKCC1 通过水的共转运及离子的定向易位(与渗透梯度无关)贡献了大约一半的脑脊液。此外,在出血后脑积水的大鼠模型中,脑脊液中的炎症标志物会过度激活 NKCC1,并导致对布美他尼敏感的脑室扩大。一项研究提出,布美他尼的部分抑制作用是通过抑制高浓度的 AQP1 而发生的。使用非洲爪蟾卵母细胞可以证明,布美他尼的衍生物 AqB013 可以高亲和力地抑制 AQP1 和 AQP4,通过靶向诱变确认水通道是作用位点。然而,最近的一项研究既不能复制 AqB013 和布美他尼对 AQP4 介导的水渗透性的影响,也不能复制报道的大鼠卵母细胞实验中布美他尼对 AQP4 的抑制作用。有研究测试了布美他尼衍生物对 AQP1 通道电导的阻断潜力,并证明在施用 AqB007 和 AqB011 后癌细胞迁移减弱;然而,这些衍生物对 AQP1 的阻断作用尚未得到其他研究组的证实,因此,它们对脑脊液分泌的潜在作用仍然未知。

(五)控制脑脊液分泌

碳酸酐酶参与脑脊液分泌过程已成为使用乙酰唑胺治疗脑积水和特发性颅内高压的靶点。作为磺胺敏感性碳酸酐酶抑制剂,乙酰唑胺可使脑脊液分泌量减少约 50%。这突出体现了 HCO_3^- 在脉络丛上皮中的重要性,并进一步证明了该组织作为脑脊液分泌的重要部位的作用。此外,最近的研究表明,乙酰唑胺可作为减少脑脊液鼻漏和相关的 ICP 增高的术前策略,进一步支持碳酸酐酶作为降低 ICP 的治疗靶点的观点。

降低神经系统疾病患者 ICP 的新疗法正在研究中。最近,研究人员研究了将 exendin-4 作为脑脊液分泌和 ICP 增高的潜在调节剂的效果。Exendin-4 是胰高血糖素样肽 1 受体(GLP-1R)的激动剂,GLP-1R是一种 B 类 G 蛋白偶联受体,激活后会刺激腺苷酸环化酶将 ATP 转化为 cAMP。这种 cAMP 生成的增加会促进蛋白激酶 A 的激活,从而抑制 Na^+-K^+-ATP 酶,这正是脉络丛脑脊液分泌的重要组成部分。该研究的作者假设,由于肾细胞中的 GLP-1R 已被用作阻止 Na^+ 转运的靶点,因此它可能以类似的方式靶向脉络丛以减少脑脊液分泌。使用组织切片、细胞培养和脑积水动物模型,他们表明用 exendin-4 进行紧急治疗会降低 Na^+-K^+-ATP 酶活性,并导致雌性脑积水大鼠的 ICP 降低。作者提出,由于 GLP-1R 激动剂已经用于治疗糖尿病,这些药物可以重新组合用于 ICP 增高的情况。

(六)水通道蛋白参与脑脊液分泌

水通道蛋白(AQP)参与中枢神经系统内液体产生的研究由来已久。它们能够跨细胞膜运输水、离子和溶质,因此,它们很可能参与了脑脊液分泌过程。AQP1、AQP4 和 AQP9 在大脑中表达,其中 AQP1 和 AQP4 是脑脊液稳态的主要贡献者。AQP4 主要位于星形胶质细胞的突起和终足中,它们位于大脑和主要含水隔室之间的关键界面,例如血脑屏障(BBB)和血脑脊液屏障(BCSFB)(在软脑膜和室管膜表面,可能还有第四脑室和侧脑室脉络丛),这表明 AQP4 在调节脑脊液稳态中具有重要作用。AQP1 主要表达于脉络丛上皮细胞的顶膜,提示其在脑脊液分泌中起作用。AQP 对水分子具有较高的容量和选择性,因此能够在被动渗透压梯度变化的情况下双向运输水。例如,这些通道的选择性允许水通过但不允许酸通过。AQP 的通道很窄,非常适合水的存在,其孔隙机制允许水分子以单个分子的形式通过而没有阻力。这种机制允许 AQP 快速跨细胞膜运输水。然而,在内皮中表达的几种蛋白质(例如 NKCC1 和 GLUT1)与其底物独立于渗透梯度而共同运输水。因此,尽管有证据支持 AQP 在调节间质液和脑脊液循环中的作用,但其确切机制及其贡献程度仍有待研究。

考虑到 AQP1 在脉络丛顶端膜中的高表达,AQP1 在脑脊液分泌中的作用似乎是合乎逻辑的。研究者比较了 AQP1 缺失小鼠和野生型小鼠中脉络丛水渗透性、脑脊液分泌和 ICP,以阐明 AQP1 对脑脊液分泌和 ICP 维持的贡献。与野生型小鼠相比,AQP1 缺失小鼠的脑脊液分泌量降低了约 20%,同时 ICP 降低了约 50%。两种小鼠中的蛋白激酶 C 激活将分泌量的差异增加到约 25%。AQP1 缺失小鼠 ICP 下降的主要原因是两组间中心静脉压的急剧下降;然而,当考虑到这一点时,作者将约 25% 的 ICP 下降归因于脑脊液分泌减少。这些实验表明,AQP1 参与脑脊液分泌。然而,在此过程中将最终作用归因于 AQP1 之前,需要对多种动物进行进一步研究。

在高岭土诱导的小鼠脑积水模型中,脉络丛上皮细胞内的 AQP1 定位被改变,其中 AQP1 的细胞内囊泡表达增加,同时顶膜表达减少。这些结果表明,当脑脊液分泌过多时,上皮会采用一种补偿机制来减少进入脑室的液体流量。此外,有研究者发现,AQP1 缺陷小鼠的脑室体积减小,表明脑脊液分泌减少。总体而言,这些发现表明,AQP1 至少在一定程度上位于脑脊液分泌过程的顶膜,并为控制这一过程提供了一个潜在的靶点,以抑制脑脊液分泌过多或 ICP 增高。事实上,已经有人开始研究 AQP1 和 AQP4 在脑积水发生发展中的潜在影响。

二、脑脊液流动

脑脊液从主要分泌部位脉络丛中流向大脑的脑室系统。脑脊液通过室间孔从侧脑室流向第三脑室。从这里,它流过中脑导水管到达第四脑室,并通过第四脑室的正中孔(Magendie 孔)和外侧孔(Luschka 孔)进入蛛网膜下腔。以前认为脑脊液流动是由脉络丛脉动驱动的,现在,最近的研究将脑脊液流动与呼吸率和心率(在较小程度上)相关联。这种相关性将观察到脑脊液的双向流动,即深吸气期间的头端运动和深呼气期间的尾部运动。然而,这种相关性受到多种其他假设的挑战,例如脑脊液通过胶质淋巴系统流动,或者脑脊液通过对流移动,而一些实验已经证明了脑脊液通过扩散移动。

脑脊液从蛛网膜下腔流向体循环的下一步正在研究中。许多假设认为脑脊液通过上矢状窦进入血液,而其他人则认为脑脊液流入外部淋巴管。下文将讨论脑脊液引流的现有证据,包括直接引流到血液中和颅外淋巴管的作用。

三、脑脊液吸收

(一)蛛网膜绒毛

脑脊液引流的经典认知可以追溯到 18 世纪,它基于对由蛛网膜细胞组成的结构的解剖观察,并命名为蛛网膜颗粒(宏观)和蛛网膜绒毛(微观)。这些结构从蛛网膜下腔突出到硬脑膜内的静脉窦,并以静水压作为脑脊液运动的驱动力。在这个解剖层面上,尚不清楚脑脊液是如何被输送到血液中的,有一些研究人员提出,这是通过内皮细胞的间隙和/或压力依赖性胞饮作用发生的。

大多数支持蛛网膜绒毛作用的证据是解剖学上的。它们在脑脊液引流中的作用的生理学证据是有限的。以前的工作已经证明了脑脊液在体外模型中通过蛛网膜颗粒运动,然而,颅腔内发生的准确压力变化和动态特征是很难复制的。

注射到脑脊液空间后外周循环血浆中示踪剂的出现表明,蛛网膜颗粒参与了脑脊液穿过蛛网膜绒毛的转运。此外,当旨在研究脑脊液引流的另一个假设,即颅外淋巴引流的相对贡献时,Boulton 等人在颈部淋巴结扎后监测血浆中的示踪剂含量。他们通过观察得出结论,蛛网膜绒毛和颈部淋巴管同样有助于清除示踪剂。其他研究也表明,椎管与脑脊液清除有关。这些观察结果表明,当使用示踪剂研究蛛网膜绒毛在脑脊液清除中的作用时,必须考虑外周淋巴系统在示踪剂转运到血浆中的作用。

蛛网膜绒毛的出现发生在出生后。对产前婴儿的发育研究观察到在这个阶段缺乏蛛网膜绒毛。这表明脑脊液引流的替代机制发生在产前阶段,并且这些替代机制可能在出生后继续发挥作用。总的来说,蛛网膜颗粒在脑脊液引流中的作用是有争议的,其他机制很可能也有很大贡献。

蛛网膜颗粒在脑脊液引流中的作用可能是次要机制。将[131]I-人血清白蛋白注射到绵羊的脑脊液间隙,导致颅内静脉窦(IVS)中示踪剂浓度增加,随着外周静脉血(PVB)中示踪剂浓度的增加而逐渐降低。此外,在具有完整筛板的动物中,与 PVB 相比,ICP 的增高增加了 IVS 中示踪剂的浓度,这表明示踪剂进入颅内静脉窦的吸收增加,可能是通过蛛网膜颗粒实现的。根据这些观察,作者提出了一种脑脊液引流的组合模型,其中淋巴出口是引流的主要部位,在过度的压力梯度下产生蛛网膜突起。

(二)淋巴引流

脑脊液引流机制的一些令人信服的证据表明颅外淋巴管在脑脊液清除中具有作用。脑脊液向颈部和脊髓淋巴管的运输在几个物种中是保守的。脑脊液沿外硬脑膜与嗅神经和脊神经的神经组织之间的空间流动。这些观察结果为脑脊液引流的研究提供了新的关注点,这鼓励了一些研究人员整合蛛网膜绒毛假说。

筛板已被强调为多种动物模型中脑脊液引流的重要途径。Johnston 等进行的实验探索了堵塞筛板排水通道对绵羊 ICP 的影响。通过刮掉嗅神经并用胶水密封筛板,他们观察到 ICP 增高,大约是接受假手术动物的两倍。来自同一组的其他研究使用 Evans Blue 染料,并观察到经枕大池输注脑脊液后,筛板下方的淋巴管内有蓄积。这些观察结果表明,经嗅神经通过筛板运输是脑脊液引流的重要机制。

在自发性高血压大鼠中也观察到通过椎管和筛板引流的脑脊液。使用一种新的对比增强计算机断层扫描(CT)方法,在 9.1 min 内在椎管内观察到注入侧脑室的对比剂,在 22.2 min 内在筛板观察到。在比较年轻和老年大鼠时,尽管与年轻大鼠相比,老年大鼠的 ICP 更高,但各组之间的脑脊液流量没有显著差异。这是令人惊讶的,因为前一项研究表明,增高的 ICP 会增加脑脊液向颅外淋巴管的转运。然而,在后一项研究中,ICP 被人为增高,而前一项研究将自然 ICP 增高视为年龄的结果。这表明维持老年大鼠脑脊液引流的稳态机制,或者尽管 ICP 存在差异但老年大鼠和年轻大鼠的引流率相似的原因,是老年大鼠脑脊液分泌减少。

(三)连续液体交换

脑脊液动力学的较现代和较具争议的观点之一是放弃了脑脊液在颅腔内特定位点的分泌、流动和引流的概念。相反,它提出了在渗透压和静水压的驱动下,整个系统中脑脊液、间质液、血液与实质之间的液体交换。这一假设与经典理论相矛盾,这些假说表明脑脊液在脉络丛分泌,脑脊液通过蛛网膜绒毛或颅外淋巴管引流。该假设的主要问题之一是脑脊液、间质液和薄壁组织之间的水交换不一定表明脑脊液运动,因为水可以独立于组成脑脊液的离子移动。因此,应分别研究水交换和脑脊液交换。有些人旨在将这种现代模型与目前公认的脑脊液引流模型结合起来,然而,这一观点远未被大多数研究人员接受,需要进一步的证据将这一概念整合到我们目前的理解中。另一项研究观察到,在 AQP4 敲除小鼠中静脉给药后,放射性标记水($H_2^{17}O$)的运输减少,但在 AQP1 敲除小鼠中没有发生。总体而言,本研究的作者使用这一证据证明脑脊液的分泌主要由 AQP4 而非 AQP1 介导,这表明与脉络丛相比,血脑屏障-星形胶质细胞复合物在脑脊液的分泌中起着更重要的作用。

(四)胶质淋巴系统在脑脊液引流中的作用

与外周器官不同,大脑不包含淋巴系统。作为替代,脑脊液充当中枢神经系统中细胞外溶质的清除溶剂。这种清除的确切机制以前不清楚。最近,脑脊液沿血管周围隧道运输,被星形胶质细胞包围,已被描述并提出作为蛋白质和溶质清除的机制。该观点支持脑脊液和组织间液相互作用,因为脑脊液从蛛网膜下腔沿穿通动脉进入脑实质,在那里它可以与组织间液混合并沿静脉旁通路回流到脑脊液系统中。该系统似乎较依赖 AQP4,因为在小鼠中删除该基因会显著降低间质溶质清除率和中枢神经系统中可溶性β-淀粉样蛋白的清除率。脑脊液向穿通动脉周围间隙的运动得到了电子显微镜结构研究的支持,该研究表明,蛛网膜下腔内软脑膜血管的外膜上存在的特殊孔隙提供了脑脊液进入血管周围间隙的部位。

在神经损伤的情况下,胶质淋巴系统功能似乎下降。这在 TBI、蛛网膜下腔出血(SAH)和缺血性脑卒中中已有报道。这种受损的功能可能对神经损伤后的患者有害,特别是当细胞外蛋白的清除受损时。Iliff 等人报道,当 AQP4 缺失小鼠的胶质淋巴系统功能受损时,β-淀粉样蛋白的清除率降低。2014 年,有文献报道了 TBI 后胶质淋巴系统功能降低时 tau 蛋白清除受损。这种胶质淋巴系统功能的减弱和蛋白质清除率的降低与 AQP4 分布有关,它在 TBI 后发生了改变。蛋白质清除率的降低可能具有重要意义,例如阿尔茨海默病等会引发蛋白质聚集。

值得注意的是,蛋白质和代谢产物清除的胶质淋巴系统假说备受争议。脑内脑脊液运动的胶质淋巴系统假说涉及脑脊液的对流运动,以在依赖于 AQP4 的过程中清除溶质、蛋白质和代谢产物。此外,Smith 等人还发现 AQP4 缺失小鼠和大鼠在从蛛网膜下腔到脑实质的蛋白质转运方面没有出现任何缺陷。这一假设在其他评论文章中也受到了挑战,其中脑脊液对流通过脑细胞外间隙(ECS)的可能性受到质疑,因为存在高液压阻力。围绕脑实质中穿通动脉和静脉、充满液体的管道称为 Virchow-Robin 空间(VRS),VRS 允许脑 ECS 和蛛网膜下腔之间的双向液体交换。因此,目前的证据支持血管周围液体系统,其中液体通过对流或分散沿着动脉的血管周围空间流动,并通过毛细血管水平的神经血管单元扩散,在那里脑脊液/间质液交换受到调节。然后它通过静脉的血管周围空间从实质排出,回到蛛网膜下腔和其他部位的脑脊液,包括一些穿过室管膜进入脑室的渗出液。这使得脉络丛产生的脑脊液和脑实质之间的有效沟通成为可能。

(五)当前研究的局限性

使用蛋白质示踪剂的实验已被用于阐明脑脊液从颅骨淋巴引流的途径;然而,必须注意使用确保遵循与脑脊液相似的路径的示踪剂。一些示踪剂可能会从血浆中再循环以重新进入淋巴系统,导致对于淋巴系统对脑脊液引流的贡献程度的估计出现错误。此外,脑脊液在颅腔内具有免疫作用和渗透压调节作用。因此,需要单独的运输途径来控制蛋白质和代谢产物以及水的运动。在示踪剂实验中考虑这一点很重要,因为腔室内的水运动与蛋白质清除一样重要。此外,在这些实验中对脑脊液渗透压的任何改变都可能增加进入脑脊液空间的水传输并稀释示踪剂,从而导致示踪剂传输的错误指示。

四、脑脊液动力学和 ICP 增高

脑脊液的变化会影响 ICP。坚硬、不可扩张的颅骨内的颅内隔室是一个由大脑、血液和脑脊液组成的封闭系统,其中脑血液流入和流出之间的平衡对于维持正常的 ICP 至关重要。Monro-Kellie 假说表明,大脑、血液或脑脊液容量之一的变化将导致其他两者之一或两者的相互变化。如果平衡被打破,容积的进一步增加将导致 ICP 的增高。急性 ICP 增高会降低脑灌注压(CPP),这是通过从平均动脉压(MAP)中减去 ICP 来确定的。ICP 的显著变化会导致脑灌注的变化,当脑血管自动调节功能受损(例如在脑卒中期间)时,会影响脑灌注压,并且 ICP 慢性增高会产生视乳头水肿、视力丧失和死亡。健康成人 ICP 的正常范围为 5～15 mmHg,升高到 30 mmHg 被认为是病理性的,升高到 40 mmHg 会危及生命。目前缓解 ICP 增高的方法包括侵入性手术干预。因此,迫切需要对在药理学上减轻 ICP 增高的方法进行研究。

ICP 增高是脑积水、特发性颅内高压、TBI、脑出血、SAH 和缺血性脑卒中等中枢神经系统疾病的症状或并发症。对这些中枢神经系统疾病中每一种改变的脑脊液动力学进行全面评估将有利于对病情的理解。

(一)脑积水

脑积水是由几种先天性和特发性病症引起的,其特征是脑内积液增加和脑室扩大。脑积水是由脑脊液分泌、流动或吸收中断导致 ICP 增高引起的。大约 95% 的脑积水被认为是由脑脊液流动中断引起的,通常由脑室系统的肿瘤引起,并且有一些证据表明,暂时性梗阻性脑积水是脑室内出血的并发症。脑积水也可能是非阻塞性的,其中脑室系统内的脑脊液流动没有受损,但吸收减少。此外,在极少数情况下,脉络丛肿瘤也可能导致脑脊液分泌增加,如果这种增加的分泌不能通过增加的流出量来补偿,则可能会发生脑积水。

(二)特发性颅内高压(idiopathic intracranial hypertension,IIH)

IIH 与脑积水相似,可见 ICP 增高但没有并发病变或脑脊液梗阻。IIH 的发病率在世界范围内各不相同,估计发病率为(0.03～2.2)/10 万,最近的证据已将肥胖确定为主要危险因素。IIH 的主要治疗药物是乙酰唑胺,如上所述,乙酰唑胺是一种能够减少脑脊液分泌的碳酸酐酶抑制剂。乙酰唑胺的这种临床应用主要针对脑脊液分泌,以减少 ICP 的病理性增高。当然,这一治疗手段是对症治疗而不是对因治疗,通常患者最终会进行脑室或腰大池脑脊液引流术。此外,使用乙酰唑胺减轻 IIH 的症状可能对中枢神经系统的其他方面有害,因为脑脊液在蛋白质和代谢产物清除中有特殊的生理意义。

(三)TBI

TBI 患者经常会出现脑水肿,这会增高 ICP 并损害组织灌注。研究表明,AQP 在 TBI 患者脑水肿发展中发挥作用,并且在实验动物模型中观察到整个大脑中 AQP4 和 AQP9 的上调。有趣的是,AQP4 和 AQP9 的上调与缺氧诱导因子 1α(HIF-1α)水平相关,2-甲氧基雌二醇对 HIF-1α 的靶向翻译后下调逆转了 AQP 的上调。这表明在 TBI 中,AQP 上调可归因于缺氧,并且与中枢神经系统损伤的其他情况有关,如缺血性脑卒中,其中也会发生缺氧和脑水肿。

与血脑屏障破坏相关的血管通透性增加(或血管源性水肿)的结果是富含蛋白质和离子的液体渗漏到大脑中。这可能会导致 TBI 后出现许多并发症。①积液引起的 ICP 增高会影响血管压力,导致血管塌陷和营养物质流动停止。这种病理后遗症的第一步只是减少静脉血流量,但在 ICP≥动脉血压的情况下,会发生缺血事件。②来自渗漏血管的过量细胞外离子和神经递质会破坏微妙的神经元和神经胶质稳态机制,可能导致急性创伤后癫痫发作。③通常被排除在大脑之外的免疫球蛋白、免疫细胞和炎症介质现在可以进入神经组织。相反,通常隔离在大脑中的蛋白质将可以进入外周循环和组织。④TBI 后的血脑屏障破坏可能会阻止使用渗透剂(例如甘露醇或高渗盐水)对增高的 ICP 进行充分治疗,因为通常将水排出大脑的梯度可能会受损。最近的一些临床前研究表明,使用针对 claudin-5 的小抑制性 RNA 调节血脑屏障可能会显著改善脑水肿患者的预后。细胞毒性水肿的迹象,如细胞肿胀,可在缺血、缺氧和结构损伤后 30 min 内诱发。由于这种细胞毒性水肿,细胞内腔室和细胞外液之间的渗透平衡发生了变化。这种不平衡导致细胞体积增加和细胞外液体积减少 16%。这个过程导致水从细胞外液净运动到细胞内腔室,并且由于细胞外液和脑微血管系统之间的离子梯度设置,可能会发生脑肿胀。由 Na^+、水和 Cl^- 的耗竭引起的梯度促进离子和水穿过血脑屏障进入细胞外液,导致 ICP 增高。术语"离子性水肿"就是指离子的这种二次运动。

（四）脑出血

在脑内血肿的情况下,ICP 增高是由通过病变进入颅内腔室的体积增加引起的,与脑脊液无关。威廉姆森等人研究是否可以通过在胶原酶诱导的脑出血大鼠模型中用乙酰唑胺靶向脑脊液分泌来抵消这种 ICP 增高。他们发现与假对照组大鼠相比,脑出血组大鼠 ICP 增高。乙酰唑胺不会降低脑出血大鼠的平均 ICP;然而,它确实减少了瞬态 ICP 尖峰的数量——其特征是 1 min 的峰值增加超过 20 mmHg。此外,药物治疗大鼠的 ICP 更稳定——这是颅脑顺应性改善的标志。在这个例子中,虽然脑脊液不是 ICP 增高的主要原因,但它仍然有利于作为减轻脑出血影响的目标。如果脑脊液可以这种方式靶向治疗不是脑脊液异常直接导致的 ICP 疾病,那么它当然可以用于脑脊液不平衡是主要原因的那些疾病。

（五）SAH

SAH 是脑血管出血进入蛛网膜下腔的疾病类型,约占脑卒中的 5%。SAH 后的神经损伤可被描述为双相性。延迟性脑损伤发生在大约 30% 的患者中,描述了延迟性脑缺血引起的延迟性神经功能恶化,通常在脑卒中后 2 周内出现。SAH 的预测长期结果比缺血性脑卒中更糟糕,许多幸存者甚至在事件发生数年后仍会出现认知缺陷、生存质量下降、情绪改变和疲劳。SAH 的继发性生理反应会对脑实质内组织的存活产生严重影响。有明显证据表明,血管破裂后会出现脑积水、血管痉挛和 ICP 增高。

最近的一项研究调查了 SAH 后 ICP 与患者临床结局之间的关联。这是一项对 116 例患有严重 SAH、由于 SAH 导致昏迷和/或出现损伤后脑积水的患者的回顾性研究。作者发现 81% 的患者经历过至少一次 ICP 增高(定义为 ICP>20 mmHg 持续 5 min),36% 的患者"最高平均 ICP">20 mmHg(记录 12 h 的最高平均 ICP)。在检查这种高 ICP 的临床意义时,他们发现高平均 ICP(>20 mmHg)与神经状态、再出血和 CT 检测到的早期病变之间存在关联。这表明 SAH 后 ICP 增高会导致继发性退行性病变的风险增加。但是,由于该研究是在患者中进行的,因此尚未检验其因果关系。

其他人还报道了血管破裂后 ICP 增高,并伴有脑积水和血管痉挛的情况。一项对 27 例 SAH 患者的临床研究发现,所有患者在血管破裂后都经历了一定程度的 ICP 增高。此外,ICP 的这种增高对脑血流量(CBF)有负面影响。驱动这种 ICP 增高的机制可归因于血管破裂的血液进入或损伤后水肿的发展。总体而言,在患者中观察到的 ICP 增高与较差的临床结局相关。因此,需要研究针对这种 ICP 增高的疗法。

脑脊液与 SAH 后增高的 ICP 的关系尚未完全确定。然而,一些临床观察报道了与 SAH 相关的脑脊液流动中断,并且动物 SAH 模型的研究支持这些观察。通过比较注射到枕大池中的示踪剂的分布,在 SAH 后可见沿着胶质淋巴系统途径的脑脊液流动的中断;这种中断至少持续了 4 天,在 30 天时分布有所改善。作者提出,脑脊液流量的这种衰减是组织因子(TF)依赖性的;然而,无法确定因果关系,因为在存在 TF 抗体的情况下出血增加会抑制示踪剂的荧光信号。此外,在 SAH 后 1 min 内 ICP 增高,最高达到基线的 290%。脑卒中后 1 h,升高的血压降低,但维持在基线水平的 151%。

SAH 后 ICP 增高给患者带来额外风险,并可能导致延迟性脑损伤。SAH 后脑脊液流量受损的报道提供了对这种 ICP 增高的潜在机制的见解,并为探索降低这种 ICP 增高的治疗策略提供了新的途径,以期防止继发性病变。一项研究已经验证了重组组织型纤溶酶原激活物(rt-PA)在 SAH 后保持脑脊液流量的用途,发现脑池内注射 rt-PA 能够降低 ICP、增加皮质血容量并在 SAH 后 24 h 部分恢复脑脊液流量。更好地了解脑脊液循环和流出途径将进一步减少 SAH 后的恶化。

（六）缺血性脑卒中

动物和人类缺血性脑卒中后 ICP 增高已得到证实。这种增高会产生严重的后果，例如 CBF 减少、血脑屏障（BBB）中断和液体运动改变。这些观察结果长期以来一直与水肿发展有关。然而，水肿可能不是 ICP 增高的唯一决定性因素。

水肿是缺血性脑卒中的已知并发症，特别是在大面积脑梗死的情况下。据报道，与没有水肿的脑卒中患者相比，出现水肿的脑卒中患者的神经功能缺损程度更高。在某些情况下，这种水肿需要医疗干预（甘露醇、利尿药、皮质类固醇、巴比妥类药物和手术减压）来缓解由此产生的颅内高压。缺血性脑卒中啮齿动物模型中水肿体积的减少改善了功能结果，这为改善患者症状提供了一个潜在的目标。缺血性脑卒中后 ICP 增高的临床研究主要调查严重水肿患者，由于多数患者接受了侵入性手术，所以这些研究不包括轻微脑卒中患者。这给我们留下了一些关于轻微脑卒中患者 ICP 增高的问题：水肿，实际上是根本原因吗？如果不是，那是什么？

最近的一项使用缺血性脑卒中啮齿动物模型的临床前研究表明，缺血性脑卒中后约 24 h 出现一过性 ICP 增高。这项调查提供了相对轻微的脑卒中后 ICP 增高的证据。在实验组的同侧半球观察到水肿，可以通过治疗性短期中等低温（32.5 ℃）来预防。然而，水肿体积与 ICP 增高无关，表明水肿不是这些动物 ICP 增高的唯一原因。这项研究对先前假设的水肿和 ICP 的因果关系提出了质疑。当 CBF 没有变化时，脑脊液体积的变化很可能是这些观察结果的一个促成因素。那么，缺血性脑卒中后脑脊液分泌如何改变？缺血性脑卒中是中枢神经系统的主要应激源，可以彻底改变单个细胞、组织和体液运输的生理功能。如上所述，脉络丛被认为是脑脊液分泌的主要部位，因此，其功能的改变作为缺血性脑卒中的结果可能影响脑脊液分泌，从而影响 ICP。

在两种皮质缺血性脑卒中大鼠模型（双血管闭塞＋低血压模型和大脑中动脉闭塞（MCAo）模型）中观察到侧脑室脉络丛（LVCP）的血液供应减少，Ennis 和 Keep 发现前一种模型的 LVCP 血流量减少到对照组血流量的 13％，而后者则减少 62％。他们还通过观察 [3H]-菊粉进入脑脊液时的屏障通透性，研究了双血管闭塞＋低血压对血脑脊液屏障（BCSFB）完整性的影响。在再灌注 6 h 时，他们发现 10 min 的闭塞使 BCSFB 通透性增加一倍，而闭塞 30 min 使通透性增加三倍。缺血对 BCSFB 完整性的影响可能对理解缺血性脑卒中后脉络丛的液体交换如何改变具有重要意义。然而，他们在 MCAo 模型中没有研究 BCSFB 的渗透性，因此，目前尚不清楚该模型是否会导致屏障完整性的显著损失，或者是否需要严重的闭塞才能产生显著的差异。我们仅知道 MCAo 会导致 BBB 完整性的丧失，这会增加液体、离子和淋巴细胞进入大脑的量。

Ennis 和 Keep 还注意到颈动脉永久性闭塞 24 h 后发生脉络丛水肿。其他形态学研究已经通过脑卒中后溴脱氧尿苷染色确定脉络丛上皮肿胀和增殖标志物。在该研究之前，Nagahiro 等人于再灌注后 6 h 没有发现形态学变化；然而，观察结果的差异可能是由观察的时间点不同造成的。进一步研究缺血性脑卒中期间和之后脉络丛的形态变化是有必要的，这可能使我们对缺血如何影响脑脊液分泌以及脑脊液生理中断持续多长时间有更多的了解。

最近，非选择性阳离子通道引起了脉络丛研究者们的兴趣。Preston 等人已经确定瞬时受体电位香草素 4（TRPV4，一种机械和渗透敏感通道）的激活可以增加猪脉络丛细胞系中的离子通量和电导（渗透性标志物）。激活的通道允许 Ca^{2+} 进入脉络丛上皮细胞并导致 Ca^{2+} 依赖性离子通道的激活，特别是 Ca^{2+} 激活的中间电导 K^+ 通道 KCNN4c。该研究的作者假设该通道在调节脑脊液分泌中起作用。

TRPV4 参与脑脊液调节的这一提法很有趣，因为其他研究组已检测到缺血后同侧半球 TRPV4 上调，这会导致更重的神经元损伤。一些研究人员甚至通过针对小鼠的 TRPV4 的治疗成功缓解了心脏缺血/再灌注损伤。尽管在脉络丛上皮细胞中高度表达，但据我们所知，尚未有学者研究缺血性脑卒中后脉络丛中 TRPV4 的表达和活性。鉴于其他小组提出的结果，这将是一条有趣的探索之路，特别是考虑到它在脑脊液分泌调节中的潜在作用。

AQP 在脑脊液分泌中的作用如上所述，AQP 表达可因缺氧、缺血或中枢神经系统损伤而改变。有趣的是，最近的一项研究在老年小鼠的脉络丛中检测到 AQP4 表达，而这在年轻小鼠中是检测不到的。他们还观察到，当暴露于缺氧时，老年小鼠的脑室大小和脑室内压力会增大，而这在年轻小鼠中不那么明显。在同质 AQP4 敲除模型中不存在这种脑室大小的增加。此外，缺氧诱发了老年野生型小鼠的认知缺陷（新物体识别测试），这在老年 AQP4$^{-/-}$ 小鼠中不存在。这些数据表明 AQP4 与缺氧引起的脑积水和随后的认知功能下降有关，可能是因为脑脊液分泌增加。使用 AQP 敲除小鼠的实验表明，在存在完整 BBB 的情况下，缺血或急性水中毒（导致细胞毒性水肿）后渗透驱动的水转运是由 AQP4 介导的。在小鼠中进行 MCAo 后，AQP4 表达已显示在再灌注阶段脑卒中后 24 h 左右暂时降低或丢失，并在脑卒中后 72 h 部分恢复。作者得出结论，血管周围 AQP4 表达的双相变化可能表明了 24 h 水肿后水的流入，随后 72 h 支持过量液体的吸收。这表明，降低血管周围 AQP4 的表达水平可能是大脑自身的防御机制，当 BBB 完整性没有受到损害时，它试图通过缺血后的水通道限制水的流入。此外，缺血性脑卒中期间缺氧引起的脑积水会导致 ICP 的整体增高，如果缺氧确实导致脑脊液分泌增加，那么这是当前脑卒中动物模型（尤其是 MCAo 模型）中的一个重要考虑因素。脉络膜前动脉闭塞可引起脉络丛内一定程度的缺氧。人们已经进行了多次尝试来开发 AQP4 抑制剂以减少缺血后的脑水肿，但收效甚微。最近，Far 等人在对小分子文库进行高通量筛选后，已经证明了两种有前途的 AQP4 抑制剂的有效性，即 AER-270 和 AER-271，可分别防止小鼠水中毒模型和啮齿动物 MCAo 模型中的水肿。

本章总结了目前对脑脊液动力学的理解，重点关注神经系统疾病期间 ICP 的变化，并强调了该领域内的一些差异。这些发现对于理解和治疗颅腔液体容积稳态受损的神经系统疾病具有较大的临床意义。今后仍需要阐明参与脑脊液分泌的调节剂和机制。一些证据表明 AQP1 参与脉络丛功能，最近的研究表明，脑脊液分泌中通过 NKCC1 的水分子发生转移；这些见解可能为在脑脊液分泌过多和 ICP 增高的情况下治疗和控制脑脊液的分泌提供靶点。关于脑脊液吸收，通过蛛网膜颗粒转运到上矢状窦的传统观点受到颅外淋巴管受累的证据的挑战。脑脊液生成抑制剂，如乙酰唑胺，在临床上广泛用于降低 ICP，动物研究表明它们能够降低大鼠的 ICP。然而，它们对人类的疗效存在争议，一些报道称，在使用乙酰唑胺的 IIH 患者中，ICP 增高的症状减轻，而其他报道称，减轻体重比乙酰唑胺更有效。此外，最近的 Cochrane 综述得出结论：目前没有足够的证据支持或拒绝临床使用乙酰唑胺治疗 IIH 中 ICP 增高的症状。最近的证据表明 AQP、TRPV4 和 NKCC1 在脑脊液产生中起作用。确定这些蛋白质在调节脑脊液动力学中的确切作用及其对 ICP 的影响为确定具有转化价值的治疗方法提供了可能。这是非常重要的，因为 ICP 增高可导致损伤后继发性神经退行性病变，在某些情况下甚至会危及生命。

参 考 文 献

［1］ Abbott N J，Pizzo M E，Pretson J E，et al. The role of brain barriers in fluid movement in the CNS：is there a 'glymphatic' system？［J］. Acta Neuropathol，2018，135（3）：387-407.

［2］ Boulton M，Flessner M，Armstrong D，et al. Contribution of extracranial lymphatics and arachnoid villi to the clearance of a CSF tracer in the rat［J］. Am J Physiol，1999，276（3 Pt 2）：R818-R823.

［3］ Chiu C，Miller M C，Caralopoulos I N，et al. Temporal course of cerebrospinal fluid dynamics and amyloid accumulation in the aging rat brain from three to thirty months［J］. Fluids Barriers CNS，2012，9（1）：3.

［4］ Doczi T，Nemessanyi Z，Szegvary Z，et al. Disturbances of cerebrospinal fluid circulation during the acute stage of subarachnoid hemorrhage［J］. Neurosurgery，1983，12（4）：435-438.

［5］ Dunn L T. Raised intracranial pressure［J］. J Neurol Neurosurg Psychiatry，2002，73（Suppl 1）：i23-i27.

［6］ Ding J Y，Kreipke C W，Speirs S L，et al. Hypoxiainducible factor 1α signalling in aquaporin upregulation after traumatic brain injury［J］. Neurosci Lett，2009，453（1）：68-72.

［7］　Dandy W E. Experimental hydrocephalus［J］. Ann Surg,1919,70(2):129-142.

［8］　Wang F,Cao Y,Ma L,et al. Dysfunction of cerebrovascular endothelial cells:prelude to vascular dementia［J］. Front Aging Neurosci,2018,10:376.

［9］　Ennis S R,Keep R F. The effects of cerebral ischemia on the rat choroid plexus［J］. J Cereb Blood Flow Metab,2006,26(5):675-683.

［10］　Golanov E V,Bovshik E I,Wong K K,et al. Subarachnoid hemorrhage—induced block of cerebrospinal fluid flow:role of brain coagulation factor Ⅲ (tissue factor)［J］. J Cereb Blood Flow Metab,2018,38(5):793-808.

［11］　Iadecola C. The pathobiology of vascular dementia［J］. Neuron,2013,80(4):844-866.

［12］　Janigro D. Are you in or out? Leukocyte,ion,and neurotransmitter permeability across the epileptic blood-brain barrier［J］. Epilepsia,2012,53(Suppl 1):26-34.

［13］　Johanson C E,Duncan J A,Klinge P,et al. Multiplicity of cerebrospinal fluid functions:new challenges in health and disease［J］. Cerebrospinal Fluid Res,2008,5:10.

［14］　Johnson I,Teo C. Disorders of CSF hydrodynamics［J］. Child's Nerv Syst,2000,16(10-11):776-799.

［15］　Jie P,Lu Z,Hong Z,et al. Activation of transient receptor potential vanilloid 4 is involved in neuronal injury in middle cerebral artery occlusion in mice［J］. Mol Neurobiol,2016,53(1):8-17.

［16］　Macdonald R L. Delayed neurological deterioration after subarachnoid haemorrhage［J］. Nat Rev Neurol,2014,10(1):44-58.

［17］　Murtha L A,McLeod D D,Pepperall D,et al. Intracranial pressure elevation after ischemic stroke in rats:cerebral edema is not the only cause,and short-duration mild hypothermia is a highly effective preventive therapy［J］. J Cereb Blood Flow Metab,2015,35(4):592-600.

［18］　Nagra G,Koh L,Zakharov A,et al. Quantification of cerebrospinal fluid transport across the cribriform plate into lymphatics in rats［J］. Am J Physiol Regul Integr Comp Physiol,2006,291 (5):R1383-R1389.

［19］　Nehring S,Tenny S. Cerebral edema［M］. Treasure Island:StatPearls Publishing,2018.

［20］　Nguyen T S,Winn H R,Janigro D. ATP-sensitive potassium channels may participate in the coupling of neuronal activity and cerebrovascular tone［J］. Am J Physiol Heart Circ Physiol,2000,278(3):H878-H885.

［21］　Piper R J,Kalyvas A V,Young A M,et al. Interventions for idiopathic intracranial hypertension ［J］. Cochrane Database Syst Rev,2015,2015(8):CD003434.

［22］　Price L,Wilson C,Grant G. Blood-brain barrier pathophysiology following traumatic brain injury ［M］//Laskowitz D,Grant G. Translational research in traumatic brain injury. Boca Raton:CRC Press/Taylor and Francis Group,2016.

［23］　Rash J E,Yasumura T,Hudson C S,et al. Direct immunogold labeling of aquaporin-4 in square arrays of astrocyte and ependymocyte plasma membranes in 29 rat brain and spinal cord［J］. Proc Natl Acad Sci USA,1998,95(20):11981-11986.

［24］　Shibata M,Yamada S,Kumar S R,et al. Clearance of Alzheimer's amyloid-β(1-40) peptide from brain by LDL receptor-related protein-1 at the blood-brain barrier［J］. J Clin Invest,2000,106 (12):1489-1499.

［25］　Smith A J,Jin B J,Verkman A S. Muddying the water in brain edema? ［J］. Trends Neurosci,2015,38(6):331-332.

［26］　Steffensen A B,Oernbo E K,Stoica A,et al. Cotransporter-mediated water transport underlying cerebrospinal fluid formation[J]. Nat Commun,2018,9(1):2167.

[27] Ueno M,Chiba Y,Matsumoto K,et al. Clearance of beta-amyloid in the brain[J]. Curr Med Chem,2014,21(35):4085-4090.

[28] Verkman A S,Anderson M O,Papadopoulos M C. Aquaporins:important but elusive drug targets[J]. Nat Rev Drug Discov,2014,13(4):259-277.

[29] Johnson L N,Krohel G B,Madsen R W,et al. The role of weight loss and acetazolamide in the treatment of idiopathic intracranial hypertension (pseudotumorcerebri)[J]. Opthalmology,1998, 105(12):2313-2317.

[30] Vogh B P,Godman D R,Maren T H. Effect of AlCl$_3$ and other acids on cerebrospinal fluid production:a correction[J]. J Pharmacol Exp Ther,1987,243(1):35-39.

[31] Wells A J,Vink R,Helps S C,et al. Elevated intracranial pressure and cerebral edema following permanent MCA occlusion in an ovine model[J]. PLoS One,2015,10(6):e0130512.

[32] Wright E M. Transport processes in the formation of the cerebrospinal fluid[J]. Rev Physiol Biochem Pharmacol,1978,83:3-34.

[33] Yool A J,Brown E A,Flynn G A. Roles for novel pharmacological blockers of aquaporins in the treatment of brain oedema and cancer[J]. Clin Exp Pharmacol Physiol,2010,37(4):403-409.

[34] Zeuthen T. Secondary active transport of water across ventricular cell membrane of choroid plexus epithelium of *Necturus maculosus*[J]. J Physiol,1991,444:153-173.

（朱俊　高国一）

第二十三章　颅内压增高的阶梯治疗

颅内压(intracranial pressure,ICP)增高是各种原因造成的有限容积的颅腔内,脑组织、脑血流和脑脊液,以及颅内新生物(如肿瘤、动脉瘤、脓肿甚至凝血块)的异常增加,导致 Monro-Kellie 定律下的 ICP 的增高。其中有两层含义。一是颅腔缩小,即使颅内容物体积正常,也是可以造成 ICP 增高的,例如狭颅症。另一层含义就是普遍意义的,颅腔容积恒定,颅内容物体积增加,造成 ICP 增高,例如最常见的恶性脑肿瘤伴脑水肿。如果颅内新生物增加的速度很缓慢,颅内的调节缓冲机制起作用,ICP 在很长一段时间内基本不会有大的变化,ICP 可以保持稳定。表 23-1 罗列了 ICP 增高的常见原因。所以针对 ICP 增高的治疗,首先是对因治疗,例如脑肿瘤引起的 ICP 增高,就是要切除肿瘤;静脉窦血栓引起的 ICP 增高,首先要疏通静脉窦,其次才是其他诸如高渗性治疗等。所以就广义的 ICP 增高而言,对因治疗是基础,对症治疗缓解 ICP 是脑保护的根本。狭义的 ICP 增高治疗就是基于正确的针对病因的治疗后,如何进行有效的 ICP 管控,或者针对病因的治疗不明确或者无法实施,需要积极控制 ICP 增高。ICP 增高的另一个恶化因素就是神经外科的特殊方面,神经系统损害造成的癫痫和高热等病理因素,会加重 ICP 的增高,是救治过程中非常重要的治疗内容。

表 23-1　ICP 增高的常见原因

ICP 增高的机制		病因
静脉回流受阻		颅内静脉窦血栓
脑组织体积增加		脑肿瘤、脑脓肿或颅内血肿
颅内血容量增加		高二氧化碳血症、缺氧、严重贫血、高灌注综合征、动静脉畸形或瘘
颅腔内占位		硬膜外血肿、硬膜下血肿或脓肿、张力性气颅
脑水肿	细胞毒性	缺血性脑卒中、缺血缺氧性脑病、肝性脑病
	血管源性	高血压脑病、脑脓肿、脑炎
	跨脑室壁性	蛛网膜下腔出血、脑膜炎、特发性颅内高压
	渗透性	低钠血症、酮症酸中毒、渗透治疗反跳

ICP 增高的救治内容和循证医学依据,主要来源于神经损伤患者的救治,20 世纪中后期全球范围内开展了大量多中心临床 RCT,虽然获得的很多结果是阴性的,但是也积累了较多阳性结果的临床实践内容。这些临床 RCT 完善和丰富了神经损伤救治的内容,少部分临床试验来源于肿瘤、血管病等亚专科领域的 ICP 增高救治。所以本章所述 ICP 增高,主要基于神经损伤救治,其他各个神经外科亚专科的 ICP 增高的救治可以参考本内容,活学活用,先针对病因救治,后对症治疗。

一、ICP 增高的诊断

创伤性脑损伤(TBI)分为原发性和继发性脑损伤,原发性脑损伤通常不可逆,原发性脑损伤后数小时至数天内的 ICP 增高会加重神经的继发性损伤。患者的神经功能临床表现、ICP 监测和影像学检查,常常可以观察到此变化。ICP 增高的临床表现可参考表 23-2。ICP 增高所导致的多种症状中,最被重症医学广泛认识的就是库欣三联征,即心率减慢、高血压和呼吸不规则。在有创 ICP 监测出现之前,ICP 增高的诊断主要靠临床观察推测,无法量化 ICP 和客观评价治疗效果。当然,有创 ICP 监测是客观观察 ICP 增高的方法,但是目前,其不是所有地区和国家都能够普遍采用的方法,基于技术因素和经济因素的问题,无法进行有创 ICP 监测的机构可以采取无创 ICP 监测或通过临床表现和影像学检查,间接评估 ICP 情况。对于 ICP 增高患者,临床通过 GCS 评分、瞳孔反应、病理体征等,加上影像学检查,以及客观量化 ICP 数值,还有一些其他监测数据,综合评定患者颅内损伤情况;治疗有效性的评估,主要通过 ICP 监测下的数值变化以及多模态数值波动,实现量化评估。这较以往通过瞳孔变大判断是否出现脑疝来做出临床决策,要合理得多。但是很遗憾的是,目前的前瞻性 RCT 给出的是有矛盾的结论,需要继续开展更加合理、有序的研究。

表 23-2　ICP 增高的临床表现

症状/体征	临床意义
头痛	平躺或用力晨起时,咳嗽或打喷嚏时,跳动性或爆裂性头痛
恶心和呕吐	喷射性呕吐,药物无效
复视	外展神经麻痹引起
意识下降	与中线结构移位程度一致的嗜睡到昏迷的意识障碍
视乳头水肿	明确的客观体征,高 ICP 进展数日后,就可观察到
瞳孔散大	动眼神经麻痹
双眼向下凝视	中脑背侧上视中枢受损
库欣三联征(高血压、心率减慢、呼吸不规则)	脑干受压,脑疝的体征

非 ICP 监测下的 ICP 增高评估更加具有全球视野下的广泛性,获得更加普遍的认同和积极的执行。正如 2019 年 *Intensive Care Medicine* 发表的 SIBICC 专家共识,将最为广泛接受的针对 ICP 增高的 TBI 患者的救治,分为 0、1、2 和 3 阶梯。

二、阶梯治疗的阶梯分类

阶梯治疗从救治的普及性和可及性而言,按照国际上各级医疗机构的适用性,由最广泛、最普及的低阶,向严格适应证的高阶治疗内容,大致可以分为 4 阶梯,分别是 0、1、2 和 3 阶梯治疗。每一阶梯的治疗内容可以联合使用或单独使用,但是非机械性套用,如果在一个阶梯治疗过程中,患者的控制目标没有实现,可以尽快跃升进入后一个阶梯,或者对治疗没有反应的患者,直接启用高阶梯治疗也是符合临床需要的。阶梯治疗的整体组合内容是决定治疗是否成功的关键,而非某一类或几类治疗内容,所以各个阶梯之间的治疗内容,应该根据医生经验决定是否启用,不必拘泥于低阶或高阶治疗。自伟大的神经外科先驱之一——Harvey Cushing 建立神经重症监护室,将重症医学的一些基本元素实践性地应用到神经外科患者以来,现在的神经重症治疗显著改善了神经外科患者的预后。历史进程中,初期的神经重症监护室,也就在 0 阶梯治疗的内容上实现了完善。由于神经外科患者救治的特殊性,其意识障碍常常会导致主要的生命维护问题,诸如气道保护、体位维持等。

在重型 TBI 救治中,ICP 监测下,不推荐的治疗方法如下:①持续静脉维持输注甘露醇;②规律性高渗药物静脉输注;③应用呋塞米(速尿);④常规使用激素;⑤常规 35 ℃ 以下亚低温治疗;⑥大剂量丙泊酚诱导爆发抑制;⑦常规控制二氧化碳分压低于 30 mmHg(4.0 kPa);⑧常规提升脑灌注压至高于 90 mmHg。虽然这些治疗在 20 世纪临床实践中得到普遍应用,但在目前的阶梯治疗中都需要避免。从 Rosner 提出的充分提高脑灌注压到隆德概念,这些基于单个中心的临床实践,奠定了阶梯治疗的基本框架。

(一)0 阶梯治疗

主要内容就是接受患者进入神经重症监护室,进行气管插管和机械通气,神经系统评估和瞳孔对光反射评估,床头抬高 30°~45°,适当镇痛镇静,呼吸机协同性观察和处理,体温控制(核心温度低于 38 ℃)。这些都是神经重症监护的基本内容,而且这些内容相辅相成,影响治疗效果。根据近年的循证医学资料以及专家的推荐意见,推荐的实施 0 阶梯治疗的内容如下:①建立中心静脉通路;②呼气末二氧化碳监测;③仅1周的预防性抗癫痫治疗;④维持脑灌注压≥60 mmHg;⑤血红蛋白水平>7 g/L;⑥避免低钠血症;⑦保持头部中立位,注意颈托不用太高,避免压迫颈静脉等以优化颈静脉回流;⑧持续动脉有创血压监测;⑨SpO_2>94%。

在救治重型TBI患者时,首先针对颅内情况,进行有创ICP监测,尽管目前并非所有临床研究都采用有创ICP监测,但是它在TBI救治指南中仍然是2B级推荐,其在救治中的价值毋庸置疑。所以有创ICP监测不是用不用的问题,而是如何解读监测结果,更加精确、合理地用于指导治疗的问题。有创ICP监测对于重型TBI患者的救治,是具有里程碑式意义的措施。尽管中美洲玻利瓦尔和厄瓜多尔的BEST-TRIP临床研究显示,基于ICP监测的治疗模式并不优于基于影像学检查和临床检查的治疗模式,但这一结果存在很多争议,包括当地医疗水平不足、ICP监测方式和时长不合适以及目标阈值单一等。而且近几年SYNAPSE-ICU试验和CETER-TBI中国登记数据这两项大型前瞻性观察性研究都显示,接受ICP监测的患者的死亡率低于未接受ICP监测的患者。总之,目前尚没有足够的证据放弃在重型TBI患者中使用ICP监测,临床中,常规使用有创ICP监测是医生的最佳选择。

0阶梯治疗内容中,氧供、气道管理和血流动力学稳定,是避免继发性脑损伤的重要前提。对于ICP增高的识别和治疗,避免癫痫、高热,也是改善临床预后的重要环节。在神经重症监护室,合理恰当的镇痛镇静能够显著缩短患者住院时间,缩短有创通气时间,减轻谵妄,加速运动技能恢复,改善总体预后。镇静能够减少重型TBI患者急性期氧耗,降低应激情况下的机体能量代谢,预防ICP增高,所以急性期,这些患者被常规过度镇静,以期尽可能降低能量供应和消耗之间的巨大不平衡。丙泊酚和米达唑仑输注能够降低代谢率和脑血流量,起到降低ICP的作用,芬太尼和瑞芬太尼也可以快速降低平均动脉压,但可能促发脑血管调节反射,最终反而导致ICP增高。

(二)1阶梯治疗

主要内容如下:维持脑灌注压在60~70 mmHg,充分镇痛镇静以缓解ICP增高;二氧化碳分压控制在正常低限,即35~38 mmHg(4.7~5.1 kPa);间歇性输注甘露醇,单次输注剂量为0.25~1.0 g/kg,联合或单独间歇性输注高渗盐水。进行脑室外引流,如果一开始放置的ICP监测装置为脑实质型,可以考虑另行放置脑室外引流管;预防性使用抗癫痫药物1周,如果存在其他继续使用的指征,可适当延长使用时间;如果患者存在亚临床癫痫,或者不明病因的神经系统评估结果下降,可考虑行脑电图检查。常规的镇静治疗可能影响临床对于神经系统的评估,在使用短效镇静药物时,可以在颅内情况良好可控的情况下,暂停镇静药物后仔细评估神经系统情况,以保证观察评估科学、合理。

(三)2阶梯治疗

内容主要如下:轻度过度通气,即二氧化碳分压控制在32~35 mmHg(4.3~4.7 kPa),如果患者处于应激状态或适度镇静后效果欠佳,肌松剂是可以考虑应用的。根据患者个体情况,特别是患者脑血管自动调节功能完善与否,来调整平均动脉压控制目标,以维持合适的脑灌注压。可以进行平均动脉压升高试验来判断脑血管自动调节功能的状态。在患者状况稳定的前提下,维持其他因素不变,用血管活性药物使平均动脉压增加10 mmHg,维持20 min。观察并记录试验前后和过程中脑灌注压、ICP和脑组织氧分压随平均动脉压变化的变化。结束后使平均动脉压回到基线或根据观察数据选择合适的目标值。为确保患者安全,需要有经验的医生在床旁进行评估。

(四)3阶梯治疗

通过大剂量滴注苯巴妥或硫喷妥钠诱导巴比妥昏迷,以控制ICP增高。建议使用巴比妥昏迷疗法时进行床旁脑电图监测,使剂量恰好能使患者维持在爆发抑制的状态,因为这一状态下患者脑血流量和脑代谢达到最低值,即使进一步增加剂量对降低ICP也无明显效果,而毒性会随之增加。ICP监测下,巴比妥治疗没有达到降低ICP的目的,而其药物副作用又逐步出现,则需要评估治疗效果或考虑停止巴比妥治疗。巴比妥治疗的目标是降低ICP,并非巴比妥药物血液浓度达标。创伤性手术治疗是3阶梯治疗的非常重要的内容,主要指去骨瓣减压术和硬脑膜减张术。尽管多项针对性的前瞻性RCT显示术后患者的观察到的 ICP 控制目标优于非手术者，但是最终的远期临床结局无差异，这也是导致手术减压治疗被归入 3 阶梯的原因。轻度亚低温治疗，指采取积极的控温措施将体温控制在 35～36 ℃，维持 24～48 h，近年国内著名学者江基尧教授的临床研究提出，较长时程的亚低温治疗能够显著改善患者预后。但是亚低温治疗实施的要求较高，护理工作量较大，对医护团队专业要求高，这些因素也是导致各地亚低温治疗效果参差不齐的重要原因。

在评估患者的病情变化中，涉及如何合理量化评估患者神经功能，如何在定期的评估中判断患者病情变化，以确定是否需要升级阶梯治疗的问题。临床评估患者神经功能恶化或颅内情况恶化的主要内容如下：GCS 运动评分的下降值≥1，瞳孔对光反射变差，新出现的瞳孔不等大或双侧瞳孔散大，新出现的局灶性运动功能缺失，脑疝综合征或库欣三联征。临床出现上述情况时，需要紧急应对，明确病情恶化的原因。如果出现脑疝，常用的方法是短暂的过度通气和快速输注高渗盐水等经验性治疗。紧急复查头部 CT 或其他诸如床旁 TCD 等检查也非常重要。根据初步处置的效果，再决定是否进行治疗内容的进一步升级。

3 阶梯治疗中的开颅减压术，是创伤性开颅去骨瓣过程，配合硬脑膜减张，可以有效缓解 ICP 增高，改善中线结构移位。但是对于重型 TBI，由于手术本身的创伤损害，加上 TBI 后的水肿、缺血和功能丧失，是否应该进行手术治疗存在许多争议。对于手术对重型 TBI 患者远期预后的影响，曾有多项临床研究给予回答。2002—2010 年的 DECRA 研究显示：双侧额颞顶大骨瓣减压术并未使得手术组患者获益。2016 年的 RESCUEicp 研究显示，与非手术组相比，手术组植物状态比例略高，中度残疾和良好预后的比例相同，提示开颅减压术是救命的技术，但是救活的患者中存在一定比例的重度残疾。

高渗药物包括甘露醇和高渗盐水，哪种药物更佳的争论始终存在。一项针对已有 RCT 的荟萃分析显示，甘露醇和高渗盐水控制 TBI 患者 ICP 的有效性和安全性无显著差异。Rickard 的研究比较了高渗盐水和甘露醇在 TBI 治疗中的降 ICP 作用，结果也是差异无统计学意义。其他类似研究的结论也与之基本一致。

由于 2、3 阶梯治疗中，镇静以及巴比妥治疗都会干扰对患者神经功能状态的评估，无法准确通过临床表现观察到病情的变化，很难动态评估治疗的合理性、有效性。因此，通过某些床旁监测手段来监测颅内的某些指标非常重要，常见的监测手段包括有创 ICP 或无创 ICP 监测、TCD、脑氧饱和度和代谢监测及多模态监测。其中，ICP 监测是最常用的监测选项，尤其是有创 ICP 监测，有创 ICP 监测在临床上最广泛采用的是基于脑室外引流的 ICP 监测装置，它可以通过 EVD 排放脑脊液，达到直接有效控制 ICP 的目的。当然，也可以放置脑实质 ICP 监测装置。虽然基于脑室外引流的装置成本较低，准确可靠，而且能够进行脑室外引流，被认为是 ICP 监测的金标准，但是脑实质内监测装置操作简单，并发症发生率较低，仍有很多中心采用。荟萃分析显示，脑实质 ICP 监测虽然会有监测数据飘移，但是与脑室监测比较，其仍是可靠的。无创 ICP 监测手段包括超声检测视神经鞘直径、TCD 监测脑血流量和自动瞳孔测量等。视神经鞘直径是 ICP 增高早期较为敏感的量化指标，其值大于 5 mm 时与 ICP 增高密切相关。它是很多中心在有创 ICP 监测无法实施的情况下首选的无创监测方法。TCD 是神经重症监护室对动脉瘤性蛛网膜下腔出血等脑血管病，以及 TBI 患者颅内血管血流的监测手段。经颞窗的中动脉血流和搏动指数，可以间接反映 ICP 的增高程度，动态评估 ICP 的控制趋势，但难以得到量化的 ICP 数值。脑氧饱和度和代谢监测，包括颈静脉血氧饱和度监测和脑组织氧饱和度监测，属于有创监测。近红外光谱分析属于无创监测手段。无论哪一类无创监测手段，目前都无法替代有创 ICP 监测在 TBI 患者救治中的地位。正如同 ICP 监测无法替代头部 CT 等影像学检查手段一样。

基于循证证据不断改进的阶梯治疗，不但在 TBI 患者救治中被广泛应用，在其他业专科的脑病患者救治中，也被普遍采用。正如开篇所述，阶梯治疗的内容不是严格隔绝的，结合患者的病理生理，合理采用治疗措施，才是救治成功的关键。

参 考 文 献

［1］ Brain Trauma Foundation，American Association of Neurological Surgeons，Congress of Neurological Surgeons，et al. Guidelines for the management of severe traumatic brain injury. Introduction［J］. J Neurotrauma，2007，24 Suppl 1：S1-S2.

［2］ Bullock R，Chesnut R M，Clifton G，et al. Guidelines for the management of severe head injury. Brain Trauma Foundation［J］. Eur J Emerg Med，1996，3(2)：109-127.

［3］ Carney N，Totten A M，O'Reilly C，et al. Guidelines for the management of severe traumatic brain injury［J］. Neurosurgery，2017，80(1)：6-15.

［4］ Cooper D J，Rosenfeld J V，Murray L，et al. Decompressive craniectomy in difuse traumatic brain injury［J］. N Engl J Med，2011，364(16)：1493-1502.

［5］ Gerber L M，Chiu Y L，Carney N，et al. Marked reduction in mortality in patients with severe traumatic brain injury［J］. J Neurosurg，2013，119(6)：1583-1590.

［6］ Hawryluk G W J，Aguilera S，Buki A，et al. A management algorithm for patients with intracranial pressure monitoring：the Seattle International Severe Traumatic Brain Injury Consensus Conference (SIBICC)［J］. Intensive Care Med，2019，45(12)：1783-1794.

［7］ Hendrickson P，Pridgeon J，Temkin N R，et al. Development of a severe traumatic brain injury consensus-based treatment protocol conference in Latin America［J］. World Neurosurg，2018，110：e952-e957.

［8］ Lang E W，Chesnut R M. A bedside method for investigating the integrity and critical thresholds of cerebral pressure autoregulation in severe traumatic brain injury patients［J］. Br J Neurosurg，2000，14(2)：117-126.

［9］ Hsiang J K，Chesnut R M，Crisp C B，et al. Early，routine paralysis for intracranial pressure control in severe head injury：is it necessary? ［J］. Crit Care Med，1994，22(9)：1471-1476.

［10］ Lubillo S，Bolanos J，Carreira L，et al. Prognostic value of early computerized tomography scanning following craniotomy for traumatic hematoma［J］. J Neurosurg，1999，91(4)：581-587.

［11］ Rangel-Castilla L，Gasco J，Nauta H J，et al. Cerebral pressure autoregulation in traumatic brain injury［J］. Neurosurg Focus，2008，25(4)：E7.

［12］ Rosner M J. Introduction to cerebral perfusion pressure management［J］. Neurosurg Clin N Am，1995，6(4)：761-773.

［13］ Rosenthal G，Sanchez-Mejia R O，Phan N，et al. Incorporating a parenchymal thermal diffusion cerebral blood flow probe in bedside assessment of cerebral autoregulation and vasoreactivity in patients with severe traumatic brain injury［J］. J Neurosurg，2011，114(1)：62-70.

［14］ Schwartz M L，Tator C H，Rowed D W，et al. The University of Toronto head injury treatment study：a prospective，randomized comparison of pentobarbital and mannitol［J］. Can J Neurol Sci，1984，11(4)：434-440.

［15］ The Brain Trauma Foundation，The American Association of Neurological Surgeons，The Joint Section on Neurotrauma and Critical Care. Critical pathway for the treatment of established intracranial hypertension［J］. J Neurotrauma，2000，17(6-7)：537-538.

（金毅）

第二十四章　创伤性脑损伤患者的监护与管理

第一节　创伤性脑损伤概述

一、创伤性脑损伤的基本概念

创伤性脑损伤(traumatic brain injury,TBI)又称颅脑损伤,是指直接作用于头部或间接传递到头部的机械性暴力所致的头皮软组织、颅骨和颅内组织(脑、脑膜、血管、脑神经等)的损伤。日常生产、生活中,TBI多因道路交通事故、跌坠、殴打、运动或娱乐活动事故等意外导致,特殊时期见于自然灾害、战争中。

二、创伤性脑损伤的流行病学资料

TBI在全身各部位创伤发生率的排名中仅次于四肢骨折。TBI是一种常见外伤,可单独存在,也可与其他损伤复合存在,还容易同时合并其他部位的创伤。其流行病学突出特点是只能通过综合措施减少其发生但不能被彻底消灭,其次是发病率和死残率均较高。在美国,2014年全年约每1万人中有50人遭受TBI,约250万人急诊就诊、约28.8万人住院、约5.68万人死亡(占该病年住院患者总数的25%～33%),约530万人由于TBI而留下终身残疾。TBI致死人数约占全部外伤造成的总死亡人数的30%。发达国家中最常见的致伤原因是跌倒。

三、创伤性脑损伤的受伤机制

(一)受伤原因

TBI的受伤机制与头部遭受的暴力相关,按照头部遭受暴力的方式不同,TBI可分为直接暴力伤、间接暴力伤和挤压伤三种。

1. 直接暴力伤　直接暴力伤指暴力直接作用于头部时所造成的颅部及脑组织的创伤,此种暴力形式可产生加速伤,也可产生减速伤。当加速性暴力直接作用于静止状态的头颅前部时,若为钝器所致,则脑组织的创伤主要发生在冲击点处,对冲部位的创伤较小;若为高速飞行物体(如子弹等)致伤,则冲击点处及飞行物穿过脑组织的部位均可有创伤,子弹出口处创伤较重。但当暴力作用于静止态的头颅后部时,如为钝器伤,则除冲击点处造成脑损伤外,其对冲部位的脑创伤较为严重。头部在运动状态下突然撞到静止物体产生的脑损伤为减速伤,其创伤的部位、方向及病理改变与加速性暴力所致的创伤大致相同。

2. 间接暴力伤　此种脑损伤并非外力直接作用于头部而是外力作用于身体其他部位间接引起的脑损伤。当爆炸引起的巨大的高压气浪冲击波压迫,建筑物等倒塌,重物压于胸腹部可致胸腹压力增高,致颅内静脉回流受阻发生脑缺血缺氧,最终导致脑水肿,引起颅内压(intracranial pressure,ICP)增高,脑组织可发生弥漫性点状出血。在外力作用于躯体时,由于惯性作用及头部与躯体运动的不一致,常引起颅-颈交界部位的骨折、脱位、韧带撕裂,致高颈段脊髓及延髓创伤,即挥鞭样创伤。当外力作用于颈前部及侧部时,则可引起颈动脉、静脉的创伤,致血栓形成而使脑血液循环障碍造成缺血缺氧性脑损伤。间接暴力伤还可发生于以直立状态由高处向下坠落时两足或臀部先着地,或电梯等失控时高速向下滑落突然停止于电梯井底部等时,此为间接暴力作用于足及臀部所致的TBI,外力通过脊柱向上传导可造成颅-颈部骨折及脑干损伤。

3. 挤压伤　当多向暴力同时作用于静止的头部不同部位时可致挤压伤,脑损伤主要发生在着力点处或可因头颅变形、牵拉致血管破裂出血,如头颅被碾轧及产伤等导致的创伤。故损伤可因加速、减速、挤压于静止或运动的头部所致,脑损伤的部位及程度可因暴力大小、性质、方向不同而异。

(二)具体机制

造成 TBI 的机制比较复杂,大多数 TBI 为多种机制混合存在。如骑车被机动车撞倒,先是头部被冲撞造成加速运动,而后又摔倒于地上呈减速运动。当头部受到外力作用时,头颅所处的位置是固定的还是可自由活动的与颅脑所受的作用力及创伤性质和程度密切相关。TBI 的轻重程度与暴力着头部位、大小,致伤物体的速度和方向、钝或利、质量等一般成正比。

当头部遭受暴力作用后由于脑被封闭于颅腔之内,又因颅骨和脑的质量和软硬度不同,故运动速度、弹性度和变形度均不相同,加之不同部位的脑结构不同,虽然受力点处的脑组织会遭到损害,但其合力所通过的其他部位的脑组织同时会受到一定的损害,因此,当暴力作用于头部后最初是脑向对冲部位运动撞击颅骨和不平坦的颅底,其后因头颅运动戛然而止,由于反作用力,脑组织又向相反方向运动,在对冲部位的颅腔内形成负压可使硬脑膜从颅骨内板上剥脱撕断血管而造成出血。颅前窝及颅中窝底凹凸不平及蝶骨嵴等锐利的硬性生理结构和额、颞叶的可活动度较大,因此,临床上常常因暴力作用于顶枕部后,其对冲部位的额颞极和底部发生挫裂伤及硬膜下出血的概率很大。顶叶后部及枕叶因有大脑镰和小脑幕的光滑组织分隔,其游离度也较小,故在前头部遭受暴力后其对冲部位的顶枕叶受创伤的机会明显减少。

四、创伤性脑损伤的分型与分类

TBI 涉及头皮软组织伤、颅骨骨折、脑与脑膜损伤以及脑血管损伤,它们可以合并存在。按颅腔内容物是否与外界交通,TBI 分为闭合性 TBI 和开放性 TBI。根据伤情程度,TBI 又可分为轻、中、重、特重四型。

(一)TBI 伤情程度的临床分型

1. 轻型　轻型指伤后昏迷时间<30 min,格拉斯哥昏迷量表(Glasgow coma scale,GCS)评分为 13~15 分;临床症状有头痛、头晕、恶心呕吐、逆行性健忘、神经系统检查无阳性体征;计算机断层扫描(computed tomography,CT)检查无异常发现;腰椎穿刺示脑脊液压力及化验检查正常。

2. 中型　中型指伤后昏迷时间<12 h,GCS 评分为 9~12 分;临床症状有头痛、头晕、恶心呕吐,有或无癫痫,神经系统检查有肢体瘫痪及失语,有轻度脑受压及生命体征改变;CT 检查可有局限性小出血及血肿、脑水肿,中线结构移位<3 mm;腰穿压力中度增高,为 200~350 mmH_2O,脑脊液(cerebrospinal fluid,CSF)中含血。

3. 重型　重型指伤后昏迷时间>12 h,GCS 评分为 6~8 分;临床表现有偏瘫、失语或四肢瘫,有脑受压及生命体征改变;CT 检查有蛛网膜下腔出血及颅内散在出血灶,血肿>60 mL,脑池变窄或封闭,中线结构移位>3 mm;ICP 增高至 350 mmH_2O 以上,GSF 为血性。

4. 特重型　①伤后昏迷时间>12 h 或持续昏迷,GCS 评分为 3~5 分;②临床表现已有脑疝,四肢瘫痪,脑干反射消失;③CT 检查有广泛蛛网膜下腔出血、颅内出血或大面积脑梗死,环池封闭,中线结构移位 5~10 mm;④ICP 严重增高至 500 mmH_2O 以上,CSF 为血性。

血肿形成的时间计算:特急(<3 h)、急性(3 h~3 天)、亚急性(3 天~3 周)、慢性(>3 周)。迟发性血肿按其出现时间分别纳入急性、亚急性或慢性血肿的范畴。

(二)TBI 病理分类

按照病理类型,TBI 可分为头皮外伤、颅骨骨折、脑震荡、脑挫裂伤、颅内血肿、轴索损伤、蛛网膜下腔出血等。

(三)TBI 临床分类

TBI 按照伤情的性质与结果可进行如下分类。

1. 闭合性创伤　闭合性创伤是针对不同受伤部位进行的描述,如皮肤、黏膜,封闭的颅腔或硬脑膜等不同层次结构保持完整、无开放性伤口者,但可伴有深部器官损伤。具体包括:①挫伤:因钝力冲撞、压、挤、碾等引起皮肤、皮下、肌肉等软组织以及脑、脑膜的损伤。②挤压伤:头面部较长时间受钝力挤压,可致皮肤、皮下、肌肉组织缺血、坏死、变性等组织压迫损伤,可见于灾害医疗救援患者。③爆震冲击伤:强烈爆震冲击波可对胸腹部等脏器造成冲击,头颅表面无明显损伤,但可发生颅内出血。

2. 开放性创伤　涉及头面部的软组织以及颅腔、硬脑膜腔的损伤,应分不同部位的层次进行描述,其与预后相关。具体包括:①刺伤:因锐器刺入引起的损伤,伤口深而细小并可导致深部组织和器官贯通伤(有入口和出口者)或非贯通伤(只有入口而无出口者),易感染。②切割(砍)伤:由锐器切割组织而造成的损伤,伤口可深可浅、伤情可轻可重。③挫裂伤:钝力击打、冲撞所致组织断裂、破碎,伤灶不规整,周围组织有破坏且着力点伤情较远离着力部位严重。④撕脱伤:暴力地卷拉或撕拽造成头皮、皮下组织、肌肉、筋膜等组织的剥离,这些组织可完全游离或部分剥离,多首先由长发被缠绕所致。⑤火器伤:破片(以及夹带异物)或枪弹造成的创伤,可能是贯通伤,也可能是非贯通伤,无论有无异物存留,多伴严重挫裂伤且易感染。

按创伤发生的时间和类型,TBI又可分为原发性TBI和继发性TBI。前者是指头部受到创伤性打击时出现的组织损伤,只能通过综合治理来预防;后者是指原发伤后,细胞、组织或器官因随后发生的相关级联反应而造成的损伤。TBI临床表现直接与原发性损伤的严重程度和继发性损伤的强度和持续时间有关,而继发性损伤的起始和强度变化是非常复杂的过程。

五、创伤性脑损伤的临床表现

(一)TBI临床表现的特点

TBI临床表现的共同特点是发病急、随时间的推移病情不断演变、因创伤程度与部位不同可导致不同的症状与体征;若为严重创伤及救治不及时,由于脑水肿及血肿的占位使ICP增高,最终可形成脑疝导致死亡。轻型TBI患者常有头痛或头晕症状,重型TBI患者多有意识障碍或神经功能障碍。

(二)TBI的临床表现

临床上主要有头痛、头晕、恶心呕吐、眼底水肿、烦躁不安、嗜睡、癫痫发作等症状,可有生命体征、意识、瞳孔、肢体运动、反射等的变化。

1. 一般表现

(1)意识障碍:大多数患者伤后即出现意识丧失(时间长短不一)。其由轻到重表现为嗜睡、意识模糊、浅昏迷、昏迷和深昏迷。

(2)头痛、呕吐:伤后常见症状,如果不断加重应警惕颅内血肿。

(3)瞳孔变化:如果伤后瞳孔即刻散大、对光反射消失但患者意识清醒,一般为动眼神经直接原发性损伤;若双侧瞳孔大小不等且多变,提示中脑受损;若双侧瞳孔缩小,对光反射消失,一般为脑桥受损或药物作用;如果一侧(或双侧)瞳孔先缩小再散大伴对光反射迟钝或消失,患者意识障碍加重,则为典型的小脑幕切迹疝表现;若双侧瞳孔散大固定、对光反射消失,则为濒死状态。

(4)生命体征变化:伤后出现呼吸、脉搏浅弱,节律紊乱,血压下降,一般经数分钟至十多分钟后逐渐恢复正常;如果生命体征紊乱时间延长,且无恢复迹象,表明脑干损伤严重;如果伤后生命体征已恢复正常,随后逐渐出现血压升高、呼吸和脉搏变慢,常提示颅内有继发血肿。

2. TBI的特殊表现

(1)新生儿TBI几乎都由产伤导致,一般表现为头皮血肿、颅骨变形、囟门张力增高或频繁呕吐。婴幼儿以骨膜下血肿较多,且容易钙化。小儿易出现乒乓球样凹陷骨折。婴幼儿及学龄前儿童伤后反应较重,生命体征紊乱明显,容易出现休克症状,且常有延迟性意识障碍表现。小儿颅内血肿临床表现轻、脑疝出现晚、病情变化急骤。

(2)老年人TBI后意识障碍时间长,生命体征改变显著,并发颅内血肿时早期症状多不明显,但呕吐常见，症状发展快、预后差。

（3）重型 TBI 常可以导致水、电解质代谢紊乱，上消化道出血，神经源性肺水肿等表现。

六、创伤性脑损伤的预后

重型 TBI 的预后比较复杂。成年患者多在前 6 个月内恢复，但有些可能会迁延达若干年才会好转；无论外伤的严重程度如何，通常儿童 TBI 后的恢复比成人更好，而且有更长的时间来持续改善。重型 TBI 的最终结局可以从完全恢复到终身残疾甚至死亡。

常见神经心理障碍：遗忘症、行为问题、突然情绪波动、抑郁症、睡眠障碍、嗅觉丧失、智力下降。重型 TBI 致意识丧失后记忆力的恢复取决于意识恢复的早晚，1 周内意识恢复者多数记忆力得以恢复。

重型 TBI 后的癫痫通常可以在受伤后很早出现，但也可能会在长达数年后发生。

TBI 导致残疾的类型和严重程度取决于脑组织的受损部位和损伤程度。成人一侧脑功能区的任何伤害通常都会造成相应功能的受损并留下永久的残疾。有时未受损的脑组织可以部分替代受损脑区的功能，从而恢复部分功能。但是随着患者年龄的增长，脑从执行一个区域的功能转化为执行另一个脑区功能的能力开始下降。TBI 后康复治疗可以帮助患者最大限度地降低大部分残疾对身体功能的影响。

第二节　创伤性脑损伤患者的监护与管理

一、背景介绍

TBI 患者的监护通常针对中型、重型或虽为轻型，但受伤尚处早期且有进展和加重风险的患者开展，且绝大多数在重症监护室（intensive care unit，ICU）中完成，由具备重症医学、神经内/外科理论和实践经验的专业医生实施。随着国内外神经重症医学理论水平的提高和经验的积累，由专科化、多学科协作医疗团队基于现代重症医学理念，利用先进的监测技术、医疗设备和生命支持手段，对神经重症患者实施有效集中监测、诊断和治疗的神经重症监护室（neurosurgical intensive care unit，NICU）对 TBI 患者的救治起到了保驾护航的作用。实施 TBI 患者监护与管理的过程中，神经外科、重症医学、神经内科、急诊医学、重症护理、重症康复团队的良好配合是至关重要的。

通常可将 TBI 患者的监护分为基本 ICU 监护手段、神经重症监护手段以及由于合并或并发颅外脏器、系统功能不全所需的相关专业监护手段。基本 ICU 监护手段有定时的物理体格检查、单位时间内出入量和体重变化监测、生命体征的多参数（体温、心电、无创血压、有创血压、血氧饱和度、呼吸、脉搏、中心静脉压等）监护、电解质-血气分析等；非神经系统的其他专业监护手段有血流动力学监测、食管（及腹腔、胸腔等）内压力监测、颅外床旁影像（重症超声/X 线等）、呼吸机相关参数、血栓与抗凝的监测等。由于本书着重介绍神经重症的监护手段，而且在本书的其他章节中还有部分相关内容的单独论述，故本章主要介绍神经重症监护手段，其他前述内容在此不再赘述。

二、创伤性脑损伤患者的监护与管理

TBI 患者的神经重症监护分为神经系统体格检查及神经重症特殊监护手段与管理，后者通常包括 ICP 监测、经颅多普勒超声监测、脑电图监测、影像学检查、脑温监测、局部脑组织氧含量监测、脑微透析、脑生物标志物检测等。

（一）神经系统体格检查

在了解患者平素的左/右用手习惯基础上进行神经系统体格检查，包括意识状态、GCS 评分、脑神经、瞳孔大小及对光反射、鼻唇沟对称性、肌力、肌张力、生理反射、病理反射以及言语检查等。TBI 患者须详细记录头部特征性体征（熊猫眼征、Battle 征），创伤部位及伤口大小、形状，挫伤肿胀及头皮血肿的范围；开放性 TBI 应检查伤口开放程度、污染情况，评估出血量及耳鼻的脑脊液漏是否存在，还应特别注意多发伤、合并伤,尤其是四肢、脊柱、胸部/腹部内脏有无损伤。

(二)神经重症特殊监护手段与管理

由于脑组织的生理、病理及代谢机制极为复杂,尤其在急性创伤状态下,应用当下最前沿的多种方法和原理的综合监测技术,以实时监测大脑病理、生理变化和评估大脑功能的多模态监测(multimodality monitoring,MMM)技术,可以帮助我们更加实时、准确地了解脑内局部或者整体的病理、生理变化,为提高整体救治水平提供了良好的保障措施。

1. ICP 监测

(1)ICP 的定义和相关阈值。

ICP 是由脑组织、脑脊液(CSF)、颅内血流及肿瘤、血块等颅内容物受到颅骨或大脑镰、小脑幕甚至是去除颅骨的骨窗外头皮与肌肉等软组织的约束后所形成的压强。ICP 监测对于现代 TBI 救治理论的构成具有里程碑式意义,是神经重症有别于其他专科重症最具特征性的监测方法和关注点。ICP 监测与管理是中、重型 TBI 患者临床救治的核心内容。

ICP 监测的参照零点通常设置为室间孔水平或者平卧位的腰椎管水平,其标注单位按照习惯通常使用 $mmHg$、cmH_2O 或 kPa,此三者间换算关系为 $1\ mmHg = 13.6\ mmH_2O = 0.133\ kPa$。静息状态下的成人 ICP 正常参考范围为 $71.54 \sim 204\ mmH_2O$,儿童为 $51 \sim 102\ mmH_2O$;在没有条件直接监测 ICP 时,常以腰椎穿刺测得的 CSF 压强数值替代表示。患者取平卧位时,脑室中的 CSF 内的压强数值是真实的 ICP。对于成人,持续超过 5 min、高于 ICP 正常参考范围上限时通常被称作 ICP 增高,即 ICP > 204 mmH_2O。

(2)TBI 患者 ICP 监测的应用指征和临床意义。

尽管有部分研究结果显示 ICP 监测不能改善 TBI 患者预后,但更多的业内专家通过研究认为,急性 TBI 患者早期行 ICP 连续监测和观察有助于掌握病情发展和指导临床治疗。脑室外引流(external ventricular drainage,EVD)法获取的 ICP 值以其准确可靠且能够引流脑脊液成为 ICP 监测的金标准。

对于重型 TBI,美国第四版《重型颅脑创伤治疗指南》和《中国神经外科重症管理专家共识(2020版)》都明确推荐:使用 ICP 监测数据治疗重型 TBI 患者以降低在院和伤后 2 周的病死率;在所有可能挽救的 TBI(复苏后 GCS 评分为 $3 \sim 8$ 分)且头颅 CT 异常(颅内血肿、脑挫伤、脑肿胀、脑疝或基底池受压)患者中,推荐监测 ICP;若重型 TBI 患者入院时,虽然头颅 CT 检查结果正常,但当满足以下三个条件中的两个时就需考虑行 ICP 监测:①年龄 > 40 岁;②单侧或双侧运动姿态异常;③收缩压 < 90 $mmHg$。

ICP 监测可以实时、动态、精准地反映 ICP 的变化,指导治疗决策。急性 TBI 患者因颅内出血、脑挫裂伤、脑水肿及脑肿胀等导致的颅内高压是患者预后不良的主要原因。

(3)ICP 监测的方式和特点。

依照开展 ICP 监测方式的不同,大体上可将其分为有创方式监测和无创方式监测。前者再按照监测部位加以区分,以往常使用的有脑室内法、硬膜外法、硬膜下法、蛛网膜下腔法以及脑实质内法。近年来,天津市环湖医院也在以 TBI 开颅术后行脑池引流为途径来进行 ICP 监测的探索工作。无创方式包括经颅多普勒超声法、视神经鞘直径(optic nerve sheath diameter,ONSD)法、神经瞳孔指数(NPi)法、视网膜静脉压或动脉压监测法、脑电图估算法、超声测量眼上静脉法、闪光视觉诱发电位法、数学模型法、鼓膜移位法、颅骨导音法以及针对婴幼儿的前囟压力监测法等。

通常临床医生还会根据 CT 或磁共振等影像上是否存在脑室受压变形/移位、中线结构移位程度、脑沟或脑池变浅与消失等指征来推断患者有无 ICP 增高,也有医生通过患者的意识水平、骨窗张力等临床表现进行粗略判别,但这些基于影像学或体格检查所做出的 ICP 推测由于在准确性、客观性、一致性等方面的缺陷,难以纳入规范的监测体系内。

神经重症患者的救治因为对 ICP 监测的精确度与灵敏度要求较高,所以直到目前,有创方式监测仍然是临床首选。当前业内普遍接受的监测"金标准"——EVD 法,是将导管接压力传感器,它的特点是准确、经济、便捷、可以反复校准,以及在监测 ICP 的同时可以为患者带来额外的获益:通过引流 CSF 调控

ICP,促进 CSF 的廓清与置换,获取 CSF 标本,以此向脑室内注药,直观地对比观察 CSF 性状或者完成 CSF 动力学检查(例如注水试验);该方法可以最大限度地准确评估大脑半球整体的 ICP。在 EVD 法无法完成时,其他的有创方式监测中目前最流行的是脑实质内置管监测(目前已商品化的有 Spiegelberg、Codman、Sophysa、Raumedic 等品牌)。但由于此类方式大多数需要购置专用设备与专一配套耗材,相对来说都涉及高值耗材或多有监测值漂移失真等缺陷,其在临床实际使用时难以广泛推行,仅能作为 EVD 法受限时的补充手段。此外,有研究指出,以腰大池蛛网膜下腔压力推测 ICP 时由于有可能出现监测压力数值衰减、波峰延迟等影响而需要谨慎。还有研究得出结论,以脑实质 ICP 替代 EVD 法获取的 ICP 进行统计分析是不科学的,故而对不同方式有创监测的效能进行对比研究还需要大量的实践和总结。有研究显示,以颅底脑池持续外引流方式监测得到的 ICP 数据与通过 EVD 法获取的数据具有良好的相关性和一致性,脑池切开引流进行 ICP 监测可应用于 TBI 患者的临床诊疗并有望成为后者的备选方法。以头皮下埋藏无线传感器进行连续性 ICP 遥测技术已经出现了近 20 年,目前国内外的研究人员都仍在致力于将其小型化、商业化,如可以结合 5G 通信技术与人工智能进行完善,将对神经重症以及脑积水患者动态评估而言不啻是莫大的福音。

因为有创方式监测皆存在操作出血、感染、穿刺损伤、探头/导管因堵塞失效、折断后产生颅内异物留置等风险,尤其对小儿,上述风险甚至会导致监测无法完成,因此即便由于存在对监测值准确性的顾虑,人们对无创方式监测始终在进行着广泛的探索与实践。近期国外的多模态(4 种)无创监测技术联合应用的研究取得了较为满意的效果。

笔者建议临床医生一定要根据患者病情的实际需要、卫生经济学因素结合各个医疗单位的实际条件选择适宜的方式来避免 ICP 监测过程所招致的副作用以减少并发症,并使治疗过程的获益最大化。

(4)ICP 和脑灌注压(CPP)管控目标。

ICP 和 CPP(CPP＝平均动脉压(mean artery pressure,MAP)－ICP)目标导向性治疗与良好转归关系密切,CPP<50 mmHg 导致脑缺血的发生率增高,CPP>70 mmHg 后,急性呼吸窘迫综合征(acute respiratory distress syndrome,ARDS)的发生率增高。ICP 调控参考目标可设定在 5.26～22.00 mmHg,CPP 设定在 60～70 mmHg。

国内外的多项回顾性研究表明,重型 TBI 患者行 ICP 监测可降低病死率。但一些较低级别的证据表明,ICP 监测与重型 TBI 患者的院内病死率以及重症监护室的病死率无相关性。国内的前瞻性研究表明,重型 TBI 患者行 ICP 监测,纺锤波的出现与较好的预后、较短的住院时间呈正相关。

(5)关于对 ICP 监测值的理解。

对颅内的观察部位(病变区域)附近和全颅整体的 ICP 数值而言,因为存在着小脑幕和大脑镰的分隔以及脑作为黏弹性体的传导衰减,其间是存在差异的,而如果忽视了这种差异,其不仅可能影响临床科研得出真实的结论,更为危险的是有可能造成严重的临床不良结局。此外,诸多国内外的指南与共识对于重型 TBI 的 CSF 引流与 ICP 监测存在诸多不一致的态度,甚至是矛盾的意见;但笔者认为,如果单纯为了实现 ICP 监测且 CSF 为大致正常性状时,可以不考虑进行外引流;但如果出现了比较明显的颅内高压状态或者血性 CSF 时,虽然引流会导致 ICP 监测失真,但由于引流对于 ICP 增高可以起到明显的缓解作用,建议采用 EVD 法开口高于室间孔 26.6 cm 水平持续开放引流并于每个计划的监测时间点之前间断关闭 5～10 min 再获取 ICP 读数。

虽然目前国内外的各种指南与共识以及临床病例资料中,对于 ICP 都以带有单位的数值进行描述,但要切记它是一项连续性的、带有周期波动性的指标。这也就意味着 ICP 不仅仅是数字。当对其进行波形记录时,它的每搏波动曲线(包括振幅、不同振幅间关系等)、某段时间内的连续趋势、同一时间横断面上不同生理参数针对外来干预反应间的关系等都可以用数学方法进行变换、计算,而且其中蕴含着大量的医学工程学信息。此外,它与其他存在生理联系的参数间通过计算还会产生各种衍生参数,例如较为常用的反映脑血管自动调节功能的参数有压力反应指数(pressure reactivity index,PRx)、最适 CPP(CPP$_{opp}$)、容积压力反应(volume pressure response,VPR)以及压力-容积指数(pressure-volume index,

PVI)等。这些都对临床医生判断大脑的血流灌注、脑血管自动调节功能,估计 CSF 代偿空间与分析颅脑顺应性等具有重要的治疗和预判意义。

前文已经提到,ICP 监测不只是其数值的高与低,临床医生当然也要认识到即便 ICP 处于正常范围内也并不代表没有继发性脑损伤,所以除了就此压力参数的监测外,还应当综合考虑可以开展的其他的全身指标、脑功能指标(如脑氧代谢、脑血流、脑电活动、脑微透析等)的多参数、多模态监测。一定要结合患者临床状态,既要关注监测参数,也要全面地了解影像学与实验室指标的相关资料及发展趋势与上述多模态数据的内在联系,解读出患者真实的生理状态并预判病理生理发展方向。

(6)ICP 增高的控制策略详见本书第二十三章。

2. 经颅多普勒超声监测 经颅多普勒超声(transcranial Doppler,TCD)监测具有无创、实时床旁检测且无电离辐射伤害的优势,可以获取的数据包括搏动指数、阻力指数、峰值收缩速度及舒张末期速度,从而获得脑血流动力学信息。根据 TBI 患者的脑血流速度、血流方向、血管阻力及调节功能,可以间接评估 ICP 的情况。ICP 增高时 CPP 降低,表现为舒张末期速度下降,而搏动指数增加;当 ICP 接近平均动脉压时,TCD 表现为振荡血流,提示脑血流无效灌注。有国内学者进行了大脑中动脉搏动指数和视神经鞘直径等 TCD 监测参数对评价 ICP 的敏感性、特异性和准确性的研究,结果发现 TCD 监测参数可以反映 TBI 患者脑血流动力学和 ICP 变化,对于无法开展有创 ICP 监测的医疗中心尤其是基层医院,通过行 TCD 进行无创 ICP 监测,同样可以提供治疗依据。但是 TCD 与 ICP 的相关程度在不同 ICP 水平下有所差异,在临床应用过程中需根据病理生理机制合理解读监测参数,进而指导临床治疗。有研究表明,搏动指数与 ICP 之间存在正相关关系,相关系数达到 0.938,ICP=(10.93×搏动指数)-1.28。但不同 ICP 水平、不同的脑血管自动调节功能状态以及不同的二氧化碳水平调节状态下,ICP 与搏动指数的相关性可能并非为稳定的线性相关。TCD 可检测动脉血压波动前后脑血流量的变化,从而评估脑血管自动调节功能及脑灌注量,但具体血流参数及阈值目前尚无统一标准。虽然 TCD 结果受到检测者的水平、患者骨窗及血管条件的影响,但动态 TCD 仍是诊断 TBI 后脑血管痉挛和脑死亡的重要手段之一。它用于脑血流及脑血管痉挛的监测,评估脑血管反应性和脑自主调节平均流速(mean flow velocity,FV$_m$)变化,FV$_m$ 随血管收缩而增大,随血管扩张而减小,可直接评估血管反应性。TCD 因受颞骨窗的限制,对 10%～15% 的患者不能准确监测。当然,TCD 对操作者存在高度依赖性,对去骨瓣的患者,应用 TCD 技术可在直视下大致观察颅内的正常结构及病变结构,同时测量大动脉起始端 FV$_m$。

3. 脑电图监测

(1)脑电图(electroencephalography,EEG)监测:这是重型 TBI 患者的常用监测项目,可以帮助判断脑功能和神经损伤程度,早期判断脑血流灌注情况,尽早发现脑血管痉挛,识别癫痫及非惊厥性癫痫持续状态(non-convulsive status epilepticus,NCSE);同时可以评估镇痛镇静程度,评估昏迷程度。但临床症状与脑电图显示未必完全同步。连续多次监测脑电图可作为预后判断的重要指标,脑电频率由慢变快且波幅由低变高,慢活动减少,说明预后良好;波幅降低或变为电静息,慢活动持续不变,则提示预后不良。连续脑电图(continuous electroencephalography,cEEG)监测可以实时动态反映患者的脑功能,早期提示患者的神经功能状态,具有 CT 等神经影像学检查不可比拟的优势。22%～33% 的中、重型 TBI 患者有癫痫发作,而昏迷患者中非惊厥性癫痫发作和非惊厥性癫痫持续状态的发生率达 5%～48%,并与患者的预后密切相关。欧洲重症监护医学学会推荐 cEEG 监测用于难治性癫痫持续状态,并建议将其应用于诊断和管理癫痫持续状态以及不明原因的持续性意识障碍。美国临床神经生理学学会建议,采用 cEEG 监测非惊厥性癫痫发作和非惊厥性癫痫持续状态。

长程视频脑电图(LT-VEEG)监测能够更加敏感地反映重型 TBI 患者的脑功能,可在 TBI 早期直观地及时反映脑功能状态,对于评价 TBI 患者病情及预后有较好的临床应用价值。

高密度脑电图相对于低密度脑电图在 TBI 患者后期对微小意识状态监测有很高的特异性,可用于与植物状态、睁眼昏迷相鉴别。脑电图监测及结果分析对于判断急、慢性 TBI 患者的脑损伤程度和疾病预后均具有较为可靠的判断价值。

（2）脑电双频指数（bispectral index，BIS）：这是美国 Aspect 医学系统公司通过测定脑电图线性成分（频率和功率），将不同镇静水平的各种脑电信号挑选出来，转化出来的一种简单的量化指标。BIS 可评估 TBI 患者的镇静水平，以利于控制 ICP。Masimo 公司出产的 SedLine 脑功能监护仪也属于这类产品。

（3）诱发电位（evoked potential，EP）：这是中枢神经系统对特定的人为刺激（脉冲电流、短声、闪光或模式图像）所产生的可测出的电位变化。EP 与大脑皮质、皮质下、脑干和脊髓的相关功能有着密切的关系。在 TBI 后综合征患者中，EP 检查的异常率与昏迷程度密切相关。脑干听觉诱发电位（brain stem auditory evoked potential，BAEP）的阳性率比视觉诱发电位（visual evoked potential，VEP）高。为提高诊断阳性率和准确性，可采用几种 EP 联合检查，包括 BAEP、体感诱发电位（somatosensory evoked potential，SEP）、运动诱发电位（motor evoked potential，MEP）、VEP 及事件相关电位（event-related potential，ERP）监测。其中广泛使用的 BAEP 是脑干听觉通路上的无创神经电生理监测方法，可快速、简便、动态地监测患者的脑干功能状态。正常 BAEP 可记录到 7 个连续正波，记录自蜗神经至中脑及丘脑与皮质间的电活动信号，其不受意识、药物麻醉及生理变化的影响，尤其适合 TBI 患者的脑干功能评估。TBI 患者的损伤严重程度在 BAEP 波形潜伏期和波幅上可以体现出来，可帮助疾病的评估和预后判断。BAEP 监测出现 Ⅰ 波而后续所有波形消失则提示不可逆性脑干功能损伤。

4. 影像学检查　影像学检查是诊断 TBI 最重要的客观检查方法，可判断 TBI 的部位、性质与程度。CT 检出颅内血肿和骨折的敏感性高，且有相对价廉和快速的优点，是 TBI 后快速判断伤情和制订治疗方案的首选手段。磁共振成像（magnetic resonance imaging，MRI）可以作为 CT 的有益补充，对轴索损伤中灰白质交界和胼胝体中微小病灶的检出优于 CT 检查。应用 CT 血管成像（computed tomography angiography，CTA）可快速对创伤性颅内、颈部大血管损伤进行诊断，对创伤不能解释的颅内出血、脑梗死进行有效排查。CT 灌注成像（computed tomography perfusion，CTP）可快速探查脑血流动力学、脑灌注情况。另外，CT 评分在预后评估上具有重要价值：Marshall CT 评分系统基于损伤占位效应和反映 ICP 的影像学改变（中线结构移位、环池受压等）对预后进行判断；Rotterdam CT 评分系统增加了脑室或创伤性蛛网膜下腔出血以及损伤类型和基底池情况的详细分类，提升了对患者预后的评估能力。

磁敏感加权成像（susceptibility weighted imaging，SWI）易于发现轴索损伤的出血灶和脑干的创伤性微出血；弥散加权成像（diffusion weighted imaging，DWI）对损伤比液体抑制反转恢复（fluid attenuated inversion recovery，FLAIR）序列更敏感；弥散张量成像（diffusion tensor imaging，DTI）通过分析水分子运动来评价白质纤维束的完整性，亦可用于评估轴索损伤。DWI 结合 T2 * 梯度回波（T2 star gradient echo，T2 * GRE）序列可探查到白质纤维束的脑微出血，这往往与弥漫性轴索损伤有关。功能磁共振成像（functional magnetic resonance imaging，fMRI）可应用于 TBI 亚急性期或慢性期患者的认知能力和意识障碍水平的判定，也可应用于 TBI 昏迷患者的预后判断。最常使用的方法是血氧水平依赖的 fMRI，但其检测效能还有待严格的临床研究予以证实。但要注意，重型 TBI 急性期患者往往病情不稳定，加上 MRI 检查的时间较长而患者难以长时间保持静止不动，所以从检查的安全性和有效性考虑，一般情况下对此类患者不建议行 MRI 检查。近年来，床旁移动 CT 以及术中及监护室床旁超声等神经影像学检测在神经重症医学领域的应用越来越广泛。通过正电子发射断层扫描（positron emission tomography，PET）检测和量化 tau 蛋白与淀粉样蛋白在脑组织中的沉积，可判断这类 TBI 患者的神经退行性病变的严重程度。但 PET 不推荐用于 TBI 急性期患者的临床诊治。

5. 脑温监测　在 TBI 的治疗中，正确监测脑温至关重要。其测量方法分为直接测量法和间接测量法。直接测量法是有创操作，其准确、可靠但存在感染、手术损伤风险，需经钻颅将脑温探头插入脑实质内或经 EVD 将探头放于脑室中，通过半导体温度显示装置监测脑温变化。临床常使用间接测温法，如：①中心温度（温度探头置于肺动脉内测量血流温度），此温度与脑温十分接近；②舌下温度，操作容易，缺点是舌下温度比脑温略低；③鼓膜处温度，应用鼓膜测温仪在鼓膜处连续测温，其结果较接近脑温；④直肠温度，在临床上具有实用及易推广的优点，但只达石等报道，直肠温度比脑温低 0.5 ℃ 左右，而且增加了护理操作的额外负担；⑤膀胱温度，凡需保留导尿管患者均可放置装有热敏探头的导尿管，该部位温度与脑温接近;⑥颞肌温度,此温度可较好地反映脑温。TBI 可导致脑实质一系列的病理生理改变,脑温会随之升高或降低。TBI 后脑实质温度要显著高于人体核心温度,高 0.39~2.50 ℃,这可能与脑组织的高代谢有关。而脑温低于人体核心温度可能是濒死的征兆。多项回顾性队列研究发现,TBI 后脑温升高与 ICP 和 CPP 无明显的相关性,但与患者入住 ICU 的时间和高病死率密切相关;TBI 后早期脑温升高的程度及持续时间与患者的死亡和预后不良密切相关。

中国《成人急危重症脑损伤患者目标温度管理临床实践专家共识》建议,对于所有 TBI 患者至少采用维持正常生理体温的目标温度管理(targeted temperature management,TTM);对于重型 TBI(GCS 评分≤8 分)患者,建议使用 TTM,目标温度为 32~35 ℃,至少维持 48 h,以改善神经功能转归及降低病死率;对于在治疗后仍有顽固性 ICP 增高的 TBI 患者时,建议使用 TTM 以降低 ICP,目标温度为 32~35 ℃。

6. 局部脑组织氧含量监测　多数学者认为造成继发性脑损伤最重要的病因是脑组织氧代谢异常,越来越多的临床实践证实,继发性脑缺血缺氧患者的病死率和病残率显著增高。脑的氧代谢指标在危重患者中容易测定,与伤情相关性强。因此持续、实时监测重型 TBI 患者的脑氧代谢,有助于神经外科医生更准确地估计病情、及时选择最佳的治疗方案、更好地判断预后,对于防止和减轻重型 TBI 后的继发性脑损伤具有重要意义。TBI 后局部脑组织缺氧是影响患者预后的重要因素,ICP 显著增高时,脑组织氧分压(partial pressure of brain tissue oxygen,$PbtO_2$)的数值与 ICP 成反比,通过监测 $PbtO_2$ 可以指导临床的治疗策略。目前常用的 $PbtO_2$ 监测为持续有创探头的监测技术。国际重症监护和急诊医学大会及欧洲危重症监护医学学会的共识提出对神经危重症患者,进行 $PbtO_2$ 或颈静脉血氧饱和度监测、TCD 监测或经颅彩色多普勒脑血流监测和 cEEG 监测,能有效并充分评估患者的脑功能状态。一项回顾性研究发现,维持 $PbtO_2$>20 mmHg 与患者的病死率降低相关。另有研究指出,在 $PbtO_2$ 监测指导下的治疗可减少脑缺氧、降低病死率和增高预后良好率。最近一项研究报道,TBI 患者 $PbtO_2$ 的最小阈值为 19 mmHg,且提出 $PbtO_2$≥33 mmHg 或 $PbtO_2$≥45 mmHg 均可使患者获益。因此,$PbtO_2$ 监测适用于 ICP 增高的 TBI 患者,但结果判断与 ICP 一样,不仅是观察数值,更需要观察变化趋势。另有研究指出,$PbtO_2$ 探头通过测量探头附近的氧溶解方法来达到监测目的,放置探头所造成的局部脑组织微小损伤会引起该处氧溶解活动受阻,监测过程中可通过升高吸入氧浓度观察 $PbtO_2$ 的变异滞后来判断结果的可信度。所以需要注意,$PbtO_2$ 存在数据不稳定的缺点。故由于存在监测数据的不稳定和局限性,不推荐将其作为临床监测技术。

颈静脉血氧饱和度(jugular venous oxygen saturation,$SjvO_2$)通过颈静脉插管连续监测脑组织静脉回流血氧饱和度变化,是最早的脑氧监测方法。有证据表明,较低的 $SjvO_2$ 与较差的脑功能预后有关,脑缺血的判定标准是 $SjvO_2$ 低于 50% 持续 10 min。$SjvO_2$ 的正常参考范围为 55%~75%,其监测结果与多种因素有关,过高与过低均提示脑组织氧摄取障碍。虽然 $SjvO_2$ 监测是成熟的监测方法,但其仅间歇性监测从大脑返回的静脉血氧浓度,仅能间接提示大脑对氧的利用。

无创脑组织氧监测方法一直以来颇受关注,其中近红外光谱(near-infrared spectroscopy,NIRS)通过测量脑组织中含氧血红蛋白和脱氧血红蛋白的浓度,从而获得脑氧供的信息。现有的研究结果提示,NIRS 的临床使用价值仍具有极大争议,尚不能取代现阶段的有创监测技术。

7. 脑微透析　脑微透析(cerebral microdialysis,CMD)是一种由灌流取样技术发展而来的测定脑组织间液中生化成分的活体采样技术。其以透析原理为基础,将带有"灌注入路-微透析膜-流出路"结构的探针插入待测组织中并持续灌注,使组织中的某些生化物质沿浓度梯度扩散,进入探针的微透析膜内侧,再随透析液流出,最终回收、分析。其基本组成包括微透析探针、微量恒流泵、微量收集瓶、分析仪。当 TBI 病情变化(如温度波动,ICP 增高、脑缺血、缺氧以及明显好转等)和/或受到外来干预(如麻醉、手术、药物灌注、过度换气、引流脑脊液、巴比妥昏迷等)时,微透析皆可监测到细胞外液(extracellular fluid,ECF)中成分的波动,而且其随时间变化的曲线可反映出病情发展的趋势。连续监测脑代谢的方法,可透过血脑屏障,并提供脑部亚细胞水平的能量代谢情况。微透析取样是在非平衡条件下进行的,故所测得透析液中生化物质的浓度只是探针周围环境中该种物质实际浓度的一部分。与以往脑组织能量代谢的研究方法(如 PET、各种脑氧代谢监测法、脑磁图和 EEG、功能性核素脑扫描、TCD、数字减影脑血管造影等)相比,CMD 更注重研究代谢的物质基础以及随时间的动态变化过程。CMD 是一种微侵袭性活体监测手段,国内外临床应用证实了 CMD 在神经外科监测的可行性、安全性和可靠性。CMD 还可为临床研究提供特殊信息,如确定药物是否透过血脑屏障、检测下游靶点及生物标志物。由于 CMD 仅能探测探头附近几立方毫米的微环境状态,探头置入的位置对结果的影响很大。对于弥漫性轴索损伤,建议将探头放置于非优势半球的额叶内;对于局灶性脑损伤(如硬膜下血肿和脑挫裂伤),则建议将探头放置于损伤侧脑皮质周边较正常的脑组织处;不同损伤类型的双侧脑组织,建议行双侧 CMD 监测。常见的 CMD 代谢分析指标包括葡萄糖、乳酸、丙酮酸、甘油和谷氨酸盐。多项 CMD 监测研究均发现不同葡萄糖水平的患者预后不同,伤后 50 h 内保持稳定、正常葡萄糖水平的 TBI 患者预后良好;而多项 CMD 研究结果提示,TBI 后白细胞介素系列因子与伤后 6 个月的预后相关。由于 CMD 的局限性,目前大部分报道仍处于研究阶段。CMD 尚属于临床研究技术,不推荐作为常规的临床监测技术。

8. 脑生物标志物检测　中枢神经细胞内表达的特异性蛋白质对维持细胞正常功能起到重要作用。这些蛋白质包括神经微丝(neurofilament,NF)、神经元特异性烯醇化酶(neuron-specific enolase,NSE)、泛素羧基末端水解酶 L1(ubiquitin carboxy-terminal hydrolase L1,UCH-L1)、胶质纤维酸性蛋白(glial fibrillary acidic protein,GFAP)、脑源性神经营养因子(brain-derived neurotrophic factor,BDNF)及 αII 血影蛋白等。正常情况下,这些表达于中枢神经细胞内的蛋白质在体液中的表达水平极低。TBI 后,细胞质内的特异性蛋白质被释放入血液或脑脊液中,其表达能被客观地检测到,并能反映患者的病情及预后。NSE 是参与糖酵解途径的烯醇化酶中的一种,存在于神经组织和神经内分泌组织中。NSE 在脑组织细胞中的活性最高,在周围神经和神经分泌组织中的活性居中,最低值见于非神经组织、血清和脊髓液。S100-β 蛋白作为脑损伤的生物标志物在 TBI 后有一定的时间变化规律,而且与脑损伤程度及预后紧密相关,稳定性较好,其浓度的检测有助于临床上判断神经组织的病灶大小、治疗效果和患者的预后等。

2018 年,美国食品药品监督管理局批准将伤后 12 h 内的 GFAP、UCH-L1 表达水平作为临床判断轻型 TBI 的生物标志物。一项多中心前瞻性观察性研究表明,12 h 内血清 GFAP 和 UCH-L1 水平升高对于诊断 TBI 具有 97.6% 的敏感性和 99.6% 的阴性预测值,优于 CT 诊断。另有多中心前瞻性队列研究表明,GFAP 在 TBI 后 1 周内保持高水平表达,可以稳定地反映 TBI 患者的病情。血清 UCH-L1 水平在 TBI 后 48 h 开始下降,仅在损伤后早期具有诊断价值。其他多中心前瞻性队列研究表明,对于轻型 TBI,血清 GFAP 检测和 MRI 检查优于 CT;TBI 患者的血清磷酸化 tau 蛋白(P-tau)水平以及 P-tau/总 tau 蛋白(T-tau)值与急性 TBI 的严重程度相关,与血清 T-tau 水平相比,以上两个指标对急性 TBI 的诊断和预后判断更具价值。目前,分子生物学检测脑生物标志物正逐步开始应用于临床。

综上所述,神经重症监护必须既针对 TBI 后中枢神经系统的特殊性进行强化管理,也要对患者的全身性并发症进行诊疗,才能提高治愈率、降低病死率。许多医院的神经外科都以 TBI 专业为基础建立了 NICU,这是在救治此类伤病过程中面对现实的客观需求后逐步发展成熟的,而且也带动了神经外科重症医学的不断进步,同时这种模式完善了神经外科发展整体布局,从而带动了其救治水平的全面提升。

参 考 文 献

[1]　常涛,高立,杨彦龙,等.经颅多普勒超声无创性评价颅脑创伤患者颅内压的临床研究[J].中国现代神经疾病杂志,2020,20(7):591-596.

[2]　陈荷红,只达石,张赛.重型颅脑损伤亚低温治疗中脑氧代谢的变化[J].中国临床康复,2005,9(41):142-144.

[3]　刘俊,张国斌.脑脊液循环动力学机制研究进展[J].中国神经精神疾病杂志,2021,47(5):301-305.

［4］　刘俊,张述升,王伟,等.颅脑创伤开颅手术后脑池颅内压监测初步探讨［J］.中国现代神经疾病杂志,2020,20(7):597-601.

［5］　吴翔,高国一,陈文劲,等.颅脑创伤患者颅内压波形中纺锤波的意义［J］.中华神经外科杂志,2017,33(7):660-664.

［6］　张国斌,只达石,张赛,等.重型脑损伤患者脑组织细胞外液成分的变化［J］.中华创伤杂志,2004,20(7):385-387.

［7］　只达石,黄慧玲,张赛,等.颅脑创伤患者颅内生化代谢的动态监测——临床颅内微透析技术的研究［J］.中华神经医学杂志,2003,2(1):8-11.

［8］　中国医师协会急诊医师分会,中国医药教育协会急诊医学专业委员会,成人急危重症脑损伤患者目标温度管理临床实践专家共识组.成人急危重症脑损伤患者目标温度管理临床实践专家共识［J］.中华急诊医学杂志,2019,28(3):282-291.

［9］　中国医师协会神经外科医师分会,中国神经创伤专家委员会.中国颅脑创伤颅内压监测专家共识［J］.中华神经外科杂志,2011,27(10):1073-1074.

［10］　中华医学会神经外科学分会,中国神经外科重症管理协作组.中国神经外科重症管理专家共识(2020版)［J］.中华医学杂志,2020,100(19):1443-1458.

［11］　中华医学会神经外科学分会颅脑创伤专业组,中华医学会创伤学分会神经损伤专业组.颅脑创伤患者脑监测技术中国专家共识［J］.中华神经外科杂志,2020,36(12):1189-1194.

［12］　Bazarian J J,Biberthaler P,Welch R D,et al. Serum GFAP and UCH-L1 for prediction of absence of intracranial injuries on head CT(ALERT-TBI):a multicentre observational study［J］.Lancet Neurol,2018,17(9):782-789.

［13］　Bellner J,Romner B,Reinstrup P,et al. Transcranial Doppler sonography pulsatility index (PI) reflects intracranial pressure(ICP)［J］.Surg Neurol,2004,62(1):45-51.

［14］　Bhullar I S,Johnson D,Paul J P,et al. More harm than good:antiseizure prophylaxis after traumatic brain injury does not decrease seizure rates but may inhibit functional recovery［J］.J Trauma Acute Care Surg,2014,76(1):54-61.

［15］　Bouzat P,Oddo M,Payen J F. Transcranial Doppler after traumatic brain injury:is there a role?［J］.Curr Opin Crit Care,2014,20(2):153-160.

［16］　Carney N,Totten A M,O'Reilly C,et al. Guidelines for the management of severe traumatic brain injury,fourth edition［J］.Neurosurgery,2017,80(1):6-15.

［17］　Chesnut R M,Temkin N,Carney N,et al. A trial of intracranial-pressure monitoring in traumatic brain injury［J］.N Engl J Med,2012,367(26):2471-2481.

［18］　Claassen J,Taccone F S,Hom P,et al. Recommendations on the use of EEG monitoring in critically ill patients:consensus statement from the neurointensive care section of the ESICM［J］.Intensive Care Med,2013,39(8):1337-1351.

［19］　Davies D J,Clancy M,Dehghani H,et al. Cerebral oxygenation in traumatic brain injury:can a non-invasive frequency domain near-infrared spectroscopy device detect changes in brain tissue oxygen tension as well as the established invasive monitor?［J］.J Neurotrauma,2019,36(7):1175-1183.

［20］　Diringer M N,Reaven N L,Funk S E,et al. Elevated body temperature independently contributes to increased length of stay in neurologic intensive care unit patients［J］.Crit Care Med,2004,32(7):1489-1495.

［21］　Donnelly J,Smielewski P,Adams H,et al. Observations on the cerebral effects of refractory intracranial hypertension after severe traumatic brain injury［J］.Neurocrit Care,2020,32(2):

437-447.

[22] Edlow B L,Chatelle C,Spencer C A,et al. Early detection of consciousness in patients with acute severe traumatic brain injury[J]. Brain,2017,140(9):2399-2414.

[23] Fischer M,Lackner P,Beer R,et al. Keep the brain cool-endovascular cooling in patients with severe traumatic brain injury:a case series study[J]. Neurosurgery,2011,68(4):867-873.

[24] Hirschi R, Hawryluk G, Nielson J L, et al. Analysis of high-frequency PbtO$_2$ measures in traumatic brain injury:insights into the treatment threshold[J]. J Neurosurg,2018,131(4):1216-1226.

[25] Huang Y H,Liao C C,Chen W F,et al. Characterization of acute post-craniectomy seizures in traumatically brain-injured patients[J]. Seizure,2015,25:150-154.

[26] Huisman T A,Sorensen A G,Hergan K,et al. Diffusion-weighted imaging for the evaluation of diffuse axonal injury in closed head injury[J]. J Comput Assist Tomogr,2003,27(1):5-11.

[27] Hutchinson P J,Jalloh I,Helmy A,et al. Consensus statement from the 2014 International Microdialysis Forum[J]. Intensive Care Med,2015,41(9):1517-1528.

[28] Le Roux P,Menon D K,Citerio G,et al. Consensus summary statement of the international multidisciplinary consensus conference on multimodality monitoring in neurocritical care: a statement for healthcare professionals from the neurocritical care society and the european society of intensive care medicine[J]. Intensive Care Med,2014,40(9):1189-1209.

[29] Li J,Jiang J Y. Chinese Head Trauma Data Bank:effect of hyperthermia on the outcome of acute head trauma patients[J]. J Neurotrauma,2012,29(1):96-100.

[30] Luaute J,Plantier D,Wiart L,et al. Care management of the agitation or aggressiveness crisis in patients with TBI. Systematic review of the literature and practice recommendations[J]. Ann Phys Rehabil Med,2016,59(1):58-67.

[31] Maas A I,Hukkelhoven C W,Marshall L F,et al. Prediction of outcome in traumatic brain injury with computed tomographic characteristics: a comparison between the computed tomographic classification and combinations of computed tomographic predictors[J]. Neurosurgery,2005,57(6):1173-1182.

[32] Marshall L F, Marshall S B, Klauber M R, et al. The diagnosis of head injury requires a classification based on computed axial tomography [J]. J Neurotrauma, 1992, 9 Suppl 1: S287-S292.

[33] Mcilvoy L. The impact of brain temperature and core temperature on intracranial pressure and cerebral perfusion pressure[J]. J Neurosci Nurs,2007,39(6):324-331.

[34] Moreno J A, Mesalles E, Gener J, et al. Evaluating the outcome of severe head injury with transcranial Doppler ultrasonography[J]. Neurosurg Focus,2000,8(1):e8.

[35] Newberg A B,Alavi A. Neuroimaging in patients with head injury[J]. Semin Nucl Med,2003,33(2):136-147.

[36] Oddo M,Crippa I A,Mehta S,et al. Optimizing sedation in patients with acute brain injury[J]. Crit Care,2016,20(1):128.

[37] Okonkwo D O,Shutter L A,Moore C,et al. Brain oxygen optimization in severe traumatic brain injury phase-II : a phase II randomized trial[J]. Crit Care Med,2017,45(11):1907-1914.

[38] Olah E,Poto L,Hegyi P,et al. Therapeutic whole-body hypothermia reduces death in severe traumatic brain injury if the cooling index is sufficiently high:meta-analyses of the effect of single cooling parameters and their integrated measure [J]. J Neurotrauma, 2018, 35 (20):

2407-2417.

[39] Papa L,Brophy G M,Welch R D,et al. Time course and diagnostic accuracy of glial and neuronal blood biomarkers GFAP and UCH-L1 in a large cohort of trauma patients with and without mild traumatic brain injury[J]. JAMA Neurol,2016,73(5):551-560.

[40] Pujari R,Hutchinson P J,Kolias A G. Surgical management of traumatic brain injury[J]. J Neurosurg Sci,2018,62(5):584-592.

[41] Robertson C S,Gopinath S P,Goodman J C,et al. SjvO$_2$ monitoring in head-injured patients[J]. J Neurotrauma,1995,12(5):891-896.

[42] Ropper A H. Hyperosmolar therapy for raised intracranial pressure[J]. N Engl J Med,2012,367 (8):746-752.

[43] Rorbertsen A,Førde R,Skaga N O,et al. Treatment-limiting decisions in patients with severe traumatic brain injury in a Norwegian regional trauma center[J]. Scand J Trauma Resusc Emerg Med,2017,25(1):44.

[44] Rubenstein R,Chang B,Yue J K,et al. Comparing plasma phospho tau,total tau,and phospho tau-total tau ratio as acute and chronic traumatic brain injury biomarkers[J]. JAMA Neurol,2017,74(9):1063-1072.

[45] Sacho R H,Vail A,Rainey T,et al. The effect of spontaneous alterations in brain temperature on outcome:a prospective observational cohort study in patients with severe traumatic brain injury [J]. J Neurotrauma,2010,27(12):2157-2164.

[46] Salinsky M,Storzbach D,Goy E,et al. Traumatic brain injury and psychogenic seizures in veterans[J]. J Head Trauma Rehabil,2015,30(1):E65-E70.

[47] Sharp D J,Scott G,Leech R. Network dysfunction after traumatic brain injury[J]. Nat Rev Neurol,2014,10(3):156-166.

[48] Spiotta A M,Stiefel M F,Gracias V H,et al. Brain tissue oxygen-directed management and outcome in patients with severe traumatic brain injury[J]. J Neurosurg,2010,113(3):571-580.

[49] Stern R A,Adler C H,Chen K,et al. Tau positron-emission tomography in former national football league players[J]. N Engl J Med,2019,380(18):1716-1725.

[50] Stocchetti N,Rossi S,Zanier E R,et al. Pyrexia in head-injured patients admitted to intensive care [J]. Intensive Care Med,2002,28(11):1555-1562.

[51] Trinka E,Leitinger M. Which EEG patterns in coma are nonconvulsive status epilepticus? [J]. Epilepsy Behav,2015,49:203-222.

[52] Weng W J,Yang C,Huang X J,et al. Effects of brain temperature on the outcome of patients with traumatic brain injury:a prospective observational study[J]. J Neurotrauma,2019,36(7):1168-1174.

[53] Whitaker-Lea W A,Valadka A B. Acute management of moderate-severe traumatic brain injury [J]. Phys Med Rehabil Clin N Am,2017,28(2):227-243.

[54] Yan K,Pang L,Gao H,et al. The influence of sedation level guided by bispectral index on therapeutic effects for patients with severe traumatic brain injury[J]. World Neurosurg,2018,110:e671-e683.

[55] Yuan Q,Wu X,Du Z Y,et al. Low-dose recombinant factor Ⅶa for reversing coagulopathy in patients with isolated traumatic brain injury[J]. J Crit Care,2015,30(1):116-120.

[56] Yue J K,Yuh E L,Korley F K,et al. Association between plasma GFAP concentrations and MRI abnormalities in patients with CT-negative traumatic brain injury in the TRACK-TBI cohort:a

prospective multicentre study[J]. Lancet Neurol,2019,18(10):953-961.

[57] Zaben M,El Ghoul W,Belli A. Post-traumatic head injury pituitary dysfunction[J]. Disabil Rehabil,2013,35(6):522-525.

[58] Zhou T,Kalanuria A. Cerebral microdialysis in neurocritical care[J]. Curr Neurol Neurosci Rep, 2018,18(12):101.

[59] Zimmermann L L,Martin R M,Girgis F. Treatment options for posttraumatic epilepsy[J]. Curr Opin Neurol,2017,30(6):580-586.

（张国斌）

第二十五章 脑出血患者的监护与管理

脑出血(intracerebral hemorrhage,ICH)是指非外伤引起的脑部大小动脉、大小静脉和毛细血管自发性破裂所致脑实质内出血,具有发病率高、致死率高、致残率高、复发率高等特点。重症脑出血患者监护与管理的重点是预防或减少继发性脑损伤,维持呼吸、循环、凝血等系统的稳定,优化各种生理指标,促进脑出血患者的康复。

一、脑出血患者的急诊诊断与初步评估

(一)早期诊断

在情绪激动、剧烈活动或用力排便后,患者突然出现意识障碍或偏瘫,首先考虑脑出血,应及时行头颅计算机断层扫描(computed tomography,CT)明确诊断。头颅CT检查可明确出血部位和出血量,血肿早期表现为颅内边界清楚、密度均匀的高密度影。

(二)鉴别诊断

引起脑出血的原因有很多,常见的原因为高血压,可根据患者的年龄、既往史、影像学检查明确。CT血管成像(CT angiography,CTA)、磁共振成像(magnetic resonance imaging,MRI)、磁共振血管成像(magnetic resonance angiography,MRA)、磁共振静脉造影(magnetic resonance venography,MRV)及数字减影血管造影(digital subtraction angiography,DSA)可用于诊断或排除动脉瘤、动静脉畸形、烟雾病、肿瘤及颅内静脉血栓形成等引起的继发性脑出血。

(三)初步评估

脑出血患者入院后应第一时间进行生命体征、病史和体格检查评估。基线严重程度评分也是脑出血患者初始评估的一部分,有助于了解脑损伤严重程度,常用的有格拉斯哥昏迷量表(Glasgow coma scale,GCS)、美国国立卫生研究院卒中量表(National Institute of Health stroke scale,NIHSS)、脑出血评分量表等。脑出血是一种常见的急症,在稳定患者的生命体征后,快速完成影像学检查和必要的实验室检查,应尽快明确诊断并送至专门的脑卒中单元或者配备具有神经重症专业知识的医护人员的神经重症监护室内进行监护和管理。定期评估神经功能,持续监测生命体征和心肺功能,稳定内环境,防治并发症。

二、基础生命体征的监护与管理

(一)体温管理

发热在脑出血患者中很常见,且发热持续时间与预后相关。因此,应积极处理发热(体温>38.5 ℃),筛查发热的原因。常规的筛查检查包括胸部CT/X线检查、血常规和血培养、尿常规和尿培养、脑脊液(引流液)常规和培养(如果存在脑室外引流或血肿腔引流),以及下肢超声等。很多发热无法明确原因,可能是中枢性发热。应针对发热的原因给予相应处理,对乙酰氨基酚可对症治疗降低体温,冰毯可用于顽固性体温升高者。

(二)呼吸管理

脑出血患者应当避免出现缺氧(动脉血氧分压<60 mmHg,血氧饱和度<90%)。肺部感染的管理是呼吸管理的关键,应尽快控制肺部感染。如果患者意识程度较低,或常规吸氧及无创辅助通气不能维持正常的血氧饱和度,气管插管时间较长且预计患者短时间内不能恢复自主呼吸,应行气管切开,必要时

进行机械通气辅助呼吸。呼吸管理的目标是维持动脉血二氧化碳分压在 35～45 mmHg、动脉血氧分压 >100 mmHg、血氧饱和度>95%。

(三)血压管理

脑出血患者常合并血压升高,且收缩压的升高与血肿扩大、死亡和不良预后相关。对于收缩压升高且无急性降压治疗禁忌证的脑出血患者,在密切监测血压的情况下将血压降至 140 mmHg 以下可使患者获益。

三、各种生理指标的管理

(一)血糖管理

对于脑出血患者,入院时血糖升高会增高患者的死亡率和不良预后发生率,而低血糖可导致继发性的脑缺血损伤和脑水肿。因此,脑出血患者需每 2～4 h 测定一次血糖,根据情况选用短效胰岛素持续静脉泵注,维持血糖浓度在 7.8～10.0 mmol/L。

(二)电解质管理

重症监护室患者电解质紊乱非常常见,治疗上应根据病因和电解质异常程度进行个性化治疗。其中钠离子紊乱最常见。低钠血症(血钠浓度<135 mmol/L)的治疗包括处理原发疾病、限制水摄入和利尿,必要时静脉输注高渗盐水。每天的水摄入量控制在 1000 mL 以下。高钠血症(血钠浓度>145 mmol/L)的治疗包括增加水摄入和限制钠摄入,保持血钠浓度<155 mmol/L,加强血钠监测。

(三)凝血功能管理

凝血异常可引起脑出血。抗血小板药(阿司匹林、氯吡格雷)、抗凝药药(华法林、达比加群、利伐沙班等)的服用可增高脑出血以及脑出血后血肿扩大的风险。因此,了解服药史,识别凝血功能障碍非常重要。动态复查凝血功能,如凝血酶原时间、国际标准化比值和活化部分凝血活酶时间等,并给予对症治疗可降低脑出血后血肿扩大及血栓形成的风险。

四、神经功能的监测与管理

(一)神经影像学监测与管理

脑出血急性期病情变化快,应密切观察患者病情变化。动态复查头颅 CT 或 MRI,有助于及时发现血肿扩大、脑积水、脑水肿及继发性脑梗死等并发症。

(二)颅内压的监测与管理

颅内压(intracranial pressure,ICP)监测可发现脑出血后继发性脑损伤,改善预后。参考创伤性脑损伤指南,并根据脑血管自动调节功能,维持 ICP<20 mmHg 和脑灌注压(cerebral perfusion pressure,CPP)在 50～70 mmHg。对于 ICP 增高的患者,应尽快明确并消除病因。抬高床头 30°、镇静镇痛、保持呼吸道通畅和甘露醇快速静脉滴注等措施可治疗急性 ICP 增高。

(三)脑组织氧分压的监测与管理

低脑组织氧分压(partial pressure of brain tissue oxygen,PbtO$_2$)是脑出血后常见表现,可导致患者预后不良。目前临床脑氧监测的方式有脑组织氧分压监测和颈静脉血氧饱和度(jugular venous oxygen saturation,SjvO$_2$)监测两种有创床旁监测技术。PbtO$_2$ 反映局部脑组织氧水平,正常值为 23～35 mmHg,与 ICP/CCP 联合应用可较准确地评估病情和预测预后。SjvO$_2$ 反映全脑氧饱和度,正常值为 55%～75%。PbtO$_2$ 和 SjvO$_2$ 联合应用可较全面地反映脑组织的氧供需情况。

(四)神经电生理的监测与管理

脑出血后常规应用动态脑电图(ambulatory electroencephalography,AEEG)监测,有助于发现亚临床痫性发作,判断昏迷程度,评价脑功能损伤情况。

五、脑出血后神经系统并发症的管理

(一)痫性发作

脑出血后痫性发作大多数出现在发病时或超早期,会增高 ICP,危及患者生命。对于脑出血后痫性发作的患者,应积极使用抗癫痫药物控制痫性发作,并行持续 AEEG 监测。不建议预防性使用抗癫痫药物。

(二)血肿扩大

脑出血后血肿扩大多发生于发病后 24 h 内,是早期神经功能恶化与长期预后不良的重要危险因素,因此,需在发病 24 h 内复查头颅 CT。CT 或 CTA 所见的点征、黑洞征、岛征、混合征等可用于预测血肿扩大。血肿扩大重在预防,主要的措施包括血压管理(强化降压至收缩压低于 140 mmHg)和应用止血药物。

(三)脑积水

脑出血后脑积水与患者预后不良相关。应及时行头颅 CT 或 MRI 检查确诊,并根据患者的症状采取有效的治疗措施。手术治疗方式主要是脑室-腹腔分流术、侧脑室引流术。

(四)颅内感染

脑出血后颅内感染的死亡率高,多为细菌性。应密切观察患者意识状态和体征改变。腰椎穿刺检查可出现 ICP 增高、脑脊液浑浊,脑脊液检查可出现白细胞明显增加或细菌培养阳性。对于脑出血后行手术治疗的患者,应密切监测脑脊液的改变,行动态头颅 CT 检查及脑脊液常规和脑脊液培养,避免颅内感染的发生。对于发生颅内感染的患者,应尽快行细菌培养及药敏试验,并根据结果选用敏感的能透过血脑屏障的抗菌药物。

六、脑出血后其他并发症的管理

脑出血后内科并发症的发生率很高,如肺部感染、呼吸衰竭、脓毒症、血栓形成、急性心肌梗死、心力衰竭、心律不齐、心搏骤停、急性肾损伤、消化道出血、营养状况受损等,应积极对每种并发症进行筛查和监测。此时的监护与管理应集中于并发症的预防和及时处理。

七、脑出血后早期康复治疗的管理

所有的脑出血患者都应接受康复治疗。发病后最初数周内脑出血患者恢复较快,在生命体征稳定后尽早开始康复治疗有助于功能的恢复,并尽可能开展离开床位的康复训练。

参 考 文 献

[1] 胡荣,冯华.典型脑疾病——自发性脑出血研究进展与新理念[J].科技导报,2017,35(4):18-22.
[2] 王忠诚.王忠诚神经外科学[M].2 版.武汉:湖北科学技术出版社,2015.
[3] 中国医师协会神经外科学分会神经重症专家委员会,上海卒中学会,重庆市卒中学会.脑卒中病情监测中国多学科专家共识[J].中华医学杂志,2021,101(5):317-326.
[4] 中华医学会神经病学分会,中华医学会神经病学会脑血管病学组.中国脑出血诊治指南(2019)[J].中华神经科杂志,2019,52(12):994-1005.
[5] 中华医学会神经外科学分会,中国医师协会急诊医师分会,中华医学会神经病学分会脑血管病学组,等.高血压性脑出血中国多学科诊治指南[J].中华神经外科杂志,2020,36(8):757-770.
[6] Anderson C S, Heeley E, Huang Y, et al. Rapid blood-pressure lowering in patients with acute intracerebral hemorrhage[J]. N Engl J Med,2013,368(25):2355-2365.

［7］ Bratton S L,Chestnut R M,Ghajar J,et al. Guidelines for the management of severe traumatic brain injury. Ⅵ. Indications for intracranial pressure monitoring［J］. J Neurotrauma,2007,24 Suppl 1:S37-S44.

［8］ Carney N,Totten A M,O'Reilly C,et al. Guidelines for the management of severe traumatic brain injury,fourth edition［J］. Neurosurgery,2017,80(1):6-15.

［9］ Chalela J A, Kidwell C S, Nentwich L M, et al. Magnetic resonance imaging and computed tomography in emergency assessment of patients with suspected acute stroke: a prospective comparison［J］. Lancet,2007,369(9558):293-298.

［10］ De Herdt V,Dumont F,Henon H,et al. Early seizures in intracerebral hemorrhage:incidence, associated factors,and outcome［J］. Neurology,2011,77(20):1794-1800.

［11］ Demchuk A M,Dowlatshahi D,Rodriguez-Luna D,et al. Prediction of haematoma growth and outcome in patients with intracerebral haemorrhage using the CT-angiography spot sign (PREDICT):a prospective observational study［J］. Lancet Neurol,2012,11(4):307-314.

［12］ Diringer M N, Edwards D F. Admission to a neurologic/neurosurgical intensive care unit is associated with reduced mortality rate after intracerebral hemorrhage［J］. Crit Care Med,2001,29 (3):635-640.

［13］ Gazzola S,Aviv R I,Gladstone D J,et al. Vascular and nonvascular mimics of the CT angiography "spot sign" in patients with secondary intracerebral hemorrhage［J］. Stroke, 2008, 39 (4): 1177-1183.

［14］ Goldstein L B,Simel D L. Is this patient having a stroke? ［J］. JAMA,2005,293(19):2391-2402.

［15］ Hemphill J R, Greenberg S M, Anderson C S, et al. Guidelines for the management of spontaneous intracerebral hemorrhage: a guideline for healthcare professionals from the American Heart Association/American Stroke Association［J］. Stroke,2015,46(7):2032-2060.

［16］ Hu R,Zhang C,Xia J,et al. Long-term outcomes and risk factors related to hydrocephalus after intracerebral hemorrhage［J］. Transl Stroke Res,2021,12(1):31-38.

［17］ Kimura K,Iguchi Y,Inoue T,et al. Hyperglycemia independently increases the risk of early death in acute spontaneous intracerebral hemorrhage［J］. J Neurol Sci,2007,255(1-2):90-94.

［18］ Li Q,Zhang G,Xiong X,et al. Black hole sign:novel imaging marker that predicts hematoma growth in patients with intracerebral hemorrhage［J］. Stroke,2016,47(7):1777-1781.

［19］ Liu N,Cadilhac D A,Andrew N E,et al. Randomized controlled trial of early rehabilitation after intracerebral hemorrhage stroke:difference in outcomes within 6 months of stroke［J］. Stroke, 2014,45(12):3502-3507.

［20］ Middleton S,McElduff P,Ward J,et al. Implementation of evidence-based treatment protocols to manage fever,hyperglycaemia,and swallowing dysfunction in acute stroke (QASC):a cluster randomised controlled trial［J］. Lancet,2011,378(9804):1699-1706.

［21］ Pennings F A,Schuurman P R,van den Munckhof P,et al. Brain tissue oxygen pressure monitoring in awake patients during functional neurosurgery:the assessment of normal values ［J］. J Neurotrauma,2008,25(10):1173-1177.

［22］ Schoon P,Benito M L,Orlandi G,et al. Incidence of intracranial hypertension related to jugular bulb oxygen saturation disturbances in severe traumatic brain injury patients［J］. Acta Neurochir Suppl,2002,81:285-287.

［23］ Schwarz S,Hafner K,Aschoff A,et al. Incidence and prognostic significance of fever following intracerebral hemorrhage［J］. Neurology,2000,54(2):354-361.

［24］ Steiner T,Al-Shahi Salman R,Beer R,et al. European Stroke Organisation(ESO) guidelines for the management of spontaneous intracerebral hemorrhage[J]. Int J Stroke,2014,9(7):840-855.

［25］ van den Berghe G,Wouters P,Weekers F,et al. Intensive insulin therapy in critically ill patients [J]. N Engl J Med,2001,345(19):1359-1367.

［26］ Yen H C,Jeng J S,Chen W S,et al. Early mobilization of mild-moderate intracerebral hemorrhage patients in a stroke center:a randomized controlled trial[J]. Neurorehabil Neural Repair,2020,34(1):72-81.

（胡荣）

第二十六章 急性缺血性脑卒中患者的监护与管理

急性缺血性脑卒中又称急性脑梗死,是指各种脑血管病变所致脑部血液供应障碍,导致局部脑组织缺血、缺氧性坏死,而迅速出现相应神经功能缺损的一类临床综合征,是一种突发性脑部血液循环障碍性疾病,主要是由于各种诱发因素造成脑内动脉狭窄、闭塞、破裂,阻碍脑血液循环,主要表现为脑功能障碍症状,严重威胁人类健康,死亡率较高,即便是存活者,也多伴有不同程度障碍,增加患者家庭及社会负担。

急性缺血性脑卒中的病理生理:依据局部脑组织发生缺血坏死的机制,可将急性缺血性脑卒中分为三种主要病理生理类型,即脑血栓形成(cerebral thrombosis)、脑栓塞(cerebral embolism)和血流动力学机制所致的缺血性脑卒中。脑血栓形成和脑栓塞均是由脑供血动脉急性闭塞或严重狭窄所致,占全部急性缺血性脑卒中的80%~90%。前者急性闭塞或严重狭窄的脑动脉是因局部血管本身存在病变而继发血栓形成所致,故称为脑血栓形成;后者急性闭塞或严重狭窄的脑动脉本身没有明显病变或原有病变无明显改变,是由栓子阻塞动脉所致,故称为脑栓塞。血流动力学机制所致的缺血性脑卒中,其供血动脉没有发生急性闭塞或严重狭窄,是由于近端大血管严重狭窄加上血压下降,导致局部脑组织低灌注,从而出现缺血坏死,占全部急性缺血性脑卒中的10%~20%。

第一节 急性缺血性脑卒中患者的监护

一、颅内压监测

对急性缺血性脑卒中患者来说,颅内压(intracranial pressure,ICP)监测和调控的作用非常重要。当ICP超过安全阈值时,可引起严重后果。因为,随着ICP的增高,脑组织的生理性自动调节机制会失去代偿能力,随后脑灌注压(cerebral perfusion pressure,CPP)下降,脑血流量(cerebral blood flow,CBF)减少。此外,持续性的ICP增高或ICP梯度的存在,有导致脑疝和神经功能减退的风险。维持在合理阈值内的ICP是危重症脑卒中患者的治疗原则。虽然放射成像和临床检查可以提供有价值的关于ICP状态的信息,但依然需要ICP监测进行定量测量并连续追踪监测参数。对于缺血性脑卒中患者,可根据预期ICP是否增高,来决定个性化治疗方案。目前的数据支持25 mmHg作为ICP治疗阈值,高于该值的ICP需要治疗。通过ICP监测及头颅CT把握手术时机,如果患者初始ICP≥25 mmHg,且排放1 mL的脑脊液之后,其ICP仍高于15 mmHg,则直接给予大骨瓣减压术进行治疗。如果患者初始ICP<25 mmHg,或初始ICP虽然不低于25 mmHg,但排放1 mL脑脊液后,ICP<15 mmHg,则于ICP监测的状态下给予阶梯性减压。如果在阶梯性减压过程中,ICP≥25 mmHg,则给予大骨瓣减压术进行治疗。

二、经颅多普勒超声监测

在急性缺血性脑卒中患者中,经颅多普勒超声(transcranial Doppler,TCD)可对闭塞动脉进行检测和对颈动脉狭窄及血管微血栓信号进行监测。超早期的神经影像学检查通过测定血管闭塞和侧支循环再灌注的状态,可以提供至关重要的信息,并可在治疗的早期阶段帮助了解缺血的范围和严重程度。平扫CT可使缺血损伤的早期改变可视化,提供有关缺血范围和严重程度的信息。CT血管成像(CTA)和磁共振血管成像(MRA)是评估急性缺血性脑卒中患者血管是否通畅的方法。然而,这两种影像学方法都是"瞬时拍照",在静脉注射 t-PA 治疗急性缺血性脑卒中期间,这两种影像学方法都无法持续提供动脉是否通畅的信息。TCD 是理想的床旁监测方法,其具有价廉、易携带、无创及需要患者合作程度最低等优点。通过运用特定的流体流动参数可将 TCD 诊断标准变得更精细,从而提高其诊断准确性。TCD 监测在治疗急性缺血性脑卒中时,可起到观察大脑中动脉闭塞的实时变化和血栓溶解速度的作用。急性缺血性脑卒中时,连续获取某个血管闭塞的持续信息有助于下一步溶栓治疗决策的制订。TCD 还可以检测出瞬时的高亮度信号,或被称为微栓子信号(microembolic signal,MES),这表明血栓正在通过颅内重要血管。在急性缺血性脑卒中的早期,经常会发现这些 MES。当病因与大动脉粥样硬化(如颈内动脉或大脑中动脉狭窄)有关时,MES 是早期缺血复发的独立预测因素。TCD 可测量主要脑血管的血流速度,故其可作为(床旁)对脑血流灌注的间接评估手段。TCD 在急性缺血性脑卒中的诊断和监测中起到双重作用。

三、脑电图监测

脑电图(electroencephalography,EEG)具有简单无创、床旁连续监测、费用低廉、重复性好等优势,已被越来越多地应用于临床神经重症患者的脑功能监测。在诊断缺血性脑卒中时,EEG 不能取代影像学检查。但其可用于缺血性脑卒中过程中的监测,长期的监测有助于早期癫痫发作的诊断,在动态脑电图(ambulatory electroencephalography,AEEG)中,早期癫痫常以局灶性癫痫持续状态起始发作。同时 EEG 监测可用于评估缺血性脑卒中的预后。目前,应用较多的有定量脑电图(quantitative electroencephalography,QEEG)、AEEG 和视频脑电图(video-electroencephalography,VEEG)。

QEEG 是将常规 EEG 的基本要素(频率、节律、波幅、波形等)通过时域或频域分析,经函数模型转化为各种量化参数,从而使分析结果更加客观、可靠。临床常用的 QEEG 监测指数有单个波的功率(包括 α、β 等)、$\delta+\theta$ 波/$\alpha+\beta$ 波值(ratio of $\delta+\theta$ waves and $\alpha+\beta$ waves,DTABR)、Δ 波/α 波值和脑对称指数(brain symmetry index,BSI)等。一般认为,Δ 波/α 波值和 DTABR 均小于 1 是相对正常的,高于 2 是异常的。Sheorajpanday 等认为,配对 BSI 可作为预测脑卒中患者 6 个月后残疾情况的独立指标,DTABR 可有效反映脑功能受损及恢复情况,有助于判断脑组织预后,QEEG 可能对缺血性脑卒中患者 6 个月后的残疾、生活自理能力和死亡具有预测价值。

AEEG 监测是指 24 h EEG 动态监测,不干扰患者的正常活动,又称为 24 h 脑电监护。与常规 EEG 相比,AEEG 的优势在于能够连续捕捉患者脑部的微弱信号,进行较为准确的定位,且在整个检查过程中不干扰患者的正常脑电信号发放规律。其较常规 EEG 能更准确地反映脑功能的情况。AEEG 在脑神经功能损伤方面有重要价值。

VEEG 是在 AEEG 监测的基础上,用摄像机同步记录患者日常活动,医生在分析脑电波的同时可同步观察患者的活动情况。VEEG 能准确反映患者神经功能抑制程度,VEEG 异常越明显,预后越差。

四、脑组织灌注监测

监测脑组织灌注的主要目的之一是在不可逆性损伤发生之前识别出有梗死风险的组织,并通过直接或间接的干预恢复血流。监测脑组织灌注能早期发现缺血并评估脑血管自动调节功能,这就可能通过优化系统血压目标,改善对继发性损伤的诊断、治疗及个性化制订治疗方案。

目前脑灌注测量的成像方式包括氙增强计算机断层扫描(xenon-enhanced computed tomography,Xe-CT)、CT 灌注成像(computed tomography perfusion,CTP)、单光子发射计算机断层扫描(single-photon emission computed tomography,SPECT)、正电子发射断层扫描(positron emission tomography,PET)、MR 灌注成像(magnetic resonance perfusion,MRP)。常用的参数包括脑血流量(CBF)、脑血容量(cerebral blood volume,CBV)、平均通过时间(mean transit time,MTT)、达峰时间(time to peak,TTP)。正常大脑的 CBF 为 40~50 mL/(100 g·min)。脑灰质的灌注是脑白质的 2~4 倍,两侧脑组织的灌注一

般相差不到 10%。脑灌注检查能确定急性缺血性脑卒中患者核心梗死区和缺血性半暗带：核心梗死区表现为 CBF 和 CBV 严重下降，缺血性半暗带表现为 MTT、TTP 延长。核心梗死区定义为 CBF 下降至对侧正常值的 50% 以下（通常在 30% 以下），CBV<2.5 mL/100 g（通常低于 2.0 mL/100 g）；缺血性半暗带定义为 MTT 超过 2.5 s（通常超过 8 s）或超过对侧正常值的 145%，TTP>6 s 或较对侧正常值延长 5 s 以上。

CTP 可以预测缺血但可挽救的缺血性半暗带，CTP 显示脑梗死的准确率达到了 95%。其显著缺点是不能在床旁常规进行，仅提供特定时间和区域的 CBF 图像。

激光多普勒（laser Doppler，LD）流量法可以对微循环变化进行评估，其测量的变化与脑灌注压（CPP）的变化相关，可以预测脑血管自动调节功能的损伤程度。其缺点是 CBF 的信息只在相对的条件下提供，而数据输出容易出现误差。

热扩散法是唯一提供连续的、定量的脑组织灌注的方法。该技术使用一种脑实质内微探针，通过测量组织的热传导和对流性质，来定量评估区域组织灌注的绝对 CBF 值。但其仍为局部监测，无法准确地反映整个大脑 CBF。

五、大脑自主调节功能监测

缺血性脑卒中患者可能发生大脑自主调节功能障碍，并且自主调节功能障碍的严重程度随时间变化而波动。脑卒中患者因缓慢的动脉血压（arterial blood pressure，ABP）变异诱发可量化的血管收缩效应，其理论基础为脑血管自动调节功能完整患者的 ABP 下降可引发颅内血管系统的扩张，以保证稳定的脑血流供应，相应颅内容量增加，则 ICP 随之上升。相反，脑血管自动调节功能损害患者，ABP 下降诱发脑血容量的减少和 ICP 的下降。这种压力反应性可用压力反应指数（pressure reactivity index，PRx）客观描述。PRx 是一种时域自主调节指数，通过评估 30 个 10 s 片段的 ICP 与 ABP 平均值之间的相关系数获得。PRx 可用于动态评估脑血管反应性，取值范围为 $-1 \sim 1$。正值即正相关，提示脑血管自动调节功能损害，负值提示脑血管自动调节功能完整。Czosnyka 等研究认为，PRx>0.02 提示脑血管自动调节功能完全损害，$-0.02 \leqslant PRx \leqslant 0.02$ 提示脑血管自动调节功能部分损害，PRx<-0.02 提示脑血管自动调节功能完整。PRx 被认为是脑血管自动调节功能的标志。PRx 被认为是时间相关变量，适用于对动态变化事件的观察。PRx 与大脑自主调节功能的正相关性已经被 PET 所测得的静态自主调节功能所证实。

六、脑组织氧监测

急性缺血性脑卒中发生后出现脑微循环障碍，脑氧供给、代谢失衡，无氧酶解增加，代谢产物堆积。监测脑组织氧代谢水平可早期发现组织代谢异常，这对降低病死率、提高患者生存质量有重要意义。目前临床监测脑氧代谢的方式有脑组织氧分压监测、颈静脉血氧饱和度监测以及近红外光谱监测，前两者为有创监测手段，后者为无创监测手段。

脑组织氧分压（partial pressure of brain tissue oxygen，$PbtO_2$）监测：$PbtO_2$ 监测是在脑组织白质内置入探头，其可以直接反映局部脑氧水平，间接评估脑代谢，为临床早期发现脑缺血、缺氧提供证据，对指导治疗具有重要的临床意义。$PbtO_2$ 正常参考范围是 $25 \sim 30$ mmHg，2007 年美国脑创伤基金会（Brain Trauma Foundation，BTF）指南将脑氧监测纳入三级证据，并将 $PbtO_2$ 的阈值设置为 15 mmHg。目前普遍认为 $PbtO_2$ 在 $10 \sim 15$ mmHg 为轻度缺氧状态，$5 \sim <10$ mmHg 为重度缺氧状态，$PbtO_2 < 5$ mmHg 的患者病死率接近 100%。

颈静脉血氧饱和度（jugular venous oxygen saturation，$SjvO_2$）监测：$SjvO_2$ 监测需要做颈内静脉穿刺，放置光纤探头导管，导管尖端逆行到达颈内静脉球部，其能持续反映整个大脑半球脑组织氧供给、消耗情况，存在 ICP 监测禁忌证或 ICP 监测无法使用时，能够较早地识别脑组织低灌注或脑缺血状态。$SjvO_2$ 的正常基线值为 $55\% \sim 75\%$，大于 75% 表示脑供氧量大于脑耗氧量，小于 55% 则表示脑供氧量小于脑耗氧量，当 $SjvO_2 < 40\%$ 时，可能发生脑缺氧。$SjvO_2$ 降低在脑损伤患者中较为常见，是一种即将发

生或正在发生的脑缺血和预后不良的信号。

近红外光谱（near-infrared spectroscopy，NIRS）监测：NIRS 监测利用近红外光对组织良好的通透性及不同组织成分在该波段的光学性质的差异实现对组织的精确测量，其可以连续、直接、无创地监测脑氧代谢和 CBF。该技术利用氧合血红蛋白和还原血红蛋白光吸收系数的差别直接测量局部脑组织氧饱和度（regional cerebral oxygen saturation，SrcO$_2$）。目前普遍认为 SrcO$_2$ 正常值为 $60\%\sim75\%$。但个体间存在较大差异，因此基于 NIRS 监测的脑氧定量法被认为是监测趋势。临床研究和管理流程常以 SrcO$_2$ 绝对值≤50%或从基线下降不低于 20%作为启动改善脑氧合的触发点。

七、脑微透析

脑微透析是一种能够对脑组织间隙中多种物质浓度进行实时定量分析的脑监测技术。通过对大脑细胞外液进行连续采样，并对大脑局部的新陈代谢进行评估，从而预测患者短期治疗效果及预后。缺血性脑卒中继发性损伤的化学反应最为直接，其脑组织在缺氧状态下细胞供氧不足，造成 ATP 减少、细胞内酸中毒、膜电位改变、细胞骨架紊乱等。常用的检验分析指标包括葡萄糖、丙酮酸、乳酸、甘油和谷氨酸。通过脑微透析技术，乳酸/丙酮酸值（lactate pyruvate ratio，LPR）升高可作为无氧代谢增强的标志。一般认为，LPR＞25 为异常，LPR＞40 代表缺血严重。

第二节　急性缺血性脑卒中患者的管理

一、高血压的管理

高血压是急性缺血性脑卒中的重要表现，缺血性脑卒中患者中 70%有高血压。美国卒中协会建议，急性脑卒中不进行溶栓治疗的患者血压＞200/110 mmHg，溶栓期间和溶栓后患者血压＞180/100 mmHg 时，开始降血压，目标是使血压降至上述水平以下，切忌降压过快。常用药物有钙离子拮抗剂、利尿药、血管紧张素转换酶抑制剂等。

二、呼吸的管理

1. 保持呼吸道通畅　急性脑卒中患者咽喉部肌肉瘫痪或舌后坠等原因造成呼吸道阻塞，常引起呼吸不畅，加之呼吸道分泌物增多，易造成窒息及缺氧。后者反过来加重脑损伤，造成继发性的脑水肿及 ICP 增高。因此，患者应采取侧卧位，颈部微伸，头转向一侧。舌后坠明显者置入口咽通气管，必要时行气管插管或气管切开。

2. 纠正缺氧　给氧的浓度取决于机体缺氧的程度：一般低浓度氧（＜40%）、低流量（2 mL/min）可持续应用；中浓度氧（50%～60%）需间歇应用；高浓度氧（＞70%）间歇应用，不宜超过 4 天；而 100%浓度只有在 PaO$_2$＜50 mmHg 时给予。连续给氧不宜超过 12 h，以防氧中毒。给氧方式：轻者鼻导管给予，气管插管或气管切开者可与简易呼吸器、呼吸机连接使用。当 PaO$_2$ 升至 65 mmHg 时改为普通空气给氧。

3. 确保有效通气量　通常采用间歇正压人工呼吸机械通气，即吸气相为正压，呼气相降至大气压靠肺弹性回缩。

三、心脏的管理

脑卒中患者往往出现脑心综合征，需及时了解心肌缺血的情况、心脏节律的改变等。心电监护是监测心脏电活动的一种手段。普通心电图只能简单观察描记短暂的心电活动情况，心电监护则是通过显示屏连续观察监测心脏电活动情况的一种无创的监测方法，可适时观察病情，提供可靠的有价值的心电活动指标，并指导实时处理。因此，对于有心电活动异常的患者，如急性心肌梗死、各种心律失常等，心电监护有重要使用价值。

四、消化道的管理

部分脑卒中患者由于咽喉肌瘫痪不能进食,缺乏营养,并且易造成吸入性肺炎,故常需留置胃管予以肠内营养。每次鼻饲时需回抽,观察有无消化道出血及胃潴留。

五、泌尿系统的管理

脑卒中患者常伴有尿潴留、尿失禁,导尿者需定期查尿常规、做尿培养加药敏试验,观察有无尿道出血、泌尿系统感染、蛋白尿等,以利于病情观察、协助临床治疗。

六、体温的管理

超过半数的缺血性脑卒中患者急性期会出现发热,最常见的原因为感染。同时部分患者病因不明,可能为梗死灶影响下丘脑体温调节中枢,使产热、散热功能紊乱,出现中枢性高热。常用降温方法有服用药物、温水擦浴、酒精擦浴及戴冰帽。

七、水、电解质的管理

脑卒中患者存在年龄大、内环境调节机制不稳定等因素,加之进食困难及脱水治疗,非常容易出现水、电解质紊乱。为了维持水、电解质平衡,要定期检测有关实验室内容。

八、血糖的管理

众所周知,糖尿病性高血糖是脑梗死发病率和病死率增高的独立危险因素,同时脑梗死急性期应激性高血糖不容忽视。高血糖可使梗死灶体积增大,加重急性期的神经损伤,延缓神经损伤的康复进程。血糖浓度应控制在 $8\sim10$ mmol/L;血糖浓度 >10 mmol/L 时给予胰岛素治疗,要求平稳降低血糖,在关注高血糖时也要严密预防脑梗死患者低血糖的发生,其低血糖发作时常不出现相应的自主神经症状,而有类似于脑梗死的神经功能缺损表现,临床较难识别,可导致脑组织不可逆性损伤,甚至死亡。临床上需床旁动态监测末梢血糖,血糖浓度 <3.9 mmol/L 时应该尽快给予纠正低血糖的治疗。

参 考 文 献

[1] 姜超,王婷,侯茜,等.急性缺血性卒中并微栓子阳性的危险因素分析[J].中国急救医学,2019,39(12):1164-1168.

[2] 康晓萍,姜红,吴春波,等.连续性视频脑电图监测在重症监护病房意识障碍患者中的应用价值[J].中华医学杂志,2015,95(21):1663-1666.

[3] 梁春阳,张强,王斌,等.经颅多普勒超声在急性缺血性脑卒中血管内治疗的临床应用研究[J].临床神经外科杂志,2018,15(4):267-271.

[4] 李鸿,张玉琴.动态脑电图在重症脑功能损伤预后评估中的应用[J].医学综述,2010,16(7):1054-1056.

[5] 李敏,彭璐,颜学军.脑电相关监测指标在缺血性脑卒中患者预后评估中的研究进展[J].医学综述,2020,26(1):107-111.

[6] Alexandrov A V, Burgin W S, Demchuk A M, et al. Speed of intracranial clot lysis with intravenous PTA therapy:sonographic classification and short-term improvement[J]. Circulation, 2001,103(24):2897-2902.

[7] Arbit E,DiResta G R. Application of laser Doppler flowmetry in neurosurgery[J]. Neurosurg Clin Nam,1996,7(4):741-748.

[8] Bhardwaj A, Bhagat H, Grover V K, et al. Comparison of propofol and desflurane for

postanaesthetic morbidity in patients undergoing surgery for aneurysmal SAH：a randomized clinical trial[J]. J Anesth，2018，32(2)：250-258.

[9]　Caplan L R，Mohr J P，Kistler J P，et al. Should thrombolytic therapy be the first-line treatment for acute ischemic stroke？[J]. N Engl J Med，1997，337(18)：1309-1313.

[10]　Cozac V V，Gschwandtner U，Hatz F，et al. Quantitative EEG and cognitive decline in Parkinson's disease[J]. Parkinsons Dis，2016，2016：9060649.

[11]　Czosnyka M，Smielewski P，Kirkpatrick P，et al. Continuous assessment of the cerebral vasomotor reactivity in head injury[J]. Neurosurgery，1997，41(1)：11-17.

[12]　Dyhrfort P，Shen Q，Clausen F，et al. Monitoring of protein biomarkers of inflammation in human traumatic brain injury using microdialysis and proximity extension assay technology in neurointensive care[J]. J Neurotrauma，2019，36(20)：2872-2885.

[13]　Finnsdóttir H，Szegedi I，Oláh L，et al. The applications of transcranial Doppler in ischemic stroke[J]. Ideggyogy Sz，2020，73(11-12)：367-378.

[14]　Ghosh A，Elwell C，Smith M. Review article：cerebral near-infrared spectroscopy in adults：a work in progress[J]. Anesth Analg，2012，115(6)：1373-1383.

[15]　Harrigan M R，Leonardo J，Gibbons K J，et al. CT perfusion cerebral blood flow imaging in neurological critical care[J]. Neurocrit Care，2005，2(3)：352-366.

[16]　Hu Z，Xu L，Zhu Z，et al. Effects of hypothermic cardiopulmonary bypass on internal jugular bulb venous oxygen saturation，cerebral oxygen saturation，and bispectral index in pediatric patients undergoing cardiac surgery：a prospective study[J]. Medicine(Baltimore)，2016，95(2)：e2483.

[17]　Kenton A R，Martin P J，Abbott R J，et al. Comparison of transcranial color-coded sonography and magnetic resonance angiography in acute stroke[J]. Stroke，1997，28(8)：1601-1606.

[18]　Larach D B，Kofke W A，Le Roux P. Potential non-hypoxic/ischemic causes of increased cerebral interstitial fluid lactate/pyruvate ration：a review of available literature[J]. Neruocrit Care，2011，15(3)：609-622.

[19]　Mecarelli O，Pro S，Randi F，et al. EEG patterns and epileptic seizures in acute phase stroke[J]. Cerebrovasc Dis，2011，31(2)：191-198.

[20]　Obeid A N，Barnett N J，Dougherty G，et al. A critical review of laser Doppler flowmetry[J]. J Med Eng Technol，1990，14(5)：178-181.

[21]　Oddo M，Bösel J，Participants in the International Multidisciplinary Consensus Conference on Multimodality Monitoring. Monitoring of brain and systemic oxygenation in neurocritical care patients[J]. Neurocrit Care，2014，21 Suppl 2：S103-S120.

[22]　Sheorajpanday R V，Nagels G，Weeren A J，et al. Quantitative EEG in ischemic stroke：correlation with infarct volume and functional status in posterior circulation and lacunar syndromes[J]. Clin Neurophysiol，2011，122(5)：884-890.

[23]　Steiner L A，Coles J P，Johnston A J，et al. Assessment of cerebrovascular autoregulation in head-injured patients：a validation study[J]. Stroke，2003，34(10)：2402-2409.

[24]　Sun H，Zheng M，Wang Y，et al. Brain tissue partial pressure of oxygen predicts the outcome of sever traumatic brain injury under mild hypothermia treatment[J]. Neuropsychiatr Dis Treat，2016，12：2125-2129.

[25]　Wildermuth S，Knauth M，Brandt T，et al. Role of CT angiography in patient selection for thrombolytic therapy in acute hemispheric stroke[J]. Stroke，1998，29(5)：935-938.

（李东海　邓国军）

第二十七章 动脉瘤性蛛网膜下腔出血患者的监护与管理

一、概述

蛛网膜下腔出血(subarachnoid hemorrhage,SAH)患者约80%由颅内动脉瘤(IA)破裂引起,世界范围内 SAH 的发病率为(2～16)/10 万,占全部脑卒中患者的 8%,中国 SAH 患者占脑卒中患者的 2%。女性较男性更易罹患 SAH(1.24∶1.0),一般发病年龄在 50 岁及 50 岁以上。SAH 已经成为我国神经外科收治的主要疾病之一。虽然近几年,我国在血管内治疗技术、诊断方法、手术和围手术期管理及神经重症治疗方面有了巨大的进步,但 SAH 患者的总体预后仍然很差,颅内动脉瘤破裂患者病死率约为35%,美国、欧洲、日本颅内动脉瘤破裂患者中位病死率分别为 32%、43%～44%、27%。国内高分级颅内动脉瘤破裂的前瞻性研究报道,1 年预后良好率为 48.1%,死亡率为 39.3%,并且生还者的致残率很高。本章主要介绍动脉瘤性蛛网膜下腔出血(aSAH)患者的监护与管理。

二、临床表现

aSAH 的症状通常出现得非常突然,30%的病例发生在晚上,冬春季好发。最主要的症状是突发的剧烈头痛(97%)。约30%的患者为单侧头痛,主要是动脉瘤的一侧头痛。头痛发作可能伴有简短的意识丧失(26%)、癫痫(6%)、恶心呕吐(69%)。约 50%的患者神志保持清醒且没有局灶性神经功能缺损,而另外50%左右的患者可出现不同程度意识障碍以及肢体活动障碍或其他局灶性神经功能缺损。30%～50%的患者在严重蛛网膜下腔出血前 6～20 天有轻微的出血,仅表现为突发剧烈头痛(前哨头痛)。

三、体征

aSAH 患者意识状态异常,颈项强直,特殊部位颅内动脉瘤患者可出现动眼神经麻痹,眼底检查可出现眼底出血和视乳头水肿等。

四、诊断

突发雷击样头痛,无论其严重程度如何或之前有无头痛病史,均应高度怀疑 aSAH,需积极进行诊断评估。根据病史高度怀疑 aSAH 的患者,首先要迅速检查确定是否存在 aSAH,其次要对出血原因进行鉴别。快速、价格低且相对无创等特点使 CTA 成为一些中心进行血管造影的首选方法。但对于直径不足 3 mm 的小动脉瘤,其检测能力依旧有限。目前,DSA 仍然是用于诊断动脉瘤的"金标准",尤其是DSA 的三维重建影像(3D-DSA),可以在任意方向上提供立体图像,便于检查者观察和分析动脉瘤形态、大小以及动脉瘤与邻近血管和分支的位置关系。与 CTA 等影像学检查相比,DSA 对直径不足 3 mm 的小动脉瘤以及周围小血管的显影有更高的敏感性。

五、急性期评估和处理

(一)aSAH 分级方法

临床通常采用 Hunt-Hess 分级法(表 27-1)和世界神经外科联盟(WFNS)分级标准(表 27-2)对aSAH 患者的严重程度进行分级。

有临床研究表明,Hunt-Hess1~2级患者病死率约为5.4%,属轻型aSAH。4~5级患者原发性脑损伤重,系统性并发症多,总体病死率约为37%;5级患者病死率更高,通常称之为高分级aSAH或SaSAH。3级患者约占总病例数的40%,病死率约为11.5%,由于其存在意识障碍,发生继发性脑损伤的风险高,预后变异度较大,同样需要神经重症监护治疗。

aSAH患者的神经系统及全身状况在病程急性期是一个动态变化的过程,其病情分级是可变的,应在发病后连续评估并记录分级,部分0~2级患者在医疗过程中,由于多种原因而导致病情恶化,亦纳入SaSAH的管理范畴。部分aSAH患者发病时,有严重的意识障碍,甚至呼吸暂停,如迅速恢复至2级(常在数分钟至数小时内),则不应纳入SaSAH的管理范畴。有严重系统性疾病,如高血压、冠心病、肝、肾功能衰竭及严重感染的患者,这些严重系统性疾病可能影响患者预后,Hunt-Hess分级从临床的角度增加了一个分级,是为了满足严格的临床管理需要,而神经系统的临床经过,依然遵循其aSAH原始分级的规律。

表27-1 aSAH的Hunt-Hess分级

分级	症状
0	无颅内动脉瘤破裂
1	无症状或轻度头痛,极轻微的颈项强直
1a	无急性脑膜/脑反应,但有固定的神经功能缺失
2	中至重度头痛,可见颈项强直,或脑神经瘫痪
3	嗜睡、错乱状态或轻度定向障碍
4	昏迷状态,中到重度偏瘫,早期去大脑强直,可伴有自主神经障碍
5	深昏迷状态,去大脑强直,濒死状态

注:①对于合并严重的全身性疾病(如严重高血压、糖尿病、严重动脉硬化、慢性阻塞性肺疾病)或血管造影发现严重血管痉挛者,预后较差的可能性增加,分级时加1级;②出于慎重考虑,应以发病以来最严重的临床表现作为分级标准,虽然这种做法有争议。

表27-2 世界神经外科联盟(WFNS)对aSAH的分级

分级	GCS评分	运动障碍
I	15分	无
II	13~14分	无
III	13~14分	有
IV	7~12分	有或无
V	3~6分	有或无

患者aSAH的量对预后有明显影响,根据aSAH严重程度的CT表现,也可对aSAH进行Fisher分级(表27-3)。研究显示,改良Fisher分级可以更好地识别发生血管痉挛的风险(表27-4)。

表27-3 aSAH的Fisher分级

分级	CT表现
1	未见出血
2	弥漫出血,未形成血块,垂直厚度小于1mm
3	积血较厚,垂直厚度大于1mm(纵裂、岛池、环池)或水平面上(侧裂池、脚间池)长大于5mm、宽大于3mm
4	脑内血肿或脑室内积血,但基底池内无或有少量弥漫性出血

表 27-4　aSAH 的改良 Fisher 分级

分级	CT 表现	症状性血管痉挛发生率/（%）
0	蛛网膜下腔未见血液	0
1	仅见基底池出血	24
2	周边脑池或侧裂池出血	33
3	广泛 aSAH 伴脑实质内血肿	33
4	基底池和周边脑池、侧裂池积血较厚	40

（二）患者临床监测与管理

1. 气道安全性评估　由于重症 aSAH 患者常伴有不同程度的气道梗阻和误吸，故需要密切关注有严重神经功能障碍患者的气道是否通畅，需评估紧急气管插管的风险和获益。一旦出现呼吸困难和/或氧合障碍，需立即行快速气管插管。气管插管后还应放置经鼻或经口胃管以避免误吸。

2. 呼吸状态评估　严密监测血氧浓度和血二氧化碳浓度，维持正常的血氧浓度和适当的血二氧化碳浓度，避免缺氧、过度换气和二氧化碳潴留。对重型 ICP 增高，临时短程过度通气可以控制 $PaCO_2$ 在 $30\sim34$ mmHg，有条件时可使用呼气末 CO_2 浓度监测。血管痉挛者需要注意脑缺血风险。

3. 循环和心脏状态评估　严密监测心脏和循环状况，包括心律失常、低血压、高血压和过度的血压波动。目前认为，将收缩压降至 160 mmHg 以下是合理的。急性高血压应在 aSAH 发生后得到控制并一直控制至动脉瘤得到处理已成为共识，但血压控制的目标范围尚未确定。血压控制的目标应以平时的基础血压为准，尤其是既往有高血压病史的患者。必须严格避免低血压。有研究建议，动脉瘤没有处理前，应该治疗过度升高的血压，平均动脉压<110 mmHg 不需要处理。极少数患者可出现应激性心肌病，需要进行床旁心脏超声检查等协助判断。

4. 止血　抗纤维蛋白溶解药物虽能降低 aSAH 后再出血的风险，但不能改善患者的总体预后。若患者有显著的再出血风险，又不可避免地需延迟动脉瘤闭塞治疗，且无绝对禁忌证，应用氨甲环酸或氨基己酸进行短期治疗（通常治疗时间在 72 h 以内），来降低动脉瘤早期再出血风险是合理的。但此法不推荐用于已行动脉瘤外科夹闭或介入栓塞的患者。

六、脑血管痉挛和迟发性脑缺血

脑血管痉挛（CVS）是血管持续性但可逆的缩窄，常见于动脉瘤破裂后 $3\sim14$ 天，动脉瘤破裂后 $14\sim21$ 天可逐渐缓解。CVS 可发生在大动脉和小动脉等多个级别的血管。严重的 CVS 导致其供血区域的脑血流量（CBF）减少，造成迟发性脑缺血（delayed cerebral ischemia，DCI）。CVS 本身并无典型的特异性临床表现，一般发生于 aSAH 后 $3\sim5$ 天。如果出现意识状态的恶化，甚至伴随新出现的局灶定位体征，如偏瘫、偏身感觉功能障碍、失语，以及 ICP 增高的表现，如头痛、呕吐等，临床排除电解质紊乱，CT 检查排除继发性脑积水及颅内血肿等后，需高度怀疑 CVS。还有不明原因的体温升高、白细胞增多也需引起临床重视，排除 CVS 的可能性。虽然首先要重视的是临床表现，但对于重症 aSAH，床旁评估意义有限，尤其对于神经状况较差或镇静的患者，需要更为积极的监测。CVS 所造成的 DCI 不能有效控制或持续时间较长时，最终会导致脑梗死。CVS 后脑缺血和脑梗死的发生是多因素参与的，可能包括大血管痉挛和炎症、ICP 增高、微循环障碍、侧支循环不良、弥散性皮质去极化、脑血管自动调节功能紊乱等。

（一）CVS 和 DCI 的监测和判定

确定 CVS 目前仍以 DSA 为金标准，但由于 DSA 有创且难以重复和实时检查，DSA 一般不作为 CVS 的首选检查手段，除非临床考虑对 CVS 进行血管内治疗干预。目前研究证实，CTA 检测大动脉狭窄的结果与 DSA 高度一致，高质量的 CTA 可用于 CVS 的筛查。与 DSA 相比，CTA 诊断 CVS 的特异性达 $86\%\sim95\%$。头部 CT 灌注成像或 MR 灌注成像，有助于发现潜在的脑缺血，尤其是在远段血管痉挛而近段大血管无痉挛的病例中。

经颅多普勒超声(TCD)可以用于检测 CVS 的发生,与 DSA 相比,TCD 特异性较高而敏感性中等,其优点是无创,可以反复、实时、连续检测。以大脑中动脉(MCA)检测最为常用,其阈值包括血流速度<120 cm/s(无血管痉挛)、血流速度>200 cm/s(存在血管痉挛)。血流速度在数天内迅速增高提示血管痉挛。为减少发热、血容量增加及高血流动力学状态下的 TCD 假阳性,可参考 Lindegaard 比值(Lindegaard ratio,LR;LR=MCA 平均血流速度/同侧颅外颈内动脉平均血流速度)(表 27-5)。

表 27-5　Lindegaard 比值预测血管造影性脑血管痉挛

Lindegaard 比值	血管造影性脑血管痉挛
<3	无痉挛
3~<4.5	轻度血管痉挛
4.5~6	中度血管痉挛
>6	重度血管痉挛

基底动脉和颅外椎动脉之间的相似速度比可以提高检测基底动脉血管痉挛的敏感性和特异性。很多大型临床中心熟练的技术人员用 TCD 对 aSAH 患者进行定期监测是脑血管痉挛管理常规,但结果必须同时考虑个体患者的情况以及其他可用的信息。

DCI 临床判定通常需要有局灶性神经功能下降(如失语或运动障碍,NIHSS 评分下降至少 2 分)或意识水平下降(GCS 评分下降至少 2 分),持续至少 1 h,同时可排除由动脉瘤治疗过程引起以及其他如脑积水、癫痫、电解质紊乱等并发症引起。SaSAH 患者由于早期脑损伤重,往往已经存在意识障碍或处于镇静治疗状态,而停止镇静、唤醒体格检查可能加重 ICP 增高程度。如何在不可逆的脑缺血发生前发现 DCI 比较困难,需要结合多种辅助检查对 CVS 和 DCI 进行监测。对于 SaSAH 患者,床旁脑电图监测、经皮脑氧饱和度检测等手段可以协助提示脑缺血的发生。生物标志物如 S100-β 蛋白等,也可以提示脑缺血的发生。有学者建议对 SaSAH 患者,入院时及第 3~5 天、第 7~10 天行 CTA、CTP 等多模态 CT 检查,结合每日或隔日 TCD,以及有条件时持续监测脑电图或经皮脑氧饱和度,以利于早期发现和治疗 DCI。

(二)CVS 和 DCI 的治疗

DCI 的治疗包括三个方面:血流动力学治疗、药物治疗及血管内介入治疗。

1. 血流动力学治疗　传统的血流动力学治疗包括血液稀释、高血容量治疗和高血压治疗(3H 疗法),由于缺乏证据且易引起心力衰竭、肺水肿等并发症,血流动力学治疗已经转向保持正常血容量和在选择性的病例中进行诱导性高血压治疗,但后者同样缺乏高级别证据。目前,发生 DCI 后的一线治疗仍为血流动力学治疗,被称为诱导性或控制性高血压治疗,包括使用去甲肾上腺素等升压并改善潜在的低血容量。对 SaSAH 患者,血流动力学目标化监测下的血容量管理和升压治疗可能更加安全。

2. 药物治疗　应用抗 CVS 药物治疗,是 SaSAH 后常规临床措施。目前常用的抗 CVS 药物有钙离子拮抗剂——尼莫地平,2012 版 ASA/AHA 指南推荐,所有 aSAH 患者均应口服尼莫地平(Ⅰ级推荐,A 类证据)。SaSAH 患者无法口服时,可考虑静脉用药。选择性 Rho 激酶抑制剂法舒地尔也是临床抗 CVS 的常用药物,另外,尼卡地平、西洛他唑、他汀类、克拉生坦、镁离子、肝素等均有研究用于治疗 CVS 及 DCI,但尚无高级别证据证明这些药物在临床上的效果。西洛他唑联合尼莫地平治疗 DCI 的前瞻性随机双盲对照试验正在进行中。非甾体抗炎药(如塞来昔布等)预防 DCI 的研究也在增加,有一项随机双盲对照研究有阳性结果,联合尼莫地平也许有协同作用。近年来支架辅助动脉瘤栓塞治疗案例日益增多,SaSAH 患者的抗血小板治疗越发普遍,有研究发现,抗血小板治疗可能有助于减小 DCI 引起的脑梗死体积,但对 4~5 级 SaSAH 患者预后影响不大。米力农的治疗效果也在验证中。

3. 血管内介入治疗　对表现为局灶性神经功能缺损,同时血管成像显示的病灶与症状相符者,若血流动力学治疗和药物治疗不能改善其临床症状,可以进行血管内介入治疗,包括对狭窄血管进行球囊扩张成形术和向远段血管注入血管扩张药物。对 CVS 进行血管内介入治疗的时机和触发点尚不清楚,但当药物治疗无效时,可以考虑对缺血症状进行血管内介入治疗。

治疗时机是一个复杂的临床决策,应综合考虑是否已经对患者进行了积极的血流动力学治疗、患者病情对血管内介入治疗的耐受性,以及实施血管内介入治疗的相对风险效益比,同时在很大程度上取决于血管内介入治疗团队的专业技术,一些新的介入材料的使用可能减少血栓等并发症的发生。若决定进行血管内介入治疗,出现缺血症状 6 h 内实施效果更好。

七、脑积水

脑积水是 aSAH 患者常见并发症之一,主要由血块阻塞脑室、中脑导水管或脑池及蛛网膜颗粒,引起 CSF 循环动力学和吸收障碍而导致。根据出血后脑积水发生的时间不同,脑积水分为急性(3 天内)、亚急性(3~14 天)和慢性(14 天后)。约 20% 的 aSAH 患者可发生急性脑积水,在 SaSAH 患者中比例更高,30% 出现急性脑积水的患者可于 24 h 内自行缓解,但有些可能需要紧急行抢救性脑室外引流(EVD),10%~20% 患者最终出现分流依赖性慢性脑积水。急性或亚急性脑积水引起意识障碍时,可选择控制性 EVD。约 30% 的入院时分级较高患者行 EVD 后脑积水出现明显改善,其 Hunt-Hess 分级可能下调。EVD 的主要风险在于动脉瘤再出血和感染等并发症。目前 EVD 与动脉瘤再出血风险增加的关系仍存在争议。建议动脉瘤尚未处理而必须行 EVD 时控制脑脊液(CSF)引流量。腰大池引流在部分患者中可替代 EVD,但存在诱发脑疝的风险,不推荐作为合并脑积水患者的首选治疗方法。如果采用腰大池引流,推荐在 ICP 监测下进行,引流前常规行头颅 CT 检查,明确颅内无占位性病灶、环池显示清楚者才可采用,同时强调行控制性引流(5~10 mL/h),并给予严密的临床监测和观察。分级高、高龄、脑室积血、血管痉挛等是分流依赖性脑积水的危险因素。有回顾性研究发现,EVD 引流量大而时间长的患者,分流依赖性脑积水发生率更高。一项单中心回顾性研究发现,降低 CSF 引流量和尽早拔除 EVD 管可降低分流依赖性脑积水发生率。

慢性脑积水患者,可根据具体状况,选择分流术(脑室-腹腔分流术、腰大池-腹腔分流术等)。

八、血糖异常

高血糖与 aSAH 患者预后不良有关。aSAH 后需严密监测血糖,血糖浓度应维持在 200 mg/dL 以内,可以静脉持续泵入短效胰岛素,并根据情况监测血糖。避免低血糖,血糖控制下限为 80 mg/dL。

九、心肺并发症

aSAH 后的心肺并发症并不少见,心肺并发症与 aSAH 患者死亡率高、预后不良及 DCI 密切相关,需进行严密监测并积极干预。约 1/3 的 aSAH 患者有心脏损伤,血清肌钙蛋白升高。1/3 的 aSAH 患者有心律失常(致死性心律失常占 5%~8%,包括房颤、房扑、室速和室扑)。急性肺损伤($PaO_2/FiO_2 < 300$)发生率约为 27%;肺水肿发生率为 8%~23%,而神经源性肺水肿发生率不明。ARDS 的发生率为 4%~18%,主要原因为肺水肿、肺炎及误吸。aSAH 后应该常规进行心肌酶、心电图和超声心动图检查,特别是存在心功能障碍的患者。血流动力学不稳定或者心功能障碍者,应该监测心输出量。标准化的心力衰竭治疗流程中应兼顾脑灌注压和平均动脉压的维持;如确实难以保证,可考虑进行降低脑代谢需求的治疗,如镇静和低温。存在肺水肿或者肺损伤者,应该避免过多的液体摄入,同时审慎地使用利尿药以维持液体平衡。神经源性肺水肿的治疗主要是纠正血容量和降低儿茶酚胺风暴。

十、深静脉血栓形成

对 aSAH 患者进行下肢血管超声筛查发现,深静脉血栓形成(deep venous thrombosis,DVT)的发生率为 1.5%~18%。Hunt-Hess 分级、总住院日及重症监护室住院日是预测 DVT 的风险因素。由于存在发生致命性肺栓塞的可能,故所有 aSAH 患者都应进行 DVT 的预防。应注意到,发生致命性肺栓塞的概率较小,但小的肺栓塞虽然不足以影响生命体征,却是造成肺部感染的因素之一。常规治疗措施包括物理性治疗(应用持续加压装置等)和药物治疗(普通肝素、低分子量肝素及非肝素型抗凝药物)。在引起颅内出血及非颅内微出血方面,低分子量肝素的发生率最高,并可能引起栓塞不全,普通肝素次之,应用持续加压装置发生率最低。建议所有患者常规使用持续加压装置预防 DVT。未处理的动脉瘤破裂和需要外科手术处理的患者,禁止使用普通肝素和低分子量肝素。理论上,外科手术后 24 h 即可给予普通肝素预防血栓形成。开颅手术前后至少 24 h 应停用低分子量肝素和普通肝素。

十一、贫血和输血

Hb<90 g/L 是引起 aSAH 后脑损伤的独立危险因素。贫血的危险因素包括高龄、女性、临床评级高、入院 Hb 水平低及手术。在有输血指征的情况下,输注红细胞悬液在改善贫血的同时,也存在潜在风险和不利影响。对 aSAH 患者出现的贫血应高度重视,积极干预。在减少失血的同时,可考虑输注红细胞悬液,而输血治疗的选择要建立在对患者全身状态、神经功能及脑组织局部氧供情况评估的基础上。存在 DCI 风险的患者,维持较高的 Hb 水平是合理的。输血指征及 aSAH 患者血色素的最佳目标水平尚有待进一步的临床研究来确定,以减少输注红细胞悬液可能对患者神经功能和预后带来的不利影响。有研究表明,Hb>110 g/L 可以改善 aSAH 后患者预后。目前多数研究提倡 aSAH 后应使 Hb>100 g/L。促红细胞生成素(EPO)对贫血有良好疗效,又有保护神经及缓解脑血管痉挛的作用,为 aSAH 后贫血的治疗提供了另一条途径。但其有效性、安全性及剂量的选择,尚有待进一步研究证实。

十二、低钠血症

低钠血症(血钠浓度<135 mmol/L)是 aSAH 后最常见(1/3~1/2)的电解质紊乱,主要的原因为脑性耗盐综合征(CSWS)、抗利尿激素分泌失调综合征(SIADH)或二者同时存在。多发生在 aSAH 后 3~14 天,或发生在 CVS 之前。CSWS 和 SIADH 均引起低渗性低钠血症及尿钠增多,但 CSWS 为低容量性低钠血症,而 SIADH 则容量正常或稍多;两者治疗策略不同,需对患者进行容量状态评估来鉴别。早期联合应用糖皮质激素(氟氢可的松或氢化可的松)和盐皮质激素可减少尿钠排泄及减轻低钠血症;高渗盐水可用于纠正严重低钠血症,但对症状性 CVS 的作用不明;白蛋白可减少尿液中水、钠的过度丢失。垂体后叶素受体拮抗剂可用于治疗 SIADH 的低钠血症,但在 aSAH 患者中可能进一步加重容量不足。治疗 aSAH 患者的低钠血症时,不推荐限制液体的摄入,但应限制从静脉和胃肠道摄入自由水。

十三、内分泌功能

急性 aSAH 后初期,儿茶酚胺和皮质醇可能先升高,随后随时间逐渐降低至正常水平。在 aSAH 后数月至数年,1/4~1/3 的患者会出现垂体功能减退,急性期不推荐 aSAH 后使用大剂量激素。治疗血管痉挛时,对诱导性高血压药物反应不敏感者,可以考虑使用应激剂量的皮质激素进行激素替代治疗。需考虑在急性 aSAH 患者中使用盐皮质激素替代治疗来预防低血容量和低钠血症。

十四、抗癫痫治疗

目前关于是否在 aSAH 患者中预防性使用抗癫痫药物存在争议。抗癫痫药物的应用可能伴随不同程度的药物不良反应,需谨慎权衡预防性用药可能的益处和潜在风险。aSAH 患者癫痫发作的重要危险因素包括高 Hunt-Hess 分级、脑内血肿和脑叶切除术。术后癫痫发作的危险因素包括位于大脑中动脉的动脉瘤、延迟性脑缺血、脑梗死、高血压和脑内血肿。aSAH 患者常用的抗癫痫药物包括苯妥英钠、丙戊酸钠、左乙拉西坦等。对于 aSAH 患者,短期使用抗癫痫药物可能更为有益。

参 考 文 献

[1]　Park J, Woo H, Kang D H, et al. Formal protocol for emergency treatment of ruptured intracranial

aneurysms to reduce in-hospital rebleeding and improve clinical outcomes[J]. J Neurosurg,2015,
122(2):383-391.

［2］ Carpenter C R, Hussain A M, Ward M J, et al. Spontaneous subarachnoid hemorrhage: a
systematic review and meta-analysis describing the diagnostic accuracy of history, physical
examination,imaging,and lumbar puncture with an exploration of test thresholds[J]. Acad Emerg
Med,2016,23(9):963-1003.

［3］ Fung C,Inglin F,Murek M,et al. Reconsidering the logic of World Federation of Neurosurgical
Societies grading in patients with severe subarachnoid hemorrhage[J]. J Neurosurg,2016,124(2):
299-304.

［4］ Zhao B,Fan Y,Xiong Y,et al. Aneurysm rebleeding after poor-grade aneurysmal subarachnoid
hemorrhage:predictors and impact on clinical outcomes[J]. J Neurol Sci,2016,371:62-66.

［5］ Zhao B,Tan X,Zhao Y,et al. Variation in patient characteristics and outcomes between early and
delayed surgery in poor-grade aneurysmal subarachnoid hemorrhage[J]. Neurosurgery,2016,78
(2):224-231.

［6］ Perry J J,Sivilotti M L A,Sutherland J,et al. Validation of the Ottawa subarachnoid hemorrhage
rule in patients with acute headache[J]. CMAJ,2017,189(45):E1379-E1385.

［7］ Zhao B, Abinstein A, Murad M H, et al. Surgical and endovascular treatment of poor-grade
aneurysmal subarachnoid hemorrhage:a systematic review and meta-analysis[J]. J Neurosurg Sci,
2017,61(4):403-415.

［8］ Nathan S K,Brahme I S,Kashkoush A I,et al. Risk factors for in-hospital seizures and new-onset
epilepsy in coil embolization of aneurysmal subarachnoid hemorrhage[J]. World Neurosurg,2018,
115:e523-e531.

［9］ Damani R,Mayer S,Dhar R,et al. Common data element for unruptured intracranial aneurysm and
subarachnoid hemorrhage: recommendations from Assessments and Clinical Examination
Workgroup/Subcommittee[J]. Neurocrit Care,2019,30(S1):28-35.

［10］ Doukas A,Barth H,Petridis K A,et al. Misdiagnosis of acute subarachnoid hemorrhage in the era
of multimodal diagnostic options[J]. Am J Emerg Med,2019,37(11):2079-2083.

［11］ Karaca Z, Hacioglu A, Kelestimur F. Neuroendocrine changes after aneurysmal subarachnoid
haemorrhage[J]. Pituitary,2019,22(3):305-321.

［12］ Lin C M,Wang A Y,Chen C C,et al. Warning headache correlates survival rate in aneurysmal
subarachnoid hemorrhage[J]. Biomed J,2019,42(5):352-357.

［13］ Chen Y, Wright N, Guo Y, et al. Mortality and recurrent vascular events after first incident
stroke:a 9-year community-based study of 0. 5 million Chinese adults[J]. Lancet Glob Health,
2020,8(4):580-590.

［14］ Golnari P, Nazari P, Garcia R M, et al. Volumes, outcomes, and complications after surgical
versus endovascular treatment of aneurysms in the United States (1993—2015): continued
evolution versus steady-state after more than 2 decades of practice[J]. J Neurosurg,2020,134
(3):848-861.

［15］ Post R, Germans M R, Coert B A, et al. Update of the ULtra-early TRranexamic Acid after
Subarachnoid Hemorrhage (ULTRA) trial:statistical analysis plan[J]. Trials,2020,21(1):199.

［16］ Shalhoub J, Lawton R, Hudson J, et al. Compression stockings in addition to low-molecular-
weight heparin to prevent venous thromboembolism in surgical inpatients requiring
pharmacoprophylaxis:the GAPS non-inferiority RCT[J]. Health Technol Assess,2020,24(69):

1-80.

［17］ Al-Mufti F,Mayer S A,Kaur G,et al. Neurocritical care management of poor-grade subarachnoid hemorrhage:unjustified nihilism to reasonable optimism[J]. Neuroradiol J,2021,34(6):542-551.

［18］ Qi M,Jiang L,Xu Y,et al. Risk factors for prognosis in elderly patients with severe aneurysmal subarachnoid hemorrhage:a retrospective study[J]. Adv Ther,2021,38(1):249-257.

［19］ Samuels O B,Sadan O,Feng C,et al. Aneurysmal subarachnoid hemorrhage:trends,outcomes, and predictions from a 15-year perspective of a single neurocritical care unit[J]. Neurosurgery, 2021,88(3):574-583.

［20］ Virani S S,Alonso A,Aparicio H J,et al. Heart disease and stroke statistics—2021 update:a report from the American Heart Association[J]. Circulation,2021,143(8):e254-e743.

［21］ 徐跃峤,王宁,胡锦,等. 重症动脉瘤性蛛网膜下腔出血管理专家共识(2015)[J]. 中国脑血管病杂志,2015,12(4):215-225.

［22］ 曲鑫,赵浩,王宁,等. 动脉瘤性蛛网膜下腔出血患者垂体前叶激素水平及临床意义分析[J]. 中国脑血管病杂志,2020,17(7):379-383,402.

［23］ 中国医师协会神经介入专业委员会,中国颅内动脉瘤计划研究组. 中国颅内破裂动脉瘤诊疗指南2021[J]. 中国脑血管病杂志,2021,18(8):546-574.

（徐跃峤）

第二十八章　急性脊髓损伤患者的监护与管理

随着社会经济的发展及人口老龄化程度的加剧,因交通事故、高处坠落、意外伤害等所导致的脊髓损伤患者数量明显增加。西方国家学者统计,脊髓损伤的发生率为每年(16~40)/100万,我国学者统计,脊髓损伤的发生率为(34.3~60)/100万,男性多于女性,随年龄增长有逐渐增高的趋势,且脊髓损伤的患者在我国正以每年新发12万的速度不断增长。颈髓损伤是最常见的脊髓损伤,其次是胸髓和腰髓损伤。不同部位脊髓损伤的主要致伤原因有所不同,颈髓损伤主要原因为交通事故和跌倒,胸腰部脊髓损伤主要是交通事故和工作相关损伤,如高空坠落等。20%~57%的脊髓损伤患者可合并其他系统严重损伤,如胸部损伤、腹部损伤和脑损伤等。脊髓损伤后患者常发生严重的并发症,严重者甚至危及生命,较常见的并发症有低血压、呼吸系统感染、压疮、泌尿生殖系统感染、大便障碍、神经源性膀胱、高热、自主神经反射异常、痉挛、深静脉血栓形成和性功能障碍等。高位颈部脊髓损伤、完全性脊髓损伤和年龄较大的脊髓损伤患者病死率仍较高。对脊髓损伤来说,预防是最好的解决方法,但随着人们对脊髓损伤认识及救治水平的提高,脊髓损伤的急性期处置及相关并发症的管理在降低脊髓损伤的病死率、提高脊髓损伤患者的好转率、改善患者生存质量方面发挥越来越重要的作用。

第一节　脊髓损伤的基本概念

1. 四肢瘫（tetraplegia）　由于椎管内脊髓神经组织受损而造成颈段运动和感觉的损害和丧失。四肢瘫导致上肢、躯干、下肢及盆腔器官的功能损害,但不包括臂丛神经损伤或者椎管外周围神经损伤。不使用四肢轻瘫(quadriparesis)和轻截瘫(paraparesis)这些术语,因为它们不能精确地描述不完全性损伤。

2. 截瘫（paraplegia）　胸段、腰段或骶段(不包括颈段)椎管内脊髓损伤之后,造成运动和感觉功能的损害或丧失。截瘫时,上肢功能不受累,但是根据具体的损伤水平,躯干、下肢及盆腔脏器可能受累。本术语包括马尾和圆锥损伤,但不包括腰骶丛病变或者椎管外周围神经的损伤。

3. 皮节（dermatome）　每个脊髓节段神经的感觉神经轴突所支配的相应皮肤区域。

4. 肌节（myotome）　受每个脊髓节段神经的运动神经轴突所支配的相应的一组肌群。

5. 神经平面、感觉平面和运动平面　神经平面指在身体两侧有正常的感觉和运动功能的最低脊髓节段。实际上,身体两侧感觉、运动检查正常的神经节段常常不一致。因此,在确定神经平面时,适合用右侧感觉和左侧感觉及右侧运动和左侧运动平面来区分。对于两侧正常节段不同的病例,一般使用上面的方法进行记录,而不采用单一的"平面",以免造成误解。感觉平面指身体两侧具有正常感觉功能的最低脊髓节段,运动平面的概念与此相似,指身体两侧具有正常运动功能的最低脊髓节段。脊髓损伤平面通过如下神经检查来确定:检查身体两侧各自28个皮节的关键感觉点(图28-1),检查身体两侧各自10个肌节的关键肌。

6. 椎体平面　X线检查发现损伤最严重的脊椎节段。

7. 感觉评分和运动评分　得分反映脊髓损伤所致的神经损害程度。

8. 不完全性损伤　如果在神经平面以下包括最低骶段($S_4 \sim S_5$)保留部分感觉或运动功能,则此损伤被定义为不完全性损伤。骶部感觉包括肛门黏膜皮肤交界处和肛门深部的感觉。骶部运动功能检查是通过肛门指检发现肛门外括约肌有无自主收缩。

9. 完全性损伤　最低骶段($S_4 \sim S_5$)的感觉和运动功能均完全消失。

10. 部分保留区　此术语只用于不完全性损伤,指在神经平面以下一些皮节和肌节保留部分神经支

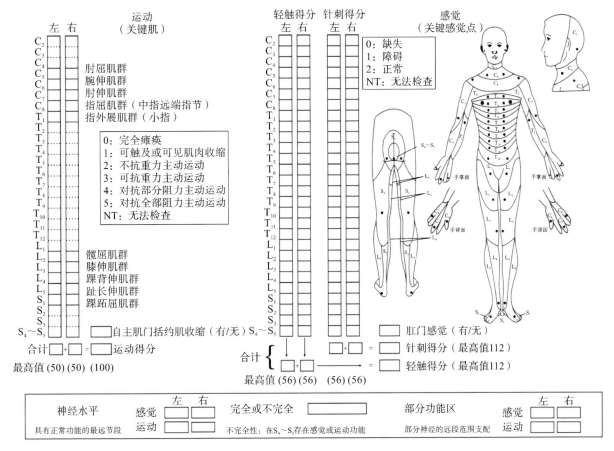

图 28-1　脊髓损伤的标准神经损伤分级

配。有部分感觉和运动功能的节段范围称为部分保留区,它们应按照身体两侧感觉和运动功能分别记录。例如,如果右侧感觉平面是 C_5,$C_5 \sim C_8$ 存在部分感觉,那么 C_8 应被记录为右侧感觉部分保留区。

11. 脊髓震荡　暂时性和可逆性脊髓或马尾神经生理功能丧失可见于只有单纯性压缩性骨折,甚至放射线检查阴性的患者。一般认为这种情况下,脊髓并没有机械性压迫,也没有解剖上的损害。另一种假设认为,脊髓功能丧失是由短时间压力波所致。缓慢的恢复过程提示反应性脊髓水肿的消退。此型患者常见反射亢进但没有肌肉痉挛。

12. 脊髓再生　脊髓内有多种结构,即神经、神经胶质和血管,后两者是可以再生的,但是从严格意义上来说,脊髓再生只是指脊髓神经的再生。完全性脊髓损伤后脊髓神经不能再生,脊髓细胞有可能在一段时间后恢复功能,造成脊髓损伤后各种复杂的功能预后情况。

13. 脊髓损伤分级评定　脊髓损伤的 ASIA(American Spinal Injury Association,美国脊髓损伤协会)分级见表 28-1。

表 28-1　脊髓损伤的 ASIA 分级

ASIA 分级	功能状态
A 级(完全性损伤)	在损伤平面以下包括 $S_4 \sim S_5$ 无任何感觉与运动功能保留
B 级(不完全性损伤)	在损伤水平下保留感觉功能,包括 $S_4 \sim S_5$ 的感觉
C 级(不完全性损伤)	在损伤水平下保留运动功能,但大部分关键肌的肌力<3 级
D 级(不完全性损伤)	在损伤水平下保留运动功能,其大部分关键肌的肌力≥3 级
E 级(正常)	运动和感觉功能正常

第二节　脊髓损伤患者的评估、搬运及诊断

一、脊髓损伤患者的制动及搬运

多项研究表明,3%～26%的脊髓损伤发生在初始外伤之后,因此推测外伤后脊柱的异常活动和神经结构的损伤可导致脊髓的继发性损伤。脊髓损伤后的制动可降低完全性脊髓损伤的发生率,但也有学者提出,只有一小部分制动的患者真正伴有显著的脊髓损伤和椎体不稳,临床上是否给予制动还取决于外伤机制以及患者的临床状况,如患者精神状态改变、继发性神经功能缺损、脊柱疼痛或者压痛、四肢骨折等。

固定的技术方式可参考美国医师协会的推荐,使用坚硬的背板、有硬度的颈围和侧面支撑装置,然后用皮带将患者颈部和侧面支撑装置固定在背板上。制动的检验标准是维持身体处于“中立位”,即人们在站立和向正前方注视时头和躯干处于正常的解剖学位置。也要清楚地认识到脊柱制动并不是一种完全零风险的方法,它也有局限性,大部分患者在应用坚硬的后部挡板后,短时间内出现了中等到严重的疼痛症状,此时可以使用少量垫料来缓解。

患者在初步制动后,是否及时送至专业的医疗机构与患者的临床预后密切相关,在转运及搬运的过程中,尽量减少振动和躯干屈曲,可选用担架、滚板等保持患者处于“中立位”。

二、脊髓损伤患者的临床评估

首先评估患者的一般情况和一些基本信息,包括受伤方式、时间,以及呼吸、循环等情况,重点关注患者有无低氧血症和低血压,必要时给予气管插管。但患者有神经源性休克时,可出现显著的低血压,此时应尽早建立静脉通路并给予静脉输液治疗。有条件的单位,可以通过血管内液体监护装置来调整血管活性药物与补液之间的关系,使血压控制在一个相对稳定的范围内。

三、脊髓损伤患者的神经系统体格检查

(一)确定感觉平面

根据身体两侧各个皮节的关键感觉点(表 28-2)的两种感觉(痛觉和轻触觉)和 3 个等级(①0＝缺失,在痛觉检查时,不能区别钝性和锐性的感觉应评为 0 级;②1＝障碍(部分障碍或感觉改变,包括感觉过敏);③2＝正常;④NT＝无法检查)的记录情况,对患者的感觉进行评定打分,并确定患者的感觉平面。特别关注鞍区是否存在任何感觉,因为鞍区存在任何感觉都说明患者的损伤是不完全性损伤。

表 28-2　脊神经关键感觉点

平面	关键感觉点	平面	关键感觉点
C_2	枕骨粗隆	T_8	第 8 肋间(肋缘水平)
C_3	锁骨上窝	T_9	第 9 肋间
C_4	肩锁关节顶部	T_{10}	第 10 肋间(脐水平)
C_5	肘前窝外侧面	T_{11}	第 11 肋间
C_6	拇指	T_{12}	腹股沟韧带中部
C_7	中指	L_1	T_{12} 与 L_2 连线上 1/3 部
C_8	小指	L_2	大腿前中部
T_1	肘前窝尺侧面	L_3	股骨内上髁
T_2	腋窝	L_4	内踝
T_3	第 3 肋间	L_5	足背第 3 跖趾关节

平面	关键感觉点	平面	关键感觉点
T_4	第4肋间(乳头水平)	S_1	足跟外侧
T_5	第5肋间	S_2	腘窝中点
T_6	第6肋间(剑突水平)	S_3	坐骨结节
T_7	第7肋间	$S_4 \sim S_5$	会阴部

(二)确定运动平面

关键肌与脊髓损伤运动平面的关系见表28-2和图28-2。各肌肉的肌力均分为6级：①0级=完全瘫痪；②1级=可触及或可见肌肉收缩；③2级=不抗重力主动运动；④3级=可抗重力主动运动；⑤4级=对抗部分阻力主动运动；⑥5级=正常肌力(对抗全部阻力主动运动)；⑦NT=无法检查。根据病历记载的关键肌的肌力对患者的运动功能进行评定打分，并确定患者的运动平面。

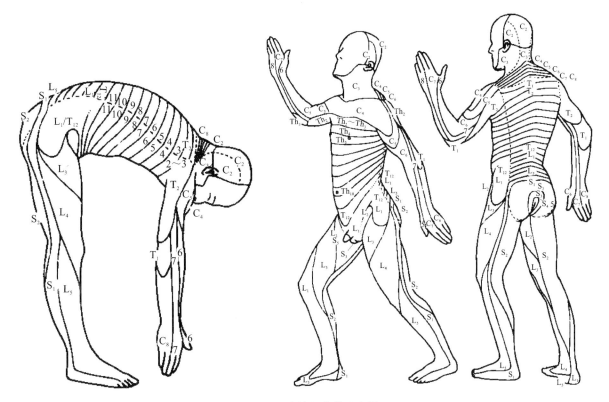

图28-2　脊神经皮节示意图

除一般肌力检查外，还需关注膈肌、腹肌、腘绳肌、髋内收肌、肛门括约肌的肌力情况(无、减弱、正常)，如果肛门括约肌存在自主收缩，则可以确定患者的运动损伤为不完全性损伤，会阴部功能可以采用Botsford分级来评定(表28-3)。

表28-3　Botsford分级的感觉、直肠功能和膀胱功能检查

类型	功能状况	得分
感觉	正常	10
	斑片状感觉功能障碍	7
	损伤平面以下感觉功能障碍	5
	部分皮区感觉完全丧失	5
	损伤平面以下感觉完全丧失	0

续表

类型	功能状况	得分
直肠功能	肛门括约肌自主收缩功能正常	10
	肛门括约肌自主收缩功能减弱	5
	肛门括约肌自主收缩功能消失	0
膀胱功能	正常	5
	不正常	0

　　细致的体格检查对于发现神经系统细微的功能损伤至关重要,根据体格检查发现损伤平面后,还需对脊髓损伤程度进行评估,目前应用最多的是 ASIA 分级标准,除此之外还需检查是否合并其他器官的损伤,从而进一步指导影像学检查和临床评估,个别不完全性脊髓损伤类型可出现一些典型的临床症状,如颈椎损伤导致脊髓中央管损伤综合征:其损伤造成上肢脊髓运动及感觉功能障碍重于下肢,上肢出现灼烧感,后慢慢减退,其临床表现与脊髓中央灰质水肿相关,常发生在既往有先天性椎管狭窄或者后天性退行性椎管狭窄患者中,由在原有狭窄的基础上过度伸展所致。当碎片压迫脊髓前部导致前角神经元损伤时,患者表现为损伤平面以下显著的运动功能缺损和部分感觉功能减退,感觉功能缺损常伴有脊髓丘脑功能(痛觉、温度觉)损伤和脊髓后束功能(本体感觉、深部压痛觉和两点辨别觉)减退。还有一种常见的临床类型,即脊髓半切综合征(又称 Brown-Sequard 综合征),多见于贯通伤或侧方骨折,其特点为同侧肢体运动功能缺失和脊髓后束功能异常,对侧的痛觉、温度觉消失。

四、脊髓损伤患者的影像学检查

　　对于存在明确神经系统功能缺损的患者,进行完整的影像学检查非常重要,最快的 X 线检查包括颈椎正侧位以及张口位检查;对于胸腰椎损伤的患者,应行正侧位 X 线检查,X 线检查可以发现 93%～98% 的骨折或脱位,但由于有些受伤部位不能充分显示,如枕颈交界区、骶尾部,可造成一定的漏诊。CT检查可发现 X 线片上无法明确的额外颈椎骨折,条件允许时,应常规行颈椎 CT 检查,昏迷患者应该行颈、胸、腰椎全面 CT 检查。当 CT 检查及 X 线检查都无明显阳性结果而患者表现出神经功能缺损时,可以行 MRI 检查,MRI 检查对软组织损伤特别敏感,可以进一步发现无骨性损伤的脊柱外伤。

第三节　脊髓损伤的急诊处理和治疗

一、低氧血症和低血压的处理

　　急性脊髓损伤中需要优先处理的是低氧血症和低血压,如二者持续存在,会造成严重的继发性损伤。脊髓损伤导致的低氧血症主要是因为颈髓损伤导致呼吸肌麻痹和通气动力学下降。对于 C_5 以上完全性脊髓损伤的患者,应积极给予预防性气管插管;对于损伤水平较低、初始通气功能正常的患者,可采用无创呼吸机保障足够的氧气供养,重点监测氧饱和度和氧分压水平。低血压可以是脊髓损伤本身或者是外伤导致其有效循环血容量减少,但高位胸椎以上交感神经传出神经阻断时,外周血管阻力会显著下降,导致神经源性休克,出现低血压。为避免长时间低血压导致的继发性损伤加重,应早期给予积极治疗。

　　几项前瞻性的研究对维持血流动力学稳定的作用以及其对脊髓损伤远期预后的影响进行了评估,伤后即使用 Swan-Ganz 导管进行有创血流动力学监测,并积极给予补液、扩容、升压等治疗来维持患者伤后至少 1 周平均动脉压在 85 mmHg 以上,这种积极的治疗方式使患者获得比预期更好的预后,其中包括 30% 的严重颈髓损伤患者重新获得了站立行走的能力。

二、急诊手术的时机

　　急性脊髓损伤合并压迫、撕裂、出血等的患者,需要尽早减压。手术治疗的目的主要是行压迫性损伤部位的减压和不稳定节段的内固定,相关研究表明,在急性期单纯行内固定手术的必要性并不大,运用外部固定制动器在短期内足以预防继发性损伤的出现。对压迫性损伤来说,需尽早减压。目前脊髓损伤早期手术治疗的效果仍然存在争议,尚未有高质量的临床研究证明它能改善患者神经功能的远期预后。早在一个世纪以前,Burrell 认为损伤程度和手术时机是影响脊髓损伤患者预后的两个关键点。然而到目前为止,包括荟萃分析在内的诸多文献对脊髓损伤手术时机的选择依然存在争议。限于当今的医疗环境,通过随机对照试验来评估脊髓损伤早期手术治疗效果似乎不可能。

动物实验提供的结果证实,脊髓损伤早期减压能够取得较好的临床效果,并且减压手术的关键治疗时间窗是损伤后的 24 h 之内,另外,早期手术对预防颈髓损伤平面进一步上升也有一定作用。然而,也有随机对照研究结果表明,在排除多发伤等不确定因素后,早期手术组(≤72 h)和延期手术组(>72 h)之间的神经功能恢复情况并无显著差异。也有更早(≤24 h)的手术干预对完全性颈髓损伤患者的神经功能恢复效果依然不明显的报道。由于临床上要考虑到患者转移、搬运、临床评估、影像学检查以及术前准备所花费的时间(至少 8 h,甚至 12 ~ 24 h),当颈髓损伤合并创伤性脑损伤,或者胸腰椎脊髓损伤合并肺部、腹部损伤时,首先处理危及患者生命的部位所花费的时间更长。国外更有文献表明,高达 79% 的颈髓损伤患者无法在 24 h 内实施手术,这一比例在国内可能更高。因此目前将"早期"定义为伤后 8~72 h 均有报道,虽然各种研究结果不尽相同,但大部分的结论还是尽早减压,最好能在 24 h 内进行。STASCIS(Surgical Timing in Acute Spinal Cord Injury Study)研究结果也证实,24 h 内接受减压手术治疗的患者比延迟手术的患者临床预后更好。

三、激素冲击及神经营养药物的应用

急性脊髓损伤后大剂量应用类固醇是存在争议的,甲泼尼龙能够稳定细胞膜,减轻血管性水肿,增加脊髓血流灌注,改变损伤部位电解质浓度,抑制脑啡肽的释放,清除氧自由基及限制损伤后的炎症反应。但美国急性脊髓损伤研究会的随机对照研究发现,脊髓损伤患者用或不用激素后 1 年的神经功能预后并没有显著差异,在动物实验中也发现低剂量的激素无法对神经功能远期预后产生显著的影响。另外,使用甲泼尼龙也存在一些医疗并发症,主要是增加感染、胃肠道疾病、肺部及肌肉疾病的发生率,因此最新的治疗急性脊髓损伤的指南中提到,在使用激素时,我们必须时刻注意到"甲泼尼龙的有害副作用远比它所谓的临床疗效好明确得多"。

其他神经保护剂(如纳洛酮、甲钴胺、鼠神经生长因子等)在临床试验中最后被证实无明显的疗效。一些小样本的临床随机对照试验发现,神经节苷脂在脊髓损伤患者中可明显改善预后,但在大样本试验中这种改善并没有得到证实,因此这种治疗方法目前只能作为急性脊髓损伤的一种选择,不能常规应用于临床实践。

第四节　脊髓损伤常见并发症的监护与管理

一、损伤平面以下骨骼肌瘫痪

(1)完全截瘫的患者最典型的表现为损伤平面以下躯体骨骼肌失去上位运动神经元支配,出现弛缓性瘫痪,随着时间的推移,还会出现肌肉萎缩、骨质疏松等退行性病变。当 C₄ 以上颈髓损伤时,四肢失去上位运动神经元支配而出现四肢瘫;当 C₄ 以下颈髓损伤时,臂丛所支配的上肢运动神经元可有部分功能保留,患者可有部分耸肩、上臂屈曲等功能。除四肢瘫外,部分不完全性损伤患者还可表现为肌肉的不自主收缩或牵张反射亢进等肌痉挛样症状,过度的肌肉收缩会给患者带来巨大的痛苦,引起疼痛、功能障碍、肢体酸胀、关节僵硬、畸形等。脊髓损伤后早期给予瘫痪肢体适当的理疗、应用神经营养药物、物理因子治疗、功能锻炼以及中医中药等监护及管理可能会减轻肌肉痉挛或萎缩带来的症状。

(2)膈神经损伤引起的并发症:膈神经是混合神经,其中大部分为运动纤维,仅包括少量感觉纤维,是

颈丛中一条重要的神经分支,支配同侧膈肌运动,而膈肌是支撑呼吸及胸廓起伏的主要动力。但膈神经元所在脊髓节段往往个体差异较大,有些个体的膈神经元完全分布在 C_3 节段,而有些个体则全部分布于 C_4 节段,还有一些个体的膈神经元可散在分布于 $C_3 \sim C_6$ 的不同节段内,因此在上颈椎损伤的监护与管理中应建立脊髓损伤分段的概念。①C_3 和 C_3 以上节段的损伤:患者呼吸完全消失,应该立即给予气管插管或气管切开,呼吸机辅助呼吸,有条件的单位还应尽早实施膈肌起搏或高位神经转位等旨在恢复和维持患者自主呼吸的救治措施。②$C_4 \sim C_5$ 节段的损伤:根据患者呼吸运动、肺部感染、动脉氧合及综合护理情况决定是否早期开放气道、机械通气。③C_6 和 C_6 以下节段的损伤:在气道不发生明显异常的情况下,患者有足够的膈肌动力维持自主呼吸,早期并不急于开放气道,治疗的关键是加强气道的管理,防止气道内痰液堵塞,防治小支气管痉挛。Harrop 等发现,完全性脊髓损伤患者是否需要给予有创机械通气,与患者年龄,诊治医院条件,既往肺部疾病史,脊髓损伤的节段、程度,以及肺部炎症有关。对于 45 岁以上颈髓损伤患者,气管切开的可能性大大增加,是否应该早期机械通气需综合判断。除开放气道、改善通气外,临床上为了预防肺部感染,还应积极给予翻身叩背,稀释痰液,鼓励咳痰,加强呼吸功能检查等措施。如果患者存在胸腔积液及肺部感染,应积极进行积液引流、营养支持及应用敏感抗生素等治疗。

二、尿崩症合并低钠血症

尿崩症合并低钠血症是脊髓损伤后常见的并发症。但其确切原因仍不清楚,有学者认为,急性脊髓损伤后并发低钠血症的主要机制为抗利尿激素分泌失调综合征(SIADH),但也有学者认为脊髓属于中枢神经系统,急性脊髓损伤后并发低钠血症的原因还包括脑性耗盐综合征(CSWS)。对于脊髓损伤后并发低钠血症是由 SIADH 还是由 CSWS 造成,临床上较难区分,两者均表现为低血钠、高尿钠,但病因不同,治疗方式也不一样。两者共同点是都存在高尿钠,尿钠排泄明显增加(>80 mmol/24 h)、低血钠(血钠浓度<130 mmol/L)。主要区别如下:①由 SIADH 引起的低钠血症患者尿渗透压大于血渗透压,血容量增加,中心静脉压常偏高。钠代谢呈正平衡,而由 CSWS 引起的低钠血症患者尿钠排出增多,血容量不足,中心静脉压偏低,钠代谢呈负平衡。②尿量不同。由 SIADH 引起的低钠血症患者尿量少或相对正常,由 CSWS 引起的低钠血症患者尿量显著增多。③补液或限液试验。补液试验:用等渗生理盐水静脉滴注,如有改善则由 CSWS 引起,反之则由 SIADH 引起。限液试验:条件允许时可限制液体,如血浆渗透压增加,尿钠排出减少,则由 SIADH 引起。颈髓损伤除了通过上述机制导致尿崩症合并低钠血症外,还可能与体内交感神经系统受抑制、低张液的大量输入、口渴后水分摄入过多、低钠饮食、肾脏疾病等多种因素有关。从肾排出钠和体液平衡的角度有以下几种观点:①颈髓损伤使交感神经受到抑制,进一步使得肾交感神经受到抑制,肾素合成分泌减少,肾素-血管紧张素系统(RAS)障碍,导致醛固酮合成分泌减少,竞争性抑制肾小管上的抗利尿激素(ADH)受体,钠和水的重吸收减少,大量钠、水经尿液排出,形成尿崩症合并低血容量性低钠血症;②颈髓损伤后,迷走神经相对占优势,促使心脏释放脑钠肽(brain natriuretic peptide,BNP)、心钠肽(atrial natriuretic peptide,ANP)增加,同时迷走神经可使外周血管张力降低,静脉血淤积,导致有效循环血容量相对减少,刺激压力感受器致 ADH 分泌增加,肾小管对水重吸收增加,导致稀释性低钠血症;③患者因多尿出现烦渴症状使水分摄入过量,也可致稀释性低钠血症。因此对于急性颈髓损伤患者,早期密切观察生命体征和各项生化指标的变化,及时发现和评估低钠血症并定时监测血钠和尿钠变化,综合判断其病因并熟练掌握补钠原则和补钠速度才能有效护理和治疗尿崩症合并低钠血症。

三、交感抑制后的并发症

(一)交感抑制后的心律失常

心律变异性受交感神经和迷走神经双重控制,颈交感神经放电影响心电低频成分,而迷走神经放电对心电高频及低频成分都产生影响。Rimaud 等通过对心律变异性的比较研究发现,颈髓损伤患者急性期心律变异的低频成分明显减少而高频成分没有变化,说明颈交感神经放电活动明显被削弱而迷走神经放电活动保持不变,因此出现心率低于正常的情况,另外急性期肾上腺素水平大幅降低也是导致心率减慢的一个重要原因。Ca^{2+} 水平是保证心肌正常工作的基本前提。颈椎高位截瘫引起自主神经系统平衡失调致心肌内基因编码的离子通道蛋白及钙调蛋白改变,使 Ca^{2+} 代谢障碍,增加心律失常的易感性,而离子通道蛋白表达发生改变后,引起 Na^+/Ca^{2+} 交换体及 L 型 Ca^{2+} 通道功能异常;α 及 β 受体通过蛋白激酶 A、C 调节 L 型 Ca^{2+} 通道 1C 亚基及 Na^+/Ca^{2+} 交换体,影响钙调蛋白的功能,这些因素都会使心肌细胞内钙超载,诱发各种心律失常。

(二)交感抑制后外周血管调节紊乱

正常情况下直立时血液会向下肢积聚,回心血量减少,心输出量下降。此时位于颈动脉窦、主动脉弓的压力感受器会感知这一变化并传出冲动激活交感神经、抑制副交感神经活动来代偿血压的降低。而在脊髓损伤尤其是损伤平面高于 T_6 的颈椎高位截瘫患者中,当外周交感神经功能障碍时,这种正常调节机制受到明显抑制,外周血管壁的交感紧张性也丧失,从而引发了体位性低血压。随着时间的推移,颈髓损伤平面以下交感神经节前神经元形态进一步改变,血管壁上仅 α 受体敏感性增高,以此来代偿交感神经活性的降低。高位截瘫对交感神经系统下行传导通路损伤越重,心血管系统的异常情况就越严重,而不完全性损伤的高位截瘫患者,部分保留了交感神经的紧张性冲动,因此相对较少出现体位性低血压。虽然体位性低血压更多地归因于交感神经系统的损伤,一些非神经因素也起到了至关重要的作用:机体血容量降低、心律失常、低钠血症等体液电解质丢失及血管收缩乏力均可导致低血压的发生。随着时间的推移,交感神经功能会逐渐恢复,机体也会出现如肌张力升高、肌肉痉挛及肾素-血管紧张素系统的适应性变化等,治疗上应积极补充血容量,监测心功能,应用升压药物维持主要组织器官的灌注,避免其他脏器的损伤,这些机体的改变及治疗措施虽然会减轻体位性低血压的严重程度,但目前仍然没有有效根治这种严重影响患者生存质量及生命安全的并发症的方法。

(三)交感抑制后自主神经功能紊乱

颈髓损伤引起颈交感干受抑制后还可出现一系列自主神经功能紊乱。由于人体内汗腺只接受交感神经支配,颈交感干受到抑制后可导致汗腺分泌减少,全身皮肤毛孔收缩,机体出汗散热受阻而早期即可出现高热,此类患者体温最高可超过 40 ℃,针对机体散热机制异常的高热的治疗以静脉滴注低温盐水或应用冰毯物理降温为主。

四、消化功能并发症

消化功能紊乱也是创伤性颈椎高位截瘫的严重并发症之一,相关报道也提出脊髓损伤后 $20\%\sim 80\%$ 的患者存在消化功能紊乱,表现为消化道应激性溃疡、胃肠蠕动减弱、肠胀气、便秘与腹泻交替发生等一系列并发症,亦有学者提出神经源性肠道功能障碍(neurogenic bowel dysfunction,NBD)等概念,提出脊髓损伤后肠道失去中枢神经支配造成感觉和运动功能障碍,使结肠活动和肛门直肠功能发生紊乱,导致结肠通过时间延长,肛门括约肌失去自主控制,直肠平滑肌与盆底横纹肌协调性被打乱,患者出现便秘、大便失禁等肠道并发症。单纯从交感受抑制后继发性的迷走神经兴奋,肠蠕动增加,代谢及排便加速的角度难以解释,严重脊髓损伤本身可能存在颈交感神经及迷走神经的同时损伤,迷走神经对胃肠道的支配作用同样减低,加之全身的应激反应,导致胃肠道功能出现紊乱,因此在损伤的急性期需关注患者肠蠕动及肠鸣音情况,早期难以行肠内营养者,要加大肠外营养支持治疗。

五、神经源性膀胱

神经源性膀胱(neurogenic bladder,NB)是神经损伤后引起的膀胱排尿功能异常,脊髓损伤是引起神经源性膀胱的主要原因。正常排尿是一种反射过程,受高级排尿中枢的控制。如果排尿反射弧被破坏,或者脊髓骶段初级排尿中枢与高级排尿中枢的联系被切断,都会引起排尿异常。排尿异常分为两种:当脊髓圆锥以上损伤时,膀胱的脊髓反射弧完整,在脊髓休克过后,逼尿肌过度活动,同时逼尿肌与括约肌的协调运动丧失,形成痉挛性膀胱,此时患者膀胱贮尿与排尿功能都会出现障碍;当脊髓圆锥或圆锥以下损伤时,膀胱的脊髓反射弧丧失完整性,多发展为弛缓性膀胱,此时逼尿肌张力小,收缩无力以及无法进行反射性收缩,患者能够贮尿,但无法进行主动排尿。由于膀胱过度充盈,膀胱输尿管反流,膀胱内压增高,残余尿量增多,为细菌的生长提供了条件。尿路结石的产生、持续导尿、膀胱造瘘等可破坏泌尿系统黏膜的完整性,增加尿路感染的风险。由于脊髓损伤患者膀胱排空功能的恢复是一个长期的训练过程,正规的间歇性导尿,规律的残余尿量监测、尿常规、尿培养,及时治疗尿路结石对防治脊髓损伤患者的泌尿系统感染有重要作用。

六、卧床的并发症

(一)皮肤压疮

高位截瘫患者由于肢体躯干功能的丧失,肌肉萎缩,局部皮肤变薄,加上患者长期卧床,局部受力部位组织受压、血液循环障碍,局部组织缺血、缺氧、缺乏营养,致使皮肤失去正常功能,引起组织破损和坏死而形成压疮。常发生压疮的部位分别为尾部(38.6%)、跟部(13.8%)、坐骨部(8.9%)、足部(7.3%),因此鼓励并协助患者及时更换体位,间歇性地解除局部压迫,使用缓冲床垫,保持骶尾部皮肤清洁,加强营养支持是预防压疮较为有效、关键的措施。

(二)深静脉血栓形成

高位脊髓损伤并截瘫的患者下肢缺乏主动运动功能,加上外周交感神经功能障碍,血管壁的交感紧张性丧失,下肢血管扩张,血液淤积在双下肢静脉,产生深静脉血栓的风险大。部分患者可因栓子脱落发生肺栓塞等,严重时危及患者的生命,因此,加强肢体被动运动、穿戴弹力袜、必要时口服抗凝药物等可降低深静脉血栓形成的发生率。

七、脊髓损伤患者的疼痛

脊髓损伤患者的疼痛分三大类:伤害性疼痛(骨骼肌肉疼痛、内脏疼痛、其他)、病理性神经痛(损伤水平神经痛、损伤水平以下神经痛、损伤水平及以下水平神经痛、不明原因损伤水平以下神经痛、其他)、原因不明疼痛。

对患者疼痛强度进行评估,并对多次评估得分求平均值是临床上进行评定的常用方法,比较常用的工具有视觉模拟评分(visual analogue scale,VAS)、数字评定量表(numerical rating scale,NRS)和简式麦吉尔(McGill)疼痛问卷。NRS:0分,无痛;1~3分,有轻微的疼痛,能忍受;4~6分,患者疼痛并影响睡眠,尚能忍受;7~10分,患者有强烈的疼痛,有强烈的治疗愿望。对于脊椎不稳定引起的疼痛,以手术稳定脊柱、腰围固定等为主;肌肉疲劳或损伤引起的疼痛,以休息、避免不正确的姿势、肌肉力量及平衡训练为主;痉挛性疼痛通过物理治疗如理疗、热疗、按摩缓解肌肉痉挛,通过药物缓解肌肉张力,如巴氯芬、地西泮、替扎尼定等,还可以通过普通止痛药、非甾体抗炎药、阿片类药物来减轻症状。对于内脏疼痛,处理措施如下:与感染相关时,使用抗生素控制感染;与尿道梗阻(如肾、输尿管、膀胱结石)相关时,进行手术解除等;肠道痉挛时,应用解痉药物并调整肠道管理。对于病理性神经痛,处理措施如下:应用抗癫痫药物,如加巴喷丁、普瑞巴林(一线用药);应用抗抑郁药,如三环类抗抑郁药、选择性去甲肾上腺素再摄取抑制剂;应用阿片类药物;应用局部麻醉药,如利多卡因;应用电刺激技术,包括经皮电刺激、脊髓电刺激(不完全性脊髓损伤)、运动皮质刺激等。

第五节 颈髓损伤合并创伤性脑损伤的监护与管理

由于颈部位于活动度较大的颅脑与相对较为稳定的胸椎之间,解剖上比较薄弱,稳定性差,作用于头部的暴力往往具有高速、高能量和方向复杂的特点,在引发创伤性脑损伤(TBI)的同时,还有可能导致患者的颈椎横韧带出现损伤、颈椎出现骨折或颈椎间盘有所突出,这使得TBI和颈椎/颈髓损伤合并发生的可能性较大。有文献报道,约60%的脊髓损伤患者合并有TBI,主要见于交通事故伤和高处坠落伤,而颈髓损伤的患者更易合并 TBI,其发生率、漏诊率在近期国内外文献中报道较多,Henry 等对非交通事故致 TBI 婴幼儿患者行颈椎 MRI 和/或 CT 检查还发现,22.1% 的患者有颈椎/颈髓损伤的影像学表现。

当 TBI 患者意识障碍,而且病情危急时,脊髓损伤常常被掩盖,这使得早期发现、早期诊断、及时救治变得困难,一旦漏诊,容易导致搬运等过程中脊髓的二次损伤,而延误治疗将造成严重后果,特别是在基层医院对 TBI 患者进行临床诊治的过程当中,大部分医生仅重视对 TBI 的诊断,往往会忽略合并存在的颈椎/颈髓损伤问题。上颈椎椎管容积相对较大,若上颈椎损伤严重,患者一般在事故现场死亡,而存活患者往往不会出现因上颈椎骨折导致的脊髓、神经受损表现,但如果是不稳定性骨折,院前、院内急诊搬运不当,则出现二次损伤的可能性大,因此对于受伤机制复杂的道路交通伤、高处坠落伤患者,强调搬运时的颈部制动,建议尽早行颈部 CT 或者 X 线检查。对于存在意识障碍的中重型 TBI 患者,建议在病情允许的条件下仔细进行体格检查,并尽可能完善颈部相关检查。对于合并严重颈髓损伤的患者,在颅内情况基本稳定后,主张早期手术,早期脊髓减压,减轻脊髓继发性损伤,挽救残存的神经功能,改善预后。同时早期脊柱内固定,恢复脊柱稳定性,也利于早期康复训练。Muhammad 等在一项前瞻性脊髓损伤临床研究中发现,早期(伤后 13～24 h,平均 18.4 h)手术患者中 23.3% 的患者术后 6 个月随访时 ASIA 分级能改善 2 级以上,而晚期(伤后 31～124 h,平均 52.7 h)手术患者中仅有 8.7% 的患者术后 6 个月随访时 ASIA 分级能改善 2 级以上,建议脊髓损伤患者在 24 h 内早期行脊髓减压手术。另一项研究也证实,脊髓损伤后 24 h 内行脊髓减压手术,患者的神经功能恢复更好,且并发症更少。

第六节　脊髓损伤患者的心理康复与人文关怀

脊髓损伤后患者存在不同程度的身心应激障碍,患者整体预后不佳,因担心疾病的治疗和经济问题而有沉重的心理负担,或对治疗结果失去信心。患者容易出现消极、恐惧、烦躁、焦虑、抑郁等负性情绪,严重者常导致自杀等恶性事件的发生。患者多数经过无知期、震惊期、否认期、抑郁期、反对独立期和适应期六个不同的心理阶段。不同阶段出现的心理、精神行为,以及躯体障碍各异,早期就应该积极进行临床干预,帮助患者重建信心,必要时给予抗焦虑药物处理。帮助患者参与能重建认同感的工作,例如家庭角色的调整和相互适应,以帮助其获得新的家庭角色和社会角色,减轻患者在身心方面承受的极大痛苦。

对于患者的心理健康及抑郁状态,有多种筛查及诊断工具,如筛查创伤后应激障碍,可用事件影响量表;筛查抑郁状态,可选用汉密尔顿抑郁量表(表 28-4)和健康问卷-9(PHQ-9)(表 28-5)等。这些量表旨在评估康复过程中脊髓损伤患者的身心健康状况,及时进行心理干预和疏导,帮助评估患者恢复工作过程中的心理状态,改善其生存质量。

表 28-4　汉密尔顿抑郁量表

项目	分值	分数
1.情绪抑郁	0 分＝没有; 1 分＝只在问到时才诉述; 2 分＝在访谈中自发地表达; 3 分＝不用言语也可以从表情、姿势、声音中流露出这种情绪; 4 分＝患者的自发言语和非言语表达(表情、动作)几乎完全表现为这种情绪	
2.有罪感	0 分＝没有; 1 分＝责备自己,感到自己连累他人; 2 分＝认为自己犯了罪,或反复思考以往的过失和错误; 3 分＝认为目前的疾病是对自己所犯错误的惩罚,或有罪恶妄想; 4 分＝罪恶妄想伴有指责或威胁性幻觉	

续表

项目	分值	分数
3.自杀	0分＝没有； 1分＝觉得活着没有意义； 2分＝希望自己已经死去，或常想到与死亡有关的事； 3分＝消极观念(自杀念头)； 4分＝有严重自杀行为	
4.入睡困难 (初段失眠)	0分＝没有； 1分＝入睡困难，上床0.5 h后仍不能入睡(要注意患者平时入睡的时间)； 2分＝每晚均入睡困难	
5.睡眠不深 (中段失眠)	0分＝没有； 1分＝睡眠浅，多噩梦； 2分＝半夜(晚12点以前)曾醒来(不包括上厕所)	
6.早醒 (末段失眠)	0分＝没有； 1分＝有早醒，比平时早醒1 h，但能重新入睡，应排除平时习惯所致； 2分＝早醒后无法重新入睡	
7.工作和兴趣	0分＝没有； 1分＝提问时才诉述； 2分＝自发地直接或间接表达对活动、工作或学习失去兴趣，如感到没精打采，犹豫不决，不能坚持或需强迫自己去工作或劳动； 3分＝活动时间减少或效率下降，住院患者每天参加病房劳动或娱乐活动不足3 h； 4分＝因目前的疾病而停止工作，住院患者不参加任何活动或者没有他人帮助便不能完成病室日常事务(注意不能凡住院就打4分)	
8.阻滞(思维和言语缓慢，注意力难以集中，主动性减退)	0分＝没有； 1分＝精神检查中发现轻度阻滞； 2分＝精神检查中发现明显阻滞； 3分＝精神检查进行困难； 4分＝完全不能回答问题(木僵)	
9.激越	0分＝没有； 1分＝检查时有些心神不定； 2分＝明显心神不定或小动作多； 3分＝不能静坐，检查中曾起立； 4分＝搓手、咬手指、扯头发、咬嘴唇	

项目	分值	分数
10.精神性焦虑	0分＝没有； 1分＝问及时诉述； 2分＝自发地表达； 3分＝表情和言语流露出明显忧虑； 4分＝明显惊恐	
11.躯体性焦虑（焦虑的生理症状，包括口干、腹胀、腹泻、打嗝、腹绞痛、心悸、头痛、过度换气和叹气，以及尿频和出汗）	0分＝没有； 1分＝轻度； 2分＝中度，有肯定的症状； 3分＝重度，症状严重，影响生活或需要处理； 4分＝严重影响生活和活动	
12.胃肠道症状	0分＝没有； 1分＝食欲减退，但不需他人鼓励便自行进食； 2分＝进食需他人催促或请求和需要应用泻药或助消化药	
13.全身症状	0分＝没有； 1分＝四肢、背部或颈部沉重感，背痛、头痛、肌肉疼痛、全身乏力或疲倦； 2分＝症状明显	
14.性症状（性欲减退、月经紊乱等）	0分＝没有； 1分＝轻度； 2分＝重度； 不能肯定，或该项对被评者不适合（不计入总分）	
15.疑病	0分＝没有； 1分＝对身体过分关注； 2分＝反复考虑健康问题； 3分＝有疑病妄想； 4分＝有伴幻觉的疑病妄想	
16.体重减轻	（1）根据病史评定 0分＝没有； 1分＝患者诉说可能有体重减轻； 2分＝肯定有体重减轻　　（2）根据体重记录评定 0分＝1周内体重减轻量小于0.5 kg； 1分＝1周内体重减轻量为0.5～1 kg； 2分＝1周内体重减轻量大于1 kg	
17.自知力	0分＝知道自己有病，表现为抑郁； 1分＝知道自己有病，但归咎于伙食太差、环境问题、工作太忙、病毒感染或需要休息； 2分＝完全否认有病	

项目	分值	分数
18.日夜变化(如果症状在早晨或傍晚加重,先指出哪一种,然后按其变化程度评分)	0分=早晨与傍晚情绪无差别; 1分=早晨或傍晚情绪障碍轻度加重; 2分=早晨或傍晚情绪障碍严重	
19.人格解体或现实解体(非真实感或虚无妄想)	0分=没有; 1分=问及时才诉述; 2分=自发诉述; 3分=有虚无妄想; 4分=有伴幻觉的虚无妄想	
20.偏执症状	0分=没有; 1分=有猜疑; 2分=有牵连观念; 3分=有关系妄想或被害妄想; 4分=有伴幻觉的关系妄想或被害妄想	
21.强迫症状(强迫思维和强迫行为)	0分=没有; 1分=问及时才诉述; 2分=自发诉述	
22.能力减退感	0分=没有; 1分=仅于提问时方引出主观体验; 2分=患者主动表示有能力减退感; 3分=需鼓励、指导和安慰才能完成病室日常事务或个人卫生; 4分=穿衣、梳洗、进食、铺床或个人卫生均需要他人协助	
23.绝望感	0分=没有; 1分=有时怀疑"情况是否会好转",但解释后能接受; 2分=持续感到"没有希望",但解释后能接受; 3分=对未来感到灰心、悲观和绝望,解释后不能接受; 4分=主动反复诉述"我的病不会好了"或诸如此类的话语	
24.自卑感	0分=没有; 1分=仅在询问时诉述有自卑感; 2分=主动诉述有自卑感; 3分=患者主动诉说自己一无是处或低人一等(与评2分者只是程度的差别); 4分=自卑感达妄想的程度,例如认为"我是废物"或类似情况	

注:结果判定方法如下。总分<8分为正常,8分≤总分≤20分为可能有抑郁症,21分≤总分≤35分为确诊抑郁症,总分>35分为严重抑郁症。

表 28-5　健康问卷-9(PHQ-9)

项目	问题	没有	有几天	一半以上时间	几乎每天
1	做事时提不起劲或没有兴趣	0	1	2	3
2	感到心情低落、沮丧或绝望	0	1	2	3
3	入睡困难、睡不安稳或睡眠过多	0	1	2	3
4	感觉疲倦或没有活力	0	1	2	3
5	食欲不振或吃太多	0	1	2	3
6	觉得自己很糟,或觉得自己很失败,或觉得让自己或家人失望	0	1	2	3
7	对事物专注有困难,例如阅读报纸或看电视时不能集中注意力	0	1	2	3
8	动作或说话速度缓慢到别人已经觉察,或正好相反,烦躁或坐立不安、动来动去的情况更胜于平常	0	1	2	3
9	有不如死掉或用某种方式伤害自己的念头	0	1	2	3

注:计分规则如下。

1.计算总分　根据过去的 2 周里,生活中出现症状的频率把相应的数字加起来得到总分。

(1)0～4 分:没有抑郁症(注意自我保重)。

(2)5～9 分:可能有轻微抑郁症(建议咨询心理医生或心理医学工作者)。

(3)10～14 分:可能有中度抑郁症(最好咨询心理医生或心理医学工作者)。

(4)15～19 分:可能有中、重度抑郁症(建议咨询心理医生或精神科医生)。

(5)20～27 分:可能有重度抑郁症(一定要看心理医生或精神科医生)。

2.核心项目分　项目 1、项目 4、项目 9,任何一项得分>1 分,需要关注;项目 1、项目 4 代表抑郁的核心症状,项目 9 代表有自伤意识。

药物治疗:当患者出现严重抑郁或自杀倾向时,可适当选用抗抑郁、抗焦虑药物治疗。如氯美扎酮、谷维素可改善患者焦虑状态。

心理治疗:心理科专业从业人员根据筛查评估情况,评估患者综合情况,制订有效的应对措施,对于可能出现的心理问题进行预见性护理干预,对于已经出现的心理问题,给予针对性护理干预,指导患者进行自我调整,使其处于较为稳定的功能状态。如通过和患者谈话,分析其心理矛盾,然后通过鼓励性的言行来影响患者。要充分帮助患者正确认识受伤事实,并对患者心理问题给出合理解释。合理分析不同阶段患者出现的不同心理问题,并分析这些心理问题可能对患者生活造成的影响,从而更好地指导患者积极调节自己的心理。运用心理护理干预帮助患者改变自己对生活的不正确态度,改变患者自我否定的认知,使其更为理性地看待自身疾病。要不断帮助患者建立正确求助途径,并不断发展正确的认知能力,以新的认知态度代替原有的消极认知模式。

对患者进行心理护理干预时有必要对患者家属进行心理疏导,要耐心地向患者家属说明患者病情,并鼓励家属多开导患者来适应自己所面对的困难处境,对患者进行生理和心理的双重关怀,使其更容易渡过难关。常见方法有支持性心理治疗、生物反馈、放松催眠等,精神分析治疗,婚姻家庭治疗,认知行为治疗,表达性艺术治疗等。根据患者的不同心理特点,选择合适的方法进行干预,来改变患者的错误认知,使其以积极的态度面对人生。心理护理能够很好地调节脊髓损伤者的心理状态,并且亲人陪护可以增加患者的安全感,同时在治疗时也能对患者进行鼓励,使其积极配合治疗,从而使患者的心理状态得到改善,最终促进患者康复。在脊髓损伤后超早期即可启动心理康复工作,心理科专业人员参与制订整体康复方案,并根据患者病情选择恰当的心理康复措施,心理康复干预应贯穿整个康复过程。

参 考 文 献

[1]　马建军,顾玉东,张高孟,等.膈神经牵拉伤 12 例[J].中国创伤杂志,1997,13(4):214-216.

[2] 张强.脊髓损伤的流行病学[J].医学综述,2000,6(12):543-544.

[3] 李立新,原晓景,王瑞,等.急性颈髓损伤合并抗利尿激素分泌异常综合征的影响因素[J].中国骨伤,2001,14(8):459-461.

[4] 马东周,翟风利,姚章喜.重型颅脑损伤并发颈髓损伤漏诊分析[J].中华全科医师杂志,2003,2(3):161.

[5] 周许辉,贾连顺,袁文,等.大鼠不同程度高位颈脊髓损伤后膈肌运动诱发电位变化特点[J].中华外科杂志,2007,45(6):387-389.

[6] 封亚平,朱辉,刘艳生,等.脊髓损伤治疗现状[J].中华神经外科疾病研究杂志,2008,7(3):279-280.

[7] 刘伟,贾连顺,宋滇文,等.不同程度颈脊髓损伤后急性期的血液学指标变化研究[J].中华骨科杂志,2008,28(1):29-34.

[8] 康健,王新伟,袁文,等.急性颈髓损伤后的低钠血症的研究进展[J].脊柱外科杂志,2009,7(1):55-57.

[9] 焦新旭,冯世庆,王沛,等.天津市 553 例颈脊髓损伤患者的流行病学分析[J].中国脊柱脊髓杂志,2010,20(9):725-729.

[10] 林燕春,邱伟婷,郑醒云,等.心理干预对脊髓损伤截瘫抑郁患者生活质量的影响[J].护理实践与研究,2011,8(17):6-8.

[11] 林红,李超,姜允琦,等.鼠神经生长因子联合甲钴胺治疗未行激素冲击治疗的急性不完全性脊髓损伤[J].中华创伤骨科杂志,2012,14(3):207-210.

[12] 纪凡,陶蔚.脊髓损伤后疼痛患者术前心理干预[J].中国急救复苏与灾害医学杂志,2013,8(10):948-949.

[13] 唐华民,肖增明,张剑峰,等.合并颈髓损伤严重多发伤七例[J].中华创伤杂志,2013,29(9):862-864.

[14] 谢周通,徐皓,陈建梅,等.脊髓损伤后肌痉挛的研究现状[J].实用骨科杂志,2013,19(7):625-629.

[15] 李颖,史媛媛,莫莉,等.脊髓损伤患者综合康复护理策略[J].国际护理学杂志,2014,33(6):1401-1402.

[16] 苏春侠,陈辉.高位脊髓损伤后心血管功能改变及其机制的研究现状[J].国际麻醉学与复苏杂志,2014,35(1):44-46.

[17] 王晓燕,宋丽霞,向凝.护理及康复训练对胸腰椎骨折合并脊髓损伤患者的临床作用[J].国际护理学杂志,2014,33(4):898-899.

[18] 郝定均,黄大耿.急性颈髓损伤的最佳手术时机[J].中国脊柱脊髓杂志,2015,25(4):293-295.

[19] 叶峰.问题 1:对所有脊髓损伤患者都需要激素冲击治疗吗?[J].创伤外科杂志,2015,17(4):292.

[20] 赵文涛,刘明清,袁红兵,等.神经节苷脂治疗急性脊髓损伤的疗效评价[J].山东医药,2015(39):87-89.

[21] 洪有建,江龙,陈旺,等.大鼠脊髓损伤后结肠功能变化与 Cajal 间质细胞的关系[J].中华创伤杂志,2016,32(11):1028-1033.

[22] 张竞,张金庆,郭盛杰,等.不同频次使用间歇式充气加压装置对预防关节置换术后下肢深静脉血栓形成的效果研究[J].中华骨与关节外科杂志,2016,9(4):335-338.

[23] 崔怡,邸禄芹,陈彩真,等.颈髓损伤患者呼吸系统并发症危险因素分析及其对提高护理干预效果的作用[J].中华创伤杂志,2018,34(6):546-551.

[24] 陈云美,孙晓敏,第荣静.纽曼健康系统模式下三级预防护理干预对脊髓损伤患者焦虑、抑郁及自理能力的影响[J].齐鲁护理杂志,2019,25(18):22-25.

［25］ 刘趁心,孟冰,杨照,等.急性重度颈脊髓损伤患者临床特征分析及远期死亡危险因素初探［J］.中国脊柱脊髓杂志,2019,29(3):247-253.

［26］ 曹烈虎,牛丰,张文财,等.创伤性脊柱脊髓损伤康复治疗专家共识(2020 版)［J］.中华创伤杂志,2020,36(5):385-392.

［27］ 李连华,刘佳,高杰,等.急性脊髓损伤患者自主神经功能障碍性低血压的危险因素分析［J］.中华创伤杂志,2020,36(5):428-432.

［28］ Burrell H L. Ⅰ.Fracture of the spine:summary of all the cases(244) which were treated at the Boston City Hospital from 1864 to 1905［J］.Ann Surg,1905,42(4):481-506.

［29］ O'Malley K F,Ross S E. The incidence of injury to the cervical spine in patients with craniocerebral injury［J］.J Trauma,1988,28(10):1476-1478.

［30］ Hilton G,Frei J. High-dose methylprednisolone in the treatment of spinal cord injuries［J］.Heart Lung,1991,20(6):675-680.

［31］ Hussain L M,Redmond A D. Are pre-hospital deaths from accidental injury preventable? ［J］.Br Med J,1994,308(6936):1077-1080.

［32］ Wilmet E,Ismail A A,Heilporn A,et al. Longitudinal study of the bonemineral content and of soft tissue composition after spinal cord section［J］.Paraplegia,1995,33(11):674-677.

［33］ Uygnn M A,Orkal E,Acar O,et al. Cerebral saltwasting syndrome［J］.Neumsurg Rev,1996,19(3):193-196.

［34］ Vaccaro A R,Daugherty R J,Sheehan T P,et al. Neurologic outcome of early versus late surgery for cervical spinal cord injury［J］.Spine,1997,22(22):2609-2613.

［35］ Qian T,Campagnolo D,Kirshblum S. High-dose methylprednisolone may do more harm for spinal cord injury［J］.Med Hypotheses,2000,55(5):452-453.

［36］ Marson A C,Thomson J C. The influence of prehospital trauma care on motor vehicle crash mortality［J］.J Trauma,2001,50(5):917-920.

［37］ Papadopoulos S M,Selden N R,Quint D J,et al. Immediate spinal cord decompression for cervical spinal cord injury:feasibility and outcome［J］.J Trauma,2002,52(2):323-332.

［38］ Hughes R. The management of patients with spinal cord injury［J］.Nurs Times,2003,99(50):38-41.

［39］ Rodenbaugh D W,Collins H L,Nowacek D G,et al. Increased susceptibility to ventricular arrhythmias is associated with changes in Ca^{2+} regulatory proteins in paraplegic rats［J］.Am J Physiol Heart Circ Physiol,2003,285(6):H2605-H2613.

［40］ Cole C D,Gotffried O N,Liu J K,et al. Hyponatremia in the neurosurgical patient:diagnosis and management［J］.Neurosurg Focus,2004,16(4):E9.

［41］ Harrop J S,Sharan A D,Scheid E H Jr,et al. Tracheostomy placement in patients with complete cervical spinal cord injuries:American Spinal Injury Association Grade A［J］.J Neurosurg,2004,100(1 Suppl Spine):20-23.

［42］ Adams M M,Hicks A L. Spasticity after spinal cord injury［J］.Spinal Cord,2005,43(10):577-586.

［43］ Fehlings M G,Perrin R G. The role and timing of early decompression for cervical spinal cord injury:update with a review of recent clinical evidence［J］.Injury,2005,36(Suppl 2):B13-B26.

［44］ Liu S,Liu Y X,Wang C. The clinical characteristics and therapy of syndrome of craniocerebral-cervical vertebral injury［J］.Chin J Traumatol,2005,8(3):183-185.

[45]　Lee B B,Haran M J,Hunt L M,et al. Spinal injured neuropathic bladder antisepsis(SINBA) trial [J]. Spinal Cord,2007,45(8):542-550.

[46]　Nosseir M,Hinkel A,Pannek J. Clinical usefulness of urodynamic assessment for maintenance of bladder function in patients with spinal cord injury[J]. Neurourol Urodyn,2007,26(2):228-233.

[47]　Harkema S J,Ferreira C K,van den Brand R J,et al. Improvements in orthostatic instability with stand locomotor training in individuals with spinal cord injury[J]. J Neurotrauma,2008,25(12): 1467-1475.

[48]　Liu D S,Chang W H,Wang A M,et al. Relationships between physiological responses and presyncope symptoms during tilting up in patients with spinal cord injury[J]. Med Biol Eng Comput,2008,46(7):681-688.

[49]　Rabinowitz R S,Eck J C,Harper C M Jr,et al. Urgent surgical decompression compared to methylprednisolone for the treatment of acute spinal cord injury:a randomized prospective study in beagle dogs[J]. Spine,2008,33(21):2260-2268.

[50]　Lujan H L,Chen Y,Dicarlo S E. Paraplegia increased cardiac NGF content,sympathetic tonus, and the susceptibility to ischemia induced ventricular tachycardia in conscious rats[J]. Am J Physiol Heart Circ Physiol,2009,296(5):H1364-H1372.

[51]　Qiu J. China Spinal Cord Injury Network:changes from within[J]. Lancet Neurol,2009,8(7): 606-607.

[52]　Romero J,Vari A,Gambarrutta C,et al. Tracheostomy timing in traumatic spinal cord injury[J]. Eur Spine J,2009,18(10):1452-1457.

[53]　Fuhrer M J,Rintala D H. Depressive symptomatology in persons with spinal cord injury who reside in the community[J]. Areh Phys Med Rehabil,2010,74(3):255-256.

[54]　Schalow G. Cure of urinary bladder functions in severe (95%) motoric complete cervical spinal cord injury in human[J]. Electromyogr Clin Neurophysiol,2010,50(34):155-179.

[55]　Holeva V,Tarrier N. Personality and peritraumatic dissociation in the prediction of PTSD in victims of road traffic accidents[J]. J Psychosom Res,2001,51(5):687-692.

[56]　Ganuza J R,Garcia Forcada A,Gambarrutta C,et al. Effect of technique and timing of tracheostomy in patients with acute traumatic spinal cord injury undergoing mechanical ventilation[J]. J Spinal Cord Med,2011,34(1):76-84.

[57]　Ditunno J F,Cardenas D D,Formal C,et al. Advances in the rehabilitation management of acute spinal cord injury[J]. Handb Clin Neurol,2012,109:181-195.

[58]　Fehlings M G,Vaccaro A,Wilson J R,et al. Early versus delayed decompression for traumatic cervical spinal cord injury:results of the Surgical Timing in Acute Spinal Cord Injury Study (STASCIS)[J]. PLoS One,2012,7(2):e32037.

[59]　Rimaud D,Calmels P,Pichot V,et al. Effects of compression stockings on sympathetic activity and heart rate variability in individuals with spinal cord injury[J]. J Spinal Cord Med,2012,35 (2):81-88.

[60]　Bourassa-Moreau E,Mac-Thiong J M,Feldman D E,et al. Non-neurological outcomes after complete traumatic spinal cord injury:the impact of surgical timing[J]. J Neurotrauma,2013,30 (18):1596-1601.

[61]　Bourassa-Moreau E,Mac-Thiong J M,Feldman D E,et al. Complications in acute phase hospitalization of traumatic spinal cord injury:does surgical timing matter? [J]. J Trauma Acute Care Surg,2013,74(3):849-854.

［62］ Fujil T,Faul M,Sasser S. Risk factors for cervical spine injury among patients with traumatic brain injury［J］. J Emerg Trauma Shock,2013,6(4):252-258.

［63］ Macciocchi S,Seel R,Thompson N,et al. Spinal cord injury and co-occurring traumatic brain injury:assessment and incidence［J］. Arch Phys Med Rehabil,2008,89(7):1350-1357.

［64］ Bahrami S,Chéhensse C,Denys P,et al. The spinal control of ejaculation revisited:a systematic review and meta-analysis of anejaculation in spinal cord injured patients［J］. Hum Reprod Update,2013,19(5):507-526.

［65］ van Middendorp J J,Hosman A J,Doi S A. The effects of the timing of spinal surgery after traumatic spinal cord injury:a systematic review and meta-analysis［J］. J Neurotrauma,2013,30(21):1781-1794.

［66］ Yu W,Wagner T H,Chen S,et al. Average cost of VA rehabilitation,mental health,and long-term hospital stays［J］. Med Care Res Rev,2013,60(3):40-53.

［67］ Kushner D S,Alvarez G. Dual diagnosis:traumatic brain injury with spinal cord injury［J］. Phys Med Rehabil Clin N(Am),2014,25(3):681-696.

［68］ Muhammad S U,Asad A,Salman S. Clinical outcome in patients with early versus delayed decompression in cervical spine trauma［J］. Asian Spine J,2014,8(4):427-434.

［69］ Pan Y,Liu B,Li R,et al. Bowel dysfunction in spinal cord injury:current perspectives［J］. Cell Biochem Biophys,2014,69(3):385-388.

［70］ Bauman W A,Cardozo C P. Osteoporosis in individuals with spinal cord injury［J］. PMR,2015,7(2):188-201.

［71］ Gensel J C,Zhang B. Macrophage activation and its role in repair and pathology after spinal cord injury［J］. Brain Res,2015,1619:1-11.

［72］ Oteir A O,Smith K,Stoelwinder J U,et al. Should suspected cervical spinal cord injury be immobilised? A systematic review［J］. Injury,2015,46(4):528-535.

［73］ Liu M,Wu W,Li H,et al. Necroptosis,a novel type of programmed cell death,contributes to early neural cells damage after spinal cord injury in adult mice［J］. J Spinal Cord Med,2015,38(6):745-753.

［74］ Ulndreaj A,Chio J C,Ahuja C S,et al. Modulating the immune response in spinal cord injury［J］. Expert Rev Neurother,2016,16(10):1127-1129.

［75］ Liu J M,Long X H,Zhou Y,et al. Is urgent decompression superior to delayed surgery for traumatic spinal cord injury? A meta-analysis［J］. World Neurosurg,2016,87:124-131.

［76］ Dulken B W,Leeman D S,Boutet S C,et al. Single-cell transcriptomic analysis defines heterogeneity and transcriptional dynamics in the adult neural stem cell lineage［J］. Cell Rep,2017,18(3):777-790.

［77］ Kornhall D K,Jørgensen J J,Brommeland T,et al. The Norwegian guidelines for the prehospital management of adult trauma patients with potential spinal injury［J］. Scand J Trauma Resusc Emerg Med,2017,25(1):2.

［78］ Majdan M,Plancikova D,Nemcovska E,et al. Mortality due to traumatic spinal cord injuries in Europe:a cross-sectional and pooled analysis of population-wide data from 22 countries［J］. Scand J Trauma Resusc Emerg Med,2017,25(1):64.

［79］ Vidal Rodriguez S,Castillo Aguilar I,Cuesta Villa L,et al. TRPA1 polymorphisms in chronic and complete spinal cord injury patients with neuropathic pain:a pilot study［J］. Spinal Cord Ser Cases,2017,3:17089.

［80］ Streijger F,Skinnider M A,Rogalski J C,et al. A targeted proteomics analysis of cerebrospinal fluid after acute human spinal cord injury[J]. J Neurotrauma,2017,34(12):2054-2068.

［81］ Henry M K,French B,Feudtner C,et al. Cervical spine imaging and injuries in young children with non-motor vehicle crash-associated traumatic brain injury[J]. Pediatr Emerg Care,2018,15 (10):1097-1101.

（王玉海　疏龙飞）

第二十九章　婴幼儿及儿童脑损伤患者的监护与管理

　　婴幼儿及儿童患者的重症脑损伤包括创伤性脑损伤(traumatic brain injury,TBI)、脑卒中及脑肿瘤等神经系统疾病导致的严重的神经系统损伤,可能进行过复杂的神经外科手术,如颅内血肿清除术或脑肿瘤切除术等。由于患儿有严重的神经系统功能障碍,以及相关呼吸、循环等其他器官、系统的功能障碍,需要对包括神经系统在内的多个系统进行连续功能监测,以期发现可能加重的继发性损伤,保护未受损的神经组织,指导临床治疗策略的制订。因此,对于脑损伤的神经重症患儿,需要由神经外科、神经病学和重症监护方面的多学科团队进行监护和管理,并进行精细协调。

　　对于入住神经重症监护室(neurological intensive care unit,NICU)和儿童重症监护室(pediatric intensive care unit,PICU)的儿童患者,进行持续的监测、最佳的临床实践以及专门的流程质量改进,这种管理方法被证明能有效降低脑损伤重症患儿的死亡率并改善其预后。

一、儿童脑损伤患者的监护

　　脑损伤后的重症患儿需要进行完整的多项神经系统检查,包括患儿的意识状态、精神状态、肌力、肌张力和各种生理、病理反射检查等。影像学检查是目前应用最为广泛的监测方法,能直观地反映颅内的变化。虽然颅内压(intracranial pressure,ICP)监测尚未得到广泛应用,且未获得高级别证据的推荐,但是 ICP 监测已经成为神经重症患儿基本的监测手段之一。除此之外,脑电图(electroencephalography,EEG)、经颅多普勒超声(transcranial Doppler,TCD)和脑组织氧分压(partial pressure of brain tissue oxygen,PbtO$_2$)监测等方法已经在儿童神经重症病房逐渐开展。

(一)神经系统基本检查

　　初步的神经系统基本检查需要经有经验的神经科医生和护理人员的确认。虽然这些神经系统基本检查的发现可能有限,但是这种临床的细微变化往往至关重要。准确的神经系统基本检查有助于临床医生进一步选择其他的监测手段,包括影像学检查和其他电生理检查,避免一些不必要的重复检查,并指导采取及时的干预措施。格拉斯哥昏迷量表(Glasgow coma scale,GCS)是脑损伤后意识障碍最常用的评价工具,但是年龄较小的儿童,尤其是婴幼儿语言功能发育不完全,其评价方式与成人稍有不同(表 29-1)。由于 GCS 不包括瞳孔对光反射、角膜反射等脑干功能评估,其检查结果较为局限。因此,对于脑损伤的重症患儿,需要进行包括脑干反射在内的较为全面的神经系统检查。

表 29-1　儿童及婴幼儿 GCS 评分

项目	儿童	婴幼儿	评分
睁眼活动(E)	自主睁眼	自主睁眼	4
	呼唤睁眼	呼唤睁眼	3
	疼痛刺激后睁眼	疼痛刺激后睁眼	2
	无反应	无反应	1

续表

项目	儿童	婴幼儿	评分
语言功能（V）	微笑、注视物体、互动	嘟噜、互动	5
	不正确的互动	易激惹	4
	呻吟	疼痛刺激后哭泣	3
	易激惹、无法安慰	疼痛刺激后呻吟	2
	无反应	无反应	1
运动功能（M）	自主或服从指令运动	正常的自主运动	6
	疼痛刺激后能定位	轻触后能躲避	5
	疼痛刺激后躲避	疼痛刺激后躲避	4
	疼痛刺激后异常屈曲	疼痛刺激后异常屈曲	3
	疼痛刺激后过伸	疼痛刺激后过伸	2
	无反应	无反应	1

（二）影像学检查

头部计算机断层扫描（computed tomography，CT）能快速发现颅内出血、脑挫伤等脑损伤，目前 CT 是儿童 TBI 常用影像学检查技术。婴幼儿神经创伤评分（trauma infant neurologic score，TINS）、Marshall CT 分级、Rotterdam CT 评分和 Helsinki CT 分级系统对婴幼儿 TBI 远期预后均有较好的预测价值，尤其是 Marshall CT 分级对创伤后 6 个月预后的预测具有优势。对于硬膜外血肿＞10 mL 或 GCS 评分≤8 分的患儿，不论神经功能是否有显著恶化，均需要进行 CT 复查。

磁共振成像（magnetic resonance imaging，MRI）目前多用于儿童 TBI 神经功能远期预后的评估。特殊的扫描序列可以反映更多的儿童脑损伤。弥散加权成像（diffusion weighted imaging，DWI）和表观弥散系数（apparent diffusion coefficient，ADC）主要应用于弥漫性轴索损伤及脑水肿的检测，在受伤的早期能检测出局部的脑缺血。神经纤维束的损伤可以通过弥散张量成像（diffusion tensor imaging，DTI）发现，DTI 还能反映患儿认知和总体的预后情况。细小的弥漫性出血灶可以通过磁敏感加权成像（susceptibility weighted imaging，SWI）发现，从而可以提示 TBI 患儿的不良预后。

（三）ICP 监测与 ICP 阈值

TBI 后脑挫伤、脑水肿和颅内出血等因素会引起 ICP 增高，ICP 监测有助于对 TBI 后 ICP 增高的治疗做出决策，但是对于 ICP 监测的应用能否使 TBI 患儿的生存率提高，目前尚未有高级别证据确认。重型 TBI 患儿往往会出现 ICP 增高，并且 ICP 增高与患儿的不良预后相关，因此 ICP 监测可考虑应用于重型 TBI 婴幼儿和儿童。

研究表明，TBI 患儿 ICP 持续超过 20 mmHg 与预后不良和死亡率较高有关，ICP＞20 mmHg 每持续 1 h，TBI 患儿的不良预后的可能性增加 4.6%。由于不同年龄段儿童的解剖和生理结构差异较大，有研究将不同年龄段的 TBI 患儿按不同的 ICP 阈值来治疗，但并未获得有意义的临床结果。因此，美国第 3 版《儿童严重创伤性脑损伤的管理指南》建议，需要控制的 ICP 阈值为 20 mmHg。

（四）脑灌注压监测

脑灌注压（cerebral perfusion pressure，CPP）是儿童神经重症管理中决定脑血流量的十分重要的参数，是平均动脉压（MAP）与 ICP 的差值。研究表明，TBI 患儿不良预后与 CPP＜45 mmHg 相关。不同年龄段儿童的 CPP 参考范围不同，0～5 岁儿童 CPP 参考范围为 30～40 mmHg，6～11 岁儿童为 35～50 mmHg，12 岁及以上儿童为 50～60 mmHg。美国第 3 版《儿童严重创伤性脑损伤的管理指南》推荐，CPP 应维持在 40 mmHg 以上，年龄较小的婴幼儿可以维持在 CPP 推荐范围的低值，而年龄较大的青少年则可能需要比推荐范围高值稍高一点的 CPP。近年来，人们越来越重视最佳 CPP 概念。由于脑血管具有自动调节功能,在不同脑血管自动调节功能状态下,CPP 的控制目标是变化的,因此建议用压力反应指数来确定最佳 CPP。

(五)脑电图(EEG)监测

对脑损伤的重症患儿进行 EEG 监测有助于发现非惊厥发作的癫痫,尤其是持续的 EEG 监测能及时发现癫痫样放电。脑损伤的患儿由于各种原因可能出现肌肉颤动、肌强直等异常运动,可能是阵发性交感神经兴奋性发作而非癫痫发作,EEG 监测能准确地对此进行鉴别并避免不必要的抗癫痫药物应用。EEG 监测下的弥漫性慢波、无睡眠觉醒周期以及无脑电反应性均提示脑损伤患儿预后不良。EEG 监测可以评估癫痫患者抗癫痫药物治疗的效果,也可以在巴比妥类药物治疗顽固性 ICP 增高时通过监测患儿是否处于脑电爆发抑制或电静息状态,指导巴比妥类药物使用剂量的调整。

(六)经颅多普勒超声

经颅多普勒超声(TCD)是一种简单、便捷的脑血流速床旁检测技术。儿童的脑血流速随年龄变化,但是其正常范围没有明确。TCD 可以作为一种无创 ICP 评估方法,虽然可以通过测量脑搏动指数(pulsatility index,PI)和脑血流速来评估 ICP 是否增高或是否存在脑血管痉挛,但是这种相关性在脑损伤重症患儿中并不显著。脑血管自动调节功能受损被认为与脑损伤患儿的不良预后相关。当脑血管自动调节功能正常时,MAP 上升时脑血管收缩,而 MAP 下降时脑血管舒张。TCD 可以通过检测不同MAP 时的脑血流速,对脑血管自动调节功能进行评估。但是由于不同年龄段儿童的脑血流速不一致,其评估的临床获益仍不明确。

(七)脑组织氧分压监测

研究表明,脑组织氧分压($PbtO_2$)过低(<10 mmHg)与脑组织缺血和脑代谢异常相关,因此,可以通过 $PbtO_2$ 监测及时发现脑组织缺血。但是由于儿童的颅骨较薄,脑组织氧监测探头的螺栓在儿童颅骨上不易固定,有创的局部 $PbtO_2$ 监测在儿童中难以开展。也有通过近红外光谱(near-infrared spectroscopy,NIRS)技术进行无创脑氧监测的报道,但是目前尚无儿童的参考值。对于 $PbtO_2$ 监测能否改善脑损伤患儿的预后,目前也没有足够的临床证据。

二、儿童继发性脑损伤的预防

重症监护管理的目的是防止继发性脑损伤,旨在通过避免低血压、全身性缺氧、低碳酸血症和 ICP 增高预防脑缺氧和脑缺血。脑灌注不足将直接对大脑造成有害的影响。脑灌注一般用 CPP 来描述,CPP=MAP-ICP。如果对 TBI 患儿的 ICP 和 MAP 进行监测,则可以得到 CPP 并有助于指导治疗。

低血压被认为是脑损伤患儿的不良预后指标。而儿童的正常收缩压和 MAP 随年龄增长而变化(表29-2)。儿童各年龄段的收缩压下限为 70 mmHg+(2×年龄)。在脑损伤的早期,维持与年龄相适应的收缩压很重要,可能会影响各种类型急性脑损伤患儿的预后。贫血和低心输出量可加重脑损伤。ICU 中病情稳定的患儿对血红蛋白浓度 7 g/dL 耐受良好。在 TBI 患儿中,输血后脑组织氧合可能有所改善,但是目前并没有脑损伤后儿童输血的明确阈值指标。

表 29-2　儿童平均动脉压(MAP)正常值

年龄/岁	MAP 正常值/mmHg
1~2	53~59
3~4	61~65
5~6	67~69
7~8	70~72
9~10	73~75
11~12	75~77

年龄/岁	MAP 正常值/mmHg
13～14	77～79
15～17	80～84

由于通气及氧合功能障碍会影响大脑的血流动力学和代谢,呼吸异常也会导致大脑的继发性损伤。二氧化碳分压(partial pressure of carbon dioxide,PCO$_2$)每减小 1 mmHg,脑血流量减少 3%。非计划的过度通气对重型 TBI 发生后的影响尤其大,因为脑血流量可能已经显著减少或氧气需求和供应不匹配,从而导致脑缺血的发生。低通气会导致高碳酸血症而增加脑血容量,并可降低严重 ICP 增高患者的颅脑顺应性。脑损伤患儿的神经功能恶化及麻醉药物的使用都是导致低通气的原因。6 个月以下的婴儿由于肝脏代谢功能不全,由麻醉药物所导致的呼吸抑制风险更高。因此,对于脑损伤患儿在使用镇痛和镇静药物时,需要特别关注其药代动力学变化。丙泊酚已经被报道可在罕见病例中导致难治性休克和代谢性酸中毒,在 PICU 连续镇静期间不推荐使用该药物。

由于低血钠加重脑水肿甚至脑疝,因此脑损伤的重症患儿需要避免低钠血症的发生。乳酸钠林格等低张性溶液应避免使用。对于需要进行液体复苏治疗低血压的患者,生理盐水被用作一线治疗药物。高渗盐水(即 3%氯化钠溶液)能恢复血流动力学稳定性,并有潜在的降低 ICP 的益处,也是可供选择的治疗药物。

三、儿童 ICP 增高的处理

所有年龄段的脑损伤患儿都有发生 ICP 增高而导致脑灌注减少的风险,但是除 TBI 外的其他疾病使用 ICP 监测仍然存在很大的争议。可以明确的是,ICP 增高与神经重症患儿的不良预后是相关的,因此以 ICP 为导向的治疗是脑损伤患儿重症管理的重要环节。

(一)高渗性治疗

高渗性治疗是通过药物升高血浆渗透压形成血-脑脊液、血-脑组织渗透压差,从而达到降低 ICP 的目的。常用的高渗性药物包括高渗盐水和甘露醇。

虽然甘露醇是目前用来降低 ICP 的常用药物,但是关于甘露醇在儿童 ICP 增高治疗中的研究较少。较多的研究推荐快速使用高渗盐水,剂量为 10～20 min 内 2～5 mL/kg。推荐通过持续输注高渗盐水以降低 ICP,其剂量为 0.1～1.0 mL/(kg·h),以最小的剂量维持 ICP<20 mmHg。需要关注高渗性治疗的安全问题:在使用高渗性药物治疗 ICP 增高时,要避免当血钠浓度>170 mmol/L 超过 72 h 时出现血小板减少和贫血的并发症;要避免当血钠浓度>160 mmol/L 时出现深静脉血栓形成的并发症。

(二)镇痛镇静治疗

疼痛和兴奋导致高代谢和 ICP 增高也可加剧脑损伤,因此镇痛镇静是脑损伤重症患儿的重要治疗措施之一。由于目前的临床证据级别不高,镇痛镇静治疗的有效性和安全性评价尚不一致。镇静和镇痛药物可以增加气管插管和机械通气患儿的舒适性和耐受性,避免 ICP 增高;此外,镇痛或镇静药物可能引起动脉血压降低从而导致脑缺血。作为控制 ICP 增高的治疗,进行镇痛镇静的同时需要在 ICU 进行 ICP 监测。为了避免脑组织低灌注的风险,避免经静脉注射咪达唑仑和/或芬太尼来控制 ICP。

(三)脑脊液引流

美国脑创伤基金会(Brain Trauma Foundation,BTF)发布了第 4 版《儿童严重创伤性脑损伤的管理指南》,其与第 3 版不同的一点是将脑脊液引流作为治疗 ICP 增高的重要措施之一。脑脊液引流主要包括脑室外引流(external ventricular drainage,EVD)和腰大池引流(lumbar drainage,LD),是神经外科临床常用的治疗技术。LD 是一种在临床上广泛应用的测量 ICP 和引流脑脊液的技术,但是对于脑疝和严重 ICP 增高的患者禁止使用,目前循证医学表明没有足够证据支持 LD 可改善患儿预后。EVD 可以通过引流脑脊液降低 ICP,引流血性或感染性脑脊液作为一种治疗性的手段,同时也可用于测量 TBI 患儿的 ICP。Shapiro 等回顾性研究了 22 例 GCS 评分≤8 分的重型 TBI 患儿,发现 EVD 可有效降低患儿 ICP。因此,对于重型 TBI 患儿,若存在脑室内出血或脑积水,EVD 应作为重要的治疗和监测手段。

(四)机械通气

以往的研究认为,创伤后容易出现脑充血而导致 ICP 增高,因此采取过度通气的策略使脑血管收缩来降低脑血流量,被认为是一种治疗严重 ICP 增高和脑疝的手段。但是最近的研究发现,创伤后脑缺血比脑充血更常见,并且脑缺血与不良预后密切相关,无意义的过度通气与死亡率增高有独立相关性。一项回顾性队列研究发现,严重的低二氧化碳血症($PaCO_2$<30 mmHg)在创伤早期(伤后 48 h)的发生率较高,导致 TBI 患儿死亡率明显增高。因此,过度通气在重型 TBI 患儿的治疗中仅被推荐为第二层次的治疗手段,且需要进行高级神经功能监测。

(五)控制性低温 / 亚低温治疗

亚低温治疗分为预防性亚低温和治疗性亚低温。预防性亚低温在 TBI 早期 ICP 增高之前实施。研究表明,预防性亚低温与常温治疗相比并不能降低 TBI 患儿的死亡率,也未能改善其预后。因此,对于改善儿童 TBI 的预后,目前认为预防性亚低温并不优于常温治疗。

治疗性亚低温在 ICP 增高之后实施,是一种降低顽固性增高的 ICP 的有效手段。对于 TBI 患儿,治疗性亚低温在降低 ICP 方面的研究结果不一致。研究发现,亚低温能够有效地降低 ICP,但是在复温过程中,亚低温治疗组的 ICP 会反跳甚至高于常温治疗组。各项研究基于的 GCS 分层不同,体温测量方法、低温持续时间和复温时间也不一致,尤其患者的临床特征和头部 CT 特征及是否存在瞳孔固定、缺氧和蛛网膜下腔出血均是影响其预后的重要因素,因此研究的结果不一致。指南推荐通过治疗性亚低温(32～33 ℃)控制 ICP,但是应当缓慢复温(0.5～1.0 ℃/12～24 h)以减少并发症的发生。

(六)巴比妥酸盐疗法

巴比妥酸盐疗法是重型 TBI 患儿中 ICP 控制治疗二级疗法中的重要环节。研究发现,预防性使用巴比妥酸盐可以增高死亡率和致残率,所以不建议预防性使用巴比妥酸盐疗法。除 Wakai 等的一项 Cochrane 分析研究外,还没有研究表明巴比妥酸盐疗法对重型 TBI 患儿的结局有改善作用,巴比妥酸盐疗法目前仅用于危及生命的难治性 ICP 增高。只有对于药物和手术治疗无效的难治性 ICP 增高,且血流动力学稳定时,才推荐使用巴比妥酸盐疗法。由于巴比妥酸盐治疗时常见心肺功能不全,需要进行持续的动脉压监测和心血管支持以保证适当的 CPP。

(七)糖皮质激素治疗

多中心、双盲、安慰剂随机对照研究表明,糖皮质激素治疗不能改善重型 TBI 患儿的预后。根据现有重型 TBI 患儿的随机对照研究和队列研究结果,糖皮质激素治疗不仅无法改善预后,甚至可以导致更高的死亡率、致残率和并发症(感染、糖尿病等)发生率。因此不推荐用糖皮质激素来改善 TBI 患儿的预后或降低 ICP,但是对于肾上腺抑制和下丘脑-垂体轴损伤的患儿,不规避进行慢性激素替代治疗。

四、结语与展望

脑损伤危重患儿救治的重点是预防对大脑的二次损伤。在危重患儿中早期认识新的神经系统损伤是具有挑战性的,但是其改善神经系统结局必不可少的第一步。儿童神经重症监护团队可以通过一种多学科的方法来治疗危重患儿,开发最佳临床实践途径,进行有效的质量改进,并做出有意义的贡献。

关注所有器官、系统将获得更佳的脑组织保护和恢复效果。随着新技术的发展,对表现不佳的生理变量(如脑血流量),将得到更好的理解。由于目前关于儿童脑损伤的重症监护与管理的临床研究尚无高级别的证据,期待针对某些感兴趣的问题开展多中心的临床研究。通过实施基于证据的最佳临床实践来优化患者管理的新策略,将为未来的神经保护和康复干预临床试验铺平道路。

参 考 文 献

［1］ Adelson P D, Clyde B, Kochanek P M, et al. Cerebrovascular response in infants and young children following severe traumatic brain injury: a preliminary report[J]. Pediatr Neurosurg, 1997, 26(4): 200-207.

［2］ Adelson P D, Ragheb J, Kanev P, et al. Phase Ⅱ clinical trial of moderate hypothermia after severe traumatic brain injury in children[J]. Neurosurgery, 2005, 56(4): 740-754.

［3］ Allen B B, Chiu Y L, Gerber L M, et al. Age-specific cerebral perfusion pressure thresholds and survival in children and adolescents with severe traumatic brain injury[J]. Pediatr Crit Care Med, 2014, 15(1): 62-70.

［4］ Andrade A F, Paiva W S, Amorim R L, et al. Continuous ventricular cerebrospinal fluid drainage with intracranial pressure monitoring for management of posttraumatic diffuse brain swelling[J]. Arq Neuropsiquiatr, 2011, 69(1): 79-84.

［5］ Appavu B, Burrows B T, Foldes S, et al. Approaches to multimodality monitoring in pediatric traumatic brain injury[J]. Front Neurol, 2019, 10: 1261.

［6］ Asehnoune K, Seguin P, Allary J, et al. Hydrocortisone and fludrocortisone for prevention of hospital-acquired pneumonia in patients with severe traumatic brain injury (Corti-TC): a double-blind, multicentre phase 3, randomised placebo-controlled trial[J]. Lancet Respir Med, 2014, 2(9): 706-716.

［7］ Beca J, McSharry B, Erickson S, et al. Hypothermia for traumatic brain injury in children—a phase Ⅱ randomized controlled trial[J]. Crit Care Med, 2015, 43(7): 1458-1466.

［8］ Bell M J, Carpenter J, Au A K, et al. Development of a pediatric neurocritical care service[J]. Neurocrit Care, 2009, 10(1): 4-10.

［9］ Bode H, Wais U. Age dependence of flow velocities in basal cerebral arteries[J]. Arch Dis Child, 1988, 63(6): 606-611.

［10］ Bruce D A, Alavi A, Bilaniuk L, et al. Diffuse cerebral swelling following head injuries in children: the syndrome of "malignant brain edema"[J]. J Neurosurg, 1981, 54(2): 170-178.

［11］ Crompton E M, Lubomirova I, Cotlarciuc I, et al. Meta-analysis of therapeutic hypothermia for traumatic brain injury in adult and pediatric patients[J]. Crit Care Med, 2017, 45(5): 575-583.

［12］ Curry R, Hollingworth W, Ellenbogen R G, et al. Incidence of hypo- and hypercarbia in severe traumatic brain injury before and after 2003 pediatric guidelines[J]. Pediatr Crit Care Med, 2008, 9(2): 141-146.

［13］ Diringer M N, Zazulia A R. Osmotic therapy: fact and fiction[J]. Neurocrit Care, 2004, 1(2): 219-233.

［14］ Figaji A A, Zwane E, Fieggen A G, et al. Transcranial Doppler pulsatility index is not a reliable indicator of intracranial pressure in children with severe traumatic brain injury[J]. Surg Neurol, 2009, 72(4): 389-394.

［15］ Gallentine W B. Utility of continuous EEG in children with acute traumatic brain injury[J]. J Clin Neurophysiol, 2013, 30(2): 126-133.

［16］ Ghajar J. Traumatic brain injury[J]. Lancet, 2000, 356(9233): 923-929.

［17］ Haque I U, Zaritsky A L. Analysis of the evidence for the lower limit of systolic and mean arterial pressure in children[J]. Pediatr Crit Care Med, 2007, 8(2): 138-144.

［18］ Holshouser B, Pivonka-Jones J, Nichols J G, et al. Longitudinal metabolite changes after traumatic brain injury：a prospective pediatric magnetic resonance spectroscopic imaging study [J]. J Neurotrauma,2019,36(8):1352-1360.

[19] Hyllienmark L,Amark P. Continuous EEG monitoring in a paediatric intensive care unit[J]. Eur J Paediatr Neurol,2017,11(2):70-75.

[20] Kannan N,Ramaiah R,Vavilala M S. Pediatric neurotrauma[J]. Int J Crit Illn Inj Sci,2014,4(2): 131-137.

[21] Kim W H,Lim D J,Kim S H,et al. Is routine repeated head CT necessary for all pediatric traumatic brain injury? [J]. J Korean Neurosurg Soc,2015,58(2):125-130.

[22] Kochanek P M,Tasker R C,Bell M J,et al. Management of pediatric severe traumatic brain injury:2019 consensus and guidelines-based algorithm for first and second tier therapies[J]. Pediatr Crit Care Med,2019,20(3):269-279.

[23] Kochanek P M,Tasker R C,Carney N,et al. Guidelines for the management of pediatric severe traumatic brain injury,third edition:update of the brain trauma foundation guidelines,executive summary[J]. Pediatr Crit Care Med,2019,20(3):280-289.

[24] Kumar S A,Devi B I,Reddy M,et al. Comparison of equiosmolar dose of hyperosmolar agents in reducing intracranial pressure—a randomized control study in pediatric traumatic brain injury [J]. Childs Nerv Syst,2019,35(6):999-1005.

[25] Larovere K L,Graham R J,Tasker R C. Pediatric neurocritical care:a neurology consultation model and implication for education and training[J]. Pediatr Neurol,2013,48(2):206-211.

[26] Leal-Noval S R,Muñoz-Gómez M,Arellano-Orden V,et al. Impact of age of transfused blood on cerebral oxygenation in male patients with severe traumatic brain injury[J]. Crit Care Med,2008, 36(4):1290-1296.

[27] Ma L,Roberts J S,Pihoker C,et al. Transcranial Doppler-based assessment of cerebral autoregulation in critically ill children during diabetic ketoacidosis treatment[J]. Pediatr Crit Care Med,2014,15(8):742-749.

[28] Miller Ferguson N,Shein S L,Kochanek P M,et al. Intracranial hypertension and cerebral hypoperfusion in children with severe traumatic brain injury:thresholds and burden in accidental and abusive insults[J]. Pediatr Crit Care Med,2016,17(5):444-450.

[29] Nagel C,Diedler J,Gerbig I,et al. State of cerebrovascular autoregulation correlates with outcome in severe infant/pediatric traumatic brain injury[J]. Acta Neurochir Suppl,2016,122: 239-244.

[30] Pineda J A,Leonard J R,Mazotas I G,et al. Effect of implementation of a paediatric neurocritical care programme on outcomes after severe traumatic brain injury:a retrospective cohort study[J]. Lancet Neurol,2013,12(1):45-52.

[31] Shapiro K,Marmarou A. Clinical applications of the pressure-volume index in treatment of pediatric head injuries[J]. J Neurosurg,1982,56(6):819-825.

[32] Tasker R C,Vonberg F W,Ulano E D,et al. Updating evidence for using hypothermia in pediatric severe traumatic brain injury:conventional and bayesian meta-analytic perspectives[J]. Pediatr Crit Care Med,2017,18(4):355-362.

[33] Tisdall M M,Smith M. Multimodal monitoring in traumatic brain injury:current status and future directions[J]. Br J Anaesth,2007,99(1):61-67.

[34] Tong K A,Ashwal S,Holshouser B A,et al. Diffuse axonal injury in children:clinical correlation with hemorrhagic lesions[J]. Ann Neurol,2004,56(1):36-50.

［35］　Vaewpanich J, Reuter-Rice K. Continuous electroencephalography in pediatric traumatic brain injury: seizure characteristics and outcomes[J]. Epilepsy Behav, 2016, 62: 225-230.

［36］　Wahlström M R, Olivecrona M, Koskinen L O, et al. Severe traumatic brain injury in pediatric patients: treatment and outcome using an intracranial pressure targeted therapy—the Lund concept[J]. Intensive Care Med, 2005, 31(6): 832-839.

［37］　Williams K, Jarrar R, Buchhalter J. Continuous video-EEG monitoring in pediatric intensive care units[J]. Epilepsia, 2011, 52(6): 1130-1136.

［38］　向忠豪, 陈鑫, 陈益磊, 等. 四种评分系统评价婴幼儿颅脑创伤预后的比较研究[J]. 中国现代神经疾病杂志, 2020, 20(7): 614-619.

（刘劲芳）

第三十章　神经外科肿瘤患者的术后监护

近几十年来,随着显微神经外科以及麻醉、影像技术的不断革新,各种神经外科肿瘤的手术治疗得到了飞速发展;相关手术的数量逐年递增,而手术的难度也在明显提升;伴随这种变化而来的则是各种系统的术后并发症的增加,这其中以神经系统和呼吸系统为著,很多严重的病例甚至需要在重症监护室(intensive care unit,ICU)内治疗。近年的一项观察性研究显示,进行了神经外科肿瘤切除术的患者中约16%的患者在最初的24 h内会出现神经系统的并发症;另一项类似研究则提示,约35%的患者在择期神经外科肿瘤切除术后需要ICU的监护或经历了相关并发症的ICU治疗。现阶段我国大部分医疗机构的常规做法是尽可能地将神经外科肿瘤手术后的患者常规送入ICU进行监护,特别是那些手术时间较长、手术操作复杂的病例;甚至在许多医院,ICU床位的紧缺会使手术推迟,甚至可能会导致部分择期手术取消。ICU对于神经外科肿瘤手术后的患者很重要。

然而,目前没有实质的证据表明常规的神经外科肿瘤手术后的ICU监护可以改善脑肿瘤开颅术后患者的预后,因此一些学者也对这种做法提出了质疑。而且,遗憾的是,作为神经外科中一门专业性、交叉性较强的学科,由于其理论体系的特殊性与复杂性,神经外科肿瘤尚不是传统重症医学的研究领域,它甚至也不是神经重症亚专科主要关注的疾病类型,故关于神经外科肿瘤手术后的监护治疗,国内外的相关研究报道仍比较罕见。因而,笔者也只能结合自身的临床经验,并依据零星的文献结果,对神经外科肿瘤患者手术后的监护与治疗的相关内容做一初步总结,特别是针对其神经系统与呼吸系统监护及相关并发症的内容做一简要说明。

第一节　神经外科肿瘤患者手术后的常规监测

神经外科肿瘤手术后的患者在转入ICU后,首先应按照ICU常规进行接收并给予一般的生命体征等监测及病情的整体评价。

一、生命体征监测

患者转入ICU后需即刻给予心电及血氧饱和度监测,同时监测患者呼吸节律与循环情况。

二、病史收集

患者转入ICU后,医护人员应尽快熟悉其原发病诊断、既往史、麻醉方式、术中情况(包括生命体征、失血量和是否输血等)以及手术过程等方面的信息。

三、出入量与电解质监测

神经外科肿瘤手术的患者在术后围手术期大多需要脱水降颅内压(ICP)治疗,故在此过程中,要定时评估患者液体出入量的正负平衡,定期监测电解质改变,同时,要注意评估机体循环状态,避免出现低血容量状态。另外,如果发现持续尿量超过200 mL/h的状况,则管床医生必须对多尿性质、容量状态、血钠和血钾进行评估,特别是对于那些涉及鞍区部位肿瘤(如垂体瘤、颅咽管瘤等)手术的患者,需警惕发生中枢性尿崩症的可能。

第二节   神经外科肿瘤患者手术后的神经系统功能监测

如前文所述,神经外科肿瘤手术后的患者常出现神经系统的并发症,故针对这一系统的监测应是此类患者术后监测的重中之重。

一、神经系统体格检查

患者转入ICU后,考虑麻醉药物尚未完全代谢,可暂缓某些神经系统体格检查,但应立即观察患者瞳孔的大小、形状和对光反射情况,同时初步评估患者的意识水平并记录;待麻醉药物作用消失后,即刻进行全面的神经系统体格检查,内容包括意识评估、肢体活动状态评估、瞳孔检查、双侧病理征检查和脑膜刺激征检查等,并定时复查;如果与术前相比,出现新发定位体征,在患者条件允许的情况下还应尽快完善头部CT检查,必要时请相关科室会诊。

二、颅内引流的评估

明确颅内引流管颅内端的位置并妥善固定,同时应密切观察引流液量和性状的变化。

三、意识评估

神经外科肿瘤患者术后最主要的临床症状是意识障碍,可表现为嗜睡、昏睡甚至昏迷,其中以昏迷状态最为常见,即格拉斯哥昏迷量表(Glasgow coma scale,GCS)评分<8分。据统计,神经外科肿瘤手术后的患者中,5%~20%的人会出现一定程度的意识障碍,故意识的评估应是此类患者术后甚至是贯穿整个ICU治疗始终需要重点关注的内容。

意识障碍的评估以各种神经系统评分为主,其中GCS是应用最为广泛的评估工具,尽管其最早用于创伤性脑损伤(TBI)后昏迷评分,但几十年的临床实践和研究发现,GCS同样适用于神经外科肿瘤手术后的评估,特别是其对运动功能的评分。然而,GCS最明显的限制在于其无法准确评估插管患者的语言功能以及缺乏反映脑干功能、呼吸模式的指标;考虑到神经外科肿瘤手术后的患者常常需要保留人工气道(详见后文),特别是颅底脑干肿瘤术后的患者,故GCS在此类患者临床实践中的应用存在一定缺陷。近年来,很多新的评分系统开始在临床试验性应用,这其中最有代表性的是Wijdicks等人在2005年提出的全面无反应性(full outline of unresponsiveness,FOUR)量表(表8-3),它在设计方面最大限度地弥补了GCS的上述缺陷。而且,近期的相关研究显示:在重型TBI以及蛛网膜下腔出血(SAH)的患者中,FOUR量表预测预后的准确性极高,但它们能否进一步在神经外科肿瘤手术后患者中普及,还有待进一步的临床研究。

四、脑功能监测

现代神经重症诊疗理念的核心之一便是"脑功能的实时监测与评估",其目的是在未造成不可逆性脑损伤之前,明确导致损伤的因素,从而给予针对性的治疗并评价治疗效果,进而为脑组织提供最佳的生理环境,避免再损伤,同时最大限度地维持其自身的再修复过程。这一诊疗理念虽源于重型TBI患者的救治,但若把神经外科手术视为一种创伤性操作,此理念亦适用于包括颅底手术在内的所有神经外科手术患者,故虽然缺乏相关研究的证据支持,但神经外科手术后的脑功能监测是十分必要的。

事实上,前文所提到的术后患者的神经系统体格检查是临床医生最常用和最基础的脑功能监测与评估手段,只不过这两种方法均存在一定缺陷,或存在一定主观性,或无法在床旁实施(不适用于在ICU治疗的颅底手术后患者)。鉴于此,近十余年来,临床上出现了很多可以在床旁实施并可实时监测脑功能的技术与设备,这其中比较成熟的包括可监测脑组织神经电生理活动的连续脑电图(continuous electroencephalography,cEEG)与诱发电位(evoked potential,EP)监测技术,可监测脑组织生理与代谢变化的近红外光谱(near-infrared spectroscopy,NIRS)法,脑组织氧分压(partial pressure of brain tissue oxygen,$PbtO_2$)监测技术与脑微透析技术,还有可监测脑血流量的经颅多普勒超声(transcranial Doppler,TCD)以及比较传统的有创 ICP 监测技术等。下面将对这些比较常用的脑功能监测技术做一简要介绍。

(一)连续脑电图(cEEG)监测

cEEG 监测是目前神经重症领域常见的脑功能评估手段之一。EEG 的发生机制:主要通过大脑皮质锥体细胞的突触后电位,并经过放大器处理来反映大脑皮质实时的电活动情况。EEG 最主要优势在于对脑组织细胞缺血、缺氧状态非常敏感:当脑血流量下降到 25～30 mL/(100 g·min)时,脑组织细胞缺血缺氧性损伤尚处于可逆期,EEG 即出现变化,故可为某些特定的干预措施提供治疗时间窗。这一特性使其尤其适用于 SAH 后脑血管痉挛与迟发性脑缺血的监测与评估。另外,cEEG 监测还可用于癫痫持续状态特别是非惊厥性癫痫持续状态的筛查。目前,非惊厥性癫痫持续状态已逐渐被重视,并常在神经重症患者中检出,以重型 TBI 为例,有研究表明此类患者有 5%～25% 伴有非疼挛性癫痫发作,床旁cEEG 监测有利于及时发现这一造成继发性脑损伤的因素,并可以及时评估治疗的效果。然而,cEEG 监测在神经外科肿瘤手术后的应用价值不如脑外伤、脑卒中中显著。当然,已有研究显示,对于术后可能出现癫痫发作甚至演变为癫痫持续状态的患者,cEEG 监测仍有很重要的意义,而且也有零星报道显示,cEEG 监测可用于此类手术术后非惊厥性癫痫患者的筛查,当然其进一步的应用还有赖于我们今后的临床实践与科研工作加以论证。

(二)诱发电位(EP)监测

目前,ICU 常用的 EP 监测手段有体感诱发电位(somatosensory evoked potential,SEP)和脑干听觉诱发电位(brainstem auditory evoked potential,BAEP)。这两种 EP 的优势如下:无创,可以连续使用以及能够提供客观的定量数据等;与 cEEG 监测相比,EP 监测较少受镇静药物的影响且解剖定位范围更为广泛。以 SEP 为例,其可用于整个背侧丘脑的评估,这条通路的投射从脊髓的背侧柱到脑干低位的楔形核,到丘脑的腹后外侧核,到皮质的第一感觉区,之后投射到处理肢体感觉的广泛皮质区域;另一种比较常见的 BAEP 则是由听觉刺激产生,这些声音刺激激活耳蜗、听神经及之后的脑干听觉传导通路。由此可见,上述两种 EP 均可监测脑干及部分后组脑神经的功能,特别适用于颅底外科手术的患者。目前临床上,SEP 与 BAEP 已广泛应用于颅底手术的术中监测,并被证明可以辅助此类手术的术中操作,降低相关的手术损伤,但其用于颅底外科术后患者脑功能监测方面的研究尚属罕见,日后还需广大临床医生继续探索。

(三)近红外光谱(NIRS)法

NIRS 是 20 世纪 80 年代开始应用于临床的无创脑功能监测技术。其原理主要是利用波长为 650～1100 nm 的近红外光对人体组织具有良好的穿透性的特点,使其穿透头皮、颅骨到达颅内数厘米的深度,而在穿透过程中近红外光只被几种特定分子吸收,其中包括氧合血红蛋白、还原血红蛋白及细胞色素。通过测定入射光和反射光强度之差,用朗伯-比尔定律计算近红外光在此过程中的衰减程度可以得到反映脑氧供需平衡的指标,其对于脑组织缺氧的敏感性极高,甚至强于 cEEG 监测。但与 cEEG 监测类似,NIRS 目前的技术水平仅能支持其用于大脑皮质脑氧的监测,故虽缺乏相关研究,但其在幕上肿瘤术后的神经功能监测中的应用前景可能更加广阔。

(四)脑组织氧分压($PbtO_2$)监测

$PbtO_2$ 是直接反映脑组织氧合状态的指标,它通过放置在脑局部的探头直接测量脑组织的氧分压,方法是将一根极细的探头直接插入脑组织,由于探头直径最大不超过 1 mm,故虽为有创监测,但不会对整个脑组织造成严重影响。$PbtO_2$ 监测目前主要应用于 TBI 严重程度以及治疗效果的判断方面。此外,某些研究显示,$PbtO_2$ 还可以用来监测脑动静脉畸形手术前后病变附近脑组织氧分压的变化,从而为术后治疗提供一定指导,以避免由于正常灌注压突破导致严重并发症的发生。那么,同样地,$PbtO_2$ 是否也可用于神经肿瘤疾病,特别是血管源性神经肿瘤疾病的术后监测,进而减少正常灌注压突破所致损伤?这一课题可以为广大神经外科医生或神经重症医生提供未来研究的方向。

(五)脑微透析技术

微透析技术是一种将灌流取样和透析技术结合起来实现从活体生物组织内进行微量生化取样的技术。它是将微透析探头直接插入活体生物组织内,用乳酸钠林格进行灌流,待检测物质沿浓度梯度扩散进入透析管内,并被透析探头内流动的灌流液不断带出,从而达到获取组织间细胞外液及待检测分子的目的。通过脑微透析技术可以检测脑组织 pH 及乳酸、丙酮酸、葡萄糖、甘油、谷氨酰胺等物质浓度,故脑微透析技术是研究细胞组织实时代谢的有效手段。对神经重症患者来说,脑微透析技术则可以有效监测脑细胞的代谢过程,尤其是葡萄糖的代谢,进而反映脑细胞损伤的程度。令人遗憾的是,目前该项技术仍主要针对重型 TBI 与脑卒中患者,而且其操作标准也未统一。但鉴于脑微透析技术的特点与优势,未来其在神经外科肿瘤手术患者中的应用仍令人期待。

(六)经颅多普勒超声(TCD)

TCD 也是 20 世纪 80 年代发展起来的一种无创脑血流持续监测技术。其检测的部位如下:通过颞窗检测大脑中动脉、大脑前动脉、大脑后动脉和颈内动脉终末段等,通过眼窗检测颈内动脉颅内段和眼动脉,通过枕窗检测椎动脉颅内段和基底动脉,其中最常用到的是检测大脑中动脉的血流,而对椎动脉和基底动脉的检测,则可用于颅底外科手术后脑血流的监测。当然,现阶段临床上 TCD 主要还是应用于在颅内动脉瘤手术中监测载瘤动脉在动脉瘤夹闭前后血流速度的变化情况,或检查动脉瘤破裂引起的 SAH 患者是否存在血管痉挛。另外,TCD 还可以通过脑血流监测,间接判断 TBI 患者的 ICP 与脑灌注压(CPP)状态。这些特点似乎也可用于神经外科肿瘤手术的患者,但尚缺乏相关研究,故有待日后的研究加以评价。

(七)有创 ICP 监测

有创 ICP 监测是神经外科领域较传统且较常用的监测手段之一。ICP 增高会导致 CPP 的急剧降低,脑血流也会完全终止,这通常是进入脑死亡的最后通路。因此,控制 ICP 增高,保障脑灌注是几乎所有神经外科疾病治疗的共同目标,神经外科肿瘤手术患者亦不例外。事实上,在临床实践中,针对神经外科肿瘤手术后的 ICP 监测十分普遍,但相关的文献报道并不多见,故有待未来的研究加以完善与丰富。

综上可见,上述这些比较成熟的脑功能监测技术仍较多应用于以大脑皮质损伤为主的 TBI、SAH 与缺血缺氧性脑病的患者,而对于其在神经外科肿瘤手术患者中的应用,相关的研究与临床实践需进一步加强。

第三节　神经外科肿瘤患者手术后气道与呼吸系统的监测与管理

如前文所述,很多神经外科肿瘤手术后的患者存在不同程度的神经系统并发症(如意识障碍)等,还有一些特殊部位的肿瘤,特别是颅底脑干部位的肿瘤,包含脑干及后组脑神经等诸多重要神经解剖结构,其中,第 Ⅴ、Ⅶ、Ⅸ、Ⅹ 和Ⅻ对脑神经损伤会导致吞咽反射和咳嗽反射异常,而脑干部位(尤其是延髓或脑桥部位)的侵袭性操作也会影响自主呼吸的节律、幅度甚至驱动。而且,颅底手术的时间通常较长,又常采用侧卧位,气管插管的留置和摩擦也会导致咽后部水肿。因此,颅底外科术后气道和呼吸系统的并发症发生率很高,所有这些因素均使得神经外科肿瘤手术后患者成为呼吸系统并发症的高危群体。故此类手术的术后监测具有相当的特殊性,除神经系统监测外,还应特别关注其气道与呼吸系统的情况。笔者所在医疗机构的一项调查研究显示:神经外科肿瘤患者手术后出现气道与呼吸系统并发症的比例高达40%,且严重影响手术疗效与预后转归。由此可见,气道与呼吸系统的管理是颅底外科术后监护与治疗的重要内容之一。

一、神经外科肿瘤手术患者的气管插管

神经外科肿瘤手术患者的气管插管途径包括经口(图 30-1A)与经鼻(图 30-1B)两种;由于很多神经外科肿瘤手术患者,特别是伴有意识障碍或颅底脑干外科手术患者,多不建议早期拔管且术后保留气管插管时间较长,故很多神经外科医生倾向于将经鼻气管插管作为此类手术患者术后保管的首选途径,这主要是因为既往曾有研究表明,患者对于经鼻气管插管的耐受性要优于经口气管插管,其保管的时间也更长;但近年的研究结果则表明,经鼻气管插管不仅不能改善患者对于气管插管的耐受性,还会带来诸多不良后果,如鼻窦炎、鼻出血以及由于痰痂堵塞所致的"堵管"现象(经鼻气管插管管径一般较细,吸痰管不易置入吸引)。而且,对于合并颅底损伤、脑脊液漏等的手术患者,禁止实施经鼻气管插管。此外,由于管径更加细小,更易出现痰痂堵塞气管插管的情况,对于小儿也不建议实施经鼻气管插管。因此,经口气管插管理应成为颅底外科手术患者术后保留气管插管的首选途径。

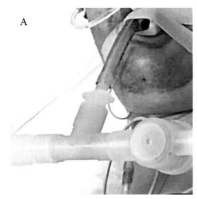
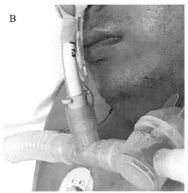

图 30-1 气管插管连接 T 形管吸氧

A. 经口;B. 经鼻

二、神经外科肿瘤手术后患者气管插管的拔除与气管切开

与一般危重症患者甚至经典的神经重症(TBI 与脑卒中)人群不同,神经外科肿瘤手术后患者,会或多或少伴有一定程度的意识障碍或气道保护性反射异常(如颅底脑干手术患者),故此类患者脱离呼吸机时并不代表一定能够拔除气管插管。其气管插管除作为与呼吸机连接的途径外,更重要的是作为保持气道通畅、防止误吸和进行呼吸道清理的通道。因此,对于神经外科肿瘤手术后的患者,判断其能否拔除气管插管,除了常规对其意识以及呼吸、循环功能进行评估外,还应特别注意对气道保护功能的评价。如表30-1 所示,在判断患者意识水平是否已恢复的基础上还必须重点评估患者的吞咽反射和咳嗽反射情况,即气道保护性反射。表 30-1 列出了拔除气管插管时需判断的气道保护性反射的指标和操作顺序,可供临床医生参考。同时,笔者还建议,在拔除气管插管前应充分与术者沟通,了解术中脑组织及脑神经的损伤情况,对于术者不建议实施的拔管,即使患者意识清楚且吞咽反射和咳嗽反射不存在明显异常,也应持谨慎态度。此外,考虑到很多神经外科肿瘤手术后患者多不建议早期拔管,术后保留气管插管时间较长,咽部水肿的风险增加,拔除气管插管后极易发生上呼吸道梗阻,再插管时声门暴露困难的危险性也大为增加,故即使是最终决定试验性拔除气管插管的患者,也应同时准备紧急气管切开的设备以策万全。

表 30-1 神经外科肿瘤手术后患者气管插管拔除的判断步骤

顺序	操作方法	判断目的
1	观察患者能否自主睁眼、配合体格检查	意识水平
2	观察患者是否流涎	吞咽功能
3	吸引口鼻咽分泌物,同时观察分泌物的量和性状	吞咽功能

续表

顺序	操作方法	判断目的
4	嘱患者做吞咽动作	吞咽功能
5	嘱患者张口、伸舌	咽喉部肌肉张力
6	嘱患者做咳嗽动作	自主咳嗽能力（主动）
7	吸引气道	咳嗽反射（被动）

三、神经外科肿瘤手术后患者的机械通气支持

机械通气（mechanical ventilation，MV）是 ICU 内给予生命支持的较重要和较基础的手段之一。MV 的目的在于提供并维持足够的氧合和肺泡通气，故其主要适应证包括低氧血症、呼吸性酸中毒、呼吸肌疲劳等，这些同样也是神经外科肿瘤手术后患者实施 MV 支持的重要指征。而且，对此类患者而言，由于其对缺氧以及 CO_2 潴留的耐受力差，通气不足后发生的高碳酸血症会进一步增高发生脑水肿的风险，因此更应强调 MV 支持的及时性。另外，某些颅底脑干肿瘤手术后患者，特别是延髓部位手术后患者，还可能会出现较为特异的中枢性呼吸衰竭（多见于延髓呼吸中枢的损伤），其 MV 支持还存在一定的特殊性。因此，对于神经外科肿瘤手术后患者的 MV 支持，除了要熟悉相关的基础知识外，还应了解其专科特点。

还需要了解的是，依据是否在声门内建立人工气道（如气管插管、气管切开、喉罩等），MV 可分为有创及无创两种。而神经外科肿瘤手术后患者多存在一定程度的意识障碍或气道保护性反射的异常，这是无创 MV 的绝对禁忌证，故此类患者几乎不会使用无创 MV。因此，本部分介绍的内容主要是神经外科肿瘤手术后的有创 MV 支持。

（一）神经外科肿瘤手术后患者 MV 的基本模式

目前，临床最常应用的仍然是传统的辅助/控制（assist/control，A/C）通气、同步间歇指令通气（synchronous intermittent mandatory ventilation，SIMV）和压力支持通气（pressure support ventilation，PSV）这三种基本模式。而这三种基本模式具有较普遍的适用价值，也适用于几乎所有的神经外科危重患者，包括神经外科肿瘤手术后需要 MV 支持的患者。

1.辅助/控制（A/C）通气模式　此模式结合了控制和辅助两种模式。若患者没有自主呼吸，或自主呼吸频率低于预设频率，则呼吸机控制通气（图 30-2A）；当患者存在自主呼吸时，可触发呼吸机送气，表现为辅助通气（图 30-2B）。而根据所设定的参数不同，A/C 通气模式可分为定容及定压两种：定容 A/C 通气模式时，主要需要预设潮气量，此外还需设定触发灵敏度、呼吸频率、潮气量、吸气流速和吸气流速形式、呼气末压力；定压 A/C 通气模式时，主要需要预设吸气压力，其他还包括触发灵敏度、呼吸频率、吸气时间以及呼气末压力。

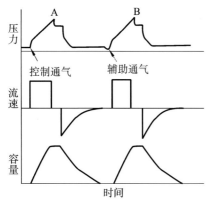

图 30-2　定容 A/C 通气模式波形

A.控制通气（从实线箭头处开始）；
B.辅助通气（从虚线箭头处开始）

2.同步间歇指令通气（SIMV）模式　此模式是一种混合通气模式，分为指令通气和自主呼吸两个部分，在两次指令通气之间允许患者自主呼吸（图 30-3）。在每个 SIMV 周期中保证有一次指令通气。这次指令通气可以是患者触发（压力触发或流量触发），也可以是呼吸机触发（时间触发）。与 A/C 通气模式相同，指令通气可以为定压方式（图 30-3A），也可为定容方式（图 30-3B），吸气相通气参数均由呼吸机控制。自主呼吸可以是单纯自主呼吸，也可以为持续气道正压（continuous positive airway pressure，CPAP），还可以为压力支持通气（PSV）模式。而且，自 PSV 出现后，单纯 SIMV 已较少应用，多数情况下使用 SIMV 与 PSV，即"SIMV＋PSV"的模式。

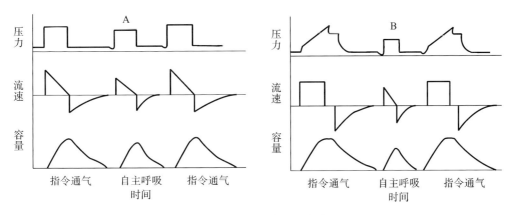

图 30-3　SIMV＋PSV 波形

A. 定压方式 SIMV＋PSV 波形；B. 定容方式 SIMV＋PSV 波形

3. 压力支持通气(PSV)模式　此模式属于机械辅助的自主呼吸模式，其吸气触发全部为患者触发(图 30-4)，故应用 PSV 的先决条件是患者具有相对正常的自主呼吸驱动力。PSV 时，由于每次呼吸由患者触发并控制，故无须预设呼吸频率，但仍需设置触发灵敏度和压力支持水平等参数。由于呼吸频率由患者自主呼吸控制，当患者自主呼吸停止时将出现窒息危险。当然，现代呼吸机几乎全部配备了窒息(后备)通气功能，作为安全保障(图 30-5)。正因为这样，在实施单纯 PSV 时，一定要首先检查窒息(后备)通气的设定，以免自主呼吸停止而导致严重的并发症。

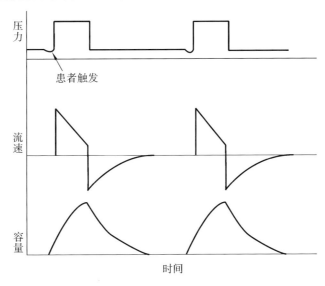

图 30-4　PSV 波形

临床中，除作为常规 MV 支持模式外，PSV 的另一个目的是作为试验性撤机的方法，对抗人工气道和呼吸机管路的阻力，以辅助撤机。一般来说，若患者在 5～10 cmH$_2$O 的压力支持水平下，仍可维特理想通气和氧合，则可考虑撤机(详见后文)。

(二)神经外科肿瘤手术后患者 MV 的参数设置

1. 潮气量　成年患者的潮气量设置通常依据理想体重选择 6～10 mL/kg。近年来，学术界越来越强调小潮气量(＜6 mL/kg)的"肺保护性"通气策略，特别是对于急性呼吸窘迫综合征患者；当然，小潮气量通气对于非急性呼吸窘迫综合征的 MV 患者是否有益尚存在争议，但从呼吸生理学角度考虑，过大潮气量的确可造成肺泡压力增高，这对肺泡存在潜在损伤，因而对于神经外科肿瘤手术后患者，笔者建议临床实际中设定的潮气量最好不要超过 10 mL/kg。另外，小潮气量也有造成通气不足的风险，进而引发高碳酸血症而致脑血管扩张、脑血流量增加以及 ICP 增高，这对于颅底外科手术后患者尤为危险，故此类患者潮气量设置值最好也不要低于 6 mL/kg，并根据动脉血气分析结果，特别是动脉 CO$_2$ 分压的水平随时进行调整。

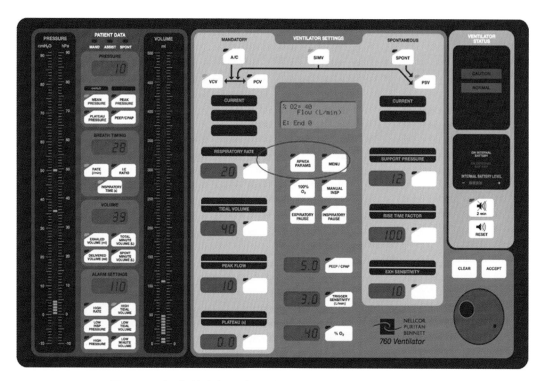

图 30-5　呼吸机的窒息(后备)通气功能键(呼吸机型号为 PB760)

2. 呼吸频率　A/C 通气模式及 SIMV 模式均需设定呼吸频率,通常设定为 12~20 次/分,合并有急性呼吸窘迫综合征或慢性阻塞性肺疾病时,也可根据每分通气量和目标动脉 CO_2 分压水平设定为超过 20 次/分。同样地,呼吸频率的设定也应依据动脉血气分析结果的变化随时调整。

3. 吸气时间与吸呼比　定压 A/C 通气模式及 SIMV 模式可直接设定吸气时间或吸呼比。定容模式下,吸呼比(或吸气时间)由呼吸频率、潮气量和吸气流速间接确定。一般情况下,可将吸呼比设定为 1:(1.5~2),这对绝大多数患者来说是舒适及理想的。

4. 吸气流速与流速形式　定容模式下,吸气流速形式为恒速气流,即所谓的方波(图 30-2),成人通常设置为 40~60 L/min。近年来,多数呼吸机亦安装了减速气流模式(减速波,图 30-4),与方波相比,减速波可能具有气道峰压较低,有利于气体交换和呼吸力学改善的优势。目前多数呼吸机在定压模式下,包括 A/C 通气、PSV 以及 SIMV 等,均为减速波,无须设定吸气流速。

5. 触发灵敏度　任何一种 MV 模式均需设定触发灵敏度,灵敏度可以通过压力触发亦可通过流量触发,压力触发灵敏度多设定在 −2~−0.5 cmH_2O,流量触发灵敏度多设定在 1~3 L/min。触发灵敏度设定过低,呼吸机有可能频繁地触发自身;若触发灵敏度设定过高,则患者需要用更大的吸气动作才能触发呼吸机,增加呼吸做功。

6. 吸入氧浓度(FiO_2)　MV 的初始阶段,特别是患者存在严重低血氧饱和度时,可给予高 FiO_2 甚至纯氧(100%)吸入以迅速纠正低血氧饱和度;但当低血氧饱和度被纠正后,应依据氧合情况尽快下调 FiO_2,一般情况下设定能维持 SaO_2>92% 的最低 FiO_2 即可。

7. 呼气末正压(positive end-expiratory pressure,PEEP)　在呼气末期将气道压力维持在高于大气压的水平,即为 PEEP。PEEP 在 MV 中的作用主要是防止肺泡塌陷、促进肺泡复张、改善通气血流比(VA/Q 值),进而起到改善氧合的效果,因此,应用一定水平的 PEEP 还可以避免过高的 FiO_2。对于神经外科肿瘤手术后患者,PEEP 一般可设置在 4~6 cmH_2O 的水平,但若此类患者合并有急性呼吸窘迫综合征、急性肺水肿,则可能还需要设置更高的 PEEP 水平(>8 cmH_2O)。当然,还需警惕的是,较高水平的 PEEP 可能会增加胸腔内压,继而间接影响 ICP,对于神经外科肿瘤手术后的患者可能会造成不良

后果。根据目前已获得的临床证据,对于 ICP≤20 mmHg 的患者,临床应用不高于 15 cmH₂O 的 PEEP
一般不会对 ICP 造成明显影响,但是笔者仍建议对于此类患者,若需要使用超过 8 cmH₂O 的 PEEP,在
条件允许的情况下应严密监测 ICP。

(三)神经外科肿瘤手术后患者 MV 的撤离

虽然神经外科肿瘤手术后患者的气道与 MV 管理存在一定特殊性,但由于缺乏相关研究,此类手术
后 MV 的撤离仍主要参考一般危重患者撤机的原则与过程,这一过程主要包括对患者的初步筛查与试验
性撤机(图 30-6)。

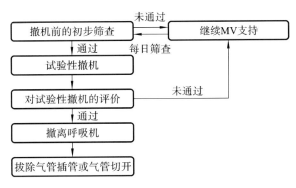

图 30-6　MV 撤机流程图

1. 撤机前的初步筛查　在患者开始接受 MV 支持之初,就应对其进行撤机可能性的判断,尤其对于
MV 超过 24 h 的患者,临床医生应每天评估,具体的筛查指标包括主观指标与客观指标,见表 30-2,当患
者满足表中的各项指标时,即可开始试验性撤机。

表 30-2　撤机前的初步筛查指标

指标类型	筛查指标
主观指标	导致呼吸衰竭的原发病已得到基本控制
	临床医生认为存在撤机的可能性
客观指标	氧合情况稳定(PaO₂/FiO₂>150;PEEP≤8 cmH₂O;FiO₂≤50%)
	循环情况稳定(无心肌缺血,无低血压,未大剂量使用升压药物,如多巴胺或多巴酚丁胺,剂量<5 μg/(kg·min))
	无明显呼吸性酸中毒表现(即 pH>7.25)

2. 试验性撤机的方法　目前通常采用的试验性撤机方法主要包括两种:自主呼吸试验(spontaneous
breathing trial,SBT)和压力支持通气(PSV)。对于 SBT,临床常采用 T 形管吸氧的方法(图 30-1),即在
患者脱离呼吸机的情况下,根据患者的反应预测其完全脱离 MV 支持的可能性。PSV 的特点则在于对
每次呼吸均给予量化支持,通过逐渐降低压力支持水平达到增加患者呼吸肌负荷的目的,直至完全脱离
呼吸机;当压力支持调节至刚好克服人工气道的管路阻力(一般为 5～10 cmH₂O)后,再稳定 2～4 h 即可
考虑撤机。

当然,对于神经外科肿瘤手术后患者,由于通气量的变化以及 PaCO₂ 有可能影响到 ICP,故此类患者
在实施试验性撤机的过程中应特别注意对 PaCO₂ 的监测;目前重症监护室广泛应用的呼气末 CO₂ 分压监
测方法具有简便、无创且可以动态监测的优点,建议常规应用于此类患者的试验性撤机过程中。

3. 对试验性撤机的评价　对于试验性撤机的评价极其重要,直接关系到患者撤机成功还是需要继续
给予 MV 支持,表 30-3 整合了目前临床上较常应用于试验性撤机评价的各项指标,它们主要着眼于氧
合、动脉血气、通气、循环以及患者的临床表现,可供借鉴。但需注意的是,表中各项指标单独应用时,其
预测撤机的准确性并不高,这些指标的综合运用可能对撤机的评价更具意义。

表 30-3　试验性撤机评价指标

指标类型	评价指标
临床表现	无烦躁
	无明显大汗
	无动用辅助呼吸肌的表现
	无胸腹矛盾呼吸
	神志清楚的患者无不适主诉
客观指标	氧合：$SaO_2 \geqslant 92\%$
	动脉血气：$PaO_2 > 60$ mmHg，$PaCO_2$ 增高值不大于 10 mmHg，$pH \geqslant 7.32$
	通气：呼吸频率 $\leqslant 35$ 次/分或升高幅度小于 50%
	循环：心室率 < 140 次/分或升高幅度小于 20%，收缩压 < 200 mmHg 或升高幅度小于 20%，且未使用升压药物或未上调撤机前升压药物剂量

4. 试验性撤机失败后的处理　除恢复患者的 MV 支持外，更重要的是积极寻找本次撤机失败的原因，以便给予及时、恰当的处理；同时还需每日筛查并动态评估患者再次实施试验性撤机的可能性。导致试验性撤机失败的一般原因包括肺部及心血管功能障碍，呼吸肌的异常（营养性、失用性等）以及患者的精神因素。除上述一般原因外，对颅底脑干肿瘤手术后的患者来说，自主呼吸驱动力的异常也是导致试验性撤机失败的常见原因，尤其是那些延髓手术后的患者。对于这类患者，当 ICP 及颅内血流动力学稳定后，可采用逐步降低 MV 支持条件的方法使 $PaCO_2$ 逐渐升高，并给患者以肾脏酸碱平衡代偿的时间，使动脉血 pH 维持在相对正常的范围；当患者的高碳酸血症维持一段时间后，呼吸中枢对 CO_2 的反应得到一定程度的调节，部分患者能够顺利撤机。当然，还有部分患者由于延髓呼吸驱动中枢损伤严重，表现为完全的窒息样或叹息样通气，这类患者就不适用于上述撤机方法。还有，考虑到高碳酸血症对患者脑血流量及 ICP 的影响，伴有 ICP 增高的患者也禁止使用这种撤机方法。

5. 试验性撤机成功后气管插管的拔除与气管切开　如前文所述，对神经外科肿瘤手术患者而言，成功脱离呼吸机并不一定代表能够拔除气管插管；气管插管对于这类患者除作为与呼吸机连接的途径外，更为重要的是作为保持气道通畅、防止误吸和进行呼吸道清理的通道。因此，拔除气管插管前还应对患者的意识水平特别是气道保护功能进行充分评估；对于那些短期内气道保护功能可能无法恢复，以及气道保护功能损伤严重或多次拔管失败的患者，应及早考虑实施气管切开。

(四)神经外科肿瘤手术后患者肺部感染的诊治

肺部感染是神经外科肿瘤手术后患者最常见的呼吸系统并发症，也是发生率最高的感染类型；此类肺部感染应属于医院获得性肺炎(hospital acquired pneumonia，HAP)范畴，据统计，发生率可达 $10\% \sim 20\%$，且病死率极高($20\% \sim 50\%$)，还会显著延长患者的住院时间并增加住院费用，故应及时诊断，并给予恰当的治疗。

与一般重症患者相同，神经外科肿瘤手术后患者的 HAP 仍以细菌感染为主，少数情况会出现病毒或真菌感染(多见于免疫功能缺陷的人群)，致病菌中最常见的是金黄色葡萄球菌(多为耐甲氧西林金黄色葡萄球菌)，其次是一些革兰阴性杆菌，如铜绿假单胞菌、肺炎克雷伯菌以及不动杆菌等。这种病原体的流行特征及相应的抗菌药物谱可指导早期的经验性治疗(详见表 30-4)，确保抗感染药物的精确度与广谱性。当然，表 30-4 中所列抗感染药物并非全部适用于颅底外科手术后的患者，比如，喹诺酮类抗生素以及碳青霉烯中的亚胺培南就会诱导癫痫的发作，而氨基糖苷类抗生素，也有加剧神经肌肉接头阻滞的副作用，甚至造成呼吸抑制，故对于颅底外科手术后合并 HAP 患者，在选择抗感染药物时应充分考虑其专科的特殊性。

表 30-4　颅底外科手术后 HAP 经验性抗感染治疗方案及其覆盖的致病菌

针对耐甲氧西林金黄色葡萄球菌	针对铜绿假单胞菌或其他革兰阴性杆菌（β 内酰胺类）	针对铜绿假单胞菌或其他革兰阴性杆菌（非 β 内酰胺类）
糖肽类： 万古霉素（15 mg/kg，iv，q8～12 h，病情严重者可考虑给予负荷量（25～30 mg/kg）1 次）	青霉素类： 哌拉西林-他唑巴坦（4.5 g，iv，q6h）	喹诺酮类： 环丙沙星（400 mg，iv，q8h） 左氧氟沙星（750 mg，iv，qd）
恶唑烷酮类： 利奈唑胺（600 mg，iv，q12h）	头孢菌素类： 头孢吡肟（2 g，iv，q8h） 头孢他啶（2 g，iv，q8h）	氨基糖苷类： 阿米卡星（15～20 mg/kg，iv，qd） 庆大霉素（5～7 mg/kg，iv，qd） 妥布霉素（5～7 mg/kg，iv，qd）
	碳青霉烯类： 亚胺培南（500 mg，iv，q8h） 美罗培南（1 g，iv，q8h）	多黏菌素： 多黏菌素 E（首次负荷量 5 mg/kg，iv，继之以维持量 2.5 mg/kg，iv，q12h） 多黏菌素 B（1～1.5 mg/kg，iv，q12h）
	单环 β 内酰胺类： 氨曲南（2 g，iv，q8h）	

　　需要注意的是，上述经验性治疗方案并非一成不变的。由于包括神经外科肿瘤手术在内的神经外科手术后 HAP 致病菌的流行特点多变并存在地区差异，且近年来细菌多重耐药的形势愈加严峻，故周期性、地区性甚至单中心的流行病学调查对于此类 HAP 的经验性治疗更具意义；美国最新版 HAP 临床实践指南就建议，每个医疗机构应定期监测和发布该医院的细菌流行病学数据与抗菌药物谱，并建议根据当地 HAP 的病原菌分布特征及抗菌药物的敏感性及时更新经验性治疗方案。

　　另外，对于神经外科肿瘤手术后 HAP 抗感染的治疗疗程目前尚存在争议：一般认为是 8～15 天，美国最新版 HAP 临床实践指南建议的疗程是 7 天；当然，抗生素使用疗程的长短最终还是要取决于患者的临床表现以及影像学检查、实验室检查指标等。

参 考 文 献

［1］　周建新. 神经外科重症监测与治疗［M］. 北京：人民卫生出版社，2013.

［2］　中华医学会神经病学分会神经重症协作组. 神经重症监护病房脑电图监测规范推荐意见［J］. 中华神经科杂志，2015，48（7）：547-550.

［3］　张力伟，薛湛. 我国颅底外科多学科合作的过去、现在与未来［J］. 中华医学杂志，2016，96（9）：673-675.

［4］　American Clinical Neurophysiology Society. Guideline 9D：guidelines on short-latency somatosensory evoked potentials［J］. J Clin Neurophysiol，2006，23（2）：168-179.

［5］　Bellander B M，Cantais E，Enblad P，et al. Consensus meeting on microdialysis in neurointensive care［J］. Intensive Care Med，2004，30（12）：2166-2169.

［6］　Carter L P，Erspamer R，Bro W J. Cortical blood flow：thermal diffusion versus isotope clearance［J］. Stoke，1981，12（4）：513-518.

［7］　Franko L R，Hollon T，Linzey J，et al. Clinical factors associated with ICU-specific care following supratentoral brain tumor resection and validation of a risk prediction score［J］. Crit Care Med，2018，46（8）：1302-1308.

［8］ Kalil A C,Metersky M L,Klompas M,et al. Management of adults with hospital-acquired and ventilator-associated pneumonia:2016 clinical practice guidelines by the Infectious Diseases Society of America and the American Thoracic Society[J]. Clin Infect Dis,2016,63(5):e61-e111.

［9］ Lazaridis C,DeSantis S M,McLawhorn M,et al. Liberation of neurosurgical patients from mechanical ventilation and tracheostomy in neurocritical care[J]. J Crit Care,2012,27(4):417. e1-e8.

［10］ Legatt A D. Mechanisms of intraoperative brainstem auditory evoked potential changes[J]. J Clin Neurophysiol,2002,19(5):396-408.

［11］ Ouellette D R,Patel S,Girard T D,et al. Liberation from mechanical ventilation in critically ill adults:an official American College of Chest Physicians/American Thoracic Society clinical practice guideline:inspiratory pressure augmentation during spontaneous breathing trials, protocols minimizing sedation,and noninvasive ventilation immediately after extubation[J]. Chest,2017,151(1):166-180.

［12］ Stern M D. *In vivo* evaluation of microcirculation by coherent light scatting[J]. Nature,1975,254 (5495):56-58.

［13］ Wijdicks E F,Bamlet W R,Maramattom B V,et al. Validation of a new coma scale:the FOUR score[J]. Ann Neurol,2005,58(4):585-593.

（石广志）

第三十一章　重症神经肌肉疾病

重症神经肌肉疾病是神经重症疾病的重要组成部分,人类与重症神经肌肉疾病的抗争极大地促进了重症医学的发展。1953 年脊髓灰质炎在哥本哈根大流行,病死率高达 85％,丹麦的麻醉医生 Ibsen 创新性地对患者进行气管切开,使用呼吸球囊进行正压通气,使脊髓灰质炎患者病死率下降了 40％。Ibsen 的杰出工作首次证实了正压通气的临床价值,是现代机械通气和呼吸机发展的开端。Ibsen 使用正压通气进行呼吸支持治疗的经验突显了对危重患者进行集中救治的重要性,促进了历史上第一个现代意义上的重症监护室的诞生。尽管疫苗的发展已经在全球范围内近乎消灭了脊髓灰质炎,但仍有大量神经肌肉疾病危害人类的健康(表 31-1),机械通气和重症医学的发展仍方兴未艾。重症神经肌肉疾病可以根据发病形式分为两大类:第一类疾病病情进展缓慢,从发病到呼吸功能衰竭需要数年的时间,在进展成危重阶段之前原发病常诊断明确,如运动神经元病、肌营养不良、代谢性肌病等;第二类疾病病情进展迅速,呈急性或亚急性起病,在数天或数周内迅速进展,出现全身肌无力和呼吸功能衰竭,早期常诊断不明,需要与多种疾病进行鉴别,典型疾病有吉兰-巴雷综合征、重症肌无力、肌肉离子通道病等(表 31-2)。

表 31-1　常见的神经肌肉疾病

定位	神经肌肉疾病
脊髓	外伤、肿瘤、脊髓炎、脊髓梗死
脊髓前角	肌萎缩侧索硬化症、脊髓灰质炎、脊髓性肌萎缩症
周围神经	吉兰-巴雷综合征、腓骨肌萎缩症、中毒性周围神经病(重金属、呋喃妥因、有机磷农药中毒)、内分泌相关周围神经病(甲状腺功能障碍、糖尿病)、血管炎相关周围神经病
神经肌肉接头	重症肌无力、兰伯特-伊顿肌无力综合征、肉毒素中毒
肌肉	肌炎/皮肌炎、肌营养不良、代谢性肌病、肌肉离子通道病、中毒性肌病

表 31-2　导致急性或亚急性对称性四肢肌无力的常见病因

定位	脊髓	脊髓前角	周围神经	神经肌肉接头	肌肉
临床特点	肌张力增高,反射增强;病理征阳性;胸腰部束带感;感觉异常;大小便异常	肌张力增高,反射增强;病理征阳性;无感觉异常	肌张力降低,反射减弱或消失;病理征阴性;感觉异常、缺失,疼痛;自主神经功能异常	肌张力降低,反射减弱或消失;病理征阴性;无感觉异常;症状有明显的波动性	肢体近端肌无力,肌肉疼痛;肌张力降低,反射减弱或消失;病理征阴性;无感觉异常
常见疾病	急性横贯性脊髓炎、脊髓外伤、脊髓梗死	脊髓灰质炎	吉兰-巴雷综合征、中毒性血管炎	重症肌无力、兰伯特-伊顿肌无力综合征、肉毒素中毒	肌炎、肌肉离子通道病
电生理检查	正常	感觉神经传导正常;运动神经传导一般不低于正常值的 70％,CAMP 波幅降低;纤颤电位、正锐波	早期 F 波 H 反射潜伏期延长或消失。神经传导速度减慢、传导阻滞,波形离散	重复电刺激波幅递减	神经传导正常;纤颤电位,多相电位

一、重症神经肌肉疾病的病理生理

(一)呼吸功能衰竭

呼吸功能衰竭是重症神经肌肉疾病最严重的并发症,其导致呼吸功能衰竭的机制主要包括三个方面:①膈肌和肋间外肌麻痹导致呼吸泵衰竭;②喉肌、腹肌和肋间内肌麻痹导致咳嗽功能障碍;③口咽部肌肉麻痹导致吞咽功能障碍。

1. 呼吸泵衰竭　呼吸中枢主要位于延髓,目前认为呼吸节律起源于延髓的前包钦格复合体,并受延髓背侧呼吸组和腹侧呼吸组的调控。背侧呼吸组通过膈神经和肋间神经,控制膈肌和肋间外肌进行吸气运动;腹侧呼吸组通过肋间神经控制肋间内肌进行主动呼气运动。此外,脑桥的呼吸调整中枢和长吸中枢对呼吸节律也有重要调节作用。由于呼吸驱动结构受损,导致呼吸驱动不足或呼吸调节异常,引起的呼吸功能衰竭称呼吸泵衰竭。膈神经的神经元胞体位于 $C_3 \sim C_5$ 的脊髓前角,肋间神经的神经元胞体位于胸髓的前角,脊髓灰质炎、肌萎缩侧索硬化症、脊髓性肌萎缩症等疾病主要影响脊髓前角,导致运动神经元的变性坏死,引起全身肌无力,最终导致呼吸功能衰竭。吉兰-巴雷综合征、腓骨肌萎缩症等疾病主要影响周围神经,导致周围神经病变,如脱髓鞘和轴索变性,通过影响膈神经和肋间神经的神经传导而导致呼吸功能衰竭。肌肉和神经肌肉接头疾病,如重症肌无力、肌营养不良等直接影响呼吸肌,引起肌肉的收缩功能障碍导致呼吸功能衰竭。

2. 咳嗽功能障碍　咳嗽反射是最重要的气道保护机制,在清除气道分泌物和异物的过程中发挥重要作用。咳嗽中枢位于延髓,感觉传入神经主要是迷走神经的分支,分布在肺和气管的纤毛上皮,传出神经纤维通过迷走神经、脊神经支配喉肌、肋间肌和腹肌。当气道受到刺激后,机体先吸气,然后声门关闭,肋间内肌和腹肌收缩,用力呼气导致肺内压急剧升高,然后声门打开,肺内空气喷射而出,将分泌物排出气道。有效的咳嗽,无论是自主咳嗽还是反射性咳嗽,都需要足够的吸入量、足够的气道闭合时间、快速而完全的声门开放和有力的呼气肌收缩。神经肌肉疾病,如重症肌无力、运动神经元病,常会引起腹肌和咽喉肌无力,导致声门闭合不全,呼气无力,无法达到有效的肺内压,表现为咳嗽无力。周围神经病,如吉兰-巴雷综合征,还会对传入神经纤维造成损害,导致机体对异物刺激无法做出有效的反应,表现为咳嗽反射迟钝甚至消失。咳嗽功能障碍导致机体无法有效进行气道保护,导致气道廓清障碍,极易导致肺部感染,是神经肌肉疾病患者气管插管和后期拔管失败的主要原因之一。

3. 吞咽功能障碍　机体每天会产生约 500 mL 的唾液,正常情况下每 1～3 min 就会有一次无意识的吞咽动作用来清除口腔的分泌物。吞咽是一个精细、复杂的反射动作,正常进食时舌肌将食物推送到咽部,反射性地使软腭上升,咽后壁前突,封闭鼻咽通道;同时声带内收,喉头升高,紧贴会厌,封闭喉咽通道;当喉头前移时,食管上端打开,食物被挤入食管,继而引起食管蠕动,把食物推送到食管下端,贲门舒张,食物进入胃中。正常的吞咽动作需要软腭、舌肌、咽喉肌及食管运动及感觉功能的协调配合,神经肌肉疾病患者存在不同程度的感觉和肌肉收缩的异常,容易合并吞咽功能障碍。吞咽功能障碍导致口腔分泌物无法有效清除,进食时易发生误吸,是导致无创通气失败和吸入性肺炎发生的主要原因之一。此外周围神经病合并自主神经功能障碍,以及使用胆碱酯酶抑制剂治疗重症肌无力会导致口腔分泌物的增多,进一步增高吸入性肺炎发生的风险。

(二)心脏和循环衰竭

心脏的起搏点在窦房结,节律受到交感神经和迷走神经的调控。周围神经病常合并自主神经受累,导致自主神经异常放电和传导异常,引起各种不同形式的心律失常,其中以持续的窦性心动过缓或窦性心动过速最常见,严重时可导致心搏骤停。肌肉疾病,特别是肌营养不良,在全身骨骼肌受累的同时常合并心肌细胞的受累,病理上可发现心肌细胞丢失、肥大,间质纤维化和脂肪沉积。心肌受累导致心脏传导系统功能异常,引起窦房结、房室结和室内传导阻滞,疾病的后期还会导致心脏收缩和舒张功能的异常,引起心力衰竭。血流动力学的稳定也需要自主神经的调控。周围神经病常合并血压波动,可能与交感神经节前纤维脱髓鞘和节后纤维的轴突变性导致的异常放电有关,儿茶酚胺水平可能瞬间升高,导致血压的剧烈波动,严重的高血压可以诱发可逆性后部白质脑病综合征。部分患者可能有持续的低血压,若处理不当,可能导致循环衰竭。此外,有证据表明,周围神经病会合并迷走神经核团的病理性改变,这种病理性改变可能也参与了自主神经相关的循环障碍的形成。

二、重症神经肌肉疾病的早期识别和评估

(一)临床评估

疾病早期症状常不明显,在代偿期患者常有呼吸急促、心动过速、夜间睡眠障碍、日间困倦、记忆力减退。呼吸驱动无力会导致胸锁乳突肌和斜角肌等辅助呼吸肌收缩。当膈肌无力时,吸气时横膈膜无法稳定胸腔底部,过度的吸气努力将腹部器官拉向胸部,导致胸腔扩张而腹腔凹陷,出现反常呼吸,反常呼吸是一个重要的体征,提示严重的膈肌无力,是呼吸驱动失代偿的表现。呼吸衰竭伴低氧和二氧化碳潴留会导致谵妄,患者会出现烦躁不安、意识混乱,严重者可导致意识水平下降甚至出现昏迷。

(二)咳嗽功能评估

咳嗽功能是判断是否需要插管,以及评估拔管失败风险的重要因素。咳嗽功能评估包括主观评估和客观评估。主观评估主要根据患者咳嗽时的气流和声音进行分级,具体见表 31-3。客观评估可通过白卡试验和测定咳嗽峰流量来进行。白卡试验可以评价主动咳嗽的强度,将一张白色卡片放置在气管插管前方 2 cm 处,鼓励患者咳嗽 2～3 次,如果有分泌物咳到白卡上即为白卡试验阳性,白卡试验阴性提示拔管失败的风险增高。咳嗽峰流量是评估咳嗽功能最常用的量化指标,患者取坐位,深吸气后,在医生指导下做咳嗽动作,然后使用峰流量测量仪连接面罩或人工气道测定咳嗽峰流量,咳嗽峰流量小于 60 L/min 提示拔管失败的风险增高。

表 31-3　主动咳嗽功能分级表

分级	描述
0 级	无指令咳嗽
1 级	气管内可闻及气流但无咳嗽
2 级	可闻及很弱的咳嗽声
3 级	可闻及清晰的咳嗽声
4 级	可闻及强有力的咳嗽声
5 级	可进行多次强有力的咳嗽

(三)吞咽功能评估

吞咽功能障碍是导致患者无创机械通气失败和吸入性肺炎发生的重要因素,对神经肌肉疾病患者应该早期关注和评估吞咽功能。早期可以通过唾液吞咽试验进行筛查,医生将手指放置在患者舌骨和甲状软骨之间,嘱患者做吞咽动作,当甲状软骨上举越过医生手指后复位,即表示完成了 1 次吞咽动作,患者 30 s 内无法完成 3 次吞咽动作,提示可能存在吞咽功能障碍,需进一步筛查。也可以使用洼田饮水试验进行进一步的评估,嘱患者饮水 30 mL,根据患者吞咽状况和有无呛咳进行分级(表 31-4),3 级以上提示存在吞咽功能障碍。吞咽造影检查和软式喉内镜吞咽功能检查是评估吞咽功能的金标准,有相关条件的医院可以开展,进行吞咽功能的量化分析,这对吞咽功能障碍管理意义重大。

表 31-4　洼田饮水试验对吞咽功能进行分级

分级	描述
1 级	在 5 s 内 1 次饮完,无停顿和呛咳
2 级	1 次饮完但超过 5 s,或分 2 次饮完,但无停顿和呛咳
3 级	1 次饮完,但有呛咳

分级	描述
4 级	2 次以上饮完,但有呛咳
5 级	频繁呛咳,无法完全饮完

(四)呼吸功能评估

在呼吸泵衰竭的代偿期,患者常没有典型的临床表现,而肺功能检查已经可以发现有意义的变化。最大吸气压(MIP)、最大呼气压(MEP)和肺活量(VC)是重要的肺功能指标。MIP 和 MEP 是反映呼吸肌肌力的敏感指标。MIP 是指在残气位气道阻断后用最大努力吸气能产生的最大吸气压力(男性正常值为 -95 cmH$_2$O,女性正常值为 -75 cmH$_2$O),MEP 是指在肺总量位气道阻断后用最大努力呼气所能产生的最大呼气压力(男性正常值为 140 cmH$_2$O,女性正常值为 100 cmH$_2$O)。连续监测 MIP、MEP、VC 可以早期发现即将发生呼吸功能衰竭的患者。男性 MIP>-45 cmH$_2$O 或女性 MIP>-30 cmH$_2$O 提示呼吸肌无力,MIP>-30 cmH$_2$O,则患者有可能发生二氧化碳潴留。MEP<40 cmH$_2$O,提示患者呼气无力,可能无法完成有效的呛咳。膈肌超声是评估膈肌功能的一种有效的无创技术。正常吸气时膈肌缩短,超声可发现膈肌厚度增加,在膈肌麻痹的情况下,膈肌不会因吸气而缩短,膈肌的厚度会发生相应的变化。近期的研究利用超声确定了正常人膈肌厚度偏移的预期范围,因此可以使用超声来评估膈肌的功能状态,监测患者治疗过程中膈肌功能恢复的情况。

三、重症神经肌肉疾病的呼吸支持治疗

(一)气道管理

1.口腔分泌物的管理　患者常因吞咽功能障碍和自主神经功能异常导致口腔分泌物增多,如不有效控制和及时清理,容易导致误吸。病情较轻的患者可以使用抗胆碱药物,如东莨菪碱、格隆溴铵、阿米替林,抑制腺体的分泌。对于慢性顽固性流涎患者,可以考虑使用肉毒素进行唾液腺的注射。肉毒素可以阻断突触前膜释放乙酰胆碱,阻止唾液的产生。肉毒素的作用时间可以持续 3~5 个月,效果减退后可再次注射。

2.气管插管指征　气管插管的目的是保护气道和进行有创机械通气。患者出现严重低氧血症和/或高碳酸血症(PaO$_2<60$ mmHg),尤其是充分氧疗后 PaO$_2$ 仍小于 60 mmHg,PaCO$_2$ 进行性升高,pH 动态下降,使用无创机械通气无明显改善,以及咳痰无力、吞咽困难、气道保护功能明显下降时,应考虑气管插管。

3.气管切开时机　当预计患者需要长时间(>10 天)机械通气,或经历了 1 次以上的试验性拔管失败时,应该考虑进行气管切开。目前并没有充分的证据表明早期(≤10 天)气管切开可以改善患者的预后,因此气管切开的时机应该根据具体疾病和患者的病情综合考虑。

(二)机械通气

1.无创机械通气　当患者出现呼吸功能障碍的早期表现,如端坐呼吸、夜间呼吸困难、睡眠障碍、疲倦、记忆力减退等表现时,应该评估患者是否需要呼吸支持治疗。当出现下列任何一项,应该考虑使用无创机械通气:①清醒时 PaCO$_2>45$ mmHg;②夜间血氧饱和度低于 88% 超过 5 min;③MIP>-60 cmH$_2$O 或用力肺活量(FVC)$<$预计值 50%。无创机械通气可以改善患者肺顺应性,减少夜间呼吸做功,缓解呼吸肌疲劳。目前有证据表明,早期无创机械通气可以改善患者的预后,降低气管切开率,改善患者的肺功能。因此,对于神经肌肉疾病患者,应该早期监测、评估呼吸功能,符合指征的患者应早期进行无创机械通气。

2.有创机械通气　当无创机械通气失败或存在明显的禁忌证时,就应该考虑行有创机械通气。当出现以下情况时,需要考虑气管插管,进行有创机械通气:①人机配合差,面罩大量漏气无法进行有效通气;②无创机械通气后,通气氧合进行性恶化;③需要很高的压力支持水平(>20 cmH$_2$O);④意识水平下降;

⑤吞咽功能障碍，咳嗽无力，无法自主保护气道。神经重症疾病急性期，患者常存在呼吸肌疲劳，因此早期应以控制通气为主，让呼吸肌充分休息；待病情稳定，相关的治疗起效后，应尽早采用辅助通气模式，鼓励患者自主呼吸，避免膈肌功能障碍。当原发病得到控制，肢体肌力好转时，应每日进行筛查，评估脱机可能性。应该采用程序化撤机方案，进行自主呼吸试验，在进行 30～120 min 的自主呼吸试验后，患者血流动力学稳定，通气氧合正常，呼吸平稳，可考虑脱机。对于脱机失败的患者，应该系统分析失败的原因，监测膈肌功能，可以考虑使用神经调节辅助通气、成比例辅助通气等机械通气模式，进行呼吸肌功能锻炼，帮助患者进行脱机。对于机械通气超过 10 天，脱机失败，预计长时间进行有创机械通气的患者，应该考虑行气管切开。

四、常见的重症神经肌肉疾病

（一）吉兰-巴雷综合征

吉兰-巴雷综合征（Guillain-Barré syndrome，GBS）是一种自身免疫性疾病，目前认为某些病原体的结构成分与周围神经组分相似，机体感染相关病原体后发生错误的免疫识别，导致自身免疫性 T 细胞及自身抗体对周围神经组分进行免疫攻击，引起周围神经脱髓鞘而发病。2/3 的患者在发病前 1～4 周有呼吸道或胃肠道感染，空肠弯曲杆菌和巨细胞病毒感染是 GBS 最常见的诱因。此外，EB 病毒、水痘-带状疱疹病毒、人类免疫缺陷病毒（HIV）、肺炎支原体感染及接种疫苗也与 GBS 的发生有关。

根据临床表现、病理及电生理表现，GBS 可以分为以下类型：①急性炎性脱髓鞘性多发神经病；②急性运动轴突性神经病；③急性运动感觉轴突性神经病；④米勒-费希尔综合征；⑤急性全自主神经病；⑥急性感觉神经病。其中急性炎性脱髓鞘性多发神经病是最常见的类型，主要表现为从下肢开始的上行性对称性肌无力，病情常在数天到数周内进展到高峰，伴有腱反射减弱或消失。感觉功能受累很常见，大多数患者的初始症状是周围神经感觉异常。自主神经功能障碍在 GBS 患者中很常见，发生率为 70%，自主神经功能障碍可导致心律失常、血压波动、异常出汗。GBS 的诊断基于临床表现和电生理学。脑脊液（CSF）蛋白质水平升高通常在症状出现的第 1 周后出现，并且通常伴有细胞数正常，即细胞蛋白分离。电生理检查提示远端运动神经传导潜伏期延长、传导速度减慢、F 波异常、传导阻滞、异常波形离散。

GBS 属于系统性疾病，对全身肌肉都会造成影响，影响患者的呼吸驱动、咳嗽功能和吞咽功能，43% 的 GBS 患者并发呼吸功能衰竭。连续的呼吸功能监测可以早期发现潜在的呼吸功能衰竭患者，VC <20 mL/kg，MIP 绝对值低于 30 cmH$_2$O、MEP <40 cmH$_2$O，提示患者很可能会发生呼吸功能衰竭。26% 的 GBS 患者需要气管插管，22% 的患者在入院后的第 1 周内进行气管插管。面部肌肉和/或咽喉肌无力、咳嗽无力的患者气管插管的风险增高。GBS 病情进展的速度和严重程度与机械通气风险相关，有研究表明，从发病到需要住院治疗不到 1 周、肢体无力导致无法站立、抬头和抬肘无力，这三个因素是需要机械通气的独立危险因素。一项来自日本的多中心、大样本的回顾性研究提示，GBS 患者气管切开的中位时间为 12 天，接受机械通气超过 1 周的患者中约 15% 在术后 7 天内接受了早期气管切开，但早期气管切开并没有降低患者的死亡率，对住院时间和肺部感染的发生也没有显著的影响。此外，GBS 患者的病死率和发病率与机械通气的需要和持续时间密切相关。需要机械通气的 GBS 患者的病死率可能高达20%。2/3 的 GBS 患者会合并自主神经功能障碍，导致血压波动和心律异常，严重者可导致休克和心搏骤停，这部分患者的死亡率高达 7%。

GBS 的治疗包括血浆置换（PE）或静脉注射免疫球蛋白（IVIG）。PE 可以快速降低体内抗体水平，改善患者的肌力，降低呼吸功能衰竭的风险。IVIG 也被证明是治疗 GBS 的有效方法，机制尚未完全确定，可能与中和和封闭体内抗体有关。IVIG 和 PE 的效果相当，联合使用没有提供额外的获益。

GBS 病程具有自限性，90% 的患者在 4 周内病情得到有效控制。10%～20% 的患者会完全康复，约 1/3 的患者会出现轻度残疾，20% 的患者可能会有严重残疾，3%～8% 的患者会因呼吸衰竭、肺部感染、肺栓塞或心搏骤停而死亡。

(二)重症肌无力

重症肌无力是一种自身免疫性疾病,主要致病机制是机体产生乙酰胆碱受体抗体,导致神经肌肉接头传递障碍,引起全身肌无力。重症肌无力好发于青年女性和老年男性,分全身型和眼肌型两种亚型,大约50%的眼肌型患者在发病后的2年内会进展成全身型。全身型重症肌无力可以累及面部、颈部、四肢、躯干等全身肌肉,肌无力症状具有波动性,有特征性的晨轻暮重现象。

重症肌无力很少单独累及呼吸肌,在呼吸肌受累时常合并全身肌无力。15%～27%的患者会并发肌无力危象,症状会在短时间内进行性加重,严重的呼吸肌和咽喉肌无力导致呼吸功能衰竭,死亡率为4%～13%。感染是导致肌无力危象的主要诱因,其他诱因还包括手术、创伤、妊娠。应早期进行呼吸功能、咳嗽功能、吞咽功能的评估,对呼吸功能受累的患者早期行无创机械通气有利于改善患者的预后。对气道保护功能差、无创机械通气后通气和氧合仍持续变差的患者应尽早行气管插管,行有创机械通气。既往的回顾性研究提示,50%的患者在2周内可以拔管,住ICU时间和住院时间的中位数分别为14天和35天。拔管失败在肌无力危象患者中很常见,既往研究报道,再插管率为26%。对于气管切开时机,目前仍有争议,但有证据表明,早期气管切开可以缩短机械通气时间,缩短住院时间。

重症肌无力的主要治疗方法包括应用抗胆碱酯酶药物、免疫调节治疗和胸腺切除术。一线治疗是使用抗胆碱酯酶药物,最常见的抗胆碱酯酶药物是溴吡斯的明,它可以减少乙酰胆碱的降解,使神经肌肉接头处的乙酰胆碱浓度升高。接受抗胆碱酯酶药物治疗的患者中大约50%呼吸肌功能得到改善,但治疗期间症状复发很常见,增加药物剂量通常会导致显著的副作用,因此大多数患者需要使用免疫抑制剂。糖皮质激素可使约75%的重症肌无力患者症状缓解或显著改善,可以在数周内起效。硫唑嘌呤、吗替麦考酚酯等免疫抑制剂起效较晚,因此它们不能作为初始治疗的主要药物使用。PE和IVIG通常用于重症肌无力患者的短期强化治疗。PE可快速去除乙酰胆碱受体抗体,通常可在数天内改善患者症状,IVIG的效果和PE相当。胸腺切除术可以改善重症肌无力患者的临床症状,但起效缓慢,而且手术可能会诱发肌无力危象,因此不应将胸腺切除术作为紧急手术,对于有显著通气障碍的患者,应在术前考虑行PE或IVIG。对于常规治疗无效的重症肌无力患者,可考虑使用利妥昔单抗,利妥昔单抗作为一种淋巴细胞清除药,已被证明是一种有效且耐受性良好的治疗难治性重症肌无力的药物。

(三)多发性肌炎和皮肌炎

多发性肌炎(PM)和皮肌炎(DM)是获得性特发性炎症性疾病,属于自身免疫性疾病,呈亚急性起病,通常在数月内出现进行性对称性肌无力,肩部和骨盆带肌肉最常受累。咽部肌肉受累可表现为发声困难或吞咽困难。50%的患者会出现肌痛和肌肉压痛。PM存在特征性皮肤病变,包括眼睑的水肿性淡紫色斑和戈特隆(Gottron)征,在掌指、指间、肘和膝关节的伸肌表面出现特征性对称红斑皮疹。肌肉炎症会导致肌酸激酶(CK)水平增高,其他肌酶(天冬氨酸转氨酶、丙氨酸转氨酶和乳酸脱氢酶)水平也可能升高。肌电图检查通常会发现全身肌肉的肌源性改变,但10%～15%的患者可能是正常的。肌肉活检可以发现不同程度的Ⅰ型和Ⅱ型纤维坏死和炎症。磁共振成像(MR)可以发现肌肉炎症和水肿。PM/DM的诊断标准包括对称性近端肌无力、骨骼肌酶水平升高以及肌电图和骨骼肌活检的一致发现。

PM/DM患者的呼吸系统和心血管并发症是ICU中的主要问题。PM/DM患者的呼吸系统并发症包括呼吸肌无力、间质性肺炎、吸入或免疫抑制导致的肺部感染。多达1/3的患者出现呼吸肌功能障碍并伴吸气肌和呼气肌受累。咽部肌无力以及食管近端横纹肌无力大大增加了误吸的风险。在大约1/3的PM/DM患者中也发现间质性肺炎,其中非特异性间质性肺炎是最常见的组织病理学改变。确定呼吸困难的主要原因很重要,因为间质性肺炎和呼吸肌无力都可能导致呼吸功能障碍,这些情况可能并存。心肌病变可以导致各种形式的心律失常和传导阻滞,晚期可能导致扩张型心肌病和心力衰竭。

糖皮质激素是治疗PM/DM和相关的间质性肺炎的主要药物,大多数患者对糖皮质激素反应良好,肌酶在4～6周恢复正常,肌力在2～3个月得到改善。对糖皮质激素反应不佳或无法耐受的患者,可以考虑使用免疫抑制剂,包括甲氨蝶呤、硫唑嘌呤或环磷酰胺。IVIG可以改善PM/DM患者的肌力,对其他治疗反应不佳的患者可以考虑使用。

参 考 文 献

［1］　中华医学会神经病学分会神经重症协作组,中国医师协会神经内科医师分会神经重症专业委员会. 呼吸泵衰竭监测与治疗中国专家共识［J］. 中华医学杂志,2018,98(43):3467-3472.

［2］　Angstwurm K,Vidal A,Stetefeld H,et al. Early tracheostomy is associated with shorter ventilation time and duration of ICU stay in patients with myasthenic crisis-a multicenter analysis ［J］. J Intensive Care Med,2023,37(1):32-40.

［3］　Boitano L J. Management of airway clearance in neuromuscular disease［J］. Respir Care,2006,51 (8):913-924.

［4］　Britton D,Karam C,Schindler J,et al. Swallowing and secretion management in neuromuscular disease［J］. Clin Chest Med,2018,39(2):449-457.

［5］　Damian M S,Wijdicks E F M. The clinical management of neuromuscular disorders in intensive care［J］. Neuromuscul Disord,2019,29(2):85-96.

［6］　Feingold B,Mahle W T,Auerbach S,et al. Management of cardiac involvement associated with neuromuscular diseases:a scientific statement from the American Heart Association ［J］. Circulation,2017,136(13):e200-e231.

［7］　Howard R S. Respiratory failure because of neuromuscular disease［J］. Curr Opin Neurol,2016,29 (5):596-601.

［8］　Limipitikul W,Ong C S,Tomaselli G F. Neuromuscular disease:cardiac manifestations and sudden death risk［J］. Card Electrophysiol Clin,2017,9(4):731-747.

［9］　Neumann B,Angstwurm K,Mergenthaler P,et al. Myasthenic crisis demanding mechanical ventilation:a multicenter analysis of 250 cases［J］. Neurology,2020,94(3):e299-e313.

［10］　Racca F,Vianello A,Mongini T,et al. Practical approach to respiratory emergencies in neurological diseases［J］. Neurol Sci,2020,41(3):497-508.

［11］　Sahn A S,Wolfe L. Respiratory care in neuromuscular diseases［J］. Respir Care,2018,63(5):601-608.

［12］　Servera E,Sancho J,Zafra M J. Cough and neuromuscular diseases. Noninvasive airway secretion management［J］. Arch Bronconeumol,2003,39(9):418-427.

［13］　Ward N S,Hill N S. Pulmonary function testing in neuromuscular disease［J］. Clin Chest Med, 2001,22(4):769-781.

［14］　Yonezawa N,Jo T,Matsui H,et al. Effect of early tracheostomy on mortality of mechanically ventilated patients with guillain-barré syndrome:a nationwide observational study［J］. Neurocrit Care,2022,33(3):759-768.

（赵重波　段山山）

第三十二章　脑静脉窦血栓形成的诊断、治疗和并发症

脑静脉窦血栓形成（cerebral venous sinus thrombosis，CVST）是特殊类型的静脉血栓形成，也是特殊类型的脑卒中，是由多种原因所致的脑静脉回流受阻的一组血管疾病，易继发脑出血、脑梗死、脑脊液（CSF）吸收障碍、颅内压（ICP）增高、脑水肿等。多数成年患者年龄在 20～50 岁，女性高发，只有不到 10% 的患者年龄超过 65 岁。临床症状具有多样性，且存在急性、亚急性或慢性发作，常被忽视甚至误诊，给诊断带来困难。延迟诊断与高致残率、高死亡率相关，对 CVST 的早期识别、诊断及治疗有利于提高患者的整体预后。

一、CVST 的诊断

CVST 的诊断思路是寻找高危因素，根据临床表现进行疑诊，最后通过神经影像学检查确诊。

（一）危险因素

CVST 的危险因素包括先天遗传性的危险因素（如凝血因子 V 莱登（Leiden）突变、凝血酶原 G20210A 突变、抗凝血酶缺乏、蛋白 S 缺乏、蛋白 C 缺乏等）和后天获得性的危险因素（包括妊娠、产褥期、激素替代治疗等）。一项涉及 90 例 CVST 患者的回顾性研究中，有 14% 的患者在诊断 CVST 之前曾有头部外伤史，7% 的患者有头颈部感染史，8% 的患者有脑肿瘤。因此神经外科中的头部创伤、动静脉畸形、开颅手术、头颈部感染均会增加 CVST 的患病风险，中枢神经系统肿瘤直接压迫、肿瘤转移也会侵犯脑静脉窦导致 CVST。

（二）临床表现

CVST 的临床表现取决于不同的血栓部位及并发症，多表现为与静脉引流受损有关的 ICP 增高、缺血/梗死或出血后的脑损伤，常具有非特异性。常见症状包括头痛、局灶性神经功能缺损、癫痫发作和意识改变。头痛最为常见，多数研究认为，70%～89% 的 CVST 患者可见头痛，而且头痛往往是 CVST 的首发症状。头痛可以是早期出现的孤立性头痛（25%），并没有 ICP 增高证据及局灶性神经系统定位体征。弥漫性头痛可伴有视乳头水肿、视野缺损、视力丧失、外展神经麻痹等 ICP 增高的表现。突发的爆裂样头痛，往往提示蛛网膜下腔出血。局灶性脑损伤常因缺血或出血导致，出现与受累部位有关的神经系统体征和症状，最常见的是偏瘫和失语，但也可能出现其他皮质受损的症状和体征。约有 16% 的住院 CVST 患者出现癫痫发作。癫痫可以表现为局灶性或者全身性发作，甚至是癫痫持续状态。幕上病变，尤其是合并出血性病变的患者，上矢状窦或皮质静脉血栓形成的癫痫发作更为多见。弥漫性脑病是 CVST 的一种更为严重的表现，来源于脑深静脉系统的血栓可能发展为弥漫性脑病。患者往往出现谵妄、冷漠等精神状态和意识水平的改变，甚至出现昏迷，这在老年患者中更为常见。海绵窦的血栓形成会导致如眼眶疼痛、球结膜水肿、眼球突出和眼肌麻痹等海绵窦综合征的特殊表现。

（三）神经影像学检查

在影像学检查前，虽然 D-二聚体是一种潜在的有用的诊断指标，但可能会出现假阴性，特别是对于单纯性头痛或头痛症状持续时间超过 1 周的患者。因此一旦临床怀疑患有 CVST，应立即进行神经影像学检查明确诊断及部位，包括 CT、MRI、脑血管造影检查。

约有 1/3 的患者在 CT 平扫显示直接征象，如脑静脉或窦内的高密度血栓征（dense clot sign）和大脑

皮质线性高密度影的条索征(cord sign)。CT 平扫的间接征象,表现为弥漫性脑水肿、脑出血及静脉梗死。弥漫性脑水肿以大脑半球广泛性的密度减低,脑室受压变小,脑沟、脑池、脑裂变窄或消失为特征。脑出血多表现为皮质出血(63%),部分为皮质下出血(29%),也可以表现为蛛网膜下腔出血(24%)或硬膜下出血(11%)。静脉梗死是 CT 平扫最特异的间接征象,表现为不符合脑动脉供血区域的梗死,如多个孤立病变,累及皮质下区域,一支以上的动脉分布区域。静脉梗死可能是出血性的或者非出血性的。CVST 在增强 CT 上显示上矢状窦走行区三角形充盈缺损及其边缘环形强化的空三角征(empty delta sign)。CT 静脉造影(CTV)对 CVST 的诊断敏感性为 95%,有助于评估脑静脉或窦的充盈缺损、侧支静脉引流的增强以及窦壁的强化。

　　MRI 上静脉血栓的磁共振信号强度随血栓形成时间而变化。CVST 的血栓在 MRI 上呈现不同表现,这与时间有关。5 天内,T1 序列为中等信号,T2 序列为低信号。6~15 天,T1 和 T2 序列为高信号。15 天后,T1 序列为中等信号,T2 序列为中等或高信号。4 个月后,T1 序列轻微异常和 T2 序列异常可以被检测到。磁敏感加权成像(SWI)或 T2* 梯度回波(T2 star gradient echo)更能识别低信号的受累静脉,有助于提高急性期 CVST 诊断的准确性。SWI 在诊断孤立的皮质静脉血栓上更具有优势。磁共振静脉造影(MRV)同样可以用于诊断 CVST,但在区分血栓形成与窦、皮质静脉发育不良,或者部分窦闭塞患者时敏感性不强。

　　脑血管造影检查往往用于临床疑诊,但其他影像学检查结果不确定或相互矛盾的患者,也可以用于排除先天性解剖异常,如窦的发育不良,或已有进行血管内治疗干预的计划时。

二、CVST 的治疗

(一)一般处理

　　CVST 预后不良的预测因素包括大的实质性病变、年龄大、格拉斯哥昏迷量表(GCS)评分<9 分、癫痫发作、颅后窝病变、颅内出血或合并其他恶性肿瘤。建议将 CVST 患者收入脑卒中病房或神经重症监护室进行综合管理及治疗。及时处理可能导致 CVST 的病因,如停用促凝药物、纠正脱水、控制感染。通过早期识别、诊断和综合处理,CVST 患者的病死率呈明显下降的趋势。

(二)抗凝治疗

　　抗凝治疗的安全性及有效性在多项小型临床研究中得以证实,一项荟萃分析也发现抗凝治疗可以降低 CVST 患者的不良预后发生率。因此抗凝仍然是被美国心脏协会/美国卒中协会、欧洲卒中组织等多个组织推荐的急性 CVST 的一线治疗方法。在急性期,没有禁忌证的 CVST 患者都应被给予普通肝素或低分子量肝素抗凝。目前认为,即使同时存在少量的颅内出血也并不是抗凝治疗的禁忌证。对文献结果进行荟萃分析比较两种肝素抗凝的结果显示,低分子量肝素虽然在降低死亡率和改善患者预后方面与普通肝素没有统计学差异,但低分子量肝素具有较少引起严重出血等并发症的优势。普通肝素半衰期短,更适合临床状况不稳定、有侵入性操作或手术计划的患者。两者疗效及安全性的比较仍有待大规模的临床研究证实。

(三)溶栓治疗及血管内治疗

　　溶栓治疗有助于溶解血栓,并重新开放闭塞的窦或静脉。已有病例报道及小型的系列研究证实溶栓治疗对 CVST 的有效性,但缺乏大型随机对照试验的比较。对 15 项研究进行系统性回顾发现,进行溶栓治疗与颅内出血风险增高、颅外发生出血并发症有关,这可能影响患者的预后。

　　血管内治疗包括直接的导管药物溶栓和直接的机械取栓和/或联合药物溶栓。多中心的随机对照研究结果显示,血管内溶栓治疗与单纯抗凝治疗相比,疗效差异并无统计学意义。一项系统性回顾研究包括了 17 项研究、235 例 CVST 患者,尽管其中 40.2% 的患者初始临床状况很差(已有脑病或昏迷),但血管内治疗后 70%~80% 的患者实现了功能恢复,而手术并发症发生率和颅内出血发生率均低于 10%。因此,如果存在抗凝禁忌证,或虽然予以抗凝,但临床症状仍然恶化、出现新的颅内出血或原有颅内出血进展的情况下，血管内局部溶栓或机械取栓仍可以作为一种挽救性的治疗措施。

三、CVST 相关并发症及其治疗

目前对于 CVST 患者是否需要常规预防癫痫治疗仍有争议，但有研究发现，颅内出血、皮质静脉血栓形成和局灶性神经损伤可以作为早期癫痫发作的独立预测因子。因此已有癫痫发作合并幕上病变的患者，应行抗癫痫治疗以防止反复发作。

ICP 增高的处理：给予常规的降低 ICP 的措施，床头抬高 30°，过度换气，给予渗透性利尿药等。抗凝治疗可以改善轻度脑水肿，溶解血栓，改善血流，从而降低 ICP。激素治疗并未被证明可以改善 CVST 患者的预后。对于严重血栓形成和由于大的实质性病变即将导致脑疝发生的患者，建议行去骨瓣减压术。

CVST 后可能并发脑积水，发生率约为 15%。脑积水多是由深静脉血栓引起基底节和丘脑的脑水肿从而导致的阻塞性脑积水。脑积水可能增高临床预后不佳的风险。在已经确定危重患者的脑积水与神经功能的恶化有关以后，应暂时停止抗凝治疗，可以进行分流手术缓解脑积水。

参 考 文 献

[1] Canhão P，Falcão F，Ferro J M. Thrombolytics for cerebral sinus thrombosis：a systematic review[J]. Cerebrovasc Dis，2003，15(3)：159-166.

[2] Ferro J M，Canhão P，Bousser M G，et al. Cerebral vein and dural sinus thrombosis in elderly patients[J]. Stroke，2005，36(9)：1927-1932.

[3] Idbaih A，Boukobza M，Crassard I，et al. MRI of clot in cerebral venous thrombosis：high diagnostic value of susceptibility-weighted images[J]. Stroke，2006，37(4)：991-995.

[4] Bousser M G，Ferro J M. Cerebral venous thrombosis：an update[J]. Lancet Neurol，2007,6(2)：162-170.

[5] Linn J，Michl S，Katja B，et al. Cortical vein thrombosis：the diagnostic value of different imaging modalities[J]. Neuroradiology，2010,52(10)：899-911.

[6] Saposnik G，Barinagarrementeria F，Brown R D Jr，et al. Diagnosis and management of cerebral venous thrombosis：a statement for healthcare professionals from the American Heart Association/American Stroke Association[J]. Stroke，2011,42(4)：1158-1192.

[7] Kalita J，Chandra S，Misra U K. Significance of seizure in cerebral venous sinus thrombosis[J]. Seizure，2012，21(8)：639-642.

[8] Aaron S，Alexander M，Moorthy R K，et al. Decompressive craniectomy in cerebral venous thrombosis：a single centre experience[J]. J Neurol Neurosurg Psychiatry，2013，84(9)：995-1000.

[9] Nasr D M，Brinjikji W，Cloft H J，et al. Mortality in cerebral venous thrombosis：results from the national inpatient sample database[J]. Cerebrovasc Dis，2013，35(1)：40-44.

[10] Coutinho J M，Zuurbier S M，Stam J. Declining mortality in cerebral venous thrombosis：a systematic review[J]. Stroke，2014,45(5)：1338-1341.

[11] Fam D，Saposnik G，Stroke Outcomes Research Canada Working Group. Critical caremanagement of cerebral venous thrombosis[J]. Curr Opin Crit Care，2016,22(2)：113-119.

[12] Ilyas A，Chen C J，Raper D M，et al. Endovascular mechanical thrombectomy for cerebral venous sinus thrombosis：a systematic review[J]. J Neurointerv Surg，2017,9(11)：1086-1092.

[13] Ferro J M，Bousser M G，Canhão P，et al. European Stroke Organization guideline for the diagnosis and treatment of cerebral venous thrombosis endorsed by the European Academy of

Neurology[J]. Eur J Neurol，2017，24(10)：1203-1213.

［14］ Eskey C J，Meyers P M，Nguyen T N，et al. Indications for the performance of intracranial endovascular neurointerventional procedures：a scientific statement from the American Heart Association[J]. Circulation，2018，137(21)：e661-e689.

［15］ Leavell Y，Khalid M，Tuhrim S，et al. Baseline characteristics and readmissions after cerebral venous sinus thrombosis in a nationally representative database[J]. Cerebrovasc Dis，2018，46(5-6)：249-256.

［16］ Wall J，Enblad P. Neurointensive care of patients with cerebral venous sinus thrombosis and intracerebral haemorrhage[J]. J Clin Neurosci，2018，58：83-88.

［17］ Afifi K，Bellanger G，Buyck P J，et al. Features of intracranial hemorrhage in cerebral venous thrombosis[J]. J Neurol，2020，267(11)：3292-3298.

（徐丹）

第三十三章 癫痫持续状态的重症处理

一、概述

癫痫持续状态(status epilepticus,SE)是神经重症监护室较常见的急危重症,需要及时评估和迅速处理。癫痫持续状态可表现为多种类型的综合征,临床表现和电生理表现各异。根据患者的不同病因,患者的预后和治疗存在较大差异,需要探究患者的潜在病因,进行针对性的治疗,才能获得最佳治疗效果。

(一)定义

国际抗癫痫联盟将癫痫持续状态定义为持续时间超过大多数同种发作类型患者绝大部分发作的时长而无停止征象或反复发作、期间意识状态不能恢复至基线水平的发作。癫痫持续状态发作的持续时间标准不断演变。过去,将单次癫痫发作持续时间大于 30 min 或在 30 min 内出现一系列癫痫发作且在发作间期意识状态未恢复至基线水平定义为癫痫持续状态。然而癫痫持续状态需要快速评估和支持治疗,以避免向难治性癫痫持续状态进展或产生严重的系统性并发症,30 min 的定义既不实用也不科学。目前,公认的癫痫持续状态的操作性定义为发作持续时间大于 5 min 或者两次及两次以上发作,发作间期意识未恢复至基线水平。

2015 年国际抗癫痫联盟发布了新版癫痫持续状态定义,癫痫持续状态是一种源于癫痫终止机制失效,或由新的致痫机制导致发作时间异常延长的癫痫发作(在时间点 t_1 之后),它是一种可能导致颅脑远期损伤(在时间点 t_2 之后)的疾病。根据癫痫的类型和持续时间,造成的远期并发症也不同,包括神经元坏死、神经元损伤和神经元网络改变。新定义包括两个时间维度,t_1 表示初始治疗的时间点,t_2 表示可能出现远期不良预后的时间点(表 33-1)。

表 33-1 不同类型惊厥性癫痫持续状态的 t_1、t_2 时限

发作类型	时间点 t_1	时间点 t_2
全面强直-阵挛性癫痫发作	5 min	30 min
伴意识障碍的局灶性癫痫持续状态(复杂部分性发作癫痫持续状态)	10 min	大于 60 min
失神性癫痫持续状态	10~15 min*	未知

注:* 临床证据有限,未来存在时限修订可能。

对于非惊厥性癫痫持续状态(non-convulsive status epilepticus,NCSE),国际抗癫痫联盟的定义为没有显著运动症状的癫痫持续状态,但在脑电图上观察到持续的癫痫样放电,导致出现临床上的非惊厥性发作,具体可表现为失语、遗忘、意识障碍或行为改变。意识障碍严重程度不一,包括意识模糊、昏迷、谵妄、躁狂等。由于非惊厥性癫痫持续状态患者的临床症状对诊断并不敏感,确诊的主要依据是脑电图确认频发或连续性非惊厥性痫样发作。

(二)流行病学

癫痫持续状态的年发病率为(7~41)/10 万,大多数流行病学调查将癫痫持续状态定义为持续时间超过 30 min。癫痫持续状态的发病率呈双峰型分布,一岁以下儿童及 60 岁以上老年人发病率较高。

(三)病因

大多数成人癫痫持续状态是由中毒、潜在的中枢神经系统病变或内环境紊乱引发的。许多发作是由原发病因叠加新的代谢紊乱、感染或药物中毒引起的。

　　惊厥性癫痫持续状态的常见原因存在年龄差异。在儿童中,热性惊厥是最常见的病因。在成人中,最常见的病因是急性颅脑器质性病变,其次是慢性颅脑器质性损伤和癫痫患者不规律服药导致抗癫痫药物浓度过低。

　　成人中较常见的病因如下。

　　(1)急性中枢神经系统病变(包括脑卒中、创伤性脑损伤、蛛网膜下腔出血、缺血缺氧性脑病)、中枢神经系统感染(脑炎、脑膜炎、脑脓肿)或颅脑肿瘤。

　　(2)慢性中枢神经系统病变(例如,既往有创伤性脑损伤或神经外科手术史、围产期缺血缺氧性脑病、皮质发育不良、脑动静脉畸形和颅脑肿瘤)。

　　(3)癫痫患者抗癫痫药物服用不规律或自行停药。

　　(4)与酒精、巴比妥类药物或苯二氮䓬类药物停药相关的戒断综合征。

　　(5)内环境紊乱(如低血糖、肝性脑病、尿毒症、低钠血症、高血糖、低钙血症、低镁血症)或脓毒症。

　　(6)药物过量使用和相互作用导致癫痫发作阈值降低,如茶碱、亚胺培南、大剂量青霉素、头孢吡肟、喹诺酮类抗生素、甲硝唑、异烟肼、三环类抗抑郁药、安非他酮、锂、氯氮平、氟马西尼、环孢素、利多卡因等。

　　在儿童中,癫痫持续状态的常见病因包括热性惊厥、中枢神经系统感染和潜在的遗传或代谢紊乱,这些病因在婴儿和年幼儿童中更为多见。

　　近年来,随着对自身免疫性脑炎认识的逐渐深入,自身免疫性脑炎继发癫痫持续状态越来越常见,其中,抗 N-甲基-D-天冬氨酸(N-methyl-D-aspartate,NMDA)受体脑炎是近年来新认识的一种自身免疫性脑炎。与其他病因引起的癫痫持续状态相比,自身免疫性脑炎相关的癫痫持续状态往往更难控制,针对原发病的治疗,如免疫调节治疗,可能会出现更多的良好应答。

(四)分类

　　对癫痫持续状态进行分类十分必要,可为药物选择提供参考,也能够帮助临床医生追踪潜在病因。例如,成人中大多数全面性惊厥性癫痫持续状态(generalized convulsive status epilepticus,GCSE)都有一些局灶性起源或局灶性病变的证据,表现在发作早期脑电图上可见局灶性起源,这有助于将评估重点放在潜在的部分性发作病因的筛查上。

　　国际抗癫痫联盟建议通过 4 个维度对癫痫持续状态进行分类,包括症状学、病因学、脑电图电生理表现、年龄。

(五)病理生理学

　　大脑中存在兴奋性神经递质(谷氨酸、天冬氨酸和乙酰胆碱)和抑制性神经递质(γ-氨基丁酸)及各种离子通道,在孤立性痫性发作的发生和抑制中发挥作用。过度兴奋和/或抑制不足会导致癫痫持续状态的发生。

二、癫痫持续状态的诊断与鉴别诊断

(一)临床表现

　　根据临床表现可以将癫痫持续状态分为惊厥性癫痫持续状态和非惊厥性癫痫持续状态。

　　伴有显著运动症状的惊厥性癫痫持续状态又可细分为全面性惊厥性癫痫持续状态、肌阵挛性癫痫持续状态、局灶运动性癫痫持续状态、强直性癫痫持续状态。它们具有不同的特征性运动表现。

　　全面性惊厥性癫痫持续状态是癫痫持续状态最常见和最危急的表现形式,可能导致严重并发症,甚至死亡。临床表现以出现意识障碍和强直性僵硬为特征,接着通常续贯双侧对称的肢体节律性阵挛发作。

　　局灶运动性癫痫持续状态的临床表现变化较大,在很大程度上取决于致痫灶的脑部分区,可表现为同器质性病变位置相对应的局限于肢体某一部位的抽动,伴或不伴意识障碍。

肌阵挛性癫痫持续状态以反复发作的肌肉跳动性抽动为表现,发作迅速、幅度较低,可以是节律性的,也可以是非节律性的。肌阵挛性发作通常是全面性的,但也可为局灶性的。一些遗传性的癫痫综合征通常表现为良性病程,如青少年肌阵挛癫痫。另一些则预后不良,预后主要取决于基础病因。预后最差的是缺血缺氧性脑病造成的肌阵挛性癫痫持续状态。

强直性癫痫持续状态在幼儿中更为多见,例如伦诺克斯-加斯托(Lennox-Gastaut)综合征,表现为缓慢持久的姿势异常,或缓慢运动,特别是中轴肌。

意识障碍是非惊厥性癫痫持续状态最为常见的临床表现,从轻度意识改变到昏迷均可发生。非惊厥性癫痫持续状态的其他症状和体征差异较大,常分为两大类——阴性症状和阳性症状,阴性症状包括失语、木僵、昏迷、意识混乱等,阳性症状包括自动症、谵妄、精神行为异常、妄想、眼球活动异常等。大多数非惊厥性癫痫持续状态患者没有显著的运动症状和其他可以识别的临床表现,通常需要电生理监测进行诊断。

(二)神经影像学检查

患者生命体征稳定后,需要完善颅脑影像学检查。对于意识水平无法恢复到基线的,新发的局灶性神经功能缺损或新发的癫痫持续状态无明确病因的患者,需要积极寻找原发病因,特别是神经外科择期手术后发生癫痫的患者,及时的影像学检查非常重要。CT平扫能够识别大多数危重症,是急诊的首选检查。必要时予胸部X线和心电图检查。在头颅CT平扫完成后,建议对怀疑中枢神经系统感染的发热患者和怀疑蛛网膜下腔出血的患者进行腰椎穿刺以明确诊断。

近年来,颅脑磁共振成像(magnetic resonance imaging,MRI)在癫痫持续状态患者的评估中应用广泛。MRI是识别导致或诱导癫痫持续状态原发结构性异常的最佳显像方法,灌注和代谢MRI在显示长时间且可能有害的神经元过度活跃的间接征象方面有一定价值。MRI上显示的异常病灶可能是癫痫发作的基础病因,也可能是持续性癫痫发作本身相关的影像学异常。要区分癫痫发作相关的影像学表现与基础病因不一定容易,有时需要复查影像学。

(三)鉴别诊断

很少有其他情况类似于癫痫持续状态。由各种继发性原因(Ⅱ型呼吸衰竭、代谢性疾病)所导致的中枢神经系统病变偶尔表现为节律性或非节律性的肌阵挛或颤动。这些临床表现可能难以与非惊厥性癫痫持续状态甚至惊厥性癫痫持续状态相鉴别,需要由经验丰富的医生进行临床判断并采集运动时的脑电图。如果脑电图显示背景活动异常缓慢而无癫痫样放电,提示存在脑病,可以以此来鉴别。

局灶运动性癫痫持续状态需要同短暂性脑缺血发作(transient ischemic attack,TIA)鉴别,TIA可出现偏侧肢体麻木无力,患者常伴有高血压病、糖尿病、脑血管粥样斑块形成等脑卒中危险因素,存在基础血管病因。

虽然心因性癫痫持续状态相对少见,但在发作期间意识水平未完全丧失,应当予以考虑。提示癔症的表现包括神志清醒或出现有目的的动作、不协调的抽动、背部拱起、双眼紧闭等。发作时的环境和状态也有助于鉴别诊断,心因性癫痫持续状态患者发作时多有目击者在场,睡眠中不出现发作,较少出现咬舌和自伤。视频脑电图(VEEG)监测是建立正确诊断的最佳方法。

阵发性交感神经过度兴奋是一组以阵发性高热、大汗、心动过速、呼吸急促、肌张力障碍等自主神经紊乱为主要表现的临床综合征。常见于创伤性脑损伤、缺血缺氧性脑病、脑卒中等颅脑器质性病变患者。与强直性癫痫持续状态临床表现类似,都会出现高血压和心动过速,但大汗淋漓及持续的呼吸急促在癫痫持续状态患者中并不常见。

酒精戒断综合征是在突然停止或者急剧减少饮酒时可能出现的一种临床症候群,轻度的戒断症状包括焦虑、激越、震颤、心悸、流汗、失眠和头痛,严重时则可能会出现幻觉、癫痫发作或震颤性谵妄,甚至危及生命。酒精戒断综合征的出现与酒精刺激的突然解除相关,常出现在对酒精依赖的患者身上。

三、癫痫持续状态的重症管理

（一）癫痫持续状态的治疗

与其他急危重症类似，癫痫持续状态的诊断应当与治疗同步进行。诊断和检查不能干扰或延误癫痫持续状态的治疗。院前急救的证据显示肌内注射咪达唑仑用于控制癫痫持续状态可能比静脉注射劳拉西泮更有效，可能是由于静脉输注需要建立静脉通路，耗时过长延误最佳治疗时机。这表明癫痫持续状态的处理需要注重时机。

在诊断、评估的同时，稳定患者的生命体征（气道保护，维持呼吸和血流动力学稳定）尤为重要。癫痫持续状态患者需要评估是否存在低血糖、低氧血症和血流动力学异常。完整的神经系统评估包括描述抽搐的发作形式，是否出现自动症，是否存在局灶性神经功能缺损、瞳孔改变和意识水平改变。

一旦建立了静脉通路，需要完善检查的化验指标包括血常规、电解质、血糖。部分患者还需要完善肝功能、心肌标志物、毒理学筛查和动脉血气分析等检查，对育龄期女性还需要进行妊娠试验。发作期抗癫痫药物浓度的测定可以辅助诊断，抗癫痫药物的血液浓度不达标或突然撤药是癫痫患者发生难以控制的癫痫持续状态的重要原因之一。

1. 癫痫持续状态的急性期初始治疗

（1）院前急救措施。

根据患者病情的不同，可酌情予鼻咽通气管和/或鼻导管吸氧。对于那些血流动力学不稳定的患者，建立静脉通路或骨髓腔内穿刺对纠正低血压来说尤为必要。同时应快速监测血糖，低血糖是一种紧急情况，也是一种容易纠正的癫痫持续状态病因。

接下来最重要的治疗措施是尽快启动苯二氮䓬类药物治疗，终止癫痫发作从而预防脑损伤。癫痫发作后的最初几分钟是用药中止发作的最佳时间窗。院前急救给予苯二氮䓬类药物比应用安慰剂有更大可能在院前终止癫痫发作。同时，肌内注射咪达唑仑终止癫痫发作的疗效不弱于静脉应用苯二氮䓬类药物，且肌内注射给药不需要建立静脉通路，效率更高。除非静脉通路立等可用，否则应尽快开始启动肌内注射或灌肠给药。对于成人患者，肌内注射咪达唑仑 10 mg 与地西泮 20 mg 灌肠治疗效果相当；在儿童患者中，可肌内注射咪达唑仑 5~10 mg。如果能快速建立静脉通路，也可考虑使用缓慢静脉注射地西泮 10 mg。

使用苯二氮䓬类药物和未控制的癫痫持续状态均可导致呼吸抑制。因此，诊疗全程都应该做好必要的生命体征监测，一旦发生呼吸衰竭，尽快开放气道。对于癫痫持续状态患者，苯二氮䓬类药物的给药剂量较高，然而，呼吸抑制的风险不应妨碍苯二氮䓬类药物的应用；癫痫的持续进展相较于苯二氮䓬类药物的副作用更容易导致呼吸衰竭的发生。

在儿科中，用药剂量通常是基于体重计算的。然而，在癫痫持续状态这种紧急情况下，基于体重换算的剂量存在剂量估算错误风险，并未显示出优越性。

（2）院内的初始诊疗规范。

急诊室内对癫痫持续状态的处理是院前急救措施的延续。抵达急诊室后应该重新评估气道、呼吸和循环状况，继续对症支持治疗，识别并处理危及生命的癫痫持续状态的病因，如创伤性脑损伤、脓毒症、脑膜炎、脑炎或其他中枢神经系统器质性病变。癫痫持续状态患者都应给予生命体征的持续监测。如果尚未进行血糖测定，需要立即行指末血糖测定。如果患者没有建立静脉通路，到达急诊室后应立即建立静脉通路，并完善必要的抽血化验。对于住院患者，紧急的急性期初始治疗和后续预防复发治疗应该无缝衔接地进行。

苯二氮䓬类药物院前初始治疗后癫痫仍然持续发作的患者，5 min 后可重复给药。院内患者若从未接受苯二氮䓬类药物治疗并且仍然存在抽搐发作，如果已建立静脉通路，应立即予苯二氮䓬类药物静脉注射。当无法建立静脉通路时,应予苯二氮䓬类药物肌内注射或灌肠并同时建立静脉通路。如果癫痫持续发作,5 min后可重复给药。

苯二氮䓬类药物常存在给药剂量不足的问题,会导致癫痫持续状态时间的延长。标准的成人初始治疗方案(地西泮10 mg缓慢静脉推注)的剂量远大于其他大多数适应证的治疗剂量。在儿科中的应用也是如此。因此,初始治疗失败通常是由于静脉注射了过低剂量的苯二氮䓬类药物,或重复应用苯二氮䓬类药物的间隔时间过长,或是等待使用二线治疗药物或全身麻醉药物的间隔时间过长。

在急诊用药的同时,应该进行病因筛查。如果怀疑心律失常或心肌损伤,应进行心电图检查。另外,对于有呼吸系统疾病或低氧血症的患者,应进行胸片或胸部CT检查。临床医生应该考虑潜在的与癫痫发作有关的毒性药物接触史,具体包括异烟肼、三环类抗抑郁药、茶碱、可卡因/拟交感神经药物,使用剂量递增的苯二氮䓬类药物治疗酒精戒断综合征、有机磷酸盐中毒(使用阿托品、咪达唑仑及解磷定治疗)以及几乎任何可导致呼吸循环衰竭的药物过量均可间接导致癫痫发作。

2. 癫痫持续状态的第二阶段药物治疗 即使在苯二氮䓬类药物治疗后惊厥已停止,还需静脉给予非苯二氮䓬类抗癫痫药物(首选左乙拉西坦、磷苯妥英或丙戊酸盐,备选药为拉考沙胺或苯巴比妥)来预防复发。如果癫痫持续状态在苯二氮䓬类药物初始给药和重复给药后仍未终止,且没有可纠正的潜在病因,下一步通常启动二线药物治疗。在可静脉给予负荷剂量的二线抗癫痫药物中,研究者通过ESETT (Established Status Epilepticus Treatment Trial)发现,磷苯妥英、丙戊酸盐和左乙拉西坦同等有效,并且不良反应发生率相近。

在二线抗癫痫药物中,国内通常的首选药物为丙戊酸钠20～40 mg/kg,在10 min内完成推注。如果癫痫持续发作,则在5 min后可重复给药20 mg/kg。与苯妥英钠相比,丙戊酸钠导致的呼吸、循环不良反应更少。因此更适用于患有低血压或呼吸窘迫的患者。该药无明显的镇静作用,但肝毒性和潜在的高血氨性脑病发生风险可能给应用带来挑战。

左乙拉西坦静脉应用制剂也可用于癫痫持续状态的二线治疗,癫痫持续状态指南关于单次静脉给予左乙拉西坦的剂量范围有不同意见,一种建议给予1000～3000 mg静脉输注,另一种建议给予60 mg/kg静脉输注,最大剂量为4500 mg,输注时间通常为15 min。肝衰竭患者可优先选择左乙拉西坦,该药同其他药物的相互作用少,短暂超过治疗剂量应用时无严重副作用。易于向口服药物过渡。

苯妥英钠和磷苯妥英钠也被批准用于成人癫痫持续状态的治疗,磷苯妥英钠是苯妥英钠的前体,二者在毒物或药物中毒所致痫性发作患者中疗效较差,甚至导致癫痫持续状态加重。初始给药剂量为静脉注射20 mg/kg的苯妥英钠或20 mg/kg当量的磷苯妥英钠。两种药物作用于钠离子通道而不是γ-氨基丁酸(GABA)受体,与苯二氮䓬类药物作用机制不同,因此可用于苯二氮䓬类药物治疗后癫痫发作仍无法终止的患者。苯妥英钠的不良反应包括心动过缓和低血压,在老年患者或既往存在严重心脏疾病的患者中更为常见。输注过程中需要密切监测生命体征,出现显著不良反应时需要减慢输注速度甚至停药。苯妥英钠输注速度过快,则丘疹紫癜性"手套和短裤"样综合征的风险随之增加,丘疹紫癜性"手套和短裤"样综合征的特点是输注部位远端的肢体水肿、变色和疼痛。严重病例会出现皮肤坏死和肢端缺血,有时甚至需要截肢。

其他二线抗癫痫药物还包括苯巴比妥和拉考沙胺。苯巴比妥是一种长效抗癫痫药物,给药剂量为20 mg/kg静脉注射,给药速度为30～50 mg/min。如果病情需要,可在10 min后重复给药5～10 mg/kg。苯巴比妥作用于GABA受体,对那些苯二氮䓬类药物治疗无效的患者来说,续贯使用会增高过度镇静和呼吸抑制风险。该药导致通气不足和低血压的风险较高,镇静时间过长,经常需要气管插管,通常不作为成人癫痫持续状态的一线用药。

癫痫持续状态的药物选择见表33-2。

表 33-2 癫痫持续状态的药物选择

用药阶段	药物	起始剂量	给药速度	特点	不良反应
第一阶段	地西泮	0.15 mg/kg，每次10 mg，5 min 后可追加	不超过 5 mg/min	脂溶性好，快速通过血脑屏障，存在药物脂肪再分布	低血压、呼吸抑制
	咪达唑仑	0.2 mg/kg，肌内注射，最大剂量 10 mg	—	无法建立静脉通路时肌内注射给药，在中枢神经系统中半衰期短，持续时间短	低血压、呼吸抑制
	劳拉西泮	0.1 mg/kg，每次 4 mg，5 min 后可追加	不超过 2 mg/min	起效快，有效时间长，无药物脂肪再分布	低血压、呼吸抑制
第二阶段	丙戊酸钠	20～40 mg/kg，10 min 后可追加 20 mg/kg	10 mg/(kg·min)	无明显镇静作用，在肝脏代谢，多种药物影响该药的血液浓度	高氨血症、胰腺炎、肝功能损伤、血小板减少
	左乙拉西坦	60 mg/kg，儿童 20～60 mg/kg 或 1～3 g	输注 15 min	药物相互作用少，肝功能不全时可选用，容易向口服药物过渡	无严重不良反应
	苯巴比妥	20 mg/kg 静脉输注，10 min 后可追加 5～10 mg/kg	30～50 mg/min	低通气、低血压风险高，半衰期长，镇静时间长	低血压、呼吸抑制
	苯妥英钠	20 mg/kg 静脉输注，可追加 5～10 mg/kg	不超过 50 mg/min	不良反应随输注速度的加快而增多	心律失常、低血压、丘疹紫癜性"手套和短袜"样综合征

注：本表改编自 Brophy G M 等人的"Guidelines for the evaluation and management of status epilepticus"。

3. 发作后恢复 癫痫持续状态终止后，立即启动预防癫痫复发的药物控制方案。需静脉注射或口服半衰期较长的负荷剂量的抗癫痫药物。对于儿科患者，若无法确保患者可口服给药，可采取静脉注射的方式负荷给药。

发作后苏醒延迟的两个最常见原因为药物产生的镇静作用或非惊厥性癫痫发作持续存在。依据临床表现可能无法区分这两种情况。对于意识水平未能恢复至基线的癫痫发作或癫痫持续状态患者，都应行脑电图监测，以确定是否仍然存在癫痫样放电。

4. 难治性和超难治性癫痫持续状态的处理 癫痫持续状态通常可通过上述的初始治疗和维持治疗药物终止。如果采用了两剂苯二氮䓬类药物并给予一种或两种其他二线抗癫痫药物后 30 min，癫痫仍在活动性发作，称为难治性癫痫持续状态。通常推荐对这类患者进行气管插管（若还未进行）、机械通气和人工诱导昏迷治疗，并尽快转入配备长程脑电图监测设备的神经重症监护室。通常不建议因反复应用二线抗癫痫药物而延迟高级生命支持的启动。

对于难治性癫痫持续状态患者，快速进行气管插管是必要的，这将为后续的人工诱导昏迷创造条件。由于气管插管过程中使用肌松剂通常会掩盖抽搐的发作，因此有必要对这类患者行长程脑电图监测，特别是在超难治性癫痫持续状态（使用丙泊酚或咪达唑仑输注 24 h 后癫痫发作仍不能控制）的患者中。

最常见的用于人工诱导昏迷的药物包括咪达唑仑、丙泊酚和戊巴比妥。建议将咪达唑仑作为首选治疗药物，通常静脉注射咪达唑仑的初始负荷剂量为 0.2 mg/kg，速度为 2 mg/min，每 5 min 可追加一次快速静脉推注直至癫痫发作停止，最大累积剂量为 2 mg/kg。然后以 0.05～2 mg/(kg·h)的速度开始维持治疗。咪达唑仑引发低血压的概率小于丙泊酚、戊巴比妥和硫喷妥钠。如果癫痫控制仍不理想，则应开始输注丙泊酚或硫喷妥钠。丙泊酚输注的负荷剂量为 1～2 mg/kg，给药时间为 3～5 min。每 3～

5 min可重复一次相同剂量,直至癫痫发作停止。如果将脑电图上出现爆发抑制模式设置为治疗终点,往往需要较高的治疗剂量。过高的剂量可导致低血压的发生,床旁需要备有血管活性药物。

戊巴比妥(或某些国家使用的硫喷妥钠)是一种用于治疗难治性癫痫持续状态的替代药物。该药副作用(包括低血压)显著,有效半衰期过长。当其他治疗药物失败或存在禁忌证时,它仍然是合理的选项之一。

用于治疗癫痫持续状态的镇静药和麻醉药副作用较多,戊巴比妥造成的低血压更为常见,而长期使用丙泊酚与发生罕见但通常致命的丙泊酚输注综合征(propofol infusion syndrome,PRIS)相关。PRIS的特点是横纹肌溶解症、代谢性酸中毒、心脏和肾衰竭。因此,儿童难治性癫痫持续状态患者通常使用戊巴比妥。其他可能有效但未经证实的超难治性癫痫持续状态的治疗选择还包括应用氯胺酮、药物诱导的亚低温、生酮饮食、外科手术、迷走神经电刺激、免疫治疗等。难治性癫痫持续状态治疗期间,继续使用二线抗癫痫药物以达到有效的血药浓度是合理的,因为这些药物是预防癫痫复发所必需的。

难治性癫痫持续状态的药物选择见表33-3。

表 33-3　难治性癫痫持续状态的药物选择

药物	起始剂量	维持剂量	特点	不良反应
丙泊酚	$20\ \mu g/(kg \cdot min)$,负荷剂量 $1\sim2\ mg/kg$	$30\sim200\ \mu g/(kg \cdot min)$	输注时间过长($>48\ h$)或输注速度过快($>80\ \mu g/(kg \cdot min)$)时需特别谨慎	严重者可出现 PRIS、低血压、呼吸抑制、心力衰竭、代谢性酸中毒、肾功能损伤
咪达唑仑	$0.2\ mg/kg$,$2\ mg/min$ 泵入	$0.05\sim2\ mg/(kg \cdot h)$持续输注。顽固性癫痫持续状态:$0.1\sim0.2\ mg/kg$ 推注,每 $3\sim4\ h$ 增大输注速度 $0.05\sim0.1\ mg/(kg \cdot h)$	半衰期短,持续时间短,经肾代谢	呼吸抑制、低血压
戊巴比妥	$5\sim15\ mg/kg$,可追加 $5\sim10\ mg/kg$,输注速度$\leqslant50\ mg/min$	$0.5\sim5\ mg/(kg \cdot h)$持续泵入。顽固性癫痫持续状态:$5\ mg/kg$ 团注后,每 $12\ h$ 增大泵入速度 $0.5\sim1\ mg/(kg \cdot h)$	需要在严密的监护环境中进行	低血压、呼吸抑制、心脏停搏、麻痹性肠梗阻,大剂量时可导致神经系统功能完全抑制
硫喷妥钠	$2\sim7\ mg/kg$,输注速度$\leqslant50\ mg/min$	$0.5\sim5\ mg/(kg \cdot h)$持续泵入。顽固性癫痫持续状态:$1\sim2\ mg/kg$ 团注后每 $12\ h$ 增大泵入速度 $0.5\sim1\ mg/(kg \cdot h)$	需要机械通气支持,代谢产物为戊巴比妥	低血压、呼吸抑制、心脏停搏

注:本表改编自 Brophy G M 等人的"Guidelines for the evaluation and management of status epilepticus"。

是否应像治疗惊厥性癫痫持续状态那样积极治疗非惊厥性癫痫持续状态,目前尚无循证医学证据为管理策略提供参考,支持使用苯二氮䓬类和其他抗癫痫药物治疗非惊厥性癫痫持续状态的证据主要是从治疗惊厥性癫痫持续状态的文献数据外推而来。一般而言,应尽快诊断和明确病因,并使镇静最小化,在启用人工诱导昏迷之前,应先尝试无镇静作用的治疗药物。以避免长时间昏迷和气管插管带来的系统性并发症,非惊厥性癫痫持续状态治疗期间应密切监测脑电图并制订个性化的诊疗方案。

在儿童患者中,由于维生素 B_6 代谢缺陷所代表的遗传性疾病可导致癫痫发作,所以建议在婴幼儿复苏过程的早期使用维生素 B_6 静脉注射治疗。

癫痫持续状态的管理流程见图 33-1。

(二)脑电图(EEG)监测和治疗目标

EEG 对于识别意识状态无法恢复至基线水平的患者是否存在非惊厥性癫痫持续状态至关重要。EEG 监测还可以指导这类患者的治疗。在 GCSE 发作状态,EEG 常显示出肌电和运动伪差,一旦惊厥状态中止或使用肌松剂,EEG 对确定癫痫持续状态是否真正结束或是否出现非惊厥性癫痫持续状态至关

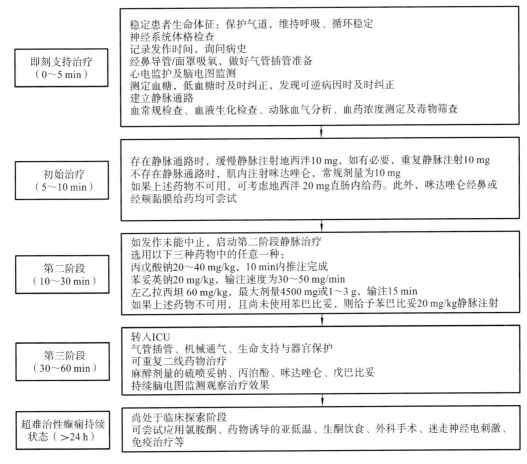

图 33-1　癫痫持续状态的管理流程

重要。但头皮 EEG 较难识别病灶位置较深的癫痫样放电。部分缺血缺氧性脑病患者预后不良,EEG 可能表现为几乎平坦的背景波,提示有非常严重的颅脑器质性损伤。

非惊厥性癫痫持续状态的电生理诊断标准如下。

对于已知没有引起癫痫的中枢神经系统器质性病变的患者:①局灶性或全面性棘波、尖波或尖-慢复合波,频率＞2.5 Hz。②局灶性或全面性棘波、尖波或尖-慢复合波,频率≤2.5 Hz,或者频率＞0.5 Hz 的节律性活动,并合并存在下列情况中的一种:a. 诊断性治疗并静脉给予抗癫痫药物后,EEG 和临床症状改善;b. 在上述 EEG 模式期间,临床上存在轻微的发作表现;c. 典型的时空演变,包括起始时逐渐增强(电压升高及频率改变)、脑电波形演变(频率变化超过 1 Hz 等),或终止时逐渐减弱(电压或频率)。

对于慢性癫痫和存在引起癫痫的中枢神经系统病变的患者:频发或连续的全面性棘-慢复合波放电,与基线 EEG 相比,强度或频率存在显著改变(通常频率更快)。

在院内治疗中,人工诱导昏迷的静脉用药通常会逐渐滴注至发作终止。当 VEEG 监测可供使用时,可以逐渐滴注药物至脑电图监测的结果满意为止,电生理监测的治疗有效指标目前尚待进一步研究,可供参考的电生理指标包括异常放电的中止、爆发抑制或完全背景活动的抑制。关于癫痫样放电抑制的最佳观察指标还需要进一步的研究证实。

(三)并发症和转归

1. 系统性并发症　长时间的癫痫发作常伴有儿茶酚胺的大量释放和频繁的肌肉抽动,可引发全身系统性并发症,导致病情加重,颅内压增高,并可能危及生命(表 33-4)。

表 33-4 癫痫持续状态的全身系统性并发症

系统名称	并发症
心血管系统	心律失常
	心脏停搏
	心力衰竭
	高血压或低血压
呼吸系统	呼吸暂停、低氧血症
	急性肺水肿
	急性呼吸窘迫综合征
	肺部感染
	误吸
	喉痉挛
	呼吸性酸中毒
中枢神经系统	脑水肿
	脑出血
	颅内压增高
	缺血缺氧性脑病
代谢异常	乳酸酸中毒
	电解质紊乱
	血糖紊乱
泌尿系统	肾小管酸中毒
	少尿、横纹肌溶解症
	肌红蛋白尿
内分泌系统	垂体功能减退
	催乳素升高
	垂体后叶素升高
	糖皮质激素增加
其他	肠蠕动减弱或消失
	多器官功能衰竭
	骨折
	自主神经功能紊乱

注:本表改编自 Roos K L 主编的 *Emergency Neurology* 中的"Seizures and Status Epilepticus"。

2. 癫痫持续状态患者的预后 癫痫持续状态患者的病死率约为 20%,不同研究间病死率差异较大,与纳入潜在预后不良病因的患者数量不同相关。病因是最重要的结局预测因素,另外,年龄较大、合并症、初始治疗距离发病时间、癫痫持续时间、对初始治疗药物的反应和初始急性生理学及慢性健康状况评估-Ⅱ(acute physiology and chronic health evaluation,APACHE-Ⅱ)评分也是预后的独立预测因素。在癫痫持续状态首次发作的患者中,约 40% 后续会发生癫痫。癫痫持续状态的成人幸存者出现癫痫发作和癫痫持续状态复发的风险相当高。在一项对患者随访 10 年的研究中,约 1/3 的患者出现癫痫持续状态复发。难治性癫痫持续状态的结局通常不乐观,病死率非常高。

非惊厥性癫痫持续状态患者预后较差的危险因素包括急性中枢神经系统疾病、严重的精神障碍以及癫痫发作的时间较长。与惊厥性癫痫持续状态相比,非惊厥性癫痫持续状态的预后似乎较差。在惊厥性癫痫持续状态发作后出现非惊厥性癫痫持续状态的患者病死率更高。

(四)神经外科围手术期和外伤后癫痫的预防

神经外科手术后癫痫的发生不仅增高颅内出血的风险,加重脑水肿,而且严重影响患者的生存质量和预后。《神经外科围手术期和外伤后癫痫的预防及治疗指南(草案)》指出,择期手术患者应在术前5～7天口服抗癫痫药物,可选择丙戊酸钠0.4 g,每天3次或丙戊酸钠缓释片1.0 g/d,使用5～7天;急诊手术患者可在术前静脉推注抗癫痫药物(如德巴金15 mg/kg),术中避免不必要的皮质暴露,注意术中皮质保护,减少血管损伤,仔细止血并缩短手术时间,控制颅内压。术闭反复冲洗术野,减少蛛网膜下腔积血,在麻醉停止前30 min,静脉加用抗癫痫药物。术后静脉使用抗癫痫药物,患者清醒且能口服时可改用口服抗癫痫药物。术后或伤后未发生癫痫者,可在术后或伤后7天停用预防性抗癫痫药物。如果术后脑水肿或颅内感染未控制,可适当延长用药时间,如果上述情况得到控制,则可停药。

四、总结

癫痫持续状态是需要及时评估和干预的危重疾病,癫痫发作时间越长,对癫痫药物的反应越差,不建议因无法建立静脉通路和进行诊断性评估而延迟治疗。为避免药物的不良反应,治疗需要在严密的心电监护下进行,对于惊厥性癫痫持续状态患者,推荐使用苯二氮䓬类药物进行初始治疗,若症状未控制,可追加苯二氮䓬类药物,避免用药剂量不足的发生,此后若仍有活动性痫性发作,则应在考虑使用苯妥英钠、丙戊酸盐或左乙拉西坦治疗的同时,做好人工诱导昏迷准备。若患者在初始治疗之后癫痫持续状态仍未终止或应用肌松剂治疗后,则需要启动脑电图监测以指导后续用药。一旦患者进展为难治性癫痫持续状态,则需要及时进行气管插管和器官保护,用药的选择包括丙泊酚、咪达唑仑、戊巴比妥、硫喷妥钠等药物。对于长时间处于癫痫持续状态的年轻患者,特别是自身免疫性脑炎患者,不应过早放弃治疗,部分患者经过积极治疗,能够获得良好预后。

参 考 文 献

[1] 全国神经外科癫痫防治协助组.神经外科围手术期和外伤后癫痫的预防及治疗指南(草案)[J].中华神经医学杂志,2006,5(12):1189-1190.

[2] 中华医学会神经病学分会脑电图与癫痫学组.非惊厥性癫痫持续状态的治疗专家共识[J].中华神经科杂志,2013,46(2):133-137.

[3] 中华医学会神经病学分会神经重症协作组.惊厥性癫痫持续状态监护与治疗(成人)中国专家共识[J].中华神经科杂志,2014,47(9):661-666.

[4] 中国医师协会神经内科分会癫痫专委会.成人全面性惊厥性癫痫持续状态治疗中国专家共识[J].国际神经病学神经外科学杂志,2018,45(1):1-4.

[5] Beniczky S,Hirsch L J,Kaplan P W,et al. Unified EEG terminology and criteria for nonconvulsive status epilepticus[J]. Epilepsia,2013,54 Suppl 6:28-29.

[6] Brophy G M,Bell R,Claassen J,et al. Guidelines for the evaluation and management of status epilepticus[J]. Neurocrit Care,2012,17(1):3-23.

[7] Claassen J,Goldstein J N. Emergency neurological life support:status epilepticus[J]. Neurocrit Care,2017,27(Suppl 1):152-158.

[8] Glauser T,Shinnar S,Gloss D,et al. Evidence-based guideline:treatment of convulsive status epilepticus in children and adults:report of the Guideline Committee of the American Epilepsy Society[J]. Epilepsy Curr,2016,16(1):48-61.

[9] Hirsch L J. Intramuscular versus intravenous benzodiazepines for prehospital treatment of status epilepticus[J]. N Engl J Med,2012,366(7):659-660.

［10］ Kapur J,Elm J,Chamberlain J M,et al. Randomized trial of three anticonvulsant medications for status epilepticus[J]. N Engl J Med,2019,381(22):2103-2113.

［11］ Pati S,Sirven J I. Seizures and status epilepticus[M]// Roos K L. Emergency neurology. Boston：Springer,2012:179-194.

［12］ Trinka E,Cock H,Hesdorffer D,et al. A definition and classification of status epilepticus-report of the ILAE Task Force on classification of status epilepticus［J］. Epilepsia,2015,56(10):1515-1523.

（朱国行　刘振洋）

第五篇

神经重症监护质量提高与改进

第三十四章　神经重症监护室持续质量改进

第一节　神经重症监护室建设参考标准

神经重症监护室(neurological intensive care unit,NICU)的建设和发展越来越受到重视,NICU 是集中救治神经危重症患者的病房,患者病情危重,病情变化快,有的合并多系统病变,治疗相对复杂,并且昏迷患者数量较多,生活无法自理,须进行严密的床旁监护治疗。NICU 医护团队应具有丰富的抢救危重患者经验,利用先进的监测和治疗仪器设备、娴熟的操作技术,对危重患者的病情进行严密观察,及时发现病情变化,进行快速有效的诊疗,力求最大限度挽救患者生命。

一、NICU 建制

(一)NICU 的管理模式

NICU 的管理模式主要分为封闭式和开放式。封闭式 NICU 管理模式:患者的诊治主要由神经重症医生(受过重症医学专业训练,掌握神经重症专科知识与技能,具备独立工作能力)直接负责,其职责在于制订详尽、完善的诊疗方案,观察患者病情的动态变化,给予及时、合理的治疗;决定患者的转入与转出时机。开放式 NICU 管理模式:患者转入 NICU 后,其诊治仍由主管医生负责,重症医生负责会诊,协助主管医生完善诊疗方案。

NICU 的人员配备:神经重症医生根据工作强度分为高强度与低强度两类。高强度神经重症医生:至少配备 3 名,全面负责患者的重症监护与诊疗。低强度神经重症医生:配备 1~2 名,通过会诊的方式,协助主管医生制订诊疗方案。

医院 NICU 的建设须根据本院实际条件,进行合理规划:大型教学医院(条件允许),推荐施行封闭式 NICU 管理模式,配备高强度神经重症医生,全面负责患者的监护与治疗,实施标准化救治方案。中小型医院建议施行开放式 NICU 管理模式,工作日配备低强度神经重症医生,协助神经科主管医生进行监护与治疗,夜间和节假日配备高强度神经重症医生。

(二)NICU 的建设

基于《中国重症加强治疗病房(ICU)建设与管理指南(2006)》等对 ICU 建设提出的建议,并结合中国目前 NICU 发展现状,NICU 的建设主要包括 NICU 地理位置、规模、环境条件和综合布局四个方面内容。

1.NICU 地理位置　NICU 的位置须邻近卒中中心、胸痛中心(急诊科)及各类实验室、检查科室(如医学影像中心、超声室、检验科)、治疗科室(如血管介入中心),并且方便患者转运("绿色通道"),同时还须考虑邻近输血科、神经科普通病区、心内科、呼吸科、骨伤科、普外科。NICU 设置在以上各科室中心,为多科协作提供便利条件,利于神经重症患者的急救。

2.NICU 规模　不同级别医院根据本院实际情况设置 NICU 规模,床位使用率达到 $75\%\sim85\%$ 较为合理。二级以上(含二级)综合医院:NICU 床位数不少于神经专科病床总数的 5%。二级以上(含二级)专科医院:NICU 床位数根据实际工作需要来确定,神经科为重点专科的医院可适当增加床位数,为保证医疗质量及医疗安全,需分区或分组进行管理。小型医院 NICU 床位数一般设置为 6~8 张,或纳入综合 ICU 的一个神经重症亚组,以提高工作效率和医疗服务效益。

3. NICU 环境条件　NICU 须具备优质的环境条件，最大限度地减少相互干扰和交叉感染，详见表34-1。

表 34-1　NICU 须具备的环境条件

环境条件	具体要求
通风良好	装配气流方向从上至下的空气净化系统，有条件的可设立层流洁净病房
采光良好	每床配备单独日光源由独立开关控制
室温条件良好	装配室温和相对湿度的独立控制设备，温度变化范围为 24.0 ℃±1.5 ℃，相对湿度变化范围为 45%～55%
独立区域划分	划分为病床医疗区（洁净区、缓冲区、感染隔离区）、医疗辅助区（污物处理区和医护人员生活区等）
医疗流向条件合理	人员流动与物品流动的进出通道不同

4. NICU 综合布局

(1)病床医疗区：合理的 NICU 布局既要做到方便工作，又要做到避免交叉感染。结构采用分区设置，分为开放式和分隔式。布局分为中心型的环形或扇形结构或周围型的长方形结构。在病床医疗区中心设置中央工作站，利于辐射至每个分区及患者，便于对每个患者进行观察，并配置中心监护系统，充分发挥监护管理功能。

每 10 张床设置 1～2 个分隔式房间，便于分隔特殊类型患者，如精神障碍、特殊感染和特殊治疗者。若人力资源充足，可全部设置为分隔式病房或单间，分隔装置最好采用可透视性玻璃，利于医护人员观察患者。开放式病房的每张床位占地面积为 15～18 m²，或病床间隔 2.5 m；分隔式病房或单间的每张床位占地面积为 18～25 m²，便于各种技术操作和减少交叉感染。床头须保留一定空间，方便气管插管、深静脉置管和颅内穿刺等操作。

(2)医疗辅助区：面积一般是病床医疗区面积的 1.5 倍以上，包括医生办公室、护士办公室、会议室、医护人员休息室、配膳室、家属谈话室、探视室、治疗室、仪器存储室、处置室和污物处理室、符合感染控制要求的进出通道等。

(三)NICU 医疗管理

1. NICU 规章制度　在严格执行卫生行政部门和医院管理部门制订的各项医疗规章制度前提下，补充和完善符合自身工作性质的医疗管理文件，如工作规章制度、工作规范、工作指南、工作流程、临床诊疗常规、各种紧急情况及突发事件的应急预案和各类医护人员工作职责等，以保证 NICU 医疗质量和医疗安全。

2. NICU 收治与转出标准　根据自身诊疗水平，制订符合本院实际情况的患者服务群体，专科医院可收治需要特殊专科治疗的患者。参考重症或神经重症评分系统，建立完善的 NICU 收治与转出标准，充分发挥 NICU 监护与治疗作用。

二、NICU 仪器设备配置

NICU 须配置与神经重症相关的脑、心、肺、肝、肾、凝血、胃肠道和内环境等重要脏器系统病理生理学变化的监护治疗设备，以供随时发现问题和解决问题。

(一)NICU 病床和床周设备配置

1. 病床配置　具体见表 34-2。

表 34-2　NICU 病床配置

配置项目	具体内容
基本监护配置	(1)功能设备带或功能架：为供电、供氧、压缩空气和负压吸引等提供支持。 (2)每床至少装配 12 个电源插座、2 个氧气接口、2 个压缩空气接口、2 个负压吸引接口。 (3)电路系统：独立的医疗用电(配备备用电路)和生活照明用电的线路；每床电源均为独立电路供应，每一电路插座都在控制主面板上配有独立的电路短路器，最好配备漏电保护装置
病床基础配置	(1)每床配置适合神经系统疾病患者使用的可升降病床(手动或电动)和防压疮床垫、良肢位摆放垫、保护性约束带。 (2)每床配置独立手部消毒装置、神经系统专科体格检查工具、一般体格检查工具，以减少交叉感染

2. 床周设备配置　具体见表 34-3。

表 34-3　NICU 床周设备配置

配置项目	目的及作用
电子医疗工作站(固定或移动)	管理患者资料、图像、实验室报告和监护结果，并备份纸质材料以防系统崩溃
阅读装置	阅片器或电子影像资料读取屏幕
交流装置	电话机或对讲机、人工手动报警系统、多媒体和非语言类交流系统
可推动式锁定橱柜(手推车)	存放伤口敷料、取样设备、插管材料、急救药品以及部分一次性用品，并摆放在强制性和易识别空间处
可移动橱柜	独立存放干净或污染物品、监测仪器设备

(二)NICU 基本仪器设备配置

NICU 基本仪器设备是完成生命支持和提供重要器官功能保护的重要条件。因此，心肺复苏、呼吸循环系统监测与支持设备是 NICU 必备仪器设备。

1. 心肺复苏设备　必备心肺复苏装备车，车上配备喉镜、气管导管、简易呼吸器、多功能除颤仪、体外临时起搏器和急救药品。

2. 心血管功能监测与支持设备　每床必备多功能心电监护仪，监测心电图、呼吸、血压、血氧饱和度、中心静脉压等；必备便携式心电监护仪，供患者外出检查时使用；必备血流动力学监测装置，监测中心静脉压和动脉血压；必备床旁心电图机，供突发心血管疾病时紧急使用；有条件者可配备床旁心脏超声仪。

3. 呼吸功能监测与支持设备　必备吸气末二氧化碳监测装置、有创正压呼吸机、便携式呼吸机(患者外出检查使用)、纤维支气管镜、胸部振荡排痰仪等。

4. 辅助治疗仪器　配备输液泵、多功能微量药物注射泵、肠内营养输注泵、冰毯、配套氧疗设施、气道加湿器等。有条件者可配置抗血栓压力泵，以防下肢深静脉血栓形成；配置便携超声诊断仪，以开展床旁无创检查和指导床旁置管操作等。

5. 实验室设备　必备血气分析检测仪、快速血糖测定仪，有条件者可配备凝血功能测定仪。

(三)NICU 专科仪器设备配置

国内外 NICU 的发展过程中，专业技能和专科仪器设备的配置在对神经重症患者的救治中发挥了重要作用。

(1)必备有创颅内压监测仪及其配套的脑室引流装置，可评估颅内压和脑灌注压，并指导降颅内压治疗，可通过引流脑脊液、脑室内药物注射，达到治疗目的。

(2)必备视频脑电图监测仪，监测癫痫样放电，指导抗癫痫药物(或麻醉镇静药物)的应用；必备经颅多普勒超声仪，测定脑血流量或评估脑血管痉挛情况，指导溶栓或解痉药物的应用；选择性配置肌电诱发电位仪(图 34-1)，以评估周围神经肌肉损伤情况，指导神经功能改善治疗。视频脑电图监测仪、经颅多普勒超声仪、肌电诱发电位仪均可用于评估脑损伤严重程度，包括脑死亡的判定。

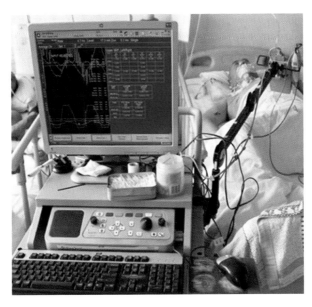

图 34-1 肌电诱发电位仪

（3）必备体表降温装置，优化配置血管内低温治疗装置，进行降温或低温的神经保护治疗。优化配置脑组织氧代谢监测仪，监测脑组织氧分压、二氧化碳分压及脑组织 pH 和脑温。优化配置脑微透析仪，监测脑细胞间液代谢情况。

（四）医院提供仪器设备配置

部分大型仪器设备和各专科仪器设备需由医院提供，既可满足全院患者需求，又可供 NICU 患者使用。如：影像诊断设备（包括床旁阅片灯箱或数字影像屏幕），特别是头颅 CT（图 34-2）和/或 MRI 设备（图 34-3）；血管介入诊断治疗设备；超声诊断设备；内镜诊断治疗设备；血液净化治疗设备；体外起搏设备；血常规检测、血生化检测、血气分析、凝血功能检测（图 34-4）、微生物检测设备等。

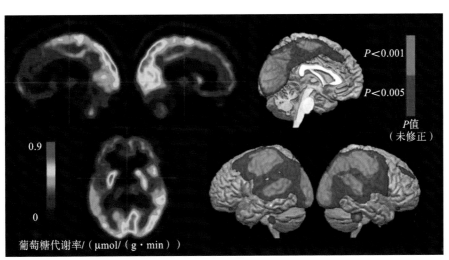

图 34-2 氟脱氧葡萄糖-正电子发射断层扫描（FDG-PET）

三、NICU 人员资质与职责

（一）NICU 医生资质与职责

（1）NICU 医生资质：须获得医师资格证，并成为注册医师，神经专科住院医生培训期限为 5 年，须接受 2 年神经重症医生培训，其中在 NICU 一线工作至少 1 年。NICU 医生的职责：患者出入 NICU 计划

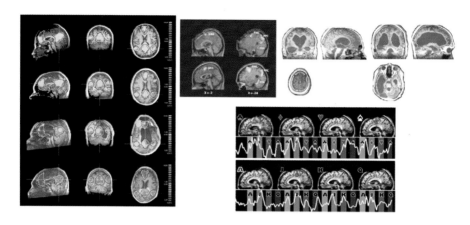

图 34-3 静息态和主动模式功能磁共振

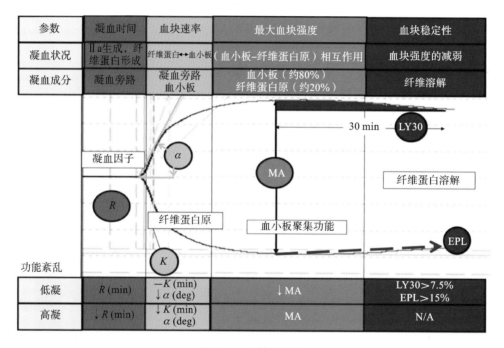

图 34-4 血栓弹力图

注:图中 R 表示凝血因子反应时间(增高提示凝血因子功能不足,降低提示凝血因子功能降低),α 表示血凝块生成速率(增高提示纤维蛋白原功能增强,降低提示纤维蛋白原功能不足),K 表示血凝块形成时间(增高提示纤维蛋白原功能不足,降低提示纤维蛋白原功能增强),MA 表示最大血凝块强度(增高提示血小板功能增强,降低提示血小板功能降低),LY30 表示 30 min 时血凝块溶解百分比(增高提示纤溶亢进),EPL 表示血凝块溶解预估百分比(增高提示纤溶亢进),N/A 表示不适用(not applicable)。

的制订和实施,患者在 NICU 的诊疗计划及监护治疗的相关操作的实施,医疗文书的书写,以及医疗质量与安全的管理等。

(2)NICU 实施科主任负责制。NICU 科主任由高年资神经重症主任医师担任,全面负责 NICU 的行政管理和医疗监督,保证全职投入至少 75% 的工作量,保持每周 7 天和全天 24 h 联络通畅。NICU 科主任的主要职责:制订病房建设规划与仪器设备申报计划;NICU 团队建设;医疗质量的监管;疾病危险因素管控;感染管理与控制;医生、护士、会诊医生和家属协调与联络,以及医疗争议的调解;神经重症培训与教学;神经重症临床与基础研究;神经重症专业技术伦理申报与应用,国内外学术活动联络等。NICU 科主任须参与医院医疗资源合理利用规划、国家重症继续教育计划以及国家重症学会活动,以及NICU 发展与管理工作等。

(3)医疗组长的配备:NICU 每 4~6 张床至少配备 1 名医疗组长,其职责在于协助 NICU 科主任实施医疗质量监控与日常工作协调;对患者主管医生存在的医疗安全问题提出技术性指导;检查监护记录和治疗医嘱,发现和解决各种潜在或已出现的问题;在诊疗过程中,提出预见性医疗意见,并制订有效改进措施。

(4)NICU 选择性配备医疗秘书 1 名,以协助 NICU 科主任工作,如医疗文件修订与管理、教育计划制订与实施、科研课题与成果申报、国内外学术交流等。

(二)NICU 护士资质与职责

(1)NICU 护士须获得护士资格证书,并成为注册护师。神经科护理专业知识和操作技能的培训期限为 2 年,其中,NICU 护理专业知识和专业护理技能培训时间至少半年。NICU 护士准入资格:通过ICU 专科护士资格认证。NICU 护士的职责:了解神经重症专科诊断治疗方案,负责患者病情监护与评估,辅助医疗操作技术的实施。

(2)NICU 护士长:由经验丰富的神经重症专科护士担任,全面负责护理工作运行和护理质量监督。护士长须精通医疗卫生质量与风险管理,负责护理人力资源分配和基本设施维护,实施护理业务考核与评估,安排护士接受继续教育,确保护士重症监护工作标准,营造多学科团队合作氛围,参与 NICU 政策制订,掌握 NICU 学术进展。

(3)NICU 护理组长的配备:最好每 4 张床配备 1 名护理组长,职责如下。①协助 NICU 护士长监控护理质量,协调与管理日常工作;②根据危重患者安全问题和潜在并发症对下级护士提出观察和技术指导;③定时检查患者监护结果,发现和解决监护过程中出现的各种问题;④提出预见性护理意见,并制订行之有效的护理措施;⑤指导下级护士进行针对性的检查与评估;⑥按护理质控标准检查各班责任落实情况,保证护理质量。

(三)NICU 人员安排

NICU 实行每天 24 h 工作制度,以提供持续优质的医疗护理服务。医生与床位比例最好达到(0.8~1):1,护士与床位比例最好达到(2~3):1,并根据患者病情调配护理力量。

(四)NICU 人员培训与考核

NICU 医护人员必须定期学习神经重症相关指南及前沿知识,精通神经系统疾病及多器官系统功能障碍的诊断与治疗,熟悉并掌握神经科和内科重症监护技能,能独立完成神经重症监护与救治。因此,NICU 的医护人员需不断接受理论知识培训、技能培训、管理培训、伦理知识培训和医疗人文关怀培训。培训内容须根据神经病学和重症医学进展每 2 年更新完善 1 次,同时制订相应考核内容,以保证医护人员保持较高的专业监护与治疗水平。

第二节　神经重症监护室发展建议

一、提高神经重症诊断、分类和描述的准确性

目前神经重症患者的诊断和分类方法尚不足以指导将目前的和新的治疗方法应用于个体患者。对疾病严重程度的详细描述和分类有助于临床管理及预后的预测。将神经重症早期严重程度及病理解剖特征、多种预后联系起来,能够建立更好的结局预测模型。未来需要支持新兴技术研究,提高神经重症的诊断、分类和描述的准确性,以便根据临床和病理生理学特征改善针对患者个体的精准治疗策略。

二、推动生物标志物技术和先进神经影像技术标准化

1.遗传学分析明确神经重症患者风险和反应　在发病早期制订治疗措施进行结果预测,对患者实施个性化管理,将极大改善患者预后。例如,创伤性脑损伤(traumatic brain injury,TBI)的基因组学研究主要关注对宿主反应的精准治疗策略,调节损伤和修复。目前 TBI 的基因组学特征研究还处于起步阶段,未来 TBI 的基因组学能够在 TBI 早期识别相关危险因素和保护因素。目前在基因领域研究最广泛的是

载脂蛋白 E(apolipoprotein E,ApoE)。ApoE 的基因多态性(ε2、3、ε4)能够影响 TBI 患者预后:ε4 携带者 TBI 后 2 年的预后较 ε2 和 ε3 携带者差。然而,有研究认为,ε4 对 TBI 患者预后的不良作用只在严重 TBI 患者中出现,这可能反映出年龄和基因型在 TBI 预后上有协同作用。此外,参与再生和营养神经的基因因子,包括线粒体 DNA(能够调节炎症反应)、脑源性神经营养因子(brain-derived neurotrophic factor,BDNF)等,也对 TBI 患者预后具有重要影响。

2. 生物标志物可用于追踪疾病不同阶段进展情况　随着过去十年科学的快速发展,大量与神经系统疾病不同阶段相关的血液蛋白生物标志物得到鉴定,包括代谢组学和脂质标志物、小 RNA 和外泌体,虽然这些新型生物标志物尚未进入临床,但都具有诊断、预测预后和治疗分层的潜力。急性期生物标志物(如 S100-β 蛋白、胶质纤维酸性蛋白(glial fibrillary acidic protein,GFAP)和泛素羧基末端水解酶 L1(ubiquitin carboxy-terminal hydrolase L1,UCH-L1))在院前和急诊室对疾病诊断有很大帮助(图 34-5)。

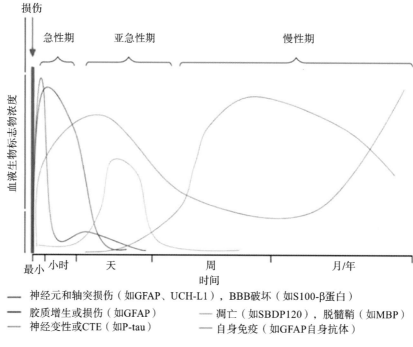

图 34-5　脑损伤后病理生理学有关的血液生物标志物动态变化示意图

在少量患者的研究中,样品处理和储存的差异、使用的检测技术的差异、参考标准的缺乏以及对基础生物标志物生物学特性的不完全理解阻碍了生物标记物研究的进展。由于额外的清除途径,如脑脊液和淋巴系统,生物标志物从受损组织到血液的运输在脑中比在心脏中复杂得多。因此,不能将脑特异性生物标志物浓度与神经系统疾病的程度简单联系起来。重要的大脑区域小范围受损可能导致深昏迷,虽然细胞数量减少较小,生物标志物浓度变化可能也较小;而在相对沉默的区域,在没有主要临床症状的情况下,生物标志物浓度可能会高。将生物标志物作为诊断或预后标志物时,必须考虑发病时间。

当前,研究正从单一标志物开始向生物标志物组合转变,可用于克服诊断混杂因素(例如,脑外原因和溶血),并避免基于单一标志物分析的过度解读或错误解读。开发反映致病机制的多种生物标记物对个体化医疗十分有帮助。需要高质量的大规模研究来提供分析有效性和临床实用性的有力证据,为将神经系统疾病生物标志物整合入临床实践奠定基础。监管部门需要监督不同平台的化验结果的标准化和可比性。

3. 脑微透析技术反映脑部亚细胞水平能量代谢情况　脑微透析(cerebral microdialysis,CMD)技术是一种连续监测脑代谢的方法,可透过血脑屏障,并提供脑部亚细胞水平的能量代谢情况,是一种安全、新颖的局部脑生化监测方法,不仅能够提供机体整体紊乱的信息,而且可以深入了解组织和器官的局部代谢情况。CMD 可为临床研究提供特殊信息,如确定药物是否透过血脑屏障,检测下游靶点及生物标志物,能够用于指导治疗,有助于预测患者预后。由于 CMD 探测范围有限,仅能探测探头附近几个立方毫米的微环境状态,探头置入的位置对结果的影响很大。因此,对于弥漫性轴索损伤患者,建议将探头放置于非优势半球的额叶内;对于局灶性脑损伤患者(如硬膜下血肿和脑挫裂伤),建议将探头置于损伤侧脑皮质周边较正常的脑组织处;对于不同损伤类型的双侧脑组织,建议行双侧 CMD 监测。

　　CMD 与脑细胞代谢密切相关,代谢分析指标主要包括葡萄糖、乳酸、丙酮酸、甘油和谷氨酸盐。多项 CMD 检测研究均发现,患者的葡萄糖水平影响预后,伤后 50 h 内葡萄糖水平保持稳定且正常的 TBI 患者预后良好。另有多项 CMD 研究结果提示,TBI 后白细胞介素系列因子与伤后 6 个月的预后相关。由于 CMD 存在一定的局限性,目前大部分报告仍处于实验研究阶段。

　　4. 多模态监测作为神经外科"预警机",助力精准治疗　目前的神经监测技术提供了研究病理生理机制的机会,利于确定个性化的治疗方案,并对 NICU 患者进行个性化管理。这种神经监测包括使用颅内压波形来了解脑血管自动调节功能,并增加使用反映氧合、代谢和炎症反应以及皮质电活动和扩散去极化的传感器。这些信息能更可靠地反映脑生理学状况。最近一项 RCT 表明,这种改进的理解和恰当的靶向治疗可以改善治疗效果。然而,缺点是需要插入多个颅内传感器,有导致手术的风险。虽然对于这些风险可以通过使用单一介入设备来部分改善,但更好的解决方案是开发多参数传感器,将所有监控模式整合到一个设备中(图 34-6)。另一种方法是开发非侵入性监测器,这样可以避免上述风险,但这需要来自工业界、学术界的大量投入。

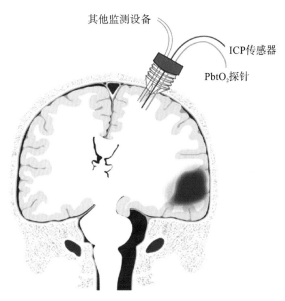

图 34-6　脑组织生理学多模态监测

　　5. 其他　神经重症患者的其他一些检测项目也在临床中应用,如使用正电子发射断层扫描(positron emission tomography,PET)检测和量化 tau 蛋白与淀粉样蛋白在脑组织中的沉积,证实并判断 TBI 患者的神经退行性病变的严重程度。淀粉样蛋白沉积与 tau 蛋白聚集相关,导致认知功能逐渐减退。但不推荐 PET 用于 TBI 急性期的临床诊疗。无创检测一直是临床追求的目标,如应用近红外光谱(near-infrared spectroscopy,NIRS)检测脑内血肿、ICP 和脑血管自动调节功能以及测量颞浅动脉的温度来预测脑温等。虽然这类技术具有无创、便捷、实时等优点,但因其信号会受到头皮、颅骨和脑脊液等影响,并与操作者经验的丰富程度相关,目前均不推荐在临床中应用。

第三节　神经重症监护室管理模式改进

　　神经重症患者的管理是复杂的,需要扎实的专业知识、严密的协调组织、多学科的专家团队进行及时干预以改善患者预后。然而,国内整个神经重症救治系统(链)大相径庭,目前缺乏最佳实践指导方针,尤其是院前和急诊救治。因此,当前迫切需要新的循证医学证据来支持神经重症管理的高质量实践指导方针,但在缺乏有力证据的情况下,尚未有较专家共识推荐更好的建议。研究神经重症患者干预措施的高质量成本效益也是必要的,由此可以建立最佳的救治系统,尤其是改善急救和急救后救治措施。有关医院救治的累积证据强烈提示,无论是否需要神经外科手术治疗,神经重症患者转运至专业创伤中心将获益。达到这样的要求并非易事,它需要完善的基础设施、良好明确的沟通机制、高质量的实践指导方针。

一、多途径整合救治神经危重症患者

1. 数据整合　将来自多种病理生理监测模式(来自有创或无创传感器,或来自多个传感器或单个多参数传感器)的数据整合为可理解的格式以确保其在临床上有用是重大挑战。合并不同的信息流需要大量的信息技术投入(图 34-7)。在 ICU 背景下,多模态监测正在成为一种临床工具。近年来,机器学习领域已经开发出新的高级统计和计算技术来处理多维数据,这些数据在科学和工程领域具有多种应用。这种方法(所谓的大数据解决方案)对于时间依赖性神经监测数据的分析是有价值的,既可以用于事件的实时预测,也可以用于描述特定疗法出现的生理状态,有助于对危重患者的临床决策。

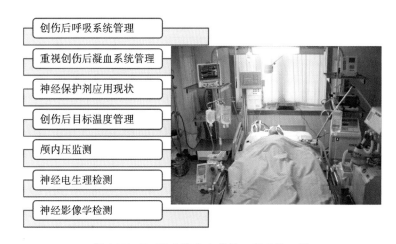

创伤后呼吸系统管理

重视创伤后凝血系统管理

神经保护剂应用现状

创伤后目标温度管理

颅内压监测

神经电生理检测

神经影像学检测

图 34-7　NICU 中治疗患者是一项系统工程

2. 数据共享　改进的神经重症患者描述和分类将需要整合来自多模态监测、临床体征、神经影像学、遗传学和生物标志物的信息。虽然这种信息的整合将是一项巨大的工程,但有可能将具有相似病理生理机制的患者分组,用于新型神经保护干预的靶向试验治疗。这种方法尤其依赖于大量数据以及神经信息学和计算机科学的巨大投入,并且需要进行跨学科和跨中心的密切合作。

二、推进个性化精准治疗模式

虽然基于神经重症患者的颅内压和脑灌注压管理为初级救治奠定了基础,但临床所需达到的目标值或范围因患者的具体病理变化而有所不同,故应进行个性化管理。TBI 的病理生理学具有异质性:在患者之间、个体不同时间段、大脑不同部位的主要病理过程均有所变化。此外,患者之间的伤前因素、凝血状态和全身反应也不尽相同。因此,使用"一刀切"式的管理策略并非最佳方式,所以,在制订治疗方案时必须考虑病理生理学在时间-空间上的异质性。笔者根据多年神经重症管理经验,提出以下 3 点建议。

(1)需要强有力的证据来指导神经重症患者的药物治疗、外科和康复干预的指导方针,从而改善患者预后。对于证据不具有临床确切性的干预可能需要以共识为基础的指南。

(2)需要临床研究来解释神经重症的临床和机制异质性。新的基于证据的指南应强调在理解个体患者病理生理学和临床需求的情况下施行最佳干预,并使方法具有灵活性以实现个性化医疗管理。

(3)需要开展相关培训以提高临床医生关于最佳干预措施的指导意见和建议的认识水平。

参 考 文 献

［1］　北京市卫生局.北京市 ICU 专科护士资格认证实施指南［M］.北京:中国协和医科大学出版
　　　社,2006.

［2］　中华医学会神经外科学分会,中国神经外科重症管理协作组.中国神经外科重症管理专家共识
　　　(2020 版)［J］.中华医学杂志,2020,100(19):1443-1458.

［3］　中华医学会神经外科学分会颅脑创伤专业组,中华医学会创伤外科学分会神经损伤专业组.颅脑创
　　　伤患者脑监测技术中国专家共识［J］.中华神经外科杂志,2020,36(12):1189-1194.

［4］　中华医学会神经病学分会神经重症协作组.神经重症低温治疗中国专家共识［J］.中华神经科杂志,
　　　2015,48(6):453-458.

［5］　中华医学会神经病学分会神经重症协作组.神经重症监护病房建设中国专家共识［J］.中华神经科
　　　杂志,2014,47(4):269-273.

［6］　中华医学会重症医学分会.中国重症加强治疗病房建设与管理指南(2006)［J］.中华外科杂志,
　　　2006,44(17):1156-1157.

［7］　张赛,徐超,符锋.多途径整合在颅脑创伤领域的新观点［J］.中华神经创伤外科电子杂志,2019,5
　　　(3):129-133.

［8］　Wallace D J,Angus D C,Barnato A E,et al. Nighttime intensivist staffing and mortality among
　　　critically ill patients［J］. N Engl J Med,2012,366(22):2093-2101.

［9］　Guidelines Committee, Society of Critical Care Medicine. Guidelines for the definition of an
　　　intensivist and the practice of critical care medicine［J］. Crit Care Med,1992,20(4):540-542.

［10］　Maas A I R,Menon D K,Adelson P D,et al. Traumatic brain injury:integrated approaches to
　　　improve prevention,clinical care,and research［J］. Lancet Neurol,2017,16(12):987-1048.

［11］　Multz A S,Chalfin D B,Samson I M,et al. A "closed" medical intensive care unit (MICU)
　　　improves resource utilization when compared with an "open" MICU［J］. Am J Respir Crit Care
　　　Med,1998,157(5 Pt 1):1468-1473.

［12］　Pronovost P J,Angus D C,Dorman T,et al. Physician staffing patterns and clinical outcomes in
　　　critically ill patients:a systematic review［J］. JAMA,2002,288(17):2151-2162.

［13］　Thompson D R,Hamilton D K,Cadenhead C D,et al. Guidelines for intensive care unit design
　　　［J］.Crit Care Med,2012,40(5):1586-1600.

［14］　Valentin A,Ferdinande P,ESICM Working Group on Quality Improvement. Recommendations
　　　on basic requirements for intensive care units:structural and organizational aspects［J］. Intensive
　　　Care Medicine,2011,37(10):1575-1587.

［15］　Wang K K,Yang Z,Zhu T,et al. An update on diagnostic and prognostic biomarkers for
　　　traumatic brain injury［J］. Expert Rev Mol Diagn,2018,18(2):165-180.

［16］　Yu T S,Tensaouti Y,Stephanz E P,et al. Astrocytic ApoE underlies maturation of hippocampal
　　　neurons and cognitive recovery after traumatic brain injury in mice［J］. Commun Biol,2021,4(1):
　　　1303.

［17］　Zhang K,Mizuma H,Zhang X,et al. PET imaging of neural activity,β-amyloid,and tau in normal
　　　brain aging［J］. Eur J Nucl Med Mol Imaging,2021,48(12):3859-3871.

（涂悦　张赛）

第三十五章　神经重症常见药物及其药理学特点

第一节　镇静催眠药

一、概述

镇静催眠药(sedative-hypnotics)是一类能够引起镇静和近似生理睡眠的药物。随着剂量的增加,其对中枢的抑制作用逐渐加强,依次可产生抗焦虑、镇静、催眠、抗癫痫和抗惊厥等作用,甚至导致昏迷、死亡;长期反复用药后,机体可产生耐受性和依赖性,突然停药可产生戒断症状,故应避免长期使用且停药时需逐渐减量。

对于神经重症患者,镇静治疗可通过降低脑代谢,改善大脑对缺血的耐受性产生脑保护作用,同时也是颅内压管理、癫痫控制治疗、目标温度管理及阵发性交感神经功能亢进等神经特异性适应证的基础治疗措施。镇静治疗的基础是镇痛,只有充分镇痛后才能实现理想的镇静目标,对镇静深度需进行监测,做到"动态评估,动态调整"。

目前临床上常用的镇静催眠药主要有以下几类:苯二氮䓬类(如地西泮、咪达唑仑、劳拉西泮等)、巴比妥类(如苯巴比妥等)及其他类(如丙泊酚、右美托咪定、氯丙嗪、氟哌啶醇、水合氯醛等)。

二、常见药物及其药理学特点

(一)苯二氮䓬类(benzodiazepine,BZ)

BZ 作用机制为增强中枢抑制性神经递质 γ-氨基丁酸(GABA)能神经的传递功能和突触抑制效应,促进 GABA 与其受体 GABA$_A$ 的结合,导致 Cl$^-$ 通道开放频率增加,细胞膜超极化,从而使 GABA 能神经的抑制功能增强。BZ 具有镇静、催眠、抗焦虑、抗惊厥、抗癫痫、顺行性遗忘和中枢性肌肉松弛作用。在没有低通气情况下,BZ 可降低脑氧代谢率(cerebral metabolic rate of oxygen,CMRO$_2$)、脑血流量(cerebral blood flow,CBF)和颅内压(intracranial pressure,ICP)。

此类药物均在肝脏代谢,经肾脏排泄;几乎都可能发生轻微呼吸抑制,慢性阻塞性肺疾病(COPD)患者对其呼吸抑制效应更敏感;在老年人、低血容量患者及同时应用其他镇静药或麻醉药的患者中应减量使用;反复或长时间使用可致药物蓄积或诱导耐药。

1. 地西泮(diazepam)　本品为长效 BZ。能抑制致痫灶引起的癫痫活动扩散,但不能消除病灶的异常活动,是癫痫持续状态治疗中的一线药物,需静脉注射给药(因为肌内注射吸收慢、不规则且不完全,无法迅速发挥药效)。

本品易引起呼吸抑制、低血压、心动过缓等副作用,起效时间、作用时间较其他 BZ 长,已较少作为镇静催眠药在临床使用。

2. 咪达唑仑(midazolam)　本品为短效 BZ。与 BZ 受体的亲和力约为地西泮的 2 倍,通过干扰 GABA 的再吸收,导致 GABA 蓄积,发挥镇静和顺行性遗忘作用。

本品起效快、持续时间短,可降低 CMRO$_2$、CBF 和 ICP,但较丙泊酚效应不明显,不推荐作为 ICP 增高的一线治疗药物;可提高癫痫发作阈值,具有抗惊厥作用;持续静脉注射对呼吸、循环的影响轻微,易滴注,适用于神经危重症的短期镇静;主要缺点是长时间使用可出现蓄积导致苏醒延迟,易产生快速耐药,骤然停药可出现戒断症状;此外,其使用也是重症监护室(ICU)患者发生谵妄的危险因素。

（二）巴比妥类（barbiturate）

本类药物为巴比妥酸衍生物，通过选择性地抑制丘脑网状上行激活系统，阻断兴奋向大脑皮质的传导而产生镇静催眠作用；通过抑制中枢神经系统的突触传递，提高大脑皮质运动区的电刺激阈值发挥抗惊厥作用。

本品可引起剂量依赖的脑电抑制，几乎可完全抑制基础代谢以上的所有皮质活动，同时还伴有 $CMRO_2$、脑葡萄糖代谢率（cerebral metabolic rate of glucose，CMRglu）和 CBF 的下降，当脑电图呈等电位时，可获得最大脑保护作用，临床用于"巴比妥昏迷"的治疗；但因不良反应（如血流动力学不稳定、免疫抑制、呼吸抑制等）多，易产生耐受性和依赖性，长期输注后易发生蓄积而导致唤醒延迟，已不作为镇静催眠常规用药，仅建议用于常规标准治疗和外科治疗无效的难治性 ICP 增高、难治性癫痫持续状态的治疗。

1. 苯巴比妥（phenobarbital）　本品为长效巴比妥类药物。除具有镇静、催眠、抗惊厥、麻醉作用外，治疗浓度的苯巴比妥可降低谷氨酸的兴奋作用，增强 GABA 的抑制作用，抑制中枢神经系统单突触和多突触传递，抑制病灶的调频放电及向周围扩散，发挥抗癫痫作用。

本品为肝药酶诱导剂，口服、注射均易被吸收，可产生依赖性（精神依赖和身体依赖）。大剂量对心血管系统、呼吸系统有明显抑制作用，过量可麻痹延髓呼吸中枢而致死。

2. 硫喷妥钠（pentothal sodium）　本品为超短效巴比妥类药物。可阻断网状激活系统，抑制中枢神经系统；降低 $CMRO_2$ 及 CBF，在脑缺氧时起到脑保护作用；抑制交感神经，兴奋迷走神经，如有严重刺激时可引起喉痉挛及气管痉挛；对循环和呼吸系统的抑制，与给药剂量及注入速度相关。

（三）其他类

1. 丙泊酚（propofol）　本品为烷基酚类化合物，为短效静脉麻醉药，ICU 较常用的镇静药物之一。直接激活 $GABA_A$ 受体或间接调节 $GABA_A$ 受体对 GABA 的敏感性，抑制中枢神经系统，产生镇静、抗焦虑、抗惊厥、遗忘、催眠、麻醉效应，其麻醉作用强度是硫喷妥钠的 1.8 倍。

本品起效快，脂溶性高，半衰期短，累积效应弱，苏醒迅速；可明显降低 $CMRO_2$、CBF 和 ICP，是治疗 ICP 增高的首选镇静药物；镇静深度呈剂量依赖性，剂量 <4 mg/（kg·h）时，CBF 和 $CMRO_2$ 偶联，脑血管反应性和脑氧合得以保留；当剂量 >5 mg/（kg·h）时，会出现脑电爆发抑制，可有效治疗癫痫持续状态；在老年人、低血压患者、同时应用麻醉药或其他呼吸抑制剂的患者中应用时应减量。

主要不良反应为大剂量给药可产生明显的血流动力学抑制效应，能直接抑制心肌收缩和降低全身血管阻力，导致低血压；同时由于心输出量（CO）和全身血管阻力（SVR）降低，平均动脉压（MAP）能被降低到基线值的 1/3 以下，脑灌注压（cerebral perfusion pressure，CPP）大大降低；长期大量输注需警惕丙泊酚输注综合征（propofol infusion syndrome，PRIS），PRIS 是一组罕见、致命的代谢紊乱疾病，主要表现为乳酸酸中毒和心电图改变，之后出现横纹肌溶解症、肾衰竭和循环衰竭。因此，丙泊酚输注速率不应大于 4 mg/（kg·h），时间不应超过 48 h，当怀疑发生 PRIS 时应立即停药。

2. 右美托咪定（dexmedetomidine）　本品为相对选择性 $α_2$ 受体激动剂，作用于中枢神经系统蓝斑部位，抑制去甲肾上腺素的分泌，有很强的抗交感作用，能产生近似自然睡眠的镇静作用（在一定剂量范围内，机体的唤醒系统功能仍然存在）；同时具有一定的镇痛、利尿和抗焦虑作用，对循环功能影响小，无呼吸抑制作用，还对心、肾和脑等器官功能产生保护作用。

本品起效和消除迅速，半衰期短，无蓄积。通过降低 CBF 而降低 ICP，增加 CPP 并降低谵妄发生率；在镇静的同时能维持患者清醒，是目前唯一可在术中唤醒的镇静药；由于其血流动力学易监测及控制，也是术后躁动患者的理想型镇静药物；可单独应用，也可与阿片类或苯二氮䓬类药物合用。

与丙泊酚相比，右美托咪定能更好地控制创伤性脑损伤（TBI）后的过度应激反应；与咪达唑仑相比，右美托咪定对患者 GCS 评分影响小，为清醒镇静，可随时判断患者意识。右美托咪定主要副作用有心动过缓、低血压和长期用药停药后可能出现的戒断症状。

3. 水合氯醛（chloral hydrate）　本品催眠机制与巴比妥类相似，引起近似生理性睡眠，催眠作用温和，不缩短快动眼睡眠时间，无明显后遗作用；较大剂量有抗惊厥作用，可用于小儿高热、破伤风及子痫引起的惊厥;大剂量可引起昏迷和麻醉,抑制延髓呼吸及血管运动中枢,导致死亡。曾作为基础麻醉的辅助用药,现已极少应用。

4. 氟哌啶醇(haloperidol) 本品为丁酰苯类抗精神病药。抗精神病作用与其阻断脑内多巴胺受体,并促进脑内多巴胺的转化有关,有很好的抗幻觉妄想和抗兴奋躁动作用,阻断锥体外系多巴胺的作用较强,镇吐作用亦较强,但镇静、阻断 α 受体及胆碱受体作用较弱。不推荐作为 ICU 谵妄治疗药物。

第二节 镇 痛 药

一、概述

镇痛药(analgesic)主要作用于中枢神经系统,选择性地减轻或消除疼痛以及疼痛引起的精神紧张和烦躁不安等情绪反应,但不影响意识及其他感觉。镇痛药主要包括阿片类镇痛药(opioid analgesic,如吗啡、芬太尼、舒芬太尼、瑞芬太尼等)、其他镇痛药(如奈福泮等),以及非甾体抗炎药(NSAID,如对乙酰氨基酚等)。由于疼痛可激活应激反应,导致患者免疫抑制,因此,镇痛治疗在 ICU 中极其重要。

阿片类镇痛药通过激动中枢神经系统特定部位的阿片受体而产生镇痛作用。阿片受体包括 μ、κ 及 δ 三种类型,其中 μ 受体与镇痛、呼吸抑制、欣快感以及成瘾有关。阿片类镇痛药对 ICP 或 CBF 没有直接影响,但发生呼吸抑制时可能会导致高碳酸血症和脑血容量增加,使 ICP 升高;另外,单次快速静脉注射或短时间内给予较大剂量阿片类镇痛药可引起胸壁、腹壁肌肉强直而影响通气,抑制呼吸从而导致 ICP 增高,应缓慢滴注式给药;此外,阿片类镇痛药为麻醉性镇痛药,有依赖性和成瘾性,易导致药物滥用及停药戒断症状。阿片类镇痛药的作用可通过其拮抗剂纳洛酮逆转。

其他镇痛药的镇痛作用与阿片受体及前列腺素系统无关,成瘾性小,镇痛作用弱于阿片类镇痛药,但强于非甾体抗炎药。

非甾体抗炎药是一类具有解热、镇痛作用,绝大多数还兼有抗炎和抗风湿作用的药物;非选择性、竞争性抑制前列腺素合成过程中的关键酶环氧合酶(COX),从而起到镇痛作用;主要不良反应为胃肠道出血、血小板抑制后继发出血和肾功能不全,部分药物还有一定肝毒性。

二、常见药物及其药理学特点

(一)阿片类镇痛药

1. 吗啡(morphine) 本品为强效阿片类镇痛药。激动 μ、κ 及 δ 受体,产生镇痛、呼吸抑制(降低延髓呼吸中枢对二氧化碳的敏感性及直接抑制脑桥呼吸调节中枢)、欣快、成瘾作用;尚有明显的镇静、镇咳(抑制延髓咳嗽中枢,可致成瘾,不用于临床)、缩瞳、催吐等作用;兴奋平滑肌,增加肠道平滑肌张力引起便秘;释放组胺,扩张血管引起低血压和支气管痉挛;副作用大且作用时间长,不适合神经危重症患者应用。

2. 芬太尼(fentanyl) 本品为强效 μ 受体激动剂。作用机制与吗啡相似,作用强度为吗啡的 75～125 倍,可轻微降低或不降低 CBF 和 $CMRO_2$;较吗啡起效快,作用持续时间短,但重复用药后有明显的蓄积和延时效应;不释放组胺,对心血管功能的影响小;能抑制气管插管时的应激反应;呼吸抑制作用弱于吗啡;不良反应比吗啡少,在神经重症监护室(NICU)中应用较广泛。

3. 舒芬太尼(sufentanil) 本品为芬太尼噻吩基类衍生物,为强效 μ 受体激动剂。对 μ 受体的亲和力比芬太尼强 7～10 倍,镇痛作用为芬太尼的 5～10 倍,尚可激动 δ 受体及 κ 受体;较其他阿片类镇痛药呼吸抑制作用更轻,有良好的血流动力学稳定性(与有效抑制压力感受器的敏感性有关),可同时保证足够的心肌氧供;不存在免疫抑制、溶血或组胺释放等不良反应;起效比芬太尼快,静脉给药 5 min 后就能发挥最大镇痛效应,作用持续时间约为芬太尼的 2 倍,体内蓄积程度低,清除迅速,安全范围广,复苏快,较芬太尼更适合用于神经重症患者的镇痛治疗。

4. 瑞芬太尼 (remifentanil) 本品为超短效 μ 受体激动剂。静脉注射后迅速起效,作用持续时间仅 5～10 min,半衰期短,代谢快,停药后迅速清醒,可频繁唤醒以进行神经病学参数和呼吸参数测量;不受肝、肾功能及年龄、体重、性别影响,长时间或反复给药时代谢速度无变化,体内无蓄积;输注时间易控制、血流动力学稳定,可作为 ICU 镇痛首选药物之一。

(二)其他镇痛药

奈福泮(nefopam):镇痛强度为吗啡的 1/3,镇痛持续时间长,无成瘾性,对中、重度疼痛有效;可提高静脉麻醉患者对阿片受体的敏感性,减少术后阿片类药物的用量;除镇痛作用外,兼有轻度解热和中枢性肌松作用;呼吸抑制作用较轻,对循环系统无抑制作用,对凝血、胃黏膜完整性、肾功能和肠运动无影响;但其使用可能与心动过速、癫痫发作及谵妄有关。建议将本品作为阿片类镇痛药的辅助用药或替代品,减少阿片类镇痛药的应用及副作用,减轻危重患者的疼痛。

(三)非甾体抗炎药

对乙酰氨基酚(paracetamol):乙酰苯胺类非甾体抗炎药。抑制 COX,选择性地抑制下丘脑体温调节中枢合成前列腺素,导致外周血管扩张、出汗而起到解热作用;抑制外周前列腺素等的合成和释放,提高痛阈从而发挥镇痛作用,属外周性镇痛药,仅对轻至中度疼痛有效;与阿片类镇痛药比较,不引起意识改变和呼吸抑制,无成瘾性,在神经重症患者中常作为解热剂使用;在疼痛管理中,对于阿片类镇痛药使用风险较高的患者,建议将对乙酰氨基酚作为阿片类镇痛药的辅助用药,以降低危重症患者的疼痛强度和阿片类镇痛药剂量。

第三节　抗 癫 痫 药

一、概述

癫痫是多种病因导致的脑部神经元高度同步化异常放电的临床综合征,表现为突然发作性的短暂的运动、感觉、意识和自主神经功能异常,可伴有脑电图改变;目前癫痫的治疗方法仍以药物治疗为主。

抗癫痫药是指可以抑制癫痫发作或降低癫痫发作频率的药物。主要通过两种方式实现:①直接抑制病灶神经元过度放电;②作用于病灶周围正常神经组织,遏制异常放电的扩散。作用机制:①加强脑内 GABA 介导的抑制作用,如苯二氮䓬类、苯巴比妥等;②干扰 Na^+、Ca^{2+}、K^+ 等阳离子通道,如苯巴比妥、卡马西平、丙戊酸钠、苯妥英钠等。

抗癫痫药主要用于预防、治疗癫痫发作以及癫痫持续状态。使用抗癫痫药之前,应先去除或纠正病因;其次,依据癫痫发作的类型和所选药物的不良反应选择抗癫痫药;同时,为确保有效的药物浓度,无论口服给药还是静脉给药,均需监测血药浓度。用药原则为对症选药、剂量渐增、先加后撤、久用慢停,最终达到以下目的:①控制发作或最大限度地减少发作次数;②长期治疗无明显不良反应;③使患者恢复其原有的生理、心理和社会功能状态。

依上市时间前后,抗癫痫药分为两类:①传统抗癫痫药(20 世纪 80 年代前),如丙戊酸、卡马西平、苯巴比妥、苯妥英钠、氯硝西泮、乙琥胺等;②新型抗癫痫药(20 世纪 80 年代后),如拉莫三嗪、奥卡西平、左乙拉西坦、托吡酯、加巴喷丁等。

二、常见药物及其药理学特点

(一)乙内酰脲类

苯妥英钠(phenytoin sodium):抗癫痫药、抗心律失常药。对高频异常放电神经元的 Na^+ 通道有显著的阻滞作用,降低细胞膜兴奋性,抑制癫痫病灶神经元的高频异常放电及其扩散;阻滞神经元的 T 型 Ca^{2+} 通道,抑制 Ca^{2+} 内流;高浓度的苯妥英钠可抑制 K^+ 外流,延长动作电位时程和不应期,抑制神经末梢对 GABA 的摄取和诱导 GABA$_A$ 受体增多,增强 GABA 介导的突触后抑制作用。

口服吸收慢且不规则,连续服用治疗量需 6～10 天才能达稳态血药浓度(10～20 μg/mL);刺激性大,不宜肌内注射,可静脉注射。本品抗癫痫作用较强,除对小发作无效外,对其他各种类型癫痫均有效,是治疗癫痫大发作的首选药;对中枢的抑制作用甚微,治疗剂量不引起镇静催眠作用;可治疗周围神经痛,尤其对三叉神经痛疗效较好;还有抗心律失常作用。但不良反应多,如静脉给药速度过快可引起严重低血压和心律失常;治疗浓度与中毒浓度相近,需监测血药浓度。

(二)巴比妥类

苯巴比妥(phenobarbital):低于镇静剂量即可选择性抑制癫痫灶异常放电,并防止其扩散;治疗浓度能抑制谷氨酸的兴奋性及增强 GABA 的抑制性;不仅可防止惊厥的发生,还可消除癫痫先兆症状。

苯巴比妥为广谱抗癫痫药,起效快,效果好,毒性较低,对大发作及癫痫持续状态的效果较好,对部分性发作及精神运动性发作也有一定效果,对小发作效果差。

(三)酰亚胺类

卡马西平(carbamazepine):治疗浓度(4～12 μg/mL)能降低神经细胞膜对 Na$^+$、Ca^{2+} 的通透性,提高其兴奋阈,抑制癫痫病灶的异常放电及放电扩散,提高脑内 GABA 浓度,增强其抑制作用;对神经痛有较好的镇痛作用;能刺激抗利尿激素的合成与分泌,治疗尿崩症。

卡马西平在胃肠道吸收慢而不规则,吸收后分布在各组织中,以肝、肾和脑浓度较高;治疗有效浓度与中毒浓度接近,须在用药后 4～6 天测稳态血药浓度,并在用药过程中随时监测以调整用量。本品为广谱高效抗癫痫药,是治疗精神运动性发作的首选,对大发作和单纯部分性发作效果较好,对小发作和肌阵挛性发作效果差或无效;治疗三叉神经痛和舌咽神经痛效果优于苯妥英钠;治疗躁狂症效果好于锂盐且副作用少。

(四)琥珀酰亚胺类

乙琥胺(ethosuximide):抗癫痫作用机制不详。能拮抗戊四氮所致的惊厥,提高电休克的惊厥阈,麻醉剂量对最大电休克惊厥有效。

本品用药 10 天左右达稳态血药浓度,治疗有效浓度为 40～100 μg/mL,但个体差异较大;本品是防治失神发作(小发作)的首选药,对其他类型癫痫无效。

(五)广谱抗癫痫药

丙戊酸钠(sodium valproate):抗癫痫机制与增强 GABA 的功能有关,促进脑内 GABA 生成和抑制其转化,使 GABA 含量增高;并能提高突触后膜对 GABA 的反应性。

丙戊酸钠口服迅速吸收,1～4 h 达血药浓度峰值,半衰期为 7～10 h;本品剂量和血药浓度的关系个体差异大,须做血药浓度监测,可在服用某一固定剂量 5 天后于用药前采血,测定谷浓度,治疗浓度范围为 40～100 μg/mL。

丙戊酸钠为广谱抗癫痫药,对各型癫痫均有效,是全面发作的首选药。对大发作的疗效不及苯妥英钠和苯巴比妥;对小发作的疗效优于乙琥胺,因有肝毒性,一般不作为首选;对非典型失神性发作疗效不及氯硝西泮;对精神运动性发作疗效与卡马西平相似。

(六)苯二氮䓬类(BZ)

苯二氮䓬类可抑制病灶异常放电向周围扩散,但不能消除这种异常放电。静脉注射地西泮是治疗癫痫持续状态的首选,但作用时间短,须同时用苯妥英钠或苯巴比妥;静脉注射氯硝西泮可迅速而持久地控制癫痫持续状态,但其对心血管及呼吸系统的抑制作用较地西泮强,且用量小,剂量调整困难,主要用于治疗难治性癫痫。

(七)作用与 GABA 相关的新型抗癫痫药

1. 加巴喷丁(gabapentin) 本品为 GABA 的衍生物,作用于 P/Q 型 Ca^{2+} 通道,能阻断电压依赖性

Ca^{2+} 通道,减少神经递质的释放。主要适应证为难治的部分性发作,以及神经病理性疼痛,如带状疱疹后遗神经病、糖尿病神经病变、脑卒中后中枢神经痛等。

2. 托吡酯(topiramate)　本品作用类似于苯妥英钠:选择性阻断电压依赖的 Na^+ 通道以限制持续的反复放电;增强 GABA 的神经抑制作用;阻断谷氨酸介导的神经兴奋作用。可治疗各类癫痫发作,尤其对原发性及继发性全身强直阵挛性发作及单纯或复杂部分性发作效果明显,对肌阵挛、婴儿痉挛也有效。

(八)其他抗癫痫药

1. 拉莫三嗪(lamotrigine)　本品为电压门控 Na^+ 通道阻滞剂。通过减少 Na^+ 内流而增加神经元的稳定性,抑制病理性谷氨酸(对癫痫发作的形成起着关键性作用)释放及其诱发的动作电位的爆发,阻滞癫痫灶快速放电和神经元去极化,但不影响正常神经兴奋的传导。

拉莫三嗪为广谱抗癫痫药,用于成人及 12 岁以上儿童的单药治疗。可用于单纯部分性发作、复杂部分性发作、继发性全身强直阵挛性发作、原发性全身强直阵挛性发作等类型癫痫的治疗。

2. 奥卡西平(oxcarbazepine)　本品为卡马西平的衍生物,作用同卡马西平,副作用较小。作用机制为阻断脑细胞的电压依赖性 Na^+ 通道,稳定过度兴奋的神经细胞膜,抑制神经元重复放电,减少神经冲动的突触传递,阻止病灶异常放电的扩散。

奥卡西平在体内迅速代谢成活性代谢产物而起效。临床上用于治疗部分性及全身性发作。不良反应常见低钠血症,还可引起抗利尿激素分泌失调综合征及血清 T4 水平降低。

3. 左乙拉西坦(levetiracetam)　本品为吡咯烷酮衍生物,化学结构与现有的抗癫痫药无相关性。作用机制尚不清楚。口服给药吸收迅速,给药后 1.3 h,血药浓度达峰值,绝对生物利用度约为 100%,血浆蛋白结合率小于 10%;治疗指数大,有效剂量和中毒剂量相差甚远;长期用药无耐药性或停药综合征出现。具有较强的抗癫痫作用,可单用或联合用于成人部分性发作,也可用于成人全身性发作,以及其他原因引起的肌痉挛。

第四节　血管活性药物

一、概述

血管活性药物是通过调节血管舒缩状态,改变血管功能和改善微循环血流灌注的药物。在充分扩容的基础上血压仍不稳定或内脏循环灌注仍不足时,可考虑应用血管活性药物以稳定血液循环,维持脏器灌注。血管活性药物主要包括三大类:①血管扩张药物,如多巴胺、硝普钠、硝酸甘油、异丙肾上腺素等;②血管收缩药物,如肾上腺素、去甲肾上腺素、去氧肾上腺素、间羟胺等;③强心药物,如米力农、多巴酚丁胺等。

急性心功能衰竭、感染性休克是临床上常见的需要使用血管活性药物的两种疾病;对于神经重症患者,使用血管活性药物的特殊适应证是在 CBF 出现病理性降低时,调节 MAP,增加 CPP,以保证与临床状况相适应的有效 CBF 供应。

TBI 或急性脊髓损伤时,为达到有效的脑脊髓灌注压,首先行有效容量治疗,若扩容无法达标,可应用血管加压药(如多巴胺、去甲肾上腺素,后者因副作用小而优选);在蛛网膜下腔出血性脑血管痉挛时,可合用多巴酚丁胺和去甲肾上腺素以提高 MAP 和心输出量。

肾上腺素受体激动剂(adrenoreceptor agonist)是神经重症常用的一类血管活性药物,可与肾上腺素受体结合并激活受体,产生类似肾上腺素的作用;其属于胺类,作用与兴奋交感神经的效应相似,又称为拟交感胺类药物(sympathomimetic amines)。根据药物对不同肾上腺素受体的选择性不同分为三大类:α、β 受体激动剂、α 受体激动剂和 β 受体激动剂。

二、常见药物及其药理学特点

（一）α、β受体激动剂

1. 肾上腺素（adrenaline） 本品直接作用于心肌、窦房结和传导组织的 β_1、β_2 受体，增强心肌收缩力、加快心率、加速传导、增强心肌兴奋性；激动血管上的 α 受体产生缩血管作用，使皮肤、内脏、支气管黏膜血管收缩；激动血管上的 β_2 受体产生舒张血管作用，引起骨骼肌、冠状动脉扩张；激动支气管平滑肌 β_2 受体、胃肠道平滑肌 β 受体使之松弛；抑制肥大细胞释放过敏性物质。对血压的影响与剂量和给药速度有关。常用剂量使收缩压（SBP）上升、舒张压（DBP）不升或略降，大剂量使 SBP、DBP 均升高；不易通过血脑屏障，一般无中枢兴奋症状，但大剂量时可出现。

肌内注射吸收快，用于各种原因导致的心搏骤停、过敏性休克、支气管哮喘等。对于感染性休克患者，当需要使用更多的缩血管药物来维持足够的血压时，可加用肾上腺素以降低去甲肾上腺素用量。肾上腺素本身通过能量效应导致血浆乳酸水平剂量依赖性增高，同时由于其对代谢和内脏的显著影响，本品作为正性肌力药物排在治疗阶梯末位。

2. 多巴胺（dopamine） 本品直接激动 α 受体、β_1 受体和外周的多巴胺受体（D_1 受体），促进去甲肾上腺素能神经末梢释放去甲肾上腺素；干扰醛固酮的合成和释放，产生排钠利尿作用，改善肾功能。

作用因剂量不同而异。小剂量（$0.5\sim<2\ \mu g/(kg \cdot min)$）激动 D_1 受体，使肾、肠系膜、冠状动脉及脑血管扩张，有轻度正性频率、正性肌力作用；中等剂量（$2\sim10\ \mu g/(kg \cdot min)$）以兴奋 β_1 受体为主，正性肌力、正性频率作用明显，轻微升高心率，增加 SBP，DBP 不变或略增；剂量大于 $10\ \mu g/(kg \cdot min)$ 时，兴奋皮肤、黏膜、骨骼肌等组织的 α_1 受体使血管收缩，肾、肠血流量减少，还可诱发心律失常。

多巴胺较肾上腺素副作用小；与多巴酚丁胺相比，多巴胺能够保证足够的 MVP 和冠状动脉灌注压；但长时间使用有副作用，如抑制垂体前叶激素分泌，导致 TSH、T3、T4 水平下降，甚至需要甲状腺素替代治疗。

静脉用药可用于各种休克的治疗，如感染性休克、心源性休克及出血性休克等。对感染性休克患者，若心动过速风险低且伴有绝对或相对心动过缓，可将多巴胺作为除去甲肾上腺素以外的辅助升压药，用前需先纠正低血容量和酸中毒，剂量不宜超过 $20\ \mu g/(kg \cdot min)$。因可增加急性左心衰竭的发生率，不推荐应用小剂量多巴胺保护肾功能。

（二）α受体激动剂

1. 去甲肾上腺素（noradrenaline） 本品主要激动 α 受体，对心脏 β_1 受体激动作用较弱，对 β_2 受体几乎无作用。激动血管的 α 受体，表现为较强的血管收缩效应，除舒张冠状动脉外，几乎所有的小动脉、小静脉均呈收缩反应，以皮肤、黏膜血管最为显著；小剂量使 SBP 升高，脉压增大，大剂量使 SBP、DBP 均显著升高，脉压减小；激动心脏的 β_1 受体，使心肌收缩力增加，传导加速，因血压升高而反射性引起迷走神经兴奋，心率减慢；很难通过血脑屏障，几乎无中枢作用。

去甲肾上腺素可增加系统灌注压，提高冠状动脉灌注压、增加 CPP 和肾脏滤过压；与肾上腺素相比，升压作用更强；剂量过大时可导致心律失常，但较肾上腺素少见。

静脉给药迅速起效，作用持续时间短，需持续给药，停药后作用维持 $1\sim2$ min。可用于除出血性休克外的各种类型休克，尤其推荐作为感染性休克患者的首选升压药物；警惕大剂量长时间使用，而使肾血管收缩引起急性肾小管坏死、急性肾衰竭。

2. 间羟胺（metaraminol） 本品对心脏、血管的作用同去甲肾上腺素。与去甲肾上腺素相比，间羟胺收缩血管、升高血压的作用弱但持久；略增强心肌收缩力，使休克患者的心输出量增加；对心率的影响不明显，心律失常少见；对肾血管的收缩作用较弱，但仍能显著减少肾血流量。

静脉注射或肌内注射时，间羟胺常作为去甲肾上腺素的替代品，用于各种休克的早期治疗。短时间连续应用，可产生快速耐受性，加用小剂量去甲肾上腺素可恢复或增强其升压作用。

3. 去氧肾上腺素（phenylephrine） 本品主要激动 α_1 受体，较高浓度时可激动 β 受体。收缩血管，增加外周阻力、升高血压作用较去甲肾上腺素弱而持久,因血压升高反射性地减慢心率,可用于休克及室上性心动过速的治疗。

(三)β 受体激动剂

1. 异丙肾上腺素(isoprenaline)　本品对 β 受体有强的激动作用,对 α 受体几乎无作用。激动心脏 $β_1$ 受体产生强大的兴奋作用,增强心肌收缩力,增加心输出量,使心率加快,传导加速,心肌耗氧量增加;激动血管平滑肌 $β_2$ 受体使骨骼肌血管明显舒张,对冠状动脉和肾、肠系膜血管的舒张作用较弱;使心脏兴奋和外周血管舒张,从而使 SBP 升高、DBP 降低,大剂量静脉注射可引起明显的血压下降;作用于支气管平滑肌 $β_2$ 受体,使支气管平滑肌松弛。

与肾上腺素相比,异丙肾上腺素加快心率、加速传导的作用较强,使心肌耗氧量明显增加,对窦房结有显著兴奋作用,能引起心律失常,但较少产生心室颤动。临床用于支气管哮喘急性发作、房室传导阻滞等。

2. 多巴酚丁胺(dobutamine)　本品主要作用于 $β_1$ 受体,对 α、$β_2$ 受体作用较小。与多巴胺不同,多巴酚丁胺不能促进内源性去甲肾上腺素的释放,可直接作用于心脏,正性肌力作用强于多巴胺,心律失常少见;与异丙肾上腺素比较,多巴酚丁胺的正性肌力作用比正性频率作用显著;用药后全身血管效应与外周阻力改变不大,或仅产生轻度的血管扩张,合用去甲肾上腺素时可纠正后负荷的下降;但过大剂量可加快心率并导致心律失常;治疗休克时,其疗效优于异丙肾上腺素,且较安全。

临床主要用于治疗心肌梗死后或心脏手术后由心输出量降低而引起的心源性休克。

第五节　抗高血压药

一、概述

高血压(hypertension)是严重危害人类健康的心血管疾病,可导致心、脑、肾等重要器官的严重病变,如脑血管意外、心功能不全、肾功能不全、心肌梗死等。抗高血压药(antihypertensive drug,也称降压药)能有效地控制血压,防止或减少心、脑、肾等重要器官损伤,提高患者生存质量,延长寿命。

血压形成的基本因素为心输出量和外周血管阻力,但血压的调节是复杂的。心输出量受心功能、回心血量、血容量的影响,外周血管阻力主要受小动脉紧张度的影响。交感神经-肾上腺素系统、肾素-血管紧张素系统对上述两种因素有调节作用,此外,血管缓舒素-激肽-前列腺素系统、血管内皮松弛因子-收缩因子系统等也参与血压的调节。

对于神经重症患者,不同疾病的不同阶段采取个性化的血压干预措施非常重要。正常生理条件下,脑血管完善的自动调节功能使 CPP 改变对 CBF 影响不大;但当脑血管自动调节功能受损和血脑屏障严重破坏时,体循环血压下降可能导致脑的低灌注和缺血,而急性高血压可能会导致脑水肿及 ICP 增高的严重恶化。急性血压控制的目标是阻止继发性损伤的发生,如阻止再出血或血肿扩大,同时还需关注抗高血压药对 ICP 的影响。

二、常见药物及其药理学特点

(一)依那普利拉(enalaprilat)

本品为血管紧张素转换酶(ACE)抑制剂,口服药依那普利(enalapril)的活性代谢产物。通过抑制血管紧张素转换酶(ACE),使血管紧张素 Ⅱ 的含量降低并减少醛固酮分泌,造成全身血管舒张,产生降压作用。有报道,本品可降低 ICP。

本品静脉注射 15 min 内起效,1~4 h 达最大效应,半衰期为 11 h,主要经肾排出,突然停用不会引起血压快速升高。适用于不宜口服抗高血压药的高血压急症的快速降压,禁用于既往有过敏史或血管神经性水肿或孤立肾、双侧性肾动脉狭窄患者。

(二)尼卡地平(nicardipine)

本品为二氢吡啶类 Ca^{2+} 通道阻滞剂。通过抑制心肌与血管平滑肌的跨膜 Ca^{2+} 内流而扩张冠状动脉、脑动脉、肾动脉周围血管等,改善靶器官的血液灌流,保护心肌、神经细胞及血管;具有高度的血管选择性,对血管平滑肌的作用比对心肌的作用强 30000 倍,可通过降低外周血管阻力、减轻后负荷而降低血压;同时具有抗心力衰竭和排钠利尿作用;对心脏传导无影响,很少或几乎没有强心作用,一些文献证实其不增高 ICP。

本品降压作用迅速、平稳且可滴注,降压幅度为 25%~30%,适合静脉持续给药;对光不稳定,应避免阳光直射;经肝脏代谢,肝功能不全者需调整剂量;主要副作用是反射性心动过速、低血压等。禁用于止血不全的颅内出血者、脑卒中急性期伴 ICP 增高者、急性心功能不全伴重度急性心肌梗死者。

(三)艾司洛尔(esmolol)

本品为短效选择性 β_1 受体阻滞剂。抑制心肌 β_1 受体,降低正常人运动及静息时心率,对抗异丙肾上腺素引起的心率增快;降压作用与 β 受体阻滞程度呈正相关;在高剂量时,支气管、血管平滑肌 β_2 受体才被抑制。治疗剂量无内在拟交感作用或膜稳定作用。

本品静脉注射 1 min 起效,清除半衰期约为 9 min,停药 10~20 min 作用消失;起效快、作用维持时间超短、选择性高、易控制,具有"开关效应",可有效降低心率,但降压效果较差;可降低 ICP。临床用于急性高血压。副作用为剂量相关低血压。应避免用于充血性心力衰竭。

(四)乌拉地尔(urapidil)

本品具有外周和中枢双重作用。在外周,阻断突触后 α_1 受体,抑制儿茶酚胺缩血管作用,降低外周阻力;在中枢,激动 5-羟色胺 1A 受体,降低延髓心血管中枢的交感反馈调节水平而降压。降低心脏前后负荷和平均肺动脉压,改善每搏输出量、心输出量,降低肾血管阻力,对心率无明显影响。

本品对静脉的舒张作用大于对动脉的舒张作用,降压时不影响 ICP,对血压正常者无降压效果。临床用于治疗重症高血压、围手术期高血压等。

对于神经外科术后血压增高的患者,需排除疼痛、尿潴留、ICP 增高等病理情况后给予降压治疗。

(五)拉贝洛尔(labetalol)

本品为选择性 α_1 受体阻滞剂、非选择性 β 受体阻滞剂。阻断 β 受体的作用为阻断 α_1 受体作用的 4~8 倍,对 α_2 受体无作用;通过阻断 α_1、β 受体降低外周血管阻力而降压,对心输出量、心率影响小,可降低 ICP 或对 ICP 无影响。

本品持续或间断静脉注射,起效迅速(5~10 min),作用持续 2~6 h,半衰期较长,95% 在肝脏代谢,严重肝功能受损者需调整剂量。降压作用较快而温和,降压强度与剂量有关。

(六)硝普钠(sodium nitroprusside)

本品为非选择性硝基扩血管药,在体内释放一氧化氮(NO)扩张血管。对动脉、静脉、平滑肌均有松弛作用,可直接扩张阻力血管和容量血管,使外周血管阻力减低而发挥降压作用;减轻心脏前后负荷,改善心输出量,降低心肌氧耗,对心力衰竭有益,不影响心率,但有冠状动脉盗血现象。

本品为速效、短时作用的扩血管药,静脉输注后立即达到作用高峰,停药后作用维持 1~10 min,需连续输注;由红细胞在肝内代谢为硫氰酸盐,经肾排泄,肾功能正常者半衰期为 7 天。

本品快速耐药反应常见,不建议长期大量使用;代谢产物硫氰酸盐妨碍碘的吸收,故应用本品时需监测甲状腺功能;肾功能减退时,需监测血中硫氰酸盐浓度以防蓄积中毒。

由于硝普钠具有非选择性,在脑循环中,硝普钠是一种脑血管扩张剂,引起 CBF 和脑血容量(CBV)的增加,ICP 增高(在 ICP 增高患者中是危险的);同时引起 MVP 快速和大幅降低,可能超出大脑维持适当 CBF 的自身调节能力,不建议用于神经重症患者。

(七)硝酸甘油(nitroglycerin)

本品为有机硝酸盐。在平滑肌细胞及血管内皮细胞中降解后生成 NO,发挥扩血管作用。降低血管平滑肌张力,对静脉的扩张作用强于对小动脉的扩张作用;主要作用于静脉容量血管,造成静脉蓄积,静脉回流减少,降低左心室舒张期容积和前负荷;小动脉扩张使周围血管阻力和收缩期左心室压力降低(降低后负荷);扩张冠状动脉,改善缺血区局部冠状动脉血流。

本品静脉输注给药,与硝普钠相比,起效较慢而作用持续时间较长,降压作用更多地依赖于容量血管;低血容量患者使用本品可能出现血压突然下降,故使用血管扩张剂(如硝普钠、硝酸甘油等)之前,应补充血容量,纠正电解质紊乱、酸碱平衡失调,否则会导致血压进一步下降;血容量正常者,本品反射性引起心动过速作用比硝普钠明显;较高剂量时可出现小动脉扩张;快速耐药反应常见。

与硝普钠一样,硝酸甘油也是一种脑血管扩张剂,在颅内血管弹性降低的患者中应当慎用;因二者强效的扩血管作用有致 CBF 增加、ICP 增高倾向,故不建议用于神经重症患者。

第六节　利尿药和脱水药

一、概述

利尿药是一类促进体内电解质和水分排出,增加尿量,消除水肿的药物;作用于肾脏,通过影响肾小球的滤过、肾小管的重吸收和分泌等功能而实现利尿。

依据作用机制不同,利尿药分为三类:①Na^+-K^+-$2Cl^-$ 同向转运抑制剂(袢利尿药、高效能利尿药):作用于髓袢升支粗段,利尿作用强大,如呋塞米、托拉塞米、依他尼酸等。②Na^+-Cl^- 同向转运抑制剂(噻嗪类利尿药、中效能利尿药):作用于远曲小管近端,产生中等强度利尿作用,如氢氯噻嗪等。③抑制肾远曲小管和集合管对 Na^+ 重吸收药及 Na^+ 通道阻滞剂(低效能利尿药):作用弱于前两种,有保钾利尿药氨苯蝶啶,醛固酮受体拮抗药螺内酯,作用于近曲小管的碳酸酐酶抑制剂乙酰唑胺等。

脱水药(又称渗透性利尿药)是在体内不被代谢或代谢较慢,静脉给药后能迅速升高血浆渗透压,引起组织脱水的药物。在相同浓度时,脱水药分子量越小,所产生的渗透压越高,脱水能力也越强。最常见的不良反应为水、电解质紊乱。

脱水药具备以下特点:①静脉注射后不易通过毛细血管进入组织;②易经肾小球滤过;③不易被肾小管重吸收。脱水药可升高血浆渗透压,通过血脑屏障,控制脑脊液的压力和容量,达到消除脑水肿、降低 ICP 的目的,常用于治疗不同病因引起的脑水肿。脱水药主要包括甘露醇、甘油果糖、白蛋白、高渗盐水等。

二、常见药物及其药理学特点

(一)利尿药

1. 呋塞米(furosemide)　本品为袢利尿药。机制:特异性地抑制分布在髓袢升支管腔膜侧的 Na^+-K^+-$2Cl^-$ 共同转运体,抑制 NaCl 的主动重吸收,使肾的稀释与浓缩功能减退,从而使大量等渗尿液排出;使尿中 Na^+、K^+、Cl^-、Mg^{2+}、Ca^{2+} 排出增加,大剂量抑制近曲小管的碳酸酐酶活性,使 HCO_3^- 排出增加;促进肾脏合成前列腺素,扩张肾血管,降低肾血管阻力,使肾血流量增加;降低左心室充盈压,减轻肺淤血。

本品静脉注射 5 min 后起效,达峰时间为 0.33 h,作用持续 2 h。通过轻度利尿产生渗透压梯度,减少脑脊液生成,从正常和水肿脑组织中排出钠和水,降低 ICP;利尿作用以牺牲血容量为代价,故不主张单独用于降 ICP 治疗,可作为渗透剂的辅助用药,尤其是对于中心静脉压偏高而心肌功能受损者;使用时严密监测血压及中心静脉压,避免低血容量和低血压的发生。

2. 托拉塞米(torasemide)　本品为吡啶磺酰脲类袢利尿药。作用机制与呋塞米相似,利尿、利钠作用较呋塞米强,排钾作用弱于其他强效袢利尿药;有明显降压作用。静脉注射后 10 min 产生利尿作用,1 h 左右作用达高峰,持续 6 h,半衰期较呋塞米长。

（二）脱水药

1. 甘露醇（mannitol）　本品静脉注射后，能迅速升高血浆渗透压，使组织（包括眼、脑、脑脊液等）内水分向血管内转移而产生组织脱水、减轻组织水肿作用，降低眼压、ICP、脑脊液容量及压力；增大循环血容量及肾小球滤过率，且该药在肾小球滤过后不易被重吸收，可增高肾小管内液渗透浓度，减少肾小管对水及 Na^+、Cl^-、K^+、Ca^{2+}、Mg^{2+} 和其他溶质的重吸收，产生利尿作用。

静脉注射后 10 min 起效，达峰时间为 30～60 min，作用维持 3～8 h，半衰期短，需监测血浆渗透压（不宜超过 310 mOsm/L）；不良反应少，但大剂量快速输入可诱发或加重心力衰竭，导致水、电解质紊乱，肾功能不全，肾衰竭，尤其对于有低血压、感染、使用肾毒性药物或既往有肾脏疾病者，会增加渗透治疗造成肾损害的危险。

甘露醇通过扩张血浆容量导致红细胞压积和血黏度降低，提高平均动脉压而改善 CPP、增加 CBF 以及氧输送，同时血浆的渗透效应使脑水肿处液体顺浓度梯度进入脑血管内，降低 ICP。甘露醇是治疗脑水肿、降低 ICP 安全而有效的首选药物。

甘露醇的有效性很大程度上取决于血脑脊液屏障结构和功能的完整性。该药缓慢通过血脑屏障，产生渗透压梯度，尤其在健康组织中排出液体，有限地从病理组织中排出液体，可减轻细胞毒性和血管源性水肿，使颅内容量快速减少；但大量给药，特别是连续给药后可能在组织中产生蓄积，导致渗透压梯度的逆转，产生脑水肿，增加 ICP，但这种反弹效应在间歇静脉注射、正常血容量、血浆渗透压低于 320 mOsm/L 和正常血钠浓度的患者中均很少出现。

2. 甘油果糖（glycerol and fructose）　本品为复方制剂，高渗性脱水药。通过提高血浆渗透压，减轻组织水肿，达到降低 ICP 的目的；此外，甘油可抑制自由基，发挥抗氧化作用，扩张血管和抑制白细胞黏附，改善血流并发挥抗炎作用。

快速静脉滴注 2～3 h 达到分布平衡，进入脑脊液和脑组织慢，清除也慢，80% 代谢为 CO_2 及水后通过呼吸道排泄，仅 10% 经肾脏排出。

与甘露醇相比，本品起效慢，达峰时间长，作用持续时间比甘露醇长 2 h，无反跳现象，无明显利尿作用，对肾功能及电解质平衡影响较小，对血浆渗透压及尿渗透压无明显影响。

适用于各种原因所致的 ICP 增高，尤其适用于肾功能有损害而不能使用甘露醇的患者。不良反应少，但快速输注和高剂量使用可引起溶血和血红蛋白尿。

3. 白蛋白（albumin）　本品为血浆代用品和血浆蛋白成分。分子量较甘露醇大，不易通过血脑脊液屏障，最重要的生理功能是维持血浆胶体渗透压（构成血浆胶体渗透压的 70%～80%）和发挥转运功能。

本品提高血浆胶体渗透压，迅速扩张容量血管，改善脑损伤区血供；有效清除脑损伤区氧自由基，发挥抗氧化作用；半衰期（21 天）较其他高渗性物质长，保证了降低 ICP 作用的持续性和稳定性；进入脑损伤区细胞外液，结合内、外源毒性物质，有效稳定机体内环境，加强其抗氧化作用。

输注 15 min 后，除了有明显脱水的患者，20% 白蛋白可吸收约 3 倍于其体积的额外液体到血液循环中，当原有脱水药物已不能减轻水肿，或者加大剂量会极大地增加不良反应时，心、肾功能不全患者和不能使用甘露醇的患者，可考虑使用白蛋白减轻创伤或出血后脑水肿。

4. 高渗盐水　本品是浓度大于 0.9% 的氯化钠溶液。临床常用的是 3% 和 23.4% 两种浓度的制剂，渗透压分别为 1027 mOsm/L 和 8008 mOsm/L，其中 3% 高渗盐水与 20% 甘露醇溶液渗透压（1098 mOsm/L）相当。

本品通过渗透作用减轻脑水肿、降低 ICP，同时扩充血容量，改善全身血流动力学状况，提高 CPP；与甘露醇相比，高渗盐水在降低 ICP 的同时，避免了因渗透性利尿作用带来血压和 CPP 进一步降低的风险。

使用浓度高于 2% 的高渗盐水需由中心静脉给药，以将血钠浓度维持在 145～155 mmol/L 为目标，输注过程中密切监测血钠浓度的变化速度，将每小时血钠浓度升高幅度控制在 0.5 mmol/L 以下，避免血钠浓度升高过快导致中央脱髓鞘病变。

第七节　作用于血液系统的药物

临床上，作用于血液系统的药物主要用于血栓栓塞性疾病的预防与治疗，包括抗血小板药、抗凝药物及纤维蛋白溶解药。

一、抗血小板药

(一)概述

血小板的黏附、聚集和释放是血栓形成的重要环节。抗血小板药(antiplatelet drug)通过抑制花生四烯酸代谢、增加血小板内腺苷酸环化酶浓度等机制而抑制血小板黏附、聚集和释放反应，防止血栓形成和发展。

根据作用机制不同，抗血小板药主要包括影响血小板代谢酶的药(如阿司匹林、奥扎格雷、双嘧达莫等)、腺苷二磷酸(ADP)拮抗剂(如氯吡格雷、替格瑞洛)、血小板糖蛋白(GP)Ⅱb/Ⅲa受体拮抗剂(如阿昔单抗等)。

(二)常见药物及其药理学特点

1. 阿司匹林(aspirin)　本品为非甾体抗炎药，环氧合酶抑制剂。本品通过不可逆地抑制血小板前列腺素环氧合酶1(COX1)的合成，减少血栓素A_2(TXA_2)和前列环素(PGI_2)的生成而抑制血小板的聚集，是预防和治疗血栓栓塞性疾病的理想药物。

本品口服吸收迅速、完全，大部分代谢为水杨酸盐，经肝脏代谢，肾脏排泄；服药后1 h内起效，半衰期为15～20 min，作用持续8～10天。肠溶片或缓释片可减轻对胃肠道的刺激，但吸收、起效较慢，若需快速产生抗血小板作用，可嚼碎服用。

主要不良反应有胃肠道反应、出血倾向等。此外，一些服用阿司匹林的患者仍会发生血栓栓塞事件，这可能与阿司匹林抵抗(具体机制不明)有关，建议选用其他抗血小板药治疗。

2. 氯吡格雷(clopidogrel)　本品为ADP P_2Y_{12}受体拮抗剂，噻吩并吡啶衍生物。本品选择性地抑制ADP与其血小板受体结合及继发的ADP介导的GPⅡb/Ⅲa复合物的活化而抑制血小板聚集，还能阻断其他激动剂通过释放ADP引起的血小板聚集。

氯吡格雷抑制血小板聚集的作用呈剂量依赖性，小剂量(50～100 mg/d)服用需2～7天起效，单次(400 mg)给药后2 h起效，300 mg负荷剂量+75 mg维持剂量可快速稳定地发挥抗血小板作用。本品对血小板功能具有不可逆性抑制作用，停药7天后血小板功能才能恢复正常；常与阿司匹林联用，较单用增加出血风险，但通常在使用大剂量(＞100 mg/d)阿司匹林时发生；主要不良反应有胃肠道反应、血小板减少、出血倾向等。

3. 替格瑞洛(ticagrelor)　本品为ADP P_2Y_{12}受体拮抗剂，非噻吩并吡啶衍生物。与噻吩并吡啶衍生物类药物(如氯吡格雷)的作用机制相似。与氯吡格雷相比，替格瑞洛与ADP P_2Y_{12}受体的结合是可逆的，停药后血小板功能可快速恢复；作用比氯吡格雷强、快，更具出血可预见性；较氯吡格雷更能有效降低心血管疾病死亡率，且活性不依赖于肝功能。

本品口服吸收迅速，原形药及代谢产物均有活性，半衰期短(约12 h)，需每日服药2次。如无禁忌，应与阿司匹林联合使用，但阿司匹林维持剂量大于100 mg会降低替格瑞洛减少复合终点事件发生的临床疗效。不良反应偶见呼吸困难，出血发生率高于氯吡格雷，可导致显著的有时甚至是致命的出血。

二、抗凝药物

(一)概述

血液凝固是多种凝血因子参与的一系列复杂的蛋白质水解活化的连锁反应，通过内源性、外源性或共同通路凝血途径,最终使可溶性的纤维蛋白原变成稳定、难溶的纤维蛋白,网罗血细胞形成血凝块。

抗凝药物(anticoagulant)是一类干扰凝血因子、阻止血液凝固的药物;通过影响纤维蛋白的生成,降低机体的凝血功能,防止血凝块的形成,阻止已形成的血凝块进一步发展;分为直接抗凝药物(如肝素、低分子量肝素、达那肝素、阿加曲班等)和间接抗凝药物(如华法林、双香豆素等)。间接抗凝药物对已存在的血凝块无效,起效较慢。

(二)常见药物及其药理学特点

1. 肝素(heparin) 本品通过激活抗凝血酶Ⅲ(ATⅢ)活性而发挥抗凝效果。ATⅢ可灭活有活性的循环的凝血因子Ⅱa、Ⅸa、Ⅹa、Ⅺa、Ⅻa,肝素与ATⅢ的赖氨酸结合,使ATⅢ活性中心精氨酸暴露,更易于与凝血因子结合,同时加速凝血因子灭活,其中受影响最大的就是凝血因子Ⅱa和Ⅹa;除抗凝作用外,肝素还可激活纤溶系统,抑制血小板聚集,促进血管内皮释放胰蛋白酶,抑制血管内皮细胞增殖和产生抗炎作用。

本品在体内、外均有强大而迅速的抗凝血作用,静脉注射后迅速起效,能延长凝血酶时间(TT)、凝血酶原时间(PT)和活化部分凝血活酶时间(APTT),可阻止血凝块形成和延长血凝块形成时间,但不能溶解血凝块。

肝素口服不吸收,宜静脉注射或皮下注射给药,主要经网状内皮系统代谢,肝肾功能不全者无须调整剂量;使用剂量与疗效和安全性相关,可通过测定APTT和抗凝血酶Ⅹa活性来监测肝素使用情况并调整剂量;清除率是剂量依赖性的,也取决于其分子量,高分子量肝素较低分子量肝素清除更快,急性血栓栓塞可增加其血浆清除率。

普通肝素的优势在于,当持续静脉输注时,半衰期短(为60~90 min),清除迅速;其次是作用可逆,1 mg硫酸鱼精蛋白可对抗100 U普通肝素的作用。常见的副作用为出血,最重要的副作用为肝素诱导的血小板减少症(HIT)。

HIT是一种免疫介导反应,可使血小板激活和血栓形成,通常在使用治疗量肝素后3~15天出现,停用4天后缓解,一旦确认或怀疑为HIT,无论是否形成血栓,应立即启用非肝素类抗凝药物。

2. 低分子量肝素(low molecular weight heparin,LMWH) 本品为小分子量肝素,常用的有依诺肝素、低分子量肝素钠、那曲肝素等。与ATⅢ形成复合物,能选择性地结合并抑制凝血因子Ⅹa活性,加速其灭活,对凝血因子Ⅹa具有更高亲和力,而对凝血因子Ⅱa及其他凝血因子作用减弱,不影响已形成的凝血酶,抗凝作用较普通肝素弱而抗血栓形成作用强;血小板减少症、骨质疏松、出血发生率低。

与普通肝素相比,LMWH分子量小,组分单一,可皮下注射,给药方便,吸收快而规则,生物利用度约为90%,半衰期为4~5 h,给予固定剂量(根据体重调整)即可产生稳定抗凝作用且无须监测。

LMWH缺点是作用效应不易逆转,若发生严重出血,可用硫酸鱼精蛋白对抗,但效果欠佳;尽管APTT对凝血因子Ⅹa不敏感,但肾功能不全、肥胖症患者仍需监测APTT。

3. 华法林(warfarin) 本品为4-羟基香豆素类化合物,口服抗凝药物。本药与维生素K结构相似,可竞争性抑制维生素K环氧化物还原酶,阻止其还原为有活性的氢醌型维生素K,干扰维生素K的代谢;阻止对维生素K依赖的凝血因子(因子Ⅱ、Ⅶ、Ⅸ和Ⅹ)和天然抗凝物质(蛋白C和蛋白S)的翻译后修饰(γ-羧化作用),对已羧化的凝血因子无影响,使未羧化的凝血因子丧失结合钙的能力,产生抗凝作用。

口服吸收迅速而完全,血浆蛋白结合率高(99%),经肝脏代谢、肾脏排泄,半衰期约为40 h。

发挥抗凝作用需待体内已羧化的凝血因子耗尽,故起效慢(需8~12 h),充分的抗凝效果在给药后4~5天出现,作用可持续3~14天;在开始用药的36 h内可能会导致凝血倾向(与蛋白C和蛋白S被抑制有关);若需快速产生抗凝作用,需同时给予至少4天普通肝素或低分子量肝素抗凝治疗,直到国际标准化比值(INR)达到治疗目标。

华法林最常见的不良反应是出血,应密切监测PT,若PT显著延长至正常值的2.5倍以上,应减量或停药;出现严重的出血时,可给予维生素K$_1$对抗,同时输注新鲜冰冻血浆以补充维生素K依赖性凝血因子。

4. 利伐沙班(rivaroxaban)　本品为直接抑制凝血因子Ⅹa的口服药物。本品高选择性、剂量依赖性地直接抑制游离和结合的凝血因子Ⅹa,中断凝血瀑布的内源性和外源性共同凝血途径,抑制凝血酶的产生和血凝块形成。

本品口服吸收迅速,服药后2～4 h达到最大浓度,血浆蛋白结合率高,以10 mg剂量口服的消除半衰期为11 h。主要不良反应为出血,肝肾功能损害患者出血风险更高,应严密监测。

三、纤维蛋白溶解药

(一)概述

纤维蛋白溶解药可不同程度地激活体内纤溶系统,促进纤溶酶原转变成纤溶酶,引起广泛的纤维蛋白和纤维蛋白原降解而限制血栓增大和溶解血栓,故也称为溶栓药。同其他抗凝药物相比,纤维蛋白溶解药可溶解已形成的血栓,而非阻止血栓的形成与进展;不能溶解血小板血栓,甚至还可能激活血小板。

溶栓治疗的目的是使被堵塞的血管(或留置导管)再通而恢复血流。临床用于治疗血栓性疾病。代表药物有重组组织型纤溶酶原激活物(rt-PA)、尿激酶(urokinase,UK)、纤溶酶等。

(二)常见药物及其药理学特点

1. 尿激酶(urokinase,UK)　本品直接作用于内源性纤维蛋白溶解系统,催化纤溶酶原裂解为纤溶酶,使纤维蛋白凝块和凝血因子Ⅰ、Ⅴ、Ⅷ降解,发挥溶栓作用;提高血管ADP酶活性,抑制ADP诱导的血小板聚集,预防血栓形成。对新鲜血栓效果好。

静脉注射本品后,纤溶酶活性迅速上升,15 min达峰值,半衰期为15～20 min,经肝脏代谢,小部分经肾脏排出。溶栓疗效需后继的肝素抗凝加以维持。最常见副作用为出血,严重者可致颅内出血,凝血酶时间(TT)是监测纤溶系统状态的最佳实验室指标。

2. 阿替普酶(alteplase)　本品为通过DNA重组技术制备获得的重组组织型纤溶酶原激活物(rt-PA)。本品可选择性地激活血栓部位的纤溶酶原向纤溶酶的转化,使纤维蛋白块降解为可溶性产物;在血液循环中没有纤维蛋白存在时,本品几乎无纤溶酶原激活作用,但在有纤维蛋白存在时,本品与纤维蛋白、纤溶酶原结合为复合物后对纤溶酶原激活作用增加几百倍。

本品静脉给药后迅速自血中清除,半衰期为5～10 min,经肝脏代谢、肾脏排泄。主要副作用是出血,尤其是颅内出血,本品是美国FDA批准的治疗急性缺血性脑卒中的药物,在神经重症患者中也可作为脑室出血治疗的一部分。本品经鞘内给药。

第八节　其他药物

一、糖皮质激素类药物

(一)概述

糖皮质激素是临床上使用最早、应用最广泛、作用复杂且具有多种生物活性的一类药物。当以药理剂量(超生理剂量)应用时,糖皮质激素除影响物质代谢外,尚有抗炎、免疫抑制、抗休克等药理作用;在生理剂量替代治疗、短期治疗时一般无明显不良反应,但长期使用、以药理剂量使用时,易产生各种不良反应,如库欣综合征、诱发或加重感染、水钠潴留和血脂异常从而引发高血压和动脉粥样硬化,诱发和加重十二指肠溃疡、糖尿病、骨质疏松等。

在神经重症患者中,糖皮质激素主要用于抗炎、止吐,以及肾上腺皮质功能不全的替代治疗;对脑水肿的治疗作用争议很多。有研究显示,用糖皮质激素降低ICP是无效的,甚至会增加细胞毒性脑水肿、恶性脑梗死、脑出血或TBI患者的发病率和病死率,仅在颅内肿瘤或脑脓肿患者中,糖皮质激素可以稳定血脑屏障,并获得显著的效果。临床上常用的药物有氢化可的松、泼尼松(强的松)、甲泼尼龙、地塞米松等。

(二)常见药物及其药理学特点

1. 氢化可的松(hydrocortisone) 本品为内源性、短效糖皮质激素。对除病毒感染外的各种病因引起的炎症均有效,可减轻和防止组织炎症反应,亦可抑制炎症后期组织的修复,减少后遗症,发挥抗炎作用;防止或抑制细胞介导的免疫反应、延迟性过敏反应,并抑制原发免疫反应的发展,产生免疫抑制作用;提高机体的耐受能力,减轻细胞损伤,发挥保护机体的作用;扩张血管,增强心肌收缩力,改善微循环,具有抗毒、抗休克作用;还有一定程度的盐皮质激素活性,具有留水、保钠及排钾作用。

本品的优势在于,对下丘脑-垂体-肾上腺轴(HPA)的抑制作用较弱,与内源性糖皮质激素具有等效的糖盐代谢作用,可用于短期生理性替代治疗;缺点是抗炎作用较弱,水钠潴留的副作用较明显。主要用于严重的肾上腺皮质功能减退症等。

大量研究已证实,不能使用大剂量的皮质类固醇治疗感染性休克,只有在应用足够的液体支持疗法和升压药仍不能很好地稳定病情的患者中,可考虑小剂量使用,氢化可的松剂量小于 200 mg/d。

2. 甲泼尼龙(methylprednisolone) 本品为外源性、中效糖皮质激素。具有很强的抗炎、免疫抑制及抗过敏活性,对水钠潴留作用微弱。主要通过细胞膜扩散,并与细胞质内特异的受体结合,随后进入细胞核内与 DNA 结合,启动信使核糖核酸(mRNA)的转录,继而合成各种酶蛋白,发挥多种全身作用;不仅对炎症和免疫过程有重要作用,而且影响糖类、蛋白质和脂肪代谢,导致蛋白质分解、血糖增高、糖尿和脂肪重新分布。

3. 地塞米松(dexamethasone) 本品为长效肾上腺皮质激素。具有抗炎、抗过敏、抗风湿、免疫抑制作用。能抑制炎症细胞,包括巨噬细胞和白细胞在炎症部位的聚集,抑制吞噬作用、溶酶体酶的释放以及炎症化学中介质的合成和释放,减轻和防止组织对炎症的反应,发挥抗炎作用;防止和抑制细胞介导的免疫反应、延迟性过敏反应,减少 T 细胞、单核细胞、嗜酸性粒细胞的数量,抑制白细胞介素的合成与释放,减轻原发免疫反应的扩展,发挥免疫抑制作用。

本品抗炎及抗过敏作用显著,对垂体-肾上腺皮质轴的抑制作用较强,水钠潴留和排钾作用较轻微。主要用于过敏性与自身免疫性、炎症性疾病,如多发性硬化症、重症肌无力、吉兰-巴雷综合征等;用于细菌性、结核性脑膜炎的辅助治疗;也可用于原发性或转移性脑瘤、开颅手术或头部损伤引起的脑水肿,但由于死亡率的增加,地塞米松在 TBI 患者中的应用已不被推荐。

二、去氨加压素(desmopressin)

醋酸去氨加压素(DDAVP)为血管升压素(AVP,又称抗利尿激素)的衍生物,具有较强的抗利尿作用及较弱的加压作用,缩血管作用只有 AVP 的 1/400,抗利尿作用/加压作用值是 AVP 的 2000~3000 倍,作用维持时间较 AVP 长,可达 6~24 h,是理想的抗利尿药,可减少尿量,提高尿渗透压,降低血浆渗透压。

去氨加压素可经静脉、皮下、口服给药,半衰期短,需一天多次给药。主要用于治疗神经垂体功能不足引起的中枢性尿崩症,使用时需注意不同患者剂量反应性的差异,视具体情况调整;常规剂量也会因摄入液量过多导致水中毒,应警惕体液、电解质失衡。

三、尼莫地平(nimodipine)

本品为 1,4-二氢吡啶类 Ca^{2+} 通道阻滞剂。具有高度亲脂性,易透过血脑屏障,对脑组织受体有高度选择性;可有效地阻止钙离子进入细胞内,抑制平滑肌收缩,达到解除血管痉挛的目的;适宜剂量下选择性扩张脑血管,几乎不影响外周血管,增加脑血流量,改善脑供血,提高对缺氧的耐受力,保护脑神经元;是唯一被美国 FDA 批准的用于阻止延迟性大脑缺血和改善动脉瘤性蛛网膜下腔出血神经预后的药物。

本品可静脉输注或肠内给药,效果相同。本品可导致剂量依赖性低血压,若发生,首先考虑是否存在容量不足;低血压可能源于外周血管舒张,可能危害到易感患者的脑血流;在颅内血管弹性降低的患者中,脑血管舒张可能使 ICP 增高,故建议对于 ICP 增高或脑水肿患者,应密切监测 ICP,低血压患者(SBP<100 mmHg)需慎用。

四、胺碘酮(amiodarone)

本品为Ⅲ类抗心律失常药,Ca^{2+} 通道阻滞剂、广谱抗心律失常药。对多种心肌细胞膜 K^+ 通道有抑制作用,明显延长动作电位时程和有效不应期;轻度抑制 Na^+ 通道及 Ca^{2+} 通道,降低窦房结和浦肯野纤维的自律性、传导性;尚有非竞争性拮抗 α、β 受体作用和扩张血管平滑肌作用,扩张冠状动脉,增加冠状动脉血流量,减少心肌氧耗。

口服生物利用度低(仅 40%),吸收缓慢,6~8 h 达血药浓度峰值;静脉注射 10 min 后迅速分布到各组织器官,在肝脏代谢,消除半衰期长达数周,血浆蛋白结合率达 95%,停药后作用可持续 4~6 周。临床用于各种房性、室性心律失常。常见不良反应为窦性心动过缓、房室传导阻滞等。

参 考 文 献

[1] Larson C P Jr,Mazze R I,Coopperman L H,et al. Effects of anesthetics on cerebral,renal and splanchnic circulations:recent developments[J]. Anesthesiology,1974,41(2):169-181.

[2] Van Aken H,Puchstein C,Schweppe M L,et al. Effect on labetalol on intracranial pressure in dogs with and without intracranial hypertension[J]. Acta Anaesthesiol Scand,1982,26(6):615-619.

[3] Hug C C Jr,McLeskey C H,Nahrwald M L,et al. Hemodynamic effects of propofol:data from over 25,000 patients[J]. Anesth Analg,1993,77(4 Suppl):S21-S29.

[4] Annane D,Sebille V,Charpentier C,et al. Effect of treatment with low doses of hydrocortisone and fludrocortisone on morality in patients with septic shock[J]. JAMA,2002,288(7):862-871.

[5] Baughman V L. Brain protection during neurosurgery[J]. Anaesthesiol Clin North Am,2002,20(2):315-327.

[6] Aldenkamp A P,De Krom M,Reijs R. Newer antiepiletic drugs and cognitive issues[J]. Epilepsia,2003,44(Suppl 4):21-29.

[7] Coull J T,Jones M E,Egan T D,et al. Attentional effects of noradrenaline vary with arousal level:selective activation of thalamic pulvinar in humans[J]. Neuroimage,2004,22(1):315-322.

[8] Nadkarni S,LaJoie J,Devinsky O. Current treatments of epilepsy[J]. Neurology,2005,64(12 Suppl 3):S2-S11.

[9] 中华医学会重症医学分会. 重症加强治疗病房病人镇痛和镇静治疗指南(2006)[J]. 中国实用外科杂志,2006,26(12):893-901.

[10] Aryan H E,Box K W,Ibrahim D,et al. Safety and efficacy of dexmedetomidine in neurosurgical patients[J]. Brain Inj,2006,20(8):791-798.

[11] Meador K J. Cognitive and memory effects of the new antiepileptic drugs[J]. Epilepsy Res,2006,68(1):63-67.

[12] Hirsh J,Bauer K A,Donati M B,et al. Parenteral anticoagulants:American College of Chest Physicians Evidence-Based Clinical Practice Guidelines(8th edition)[J]. Chest,2008,133(6 Suppl):141S-159S.

[13] Sprung C L,Annane D,Keh D,et al. Hydrocortisone therapy for patients with septic shock[J]. N Engl J Med,2008,358(2):111-124.

[14] Esmaoglu A,Ulgey A,Akin A,et al. Comparison between dexmedetomidine and midazolam for

sedation of eclampsia patients in the intensive care unit[J]. J Crit Care,2009,24(4):551-555.

[15] Riker R R,Shehabi Y,Bokesch P M,et al. Dexmedetomidine vs midazolam for sedation of critically ill patients:a randomized trial[J]. JAMA,2009,301(5):489-499.

[16] 中华医学会神经病学分会脑电图与癫痫学组.抗癫痫药物应用专家共识[J].中华神经科杂志,2011,44(1):56-65.

[17] Beretta L,De Vitis A,Grandi E. Sedation in neurocritical patients:is it useful? [J]. Minerva Anestesiol,2011,77(8):828-834.

[18] Hoy S M,Keating G M. Dexmedetomidine:a review of its use for sedation in Mechan-ically ventilated patients in an intensive care setting and for procedural sedation[J]. Drugs,2011,71(11):1481-1501.

[19] Roberts D J,Hall R I,Kramer A H,et al. Sedation for critically ill adults with severe traumatic brain injury:a systematic review of randomized controlled trials[J]. Crit Care Med,2011,39(12):2743-2751.

[20] Staykov D,Wagner I,Volbers B,et al. Dose effect of intraventricular fibrinolysis in ventricular hemorrhage[J]. Stroke,2011,42(7):2061-2064.

[21] Yokota H,Yokoyama K,Noguchi H,et al. Post-operative dexmedetomidine-based sedation after uneventful intracranial surgery for unruptured cerebral aneurysm:comparison with propofol-based sedation[J]. Neurocrit Care,2011,14(2):182-187.

[22] Futier E,Chanques G,Cayot C S,et al. Influence of opioid choice on mechanical ventilation duration and ICU length of stay[J]. Minerva Anestesiol,2012,78(1):46-53.

[23] Keating G M,Hoy S M,Lyseng-Williamson K A. Dexmedetomidine:a guide to its use for sedation in the US[J]. Clin Drug Investig,2012,32(8):561-567.

[24] 中国医师协会神经外科医师分会神经重症专家委员会.重症脑损伤患者镇痛镇静专家共识[J].中华危重病急救医学,2013,25(7):387-393.

[25] 周建新.神经外科重症监测与治疗[M].北京:人民卫生出版社,2013.

[26] Dellinger R P,Levy M M,Rhodes A,et al. Surviving sepsis campaign:international guidelines for management of severe sepsis and septic shock,2012[J]. Intensive Care Med,2013,39(2):165-228.

[27] Fraser G L,Devlin J W,Worby C P,et al. Benzodiazepine versus nonbenzodiazepine-based sedation for mechanically ventilated,critically ill adults:a systematic review and meta-analysis of randomized trials[J]. Crit Care Med,2013,41(9 Suppl 1):S30-S38.

[28] Skoglund K,Enblad P,Marklund N. Monitoring and sedation differences in the management of severe head injury and subarachnoid hemorrhage among neurocritical care centers[J]. J Neurosci Nurs,2013,45(6):360-368.

[29] Bersten A D,Soni N. 欧氏重症监护手册[M].6版.朱曦,么改琦,译.北京:北京大学医学出版社,2014.

[30] Schwab S,Schellinger P,Werner C,et al. 神经重症医学[M].雷霆,译.武汉:湖北科学技术出版社,2014.

[31] 袁绍纪.神经重症患者的镇痛镇静[J].中华神经创伤外科电子杂志,2015,1(5):317-318.

[32] 朱依谆,殷明.药理学[M].8版.北京:人民卫生出版社,2016.

[33] Humble S S,Wilson L D,Leath T C,et al. ICU sedation with dexmedetomidine after severe traumatic brain injury[J]. Brain Inj,2016,30(10):1266-1270.

[34] Pajoumand M,Kufera J A,Bonds B W,et al. Dexmedetomidine as an adjunct for sedation in

patients with traumatic brain injury[J]. J Trauma Acute Care Surg,2016,81(2):345-351.

[35] Vincent J L,Shehabi Y,Walsh T S,et al. Comfort and patient-centred care without excessive sedation:the eCASH concept[J]. Intensive Care Med,2016,42(6):962-971.

[36] Layon A J,Gabrielli A,Friedman W A. 神经重症医学[M]. 曲鑫,王春亭,周建新,译. 北京:人民卫生出版社,2017.

[37] 蒋良艳,汤展宏. ICU 镇痛镇静药物的合理使用[J]. 中华重症医学电子杂志(网络版),2017,3(4):262-265.

[38] 阚全程,马金昌. 全国临床规范化培训系列教材 ICU 专业[M]. 北京:人民卫生出版社,2017.

[39] 阚全程,马金昌. 全国临床规范化培训系列教材神经内科专业[M]. 北京:人民卫生出版社,2017.

[40] Mogahd M M,Mahran M S,Elbaradi G F. Safety and efficacy of ketamine-dexmedetomidine versus ketamine-propofol combinations for sedation in patients after coronary artery bypass graft surgery[J]. Ann Card Anaesth,2017,20(2):182-187.

[41] Rhodes A,Evans L E,Alhazzani W,et al. Surviving sepsis campaign:international guidelines for management of sepsis and septic shock:2016[J]. Intensive Care Med,2017,43(3):304-377.

[42] 韩敏,杜勇健,杨光诚. 对重症颅脑创伤镇静镇痛的认识[J]. 中华神经创伤外科电子杂志,2018,4(1):42-45.

[43] 李俊. 临床药理学[M]. 6 版. 北京:人民卫生出版社,2018.

[44] 崔学艳,朱梅佳. 神经系统疾病治疗药物处方集[M]. 北京:人民卫生出版社,2018.

[45] 中华医学会重症医学分会. 中国成人 ICU 镇痛和镇静治疗指南[J]. 中华危重病急救医学,2018,30(6):497-514.

[46] Devlin J W,Skrobik Y,Celine C,et al. Clinical practice guidelines for the prevention and management of pain,agitation/sedation,delirium,immobility,and sleep disruption in adult patients in the ICU[J]. Crit Care Med,2018,46(9):e825-e873.

[47] 张志国,张宇飞. 重症疾病治疗药物处方集[M]. 北京:人民卫生出版社,2019.

[48] 王刚,王云超. 右美托咪定在 ICU 应用的研究进展[J]. 浙江临床医学,2019,21(5):717-720.

（李育）

第三十六章 神经重症监护室多重耐药菌医院感染的预防与控制

神经重症监护室(neurological intensive care unit,NICU)收治的患者大多病情危重,处于昏迷状态,身体状态不佳,抵抗力极差,NICU住院时间较长,需要开放气道及机械通气,并且需要频繁接受有创性诊疗操作,是多重耐药菌医院感染的高危人群。近一个世纪以来,抗菌药物在人类战胜各种感染性疾病过程中发挥了关键作用,但抗菌药物滥用引发的多重耐药菌问题日益突出,给临床抗感染治疗带来了严峻挑战。能否有效预防与控制NICU多重耐药菌医院感染关乎神经外科疾病治疗效果及预后,且目前神经外科多重耐药菌感染形势严峻,临床医生应高度重视。

一、定义及临床常见类型

(一)医院感染

医院感染(hospital infection)又称院内感染(nosocomial infection)或医院获得性感染(hospital acquired infection),是指住院患者在医院内获得的感染,包括在住院期间发生的感染和在医院内获得出院后发生的感染,但不包括入院前已开始或者入院时已处于潜伏期的感染。医院工作人员在医院内获得的感染也属于医院感染。医院感染的对象包括各种患者、医院工作人员、探视者。医院感染的类型一般分为以下四种。

(1)交叉感染:患者与患者、患者与医院工作人员间通过直接或间接传播引起的感染。

(2)自身感染:又称内源性感染,病原体来自患者本身的感染。因病长期使用抗菌药物、免疫抑制剂或激素等,患者全身抵抗力降低,即可引起自身感染。

(3)医源性感染:在诊断、治疗或预防过程中由于所用器械、材料及场所消毒不严,或由于制剂不纯而造成的感染。

(4)带入传染:患者入院时已处于另一种传染病的潜伏期,住院后发病,传给其他患者。

(二)多重耐药菌

多重耐药菌(multi-drug resistance organism,MDRO)指对通常敏感的常用的3类或3类以上抗菌药物同时呈现耐药的细菌,多重耐药包括泛耐药(extensive drug resistance,XDR)和全耐药(pan-drug resistance,PDR)。

临床常见MDRO有耐甲氧西林金黄色葡萄球菌(methicillin-resistant *Staphylococcus aureus*,MRSA)、耐万古霉素肠球菌(vancomycin-resistant *Enterococcus*,VRE)、产超广谱β-内酰胺酶(extended spectrum beta-lactamase,ESBL)肠杆菌科细菌(如大肠埃希菌和肺炎克雷伯菌)、耐碳青霉烯类肠杆菌科细菌、多重耐药铜绿假单胞菌(multi-drug resistance *Pseudomonas aeruginosa*,MDR-PA)、多重耐药鲍曼不动杆菌(multi-drug resistant *Acinetobacter baumannii*,MDR-AB)等。

二、神经重症监护室多重耐药菌医院感染的类型及流行病学

据文献报道,我国各神经外科中心医院感染总体发生率为6%～12%,主要类型有医院获得性肺炎(hospital acquired pneumonia,HAP)、呼吸机相关性肺炎(ventilator-associated pneumonia,VAP)、中枢神经系统感染及手术切口感染(surgical site infection,SSI)。此外,还包括重症患者常见感染,如尿路感染、导管相关性血流感染、消化道感染及压疮等。首都医科大学附属北京天坛医院赵继宗院士牵头统计

的资料表明,我国神经外科伴有开放性颅骨骨折、头皮裂伤的脑外伤或头皮裂伤超过 4 h 的手术部位感染发生率为 10%～25%;清洁-污染手术包括进入鼻旁窦或乳突的手术、修补开放性颅骨骨折或无菌技术有明显缺陷者,感染发生率为 6.8%～15%;清洁手术感染发生率为 2.6%～5%。神经外科手术及各种操作易引起医院获得性中枢神经系统感染,一旦发生,会进一步加重神经外科重症患者的病情,中枢神经系统感染的归因病死率可达 15%～30%,以鲍曼不动杆菌为代表的革兰阴性菌感染死亡率更高,达 60% 以上。神经重症患者医院感染发生率高,肺部是常见感染部位。国外文献显示,神经外科重症患者肺炎发生率在 30% 以上。国内资料显示,神经重症患者 HAP 的发生率为 11.7%～30.9%,病死率为 10.4%～35.3%,占 ICU 所有感染患者的 25%,占医院感染的 48.3%。若患者存在肺部基础疾病(支气管扩张、肺气肿等),更易并发 HAP。

2020 年 CHINET 中国细菌耐药监测结果显示:全年检出 251135 株临床分离菌,其中革兰阴性菌均株数占比为 65.7%～73.0%,革兰阳性菌均株数占比为 27.0%～34.3%。90955 株呼吸道标本分离菌排名前 5 位的分别为肺炎克雷伯菌、鲍曼不动杆菌、铜绿假单胞菌、金黄色葡萄球菌、嗜麦芽窄食单胞菌,自 2017 年起,肺炎克雷伯菌在呼吸道标本中的分离率超过鲍曼不动杆菌,上升至第 1 位;2805 株脑脊液标本分离菌排名前 5 位的分别为表皮葡萄球菌、鲍曼不动杆菌、肺炎克雷伯菌、人葡萄球菌和头状葡萄球菌,中枢神经系统感染仍以革兰阳性菌为主,比例在 60% 左右,其中耐甲氧西林金黄色葡萄球菌(MRSA)多见。但近年来以鲍曼不动杆菌为代表的革兰阴性菌感染有逐年上升的趋势。

三、神经重症监护室多重耐药菌医院感染的高危因素

NICU 是医院临床接受神经外科手术患者,实施术后麻醉苏醒,危重患者抢救、治疗,急诊患者抢救等的场所。NICU 的患者大多处于器官功能受损、机体虚弱、免疫系统遭受严重破坏的状态,该病房长期处于封闭状态,住院患者较多且人员流动密度大,加上抢救器械设备设施多,环境中病原菌含量较高,导致 NICU 已经成为医院感染的高危场所之一。据文献报道,住院时间＞20 天、意识水平达昏迷、入住 NICU≥7 天、通气方式为有创、先后更换抗菌药物种数≥3 种、联合使用抗菌药物种数≥3 种、机械通气时间≥7 天是神经外科患者 MDRO 感染危险因素。神经外科患者病情常较严重,伴有呼吸困难者需要给予辅助呼吸,机械通气是神经外科常用的治疗手段,但机械通气是一种创伤性治疗手段,有创机械通气可损伤患者的自然防御屏障,为 MDRO 侵入人体创造条件,增加 MDRO 感染发生率。意识下降特别是昏迷患者,易发生误吸、坠积性肺炎,增加 MDRO 感染机会。关于抗菌药物使用与 MDRO 感染的关系,目前公认抗菌药物的不合理使用与 MDRO 感染密切相关,是 MDRO 感染的主要危险因素。抗菌药物长时间使用、多种联合使用、更换频繁、不合理联合使用等与 MDRO 感染有明显相关性,不合理联合使用抗菌药物对菌株产生筛选作用,诱导耐药基因突变、改变膜通透性、激活外排泵系统、诱导靶位改变、诱导生物膜形成等,造成多重耐药性的产生,高水平耐药株的出现和流行,这是神经外科 MDRO 感染的重要机制。

四、神经重症监护室多重耐药菌医院感染的监测

MDRO 监测是 MDRO 医院感染防控措施的重要组成部分。通过病例监测,可及时发现 MDRO 感染/定植患者,通过环境卫生学监测,可了解环境 MDRO 污染状态,通过细菌耐药性监测,可以掌握 MDRO 现状及变化趋势,发现新的 MDRO,评估 MDRO 医院感染干预措施的效果等。

(一)监测方法

常用的监测方法包括日常监测、主动筛查和暴发监测。日常监测包括临床标本和环境 MDRO 监测;主动筛查是通过对无感染症状患者的标本(如痰液、鼻拭子、咽拭子、肛拭子或大便)进行培养、检测,发现 MDRO 定植患者;暴发监测指重点关注短时间内一定区域患者分离的同种同源 MDRO 及其感染情况。

临床标本 MDRO 监测中需注意排除影响监测结果的各种因素。感染患者标本送检率高低会影响监测结果;应用广谱抗菌药物后采集标本将影响目标 MDRO 株的检出率;血标本的采集套数和采集量会影

响培养阳性率;培养基的种类、质量和培养方法也会影响目标 MDRO 株的检出率;不同药敏试验方法(如纸片法、最低抑菌浓度测定法、抗菌药物浓度梯度法等)及判定标准也会影响细菌药敏检测结果。MDRO 主动筛查通常选择细菌定植率较高,且方便采样的 2 个或 2 个以上部位采集标本,以提高检出率;MRSA 主动筛查常选择鼻前庭拭子,并结合肛拭子或伤口取样结果;VRE 主动筛查常选择大便、肛拭子样本;多重耐药革兰阴性菌主动筛查标本为肛拭子,并结合咽喉部、会阴部、气道内及伤口部位的标本。有条件的医院可开展对特定 MDRO 的分子生物学同源性监测,观察其流行病学特征。

除科学研究需要外,不建议常规开展环境 MDRO 监测,仅当有流行病学证据提示 MDRO 的传播可能与医疗环境污染相关时才开展环境 MDRO 监测。环境标本的采集通常包括患者床单位(如床栏、床头柜、呼叫器按钮、输液架等)、诊疗设备设施、邻近的物体表面(尤其是手频繁接触的部位,如门把手、水龙头、计算机键盘、鼠标、电话、电灯开关、清洁工具等公用设施)、可能接触患者的医护人员、陪护人员、清洁工等人员的手,甚至包括鼻腔等可能储菌部位,必要时应包括地面、墙面等。

(二)监测指标

在分析 MDRO 监测数据时,常用指标包括 MDRO 感染/定植现患率、MDRO 感染/定植发病率、MDRO 绝对数及 MDRO 在总分离细菌中所占比例(均去除重复菌株),以上 3 个指标还可以从社区获得性、医疗机构相关性、不同 MDRO 等维度进一步分析。现患率反映流行的普遍程度,通常以某个时间段内"MDRO 感染及定植例数/目标监测人群总例数"的百分数表示。发病率说明新发或增加的 MDRO 感染/定植的频率高低,通常以"新发的 MDRO 感染及定植例数/千住院日"或"例/月"表示。

(三)监测中应注意的问题

(1)区分感染与定植、污染,通常需综合患者有无感染临床症状与体征,标本的采集部位和采集方法是否正确,采集标本的质量,分离细菌种类与耐药特性,以及抗菌药物的治疗反应等信息进行全面分析。痰液、创面分泌物等是易被定植菌污染的标本,若标本采集过程操作不规范,将影响培养结果的可靠性。应高度重视血、脑脊液等无菌部位培养出的多重耐药革兰阴性杆菌的阳性结果,但仍应注意排除因标本采集不规范造成的污染。

(2)为避免高估 MDRO 感染或定植情况,分析时间段内,1 例患者住院期间多次送检多种标本分离出的同种 MDRO 应视为重复菌株,只计算第 1 次培养的结果。

五、神经重症监护室多重耐药菌医院感染的预防与控制

(一)神经重症监护室的环境布局

建议 NICU 规模以 8~10 张/100 张神经外科床位为宜,单床使用面积不少于 15 m²,床间距在 1 m 以上,可配置满足患者不同体位变化要求的专用床。病房内采光明亮柔和,室温在 24 ℃左右,相对湿度在 60%左右。有独立的隔离房间,在人力资源充足的前提下可适当增大单间病房的占比,单间病房相对传统的"大通铺"病房在预防与控制 MDRO 医院感染方面优势较为明显,并设立单独的正、负压病房,配置必要的空气净化设备和层流净化装置。层流净化技术不仅可以十分有效地改善室内的空气环境质量,并且可以最大限度地控制医院感染。重症医学科是医院感染的高发区及医院感染重点监控区域。所以,层流净化系统在 NICU 的应用显得十分必要。

病区布局应兼顾"三区四通道",即生活区、办公区、治疗区,员工通道、探视通道、污物通道、货物通道,总体布局原则如下:放置病床的医疗区域、医疗辅助用房区域、污物处理区域和医务人员生活辅助用房区域等有相对的独立性,以减少彼此之间的干扰和控制医院感染,要有合理的包括人员流动和物品流动在内的医疗流向,有条件的医院可以设置不同的进出通道。具体可参考图 36-1。关于 NICU 的病区设计可参照本书第一章。

(二)专科预防及控制措施

目前神经外科 MDRO 感染形势严峻,应引起高度重视。减少 MDRO 感染的重要措施如下:缩短不

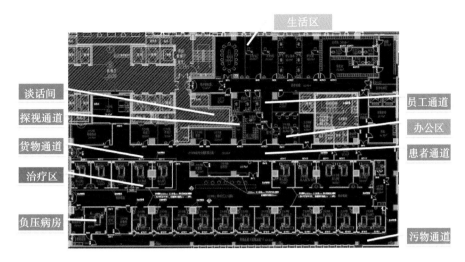

图 36-1　神经外科重症监护室病区设置

必要的住院时间，只要病情允许，及时评估，转出 ICU；提高微生物送检率；个性化合理使用抗菌药物，避免反复更换或大范围用药；减少不必要的机械通气时间，病情允许时尽可能使用无创机械通气；重点关注意识水平低下的患者，防止误吸等。

（三）常规预防及控制措施

1. 手卫生管理　手卫生能有效切断接触传播途径之一的经手传播，降低患者医院感染发生率。世界卫生组织（World Health Organization，WHO）提出的实施手卫生的 5 个时刻为医务人员在接触患者前、实施清洁/无菌操作前、接触患者后、接触患者血液/体液后以及接触患者环境后。手卫生方式包括洗手和手消毒。当手部有肉眼可见的污物时，应立即使用洗手液和流动水洗手，无可见污物时推荐使用含醇类的速干手消毒剂进行擦手。洗手或擦手时应采用六步揉搓法，擦手时双手搓揉时间不少于 15 s，腕部有污染时搓揉腕部，用洗手液和流动水洗手时间为 40～60 s。同时，强调戴手套不能替代手卫生，在戴手套前和脱手套后应进行手卫生。手卫生是标准预防中最重要的措施，研究证实，加强医务人员手卫生能够有效阻断 MRSA 的传播，降低 MRSA 医院感染的发生率。文献综述显示，医务人员在诊疗过程中使用个人防护用品，如手套、口罩、隔离服等，并进行正确的手卫生，能够避免被污染，减少其暴露在 MDRO 等病原菌环境的机会，降低交叉传播的风险。

2. 隔离预防措施的实施　采取接触隔离预防措施能有效阻断 MDRO 的传播。医疗机构应按《医院隔离技术规范》要求做好接触隔离。

（1）MDRO 感染/定植患者安置：应尽量单间安置 MDRO 感染/定植患者。无单间时，可将相同 MDRO 感染/定植患者安置在同一房间。不应将 MDRO 感染/定植患者与留置各种管道、有开放伤口或免疫功能低下的患者安置在同一房间。主动筛查发现的 MDRO 感染/定植患者也应采取有效隔离措施。隔离房间或隔离区域应有隔离标志，并有注意事项提示。

（2）隔离预防措施：隔离房间诊疗用品应专人专用。医务人员对患者实施诊疗护理操作时应采取标准预防，进出隔离房间、接触患者前后应执行手卫生。当实施有飞沫产生的操作时，在有烧伤创面污染的环境工作时，或接触分泌物、压疮、引流伤口、大便等排泄物以及造瘘管、造瘘袋时，应使用手套和隔离衣。

MDRO 感染/定植患者的隔离期限尚不确定，原则上应隔离至 MDRO 感染者临床症状好转或治愈，如为耐万古霉素金黄色葡萄球菌感染，还需连续两次培养阴性。

（四）环境和设备清洁消毒的落实

1. 环境和设备清洁消毒原则　医疗机构应按《医疗机构消毒技术规范》要求加强 MDRO 感染/定植患者诊疗环境的清洁、消毒工作，尤其是高频接触的物体表面。遵循先清洁、再消毒原则；当受到患者的血液、体液等污染时，应先去除污染物，再清洁与消毒。MDRO 感染/定植患者使用的低度危险医疗器械尽量专用，并及时消毒处理。轮椅、车床、担架、床旁心电图机等不能专人专用的医疗器械、器具及物品，须在每次使用后擦拭消毒。擦拭后的布巾、拖把、地巾宜集中处理；不能集中处置的，也应每天进行清洗消毒，干燥保存。MDRO 感染/定植患者诊疗过程中产生的医疗废物，应按照医疗废物管理有关规定进行处置；患者出院或转往其他科室后，应执行终末消毒。环境表面检出 MDRO 时，应增大清洁和消毒频率。

2. 常用环境和设备消毒方法

(1)200～500 mg/L 有效氯擦拭，作用时间＞30 min。

(2)1000 mg/L 二氧化氯擦拭，作用 30 min。

(3)70％～80％(体积比)乙醇擦拭物体表面两遍，作用 3 min。

(4)1000～2000 mg/L 季铵盐类消毒剂擦拭，作用 15～30 min。

(5)酸性氧化电位水流动冲洗浸泡消毒，作用 3～5 min 或反复擦洗消毒 5 min。

(6)1000～2000 mg/L 过氧乙酸擦拭，作用 30 min。

(7)在密闭空间内，相对湿度≥70％，采用浓度为 60 mg/m³ 的臭氧作用 60～120 min。

(8)紫外灯消毒物体表面，作用 30 min。

(9)其他符合有关规范的消毒产品如消毒湿巾，其使用方法与注意事项等应参照产品使用说明书。

3. 环境和设备清洁消毒考核方法 目测法是考核环境清洁工作质量最常用的方法，目测时环境应干净、干燥、无尘、无污垢、无碎屑；此外，还有 ATP 检测法，需记录监测物体表面的相对光单位值，考核环境表面清洁工作质量；荧光标记法计算有效荧光标记清除率，考核环境清洁工作质量等。各类考核方法按《医疗机构消毒技术规范》要求评价效果。

4. 暴发医院感染控制 对于 MDRO 导致的医院感染，医疗机构或其科室的患者中，短时间内分离到 3 株及以上的同种 MDRO，且药敏试验结果完全相同，可认为疑似 MDRO 感染暴发；3 例及以上患者分离的 MDRO，经分子生物学检测基因型相同，可认为 MDRO 感染暴发。

(1)暴发调查：初步调查步骤包括初步评价、初步调查。在暴发原因尚未明确之前，可根据临床诊断及初步评价的结果，凭经验针对可能的传播途径采取措施。在暴发原因及传播方式的假设提出后，应采取有针对性的措施，评价其效果，并据此直接检验初步假设是否正确。深入调查的方法有病例对照研究、队列研究、干预试验、实验室检测等。医院感染暴发原因的假设最后均需通过干预措施的效果进行验证。

(2)暴发处置：识别感染/定植患者至关重要。除常规临床标本检测发现 MDRO 感染/定植患者外，主动筛查是防范 MDRO 医院内传播，降低易感人群医院感染风险和改善预后的重要措施之一。

防止医务人员传播 MDRO 的措施包括手卫生，穿戴隔离衣、手套和面罩等。在 ICU，建议将相同 MDRO 感染/定植患者安置在一个相对独立的空间，与其他患者分开；护理人员也应独立轮班，实施分组护理。在保障有效治疗护理的前提下，尽可能地控制人员流动，减少多人参加的大查房活动。

当 MDRO 感染暴发且采取常规措施仍难以控制时，可以考虑暂时关闭病房(区)。只有将病房(区)彻底关闭后才能对仪器、设备彻底消毒；同时对环境进行清洁消毒，对所有可能被 MDRO 污染的设备进行全面清洗、维护。发生 MDRO 医院感染暴发或疑似 MDRO 医院感染暴发时，按《医院感染暴发报告及处置管理规范》的要求及时、准确报告。

5. 特殊防控措施 其他特殊防控措施有去定植，可采用含氯己定的制剂进行擦浴；若鼻腔定植 MRSA，可使用黏膜用莫匹罗星去定植；对于其他部位，目前尚无有效去定植措施。去定植常在主动筛查之后进行。有报道，使用过氧化氢蒸气发生器进行熏蒸，能有效阻断耐碳青霉烯类不动杆菌属细菌在环境中的传播。

(五)抗菌药物合理应用与管理

抗菌药物选择性压力是细菌产生耐药性的主要原因，合理、谨慎地使用抗菌药物可以减轻抗菌药物选择性压力，延缓和减少 MDRO 的产生。

抗菌药物合理应用原则如下。

(1)严格掌握应用指征:根据患者的症状、体征及血/尿常规等实验室检查结果,初步诊断为细菌性感染者,以及经病原学检查,确诊为细菌性感染者,才有指征应用抗菌药物。由真菌、结核分枝杆菌、非结核分枝杆菌、支原体、衣原体、螺旋体、立克次体及部分原虫等病原体所致的感染亦有指征应用抗菌药物。缺乏细菌及上述病原体感染的证据,诊断不能成立者,以及病毒性感染者均无指征应用抗菌药物。

(2)尽早实施目标性治疗:尽量在抗菌治疗前及时留取相应合格标本送病原学检测,尽早查明感染源,争取目标性抗菌治疗。在获知病原学检测结果前或无法获取标本时,可根据患者个体情况、病情严重程度、抗菌药物使用史等分析可能的病原体,并结合当地细菌耐药监测数据,及时开始经验性抗菌治疗。获知病原学检测结果后,结合临床情况和患者治疗反应,调整给药方案,进行目标性治疗。

(3)正确解读临床微生物检查结果:对于细菌培养结果,需综合标本采集部位和采集方法、菌种及其耐药性,以及抗菌治疗反应等鉴别感染菌和定植菌。由于细菌耐药监测数据可能高于临床实际情况,须遵循以循证医学证据为基础的感染诊疗指南,结合患者实际情况做出客观分析,合理选择抗菌药物治疗方案,减少广谱抗菌药物的应用或联合使用抗菌药物。

(4)结合药物 PK/PD 特点选择合适的抗菌药物:根据抗菌谱、抗菌活性、药物经济学以及药物 PK/PD 特点等,合理选择抗菌药物品种、剂量、给药间隔、给药途径以及疗程。优先选择窄谱、高效、价廉的抗菌药物,避免无指征联合用药和局部用药,尽量减少不必要的静脉输注抗菌药物。

(5)规范预防用药:严格掌握预防性使用抗菌药物指征。

(六)质量评价及持续改进

1. 质量评价指标与持续改进相关指标

(1)直接指标:评价防控效果的直接指标包括 MDRO 感染病例数、MDRO 感染现患率和发病率、因 MDRO 感染的病死率等。计算 MDRO 感染病例数时可以只统计感染病例数,也可以同时或分别统计感染病例数和定植病例数。计算因 MDRO 感染的病死率时只统计 MDRO 感染为直接致死原因的病例。如果防控措施有效,上述指标应下降。此外,还可以采用重要医院感染 MDRO 检出率、检出重要医院感染 MDRO 数量等指标。

(2)间接指标:评价 MDRO 感染防控效果的间接指标包括手卫生基本设施配置量及手卫生依从性、环境清洁与消毒方法是否符合要求、接触隔离依从性、MDRO 主动筛查依从性、抗菌药物临床应用监测指标、预防 MDRO 感染教育培训指标、MDRO 感染目标监控等。这些指标从不同角度反映 MDRO 感染防控措施的落实情况,是反映 MDRO 感染防控效果的过程指标。

(3)综合评价与持续改进:直接指标与间接指标相结合能较好地评价 MDRO 感染防控效果。医疗机构可开展 MDRO 感染防控专项行动计划,并利用质量工具,如 PDCA 法等,检查 MDRO 感染防控措施的落实情况,进行效果评价和质量持续改进,不断提高防控措施的依从性、科学性和有效性。

2. 网络信息平台建设　MDRO 网络信息平台可供卫生行政部门、疾病预防控制机构、卫生监督机构与医疗机构实现信息共享和交换,帮助上述部门及时、全面、准确地了解 MDRO 感染动态,发现和预警 MDRO 感染风险,有助于应对风险及辅助管理决策。

(1)加强医疗机构内部和区域性医院感染管理网络信息平台建设,其中应包含 MDRO 信息管理系统,形成不同级别的医院感染监测、报告、信息共享和交换的信息平台,提供对 MDRO 感染的风险监控、预警、评估与处置依据。

(2)信息平台应具备 MDRO 监测、报告和管理功能,每 3 个月或半年向临床医生报告本机构临床分离主要细菌的分布情况,分析当前主要抗菌药物敏感率(耐药率)变化趋势,指导临床应用抗菌药物。

(3)信息平台可帮助临床医务人员识别 MDRO 感染/定植患者,便于医务人员在患者就诊或者转诊前了解其感染状况,有助于落实接触隔离和采取环境消毒措施。

(4)无微生物实验室的医疗机构,如长期护理机构、小型急救医院等,可以采用合约形式,委托其他机构微生物实验室提供药敏数据,或借助公共网络信息平台获取区域性的耐药监测数据,以了解 MDRO 在本地区的流行情况及趋势。

3. 多学科协作管理模式的建立 影响 MDRO 发生与传播的因素多,包括抗菌药物使用情况、消毒与隔离水平、手卫生依从性及环境卫生学等;其涉及多个学科与部门,诊治和预防的难度较大,故应建立多学科协作体系。多学科协作体系在预防、发现、解决临床感染问题方面具有独特优势。该模式可以改变传统的个体、经验式医疗模式,对预防与控制 MDRO 医院感染传播具有积极意义。依照此模式,可成立临床诊治组和预防管理组。临床诊治组可考虑涵盖重症医学科、呼吸科、儿科、血液科、感染病科等的临床专家,以及临床微生物专家、临床药师和医院感染控制专职人员,承担的任务包括指导 MDRO 感染病例的检验、监测、诊治、隔离及环境消毒与清洁等。预防管理组可以考虑由医务科、护理部、医院感染管理科及后勤部门负责人组成,负责监督指导 MDRO 感染预防控制制度和措施的落实,并每个季度对重点科室和 MDRO 检出较多的科室进行联合查房,现场解决问题。两组间互相配合,职能部门(医院感染管理科)既参与决策的制订,又参与决策执行的组织领导和监督检查。

4. 培训、宣传、公众健康教育

(1)培训:要点包括 MDRO 概念、分类、判断标准、流行现状、传播途径及传播危险因素,MDRO 感染预防及控制的管理要求、隔离措施、感染和定植等相关知识,以及手卫生、职业防护、医疗废物处理等。可以采用岗前培训、继续教育、专题讲座等方式,亦可观看宣传教育片,接受现场指导等。

(2)宣传:要点包括强调预防医院感染,预防 MDRO 的产生及传播,加强抗菌药物合理应用。医疗机构医务人员必须提高手卫生依从性,实施严格的无菌操作和消毒隔离措施,加强环境卫生管理等。医院可以利用橱窗、网络视频、宣传手册、电子显示屏等,以及电视、电台、报纸、杂志及微博、微信等新媒体手段进行宣传。

(3)公众健康教育:教育公众了解 MDRO 及抗菌药物合理应用的相关知识,指导住院患者及其家属了解预防医院感染的相关知识,注意手卫生,尽可能避免交叉感染。可以采用医务人员的口头宣教,闭路电视播放,开设健康教育宣传栏和讲座、患者课堂、同伴支持小组等群体性教育活动形式,针对 MDRO 感染高危人群提供具体指导。

六、总结

MDRO 耐药和感染日趋严重,我国虽然有 CHINET 的监测数据,但大多局限于监测与分析 MDRO 在病原菌中的分离比例、病原菌构成等,主要反映病原菌构成变化及耐药严重性,缺乏对 MDRO 感染、检出分布特点、抗菌药物使用情况及其与感染发生的相关性分析研究。目前,MDRO 医院感染的预防与控制以综合干预为主,尚不能明确某单一控制措施或某特定组合干预措施的有效性,需用严格的随机对照试验进行验证。同时,目前国内存在 MDRO 感染监测方法和判定标准不统一,标本送检不规范,缺乏对 MDRO 医院感染防控措施依从情况的监测等问题,因此,开展系统的、多中心的 MDRO 感染流行病学及危险因素分析,重点进行干预措施依从情况监测等研究,有助于统一和规范 MDRO 感染监测方法和判定标准,探索 MDRO 感染及其分布特点和危险因素,分析防控措施依从情况及其与感染的相关性,提高感染管理人员和临床医务人员 MDRO 医院感染防控能力,为 MDRO 的科学防控和风险管理,降低 MDRO 医院感染发生率,保障患者安全提供科学基础。

参 考 文 献

[1] 陈美恋,贾会学,李六亿.多重耐药菌感染监测及防控现状综述[J].中国感染控制杂志,2015,14(8):571-576.

[2] 李春辉.医疗机构耐药菌 MDR、XDR、PDR 的国际标准化定义专家建议(草案)[J].中国感染控制杂志,2011,10(3):238-240.

［3］　李娇,商临萍,郭红菊,等.综合 ICU 多重耐药菌医院感染的风险模型构建［J］.中国感染控制杂志, 2016,15(10):730-734.

［4］　李倩,武元星,唐明忠,等.神经外科重症监护病房细菌流行及耐药性的 20 年监测［J］.临床神经外科杂志,2016,13(1):49-55.

［5］　时虹,霍晓菁,王新莉,等.加强医务人员手卫生管理控制 MRSA 医院感染［J］.中华医院感染学杂志,2014,24(2):498-500.

［6］　谢朝云,熊芸,覃家露,等.医院神经外科感染多重耐药菌的临床分布及危险因素分析［J］.中国神经精神疾病杂志,2019,45(4):24-28.

［7］　中华医学会神经外科学分会,中国神经外科重症管理协作组.中国神经外科重症管理专家共识 (2020 版)［J］.中华医学杂志,2020,100(19):1443-1458.

［8］　吴安华.提高常规手段执行力应对超级细菌挑战［J］.中国感染控制杂志,2011,10(1):1-4.

［9］　王方方,朱春云,王华,等.层流净化产房感染控制管理研究现状［J］.中华妇幼临床医学杂志(电子版),2019,15(2):132-136.

［10］　黄勋,邓子德,倪语星,等.多重耐药菌医院感染预防与控制中国专家共识［J］.中国感染控制杂志, 2015(1):1-9.

［11］　中国医师协会神经外科医师分会神经重症专家委员会,北京医学会神经外科学分会神经外科危重症学组.神经外科中枢神经系统感染诊治中国专家共识(2021 版)［J］.中华神经外科杂志,2021, 37(1):2-15.

［12］　中华医学会神经外科学分会,中国神经外科重症管理协作组.中国神经外科重症患者感染诊治专家共识(2017)［J］.中华医学杂志,2017,97(21):1607-1614.

［13］　中华人民共和国卫生部.多重耐药菌医院感染预防与控制技术指南(试行)［J］.中国危重病急救医学,2011,23(2):65.

［14］　Arias C A,Murray B E. Antibiotic-resistant bugs in the 21st century—A clinical super-challenge ［J］. N Engl J Med,2009,360(5):439-443.

［15］　Jean S S,Hsueh P R. High burden of antimicrobial resistance in Asia［J］. Int J Antimicrob Agents,2011,37(4):291-295.

［16］　Magiorakos A P,Srinivasan A,Carey R B,et al. Multidrug-resistant,extensively drug-resistant and pandrug-resistant bacteria:an international expert proposal for interim standard definitions for acquired resistance［J］. Clin Microbiol Infect,2012,18(3):268-281.

［17］　Mitchell A,Spencer M,Edmiston C Jr. Role of healthcare apparel and other healthcare textiles in the transmission of pathogens:a review of the literature［J］. J Hosp Infect,2015,90(4):285-292.

［18］　Molton J S,Tambyah P A,Ang B S,et al. The global spread of healthcare-associated multidrug-resistant bacteria:a perspective from Asia［J］. Clin Infect Dis,2013,56(9):1310-1318.

［19］　Nseir S,Grailles G,Soury-Lavergne A,et al. Accuracy of American Thoracic Society/Infectious Diseases Society of America criteria in predicting infection or colonization with multidrug-resistant bacteria at intensive-care unit admission［J］. Clin Microbiol Infect,2010,16(7):902-908.

［20］　Smith J A,Kauffman C A. Recognition and prevention of nosocomial invasive fungal infections in the intensive care unit［J］. Crit Care Med,2010,38(8 Suppl):S380-S387.

［21］　Tacconelli E,Cataldo M A,Dancer S J,et al. ESCMID guidelines for the management of the infection control measures to reduce transmission of multidrug-resistant Gram-negative bacteria in hospitalized patients［J］. Clin Microbiol Infect,2014,20 Suppl 1:1-55.

［22］　Thompson D R,Hamilton D K,Cadenhead C D,et al. Guidelines for intensive care unit design ［J］. Crit Care Med,2012,40(5):1586-1600.

［23］ Valentin A,Ferdinande P. Recommendations on basic requirements for intensive care units: structural and organizational aspects[J]. Intensive Care Med,2011,37(10):1575-1587.

［24］ Wang G,Huang T,Surendraiah P K,et al. CTX-M β-lactamase-producing Klebsiella pneumoniae in suburban New York City,New York,USA[J]. Emerg Infect Dis,2013,19(11):1803-1810.

（孙云）

第三十七章 神经重症患者的护理要点

第一节 神经重症患者的评估和监测

一、专科护理评估

(一)昏迷严重程度评定

格拉斯哥昏迷量表(Glasgow coma score,GCS)能够较为准确地评估意识障碍的程度及预测病情预后。GCS评分最高分为15分,最低分为3分,分数越低,意识障碍越严重。一般情况下,GCS评分>8分预后较好,GCS评分≤8分预后较差,GCS评分为3～5分且脑干反射消失者有死亡危险。

1.检查方法 通过问诊、交谈及疼痛刺激等方法逐级了解患者是否存在意识障碍、意识障碍的类型及程度。

2.注意事项

(1)检查前应了解患者既往史(有无高血压、糖尿病、癫痫、外伤及其他疾病史),以及患者目前有无其他症状。

(2)向患者或其家属告知检查目的,给予疼痛刺激时由轻到重,检查时注意保护患者隐私,防止患者受凉。

(3)检查时应了解患者病情严重程度,同时注意患者生命体征是否异常,有无呼吸道梗阻、发绀、抽搐等表现。当患者病情严重时,必须尽快、准确地判断其意识状态,同时对患者进行救治。

(二)瞳孔

1.瞳孔大小

(1)检查方法:采用视诊的方法,观察瞳孔是否等大等圆、边缘是否整齐及测量瞳孔大小(可借助瞳孔计)。普通光线下,正常瞳孔直径为3～4 mm,两侧瞳孔等大圆形、边缘整齐,位置居中。瞳孔直径小于2 mm为瞳孔缩小,大于5 mm为瞳孔散大。

(2)临床意义。

①一侧瞳孔散大:常见于颅内压(ICP)增高所致同侧颞叶沟回疝形成及动眼神经麻痹等。

②双侧瞳孔散大:常见于脑缺氧、脑疝、脑疝衰竭期等。

③一侧瞳孔缩小:常见于交感神经麻痹等。

④双侧瞳孔针尖样缩小:常见于脑桥基底部出血、有机磷农药中毒、吗啡类药物中毒及碱中毒等。

2.对光反射

(1)检查方法:可用右手持电筒,左手分开上下眼皮,打开电筒开关,从一侧移至检查眼的正中,观察瞳孔是否缩小。如瞳孔迅速缩小,即为对光反射灵敏;如瞳孔缓慢缩小,即为对光反射迟钝;如瞳孔没有缩小,即为对光反射消失。

(2)临床意义:瞳孔直接对光反射消失,间接对光反射存在,提示一侧视神经受损,导致传入神经部分中断。患侧眼直接和间接对光反射均消失,提示一侧动眼神经受损,导致传出神经中断。

(三)肌力测定

1.检查方法 护士指导患者以关节为中心,进行肢体各个关节的随意活动(如肢体上抬、关节屈曲等),再给予相应的对抗力(阻力),观察患者关节的活动幅度、速度及耐力,测试患者肌力的大小。

2. 临床意义 肌力是指患者主动运动时肌肉产生的收缩力,上运动神经元及下运动神经元损伤均可引起瘫痪。肌力采用 6 级记录法,正常人肌力为 5 级,患者出现肌力减弱或丧失则称为瘫痪。

(1)按瘫痪的程度分类:肌力减弱称为不完全性瘫痪,肌力丧失称为完全性瘫痪。

(2)按瘫痪的性质分类:上运动神经元瘫痪及下运动神经元瘫痪。

(3)按瘫痪的部位分类:单瘫指单一肢体瘫痪,提示大脑皮质运动区、周围神经或脊髓前角受累。偏瘫指一侧肢体瘫痪,提示对侧大脑半球内囊附近病变。截瘫指双下肢瘫痪,痉挛性截瘫提示胸段脊髓受损,弛缓性截瘫提示腰段脊髓受累。四肢瘫指双侧上下肢均瘫痪,提示双侧大脑及脑干受累。交叉瘫指一侧脑神经麻痹及对侧肢体瘫痪,见于脑干受损。

(四)失语

1. 检查方法 通过与患者交谈,让患者听、阅读及书写等方法,检查患者是否存在言语障碍、了解言语障碍的类型及程度。

2. 临床意义 患者表现为发音和构音正常但是不能言语,上肢运动功能正常但是不能书写,听力正常但是不能理解语言,视力正常但是不能阅读。其发生原因是大脑优势半球语言中枢受损,以致患者语言表达或理解障碍。依据表现形式,失语分为以下几种。

(1)感觉性失语(提示优势半球颞上回后部受损)。

(2)命令性失语(提示优势半球颞中回后部受损)。

(3)运动性失语(提示优势半球颞下回后部受损)。

(4)失写症(提示优势半球颞中回后部受损,多伴有运动性失语、感觉性失语)。

(5)失读症(提示优势半球顶叶角回受损)。

二、生命体征的监测

(一)体温的监测

脑温可通过脑实质或脑室内置探温管进行直接监测。常用的衡量核心体温方式有直肠及膀胱测温等。一般脑中心温度为 36.8 ℃±1.0 ℃,脑实质温度为 37.3 ℃±0.3 ℃,直肠温度为 36.7 ℃±0.7 ℃。控温治疗期间,推荐测量 2 个点的温度以增强监测的精确度,每小时记录。

(二)呼吸的监测

呼吸的监测包括呼吸的频率、节律和幅度,脉搏血氧饱和度(saturation of pulse oximetry,SpO_2),持续呼气末二氧化碳分压的监测,以及血气分析、胸部影像学检查等。当调控延髓自主呼吸中枢的脑结构受损时,可因损伤部位不同而出现特异性的呼吸频率与节律的紊乱,如大脑半球或间脑病变可出现潮式呼吸,中脑病变可出现过度呼吸或长吸式呼吸,延髓病变可出现共济失调性呼吸等。当出现呼吸频率>35 次/分或呼吸频率<8 次/分,突然自主呼吸减弱或消失,则患者有呼吸衰竭的可能。护士尤其要警惕呼吸衰竭失代偿期的表现,如呼吸困难、端坐呼吸、大汗、咳嗽无力、心率增快,启用辅助呼吸肌(胸锁乳突肌、肋间肌和腹肌)和胸腹反常运动。在呼吸支持期间,维持 SpO_2>95%、PaO_2>80 mmHg,$PaCO_2$维持在 35~45 mmHg(过度换气时 30~35 mmHg),避免脑组织缺氧。

(三)循环及血压

神经重症患者在不同原发神经系统疾病或同一疾病的不同阶段时均呈现出不同的脑血流状态,以脑灌注为导向的血流动力学管理需要综合评估脑血流状态、脑血管自动调节功能、脑氧合等,通过监测来决定个体的血压和血流管理目标。低血压是神经重症患者预后不良的独立危险因素。为确保脑灌注压在 60~70 mmHg,平均动脉压一般应维持在 80 mmHg 以上。高血压往往是对颅内低灌注的生理性反射。在 ICP 增高早期,可出现库欣反应,血压升高,常伴有脉压增大,脉率深慢,异常或不规则的呼吸型态。继发于创伤性脑损伤的高血压也时常发生,当收缩压>160 mmHg 或平均动脉压>110 mmHg 时,可发生血管源性脑水肿,并使 ICP 增高,需通知医生,遵医嘱使用抗高血压药。

三、多模态监测

随着医疗技术的发展,影像学检查、ICP 监测、脑电图监测及脑氧监测等手段可以获得许多较临床观察的颅脑病情变化更早出现的变化信息,将这些来自不同监测手段的信息聚合起来,即为多模态监测(MMM)。护士需要了解监测的目的、正常范围及警戒阈值,在协助治疗的同时,提供更贴合个体的护理。

(1)ICP 监测:经皮脑室内压力监测是 ICP 监测的"金标准",ICP 正常值为 5~15 mmHg。ICP 监测期间,需保证零点的位置恒定。当未去骨瓣者 ICP>20 mmHg,去骨瓣者 ICP>15 mmHg,持续 15 min 时,应及时通知医生。

(2)颅内多模态监护仪:可实时监测 ICP、脑灌注压、平均动脉压、ICP 波幅与 ICP 相关系数及压力反应指数等指标。压力反应指数(pressure reactivity index,PRx)及 ICP 波幅与动脉压波幅的相关系数(ICP-ABP wave amplitude correlation,IAAC)能反映脑血管自动调节功能,PRx 范围为 $-1\sim1$,正值提示脑血管自动调节功能受损,PRx>0.25 及 ICP>20 mmHg 时,应及时通知医生。IAAC 的数值越高,患者预后越差。平均 ICP 波幅反映颅内代偿储备容积,振幅>5 mmHg/h 提示颅脑顺应性下降,数值越高,患者预后越差。ICP 波幅与 ICP 相关系数(regression of amplitude and pressure,RAP)提示颅内有无代偿空间,预示治疗的有效性及临床恶化或脑疝的可能性。

(3)脑氧监测:临床脑氧监测方式有脑组织氧分压(partial pressure of brain tissue oxygen,PbtO₂)和颈静脉血氧饱和度(jugular venous oxygen saturation,SjvO₂)监测。PbtO₂ 为局部脑组织氧合指标,正常范围为 23~35 mmHg,PbtO₂<20 mmHg 时提示可能缺氧,需进行干预。SjvO₂ 为全脑氧合指标,能较早识别脑组织低灌注或脑缺血状态,正常范围为 55%~75%,SjvO₂<55% 时提示存在脑组织缺血缺氧,如持续时间超过 10 min,则预后不良;SjvO₂>75% 时则可能存在大脑充血,代谢需求降低甚至神经细胞死亡。

(4)局部脑组织氧饱和度(regional cerebral oxygen saturation,SrcO₂)监测:通过近红外光谱监测局部脑组织氧饱和度的技术,具有无创、连续和实时的优点。SrcO₂ 平均值为 55%~75%。监测期间,定期检查传感器片的位置和固定情况,确保传感器探头与皮肤接触良好,保持患者额头干燥,防止出汗、油脂等影响监测,避免寒战导致的肌电干扰,按医嘱记录 SrcO₂ 值。当 SrcO₂>85% 或 SrcO₂<55% 或 SrcO₂ 较基线低 20%~30%,意味着术后有发生神经系统并发症的可能性,在排除干扰因素后及时通知医生。

(5)脑电双频指数(bispectral index,BIS)监测:将脑电图的信号转化为数值,反映大脑皮质的兴奋和抑制情况。BIS 的范围为 0~100。BIS≥85 表示患者处于完全清醒状态,65~84 代表患者处于深度睡眠或镇静状态,40~64 代表患者处于麻醉或昏迷状态,BIS<40 时可出现爆发抑制,BIS=0 提示脑死亡状态。以 BIS 为导向的镇静镇痛可以降低镇静镇痛并发症的发生率,一般以 BIS 61~80 为镇静目标。患者的皱眉、头部摆动、颤抖及对其进行吸痰等侵入性操作都会影响数值测定的准确性,护士要识别影响因素,及时排除干扰因素。

(6)连续脑电图(continuous electroencephalography,cEEG)监测:诊断癫痫的重要方法。监测期间加强巡视,如发现镜头遮挡、电极脱落、导线松动等问题,及时处理或报告医生。协助患者按时进餐,以免空腹血糖对脑电图结果造成影响。如需诱发癫痫,护士根据医嘱采取措施,对于通过睡眠剥夺来诱发癫痫的患者,夜班护士可采取语言沟通、让患者看书、指导患者在床上适度活动等措施。

四、血糖的监测

对于神经重症患者,推荐控制血糖在 7.8~10 mmol/L,这样既能避免显著高血糖,还能尽量降低医源性低血糖及其他血糖目标较低时相关损害的风险。低血糖是强化胰岛素治疗最常见的不良反应,护士应警惕患者出现抽搐、局灶性神经功能缺损、心律失常等表现,尽快检测血糖并通知医生。

第二节　神经重症患者的护理要点

一、气道护理

神经重症患者中枢神经损伤和意识障碍对气道的影响非常明显,气道不畅所致缺氧又明显加重中枢神经损伤。此时必须建立人工气道,以预防和纠正缺氧、清除痰液和防止误吸等。呼吸功能不全的患者还需要进行机械通气。气道护理是神经重症患者的重要一环,管理不当会威胁患者的生命。

(一)人工气道的分类

人工气道通常指气管插管和气管切开,也包括口咽通气道等临时气道保护措施。因快速、可靠、安全,气管插管一直是建立人工气道的金标准。气管插管分经口和经鼻两种方式,急救时推荐首选经口气管插管。颅底骨折患者应避免经鼻气管插管。口咽通气道适用于以舌后坠为主导致气道阻塞时的临时气道保护,但可能诱发轻、中度昏迷患者的咽反射,导致呕吐及烦躁,增加误吸风险及脑氧耗。

(二)护理要点

1. 病情观察　密切观察患者生命体征,注意呼吸频率、胸廓起伏、血氧饱和度、有无痰鸣音,有无呼吸困难、心跳加速、大汗等缺氧症状。气管切开者观察气切造口情况。气管插管者,观察插管外露长度。同时注意观察有无气道黏膜损伤、气道痉挛、肺部感染等并发症的发生。

2. 体位　患者在无禁忌证的情况下,床头抬高30°～45°。

3. 有效清除呼吸道分泌物　按需吸痰,严格无菌操作,操作前后充分给氧。

4. 人工气道护理

(1)妥善固定:气管插管患者每日更换固定胶带,监测气管置入深度。气管切开系带双死结固定,黏搭式系带确保黏搭牢固,松紧以一指为宜。对烦躁、谵妄、神志不清或依从性差的患者予以适当约束和镇静治疗。

(2)保证人工气道通畅,气道加温加湿,保持温度在37 ℃,相对湿度在100%,以更好地维持黏膜细胞完整、纤毛正常运动及排出气道分泌物,预防痰痂堵管,降低呼吸道感染的发生率。

(3)每班使用气囊压力表监测气囊压力,维持气囊压力在25～30 cmH₂O。推荐选择带囊上吸引的气管插管型号,进行间断或持续声门下吸引。

(4)每4～6 h行口腔护理,保持口腔清洁。

(5)使用呼吸机的患者预防呼吸机相关性肺炎,抬高床头30°～45°;注意避免导管牵拉和曲折;呼吸机外管路按规定一次性处理或消毒后再使用,积水杯应置于最低位,及时倾倒冷凝水。床旁常备简易呼吸器方便急救应用。

(6)当患者完全具备自主呼吸及清理呼吸道能力后,指导患者进行有效的咳嗽训练,循序渐进地进行撤机,尽早拔管。

二、ICP 监测的护理

(一)ICP 定义

ICP是指颅脑内的脑组织、脑脊液及血液对颅腔壁产生的压力。正常成人侧卧位腰穿或平卧位时ICP为5～15 mmHg。ICP增高是许多颅脑疾病的共同表现,也是引起死亡的重要原因。如果未及时处理,可导致脑灌注压降低、脑缺血缺氧、脑血流减少,造成患者昏迷、脑功能障碍,甚至脑疝而危及生命。ICP轻度增高为ICP 15～20 mmHg,中度增高为ICP 21～40 mmHg,重度增高为ICP>40 mmHg。

(二)ICP 监测方法

ICP监测分为有创和无创两类。无创监测法有前囟测压、生物电阻法、测眼压法等,但缺乏客观依据。临床上主要使用有创监测,根据压力传感器是否植入颅内分为两类,即植入法和导管法。植入法是经颅钻孔或者开颅将压力传感器直接植入颅内进行监测;导管法是将导管放置在脑室、脑实质或蛛网膜下腔,压力传感器放置在颅外,对导管内脑脊液或液体进行测压。脑室置管测压操作简单、精准度高,测压同时可以放出脑脊液来降低 ICP,为临床首选。测压管置管部位按准确性和可行性顺序排列为脑室内＞脑实质内＞蛛网膜下腔＞硬膜外。

(三)ICP 监测的护理

(1)严格遵循无菌原则,执行无菌操作,预防感染,合理应用抗菌药物。

(2)体位管理:头部保持轴正中位,避免扭曲,保持颈静脉通畅。床头抬高 15°～30°有利于颈内静脉回流、降低 ICP、减轻脑水肿。

(3)为保证准确性,监测 ICP 前需调试记录仪和传感器的零点。光纤探头不可放置在减压处下方,以防造成 ICP 测量不准确,应放置在骨窗周围骨下缘。

(4)加强观察,动态关注 ICP 变化,准确记录数值。若未去骨瓣者 ICP＞20 mmHg,去骨瓣者 ICP＞15 mmHg,持续 15 min,则应及时通知医生采取相应措施。

(5)避免 ICP 急剧增高的因素,如躁动、疼痛、高热、剧烈咳嗽、呼吸道不畅、翻身动作剧烈、用力排便、尿潴留等。

(6)护理过程中要加强对测压管的保护,保持通畅。测压系统衔接紧密,防止脱落、弯折、阻塞,对躁动患者予以适当约束或镇静。

(7)观察有无感染并发症,在患者头部下垫治疗巾或无菌巾,每日更换。保持装置的密闭性,监测时间不宜过久。监测过程中留意体温、血常规结果、脑脊液颜色及化验结果,如出现高热、脑脊液浑浊、脑脊液中白细胞增高,则提示感染,应终止监测。

三、脑脊液外引流的护理

脑脊液外引流是指将脑室或腰大池内的脑脊液引流至体外,包括脑室外引流(external ventricular drainage,EVD)和腰大池引流(lumbar drainage,LD),其主要目的是将血性或污染的脑脊液引流到颅外,有时也用于监测和控制 ICP 以及经引流管注射药物。

(一)引流管护理

1. 引流高度　脑室外引流管的最高点需高出侧脑室平面 10～15 cm 或遵医嘱,不论患者处于平卧位还是半坐卧位。一般以外耳道的耳屏为侧脑室平面的脑外定位标志,或同一家医院内保持统一。腰椎穿刺引流滴管口需高出腰椎管水平面 3～4 cm 或遵医嘱,引流袋低于腰椎水平。适当限制患者头部活动,对于躁动不能合作的患者,应予以保护性约束及镇静镇痛治疗。

2. 引流量　ICP 增高时骤然减压会使脑室塌陷,导致硬膜下血肿,引流过快时患者又易出现低颅压性头痛,所以一般引流量保持在 150～200 mL/d,不应超过 500 mL/d。任何情况下,若引流速度超过 15 mL/h,应立即联系神经外科医生。变动体位时须先夹闭引流管,防止因体位变动引起引流量异常变动或脑脊液逆流。

3. 保持引流管的通畅　避免引流管牵拉、受压、扭曲、折叠或成角。关注管内液体平面是否随呼吸、脉搏波动。若引流早期,管内液体平面无波动,多考虑管腔堵塞,可适当挤压引流管,以保证引流通畅。Ommaya 囊外接引流时应防止针头脱出,如针头脱出,应局部严密消毒后重新穿刺,并更换引流系统。

4. 主要并发症护理

(1)出血:观察患者意识水平、瞳孔、生命体征及肢体活动度。正常脑脊液无色透明、无沉淀,术后1～2天可略带血性,以后转为淡血性,随后呈橙黄色,如术后脑脊液中有大量鲜血或血性脑脊液的颜色逐渐加深,则提示有脑室出血,应及时通知医生处理。

(2)颅内感染:严格无菌操作,保持整个引流装置及管道的清洁和无菌,各接头处用无菌敷料包裹。如发现敷料潮湿,应立即查明原因,及时通知医生予以更换。如脑脊液出现浑浊,呈毛玻璃状或有絮状物,应及时通知医生,留取脑脊液标本送检。

(3)低 ICP:低颅压性头痛是 LD 常见的并发症之一。可能因脑脊液引流速度过快或引流量过多引起,亦可由穿刺部位脑脊液漏导致。应常规控制脑脊液外引流的量和速度。去大骨瓣且有 EVD 时,可以选择加弹力绷带约束颅骨缺损处,以防止出现低 ICP。

(二)转运护理

在院内转运过程中,不常规夹闭 EVD 管。夹闭与否应根据患者个体情况,在评估患者转运原因、每小时或每日引流量及夹闭的耐受性的前提下决定。ICP 增高患者可从 EVD 开放中获益。如需夹闭,需在引流管近端端口和远端采集系统端口进行双重阻断。转运过程中注意防止逆流,备齐生命支持仪器及必要的抢救设备,持续进行生命体征监测。返回后应观察患者引流管是否脱出,引流管最高点、引流量及引流速度有无改变,患者意识水平、瞳孔及生命体征有无异常。

(三)拔管前护理

拔管前一天试行夹闭引流管,观察患者意识水平、瞳孔及生命体征变化,一旦有异常,立即通知医生,拔管后观察有无脑脊液漏及伤口敷料情况。

四、体液管理

(一)液体疗法的护理

液体疗法的原则是维持性补充在正常生理条件下通过尿液、汗液、呼吸和大便持续丢失的水及电解质,纠正已存在的水和电解质不足问题。可以用"5R"概括静脉液体疗法,即复苏(resuscitation)、日常维持(routine maintenance)、纠正失衡(replacement)、重分布(redistribution)及再评估(reassessment)。

对患者体内液体状况的评估与再评估是合理静脉液体治疗的前提。推荐使用动脉血压和液体平衡作为优化治疗的主要终点,整合其他变量,如心输出量、尿量、血乳酸、血电解质和渗透压,不可仅根据中心静脉压(CVP)测量值进行液体管理。精确计算出入液量很重要,还需监测患者的体重、生命体征,观察有无肺水肿和外周水肿。警惕液体失衡的指征:心率>110 次/分,收缩压<90 mmHg,肺部可闻及湿啰音,黏膜表面干燥,皮肤水肿或肿胀,CVP<6 cmH_2O,尿比重<1.010 或尿比重>1.030,尿液颜色清亮或呈琥珀色,尿量<0.5 mL/(kg·h),日体重改变超过 1 kg。

对于神经重症患者,首选晶体溶液作为维持液体。一般情况下,成人晶体溶液输入量为 1～1.5 L/d,以保证体液平衡及尿量。可根据体重使用公式计算静脉输液的每日和每小时需要量(表 37-1)。生理盐水在任何时候都可以用于脑损伤或有潜在脑损伤的患者,避免 5% 葡萄糖溶液、0.45% 氯化钠溶液和林格液。当 ICP 增高或水肿加重时,根据医嘱使用甘露醇或高渗盐水。

表 37-1　每日和每小时液体需要量

类型	具体描述
每日液体需要量	第一个 10 kg 需要 100 mL/kg 第二个 10 kg 需要 50 mL/kg 剩下的体重:20 mL/kg(年龄<60 岁);15 mL/kg(年龄≥60 岁)
每小时液体需要量	第一个 10 kg 需要 4 mL/h 第二个 10 kg 需要 2 mL/h 剩下的体重:1 mL/h
平均每日液体需要量	35 mL/kg(老年人 30 mL/kg)
按比例增加的液体需要量	发热:体温较正常每升高 1 ℃,需增加液体量 12.5% 出汗:10%～25% 过度通气:10%～60%

对于尿崩症患者,护士应密切观察有无多尿(每小时尿量>250 mL连续2 h以上或尿量>4000 mL/d)、烦渴、多饮与低比重尿(尿比重<1.005)和低渗尿。尿崩症时,按医嘱使用去氨加压素。同时观察患者面色、有无全身乏力、肢体抽搐及意识状态的改变,警惕低钾血症、低钠血症的发生。中枢性尿崩症需长期使用去氨加压素者,给予低钠、低蛋白质的低溶质饮食。

(二)渗透疗法的护理

神经功能恶化(GCS运动项评分下降2分,或瞳孔对光反射消失或不对称,或头颅CT检查显示恶化)和ICP>25 mmHg是ICP增高启动渗透治疗的触发指标。甘露醇及高渗盐水可降低血黏度和红细胞压积,增加脑血流量和氧输送,反射性引起脑小动脉血管收缩,降低脑容量和ICP,是常用的脱水药。20%甘露醇0.25~1.0 g/kg或3%氯化钠溶液250 mL静脉快滴10~20 min。或者3%氯化钠溶液1~2 mL/(kg·h)静脉维持,用药后15~30 min脑细胞渗透性收缩达到峰值。静脉快滴20%甘露醇有发生低血压的危险,因此必须在纠正低血压后应用。实施渗透疗法时,应维持血浆渗透压在300~320 mOsm/L,血浆渗透压>330 mOsm/L时可能对肾脏和其他器官造成损害。护士需了解患者的既往史及现病史,观察患者生命体征、意识情况、血氧饱和度、脑灌注压、镇静水平及血糖浓度等,尤其是头痛的变化。了解患者的红细胞压积、血浆渗透压、血电解质值。观察脱水药的效果及副作用,记录24 h出入液量。

(三)电解质紊乱的护理

1. 低钠血症　血钠浓度<135 mmol/L称为低钠血症。低钠血症可加重脑水肿,造成继发性脑损伤,导致患者出现精神症状和意识改变。抗利尿激素分泌失调综合征(syndrome of inappropriate secretion of antidiuretic hormone,SIADH)和脑性耗盐综合征(cerebral salt-wasting syndrome,CSWS)是造成低钠血症的常见病因。创伤性脑损伤(TBI)患者以CSWS较多见,由于脑内疾病导致肾脏排钠排水过多,临床表现为低血钠、低血容量、高尿钠,尿比重正常或高于1.010。处理原则为补水、补盐、恢复血容量及维持正钠平衡。鞍区肿瘤切除等术后则以SIADH多见,临床表现为水潴留、尿排钠增多以及稀释性低钠血症等,CVP增高,无血压下降、脱水及血容量减少症,处理原则为限水补钠,24 h水分入量控制在1000 mL以内,根据尿钠浓度确定补钠量,一般情况下补充生理盐水的量小于250 mL/24 h。在护理过程中,当发现患者意识状态好转后又逐渐加重或进行性加重,或出现肢体抽搐、消化道症状等,在排除TBI本身原因后,应考虑并发低钠血症。在补钠过程中动态监测和观察患者的症状、体征、实验室检查参数,防止出现并发症。

2. 高钠血症　血钠浓度>150 mmol/L称为高钠血症。对于神经重症患者,长时间昏迷、摄水量不足、高热、气管切开、使用脱水药、尿崩症等,都需警惕高钠血症的发生,一旦患者出现恶心、呕吐、体温升高、抽搐、谵妄、嗜睡等,应立即通知医生。确诊高钠血症后按医嘱限钠补水。

3. 低钾血症　血钾浓度<3.5 mmol/L称为低钾血症。进食不足、使用脱水药、碱中毒或肾小管性酸中毒、使用肾上腺皮质激素或长期大量补充葡萄糖和胰岛素,以及呕吐、胃肠减压、高热大汗是低钾血症的危险因素。应严密观察患者生命体征,及时做心电图和测定血钾。对于严重的低钾血症患者,如不能及时救治,可以引起严重的心律失常和呼吸肌麻痹,需警惕心搏骤停的发生。静脉补钾浓度≤0.3%,尿量维持在30~50 mL/h,补钾较为安全。静脉高浓度(钾浓度>0.4%)补钾时应使用微量泵注射并采用专用的静脉通路,禁止在此静脉通路输入或推注其他药品,以免瞬间高钾进入而发生危险。推注速度一般以10 mmol/h为宜,或根据医嘱执行。

4. 高钾血症　血钾浓度>5.5 mmol/L称为高钾血症。进入体内的钾过多(输血、静脉补充氯化钾等),或者肾排钾功能减退(肾衰竭、盐皮质激素不足等),以及酸中毒、组织损伤等均可导致高钾血症的发生。患者可有神志模糊、感觉异常、肢体软弱无力等表现,心电图显示T波高尖,QT间期延长,QRS波群增宽。一旦发生高钾性心律失常,遵医嘱予以10%葡萄糖酸钙溶液静脉注射,可直接对抗钾离子对心肌的抑制作用。胰岛素加葡萄糖输注能促使钾离子移入细胞内,有利于缓解神经和神经肌肉毒性。肾衰竭时,配合实施床旁血液透析。

五、镇静镇痛护理

(一)镇静镇痛的目的

ICU 环境和治疗的特殊性使 ICU 患者常出现疼痛、焦虑、抑郁、躁动、精神症状和睡眠障碍等问题，影响患者的预后，需考虑在非药物干预的基础上使用药物治疗，如镇静镇痛来控制症状。神经重症患者镇静镇痛还可以达到保护脑和其他重要器官的目的。

(二)镇静镇痛护理要点

(1)镇静镇痛治疗应建立在充分的非药物干预的基础之上，如人文关怀、心理护理、注意力转移等。

(2)采用合适的评估表准确评估患者的疼痛情况，在疼痛评估的基础上遵循镇痛药物治疗的三阶梯原则。

(3)使用床旁监测技术评估患者的镇静深度，指南推荐应用里士满躁动-镇静量表（Richmond agitation-sedation scale，RASS）（表 15-2）或镇静-躁动量表（sedation-agitation scale，SAS）（表 15-1）。使用镇静药物期间需准确评估患者镇静深度，根据镇静目标及时调整药物。有条件的监护室可使用脑电双频指数监测技术来反映镇静药物使用期间大脑皮质功能状况。

(4)遵医嘱根据镇静目标调整给药速度：浅镇静目标为 RASS 评分－2～＋1 分或 SAS 评分 3～4 分，中度镇静目标为 RASS 评分－4～－3 分或 SAS 评分 2 分，深度镇静目标为 RASS 评分－5 分或 SAS 评分 1 分。

(5)护士需掌握常见镇静镇痛药物的副作用，如地西泮、咪达唑仑和丙泊酚均有呼吸抑制作用，丙泊酚和右美托咪定具有使心率下降、血压下降等副作用。

(6)镇静镇痛治疗期间的观察：①每 4 h 评估一次患者疼痛情况以确认镇痛效果，镇静应建立在镇痛的基础之上；②至少每 4 h 评估一次患者的镇静程度，达到治疗所需的镇静目的；③监测患者生命体征，注意容量管理，维持心率、血压的稳定，保持呼吸道通畅，警惕呼吸抑制、呼吸骤停等情况。

(7)并发症的观察和预防：不恰当的镇静镇痛治疗或者管理不善会导致一系列的并发症，如 ICU 获得性肌无力、循环功能抑制、呼吸功能抑制、消化功能下降、压疮、深静脉血栓形成等。为避免这些并发症，护士应严格观察和评估镇静镇痛程度，防止用药过度。

六、营养支持

(一)营养支持的临床意义

神经重症患者多数存在进食量不足或吞咽功能障碍及高代谢高消耗的特点，营养管理不当会增加营养不良的风险。早期营养支持和能量不达标是患者预后不良的独立危险因素。所以加强神经重症患者的专病化、个性化、流程化营养管理是临床护理管理的重要组成部分。

(二)营养支持的护理要点

1. 营养时间　根据美国肠外肠内营养协会指南，应尽快在术后或入院后 48 h 内予以营养支持。神经重症患者因受脑肠轴调控影响，发生急性胃肠损伤的比例高于其他重症患者，部分患者早期无法经过胃肠道摄入足量的营养，可补充肠外营养。

2. 肠内营养途径　目前临床主要采用鼻胃管和鼻肠管作为神经重症患者的喂养方式。鼻胃管适用于误吸发生率低、短期肠内营养的患者。鼻肠管营养摄入率高于鼻胃管，且较鼻胃管降低了胃潴留、反流误吸、吸入性肺炎等的发生率。

3. 输入方式　输入方式包括营养泵持续性输入和间歇性泵入输注。管饲期间应将床头持续抬高 30°以上，降低误吸风险。喂养量应从少到多，尽早达到全量。速率应从慢到快，一般以预估目标速率的 25%～30% 开始，随后逐渐增加至目标速率，12～24 h 输注完毕。

4. 导管护理　鼻饲前要先确认胃管在胃内。鼻饲后用温开水冲净鼻饲管，鼻饲温度以 35 ℃左右为宜;持续鼻饲时,营养液应与室温相同。过热会损伤胃黏膜,过凉会引起腹泻、消化不良。

5.胃残余量监测　出现腹痛、腹部膨隆、胃扩张、呕吐、腹泻、血流动力学紊乱或总体情况恶化时监测胃残余量。如胃残余量<150 mL,则按喂养流程加量或维持原量;胃残余量为150～250 mL时,建议酌情减量;胃残余量在250 mL以上时,建议暂停营养支持,由医生重新评估胃肠功能后再行喂养。

6.并发症的预防及护理

(1)误吸:及时清理口咽部分泌物,防止引起呕吐的操作或因素。喂养时床头抬高30°～45°。幽门后喂养可降低误吸的发生率,长期营养支持的患者可考虑造瘘。按医嘱给予促胃肠动力药,保持大便通畅。

(2)腹泻:患者24 h稀便次数≥3次提示急性腹泻。腹泻时停用或更换易致腹泻的药物,如抗生素、质子泵抑制剂、混悬液类药物和高渗透压营养液。可添加纤维素,但肠蠕动受损者、使用升压药者需慎用。皮肤应清洁、保持湿润,预防失禁性皮炎的发生。

(3)代谢紊乱:包括低血糖、微量营养素缺乏、再喂养综合征等。监测血糖,血糖应不高于10 mmol/L。补充营养和增加体重的最初1～2周是再喂养综合征的高发时间,再喂养综合征临床表现为低磷血症、低钾血症、肠蠕动消失、心律失常、心力衰竭、癫痫和谵妄等,需避免过快增加每日热量摄入,监测生化指标,按医嘱及时纠正电解质异常。严重腹胀时停止饮食,行胃肠减压、肛管排气,必要时遵医嘱灌肠。

(4)体液/水丢失:所有肠内营养制剂只含70%～80%的水,应定期及在给药前后用水冲洗喂养管以免堵塞,定时监测容量状态。

(5)机械性损伤:包括便秘和纤维粪石。患者早期康复可促进胃肠蠕动,3天以上无大便应通知医生,按医嘱使用缓泻剂。纤维粪石较罕见,见于接受含纤维素配方营养制剂者,肠蠕动障碍(使用升压药)者慎用含纤维素配方营养制剂。

(6)应激性溃疡:密切观察,及时发现消化道出血的症状。鼻饲前常规观察胃内容物颜色,胃内容物有咖啡色样改变时暂停鼻饲,通知医生行胃液潜血化验检查。

第三节　神经重症患者的急救与护理

一、癫痫的急救与护理

(一)识别风险最高的患者

(1)了解患者的癫痫发作类型、诱因,有无先兆症状及发作情况,用药史,相关客观检查结果。

(2)大多数非诱发性全面性癫痫发作是从局灶起源性发作进展而来。伴有意识障碍的部分性发作的持续时间通常短于3 min,开始时意识可能保留,患者有时发作结束后可以描述发作时的状况。发作后常以长达数小时的嗜睡、意识模糊和头痛为特征,对癫痫发作期间发生的所有事(可能除先兆症状外)均无记忆。

(3)全面强直-阵挛性癫痫发作和癫痫控制不良是发生癫痫猝死的主要危险因素。

(4)当癫痫发作时出现延迟的肌张力丧失,或初始评估心律失常,如QT间期延长,应考虑到癫痫发作期心搏骤停的可能性,应给予心电监测,做好急救准备。

(二)急救

(1)大多数癫痫发作在2 min内自发终止,发作期间保护患者安全,加强观察即可。

(2)全面强直-阵挛性癫痫发作或癫痫持续状态(status epilepticus,SE)时,给予持续心电监测,评估患者的气道、呼吸和循环状况,给氧,呼吸功能受损时应立即建立人工气道,必要时给予机械通气。对抽搐肢体不能用暴力施压,以免造成骨折、脱臼。留置静脉导管,遵医嘱检测静脉血糖或快速指尖血糖、血常规、血清电解质及抗癫痫药的血液浓度等,配合医生经静脉给予负荷剂量的抗癫痫药以快速获得足够的血液浓度,常用的药物包括左乙拉西坦、苯妥英钠和丙戊酸钠,观察用药反应。苯二氮䓬类可以快速控制癫痫发作,是SE的一线治疗用药。地西泮给药后10～20 s即可对癫痫发作产生控制效果,脑脊液浓度在 3 min 时就可以达到其最大浓度的一半,效果可持续约 20 min。配合医生实施脑电图持续监测。采取初始措施后,如惊厥性 SE 仍持续 30 min,需根据医嘱给予进一步的药物治疗,常用咪达唑仑静脉持续输注。

发作后,再次进行全面的神经系统检查,观察是否因持续抽搐时间过长而出现多种严重并发症,如高热、低氧血症、高碳酸血症、肺水肿、心律失常、低血糖、代谢性酸中毒和横纹肌溶解症等,做好相应护理。注意观察患者有无精神症状,少数患者抽搐停止后,意识恢复过程中有短时间的兴奋躁动,此时应加强安全护理,以防自伤或他伤。

(三)间歇期护理

(1)安全护理:保持环境安静安全,热水壶、锐利器械等应远离患者,避免强光刺激。癫痫患者比一般人群更常出现抑郁、焦虑和自杀倾向,注意缺陷多动障碍是癫痫患儿常见的共病之一,护士在与患儿沟通交流时需注意。

(2)癫痫患者不可测量口温。有条件的地区,可使用电子体温计,以免水银体温计在患者癫痫发作时折断,造成损伤或汞吸入。

(3)饮食:以清淡为宜,避免过饱,戒除烟、酒。低盐饮食,因为高浓度的钠盐可致神经元过度放电,从而诱发癫痫。豆类食物和谷类食物富含微量元素锰,可补充癫痫患者锰的摄取不足。适当饮水,避免过量饮水后造成膀胱过度充盈,从而产生较强的电冲动,诱发神经元异常放电。

(4)病情观察:癫痫患者需观察其癫痫发作方式、意识状态、发作持续时间、发作频率及伴随症状,有无幻觉、精神异常或语言障碍等,有无先兆症状。评估患者有无睡眠障碍,特别是阻塞性睡眠呼吸暂停和失眠可能导致癫痫发作控制和生存质量恶化。若发现患者白天嗜睡、大声打鼾、醒来喘气或目击到患者睡眠期间呼吸暂停,需及时告知医生。

(5)药物护理:严格遵医嘱定时、定量服用抗癫痫药物,观察药物的疗效及不良反应。长期服用苯妥英钠可导致食物中叶酸吸收障碍,可遵医嘱同时服用叶酸和维生素 C。定时测量抗癫痫药的血浓度,以调整药物剂量。

二、脑疝的急救与护理

当任何明显的颅内占位性病变,引起脑组织在压力梯度的驱使下从高压区向低压区移位,导致脑组织、脑血管及脑神经等重要结构受压或移位,产生相应的临床症状和体征,称为脑疝。常发生的脑疝包括大脑镰下疝、中心天幕裂孔疝、钩回性天幕裂孔疝、小脑幕切迹疝、枕骨大孔疝及经颅盖疝。

(一)病情判断

(1)提示 ICP 增高的病史:如头部创伤、蛛网膜下腔出血(SAH)、开颅术后、恶性或大面积病变的缺血性脑卒中等。不存在精神状态抑制、低血压、低氧血症、低体温(<36 ℃)或明显中毒等潜在易混淆、可逆的原因。

(2)ICP 增高症状:头痛加剧、频繁呕吐、躁动不安。

(3)生命体征的改变:早期表现为呼吸慢而深,脉搏慢而有力,血压升高,脉压增大,体温升高;随着病情进展,出现血压下降,呼吸快而浅,脉搏细速,体温下降;最终患者出现呼吸、心跳停止。

(4)意识障碍进行性加重:患者的意识状态逐渐由嗜睡转入深昏迷。

(5)瞳孔改变:早期短暂出现瞳孔缩小,对光反射减弱;中期出现患侧瞳孔散大,对光反射消失;晚期可出现双侧瞳孔散大,对光反射消失,眼球固定。

(6)锥体束征:早期出现对侧肢体肌力下降和肌张力增高,继而发生对侧肢体瘫痪、肌张力增高、腱反射亢进和病理反射阳性,晚期可出现双侧肢体瘫痪。

(7)枕骨大孔疝患者生命体征变化早于意识和瞳孔的变化,可出现强迫头位,四肢肌力下降,肌张力减低,很快出现呼吸停止、心搏骤停。

第三十七章　神经重症患者的护理要点 ｜ 387

（二）急救措施

（1）确保昏迷患者的气道、呼吸和循环安全。辅助供氧。GCS 评分≤8 分、低氧血症（血氧饱和度＜90％）、近期呕吐、咳嗽反射或咽反射较弱患者，需做好紧急气管插管准备。

（2）抬高床头，静脉输注 20％甘露醇（1～1.5 g/kg）。

（3）按需给予短时间过度通气，使 PCO_2 维持在 26～30 mmHg。

（4）紧急行头部 CT，尤其是临床表现提示急性脑卒中、占位性病变扩大和/或脑疝综合征时。

（5）转入重症监护室，密切监测神经功能，控制血压、体温和血糖。可使用血容量扩充剂和/或血管升压药治疗低血压（平均动脉血压＜70 mmHg）。

（6）预防继发性并发症，如误吸和深静脉血栓形成。

（三）护理要点

（1）绝对卧床休息，保持病房安静。

（2）持续心电监护。密切观察意识、瞳孔、肌力变化及头痛、呕吐症状，及时与医生沟通。

（3）体位：抬高床头 30°。

（4）确保静脉通路通畅，保留导尿管以了解脱水效果。

（5）配合医生实施复苏，开放气道，吸氧，防止窒息及吸入性肺炎而加重缺氧。必要时给予简易呼吸器辅助呼吸，做好紧急气管插管准备，呼吸机处于备用状态。心搏骤停者，立即行胸外心脏按压。遵医嘱使用脱水药、强心药、呼吸兴奋药或升压药等。

（6）急诊 CT 准备：供氧设备、血氧饱和度监测仪、简易呼吸器。

（7）有手术指征者做好急诊手术准备。

（8）躁动、谵妄患者，遵医嘱给予镇痛镇静治疗，定期进行镇静程度评估。

（9）妥善固定引流管，确保引流畅通，及时记录引流液色、质、量。

（10）完善抢救记录。

三、肺栓塞的急救与护理

肺栓塞（pulmonary embolism，PE）指来自静脉系统或右心的内外源性栓子阻塞肺动脉或其分支，引发肺循环和呼吸功能障碍的一组综合征。大多数栓子来源于下肢近端静脉（髂静脉、股静脉和腘静脉）。

（一）病情判断

1. 呼吸异常　患者突发呼吸困难，血氧饱和度下降，通过吸氧不能纠正，或者出现呼吸骤停。

2. 其他症状　胸痛、咯血、干咳、晕厥、出冷汗等。

3. 体检　呼吸急促、心动过速（但无系统感染症候）；广泛栓塞时，心脏听诊可闻及奔马律。发绀仅见于广泛栓塞引起严重缺氧时。

4. 病史　患者存在血栓形成的危险因素。

（二）急救措施

肺栓塞患者大部分发病急骤，一旦怀疑或确诊肺栓塞，应立即积极抢救。

1. 初始处理和复苏　疑似肺栓塞患者在持续进行临床评估和诊断性试验时，评估血流动力学稳定性，使患者保持稳定。

2. 初始治疗

（1）呼吸支持：给氧，目标血氧饱和度为不低于 90％。如果患者出现严重低氧血症、血流动力学障碍或呼吸衰竭，则应考虑进行气管插管和机械通气。

（2）血流动力学支持：静脉补液是伴有低血压患者的一线治疗方式。如果静脉补液后仍未恢复充分灌注，则经静脉给予血管升压药。

（3）经验性抗凝治疗：出血风险较低和没有出血危险因素、3 个月出血风险＜2％的患者可考虑经验性抗凝治疗，具体取决于出血风险。

(4)确定性治疗:遵医嘱给予抗凝药物或准备手术治疗。

(三)护理要点

1.病情观察 心电监护,严密监测患者的意识、言语、肢体活动等情况。若发现患者有呼吸困难、胸闷、气短、心悸、大汗淋漓、意识不清等情况,应及时通知医生。监测患者心率、呼吸、脉搏等生命体征,警惕休克的发生,做好休克抢救工作。

2.建立静脉通路,遵医嘱补液 对于伴有右心室功能不全的患者,评估患者的容量状态,补液速度不宜过快。

3.保证呼吸道通畅 监测患者呼吸情况,适当增大患者的用氧浓度或流量,纠正低氧血症。必要时配合医生实施呼吸支持,准备紧急气管插管和机械通气,遵医嘱给予镇静镇痛治疗。

4.溶栓治疗的护理配合 肺栓塞行溶栓治疗的患者,需做好溶栓治疗的护理配合。在溶栓治疗前遵医嘱检查患者凝血指标;溶栓药物现配现用,保证使用药物的剂量准确,速度适宜,避免药物外渗;溶栓治疗后患肢应有效制动,抬高20°～30°,禁止按摩肢体,注意观察患肢皮肤色泽及温度等。

5.抗凝治疗的护理 遵医嘱用药的同时严密监测患者凝血功能。注意观察患者牙龈、皮肤、尿路等有无出血倾向,有无咯血、呕血、便血等。如有上述症状,需及时通知医生,结合凝血功能指标,根据医嘱及时调整抗凝药物的剂量。

6.明确肺栓塞栓子的来源 患者病情允许时应及时做下肢B超,筛查是否有下肢深静脉血栓,如有需警惕栓子脱落而再次发生肺栓塞的可能。

参 考 文 献

[1] 蔡卫新,贾金秀.神经外科护理学[M].北京:人民卫生出版社,2018.
[2] 赵继宗.神经外科学[M].2版.北京:人民卫生出版社,2012.
[3] 蒋红,任学芳,黄莺.神经科临床护理案例精选[M].上海:复旦大学出版社,2018.
[4] 郎黎薇.神经外科亚专科护理[M].上海:复旦大学出版社,2016.
[5] Siddiqi J.神经外科重症监护[M].王伟民,译.北京:人民卫生出版社,2011.
[6] 周良辅.现代神经外科学[M].2版.上海:复旦大学出版社,2015.
[7] 张延龄,吴肇汉.实用外科学[M].3版.北京:人民卫生出版社,2015.
[8] 陈孝平,汪建平,赵继宗.外科学[M].9版.北京:人民卫生出版社,2018.
[9] 中华医学会神经病学分会神经重症协作组,中国医师协会神经内科医师分会神经重症专业委员会.呼吸泵衰竭监测与治疗中国专家共识[J].中华医学杂志,2018,98(43):3467-3472.
[10] 中华医学会神经外科学分会,中国神经外科重症管理协作组.中国神经外科重症管理专家共识(2020版)[J].中华医学杂志,2020,100(19):1443-1458.
[11] 中华医学会神经病学分会神经重症协作组,中国医师协会神经内科医师分会神经重症专业委员会.难治性颅内压增高的监测与治疗中国专家共识[J].中华医学杂志,2018,98(45):3643-3652.
[12] 中国医师协会神经外科学分会神经重症专家委员会,上海卒中学会,重庆市卒中学会.脑卒中病情监测中国多学科专家共识[J].中华医学杂志,2021,101(5):317-326.
[13] 张燕,赵世娣,程晓红,等.BIS监测联合Ramsay镇静评分在预防ICU患者非计划性气管拔管中的应用[J].中国实用护理杂志,2012,28(36):30-32.
[14] 张淑芳.BIS监测对ICU机械通气患者镇静效果的影响[J].护理研究,2017,31(26):3335-3337.
[15] 李红云,魏嵘.局部脑氧饱和度监测在临床中的应用进展[J].医学综述,2018,24(3):586-590.
[16] 钟波.多模态监测在神经重症中的应用[D].济南:山东大学,2019.
[17] 刘玉冰.颅内压近红外无损监测及临床应用基础研究[D].南京:南京航空航天大学,2017.
[18] 周保纯,朱建军,袁慧琴,等.多模态脑功能监测在重症神经领域的应用进展[J].中华急诊医学杂志,2020,29(5):736-741.

［19］　张东,陈来照,梁宗星.颅内压监测临床研究现状及相关参数进展[J].中华神经创伤外科电子杂志,2019,5(4):248-252.

［20］　薛元峰,潘榆春,曾武,等.重症脑出血患者颅内压相关参数与预后的关系[J].南京医科大学学报(自然科学版),2019,39(8):1211-1213,1239.

［21］　任建安.外科患者液体治疗争论与共识[J].中国实用外科杂志,2015,35(2):125-128.

［22］　何毅华,常远,王晓蔷,等.神经重症监护患者的液体治疗:ESICM 专家共识及临床实践推荐[J].国际脑血管病杂志,2019,27(2):84-97.

［23］　中华医学会神经外科学分会小儿学组,中华医学会神经外科学分会神经重症协作组,《甘露醇治疗颅内压增高中国专家共识》编写委员会.甘露醇治疗颅内压增高中国专家共识[J].中华医学杂志,2019,99(23):1763-1766.

［24］　Diringer M N,Bleck T P,Hemphill J C Ⅲ,等.动脉瘤性蛛网膜下腔出血患者的重症监护处理:神经危重症监护学会多学科共识会议的推荐意见[J].国际脑血管病杂志,2013,21(5):324-347.

［25］　中华医学会重症医学分会.中国成人 ICU 镇痛和镇静治疗指南[J].中华重症急救医学,2018,30(6):497-514.

［26］　中华医学会神经病学分会神经重症协作组.惊厥性癫(痫)持续状态监护与治疗(成人)中国专家共识[J].中国现代神经疾病杂志,2015,15(11):844-851.

［27］　潘爱芬,赵向琴,眭文洁.1 例全髋关节置换术中并发急性肺栓塞患者的抢救及护理[J].中华护理杂志,2016,51(9):1150-1152.

［28］　邓海波,王晓杰,陈亚萍,等.非手术科室与手术科室静脉血栓栓塞症预防护理现状的比较研究[J].中国护理管理,2017,17(11):1464-1467.

［29］　高国一.《A management algorithm for patients with intracranial pressure monitoring:the Seattle International Severe Traumatic Brain Injury Consensus Conference(SIBIC C)》解读[J].中国现代神经疾病杂志,2020,20(7):577-579.

［30］　中华医学会神经外科学分会颅脑创伤专业组,中华医学会创伤学分会神经损伤专业组.颅脑创伤患者脑监测技术中国专家共识[J].中华神经外科杂志,2020,36(12):1189-1194.

［31］　中华医学会创伤学分会神经创伤专业学组.颅脑创伤患者肠内营养管理流程中国专家共识(2019)[J].中华创伤杂志,2019,35(3):193-198.

［32］　中华医学会肠外肠内营养学分会神经疾病营养支持学组,中华医学会神经病学分会神经重症协作组,中国医师协会神经内科医师分会神经重症专业委员会,等.神经系统疾病肠内营养支持中国专家共识(第二版)[J].中华临床营养杂志,2019,27(4):193-203.

［33］　柴文昭,孙海晨,林元相,等.中国神经外科重症患者气道管理专家共识(2016)[J].中华医学杂志,2016,96(21):1639-1642.

［34］　中华医学会呼吸病学分会呼吸治疗学组.人工气道气囊的管理专家共识(草案)[J].中华结核和呼吸杂志,2014,37(11):816-819.

［35］　Powers W J,Rabinstein A A,Ackerson T,et al. 2018 guidelines for the early management of patients with acute ischemic stroke:a guideline for healthcare professionals from the American Heart Association/American Stroke Association[J]. Stroke,2018,49(3):e46-e110.

［36］　DAS-Taskforce 2015,Baron R,Binder A,et al. Evidence and consensus based guideline for the management of delirium,analgesia,and sedation in intensive care medicine. Revision 2015 (DAS-Guideline 2015)-short version[J]. Ger Med Sci,2015,13:Doc19.

［37］　Barr J,Fraser G L,Puntillo K,et al. Clinical practice guidelines for the management of pain,agitation,and delirium in adult patients in the intensive care unit[J]. Crit Care Med,2013,41(1):263-306.

［38］　Fisher R S，Acevedo C，Arzimanoglou A，et al. ILAE official report：a practical clinical definition of epilepsy［J］. Epilepsia，2014，55（4）：475-482.

［39］　You W，Feng J，Tang Q，et al. Intraventricular intracranial pressure monitoring improves the outcome of older adults with severe traumatic brain injury：an observational，prospective study［J］. BMC Anesthesiol，2015，16（1）：35.

［40］　Pennings F A，Schuurman P R，Pepijn V，et al. Brain tissue oxygen pressure monitoring in awake patients during functional neurosurgery：the assessment of normal values［J］. J Neurotrauma，2008，25（10）：1173-1177.

（任学芳　石卫琳　汪慧娟　金煜峰　徐燕）

第三十八章 神经重症患者的出院计划

出院计划(discharge planing)是许多国家卫生系统的常规干预措施,可定义为在住院治疗或出院前,为患者制订个性化的出院方案。其目的是缩短住院时间、降低计划外再入院率、预防出院后的潜在问题以及加强出院后所需服务的协调。虽然常规的出院计划适用于多数患者,但对神经重症患者而言,由于其病情复杂以及对后续护理和康复的强烈需求,需要制订特殊的出院计划。遗憾的是,目前尚缺乏神经重症患者出院计划的相关研究和指南,因此,同样具有病情复杂和医疗需求特点的老年患者的出院计划可能是现阶段制订神经重症患者出院计划的重要参考。基于神经重症患者的出院计划研究亟待开展,以期尽快形成针对该疾病人群的最佳出院计划实践。

一、出院计划的四个阶段

(一)第一阶段:详细了解患者及其直系亲属的基本情况

本阶段应当从入院时开始,一直持续到疾病得到有效治疗并出院。患者和医务人员之间的有效沟通是制订成功出院计划的关键并且是各个阶段的核心内容。在本阶段,沟通的成员包括患者、患者家属、主管医生和护士。其中,主管医生和护士是核心成员,他们需要积极加强与患者及其家属的沟通。沟通的主要内容如下。

1. 治疗方案 入院后应尽早与患者或其家属(患者意识障碍时)沟通治疗方案。对于患者或其家属感到疑惑或者拒绝的方案,应当进行更详细的解释,从而最大限度地使其理解给予当前治疗方案的原因和必要性。沟通的过程中应积极营造平等、开放的交流氛围,使患者或其家属感到当前的治疗方案是医患共同制订的,而非被迫执行的。

2. 信息收集 收集的信息内容主要包括患者当前及出院后可能的功能状况、家庭环境、社会支持环境以及出院后患者或其家属倾向的后续治疗和康复计划。此外,应关注后期负责患者护理的人员的相关情况,了解他们的陪护感觉和压力状况。收集的信息应每周定期与治疗团队内的其他医护人员分享和沟通直至患者病情稳定(表38-1)。

表 38-1 第一阶段信息收集的主要内容

分类	主要内容
患者的功能状况	是否能独立生活?
	需要服用多少种药物?
	记忆能力如何?
	能否独立行走?
	能否在没有帮助的情况下从卧室走到浴室?
	闲暇时喜欢做什么?
家庭环境	住宅是否有电梯?
	洗手间及淋浴房是否有扶手?
	住宅及周边是否有人行横道?
	住宅及周边车流量如何?
	住宅及周边交通是否混乱?

续表

分类	主要内容
社会支持环境	患者是否独自生活？
	住宅附近是否有社区医院？
	患者是否能得到家人的照顾？
	患者是否朋友众多？
	患者是否参加社会活动？
出院后的倾向	患者及其家属期望的治疗效果是什么？
	患者及其家属出院后想去哪里？

(二)第二阶段:初步确定出院时间

在本阶段,沟通的成员包括患者、患者家属和医院的多学科医疗团队。当患者的病情稳定后,多学科医疗团队就应当初步确定患者的出院时间,并及时与患者或其家属进行协商和沟通,从而使他们有充足的时间确定下一步的治疗和康复计划、对家庭环境进行改造、联系相应的治疗和康复机构等。上述的计划和行动应当在本阶段参与沟通的成员间进行公开、平等的交流,从而在成员间达成共识并使所有成员了解后续的计划和行动。

(三)第三阶段:出院前的准备阶段

本阶段的内容主要包括出院的准备工作以及与后续医疗康复机构工作人员进行沟通。出院的准备工作主要包括订购和检查患者出院后所需的药品、归还患者及其家属的私人物品、告知患者及其家属复诊时间及后期注意事项等。与后续医疗康复机构工作人员进行沟通的主要内容为患者的病情、前期治疗情况以及后期的治疗和康复计划等,患者及其家属也应当参与进来,从而使多学科医疗团队、后续医疗康复机构工作人员以及患者家属三方均能充分知悉患者后期的用药、治疗和康复计划,最大限度减少治疗不当以及计划外再入院等情况的发生。

(四)第四阶段:出院后的过渡和适应期

本阶段的特点是患者在家中或社区医疗康复机构内重新建立或恢复日常生活,并与医疗机构建立起紧密的联系。需要注意的是,沟通不畅的问题可能在这一阶段被最大限度地暴露出来。如果患者出院后情况稳定,患者及其护理者可能不会与各级医疗机构进行任何沟通,导致患者未得到及时、专业的治疗和康复指导而出现多种问题,直到此时患者及其护理者可能才与医疗机构的工作人员联系以寻求帮助。医院与社区医疗康复机构之间的沟通同样很可能出现问题。出院病历可能无法给社区医疗康复机构的工作人员提供他们需要的信息,如患者就诊之前的具体状况、患者及其家属对患者康复的预期、患者病情及治疗有无特殊之处、患者及其护理者的心理状态等,而这些信息的沟通不畅可能会使社区医疗康复机构在对患者进行治疗和康复指导中产生困难。因此,医院、社区医疗康复机构、患者及其护理者三方应围绕患者的相关信息加强沟通,提高患者的满意度和康复效果。

社区医疗康复机构可能需要的信息如下。

(1)患者的心理状态如何？

(2)患者的诊断是什么？

(3)患者的预后情况预估如何？

(4)是否已经向患者告知了其病情？

(5)患者目前的用药情况如何？

(6)患者后续需要什么治疗或服务？

(7)患者是否还安排了其他医疗服务？如果有,何时开始？

(8)住宅是高层还是低层？是否有电梯？

(9)负责患者护理的家庭成员是谁？如何联系？

(10)患者是否被告知需要的后续医疗服务？

(11)患者及其家属对后续医疗康复机构的了解程度如何？

(12)患者有什么爱好或习惯？

(13)患者及其家属期望的治疗或康复效果是什么？

二、出院计划的核心要素

出院计划的核心要素包括沟通和患者参与。

(一)沟通

沟通一直以来被认为是制订成功出院计划的关键,然而沟通不畅却是当前医疗服务存在的主要问题之一,从而阻碍了出院计划的发展和推广。沟通不畅的重要原因之一可能是当前医学教育缺乏对医患沟通技巧的培训,导致医疗从业人员沟通能力的不足。因此,应该将医患沟通技巧培训整合到当前的医学教育内容中,并注重将理论培训付诸实践,使医护人员在步入临床工作后成为合格的医患沟通者。

成功出院计划的制订需要医疗团队成员间的沟通。团队负责人需要使每位医护人员知道成功出院计划是团队沟通协作的结果,并使他们清楚自己在出院计划制订中所扮演的角色。然而,关于医疗团队成员在出院计划制订中的具体职责分工并无明确的规定,但研究已经表明,护士在出院计划制订中扮演重要角色。床旁护士(即直接负责患者护理的护士)应当作为出院计划制订过程中执行者的首选,多学科医疗团队应全力协助他/她们的工作,而出院计划制订者们必须支持床旁护士的工作并加强与他/她们的沟通。此外,出院计划应纳入并显示在患者的护理计划中,这有利于多学科医疗团队的所有成员和患者向着成功出院的目标进行努力。

(二)患者参与

患者在个人出院计划制订中的贡献也是不容忽视的。研究发现,如果剥夺患者在出院计划制订中的参与权,出院计划制订的成功率会明显降低。在多数情况下,医护人员主导了出院计划制订的大部分内容和实施过程,此过程中讨论的内容主要是围绕患者的病情展开,而不是真正的与患者进行平等的交流,而在出院计划制订过程中医护人员频繁使用医学术语可能会使患者有沟通和理解障碍,这些均会使患者的参与感降低或无参与感。很多情况下,患者感觉被排除在出院计划制订的过程之外,感觉自己在这一过程中扮演着"弱势"和"被控制"的角色。此外,由于缺乏对出院计划制订团队中其他参与者的了解,患者可能会感到不适。然而,当患者家属也参与其中时,患者的安全感和舒适感会明显提高。因此,应鼓励患者及其家属参与出院计划制订的全过程,并营造一种公开、平等的沟通氛围,这将有助于医疗从业人员根据患者的诉求在必要时对出院计划进行修改和完善。

成功的出院计划有助于医疗实践的改进,可缩短住院时间和降低计划外再入院率。然而,出院计划只关注住院时间的缩短和计划外再入院率的降低是不够的,患者生活质量的改善、患者的尊严和心理健康也必须被视为成功出院计划的核心,因此在制订出院计划的过程中也应该重视这些因素并将其作为出院计划的一部分,从而使患者达到身心和社会功能的全面康复,更好地融入家庭生活和社会角色当中。

参 考 文 献

[1]　Bull M J,Roberts J. Components of a proper hospital discharge for elders[J]. J Adv Nurs,2001,35(4):571-581.

〔2〕 Efraimsson E,Rasmussen B H,Gilje F,et al. Expressions of power and powerlessness in discharge planning:a case study of an older woman on her way home[J]. J Clin Nurs,2003,12(5):707-716.

〔3〕 Macleod A. The nursing role in preventing delay in patient discharge[J]. Nurs Stand,2006,21(1):43-48.

〔4〕 Olsen L,Wagner L. From vision to reality:how to actualize the vision of discharging patients from a hospital,with an increased focus on prevention[J]. Int Nurs Rev,2000,47 (3):142-156.

（李立宏　杨阳）

第六篇

脑保护、脑死亡、神经康复及相关法律问题

第三十九章　急性脑损伤的神经保护作用

神经保护指保护神经元成分免受损伤和避免神经功能损害。神经保护的历史可以追溯到古希腊医生使用低温治疗头部损伤,低温治疗仍然是重要的神经保护形式之一,1943 年,现代文献中首次记录了低温用于治疗头部损伤。大多数早期使用的低温疗法是在轻度至中度低温下进行的。1964 年首次报道了使用深度低温治疗头部损伤的病例,但由于低温疗法的全身并发症较多,其使用受到限制。在现代,术语"神经保护"最初被应用于需要中断脑部血液循环的高风险神经外科手术和心血管手术期间的脑部保护中。1962 年,巴比妥类药物治疗成为公开报道中用于神经保护的第一种药理学方法。20 世纪 80 年代,高压氧治疗开始被用于脑卒中的神经保护。在可通过 MEDLINE 检索的文献中首次提及与药物相关的"神经保护"一词是在 1986 年,研究者证明氟桂利嗪在大鼠脑卒中模型中具有神经保护作用。在过去 10 年中,神经保护的概念在神经病学领域得到广泛认可,如自由基与脑卒中和退行性神经疾病等神经系统疾病的发生发展有关。神经保护是生物技术在神经病学中应用的最重要的方面,研究者开发了各种药物来降低各种损伤对脑和脊髓造成的神经毒性作用,其中,最著名的是自由基清除剂和抗兴奋性药物。

无论其病因如何,急性脑损伤都与居高不下的短期和长期致残率、死亡率相关。在美国,每年估计有52000 例死亡患者是因为创伤性脑损伤(traumatic brain injury,TBI),约 530 万人患有与 TBI 相关的残疾。在此方面,欧盟有与其相似的数据,欧盟估计有约 770 万人患有与 TBI 相关的残疾。来自新兴经济体的确切数据相对比较缺乏,在这些经济体中,由于机动车的普及,TBI 患者人数也在逐步增加,与欧美国家可能相似甚至比欧美国家更高。

脑卒中是全球第二大死亡原因,也是导致残疾的主要原因之一,给患者家庭及社会均带来了沉重的负担。其他脑部缺血性和出血性疾病,如蛛网膜下腔出血(SAH)或心搏骤停后的缺血再灌注等,均与高死亡率和破坏性后遗症相关。

无论诱发事件的病因是什么,患者遭受原发性脑损伤后的一系列事件都会放大初始损伤。继发性的病理生理变化会导致进一步的组织损伤和相关的神经元死亡。这些效应发生的时间进程可能长于之前所假设的时间进程,可能为干预提供了更宽泛的时间窗。目前,已在多种急性脑损伤动物模型中确定了可限制继发性组织丢失和/或改善功能结局的神经保护策略。然而,当将其向临床进行转化时,结果在很大程度上是令人失望的。在动物研究中,某些重要方法学问题在正式进行临床试验前通常并未得到充分的解决。

综上,急性脑损伤后往往有不同程度的后遗症,严重影响患者生存质量,并且给患者家庭及社会带来沉重的经济负担。因此,神经保护策略无疑具有明显的重要性。下面基于专家意见和非系统性文献综述,笔者对保护神经免受继发性损伤策略的当前证据进行了总结,并探讨了未来实验和临床研究的方向。

一、神经保护的现有策略

(一)缺血性脑卒中的再灌注策略

早期再灌注治疗可使血流尽快恢复,从而挽救缺血性脑组织,可以防止细胞死亡并促进神经功能恢复。再灌注可以通过静脉内给予溶栓药物、动脉内溶栓、机械取栓、超声增强溶栓,以及这些方法的各种组合来实现。替代或辅助方法包括增强氧供、血液稀释和全身中心血流动力学强化治疗。与再灌注治疗相关的风险(再灌注失败除外)包括脑出血(intracerebral hemorrhage,ICH)、缺血再灌注损伤和血管介入操作相关并发症。一项大规模随机临床试验表明,与安慰剂组相比,缺血性脑卒中发作后 3 h 内经静脉给予重组组织型纤溶酶原激活剂(阿替普酶)与显著改善的功能结局相关,但发生 ICH 的风险增加。对于不到 80 岁且无大面积脑卒中的非糖尿病患者,在发病后 4.5 h 内经静脉给予阿替普酶也是有益的。

尽管发生 ICH 和早期死亡的风险增加,但纳入 27 项在急性缺血性脑卒中发作后 6 h 内给予溶栓药物的对照试验的 Cochrane 综述表明,患者 3～6 个月时的生存率和神经系统功能结局均有所改善,在 3 h 内接受治疗的患者的获益更大。这些文章所提供的证据已被纳入相关诊疗指南。

神经影像学检查提示低灌注但被认为是可挽救的脑组织,与已发生或预测会发生梗死的脑组织不匹配的患者仍应该选择性进行静脉溶栓治疗。因为研究结果已经证明,存在梗死-灌注不匹配的患者比不存在不匹配的患者更有可能在再灌注后获得更优的临床结局。通过动脉内溶栓或机械取栓选择性靶向已闭塞的动脉从而恢复灌注也可能对缺血性脑卒中症状发作超过 4.5 h 或存在全身静脉溶栓禁忌证的患者有益。最近关于动脉内介入干预作为有重组组织型纤溶酶原激活剂适应证患者静脉溶栓的替代或补充疗法的研究结果不一致,但它们均表明其可能使近端大血管闭塞的脑卒中患者获益。

(二)TBI 后继发性损伤的预防

各种损伤可加重初始的 TBI,预防或尽量减少这类损伤是神经保护的一种形式。例如,早期清除有占位效应的颅内血肿是一项关键的干预措施。然而,目前尚缺乏高质量的支持性证据,并且比较早期手术与延迟手术的随机试验可能会遭遇到伦理方面的挑战。尽管如此,在硬膜外血肿处理过程中,一项前瞻性队列研究的结果表明,缩短从创伤到手术的时间与较好的临床结局相关。去骨瓣减压术有时用于对标准一、二线降低颅内压(intracranial pressure,ICP)治疗无反应的 ICP 增高的 TBI 患者。然而,一项随机对照试验发现,随机接受去骨瓣减压术的患者的 ICP 降低和 ICU 住院时间缩短,但在伤后 6 个月时根据扩展格拉斯哥结局量表所评估的神经功能结局不好。

几项研究已经确定了 TBI 后早期阶段缺氧和低血压对患者具有不利影响。1983—1988 年间收集的来自美国创伤性昏迷数据库的数据显示,在 717 例 TBI 入院患者中,45% 的病例确定存在缺氧(定义为动脉血氧分压<60 mmHg、发绀或呼吸暂停)和/或低血压(定义为收缩压<90 mmHg),并且与致残率和死亡率的显著增高独立相关。其他近期的 TBI 研究,如 IMPACT 试验,也报道了类似的结果。因此,为了改善 TBI 患者的临床结局,在 TBI 后早期必对低血压和缺氧予以纠正。

没有证据表明新方法(如给予高渗盐水)在纠正低血压方面优于传统的给予等渗生理盐水方法。院前插管在神经保护中的作用在过去曾受到质疑,但最近的研究结果表明,根据 6 个月时的扩展格拉斯哥结局量表评估的结果,院前插管可能与较好的临床结局相关。ICP 增高、脑灌注减少、癫痫发作等代表受损大脑发生了继发性损伤,早期监测和及时的强化治疗可能有助于患者获得更良好的临床结局。

(三)脑血管自动调节功能与神经保护

脑血管自动调节功能是大脑能够通过在一定范围内改变脑灌注压(cerebral perfusion pressure,CPP)从而维持恒定的脑血流量(cerebral blood flow,CBF)的能力。通过计算动脉血压数值与 CBF 或脑血容量的连续测量值之间的相关性,目前已经提出了几种动态压力反应指数,用于在床旁实时监测脑血管的自动调节功能。ICP 监测、经颅多普勒超声、脑组织氧合监测和近红外光谱均可被用于全脑 CBF/脑血容量的估计。因此,可以依据动态压力反应指数估计最佳的保持脑血管自动调节功能的 CPP 范围(CPP_{opt})。然而,基于这些测量的策略是否可改善患者临床结局尚需在大规模临床研究中进行验证。

(四)用于神经保护的血红蛋白管理

贫血能够引起代偿性生理性心血管和细胞机制的激活,从而优化组织氧输送,包括心输出量增加、优先供应大脑及诱导产生神经元型一氧化氮合酶,这是缺氧诱导因子 1α 刺激细胞对贫血产生反应从而维持足够的组织氧合功能所必需的。此类细胞对贫血产生的反应包括增强血管生成能力、促进红细胞生成、增加细胞内葡萄糖积聚、促使糖酵解。尽管这些强效反应被激活,但当这些机制被抑制和失败时,大脑中的脑组织氧分压与血红蛋白水平成比例地降低。既往研究显示,在初始血红蛋白水平为 8 g/dL 的 SAH 患者中,浓缩红细胞输注能够改善脑组织氧分压(partial pressure of brain tissue oxygen,$PbtO_2$),并且通过单变量和多变量分析验证了血红蛋白水平与 $PbtO_2$ 之间存在正相关性和独立相关性。一项包含约 8000 例择期神经外科手术患者的大型回顾性队列研究结果显示,贫血是术后死亡率和以脑卒中或昏迷形式存在的神经系统致残率增高的独立危险因素;并且,血红蛋白水平<11 g/dL 的特定贫血水平与致残率增高相关。

贫血在严重脑损伤患者中很常见,并且与 TBI、动脉瘤性蛛网膜下腔出血(aSAH)、ICH 及急性缺血性脑卒中患者的不良临床结局相关。在不存在严重心脏疾病的情况下,通常建议重症患者采用限制性红细胞输注策略(如血红蛋白阈值设置为 7 g/dL)。浓缩红细胞输注并不总是与临床结局改善相关。与其他类型 ICU 患者相比,严重脑损伤患者血红蛋白水平较高时仍可能发生脑组织氧合不足。

在最近对纳入 200 例闭合性 TBI 患者所进行的一项随机临床试验中,在输血阈值为 7 g/dL 与 10 g/dL 的两组患者中比较了促红细胞生成素与安慰剂的区别。两个输血组之间在 6 个月时的神经功能临床结局方面无显著差异,然而,较高的输血阈值与更高的不良反应事件发生率相关。基于患者数量有限的事实,得出低输血阈值可能对所有 TBI 患者有益的结论似乎为时过早,还需要有更多的数据支持。

在一项包含 44 例脑血管痉挛高风险的 aSAH 患者的探索性研究中,采用保守的输血策略(目标血红蛋白水平>10 g/dL)与采用宽松输血策略(维持血红蛋白水平>11.5 g/dL),在预定义的安全性终点事件发生率方面并没有任何显著差异。然而,在事后分析中,更多较低血红蛋白水平组的患者发生了皮质梗死,这表明可能需要更高的血红蛋白水平来产生对血管的保护作用。也有大型回顾性研究结果表明,血红蛋白水平<11 g/dL 是自发性 SAH 患者术后发生症状性脑血管痉挛的独立危险因素。在一项对 205 例连续入组的 aSAH 患者的回顾性分析中,接受输血的患者发生血栓形成、肺栓塞和不良临床结局的风险较未授受输血的患者高。这种相关性在多变量分析中仍持续存在:血栓栓塞事件的比值比为 2.4(95%CI 为 1.2~4.6,$P=0.01$),发生不良临床结局的比值比为 5.0(95%CI 为 1.9~12.8,$P<0.01$)。

TBI 和 aSAH 是明显不同的两种疾病,需要特定的研究来确定各自最佳的血红蛋白水平。然而,在这两种病理条件下,只有当生理触发因素(如脑组织缺氧或脑代谢窘迫)表明需要输血时,浓缩红细胞输注的获益才可能会超过相关的风险。例如,同时发生贫血和脑组织氧分压($PbtO_2$)降低(而非单纯贫血)与 TBI 患者 1 个月时的不良临床结局相关。

(五)脓毒症的脑灌注

脑功能障碍在脓毒症期间非常常见,并且与死亡率增高和长期认知功能障碍相关。相关的病理生理学机制复杂且人们知之甚少,但脑灌注减少可能是一个决定性因素。一些研究表明,脓毒症患者的 CBF 低于健康志愿者,但其他因素(如使用镇静药物或与过度通气相关的低碳酸血症)也可以解释这类患者的 CBF 减少。脓毒症也与脑血管自动调节功能受损相关,尤其是当存在休克时。有研究提示,较低的动脉二氧化碳分压可增强或恢复脓毒症患者的脑灌注调节,并且不会显著影响脑氧代谢。然而,仍需要在更多病例的队列研究中探索低碳酸血症对这类患者的具体影响。脓毒症期间的脑功能障碍也可能在血流动力学稳定的患者中发生,因为实验数据表明,由于微循环的改变,局部脑灌注可能不足。

目前尚未确定预防脓毒症患者脑灌注不足的最佳血压阈值(或任何其他指标)。新型监测工具将有望帮助加深我们对 CBF 和微血管调节的理解,并有助于选择神经保护策略,从而最大限度地减少这种情况下的继发性缺血性脑损伤。

(六)肝性脑病

肝性脑病的病因在很大程度上与血液循环中氨水平升高、细胞谷氨酰胺/谷氨酸水平改变、神经递质信号改变和随后的星形胶质细胞肿胀以及小胶质细胞和线粒体功能障碍有关。降低动脉内氨水平的药物尚未显示对急性肝功能衰竭有效,但可能在肝硬化中发挥作用。使用新型药物来增加氨的骨骼代谢在动物模型中显示出有效性。氨水平也可以通过肾脏替代疗法进行控制。控制炎症反应也可能是有效的治疗方法,动物研究显示,减轻脑部炎症可能对控制氨水平有益。关于急性肝功能衰竭的临床研究表明,氨水平(肾脏替代疗法)、炎症表型、低温和低钠血症的联合控制可能会使患者获益。急性肝功能衰竭患者中肝性脑病的长期影响尚未得到广泛研究,但那些康复的患者的神经系统功能在很大程度上是完整的。在肝硬化患者中,肝性脑病很常见,并且可能难以与其他神经系统综合征相鉴别。肝移植在很大程度上可以改善患者脑病症状。

(七)体温、脑温和神经保护

在各种类型的脑损伤中,脑温已被证明较核心温度高 1～2 ℃。在急性脑损伤患者中进行的大量研究表明,无论发热原因是什么,发热与不良临床结局之间均存在关联。一些研究表明,轻度体温升高(>37.5 ℃)与不良临床结局之间存在相关性;然而,仍缺乏治疗发热可改善临床结局的研究证据。

控制性降低核心温度从而减轻急性脑损伤后的继发性损伤(包括再灌注损伤)已得到广泛的研究。多项动物研究表明,治疗性(诱导)低温(therapeutic hypothermia,TH)可以减轻缺血再灌注损伤,并减少脑水肿的发生,体温每降低 1 ℃,脑代谢率降低约 10%。这两种机制可能存在于同一患者中,但两种过程不同,而且至关重要的是,它们具有不同的时间框架。缺血再灌注涉及损伤后数分钟至数小时内开始的改变,其作用可持续至初始缺血损伤后 72 h(细胞凋亡除外,其开始时间较晚且持续时间可能更长)。因此,至少在理论上,缺血再灌注需要快速治疗,理想情况下最佳时间范围是在损伤前或损伤早期进行并持续至损伤后 72 h。相比之下,脑水肿只要持续存在就需要处理,因此具有高度可变的治疗周期。

试图将有前景的 TH 动物实验数据向床旁进行转化的临床研究产生了相互矛盾的结果。来自 TBI、急性缺血性脑卒中伴脑水肿和急性肝性脑病相关研究的有力证据表明,使用 TH 可降低 ICP。低温可以维持缺血损伤后血脑屏障的完整性,收缩脑血管从而减轻脑水肿和减小脑血容量,降低 ICP,但是,ICP降低不一定等同于临床结局改善,并且临床结局是高度可变的。在大多数重型 TBI 中使用持续时间有限的 TH 的研究中没有发现其对神经系统功能结局有改善作用,根据固定方案在有限时间内使用 TH 的研究经常报道患者在复温时 ICP 出现反跳性增高。使用 TH 治疗更长时间(4～5 天)的研究则可能带来更好的临床结局。一项使用 TH 控制 ICP 的大型欧洲试验的结果表明,在脑外伤后 ICP>20 mmHg 的患者中,TH 加标准治疗降低 ICP 并不比单纯标准治疗得到更好的临床结局。在一项研究中,在 TBI 患者中早期诱导低体温(33～35 ℃)至少 72 h,若 ICP 增高则可诱导长达 7 天,随后逐渐复温。与正常体温组相比,尽管预防性低体温能够减少约 20% 的能量消耗,但早期预防性低体温未能改善重型 TBI 患者 6个月时的神经系统功能结局。这些发现并不支持对重型 TBI 患者早期使用预防性低温治疗。

此外,最近一项荟萃分析结果显示,在因各种神经外科适应证(包括动脉瘤夹闭术、TBI 和缺血性脑卒中等)接受颅骨切开术的患者中,没有证据表明术中或术后低体温可显著降低死亡率,或显著降低发生严重神经功能障碍的风险。亚低温的应用没有改变术后并发症(如 ICH、缺血性脑卒中、充血性心力衰竭或心肌梗死等)的风险。一些低级别的证据表明,术后低体温可能增加感染性并发症发生的风险。但需要注意的是,亚低温可能对院外心搏骤停和围产期窒息性脑损伤昏迷幸存者有益。迄今为止,尚无令人信服的临床证据确定亚低温作为神经外科手术中神经保护策略的价值。由于亚低温在全脑缺血的非神经外科情况下具有良好的安全性和有效性,因此选择对患者使用亚低温治疗的医生应考虑以下事项:在两个部位监测核心温度,以避免意外的过度冷却;神经外科手术过程中打开硬脑膜前必须达到目标温度;脑组织处理结束后应立即开始复温,术后应继续复温直至核心温度恢复正常;使用亚低温治疗前对主动冷却设备进行校准和测试。

急性缺血性脑卒中的低温治疗最初被用于控制大脑中大动脉脑卒中患者的恶性脑水肿。最近有初步研究使用低温减轻接受溶栓或机械取栓的急性缺血性脑卒中患者的缺血再灌注损伤。但值得注意的是,这些研究只涉及未插管且仅轻度镇静的患者,并使用了 TH 策略,如皮肤保温、镁滴注和丁螺环酮给药等来控制寒战。尽管初步结果显示 TH 具有一定的前景,但尚无确切结论可供参考。

近期研究结果表明,院外心搏骤停后,轻度低体温(36 ℃)乃至维持正常体温可能与中度低体温(33 ℃)带来类似的神经功能结局,但这仍然是一个具有争议的话题。创伤后心搏骤停患者的预后一般较差。即使原始损伤在技术上是可以修复的,外科医生往往也不能足够快地实现止血从而防止对大脑和其他器官造成进一步不可逆性的损伤。紧急保存和复苏可能代表了在无血流期间保存生命的一种方法,能够为外科医生留出足够时间进行止血,然后使用体外循环进行延迟复苏。目前,诱导紧急保存和复苏的最佳方法是主动脉内冲洗冰冷生理盐水,使脑温达到 10 ℃。在动物模型中,在长时间出血导致心搏骤停或快速放血后 2～3 h 循环骤停后,深度冷却能使动物存活,并获得良好的神经系统功能结局。美国研究者正在对到达急诊科 5 min 内发生心搏骤停的穿透性创伤患者进行针对该方法的临床安全性和可行性评估。

二、神经保护的新型策略

(一)神经修复策略

除神经损伤外,急性脑损伤还会诱发一系列神经修复事件。在某些情况下,中枢神经系统能够在发生组织稳态损伤后进行自我重塑。神经修复事件包括神经发生、胶质增生、血管生成、突触改变和轴突出芽。这些过程受到内源性生长相关因素的刺激,可能持续数周至数月不等,从而促进功能和结构恢复。不幸的是,这些修复过程在很大程度上对于通常在 TBI 或脑卒中中遭遇的严重损伤基本上是无效的。因此,为此类受损组织提供一种增强神经再生的环境已成为重要的治疗手段。

(二)输注间充质干细胞

输注间充质干细胞(mesenchymal stem cell,MSC)可以改善不同脑损伤模型的结构和功能结局。骨髓 MSC 分泌生长因子和神经营养因子,或通过固有脑细胞(包括小胶质细胞)诱导其产生利于损伤修复的微环境。骨髓 MSC 与炎症微环境之间的相互作用是至关重要的。骨髓 MSC 可以对局部微环境进行改造,实现其从有害到有益的角色转变,最终减少损伤并促进内源性修复过程。

MSC 诱导的保护作用在不同的研究中差异极大。除了损伤模型和实验室之间的方法学差异外,MSC 的异质性也导致了不同的结果。从不同来源(如骨髓、脐血与羊水)获得的 MSC 具有不同的保护效果。此外,来源相似但来自不同供体的 MSC 也可显示出不同的效果。为了预测体内效果,需要额外的实验工作来确定每个 MSC 亚群的特性,并评估其在体内导致恶变的风险。即在将基于 MSC 的治疗转化为临床治疗方式之前,还需要确认其安全性和一致性。

(三)远程缺血性调理

在诱导冠状动脉缺血之前,犬的外周血管闭塞和解除闭塞的简短重复循环可减小心肌梗死面积。据推测,这种远端缺血预处理会诱发体液反应,从而防止包括大脑在内的多个器官的再灌注损伤。其可通过改变细胞内激酶活性、线粒体通透性和对再灌注的炎症反应来发挥保护作用。实现缺血预处理的一种潜在方法是将标准血压袖带应用于手臂并交替进行 5 min 的充气和释放循环。

缺血性调理可在脑缺血事件发生之前(预处理)、期间或之后(后处理)应用。在患者中,预处理作为静脉注射阿替普酶的辅助治疗手段与急性血栓性脑卒中后组织梗死风险降低相关。预处理还与预防颅内动脉狭窄患者的脑卒中复发相关。然而,有几个问题仍未得到解答:如果在急性血栓性脑卒中溶栓再灌注前给予远程缺血预处理,是否会减小梗死面积?重复(数周至数月内每天)缺血预处理治疗能否改善脑缺血后的长期临床结局?在哪些其他情况下缺血性调理可以减少再灌注损伤并产生更好的临床结局?

(四)用于神经保护的挥发性麻醉药

挥发性麻醉药可能具有神经保护作用。在实验性缺氧/缺血性脑损伤或局灶性脑缺血后,异氟烷预处理改善了长期神经系统功能结局,并且给药后对大鼠提供了神经保护作用。异氟烷对一氧化氮合酶的诱导作用可能提高大鼠对缺血的耐受性;可能涉及的其他机制是缺血期间兴奋性神经递质的抑制和细胞内钙反应的调节。尽管它们对缺血性损伤的潜在益处很有吸引力,但这些实验尚未转化为临床研究,因为使用挥发性麻醉药也可能诱导发生血管扩张、增加 CBF,从而导致 ICP 增高。

然而,对于可能从 CBF 增加中获益的 SAH 患者,实用的床旁给药装置及连续 ICP 和局部 CBF 监测装置的可用性使得在 ICU 中吸入异氟烷用于神经保护成为现实,并且一项小型探索性研究已经对这种方法进行了评估。但是,挥发性麻醉药用于神经保护仍需要进行进一步的临床研究。

(五)代谢疗法:受损大脑的替代能量燃料

大脑可以使用葡萄糖以外的替代底物,如乳酸、丙酮酸和酮体,特别是在能量需求增加和葡萄糖可用性受限(如运动、饥饿、低血糖或缺氧/缺血)的情况下。研究者已在健康人类受试者和糖尿病患者中证实，乳酸作为大脑代谢底物优于葡萄糖。乳酸钠输注在体外和体内的几种脑损伤模型中均显示出一定的神经保护作用。高渗盐水(含氯化钠或乳酸钠)可预防 TBI 后脑水肿和 ICP 增高。含乳酸的溶液在 TBI 患者中具有良好的脑代谢效应。输注乙酰左旋肉碱也可能对受损细胞发挥保护作用。

总之，这些数据支持以下假设：在急性脑损伤后，受损的大脑可能会从替代能量燃料的补充中获益。尽管一项大型的院前高渗盐水输注试验结果并未显示出对急性脑损伤患者临床结局有有益影响，但给予含有乳酸、丙酮酸或酮体的等渗或高渗溶液可通过增强脑能量代谢进而促进神经功能恢复，这可能是治疗急性脑损伤后脑水肿和脑缺血的更好选择。

(六)性激素

在许多模型中，早期静脉给予性激素具有抗凋亡、抗炎和抗氧化作用，并可加速长期后遗症的修复过程。雌激素的一个潜在的长期修复作用与其对音猬因子的作用有关，音猬因子是一种控制和指导神经干细胞分化的信号蛋白，在必要时通过产生新的神经元影响大脑修复。雌激素诱导的音猬因子生成加速可能是神经再生和神经保护的潜在途径。实验室数据表明，性激素在神经系统急症(如 TBI、脑卒中和脊髓损伤)中的相关作用既不具有细胞类型特异性，也不具有损伤特异性。

(七)神经保护中的高氧

氧气是大脑代谢的必需底物，然而，有效和毒性氧气剂量之间的安全范围相对较窄。氧气可能对肺、循环和脑组织本身具有毒性，如引起支气管炎、吸收性肺不张、缺氧性肺血管收缩和高氧诱导的肺损伤。高氧与各种急性神经系统疾病患者的死亡率增高相关。然而，高氧可升高 $PbtO_2$，恢复线粒体氧化还原电位，降低 ICP，恢复有氧代谢和改善压力自动调节机制。在正常大气压下给予 100% 氧气(常压高氧)是价廉和广泛可用的，并且可以在 TBI 或脑卒中后立即开始。然而，高氧治疗的临床结果并不一致。有效剂量可能较窄，获益可能仅限于有受损风险的组织。高氧治疗可能仅对特定亚组患者有效，或可能取决于代谢状态。此外，脑代谢的改善能否转化为更好的临床结局尚不明确。

在缺血性脑损伤动物模型中，高压氧已被证明可减小梗死面积，减轻血脑屏障破坏、水肿和神经功能缺损。在 TBI 动物模型中，高压氧减轻了神经元损伤和水肿。在重型 TBI 患者的小样本研究中，高压氧改善了脑代谢并降低了 ICP。但是，给予高压氧在临床上具有挑战性，需要将患者从 ICU 移至高压氧舱，高压氧舱是一种仅在少数中心可用的昂贵设施。在一项包含 42 例 TBI 患者的小型研究中，与标准治疗相比，联合高压氧和常压高氧进行治疗与显著临床结局改善相关。这些结果需要更大规模的研究来证实。

$PbtO_2$ 监测通常用于优化氧合目标并评价治疗干预的有效性。$PbtO_2$ 的降低与 TBI 后死亡率增高和不良临床结局相关，与 SAH 的相关性相似(但没那么稳定)。在传统的基于 ICP 和 CPP 治疗的基础上，增加基于 $PbtO_2$ 的治疗与重型 TBI 后临床结局改善相关。这个问题已经在多中心 II 期临床试验中得到了评估。初步结果证明了基于 $PbtO_2$ 的治疗的可行性和安全性，并表明其对临床结局存在益处，但需要 III 期临床试验来证实这些发现。

三、结论

尽管结果令人失望，但仍有许多新的治疗可能性有待探索和尝试。此外，尽管尚未证实有特定药物和干预措施与临床结局改善有关，但近几十年来通过应用一系列临床措施，包括在伤后早期进行细致的监测，认真预防和限制继发性损伤，神经重症患者的临床结局得到了较大改善。

参 考 文 献

[1] Andrews P J, Sinclair H L, Rodriguez A, et al. Hypothermia for intracranial hypertension after traumatic brain injury[J]. N Engl J Med, 2015, 373(25): 2403-2412.

[2] Arrich J, Holzer M, Havel C, et al. Hypothermia for neuroprotection in adults after

cardiopulmonary resuscitation[J]. Cochrane Database Syst Rev,2016,2(2):CD004128.

[3] Barreto A D,Alexandrov A V. Adjunctive and alternative approaches to current reperfusion therapy[J]. Stroke,2012,43(2):591-598.

[4] Bemeur C,Butterworth R F. Liver-brain proinflammatory signalling in acute liver failure:role in the pathogenesis of hepatic encephalopathy and brain edema[J]. Metab Brain Dis,2013,2892:145-150.

[5] Berkhemer O A,Fransen P S,Beumer D,et al. A randomized trial of intraarterial treatment for acute ischemic stroke[J]. N Engl J Med,2015,372(1):11-20.

[6] Bernard S A,Gray T W,Buist M D,et al. Treatment of comatose survivors of out-of-hospital cardiac arrest with induced hypo-thermia[J]. N Engl J Med,2002,346(8):557-563.

[7] Bernard S A,Nguyen V,Cameron P,et al. Prehospital rapid sequence intubation improves functional outcome for patients with severe traumatic brain injury:a randomized controlled trial [J]. Ann Surg,2010,252(6):959-965.

[8] Berthet C,Castillo X,Magistretti P J,et al. New evidence of neuroprotection by lactate after transient focal cerebral ischaemia:extended benefit after intracerebroventricular injection and efficacy of intravenous administration[J]. Cerebrovasc Dis,2012,34(5-6):329-335.

[9] Bosel J,Purrucker J C,Nowak F,et al. Volatile isoflurane sedation in cerebrovascular intensive care patients using AnaConDa®:effects on cerebral oxygenation,circulation,and pressure[J]. Intensive Care Med,2012,38(12):1955-1964.

[10] Bouzat P,Sala N,Suys T,et al. Cerebral metabolic effects of exogenous lactate supplementation on the injured human brain[J]. Intensive Care Med,2014,40(3):412-421.

[11] Brain Trauma Foundation,American Association of Neurological Surgeons,Congress of Neurological Surgeons,et al. Guidelines for the management of severe traumatic brain injury. I . Blood pressure and oxygenation[J]. J Neurotrauma,2007,24 Suppl 1:S7-S13.

[12] Brenner M,Stein D,Hu P,et al. Association between early hyperoxia and worse outcomes after traumatic brain injury[J]. Arch Surg,2012,147(11):1042-1046.

[13] Bricolo A P,Pasut L M. Extradural hematoma:toward zero mortality. A prospective study[J]. Neurosurgery,1984,14(1):8-12.

[14] Broderick J P,Palesch Y Y,Demchuk A M,et al. Endovascular therapy after intravenous t-PA versus t-PA alone for stroke[J]. N Engl J Med,2013,368(10):893-903.

[15] Bulger E M,May S,Brasel K J,et al. Out-of-hospital hypertonic resuscitation following severe traumatic brain injury:a randomized controlled trial[J]. JAMA,2010,304(13):1455-1464.

[16] Bydon M,Abt N B,Macki M,et al. Preoperative anemia increases postoperative morbidity in elective cranial neurosurgery[J]. Surg Neurol Int,2014,5:156.

[17] Chesnut R M,Marshall L F,Klauber M R,et al. The role of secondary brain injury in determining outcome from severe head injury[J]. J Trauma,1993,34(2):216-222.

[18] Ciccone A,Valvassori L,Nichelatti M,et al. Endovascular treatment for acute ischemic stroke [J]. N Engl J Med,2013,368(10):904-913.

[19] Cooper D J,Nichol A D,Bailey M,et al. Effect of early sustained prophylactic hypothermia on neurologic outcomes among patients with severe traumatic brain injury:the POLAR randomized clinical trial[J]. JAMA,2018,320(21):2211-2220.

[20] Cooper D J,Rosenfeld J V,Murray L,et al. Decompressive craniectomy in diffuse traumatic brain injury[J]. N Engl J Med,2011,364(16):1493-1502.

［21］　Diringer M N，Aiyagari V，Zazulia A R，et al. Effect of hyperoxia on cerebral metabolic rate for oxygen measured using positron emission tomography in patients with acute severe head injury ［J］. J Neurosurg，2007，106（4）：526-529.

［22］　Drake C G，Barr H W，Coles J C，et al. The use of extracorporeal circulation and profound hypothermia in the treatment of ruptured intracranial aneurysm［J］. J Neurosurg，1964，21：575-581.

［23］　Els T，Oehm E，Voigt S，et al. Safety and therapeutical benefit of hemicraniectomy combined with mild hypothermia in comparison with hemicraniectomy alone in patients with malignant ischemic stroke［J］. Cerebrovasc Dis，2006，21（1-2）：79-85.

［24］　Fay T. Observations on generalized refrigeration in cases of severe cerebral trauma［J］. Assoc Res Nerv Ment Dis Proc，1943，24：611-619.

［25］　Franschman G，Peerdeman S M，Andriessen T M，et al. Effect of secondary prehospital risk factors on outcome in severe traumatic brain injury in the context of fast access to trauma care ［J］. J Trauma，2011，71（4）：826-832.

［26］　Frantseva M V，Carlen P L，El-Beheiry H. A submersion method to induce hypoxic damage in organotypic hippocampal cultures［J］. J Neurosci Methods，1999，89（1）：25-31.

［27］　Galvin I M，Levy R，Boyd J G，et al. Cooling for cerebral protection during brain surgery［J］. Cochrane Database Syst Rev，2015，1：CD006638.

［28］　Gatson J W，Warren V，Abdelfattah K，et al. Detection of β-amyloid oligomers as a predictor of neurological outcome after brain injury［J］. J Neurosurg，2013，118（6）：1336-1342.

［29］　Gruenbaum S E，Ruskin K J. Red blood cell transfusion in neurosurgical patients［J］. Curr Opin Anaesthesiol，2014，27（5）：470-473.

［30］　Hacke W，Kaste M，Bluhmki E，et al. Thrombolysis with alteplase 3 to 4. 5 hours after acute ischemic stroke［J］. N Engl J Med，2008，359（13）：1317-1329.

［31］　Hankey G J. The global and regional burden of stroke［J］. Lancet Glob Health，2012，1（5）：e239-e240.

［32］　Hebert P C，Wells G，Blajchman M A，et al. A multicenter，randomized，controlled clinical trial of transfusion requirements in critical care. Transfusion requirements in critical care investigators，Canadian critical care trials group［J］. N Engl J Med，1999，340（6）：409-417.

［33］　Herzog R I，Jiang L，Herman P，et al. Lactate preserves neuronal metabolism and function following antecedent recurrent hypoglycemia［J］. J Clin Invest，2013，123（5）：1988-1998.

［34］　Hindman B J，Todd M M，Gelb A W，et al. Mild hypothermia as a protective therapy during intracranial aneurysm surgery：a randomized prospective pilot trial［J］. Neurosurgery，1999，44（1）：23-32.

［35］　Hougaard K D，Hjort N，Zeidler D，et al. Remote ischemic perconditioning as an adjunct therapy to thrombolysis in patients with acute ischemic stroke：a randomized trial［J］. Stroke，2014，45（1）：159-167.

［36］　Hughes C G，Morandi A，Girard T D，et al. Association between endothelial dysfunction and acute brain dysfunction during critical illness［J］. Anesthesiology，2013，118（3）：631-639.

［37］　Ichai C，Payen J F，Orban J C，et al. Half-molar sodium lactate infusion to prevent intracranial hypertensive episodes in severe traumatic brain injured patients：a randomized controlled trial［J］. Intensive Care Med，2013，39（8）：1413-1422.

［38］　Jacobs S E，Berg M，Hunt R，et al. Cooling for newborns with hypoxic ischaemic encephalopathy

[J]. Cochrane Database Syst Rev,2013,2013(1):CD003311.

[39] Jain K K. Applications of biotechnology in neurology[M]. New York:Springer,2013.

[40] Jalan R,Olde Damink S W,Deutz N E,et al. Moderate hypothermia prevents cerebral hyperemia and increase in intracranial pressure in patients undergoing liver transplantation for acute liver failure[J]. Transplantation,2003,75(12):2034-2039.

[41] Jauch E C,Saver J L,Adams H P Jr,et al. Guidelines for the early management of patients with acute ischemic stroke:a guideline for healthcare professionals from the American Heart Association/American Stroke Association[J]. Stroke,2013,44(3):870-947.

[42] Kharbanda R K,Mortensen U M,White P A,et al. Transient limb ischemia induces remote ischemic preconditioning in vivo[J]. Circulation,2002,106(23):2881-2883.

[43] Kharbanda R K,Nielsen T T,Redington A N. Translation of remote ischaemic preconditioning into clinical practice[J]. Lancet,2009,374(9700):1557-1565.

[44] Kidwell C S,Jahan R,Gornbein J,et al. A trial of imaging selection and endovascular treatment for ischemic stroke[J]. N Engl J Med,2013,368(10):914-923.

[45] Kilgannon J H,Jones A E,Shapiro N I,et al. Association between arterial hyperoxia following resuscitation from cardiac arrest and in-hospital mortality[J]. JAMA,2010,303(21):2165-2171.

[46] Koenig M A. Brain resuscitation and prognosis after cardiac arrest[J]. Crit Care Clin,2014,30(4):765-783.

[47] Kramer A H,Zygun D A. Anemia and red blood cell transfusion in neurocritical care[J]. Crit Care,2009,13(3):R89.

[48] Krieger D W,Yenari M A. Therapeutic hypothermia for acute ischemic stroke:what do laboratory studies teach us? [J]. Stroke,2004,35(6):1482-1489.

[49] Kumar M A,Boland T A,Baiou M,et al. Red blood cell transfusion increases the risk of thrombotic events in patients with subarachnoid hemorrhage[J]. Neurocrit Care,2014,20(1):84-90.

[50] Kurtz P,Helbok R,Claassen J,et al. The effect of packed red blood cell transfusion on cerebral oxygenation and metabolism after subarachnoid hemorrhage[J]. Neurocrit Care,2016,24(1):118-121.

[51] Lambertsen C J,Dough R H,Cooper D J,et al. Oxygen toxicity:effects in man of oxygen inhalation at 1 and 3.5 atmospheres upon blood gas transport,cerebral circulation and cerebral metabolism[J]. J Appl Physiol,1953,5(9):471-486.

[52] Lansberg M G,Straka M,Kemp S,et al. MRI profile and response to endovascular reperfusion after stroke (DEFUSE 2):a prospective cohort study[J]. Lancet Neurol,2012,11(10):860-867.

[53] Laptook A R,Corbett R J,Sterett R,et al. Quantitative relationship between brain temperature and energy utilization rate measured *in vivo* using ^{31}P and ^1H magnetic resonance spectroscopy [J]. Pediatr Res,1995,38(6):919-925.

[54] Laroni A,Novi G,de Kerlero R N,et al. Towards clinical application of mesenchymal stem cells for treatment of neurological diseases of the central nervous system [J]. J Neuroimmune Pharmacol,2013,8(5):1062-1076.

[55] Lazorthes G,Campan L. Moderate hypothermia in the treatment of head injuries [J]. Clin Neurosurg,1964,12:293-299.

[56] Lee M,Hong K S,Saver J L. Efficacy of intra-arterial fibrinolysis for acute ischemic stroke:meta-analysis of randomized controlled trials[J]. Stroke,2010,41(5):932-937.

[57] Le Roux P. Haemoglobin management in acute brain injury[J]. Curr Opin Crit Care,2013,19 (2):83-91.

[58] Le Roux P D. Anemia and transfusion after subarachnoid hemorrhage[J]. Neurocrit Care,2011, 15(1):342-353.

[59] Li L R,You C,Chaudhary B. Intraoperative mild hypothermia for postoperative neurological deficits in people with intracranial aneurysm[J]. Cochrane Database Syst Rev, 2016, 3 (3):CD008445.

[60] Lo E H. A new penumbra:transitioning from injury into repair after stroke[J]. Nat Med,2008, 14(5):497-500.

[61] Maran A,Cranston I,Lomas J,et al. Protection by lactate of cerebral function during hypoglycaemia[J]. Lancet,1994,343(8888):16-20.

[62] McAuliffe J J,Joseph B,Vorhees C V. Isoflurane-delayed preconditioning reduces immediate mortality and improves striatal function in adult mice after neonatal hypoxia-ischemia[J]. Anesth Analg,2007,104(5):1066-1077.

[63] McHugh G S,Engel D C,Butcher I,et al. Prognostic value of secondary insults in traumatic brain injury:results from the IMPACT study[J]. J Neurotrauma,2007,24(2):287-293.

[64] Meng R,Asmaro K,Meng L,et al. Upper limb ischemic preconditioning prevents recurrent stroke in intracranial arterial stenosis[J]. Neurology,2012,79(18):1853-1861.

[65] Miljkovic-Lolic M,Silbergleit R,Fiskum G,et al. Neuroprotective effects of hyperbaric oxygen treatment in experimental focal cerebral ischemia are associated with reduced brain leukocyte myeloperoxidase activity[J]. Brain Res,2003,971(1):90-94.

[66] Moxon-Lester L,Sinclair K,Burke C,et al. Increased cerebral lactate during hypoxia may be neuroprotective in newborn piglets with intrauterine growth restriction[J]. Brain Res, 2007, 1179:79-88.

[67] Murphy N,Auzinger G,Bernel W,et al. The effect of hypertonic sodium chloride on intracranial pressure in patients with acute liver failure[J]. Hepatology,2004,39(2):464-470.

[68] Murry C E,Jennings R B,Reimer K A. Preconditioning with ischemia:a delay of lethal cell injury in ischemic myocardium[J]. Circulation,1986,74(5):1124-1136.

[69] Naidech A M,Shaibani A,Garg R K,et al. Prospective, randomized trial of higher goal hemoglobin after subarachnoid hemorrhage[J]. Neurocrit Care,2010,13(3):313-320.

[70] Nelson K S,Brearley A M,Haines S J. Evidence-based assessment of well-established interventions:the parachute and the epidural hematoma[J]. Neurosurgery,2014,75(5):552-559.

[71] Nielsen N,Wetterslev J,Cronberg T,et al. Targeted temperature management at 33 °C versus 36 °C after cardiac arrest[J]. N Engl J Med,2013,369(23):2197-2206.

[72] Nortje J,Coles J P,Timofeev I,et al. Effect of hyperoxia on regional oxygenation and metabolism after severe traumatic brain injury:preliminary findings[J]. Crit Care Med,2008,36(1):273-281.

[73] Oddo M,Levine J M,Kumar M,et al. Anemia and brain oxygen after severe traumatic brain injury[J]. Intensive Care Med,2012,38(9):1497-1504.

[74] Patel S P,Sullivan P G,Lyttle T S,et al. Acetyl-L-carnitine treatment following spinal cord injury improves mitochondrial function correlated with remarkable tissue sparing and functional recovery[J]. Neuroscience,2012,210:296-307.

[75] Pepe P E,Wigginton J G,Gatson J W,et al. Single-dose estrogen infusion can amplify brain levels of sonic hedgehog (SHH),a signal protein for neuro stem cells and repair following the indirect

brain injury resulting after severe torso burns[J]. Crit Care,2013,17(Suppl 2):287.

[76] Phinney D G, Sensebe L. Mesenchymal stromal cells: misconceptions and evolving concepts[J]. Cytotherapy,2013,15(2):140-145.

[77] Polderman K H. Induced hypothermia and fever control for prevention and treatment of neurological injuries[J]. Lancet,2008,371(9628):1955-1969.

[78] Polderman K H. Mechanisms of action, physiological effects, and complications of hypothermia [J]. Crit Care Med,2009,37(7 Suppl):S186-S202.

[79] Qiu W, Zhang Y, Sheng H, et al. Effects of therapeutic mild hypothermia on patients with severe traumatic brain injury after craniotomy[J]. J Crit Care,2007,22(3):229-235.

[80] Quintard H, Patet C, Suys T, et al. Normobaric hyperoxia is associated with increased cerebral excitotoxicity after severe traumatic brain injury[J]. Neurocrit Care,2015,22(2):243-250.

[81] Rangel-Castilla L, Gasco J, Nauta H J, et al. Cerebral pressure autoregulation in traumatic brain injury[J]. Neurosurg Focus,2008,25(4):E7.

[82] Retter A, Wyncoll D, Pearse R, et al. Guidelines on the management of anaemia and red cell transfusion in adult critically ill patients[J]. Br J Haematol,2013,160(4):445-464.

[83] Rice A C, Zsoldos R, Chen T, et al. Lactate administration attenuates cognitive deficits following traumatic brain injury[J]. Brain Res,2002,928(1-2):156-159.

[84] Ridley E J, Davies A R, Bernard S, et al. Measured energy expenditure in mildly hypothermic critically ill patients with traumatic brain injury: a sub-study of a randomized controlled trial[J]. Clin Nutr,2021,40(6):3875-3882.

[85] Rincon F, Kang J, Maltenfort M, et al. Association between hyperoxia and mortality after stroke: a multicenter cohort study[J]. Crit Care Med,2014,42(2):387-396.

[86] Rincon F, Kang J, Vibbert M, et al. Significance of arterial hyperoxia and relationship with case fatality in traumatic brain injury: a multicentre cohort study[J]. J Neurol Neurosurg Psychiatry, 2014,85(7):799-805.

[87] Robertson C S, Hannay H J, Yamal J M, et al. Effect of erythropoietin and transfusion threshold on neurological recovery after traumatic brain injury: a randomized clinical trial[J]. JAMA,2014, 312(1):36-47.

[88] Rockswold S B, Rockswold G L, Vargo J M, et al. Effects of hyperbaric oxygenation therapy on cerebral metabolism and intracranial pressure in severely brain injured patients[J]. J Neurosurg, 2001,94(3):403-411.

[89] Rockswold S B, Rockswold G L, Zaun D A, et al. A prospective, randomized clinical trial to compare the effect of hyperbaric to normobaric hyperoxia on cerebral metabolism, intracranial pressure, and oxygen toxicity in severe traumatic brain injury[J]. J Neurosurg,2010,112(5): 1080-1094.

[90] Roozenbeek B, Maas A I, Menon D K. Changing patterns in the epidemiology of traumatic brain injury[J]. Nat Rev Neurol,2013,9(4):231-236.

[91] Rossi S, Zanier E R, Mauri I, et al. Brain temperature, body core temperature, and intracranial pressure in acute cerebral damage[J]. J Neurol Neurosurg Psychiatry,2001,71(4):448-454.

[92] Sayeed I, Stein D G. Progesterone as a neuroprotective factor in traumatic and ischemic brain injury[J]. Prog Brain Res,2009,175:219-237.

[93] Schramm P, Klein K U, Falkenberg L, et al. Impaired cerebrovascular autoregulation in patients with severe sepsis and sepsis-associated delirium[J]. Crit Care,2012,16(5):R181.

［94］ Segal N，Matsuura T，Caldwell E，et al．Ischemic postconditioning at the initiation of cardiopulmonary resuscitation facilitates functional cardiac and cerebral recovery after prolonged untreated ventricular fibrillation［J］．Resuscitation，2012，83(11)：1397-1403．

［95］ Selassie A W，Zaloshnja E，Langlois J A，et al．Incidence of long-term disability following traumatic brain injury hospitalization，United States，2003［J］．J Head Trauma Rehabil，2008，23 (2)：123-131．

［96］ Shankaran S，Laptook A R，Ehrenkranz R A，et al．Whole-body hypothermia for neonates with hypoxic-ischemic encephalopathy［J］．N Engl J Med，2005，353(15)：1574-1584．

［97］ Sheth K N，Gilson A J，Chang Y，et al．Packed red blood cell transfusion and decreased mortality in intracerebral hemorrhage［J］．Neurosurgery，2011，68(5)：1286-1292．

［98］ Silverstein F S，Buchanan K，Hudson C，et al．Flunarizine limits hypoxia-ischemia induced morphologic injury in immature rat brain［J］．Stroke，1986，17(3)：477-482．

［99］ Simpkins J W，Yi K D，Yang S H，et al．Mitochondrial mechanisms of estrogen neuroprotection ［J］．Biochim Biophys Acta，2010，1800(10)：1113-1120．

［100］ Skolnick B E，Maas A I，Narayan R K，et al．A clinical trial of progesterone for severe traumatic brain injury［J］．N Engl J Med，2014，371(26)：2467-2476．

［101］ Smith D，Pernet A，Hallett W A，et al．Lactate：a preferred fuel for human brain metabolism *in vivo*［J］．J Cereb Blood Flow Metab，2003，23(6)：658-664．

［102］ Sonneville R，Verdonk F，Rauturier C，et al．Understanding brain dysfunction in sepsis［J］．Ann Intensive Care，2013，3(1)：15．

［103］ Spetzler R F，Hadley M N，Rigamonti D，et al．Aneurysms of the basilar artery treated with circulatory arrest，hypothermia，and barbiturate cerebral protection［J］．J Neurosurg，1988，68 (6)：868-879．

［104］ Stein M，Brokmeier L，Herrmann J，et al．Mean hemoglobin concentration after acute subarachnoid hemorrhage and the relation to outcome，mortality，vasospasm，and brain infarction［J］．J Clin Neurosci，2015，22(3)：530-534．

［105］ Stein S C，Georgoff P，Meghan S，et al．Relationship of aggressive monitoring and treatment to improved outcomes in severe traumatic brain injury［J］．J Neurosurg，2010，112(5)：1105-1112．

［106］ Steiner L A，Czosnyka M，Piechnik S K，et al．Continuous monitoring of cerebrovascular pressure reactivity allows determination of optimal cerebral perfusion pressure in patients with traumatic brain injury［J］．Crit Care Med，2002，30(4)：733-738．

［107］ Stocchetti N，Taccone F S，Citerio G，et al．Neuroprotection in acute brain injury：an up-to-date review［J］．Crit care，2015，19(1)：186．

［108］ Sun J，Tan G，Xing W，et al．Optimal hemoglobin concentration in patients with aneurysmal subarachnoid hemorrhage after surgical treatment to prevent symp-tomatic cerebral vasospasm ［J］．Neuroreport，2015，26(5)：263-266．

［109］ Taccone F S，Scolletta S，Franchi F，et al．Brain perfusion in sepsis［J］．Curr Vasc Pharmacol，2013，11(2)：170-186．

［110］ Taccone F S，Su F，Pierrakos C，et al．Cerebral microcirculation is impaired during sepsis：an experimental study［J］．Crit Care，2010，14(4)：R140．

［111］ Tagliaferri F，Compagnone C，Korsic M，et al．A systematic review of brain injury epidemiology in Europe［J］．Acta Neurochir (Wien)，2006，148(3)：255-268．

［112］ National Institute of Neurological Disorders and Stroke rt-PA Stroke Study Group．Tissue plasminogen activator for acute ischemic stroke[J]. N Engl J Med,1995,333(24):1581-1587.

[113] Tisherman S A,Alam H B,Rhee P M,et al. Development of the emergency preservation and resuscitation for cardiac arrest from trauma clinical trial[J]. J Trauma Acute Care Surg,2017,83(5):803-809.

[114] Todd M M,Hindman B J,Clarke W R,et al. Mild intraoperative hypothermia during surgery for intracranial aneurysm[J]. N Engl J Med,2005,352(2):135-145.

[115] Tolias C M,Reinert M,Seiler R,et al. Normobaric hyperoxia-induced improvement in cerebral metabolism and reduction in intracranial pressure in patients with severe head injury: a prospective his-torical cohort-matched study[J]. J Neurosurg,2004,101(3):435-444.

[116] Tsui A K,Marsden P A,Mazer C D,et al. Differential HIF and NOS responses to acute anemia: defining organ-specific hemoglobin thresholds for tissue hypoxia[J]. Am J Physiol Regul Integr Comp Physiol,2014,307(1):R13-R25.

[117] Varon J,Polderman K. Targeted temperature management after cardiac arrest[J]. N Engl J Med,2014,370(14):1358-1359.

[118] Vilalta A,Sahuquillo J,Merino M A,et al. Normobaric hyperoxia in traumatic brain injury:does brain metabolic state influence the response to hyperoxic challenge? [J]. J Neurotrauma,2011,28(7):1139-1148.

[119] Villa F,Iacca C,Molinari A F,et al. Inhalation versus endovenous sedation in subarachnoid hemorrhage patients:effects on regional cerebral blood flow[J]. Crit Care Med,2012,40(10):2797-2804.

[120] Vlodavsky E,Palzur E,Soustiel J F. Hyperbaric oxygen therapy reduces neuroinflammation and expression of matrix metalloproteinase-9 in the rat model of traumatic brain injury[J]. Neuropathol Appl Neurobiol,2006,32(1):40-50.

[121] Wang H E,Peitzman A B,Cassidy L D,et al. Out-of-hospital endotracheal intubation and outcome after traumatic brain injury[J]. Ann Emerg Med,2004,44(5):439-450.

[122] Wardlaw J M,Murray V,Berge E,et al. Thrombolysis for acute ischaemic stroke[J]. Cochrane Database Syst Rev,2014,2014(7):CD000213.

[123] White H,Venkatesh B,Jones M,et al. Effect of a hypertonic balanced ketone solution on plasma,CSF and brain beta-hydroxybutyrate levels and acid-base status[J]. Intensive Care Med,2013,39(4):727-733.

[124] Wright D W,Yeatts S D,Silbergleit R,et al. Very early administration of progesterone for acute traumatic brain injury[J]. N Engl J Med,2014,371(26):2457-2466.

[125] Wu X,Drabek T,Kochanek P M,et al. Induction of profound hypothermia for emergency preservation and resuscitation allows intact survival after cardiac arrest resulting from prolonged lethal hemorrhage and trauma in dogs[J]. Circulation,2006,113(16):1974-1982.

[126] Wu X,Drabek T,Tisherman S A,et al. Emergency preservation and resuscitation with profound hypothermia,oxygen,and glucose allows reliable neurological recovery after 3 h of cardiac arrest from rapid exsanguination in dogs[J]. J Cereb Blood Flow Metab,2008,28(2):302-311.

[127] Yenari M A,Han H S. Neuroprotective mechanisms of hypothermia in brain ischaemia[J]. Nat Rev Neurosci,2012,13(4):267-278.

[128] Ytrebo L M,Kristiansen R G,Maehre H,et al. L-ornithine phenylacetate attenuates increased arterial and extracellular brain ammonia and prevents intracranial hypertension in pigs with acute liver failure[J]. Hepatology,2009,50(1):165-174.

［129］ Zacharia B E，Hickman Z L，Grobelny B T，et al. Epidemiology of aneurysmal subarachnoid hemorrhage［J］. Neurosurg Clin N Am，2010，21（2）：221-233.

［130］ Zanier E R，Montinaro M，Vigano M，et al. Human umbilical cord blood mesenchymal stem cells protect mice brain after trauma［J］. Crit Care Med，2011，39（11）：2501-2510.

［131］ Zanier E R，Pischiutta F，Riganti L，et al. Bone marrow mesenchymal stromal cells drive protective M2 microglia polarization after brain trauma［J］. Neurotherapeutics，2014，11（3）：679-695.

［132］ Zhao H，Steinberg G K，Sapolsky R M. General versus specific actions of mild-moderate hypothermia in attenuating cerebral ischemic damage［J］. J Cereb Blood Flow Metab，2007，27（12）：1879-1894.

［133］ Zhao Z X，Wu C，He M. A systematic review of clinical outcomes，perioperative data and selective adverse events related to mild hypothermia in intracranial aneurysm surgery［J］. Clin Neurol Neurosurg，2012，114（7）：827-832.

（高亮）

第四十章 心搏骤停后的脑复苏

心搏骤停是指心脏的有效收缩和泵血功能突然停止,大动脉搏动、心音消失。欧洲每年院前心搏骤停的发生率大约为 80/10 万,约 10% 的患者可存活至出院,但其中仅有一半的患者出院时拥有良好的神经功能,我国每年发生心搏骤停的人数高达 55 万,仅有 1% 的患者出院时保持良好的神经系统功能,而高达 80% 的患者出院时呈昏迷状态。这种状况无论是对家庭还是对医疗资源都是沉重负担。成功的心肺复苏不仅是成功地恢复自主循环,其最终目的是促进脑复苏,恢复完整的脑功能、神经功能。

一、心搏骤停后脑损伤机制

(一)全脑缺血性脑损伤

正常脑组织的质量仅占体重的 2%,但脑血流量占心输出量的 15%,并且需要消耗机体约 1/4 的氧和葡萄糖。然而脑组织储存的氧、葡萄糖和 ATP 等物质较少,因此心搏骤停会造成所有器官缺血缺氧,但其影响最大的是神经系统。心搏骤停后 10 s 脑组织内的氧储备耗尽,缺氧的脑细胞通过糖酵解途径供给能量,但同时产生大量的酸性代谢产物,引起脑细胞酸中毒;2~4 min 细胞内糖酵解终止,细胞内的 ATP 逐渐消耗殆尽,导致 Na^+-K^+-ATP 功能障碍,神经元去极化致细胞内 K^+ 浓度减小,继而导致 Ca^{2+} 通道开放,钙内流使细胞内 Ca^{2+} 浓度增加,导致细胞膜去极化,体内的 Ca^{2+} 平衡遭到破坏,神经元细胞兴奋性异常,造成兴奋性损伤,而钙超载在细胞内会激活磷脂酶 A_2 等多种相关蛋白酶进而导致相应的结构蛋白发生溶解和破坏,细胞膜的完整性遭到破坏,最终导致神经细胞的不可逆性损伤和坏死。

(二)自主循环恢复后所致的全身性缺血再灌注损伤

自主循环恢复后,再灌注产生的活性氧(reactive oxygen species,ROS)可加剧内皮损伤,致使血脑屏障的受损,引起脑水肿、脑出血和神经元的损伤。脑血流再灌注导致线粒体膜的结构完整性受损,导致一系列的级联反应,造成儿茶酚胺、活性氧、NO 释放等,儿茶酚胺的释放导致细胞质和细胞膜的直接损伤,引起线粒体损伤、DNA 断裂,造成脑组织易受损神经元的死亡,形成缺血缺氧性脑病。心搏骤停后脑缺血以及随后的再灌注将通过免疫和凝血途径激活少突胶质细胞、星形胶质细胞、白细胞、T 细胞,诱发炎症反应,活化白细胞聚集于微血管内,炎症细胞因子表达增多,产生细胞毒作用。

二、脑复苏的方法

(一)综合支持治疗

自主循环恢复后的脑保护需强调早期改善脑血流灌注、维持脑灌注压的重要性。脑功能状态与其他器官的功能、内环境稳态关系紧密,积极维持内环境稳定、预防多器官功能障碍对脑功能的恢复亦有重要的意义。

1. 呼吸支持 机械通气是促进心脏复跳后存在神经功能障碍的患者脑复苏的重要手段。通气不足会加重缺氧性脑损伤,而过度通气导致脑血管收缩,降低脑血流量,从而加重脑损伤。高氧亦会导致神经系统结局恶化。然而目前尚无指南或专家共识指出心搏骤停后循环恢复的患者机械通气治疗的目标参数。

2. 循环支持 正常情况下,脑血管的自动调节功能可确保在平均动脉压(MVP)出现大幅度波动的情况下维持脑灌注的稳定。心搏骤停后脑血管的自动调节功能出现障碍,MVP 超出自身调节范围时可能发生缺血或过度灌注,加重继发性脑损伤。但对于心搏骤停后保证足够脑灌注压(CPP)的最佳血压水平尚无明确结论。目前,美国心脏协会给出的指导原则是建议在心搏骤停后的护理中维持患者 MVP≥65 mmHg,在这个 MVP 水平下可提供足够的冠状动脉血,但如果不辅以降低脑细胞代谢需求的治疗措施,如镇静、低温等,则很难确保足够的脑血流量。一项小型的前瞻性队列研究指出,心搏骤停患者的最佳 MVP 为 75 mmHg;而一项回顾性研究建议,在保留脑血管自动调节功能的患者中 MVP 维持在 85 mmHg,脑血管自动调节功能紊乱的患者中 MVP 维持在 100 mmHg。

3. 控制颅内压(ICP)增高　心搏骤停导致全脑缺血缺氧会引起弥漫性脑水肿及 ICP 增高。有研究指出,所有 ICP>25 mmHg 或 CPP<40 mmHg 的心搏骤停患者均未存活。同时 Gueugniaud 等指出,与心搏骤停未存活者相比,心搏骤停存活者常常伴有较低的 ICP 和较高的 CPP。因此控制心搏骤停患者的 ICP 增高、保证适度的 CPP 有助于改善其预后。降低 ICP 的方法有将床头抬高 30°、脑室引流、高渗性脱水等。自主循环恢复的患者在处于昏迷状态时,仍可对疼痛及其他外界刺激做出反应,造成血压及 ICP 的增高,可选用镇静镇痛药物使其处于相对舒适的状态,从而达到降低 ICP 的目的。

4. 控制癫痫发作　自主循环恢复后癫痫发生率为 5%～15%。研究表明,36% 的患者在自主循环恢复后脑电图出现癫痫波,并且大多数处于癫痫持续状态。癫痫发作时脑代谢增加,ICP 增高加重脑损伤,与神经系统不良预后相关。因此可选用苯二氮䓬类、硫喷妥钠、苯妥英钠或巴比妥类药物来积极预防和控制。

(二)低温脑保护

20 世纪 50 年代,低温(28～35 ℃)治疗被应用于心搏骤停恢复自主循环的患者,减少了脑损伤的发生。1987 年,Busto 等首次提出全身低温(33～35 ℃)的方法具有脑保护作用。低温脑保护的机制目前尚未完全明确,可能与降低脑代谢率、减轻钙超载、减少兴奋性神经递质释放、减轻血脑屏障的破坏程度、改变基因表达和蛋白质合成等机制相关。心搏骤停后应尽早启动目标温度管理,有研究表明,降温每推迟 1 h,患者死亡风险增加 20%。美国心脏协会和欧洲复苏委员会最新指南建议:院外心搏骤停恢复自主循环的昏迷成年患者,当初始心律是心室颤动时,应降低体温到 32～34 ℃,且持续 12～24 h。降温方式可选用体表降温(盖冰毯、戴冰帽)、血管内降温及体腔降温等方法。在应用低温治疗的同时需注意凝血障碍、心功能紊乱、电解质紊乱、肺部感染、免疫抑制等并发症。

(三)药物保护

1. 脱水药　脱水药是减轻心搏骤停导致的脑水肿的常用药物,这些药物主要通过减少脑细胞内和血管外液体,降低 ICP、保证 CPP 正常。常用的脱水药:①渗透性利尿药,临床常用的有 20% 甘露醇;②袢利尿药;③血浆蛋白制品,常用的有白蛋白、血浆等。

2. 血管活性药物　应用血管活性药物增高主动脉舒张压、冠状动脉灌注压和 CPP,增加心、脑血流灌注,对于脑复苏具有意义。动物实验表明,去甲肾上腺素在自主循环恢复后能增大 CPP。另外血管升压素不但能有效提高冠状动脉灌注压和心肌血流量,而且能明显改善复苏后的神经功能恢复。

3. 自由基清除剂　自主循环恢复后,缺血再灌注导致的自由基过度产生是导致心肺复苏后脑损伤的主要因素。研究表明,自由基清除剂依达拉奉能提高心肺复苏后大鼠的存活率和改善神经功能预后,同时依达拉奉能预防皮质水肿,减小脑梗死面积。同时有研究表明,在猪心搏骤停模型复苏过程中,给予亚甲蓝能够增强亚低温治疗的神经保护作用。

4. 糖皮质激素　有研究表明,血管升压素、类固醇类药物联合肾上腺素比单独应用肾上腺素更有利于改善心搏骤停患者的神经功能预后。然而,在神经功能恢复良好的出院患者与最终死亡的患者之间未发现血清皮质醇水平存在统计学差异。因此目前暂无足够证据支持或反对使用皮质醇能够改善患者的生存状况或神经功能预后的观点。

5. 其他药物　部分研究表明,促红细胞生成素、腺苷、硫化氢、拉莫三嗪、米诺环素等药物也有助于心搏骤停后的神经功能保护。

上述药物对心搏骤停后的神经功能具有保护作用,但绝大部分只停留在动物实验阶段,而且对某些药物的动物实验结果或结论尚存在争议,迄今为止,尚无有效药物应用于临床,对于心搏骤停后脑复苏药物存在极大的研究空间。

三、脑复苏评价指标

(一)脑功能分类量表(cerebral performance category scale,CPCS)分级

CPCS 广泛用于评估心搏骤停后的脑功能,其将脑功能分为 5 个等级:CPCS 1 级,脑功能良好;CPCS 2 级,中度脑残疾;CPCS 3 级,严重脑残疾;CPCS 4 级,昏迷/植物状态;CPCS 5 级,脑死亡。有研究表明,CPCS 分级可独立预测心搏骤停患者心肺复苏后的长期预后,但温度变量会对该类患者的 CPCS 评分产生影响,延迟开始实施低温的时间或延迟达到目标温度的时间都会使较差神经功能结局的发生率增加。

(二)格拉斯哥昏迷量表(Glasgow coma scale,GCS)评分

GCS 从睁眼、语言和运动 3 个方面评价危重患者神经功能状态。目前,复苏指南推荐应用 GCS 中的运动评分(GCS-M)评估预后,GCS-M 评分≤2 分提示神经功能预后不良。但镇静药物和肌松剂会对评估产生非常大的影响。GCS-M 不包括对脑干反射及重要生命体征的评估,这些对心搏骤停患者的神经功能预后评估至关重要。因此需要设计一种新的量表进行综合评估。

(三)神经元特异性烯醇化酶和 S100-β 蛋白

神经元特异性烯醇化酶主要存在于神经元和神经内分泌细胞中,S100-β 蛋白主要由星形胶质细胞产生,脑损伤程度越重,两者释放越多,血液浓度越高。因此血液神经元特异性烯醇化酶和 S100-β 蛋白水平均可作为反映或评估脑损伤程度的生物标志物,评估心搏骤停后脑复苏的效果。由于数据不完整或证据不充分,许多指南并不建议或拒绝独立应用生物标志物水平评估心搏骤停后神经功能预后。

(四)体感诱发电位

体感诱发电位在一定程度上反映了脑血流量及神经细胞代谢障碍的程度,可以作为大脑半球脑功能损伤程度的评价指标。短潜伏期体感诱发电位(short-latency somatosensory evoked potential,SLSEP)受到的影响因素相对较少,波形较稳定,在临床上应用最多。SSEP N20 是在腕部刺激正中神经,在头皮记录到的躯体感觉皮质最早出现的电活动。研究表明,心搏骤停患者双侧 SSEP N20 波缺失提示神经功能预后不良。

(五)影像学监测

心搏骤停后的脑水肿会导致患者昏迷甚至死亡,颅脑 CT 及 MRI 常用来观察患者有无脑水肿。脑水肿患者脑 CT 表现为大脑沟回消失,灰质与白质界限模糊。有临床研究表明,心搏骤停患者脑 CT 提示大脑灰质/白质区分度减低,是神经功能预后不良的独立危险因素。脑水肿患者脑 MRI 表现为 T1WI 低信号,T2WI 高信号,脑回肿胀、模糊,脑沟变窄。利用弥散加权成像计算表观弥散系数可动态监测脑水肿状况。

(六)其他

其他的一些指标,如视神经、凝血/纤溶及炎性指标(如白细胞介素-1β、白细胞介素-6 等)也可反映心搏骤停后脑复苏的效果,但仍然存在部分争议。有必要对这些指标进行优化并筛选,以便更好地用于评价脑复苏疗效。

参 考 文 献

[1] Ameloot K,Genbrugge C,Meex I,et al. An observational near-infrared spectroscopy study on cerebral autoregulation in post-cardiac arrest patients:time to drop 'one-size-fits-all' hemodynamic targets? [J]. Resuscitation,2015,90:121-126.

［2］　Berg K M,Cheng A,Panchal A R,et al. Part 7：systems of care. 2020 American Heart Association guidelines for cardiopulmonary resuscitation and emergency cardiovascular care［J］. Circulation, 2020,142(16 suppl 2)：S580-S604.

［3］　Bigelow W G,Lindsay W K,Greenwood W F. Hypothermia. Its possible role in cardiac surgery：an investigation of factors governing survival in dogs at low body temperatures［J］. Ann Surg ,1950, 132(5)：849-866.

［4］　Busto R,Dietrich W D,Globus M Y,et al. Small differences in intraischemic brain temperature critically determine the extent of ischemic neuronal injury［J］. J Cereb Blood Flow Metab,1987,7 (6)：729-738.

［5］　Colbourne F,Grooms S Y,Zukin R S,et al. Hypothermia rescues hippocampal CA1 neurons and attenuates down-regulation of the AMPA receptor GluR2 subunit after forebrain ischemia［J］. Proc Natl Acad Sci U S A,2003,100(5)：2906-2910.

［6］　Deakin C D,Nolan J P,Soar J,et al. European Resuscitation Council guidelines for resuscitation 2010 section 4. Adult advanced life support［J］. Resuscitation,2010,81(10)：1305-1352.

［7］　Geocadin R G,Koenig M A,Stevens R D,et al. Intensive care for brain injury after cardiac arrest： therapeutic hypothermia and related neuroprotective strategies［J］. Crit Care Clin,2006,22(4)： 619-636；abstract Ⅷ.

［8］　Geocadin R G,Wijdicks E,Armstrong M J,et al. Practice guideline summary：reducing brain injury following cardiopulmonary resuscitation. Report of the Guideline Development,Dissemination,and Implementation Subcommittee of the American Academy of Neurology［J］. Neurology,2017,88 (22)：2141-2149.

［9］　Gräsner J T,Lefering R,Koster R W,et al. EuReCa ONE-27 Nations,ONE Europe,ONE Registry：a prospective one month analysis of out-of-hospital cardiac arrest outcomes in 27 countries in Europe［J］. Resuscitation,2016,105：188-195.

［10］　Gueugniaud P Y,Garcia-Darennes F,Gaussorgues P,et al. Prognostic significance of early intracranial and cerebral perfusion pressures in post-cardiac arrest anoxic coma［J］. Intensive Care Med,1991,17(7)：392-408.

［11］　Hsu C H,Li J,Cinousis M J,et al. Cerebral performance category at hospital discharge predicts long-term survival of cardiac arrest survivors receiving targeted temperature management［J］. Crit Care Med,2014,42(12)：2575-2581.

［12］　Hui A C,Cheng C,Lam A,et al. Prognosis following postanoxic myoclonus status epilepticus ［J］. Eur Neurol,2005,54(1)：10-13.

［13］　Iadecola C,Anrather J. The immunology of stroke：from mechanisms to translation［J］. Nat Med, 2011,17(7)：796-808.

［14］　Krumholz A,Stern B J,Weiss H D. Outcome from coma after cardiopulmonary resuscitation： relation to seizures and myoclonus［J］. Neurology,1988,38(3)：401-405.

［15］　Lachance B,Wang Z,Badjatia N,et al. Somatosensory evoked potentials and neuroprognostication after cardiac arrest［J］. Neurocrit Care,2020,32(3)：847-857.

［16］　Langkjaer S,Hassager C,Kjaergaard J,et al. Prognostic value of reduced discrimination and oedema on cerebral computed tomography in a daily clinical cohort of out-of-hospital cardiac arrest patients［J］. Resuscitation,2015,92：141-147.

［17］　Mooney M R,Unger B T,Boland L L. Therapeutic hypothermia after out-of-hospital cardiac arrest：evaluation of a regional system to increase access to cooling［J］. Circulation,2011,124(2)：

206-214.

[18] Nolan J P,Sandroni C,Bottiger B W,et al. European Resuscitation Council and European Society of Intensive Care Medicine guidelines 2021:post-resuscitation care[J]. Intensive Care Med,2021, 47(4):369-421.

[19] Pana R, Hornby L, Shemie S D, et al. Time to loss of brain function and activity during circulatory arrest[J]. J Crit Care,2016,34:77-83.

[20] Peberdy M A,Callaway C W,Neumar R W,et al. Part 9:post-cardiac arrest care:2010 American Heart Association guidelines for cardiopulmonary resuscitation and emergency cardiovascular care[J]. Circulation,2010,122(18 Suppl 3):S768-S786.

[21] Puttgen H A, Pantle H, Geocadin R G. Management of cardiac arrest patients to maximize neurologic outcome[J]. Curr Opin Crit Care,2009,15(2):118-124.

[22] Qin T,Lei L Y,Li N,et al. Edaravone improves survival and neurological outcomes after CPR in a ventricular fibrillation model of rats[J]. Am J Emerg Med,2016,34(10):1944-1949.

[23] Reis C,Akyol O,Araujo C,et al. Pathophysiology and the monitoring methods for cardiac arrest associated brain injury[J]. Int J Mol Sci,2017,18(1):129.

[24] Rothstein T L. SSEP retains its value as predictor of poor outcome following cardiac arrest in the era of therapeutic hypothermia[J]. Crit Care,2019,23(1):327.

[25] Sekhon M S,Smielewski P,Bhate T D,et al. Using the relationship between brain tissue regional saturation of oxygen and mean arterial pressure to determine the optimal mean arterial pressure in patients following cardiac arrest:a pilot proof-of-concept study[J]. Resuscitation,2016,106: 120-125.

[26] Sendelbach S,Hearst M O,Johnson P J,et al. Effects of variation in temperature management on cerebral performance category scores in patients who received therapeutic hypothermia post cardiac arrest[J]. Resuscitation,2012,83(7):829-834.

[27] Shao F,Li C S,Liang L,et al. Outcome of out-of-hospital cardiac arrests in Beijing,China[J]. Resuscitation,2014,85(11):1411-1417.

[28] Wiklund L,Zoerner F,Semenas E,et al. Improved neuroprotective effect of methylene blue with hypothermia after porcine cardiac arrest[J]. Acta Anaesthesiol Scand,2013,57(8):1073-1082.

[29] Xiang Y,Zhao H,Wang J,et al. Inflammatory mechanisms involved in brain injury following cardiac arrest and cardiopulmonary resuscitation[J]. Biomed Rep,2016,5(1):11-17.

[30] Xu F,Zhang Y,Chen Y. Cardiopulmonary resuscitation training in China:current situation and future development[J]. JAMA Cardiol,2017,2(5):469-470.

[31] Zhang S. Sudden cardiac death in China:current status and future perspectives[J]. Europace, 2015,17 Suppl 2:ⅱ14-ⅱ18.

（于海　黄齐兵）

第四十一章　脑死亡和潜在器官捐献的管理

在重症监护室中对潜在器官供体的管理是当前器官来源短缺的有效解决方案。最大限度地利用现有的供体库，可以显著增加可获取的器官数量，进行器官移植手术以挽救更多晚期疾病患者的生命。与其他医学领域类似，建立标准化的供体管理流程，消除供体管理中不合理的步骤可以提高器官采集率，改善捐献器官的质量和移植受体的预后。潜在器官供体的标准化管理应从监测和识别可能发展为脑死亡的严重神经损伤患者开始。器官获取组织（Organ Procurement Organization，OPO）的通知程序应标准化，并使用公认的临床触发点，如不可存活的神经损伤、与患者家属开始生命临终状态的讨论或者进行脑死亡判定。脑死亡判定的标准和技术规范应明确，并在所有病例的诊断中遵循统一的标准。

在怀疑脑死亡和宣布脑死亡的这段时间内，必须支持患者的生命体征，以便进行脑死亡相关的检查。同样，在宣布脑死亡和获得器官捐献同意的时间间隔内，应充分维护脑死亡患者的潜在器官供体。尽管在此期间，患者的生命体征得到充分支持，但在获得同意后，正式的供体管理程序才开始。供体管理需要的支持强度与任何其他危重患者的管理没有区别。然而，支持性治疗存在一个明显的重点转移，即从以前采取的脑保护策略转移到移植供体器官的优化策略，这有助于供体器官的存活，使供体器官保持在可能的最佳状态，并减轻缺血再灌注损伤，以便相关器官采集成功。维持血流动力学和心血管系统的稳定是供体管理程序的基础，也是本章讨论的重点。

一、脑死亡的病理生理学

在1902年发表的一篇具有里程碑意义的文献中，哈维·库欣等人描述了颅内压（ICP）增高状态的实验室和临床观察。作者利用动物模型，将局部压迫与广泛的大脑压迫区分开来，并检测了ICP增高的生理学情况及其对全身血流动力学的影响，此时出现的症状被称为库欣三联征（不规则呼吸、心率减慢和血压升高）。然而，与库欣等人在受控环境下进行动物实验不同，理解人类脑死亡的病理生理学过程仍然具有挑战性，原因如下：脑死亡的实际时间可能与宣告时间有显著差异，在此期间可能发生重大的生理变化；患者在脑死亡前和在脑死亡后立即接受的治疗可能导致与脑死亡无关的异常；最后，永远不会有脑死亡的人体模型。因此，对脑死亡病理生理学的理解来自动物模型和从临床病例推断的数据。

在潜在器官供体的临床管理中，不仅需要充分理解脑死亡的病理生理学过程，同时需要理解导致脑死亡的创伤或者病理生理学反应，这可能与脑死亡过程协同损害器官的功能。心血管系统的反应是一个最好的例子，血流动力学不稳定可能反映了一系列事件协同产生的心功能障碍和/或血管舒张。脑损伤可导致心功能不全，其表现为心电图异常和心肌酶活性升高。然而，最近对严重脑损伤幸存者的研究显示，脑损伤导致了显著的心血管功能障碍，最典型的例子是蛛网膜下腔出血（subarachnoid hemorrhage，SAH）的患者。脑死亡的潜在器官供体的损伤程度远远大于严重神经损伤的幸存者，因此有理由认为脑死亡之前的事件会诱发心功能障碍，而脑死亡事件则是伴随发生的另外一个病理生理学过程。

在SAH患者群体中，初始事件的严重程度可以预测心功能不全发生的可能性。SAH患者的Hunt-Hess分级与肌钙蛋白释放相关，因为80%的Hunt-Hess 5级患者会释放肌钙蛋白，而Hunt-Hess 1级SAH患者中则只有不到10%的患者释放肌钙蛋白。从时间上来说，肌钙蛋白的释放在初始事件发生后的几天内发生。据报道，在SAH患者中，10%～28%的患者出现左心室收缩功能障碍，70%的患者出现舒张功能障碍。舒张功能障碍与左心室压力-容积关系的扭曲对器官供体的容量复苏反应性有重要影响，并可能导致血管外肺水的增加。这种心室壁的异常运动模式明显不同于那些由冠状动脉疾病导致的相关的情形。而且，随着时间的推移，这种心肌功能障碍似乎是可逆的，这对潜在器官供体的超声心动图评估有影响。严重脑损伤与儿茶酚胺释放有关,这也对心功能产生显著影响。虽然还没有得到很好的研究证实,但类似的神经-心脏联系似乎很可能发生在其他形式的严重脑损伤中,如创伤性脑损伤。导致最终脑死亡的严重脑损伤患者无疑比存活者更为严重,因此我们有理由认为,先前的脑损伤以及后来的脑死亡过程都将对心功能产生重大影响。

脑死亡过程在所有身体器官中引起了显著的病理生理学变化,对心血管系统的影响最为显著。中枢神经系统从头端到尾端的缺血性进展,也称为锥型进展,不同水平的神经功能障碍产生不同的心血管系统反应。大脑缺血导致迷走神经激活,这与心率降低、心输出量减少和血压降低相关。严重脑损伤患者早期脑疝的第一个体征可能只是心动过缓。脑桥缺血会产生迷走神经和交感神经混合刺激,即库欣反应,其特征是心率减慢、血压升高和不规则呼吸。缺血进一步进展至延髓时与交感神经系统刺激有关,被称为交感风暴。在此期间,儿茶酚胺的急剧释放导致明显的心率减慢和血压升高。这反映了严重脑损伤患者在面对增高的 ICP 和脑疝时试图维持脑灌注压梯度。在此期间,下丘脑-垂体轴的缺血性破坏导致体温调节障碍和内分泌功能障碍。缺血的进一步发展导致脊髓破坏,伴有脑疝和交感神经失活,表现为心率减慢、血管舒张和低心输出量状态。在缺乏积极支持措施的情况下,不可避免地会发生临床脑死亡后的躯体死亡。在脑死亡不被接受的时代,一项关于积极维持脑死亡患者生命体征的研究显示,患者平均有持续 23 天的存活时间。对被宣布脑死亡的患者进行尸检,组织病理学证据显示有器官组织广泛坏死和液化。

儿茶酚胺的激增或交感风暴导致心电图和血流动力学异常,以及心血管系统的组织学改变。在一系列的早期观察和实验中,Novitzky 等人首先定义了与脑死亡相关的心血管系统的病理生理学改变。儿茶酚胺诱导细胞质 Ca^{2+} 水平的突然增加,危害三磷酸腺苷(adenosine triphosphate,ATP)的产生和激活脂肪酶、蛋白酶和内切酶。据报道,黄嘌呤氧化酶的激活产生自由基,进一步损害器官功能。实验动物的组织病理学改变显示不同程度的局灶性心肌细胞坏死,主要位于心内膜下区域,由收缩带和肌细胞溶解组成,单核细胞浸润,在坏死区域附近形成水肿。冠状动脉平滑肌可见收缩带,电镜显示肌节高收缩状态,可见电子致密物质的线粒体沉积和含有损伤线粒体的次级溶酶体。ATP 生成障碍危及心肌能量储存,并介导从有氧代谢到无氧代谢的过渡,损害心肌功能。

来自人类和动物实验的数据已经揭示了多种与脑死亡相关的儿茶酚胺激增诱导的异常变化,包括冠状动脉的内皮功能障碍、炎症因子的选择性表达、心肌收缩力的下调、心脏负荷异常和冠状动脉灌注受损、左心室心肌基因表达异常、心肌 β 受体功能和高能磷酸盐的改变以及 β 受体水平下调。从动物模型来看,ICP 的突然增高似乎能激发高血流动力学反应,这与显著升高的儿茶酚胺水平有关,并导致更严重的组织损伤;而 ICP 缓慢增高导致脑死亡与更温和的血流动力学反应、更少的儿茶酚胺释放及更温和的心肌缺血变化相关。临床上,这与移植受体发生的心脏同种异体血管病变有关。据报道,交感风暴导致的冠状动脉血管收缩、心内膜下缺血和局灶性心肌坏死与移植心脏冠状动脉内膜增厚的高发生率、心肌梗死以及随后需要血管重建手术有关。

最近的一项研究比较了治疗或不治疗潜在器官供体的交感风暴对心功能的影响。交感风暴的定义为收缩压≥200 mmHg 和心率≥140 次/分,作者对这种血流动力学反应使用 β 受体阻滞剂,观察到 63% 的供体平均持续时间为 1.2 h,治疗导致脑死亡后左心室射血分数显著升高(63.9% vs.49.0%),心脏移植成功率更高(91.7% vs.41.2%),心脏移植受体 2 个月生存率更高(100% vs.43%)。作者的结论是,治疗交感风暴可以改善脑死亡后患者的心功能,提高心脏移植成功率,改善移植受体预后。然而,关于交感风暴的治疗建议应谨慎看待,因为这种生理代偿机制代表患者试图维持脑灌注对抗脑疝。消除这种反应是一种积极的供体管理策略,但这可能会引起未被宣布脑死亡患者的重大伦理问题。

交感风暴引起的强烈血管收缩损害了这一时期全身各个器官的血流,随后出现与脑疝/脑死亡的去神经支配相关的血管扩张和再灌注,形成了整体缺血再灌注(ischemia reperfusion,IR)的基础,被认为是导致供体器官功能障碍的重要原因,促进了供体和受体之间的免疫排斥反应。缺血再灌注损伤除发生在脑死亡过程中外,还可能发生在脑死亡事件之前的最初创伤复苏期,也可能发生在脑死亡之后的冷藏和移植期。缺血导致有氧代谢障碍,这与细胞能量损失以及改变离子梯度促进 Ca^{2+} 内流有关。随着富氧血液的再灌注,产生活性氧,脂质过氧化,以及进一步的细胞膜对 Ca^{2+} 通透性增加。缺血再灌注过程激活了血管内皮和供体的白细胞,促进了细胞因子的表达,从而促进了局部炎症反应的发生,这被认为有助于通过主要组织相容性抗原和黏附分子而产生移植物免疫原性。

与神经-心脏轴相似,多数严重脑损伤患者存在内分泌功能障碍。脑死亡前的内分泌功能障碍可能由下丘脑-垂体轴的直接损伤、儿茶酚胺和细胞因子的神经内分泌作用、血流中断或全身感染和炎症反应引起。在一篇关于成人创伤性脑损伤后内分泌衰竭的综述中,激素减少的发生率如下:肾上腺素约 15%,甲状腺素 5%～15%,生长激素约 18%,抗利尿激素 3%～37%,性激素 25%～80%。超过 50% 的患者存在高催乳素血症。作者的结论是,严重的创伤性脑损伤伴颅底骨折、下丘脑水肿、长时间无反应、低钠血症和/或低血压与内分泌疾病的高发生率相关。与之前的心功能障碍一样,脑死亡前的内分泌功能障碍,与脑死亡过程一起,可能导致供体管理期间的不稳定。有大量动物和人类研究数据支持下丘脑-垂体轴破坏产生与脑死亡相关的内分泌功能障碍。以甲状腺素和肾上腺素缺陷为主的关键激素缺失可能导致细胞功能障碍、代谢异常和血流动力学恶化。甲状腺激素缺乏会损害线粒体功能,从而降低能量底物水平,导致由有氧代谢向无氧代谢的转变。激素替代治疗(hormone replacement therapy,HRT)的支持者认为,由于甲状腺激素水平低而导致的心肌收缩力下降可以通过补充外源性激素来逆转。大量动物实验数据表明,低甲状腺激素水平是能量来源异常、心功能受损和血流动力学不稳定的重要原因。动物研究和一些人类研究结果表明,当使用外源性激素治疗时,无氧代谢会发生显著逆转,心血管系统稳定性会改善,实验室参数和心电图变化会正常化,器官移植适应性也会提高。然而,有一些研究未能明确内分泌功能障碍的存在,也未能表明添加外源性激素是否会改善内分泌功能或血流动力学不稳定。因此,激素替代疗法的使用仍有争议。

Cooper 和他的同事在 20 世纪 80 年代早期通过一系列里程碑式的实验和观察首次认识到有关脑死亡对移植器官功能的影响。在此期间,作者观察到,从健康的麻醉狒狒那里获取的心脏被储存了 48 h,随后进行移植时,心功能立即正常,没有任何心功能障碍的证据。然而,从脑死亡患者那里获取并以类似方式储存的心脏需要几个小时才能实现足够的功能。作者认识到两组之间的唯一差异是脑死亡,并由此确定脑死亡过程是移植后不良预后的一个危险因素。这些观察开始证实脑死亡过程不是静止的,移植物在生物学上也不是固定的。Tilney 等人提出供体和受体之间存在一种免疫连续体,作为理解脑死亡对受体器官功能影响的一种机制。利用这个模型,他们假设与脑死亡和脑死亡前/后事件相关的缺血再灌注事件会导致免疫性和非免疫性损伤,从而影响移植物短期和长期的功能。免疫连续体的一个主要组成部分是缺血再灌注损伤,该损伤被认为启动了一种显著的炎症反应,它触发并放大了多个器官的急性免疫后活性,并在短期和长期内导致其功能障碍。

有报道称,尸体器官移植后供体血白细胞介素-6 水平升高与受体的院外生存时间较低有关。同样,供体血白细胞介素-6 水平升高与更大程度的前负荷反应相关,这与更少的器官移植相关。在一项心脏供体的研究中,所有供体的血浆心肌肿瘤坏死因子和白细胞介素-6 水平均升高,但在功能失常无法使用的供体心脏中升高更明显。据报道,在潜在的心脏和肺供体中,白细胞介素-1、白细胞介素-6、肿瘤坏死因子、C-反应蛋白和降钙素原水平升高被定义为严重的炎症环境。在笔者的研究中,降钙素原水平升高与心功能恶化相关,并被认为可能会抵消通过供体管理流程所获得的任何心功能的改善。在肝移植中也有类似的炎症标志物升高的报道。在一项脑死亡供体和活体供体肝组织的比较研究中,作者报道了脑死亡供体的炎症细胞因子显著高于活体供体,炎症细胞浸润明显增加,与细胞因子水平同步。这与转氨酶和胆红素水平升高、排斥反应发生率和原发性移植物无功能相关。甲泼尼龙减轻了炎症反应,显著降低了可溶性白细胞介素水平,显著减轻了移植后的缺血再灌注损伤,同时急性排斥反应发生率也降低。总之,有证据表明,脑死亡和相关的炎症反应对移植器官有重大影响,未来的策略可能不只是保存器官,还有减轻供体的炎症反应。

二、脑死亡判定

在 1959 年,Mollart 和 Goulan 对昏迷进行描述之后,人们对昏迷和死亡的理解发生了永远的改变。作者介绍了他们在巴黎医院的 23 个病例,他们描述了"不可逆转"或"无法恢复"的昏迷,这是一种与认知和植物功能缺乏有关的昏迷,超出了之前讨论过的任何昏迷描述。这一描述引发了讨论,并形成了当代公认的脑死亡定义的基础。作者定义了损伤情况、神经系统检查、脑电图结果以及脑死亡对其他器官的影响。在这些病例中,他们详细介绍了肺功能恶化、多尿、高血糖和心动过速等问题。

1968 年,哈佛大学麻醉学家亨利·比彻在哈佛医学院主持了一个委员会,试图将不可逆昏迷定义为死亡的新标准。该委员会将死亡定义为所有大脑功能不可逆转的丧失,并提出了给出这一判定所需的标准。该委员会的标准包括无接受性和无反应性,无运动,无呼吸,无反射,脑电图平坦。该委员会建议,在没有低温和应用中枢神经系统抑制剂的情况下,在 24 h 内重复测试,在检查没有变化的情况下,患者将符合脑死亡诊断标准。

英国皇家医学会先后于 1976 年和 1995 年发表了《脑死亡诊断》,将脑死亡的定义改为脑干死亡。他们确定,如果脑干死了,大脑也就死了,如果大脑死了,患者也就死了。该医学会要求确定导致昏迷的病因,并着手寻找可逆因素。可逆因素包括使用中枢神经系统抑制剂、神经肌肉阻断剂、呼吸抑制剂和纠正代谢或内分泌紊乱。他们建议进行一段时间的观察,并对呼吸暂停试验技术进行了描述。

1993 年,美国神经病学学会质量标准小组委员会利用文献中的循证方法正式重新定义了脑死亡。他们将脑死亡的标准定义为存在昏迷和引起昏迷的原因,需要排除混淆因素,如体温过低、使用药物、电解质或内分泌紊乱。当满足上述标准时,脑干反射和运动反射消失。呼吸暂停试验最终被确定为界定脑死亡的标准和检查的必要部分。小组委员会建议在初始评估后 6 h 进行重复评估,但其认识到时间是任意的,并建议只有在临床试验的特定成分无法可靠评估时才需要进行验证性研究。

为了规范我国脑死亡的诊断,原国家卫生和计划生育委员会脑损伤质控评价中心分别于 2013 年及 2014 年制定了《脑死亡判定标准与技术规范(成人质控版)》和《脑死亡判定标准与技术规范(儿童质控版)》,以期使我国脑死亡判定工作规范、有序、健康发展。成人脑死亡的判定首先需满足判定的先决条件:①昏迷原因明确;②排除各种原因的可逆性昏迷。其次,需满足以下三项临床判定要求:①深昏迷;②脑干反射消失;③无自主呼吸。最后,以下三项确认试验中至少满足两项:①正中神经短潜伏期体感诱发电位(short-latency somatosensory evoked potential,SLSEP)显示,双侧 N9 和/或 N13 存在,P14、N18 和 N20 消失;②脑电图显示电静息;③经颅多普勒超声显示颅内前循环和后循环血流呈震荡波、尖小收缩波或血流信号消失。临床判定和确认试验结果均符合脑死亡判定标准者可首次判定为脑死亡。首次判定 12 h 后再次复查,结果仍符合脑死亡判定标准者,方可最终确认为脑死亡。

三、确定脑死亡的体格检查

在适当的临床背景下考虑脑死亡的诊断时,必须进行非常仔细的体格检查。评估需使用标准化的方法:①排除主要的混杂因素;②应该明确昏迷的原因;③必须确定不可逆性;④测试脑干反射;⑤进行呼吸暂停试验(除非存在禁忌证)。

脑死亡测试需要满足某些先决条件。这些先决条件如下:首先,在适当的临床情况下,有明确证据表明急性灾难性事件涉及大脑半球或脑干,以确保损害的不可逆性;其次,必须排除可能危及临床评估的复杂医疗条件,这包括酸碱平衡、电解质和内分泌紊乱,不应有药物中毒、使用神经肌肉阻滞剂、中毒或任何其他可能危及临床检查的证据;最后,体温过低需要纠正,理想情况下患者的核心温度应该为 35~38 ℃。通常,头部计算机断层扫描(CT)将提供脑损伤严重程度的证据。心搏骤停后的 CT 表现也可能不明显,可能局限于脑沟的丧失、灰质-白质分化和基底池的消失,所有这些变化都反映了广泛的脑水肿。

患者必须为无意识状态,并且无反应。无反应通常意味着要给予一些疼痛刺激。虽然有多种方法,如胸骨摩擦,肋骨上的摩擦,关节、乳头扭转和针刺等,但这些都可以被解释为某种虐待。更合适的是使用仪器,如钢笔、铅笔或方钻杆钳尖,施加压力在月牙(角质层和手指相交的皮肤交界处)上。这种压力会持续引起神经系统完好的患者的反应。它不会像拧乳头那样留下瘀伤,也不会对老年人脆弱的皮肤造成擦伤。

当给予疼痛刺激时,脑死亡患者不应有诸如睁眼、收缩和做鬼脸之类的反应,尽管在这种刺激下可能会有偶然的脊髓反射,但这种脊髓反射既不可复制也无目的性。这类脊髓反射包括上肢的缓慢运动、手指的屈曲和手臂的抬起,这不是去大脑或去皮质反应,这些动作不是持久的,通常也不能重复。

四、脑干反射

(一)瞳孔对光反射

脑死亡患者双眼瞳孔对光反射消失,瞳孔常在中间位置呈扩张状态,直径通常为 4～6 mm。重要的是要确保没有预先存在的眼部异常和局部使用眼药。Wijdicks 等人认为,神经肌肉阻滞剂可能阻断瞳孔对光反射。瞳孔对光反射评估的是第 II 和第 III 对脑神经。

(二)眼球运动试验

在脑死亡的情况下,不应该有任何眼部运动,无论是从一边到另一边的快速头部运动时,还是向外耳道中注入冰盐水时。这些动作刺激的神经包括第 III、第 VIII(传出)和第 VI 对脑神经(传入)。在刺激头眼反射之前,必须确保颈椎完好。当已知或怀疑颈椎损伤时,不应进行该试验。患者头部处于中立位置,头部快速移动,首先向左,然后保持大约 30 s。如果脑神经功能是完整的,眼睛会从正面直视向左移动,然后回到前一个中线焦点。当头向右移动时,如果脑神经功能是完整的,眼睛会从正面直视向右移动,然后回到之前的中线注视部位。在脑死亡的情况下,眼睛直视方向将与头部移动方向保持一致。

当担心颈椎可能不完整时,应进行冰盐水灌注外耳道试验。在外耳道灌注冰盐水之前,必须确保鼓膜完好无损,外耳道没有阻塞。将大约 50 mL 的冰盐水注入外耳道。冷刺激导致内淋巴的沉积和前庭器官毛细胞的刺激。神经系统完好的昏迷患者的反应是眼球缓慢地偏向接受冷刺激的外耳道。脑死亡时,眼球保持在中线位置。氨基糖苷类药物、三环类抗抑郁药、抗胆碱能药物、抗癫痫药和一些化疗药物都可以在脑干功能完整的情况下减弱或消除这种反应。颅底骨折可能会使骨折侧的反应消失。

(三)角膜反射

应使用无菌棉签仔细评估角膜反射。眨眼需要完整的脑干功能。一定要小心,以免睫毛受到刺激。受累的脑神经有第 V(传入)和第 VII(传出)对脑神经。脑死亡时角膜受到刺激而不会发生眨眼。严重的面部和眼部创伤可影响这项检查。

(四)咽反射和气管反射

在完整的脑干功能中,咽反射和气管反射(咳嗽、呕吐)可以通过使吸痰管从气管插管进入气管并吸引几秒钟而诱发。涉及的脑神经为第 IX(传入)和第 X(传出)对脑神经。咳嗽反射的存在不支持脑死亡的判断。

(五)呼吸暂停试验

呼吸暂停试验通常是临床确定脑死亡的最后一步。有几种技术可以用来进行这项试验。原则上,动脉 CO_2 分压($PaCO_2$)必须升高到至少 60 mmHg 或比患者基线值高 20 mmHg。$PaCO_2$ 的这种相对快速的上升导致脑脊液 pH 的下降,这可由延髓呼吸中枢感受到。当呼吸中枢起作用时,就会产生呼吸动作。在脑死亡的情况下,将不会有呼吸动作。

首先,必须确保患者的核心温度在 35 ℃ 以上,最好是处于正常体温范围。患者必须预充氧,纠正任何血流动力学或电解质异常。预充氧通常需要吸 10 min 的纯氧。在开始测试前,必须进行动脉血气分析,以确保充分的氧合和确定 $PaCO_2$ 基线值。根据 $PaCO_2$ 基线值,可以计算出 $PaCO_2$ 上升到 60 mmHg 所需的呼吸暂停时间。

方法如下:用 60 mmHg 减去测得的 $PaCO_2$ 基线值(Δ_{CO_2})。在呼吸暂停的第 1 min,$PaCO_2$ 会上升大

约 3 mmHg，此后，$PaCO_2$ 上升速率大约为 2 mmHg /min。因此，将 Δ_{CO_2} 除以 2 mmHg/min 将确保有足够的呼吸暂停时间，使 $PaCO_2$ 在呼吸暂停的情况下达到最小值（60 mmHg）。

一旦达到 60 mmHg 所需的时间确定，有以下三种方法可以进行呼吸暂停试验。

（1）将患者从机械通气中脱开，并通过气管插管放置吸氧导管，同时以大约 6 L/min 的速率给氧，这通常会确保呼吸暂停试验所需的氧合。

（2）将机械呼吸机设置为自主呼吸模式，关闭窒息通气备选模式。通过这种方法，患者可以维持低水平的持续气道正压（CPAP）以保持氧合。在这种情况下，可以使用机械呼吸机的监测模式来观察患者有无呼吸动作。

（3）患者脱离机械通气，并连接到 Mapleson D 回路，同时在呼吸回路上放置一个 Wright 呼吸量计。当新鲜氧气流量为 6～10 L/min 时，可以部分关闭 Mapleson D 回路的出气阀，确保有一定的 CPAP，然后观察 Mapleson D 回路和 Wright 呼吸量计的呼吸动作。

无论采用哪种方法，患者都要在计算的时间内暂停机械通气，以获得 Δ_{CO_2} 值。监测脉搏血氧饱和度以确保不发生低氧血症。如出现血氧饱和度降低、血流动力学不稳定或明显的心律失常，需要立即进行机械通气。理想情况下，应该在不稳定状况开始时抽取血气并进行评估。$PaCO_2 \geq 60$ mmHg 表明呼吸暂停试验失败。在没有任何呼吸努力的情况下，$PaCO_2$ 不能达到大于或等于 60 mmHg，说明 CO_2 产生时间不足以达到阈值。在这种情况下，可以在纠正代谢/生理异常后重新进行测试，或直接转入确认性试验。在新的计算时间结束时，可以得到动脉血气分析结果。如果 $PaCO_2 \geq 60$ mmHg，或比基线值高 20 mmHg 以上，且没有呼吸动作，则支持脑死亡判定。

在第二次抽取血气后，患者重新连接呼吸机，如果前一次样本的 $PaCO_2 \geq 60$ mmHg，则通知其家属，检查结果符合脑死亡判定。若患者呼吸暂停试验失败，患者被宣布为临床脑死亡。

呼吸暂停试验的常见并发症是低血压和心律失常。如果由于这些并发症或缺氧而不能充分进行呼吸暂停试验，则需要进行确认性试验，如放射性核素脑血流研究或全脑血管造影。最后，对成人患者进行两次脑死亡检查的必要性和两次检查之间的时间间隔也存在一些争议。有数据显示，不需要观察期，一次检查就足以确定。

五、禁忌证

鉴于供体器官的严重短缺，禁忌证一般应该被视为相对的。所有案例都应与 OPO 协调员一起审查，以确定其捐献适用性。若采取适当的抗感染治疗，则可以成功采集到大量以前被认为不合适的病例，包括脓毒症和细菌性脑膜炎患者。然而，当感染的病因尚未确定时，从这类潜在器官供体那里获取器官有很大风险。有研究表明，从已接受治疗的脑膜炎患者处获取器官并未导致病原微生物的显著传播，也未导致受体器官受损。在一项为期 10 年的回顾性研究中，39 例接受心脏和肺移植的患者接受了来自尸体供体的器官移植。由于没有一例受体死于感染相关原因，因此这种情况不能被确定为禁忌证。供体中常见的微生物有脑膜炎奈瑟菌（53.8%）、肺炎链球菌（41%）、流感嗜血杆菌（5.2%）。重要的是，应在器官提取前开始适当的抗感染治疗，移植后继续抗感染一段时间。同样，Satoi 等人报道称，如果供体和受体接受足够的抗感染治疗，使用细菌性脑膜炎供者的肝进行移植是安全的。本研究 34 例受体中，未见脑膜病原微生物引起的感染性并发症。虽然很难提出建议，但对供体进行 24～48 h 的抗感染治疗和对受体进行 7～10 天的抗感染治疗似乎是足够的。

人类免疫缺陷病毒（human immunodeficiency virus，HIV）感染患者的捐献是绝对的禁忌。然而，偶尔也有一些具有高危社会行为的 HIV 血清阴性患者被考虑允许捐献器官。在这种情况下，应该对医疗记录进行广泛的审查，与患者家属面谈，并与 OPO 积极沟通。HIV 感染高危患者不应绝对排除在捐献者之外；然而，建议将这一信息传达给移植中心，该中心应告知潜在受体接受这种供体器官的益处和风险。

恶性肿瘤患者供体是另一个值得关注的领域，当考虑采集供体器官时需要仔细评估。任何活跃的非中枢神经系统恶性肿瘤都被视为捐献的绝对禁忌证。既往有绒毛膜癌、肺癌、黑色素瘤病史和既往有结肠癌、乳腺癌或肾癌病史的患者同样应该被排除。既往有非黑色素瘤皮肤癌病史的患者和原位癌或恶性程度极低的特定肿瘤患者人群可被视为既往有治愈性肿瘤病史的患者，对于这些病例应与OPO和移植中心进行单独讨论。中枢神经系统恶性肿瘤在潜在器官供体中并不罕见，由于其罕见的转移和低发病率的特点，这类供体器官经常被获取。低级别肿瘤、未开颅、进行过脑室分流术的潜在器官供体比那些有高级别恶性肿瘤、开颅、进行过脑室分流术的潜在器官供体更好。

六、知情同意

获得潜在器官捐献者家属的同意是器官捐献的首要条件。如果个人坚定地通过驾照或捐献卡确定捐献意愿，其他人就必须尊重本人的意愿，并将其视为知情同意的基础。1998年，美国医疗保险和医疗补助服务中心确定了器官捐献过程的几个步骤，要求在死亡即将来临时及时通知OPO人员，以确保家属有机会讨论器官捐献的问题。同样，《联邦参与条件》要求接受过专业培训的个人（称为"指定请求者"）负责提出请求，并要求所有与家属讨论器官捐献的个人必须接受过相应的培训。起初，医生被排除在请求流程之外，只有OPO指定的请求者才能接触家属。随后美国医学会进行了深入的讨论并给出了政策性的建议，"指定请求者"在提出器官捐献请求前与主治医生取得联系，并将主治医生纳入与家属讨论器官捐献的过程。现在，OPO协调员、医生和护士都可以被定义为"指定请求者"，只要他们接受过适当的培训。

家属的具体情况和获取知情同意的方法已被证明对最终捐献决定有重大影响。一般而言，拒绝捐献的家属对护理质量不太满意，对脑死亡的理解程度较低，认为脑死亡的患者可以存活。这些家属认为在请求过程中没有足够的时间思考和隐私没有得到保护，而且请求者对他们的需求不够敏感。相反，同意捐献的家属对脑死亡有更清晰的认识，对整个请求捐献过程和自己的决定更为满意。Siminoff等人评估了请求提出前的各种因素在获取知情同意过程中的作用。这项大型研究调查了11555例脑死亡病例，其中741例潜在器官捐献者的家属请求率为80.4%，最终同意率为47.5%。在最初同意捐献的家属（57.6%）中，80.6%的家属最终也同意捐献，而19.4%的家属最终没有同意捐献；在最初拒绝捐献的家属（25.5%）中，9.4%的家属最终同意捐献，其余90.6%的家属最终没有同意捐献；16.9%的家属在最初的捐献请求中没有做出决定，其中46.5%的家属最终同意捐献，53.5%的家属最终没有同意捐献。与成功获得同意捐献相关的请求前因素包括患者特征、因创伤死亡的年轻男性、家属对捐献的信念、器官捐献的先验知识、有捐献卡、患者本人有捐献意愿、信息充分交流、医疗从业者的态度、详细的讨论。与成功获得同意捐献无关的因素有家庭教育与收入水平、医院环境因素、医疗从业者的一般特征、医疗从业人员对捐献的态度。与捐献相关的决策过程变量包括医疗从业者的正确初始评估、家属提出的捐献问题讨论和与OPO协调员的对话及其时间。与捐献决策过程有负相关关系的变量包括家属对医疗从业者的不良看法、家属在医疗从业者提出请求时感到惊讶或感到被冒犯和做出决定时感到有压力。与获得捐献同意直接相关的因素包括请求前特征（危险比为7.68）、医疗从业者为非医生和OPO协调员的最佳请求模式（危险比为2.96）、OPO相关因素（危险比为3.08）和讨论的主题（危险比为5.22）。

器官捐献请求经历了一个演变过程，从随机或不一致的请求到使用"指定请求者"，再到使用有效请求者，再到目前建议的有效请求过程。美国医学研究所（Institute of Medicine，IOM）建议的请求程序的关键要素包括关注家属，继续富有同情心的护理，承认每个家庭的独特性，并避免照本宣读。决定最适当的请求者和提出请求的时间因人而异，并根据具体情况调整。长期接受重症监护的患者家属经常与特定的医生或护士建立密切的联系，可能愿意接受与他们进行有关器官捐献的讨论。IOM建议，将捐献作为一种机会进行讨论，强调对移植受体的益处和使用对捐献家庭有治愈潜力的语言。更重要的是，建议继续为患者提供高质量的临终关怀，而不受捐献决定的影响。

人们普遍认同将器官捐献请求与宣布脑死亡分离开来处理的脱钩模型。在这个模型中，宣布脑死亡在时间和空间上都与器官捐献请求分离。这为患者家属提供了在同意捐献请求之前理解脑死亡的机会。

虽然脱钩传统上指的是两个事件在时间和空间上的分离，但也有人认为，只有患者家属接受了患者的治疗无效后，才可能会同意捐献。除脱钩过程外，与成功获得捐献同意相关的因素包括在私下提出请求和确保 OPO 协调员的参与。三种因素都存在时的捐献同意率是都不存在时的 2.5 倍。美国医学协会科学事务委员会支持将宣布脑死亡与器官捐献请求分离开来，确保向所有家庭提供捐献机会，而且要在私下进行，并强烈建议 OPO 协调员参与其中，并协调重症监护室的工作。对于那些希望参与请求过程的人，应进行专门培训，并获得"指定请求者"的认证。

七、潜在器官供体的医学管理

血流动力学管理是潜在器官供体管理的基石。标准化和结构化的血流动力学管理可以确保供体的存活，并确保器官处于可能的最佳状态。与所有危重患者的护理类似，医生、护士、呼吸治疗师和 OPO 协调员的协作是最佳管理策略的关键。从转诊过程到知情同意，再到供体管理和器官获取，器官供体的标准化管理已被证明大大增加了可用于移植器官的数量。Rosendale 等人的一项针对标准化的全面医学管理，消除在实验室和诊断研究中的变异，进行标准化呼吸治疗、静脉输液和药物治疗的研究结果显示，每 100 名器官供体增加 10.3% 的器官获取率和每 100 名捐助者增加 3.3% 器官移植成功率。南加州大学的外科创伤组在器官供体管理的标准化方面发挥了重要作用。据报道，积极的供体管理计划显著增加了可用于移植的器官数量。一个擅长潜在器官供体管理的重症护理团队，通过采用肺动脉导管（pulmonary artery catheterization，PAC）、液体复苏和使用血管升压素、预防和治疗与脑死亡相关的并发症，以及在不稳定供体中使用激素替代治疗，导致转诊总人数增加 57%，潜在献血者增加 19%，实际献血者增加 82%。总的来说，这种积极的供体管理导致可用器官获取数量增加了 71%。

尽管 OPO 协调员采用了对潜在器官供体的传统管理模式，但这种管理模式已经向重症医学专家和 OPO 协调员之间合作的方向演变。一项评估重症医学专家领导的潜在器官供体管理的研究表明，该管理模式导致可供移植的器官获取总数显著增加（44% vs. 31%），主要是肺的获取和移植数量显著增加（24% vs. 11%），而心脏和肝的获取和移植数量没有明显的变化。这项研究反映了重症医学专家和 OPO 协调员之间的合作对潜在器官供体的管理能产生巨大影响。

传统的器官供体的管理模式是尽量缩短脑死亡和器官获取之间的时间，因为人们认为长时间的供体管理不利于捐献的器官保持最佳状态和重症监护室的病床达到最大化使用，这些床位本可用于收治有救助希望的患者。然而，这一概念最近受到了质疑，因为不断发表的文献报道称，较长时间的供体管理可能是有益的。在一项脑死亡至器官获取平均时间为 35 h 的回顾性研究中，脑死亡后器官成功获取的比例没有随着供体管理时间的增加而下降。当单独分析各个器官时，随着脑死亡后供体管理时间的延长，获取的心脏和胰腺的状态得到改善，一些器官在脑死亡 60 h 后仍能成功获取。一项针对 100 例器官供体的研究结果显示，供体管理平均时间为 23 h，供体管理超过 20 h 导致更多器官被采集。

明确供体管理目标有助于提高从每个供体获取和移植的器官数量。在 Hagan 的一份研究报道中，6 个 OPO 就有 6 个特定的供体管理目标共识。由此产生了以下管理目标：平均动脉压 > 60 mmHg，中央静脉压 < 10 mmHg，血钠浓度 < 155 mmol/L，pH 为 7.25～7.5，血管升压素用于控制尿崩症，吸入纯氧时 PaO_2 > 300 mmHg。这 6 个供体管理目标至少实现 5 个被认为是达到目标组合。在那些达到目标组合的供体中，每个供体的器官移植数量为 4.87 个，而在那些没有达到目标组合的供体中，每个供体的器官移植数量为 3.19 个。随后的研究设法明确哪些管理目标应被列为更高的优先级别。一项类似的研究定义了 8 个供体管理目标：平均气道压、中心静脉压、pH、PaO_2、血钠浓度、血糖、血管升压素使用和尿量。在整个研究期间，对供体管理目标的依从性显著增加，这与每个供体器官移植整体状况的显著改善有关。作者认为，移植的成功主要与限制使用血管升压素和达到足够的 PaO_2 有关。胸腔器官对供体管理目标最为敏感，因为较高 PaO_2 水平的肺移植患者数量显著增多；平均动脉压、中心静脉压、pH、血钠浓度和尿量对肺移植率影响不大。不是所有的供体管理目标都是必要的，最重要的是减少血管升压素的用量和确保充足的氧合，这应该成为供体管理的重点。使用有创监测和危重症护理管理技术的标准化方法，积极管理潜在心脏供体的方法可导致心脏获取数量显著增多。

所有潜在器官供体都应进行初步的稳定性评估,包括超声心动图检查及平均动脉压、血管活性药物的用量、尿量和左心室射血分数的测量。考虑到与脑死亡相关的显著心肌应激反应,不应在宣布脑死亡后立即进行超声心动图检查,因为这可能提供误导性信息。稳定的初步尝试应包括纠正血压异常、代谢异常和电解质紊乱。所有患者都应进行经胸超声心动图(transthoracic echocardiography,TTE)检查,评估左心室射血分数,排除不适合心脏捐献的结构性异常。自 1988 年首次在潜在器官供体评估中被报道以来,TTE 已被证明是评估心功能的重要工具,特别是在临床事件可能妨碍供体心脏获取的情况下。根据之前临床标准被排除的供体心脏中的 29% 被重新获取并成功移植。在 TTE 评估有困难的情况下,应考虑使用经食管超声心动图(transesophageal echocardiography,TEE)检查。近期研究表明,50% 以上的心脏初始功能异常可以通过积极的供体管理达到移植的标准。在一项对 66 名潜在心脏供体的前瞻性研究中,使用最初的左心室射血分数独立预测最终移植的血流动力学适宜性,结果发现其中近一半供体心脏最初存在左心室收缩功能异常,最终 58% 的供体达到获取心脏时血流动力学稳定的标准。

对于未能达到稳定状态的潜在器官供体,应进行血管内压和心功能的直接测量。传统上,肺动脉导管(PAC)被用于评估心脏内压和心输出量,计算全身血管阻力,并使用测量得到的数据来指导液体复苏和血管活性药物使用。这种方法是由英国剑桥帕普沃斯医院的供体管理项目组开创的。在 Wheeldon 等人的一项具有里程碑意义的研究中,基于以下标准,35% 的潜在器官供体最初被认为是不可接受的:平均动脉压<55 mmHg,中心静脉压>15 mmHg,正性肌力药物支持需求大于 20 μg/(kg·min),肺毛细血管楔压>15 mmHg,左心室做功指数小于 15 g/m²。利用 PAC 的侵入性监测,52 例最初不被接受的供体中有 44 例成功采集器官并移植。作者认为,最初不符合移植接受标准的器官中有 92% 能够实现功能复苏,而心血管功能的优化对所有器官的活力提升都有显著益处。从压力测量推断体积状态的做法受到了质疑。研究者在对评估中心静脉压预测液体治疗反应性的文献进行回顾性分析时发现,中心静脉压和血容量之间的相关性非常差。中心静脉压本身和在快速液体治疗下的中心静脉压改变无法预测血流动力学反应,因此中心静脉压不应用于决定液体管理策略。人们已经提出了其他测量方法来评估危重患者的血管内容量和液体治疗反应性,这些方法同样适用于潜在器官供体的管理。动脉波形衍生变量的动态变化已被证明是准确预测机械通气患者液体治疗反应性的指标,并已应用于潜在器官供体的管理中。

绝大多数潜在器官供体存在血流动力学不稳定的情况。尽管有持续的血管活性药物支持,但仍有 20% 的器官供体存在血流动力学不稳定的情况。大量潜在器官供体在脑死亡后出现低血容量,这可能反映了初始液体复苏的不充分,或继发于炎症反应的第三间隙液体转移。脑死亡前的治疗重点是通过限制液体、应用利尿药或甘露醇来纠正 ICP 增高,这将显著导致血管内容量的减少。高血糖诱导的渗透性利尿、尿崩症或低温引起的利尿效果也可导致容量耗竭。对潜在器官供体的液体复苏应以客观的测量数据和明确的终点为指导。生理盐水在传统上被用作容量复苏的首选液体,以达到前面描述的中心静脉压终点或减弱由脉搏压力变异度体现的前负荷反应性。尿崩症在潜在器官供体中很常见,易导致高钠血症。在实现血管内容量补充后,可以过渡到低渗溶液,以确保纠正血钠浓度异常。血钠浓度>155 mmol/L 对肝移植有不利影响,移植物功能丧失和代谢异常的发生率更高。与血钠浓度<155 mmol/L 的供体相比,血钠浓度>155 mmol/L 的供体移植后发生肾衰竭的概率更高。同样地,输注大量含葡萄糖的低渗溶液(常用于治疗尿崩症)可能导致高血糖、渗透性利尿和高血糖介导的免疫功能障碍。与其他危重护理方案类似,使用胶体溶液进行液体复苏仍存在争议。早期的研究表明,使用胶体溶液可能有助于减少血管外肺水,并导致肺获取率的增加。

有关液体复苏在潜在器官供体上的实施有不同的意见。据报道,过度液体复苏导致血管外肺水的增加是肺获取失败的最大原因。在一项对肺获取率为 17.1% 的潜在器官供体的研究中,31% 的供体出现了进行性肺功能障碍,这些供体有显著高于 7000 mL 的体液正平衡。传统上,一直强调过度水化以最大限度地发挥肾功能。对过度水化的强调源自受体肾移植手术期间的大量文献,这些文献强调了使用晶体溶液维持显著的液体正平衡,对肾移植早期肾功能的影响。当术中中心静脉压维持在 15 mmHg,在肾缺血的 48 min 内 3 L 液体以平均 48.3 mL/min 的速率输注时,早期移植物功能障碍被最小化。早期的供体管理文献表明,在离体前 1 h 内尿量>100 mL/h,与受体移植后肾功能改善有关。根据这些研究和其他多项研究,人们一直强调膈下器官的最大水化作用,这与限制性液体复苏方法形成了对比,后者被认为可以提高肺获取率。一项回顾性研究试图评估限制性液体平衡的影响,侧重于增加肺获取率和评估肾移植后肾功能。作者报道,负的或相等的液体平衡和中心静脉压≤6 mmHg 对移植后肾功能或移植后肾功能延迟障碍没有影响,限制性的液体复苏方法(重点是在中心静脉压≤6 mmHg 的情况下)增加肺获取率,避免了容量超负荷,弱化了神经源性肺水肿的影响,但对移植后肾存活率或移植后肾功能延迟障碍均无不良影响。总之,液体复苏应以客观测量和明确的终点为指导,类似于用于其他危重患者的管理模式。先前的策略集中于积极的过度水化以增强肾灌注,但这种策略已被证明会危害肺功能和降低肺获取率。中度或限制性液体复苏策略适用于增加肺获取率和肾功能维持,这类似于用于其他危重患者的管理模式。

在未能达到稳定状态和确定终点的患者中,血管升压素通常是维持灌注压力的必需药物,并且在大多数潜在器官供体中使用。当使用时,血管升压素剂量和治疗终点应明确。一旦进行了充分的血管内容量复苏,血管活性药物的选择取决于潜在器官供体的主要生理异常。对于主要有心肌功能障碍和血流不足的患者,除足够的容量复苏外,仍应使用多巴酚丁胺进行肌力支持。对于血流动力学不稳定以血管舒张为主的潜在器官供体,应使用血管升压素来维持平均动脉压,并确保充分的灌注压力梯度。传统上,肾上腺素或去甲肾上腺素等 α 受体激动剂用于维持血管张力,以应对脑死亡引起的血管扩张。然而,近期的研究结果建议,使用血管升压素作为一线药物来维持血管张力。在一项针对潜在器官供体的大型随机前瞻性对照试验中,从去甲肾上腺素过渡到血管升压素的转变与心输出量显著增加和全身血管阻力下降相关。因此,对于血流动力学不稳定以血管舒张为主的潜在器官供体,血管升压素开始取代去甲肾上腺素和肾上腺素。在血流动力学不稳定的情况下使用小剂量多巴胺(4 μg/(kg·min))与肾移植后透析需求的减少相关。类似地,一篇关于使用多巴胺预处理供体对移植心脏存活影响的综述显示,供体使用多巴胺与受体移植 3 年后生存率的改善相关(87% vs.67.8%),接受多巴胺预处理的移植器官需要血液滤过的数量较少(21.7% vs.40.4%),而使用小剂量多巴胺治疗潜在脑死亡供体不会损害其心脏,且能改善受体的临床进程。

脑死亡时下丘脑-垂体轴的缺血性损伤导致甲状腺激素和肾上腺激素缺失,这一改变可导致供体不稳定。垂体前叶和后叶在血供、神经支配和激素产生方面有明显的差异。没有特定的动脉直接供血给垂体前叶,它通过下丘脑的引流来接受血液供应。从下丘脑流出的血液进入门脉系统,门脉系统覆盖垂体前叶。垂体后叶的血供来自垂体下动脉,与下丘脑的连接主要是神经元。下丘脑和垂体区域的血供严重受损,导致内分泌障碍,出现甲状腺激素分泌低下状态和肾上腺功能不全的生理结果。有大量动物研究数据和人类研究支持针对一种严重的甲状腺/肾上腺衰竭状态,补充外源性激素可显著改善血流动力学不稳定和移植适宜性的观点。在最初 HRT 研究中(替代激素由甲状腺激素、糖皮质激素和胰岛素组成),器官供体稳定性得到了显著改善,从而显著改善了移植适宜性,减少了对血管活性药物支持的需求,并显著改善了心功能。对脑死亡供体的大量回顾性研究报道称,使用类固醇和血管升压素以及三碘甲腺原氨酸或甲状腺素可使受体显著获益。在接受 HRT 的潜在器官供体中,获取的器官数量明显多于未接受 HRT 的潜在供体,获取的器官数量增加了 23%。然而,并非所有文献支持对所有供体常规使用甲状腺激素。因此,在潜在器官供体管理中使用 HRT 仍然存在争议,这种疗法可考虑用于血流动力学不稳定的供体。

与脑死亡的心血管反应类似,人们日益认识到脑死亡对肺产生的影响。肺获取率通常低于 20%,以优化肺功能为重点的潜在器官供体管理具有重要意义。整体获取率不高可能是由多种因素造成的,包括致死性脑死亡事件(包括吸入性肺炎、肺挫伤、休克和复苏)和机械通气的并发症(包括肺不张、气压损伤和氧中毒)。与脑死亡相关的应激损伤造成神经源性肺水肿,由于儿茶酚胺激增,全身血管阻力显著升高,从而导致左心房血压升高,并伴随毛细血管内皮的结构性损伤,正在进行的液体复苏会增加血管外肺水的产生,这与胸片显示出的改变和肺功能恶化相关,这些变化降低了肺获取率。Fisher 等人评估了供体的炎症反应对受体的影响,发现供体的白细胞介素-8 水平与移植物氧合损伤的程度、早期移植物功能障碍程度和早期受体的死亡率相关。Avlonitis 等人提出,在供体管理期间,静水压力和炎症反应的联合作用会危及肺功能,炎症反应来源于脑死亡前与脑死亡缺血再灌注损伤相关的事件。

理想的肺获取的标准如下:在移植的早期阶段,$PaO_2/FiO_2 > 300$ mmHg,一个清晰的胸片,呼气末正压(PEEP)≤ 5 cmH$_2$O,不到 55 岁,无严重吸烟史,无明显的胸部创伤、肺部分泌物和吸入性分泌物。但是,这些被认为过于严格的标准已经放宽。对潜在器官供体的大量尸检发现,47% 的潜在器官供体被认为适合肺获取,但最终没有被获取。这些供体有明显的肺部疾病,25% 有支气管肺炎;而在那些被认为不适合肺获取的潜在器官供体中,只有 15% 有轻微的肺异常。同样地,对被拒绝肺移植的潜在器官供体的尸检显示,被拒绝肺中的 41% 可能适合移植。在对被拒绝肺进行的病例对照研究中,83% 的肺无水肿或仅有轻度水肿,74% 肺泡液清除完整,62% 肺细胞病理正常或仅轻度异常。同样地,Fisher 等人指出,传统的标准不能很好地鉴别肺损伤和感染,这导致排除了潜在可用的肺。利用支气管肺泡灌洗取样测量炎症介质来评估肺的可用性与根据临床标准判断没有差异。

传统上,呼吸机管理并不是优化肺功能的最好选择,聚焦于优化供体肺的研究报道了肺获取率的显著提高。一项关于肺供体管理的研究显示,抗生素治疗、严格的液体管理、物理治疗、支气管镜检查和肺灌洗,以及呼吸机参数改变被报道可显著增加肺获取率。在一项研究中,初始 $PaO_2/FiO_2 < 300$ mmHg 的人群中,31% 的患者明显不适合接受积极的供体管理,其余 69% 的患者接受了积极的供体管理,包括机械通气操作、PEEP 调整和支气管镜检查。接受积极供体管理的患者中,有 49% 的患者 $PaO_2/FiO_2 > 300$ mmHg,最终移植成功,其结果与最初的 PaO_2/FiO_2 可接受的患者难以区分。圣安东尼奥肺移植供体管理方案认为供肺管理计划的实施将增加肺获取率,而不会对肺移植受体的总体生存率产生不利影响。液体管理侧重于减少晶体溶液和利尿药的使用,以保持中性或负的液体平衡。为降低误吸风险,将床头抬高 30°,并将气管内球囊充气至 25 cmH$_2$O。所有患者均行支气管肺泡灌洗镜检查,评估胸片浸润面积。尽管低质量供体在试验期间占供体总数的 76%,但试验前与试验后相比,实际肺供体的数量显著增加(98 vs.38),肺移植的数量显著增加(121 vs.53)。一个积极的肺供体管理方案显著增加了肺供体的数量和移植手术数量,而不影响肺功能、住院时间或受体的生存率。

尽管重症监护室已经对急性肺损伤患者采取了肺保护策略,但传统的供体管理策略采用了相对较高的潮气量,以尽量减少肺不张和改善气体交换。过度通气很可能改善了传统的胸部 X 线检查结果,然而,这些传统概念在最近一项随机对照试验中受到了质疑,该试验比较了传统呼吸机策略(潮气量为 10~12 mL/kg,PEEP 维持在 3~5 cmH$_2$O,开放吸引)和保护性通气策略(将呼吸机断开到潮气量为 6~8 mL/kg,PEEP 维持在 8~10 cmH$_2$O),使用持续气道正压进行呼吸暂停试验。在传统呼吸机策略组中,只有 54% 的潜在器官供体在观察 6 h 后符合肺获取标准,而在保护性通气策略组中这一比例达到 95%。在传统呼吸机策略组中,肺获取率为 27%;而在保护性通气策略组中,这一比例为 54%。在接受这两种肺移植的患者中,6 个月的存活率没有差异。与来自急性肺损伤患者的数据相似,传统呼吸机策略组患者的炎症介质水平明显高于保护性通气策略组。该研究强烈提示过度通气对肺功能有不良影响,影响肺供体的合格性,应采用类似于急性肺损伤患者的保护性通气策略。与支持积极供体心脏管理的证据类似,积极的肺供体管理方案将促进更高水平的肺供体采集,在初始评估时不应拒绝任何供体的肺。在进行积极的肺供体管理的同时,需要对其适用性进行持续的评估。

血流动力学管理是潜在器官供体管理的基础,这需要使用前面描述的供体管理目标进行持续的血流动力学监测。尽管数据有限,但有推测认为,储存的肝糖原可能在脑死亡期间耗尽,而肠内营养支持可能在移植后调节器官功能中发挥重要作用。在没有禁忌证的情况下,应继续肠内营养并仔细跟踪血糖浓度。肝脏对高钠血症较敏感,血钠浓度应校正到低于 155 mmol/L。尿崩症是垂体被破坏后血管升压素缺乏的脑死亡后常见并发症,血管升压素缺乏可导致多种供体管理问题,包括高渗、电解质紊乱和血管内容量耗竭。将尿崩症与甘露醇诱导的渗透性利尿进行鉴别是很重要的。尿崩症通常与血钠浓度 >

150 mmol/L、血浆渗透压升高、尿量超过 300 mL/h、尿渗透压小于 200 mOsm/L 并伴有正常的血浆渗透压间隙有关。尿崩症应使用低渗溶液治疗，经常使用 5% 葡萄糖溶液来匹配每毫升的尿量。如果尿量超过 200 mL/h，可以使用醋酸去氨加压素（DDAVP）或精氨酸加压素。血管升压素作用于三种受体：平滑肌的 V_1 受体负责血管升压作用，位于肾脏的 V_2 受体促进抗利尿作用，垂体的 V_3 受体调节促肾上腺皮质激素释放激素（corticotropin releasing hormone，CRH）的分泌。精氨酸加压素具有抗利尿和升压作用，而 DDAVP 与 V_2 受体有更高的亲和力，因此具有显著的抗利尿作用。在临床上，给予 $1\sim4$ μg DDAVP 静脉注射，并密切监测尿渗透压、尿量、血钠浓度。随后的剂量取决于治疗反应。在低血压情况下，精氨酸加压素的剂量为 0.01~0.04 IU/min。潜在器官供体常有高血糖，经常需要使用胰岛素来控制血糖。高血糖被认为会损害器官功能。因此，高血糖的治疗应与危重症治疗相似。凝血异常在潜在器官供体中是常见的，在供体管理过程中，持续的凝血功能和血红蛋白评估是必要的（输血阈值定为血红蛋白 = 8 mg/dL），并纠正异常的凝血参数。垂体损伤易导致体温调节功能障碍，因此需进行常规监测，必要时提供温热液体，因为低温可进一步损害凝血功能并易导致心律失常。

参 考 文 献

［1］ 国家卫生和计划生育委员会脑损伤质控评价中心. 脑死亡判定标准与技术规范（成人质控版）[J]. 中华神经科杂志，2013，46(9)：637-640.

［2］ 国家卫生和计划生育委员会脑损伤质控评价中心. 脑死亡判定标准与技术规范（儿童质控版）[J]. 中华儿科杂志，2014，52(10)：756-759.

［3］ A definition of irreversible coma. Report of the Ad Hoc Committee of the Harvard Medical School to examine the definition of brain death[J]. JAMA，1968，205(6)：337-340.

［4］ Angel L F，Levine D J，Restrepo M I，et al. Impact of a lung transplantation donor-management protocol on lung donation and recipient outcomes[J]. Am J Respir Crit Care Med，2006，174(6)：710-716.

［5］ Avlonitis V S，Wigfield C H，Golledge H D，et al. Early hemodynamic injury during donor brain death determines the severity of primary graft dysfunction after lung transplantation[J]. Am J Transplant，2007，7(1)：83-90.

［6］ Avlonitis V S，Wigfield C H，Kirby J A，et al. The hemodynamic mechanisms of lung injury and systemic inflammatory response following brain death in the transplant donor[J]. Am J Transplant，2005，5(4 Pt 1)：684-693.

［7］ Bahrami T，Vohra H A，Shaikhrezai K，et al. Intrathoracic organ transplantation from donors with meningitis：a single-center 20-year experience[J]. Ann Thorac Surg，2008，86(5)：1554-1556.

［8］ Banki N M，Zaroff J G. Neurogenic cardiac injury[J]. Curr Treat Options Cardiovasc Med，2003，5(6)：451-458.

［9］ Banki N M，Kopelnik A，Dae M W，et al. Acute neurocardiogenic injury after subarachnoid hemorrhage[J]. Circulation，2005，112(21)：3314-3319.

［10］ Benck U，Hoeger S，Brinkkoetter P T，et al. Effects of donor pre-treatment with dopamine on survival after heart transplantation：a cohort study of heart transplant recipients nested in a randomized controlled multicenter trial[J]. J Am Coll Cardiol，2011，58(17)：1768-1777.

［11］ Birks E J，Burton P B，Owen V，et al. Elevated tumor necrosis factor-alpha and interleukin-6 in myocardium and serum of malfunctioning donor hearts[J]. Circulation，2000，102(19 Suppl 3)：Ⅲ352-Ⅲ358.

［12］ Bittner H B，Chen E P，Milano C A，et al. Myocardial beta-adrenergic receptor function and high-energy phosphates in brain death-related cardiac dysfunction[J]. Circulation,1995,92(9 Suppl)：Ⅱ472-Ⅱ478.

[13] Christmas A B,Bogart T A,Etson K E,et al. The reward is worth the wait：a prospective analysis of 100 consecutive organ donors[J]. Am Surg,2012,78(3):296-299.

[14] Cooper D K,Novitzky D,Wicomb W N. The pathophysiological effects of brain death on potential donor organs,with particular reference to the heart[J]. Ann R Coll Surg Engl,1989,71(4):261-266.

[15] Criteria for the diagnosis of brain stem death. Review by a working group convened by the Royal College of Physicians and endorsed by the Conference of Medical Royal Colleges and their Faculties in the United Kingdom[J]. J R Coll Physicians Lond,1995,29(5):381-382.

[16] D'Amico T A,Meyers C H,Koutlas T C,et al. Desensitization of myocardial beta-adrenergic receptors and deterioration of left ventricular function after brain death[J]. J Thorac Cardiovasc Surg,1995,110(3):746-751.

[17] Diagnosis of brain death. Statement issued by the honorary secretary of the Conference of Medical Royal Colleges and their Faculties in the United Kingdom on 11 October 1976[J]. Br Med J,1976,2(6045):1187-1188.

[18] Finfer S,Bohn D,Colpitts D,et al. Intensive care management of paediatric organ donors and its effect on post-transplant organ function[J]. Intensive Care Med,1996,22(12):1424-1432.

[19] Fisher A J,Donnelly S C,Hirani N,et al. Elevated levels of interleukin-8 in donor lungs is associated with early graft failure after lung transplantation[J]. Am J Respir Crit Care Med,2001,163(1):259-265.

[20] Fisher A J,Donnelly S C,Pritchard G,et al. Objective assessment of criteria for selection of donor lungs suitable for transplantation[J]. Thorax,2004,59(5):434-437.

[21] Follette D,Rudich S,Bonacci C,et al. Importance of an aggressive multidisciplinary management approach to optimize lung donor procurement[J]. Transplant Proc,1999,31(1-2):169-170.

[22] Franklin G A,Santos A P,Smith J W,et al. Optimization of donor management goals yields increased organ use[J]. Am Surg,2010,76(6):587-594.

[23] Gabbay E,Williams T J,Griffiths A P,et al. Maximizing the utilization of donor organs offered for lung transplantation[J]. Am J Respir Crit Care Med,1999,160(1):265-271.

[24] Garrison R N,Bentley F R,Raque G H,et al. There is an answer to the shortage of organ donors[J]. Surg Gynecol Obstet,1991,173(5):391-396.

[25] Gilbert E M,Krueger S K,Murray J L,et al. Echocardiographic evaluation of potential cardiac transplant donors[J]. J Thorac Cardiovasc Surg,1988,95(6):1003-1007.

[26] Gortmaker S L,Beasley C L,Sheehy E,et al. Improving the request process to increase family consent for organ donation[J]. J Transpl Coord,1998,8(4):210-217.

[27] Gramm H J,Meinhold H,Bickel U,et al. Acute endocrine failure after brain death? [J]. Transplantation,1992,54(5):851-857.

[28] Howlett T A,Keogh A M,Perry L,et al. Anterior and posterior pituitary function in brain-stem-dead donors. A possible role for hormonal replacement therapy[J]. Transplantation,1989,47(5):828-834.

[29] Inaba K,Branco B C,Lam L,et al. Organ donation and time to procurement：late is not too late[J]. J Trauma,2010,68(6):1362-1366.

[30] Kopelnik A,Zaroff J G. Neurocardiogenic injury in neurovascular disorders[J]. Crit Care Clin,

2006,22(4):733-752;abstract Ⅸ-Ⅹ.

[31] Lopez-Navidad A,Domingo P,Caballero F,et al. Successful transplantation of organs retrieved from donors with bacterial meningitis[J]. Transplantation,1997,64(2):365-368.

[32] Lucas B A,Vaughn W K,Spees E K,et al. Identification of donor factors predisposing to high discard rates of cadaver kidneys and increased graft loss within one year posttransplantation— SEOPF 1977-1982[J]. Transplantation,1987,43(2):253-258.

[33] Lutz-Dettinger N,de Jaeger A,Kerremans I. Care of the potential pediatric organ donor[J]. Pediatr Clin North Am,2001,48(3):715-749.

[34] Marik P E,Cavallazzi R,Vasu T,et al. Dynamic changes in arterial waveform derived variables and fluid responsiveness in mechanically ventilated patients:a systematic review of the literature [J]. Crit Care Med,2009,37(9):2642-2647.

[35] Marik P E,Baram M,Vahid B. Does central venous pressure predict fluid responsiveness? A systematic review of the literature and the tale of seven mares[J]. Chest,2008,134(1):172-178.

[36] Mascia L,Pasero D,Slutsky A S,et al. Effect of a lung protective strategy for organ donors on eligibility and availability of lungs for transplantation:a randomized controlled trial[J]. JAMA, 2010,304(23):2620-2627.

[37] Mehra M R,Uber P A,Ventura H O,et al. The impact of mode of donor brain death on cardiac allograft vasculopathy:an intravascular ultrasound study[J]. J Am Coll Cardiol,2004,43(5):806-810.

[38] Miñambres E,Rodrigo E,Ballesteros M A,et al. Impact of restrictive fluid balance focused to increase lung procurement on renal function after kidney transplantation[J]. Nephrol Dial Transplant,2010,25(7):2352-2356.

[39] Mollaret P,Goulon M. The depassed coma (preliminary memoir)[J]. Rev Neurol (Paris),1959, 101:3-15.

[40] Murugan R,Venkataraman R,Wahed A S,et al. Preload responsiveness is associated with increased interleukin-6 and lower organ yield from brain-dead donors[J]. Crit Care Med,2009,37 (8):2387-2393.

[41] Novitzky D,Cooper D K,Reichart B. Hemodynamic and metabolic responses to hormonal therapy in brain-dead potential organ donors[J]. Transplantation,1987,43(6):852-854.

[42] Novitzky D. Donor management:state of the art[J]. Transplant Proc,1997,29(8):3773-3775.

[43] Novitzky D,Cooper D K,Morrell D,et al. Change from aerobic to anaerobic metabolism after brain death,and reversal following triiodothyronine therapy[J]. Transplantation,1988,45(1):32-36.

[44] Power B M,Van Heerden P V. The physiological changes associated with brain death-current concepts and implications for treatment of the brain dead organ donor[J]. Anaesth Intensive Care,1995,23(1):26-36.

[45] Powner D J,Hernandez M. A review of thyroid hormone administration during adult donor care [J]. Prog Transplant,2005,15(3):202-207.

[46] Powner D J,Boccalandro C,Alp M S,et al. Endocrine failure after traumatic brain injury in adults [J]. Neurocrit Care,2006,5(1):61-70.

[47] Powner D J,Hendrich A,Lagler R G,et al. Hormonal changes in brain dead patients[J]. Crit Care Med,1990,18(7):702-708.

[48] Practice parameters for determining brain death in adults (summary statement). The Quality

Standards Subcommittee of the American Academy of Neurology[J]. Neurology,1995,45(5): 1012-1014.

[49] Rosendale J D,Kauffman H M,McBride M A,et al. Aggressive pharmacologic donor management results in more transplanted organs[J]. Transplantation,2003,75(4):482-487.

[50] Rosendale J D,Chabalewski F L,McBride M A,et al. Increased transplanted organs from the use of a standardized donor management protocol[J]. Am J Transplant,2002,2(8):761-768.

[51] Salim A,Velmahos G C,Brown C,et al. Aggressive organ donor management significantly increases the number of organs available for transplantation[J]. J Trauma,2005,58(5):991-994.

[52] Satoi S,Bramhall S R,Solomon M,et al. The use of liver grafts from donors with bacterial meningitis[J]. Transplantation,2001,72(6):1108-1113.

[53] Schneider H J,Kreitschmann-Andermahr I,Ghigo E,et al. Hypothalamopituitary dysfunction following traumatic brain injury and aneurysmal subarachnoid hemorrhage:a systematic review [J]. JAMA,2007,298(12):1429-1438.

[54] Schnuelle P,Berger S,de Boer J,et al. Effects of catecholamine application to brain-dead donors on graft survival in solid organ transplantation[J]. Transplantation,2001,72(3):455-463.

[55] Schnuelle P,Gottmann U,Hoeger S,et al. Effects of donor pretreatment with dopamine on graft function after kidney transplantation:a randomized controlled trial[J]. JAMA,2009,302(10): 1067-1075.

[56] Shemie S D,Ross H,Pagliarello J,et al. Organ donor management in Canada:recommendations of the forum on Medical Management to Optimize Donor Organ Potential[J]. CMAJ,2006,174(6): S13-S32.

[57] Shivalkar B,Van Loon J,Wieland W,et al. Variable effects of explosive or gradual increase of intracranial pressure on myocardial structure and function[J]. Circulation,1993,87(1):230-239.

[58] Siminoff L A,Gordon N,Hewlett J,et al. Factors influencing families' consent for donation of solid organs for transplantation[J]. JAMA,2001,286(1):71-77.

[59] Siminoff L A,Lawrence R H,Zhang A. Decoupling:what is it and does it really help increase consent to organ donation? [J]. Prog Transplant,2002,12(1):52-60.

[60] Singer P,Cohen J,Cynober L. Effect of nutritional state of brain-dead organ donor on transplantation[J]. Nutrition,2001,17(11-12):948-952.

[61] Szabo G,Buhmann V,Bahrle S,et al. Brain death impairs coronary endothelial function[J]. Transplantation,2002,73(11):1846-1848.

[62] Szabó G,Hackert T,Buhmann V,et al. Downregulation of myocardial contractility via intact ventriculo-arterial coupling in the brain dead organ donor[J]. Eur J Cardiothorac Surg,2001,20 (1):170-176.

[63] Szabó G,Hackert T,Buhmann V,et al. Myocardial performance after brain death:studies in isolated hearts[J]. Ann Transplant,2000,5(4):45-50.

[64] Totsuka E,Dodson F,Urakami A,et al. Influence of high donor serum sodium levels on early postoperative graft function in human liver transplantation:effect of correction of donor hypernatremia[J]. Liver Transpl Surg,1999,5(5):421-428.

[65] Tung P,Kopelnik A,Banki N,et al. Predictors of neurocardiogenic injury after subarachnoid hemorrhage[J]. Stroke,2004,35(2):548-551.

[66] Venkateswaran R V,Townend J N,Wilson I C,et al. Echocardiography in the potential heart donor[J]. Transplantation,2010,89(7):894-901.

［67］ Venkateswaran R V，Steeds R P，Quinn D W，et al. The haemodynamic effects of adjunctive hormone therapy in potential heart donors：a prospective randomized double-blind factorially designed controlled trial［J］. Eur Heart J，2009，30(14)：1771-1780.

［68］ Venkateswaran R V，Dronavalli V，Lambert P A，et al. The proinflammatory environment in potential heart and lung donors：prevalence and impact of donor management and hormonal therapy［J］. Transplantation，2009，88(4)：582-588.

［69］ Ware L B，Wang Y，Fang X，et al. Assessment of lungs rejected for transplantation and implications for donor selection［J］. Lancet，2002，360(9333)：619-620.

［70］ Weiss S，Kotsch K，Francuski M，et al. Brain death activates donor organs and is associated with a worse I/R injury after liver transplantation［J］. Am J Transplant，2007，7(6)：1584-1593.

［71］ Wheeldon D R，Potter C D，Oduro A，et al. Transforming the "unacceptable" donor：outcomes from the adoption of a standardized donor management technique［J］. J Heart Lung Transplant，1995，14(4)：734-742.

［72］ Wijdicks E F，Varelas P N，Gronseth G S，et al. Evidence-based guideline update：determining brain death in adults：report of the Quality Standards Subcommittee of the American Academy of Neurology［J］. Neurology，2010，74(23)：1911-1918.

［73］ Williams M A，Lipsett P A，Rushton C H，et al. The physician's role in discussing organ donation with families［J］. Crit Care Med，2003，31(5)：1568-1573.

［74］ Yeh T Jr，Wechsler A S，Graham L J，et al. Acute brain death alters left ventricular myocardial gene expression［J］. J Thorac Cardiovasc Surg，1999，117(2)：365-374.

［75］ Yoshioka T，Sugimoto H，Uenishi M，et al. Prolonged hemodynamic maintenance by the combined administration of vasopressin and epinephrine in brain death：a clinical study［J］. Neurosurgery，1986，18(5)：565-567.

（王柯）

第四十二章　神经重症患者的医学法律问题

第一节　神经重症患者的知情同意

近年来,临床决策已经由过分强调自主性转向患者和医疗保健提供者共同参与的更平衡的方法,这一概念被称为"共同决策"。为了得到法律和伦理认可,需要向患者充分提供信息,且患者个人必须有能力理解并做出决定,该决定需要不受胁迫,即自愿。预先指示制度认为患者在失去自主决策能力时,可遵循其之前陈述的自主意愿,让患者有效行使知情同意权和自主决策权。伦理学家、护理人员和法律系统建议,替代决策的标准应包括替代判断和最佳利益。患者自主权具有重要地位,但必须认识到,自主权在很大程度上是一个西方概念,它可能在其他文化环境中受到质疑和挑战。

一、概述

医疗环境中的知情同意在过去 50 年中不断发展。在此之前,大多数重大的临床决策只是由医生做出,因为社会认为,医生不仅拥有代表患者做出临床决策所需的详细技术知识,而且他们还受到医疗道德这一压倒一切的原则指导。这种家长式的模式有几个好处,医生试图做出最有利的决定,使患者和他们的家庭免于承受由这些困难的选择带来的情感负担。这种家长式作风强调的是仁爱,而排斥其他原则,尤其是自主决策。到 20 世纪 80 年代中期,家长式医生的概念被卫生保健法和伦理学的发展所抛弃,这些发展伴随着知情同意学说的兴起。该学说旨在促进和尊重患者的自主权。除自主的这种内在价值之外,知情同意的工具价值也源于医生很难确定什么符合患者的最佳利益,也很难避免基于无意识的偏见做出决定。因此,在 20 世纪后期,临床决策从家长式转向了患者自主制。许多医生开始为他们的患者充当公正的代理人,拒绝提供任何建议,因为他们努力避免对患者及其家属施加他们认为不适当的影响。这种过分强调自主权让患者及其家属感到他们必须自己做出决定。然而,近年来,临床决策已经开始从绝对自主转向更平衡的方法,即患者和医疗保健提供者共同参与,此概念被称为"共同决策"。

二、知情同意要素

一般来说,为了得到法律和伦理认可,个人的同意必须建立在医生充分告知的前提下(即信息的充分提供),个人必须有能力理解事实信息,了解自己所处的情况,并据此做出决定,决定必须不受胁迫(即自愿)。理解、领悟和决策能力的结合被称为"competence",也被称为"capacity",这两个词可以互换使用。

如果患者要做出反映自己价值观和偏好的决策,必须有足够的信息,医生在这一过程中作为教育者起着关键作用。因此,医生有充分披露拟定的治疗信息(如治疗或干预的原理、风险和获益、实施干预的人员和替代治疗方案)的基本义务,以便患者充分了解并参与共同决策。如果医生在与患者沟通时未能做到"尽职",患者将基于不完整的或者错误的信息做出决策,这可能导致患者做出不必要的假设。此外,医生不仅要告诉患者拟定的程序或治疗,以及其风险和获益,还必须以患者能够理解的方式进行沟通,包括必要时求助语言翻译人员,避免使用医学术语。医生还必须询问患者问题,以确保他们对治疗方案有更深入的了解,而不仅是让患者机械地重复信息。

关于患者需要多少信息存在争论,医生可能会发现很难在太多和太少的信息之间取得平衡。传达每一个细节既不可能也不现实。这一领域的大多数伦理文献和法律都提出了以下三个标准之一。

(1)主观医生标准:医生向患者披露信息的多少取决于社会上大多数医生会向患者披露有关治疗的

信息的多少。该标准允许医生决定哪些信息是适合披露的。然而，令人担忧的是，典型情况下医生告诉患者的信息很少。这一标准通常也被认为与知情同意的目标不一致，因为它的重点在医生，而忽视了患者需要知道什么。

（2）理性患者标准：医生需要根据一般患者需要知道的信息来承担告知的义务。这一标准的重点是考虑患者需要知道什么，以便考虑需要做出何种决定。

（3）主观标准：医生要根据特定患者需要了解和理解的信息进行取舍，以做出明智的决定。这一标准在实践中是最具挑战性的，因为它需要为每个患者量身定制信息披露方案。

理性患者标准似乎是最实用和可实现的，但实践应以当地的法律解释和专业标准为指导。

三、决策能力

为了做到有效的知情同意，患者必须具备以下能力才能做出决定：理解事实信息的能力，领悟自身的处境及其后果的能力，根据自身的潜在价值理性地推理信息的能力，以及做出选择的能力。

理解：一旦提供的信息被认为是充分的，医生必须确保患者了解基本的事实信息。评估理解的一个有用的技巧是要求患者总结刚才所说的内容，并根据需要进行纠正。

领悟：除了了解基本的事实信息，患者还必须对他们面临的选择的性质和意义有一定的认识。领悟是指对疾病的最高程度的理解，不仅仅是了解疾病的医学细节和治疗方法。患者必须认识到这是他们自己的选择，他们的生命、价值和未来的生命都处于危险之中。从本质上讲，患者需要对给定决定表现出所谓的"洞察力"。

推理：患者必须具备理性处理信息的能力，权衡风险和利益，权衡接受或不接受推荐的治疗的利弊，并评估潜在的后果。通常情况下，让患者陈述他们做出决定的原因可以作为了解他们推理过程的"窗口"。

选择：患者必须能够做出决定或选择。除非患者的选择能够以某种明确的方式表达给其他人，否则就不可能知道他们的意图。这种情况不能忽视，因为一些患者可能会推迟做出决定或授权他人为他们做出决定。

有效的知情同意要求患者的决定不受控制。医院本身可能是一种微妙或隐蔽的胁迫，患者会有"如果他们不遵循医生的建议，他们可能在未来以某种方式得不到治疗"的恐惧，这种恐惧或合理或不合理，但患者可能觉得他们别无选择，只能同意"他们的"医生"推荐"的治疗方法。此外，家属可能会对患者施加相当大的压力。

四、知情同意和同意的能力

重症患者的决策能力可能下降。研究表明，由于许多因素，包括存在谵妄、基础疾病或使用镇静药物和镇痛药物，急性疾病患者的决策能力可能存在局限性。这些因素的存在并不一定意味着无法提供有效的知情同意。事实上，获得重症患者知情同意时可能发生两种类型的错误。一种错误是未向有决策能力的患者提供足够信息使其知情同意而剥夺此类患者的自主选择权利，另一种错误是向缺乏决策能力的患者提供足够信息使其知情同意而自行做出决策。为了尽量减少这些错误，医生评估其患者的决策能力是至关重要的。

目前尚无普遍认可的关于重症患者决策能力评估的策略。医生可以尝试在临床就诊期间通过定期沟通来衡量患者做出治疗相关决策的能力。这种非正式的能力评估内容包括使用探索性问题来评估患者理解事实信息的能力、患者对自己情况的评价能力以及患者在做出决定之前操纵和权衡信息的能力。通常，医生依靠"专家"（如精神病学家）来评估患者的决策能力。无论谁做能力评估，都必须认识到和接受这种评估具有固有的主观性质的事实。此外还有一个问题，即患者做出决定需要多大的理解力和决策能力；在宣布患者缺乏能力之前，患者的决策能力必须真的有诸多不足。对此并没有单一的选择标准，而是提出了一个滑动量表概念。换言之，如果一项决定（例如，拒绝呼吸机支持）严重损害患者利益，那么就更需要确定患者是否具有必要的能力进行决策。然而,如果患者利益几乎没有受到威胁,那就只需要较低的决策能力。这个滑动量表的概念解释了为什么患者拒绝治疗建议需要更高的决策能力,而接受治疗建议只需要更低的决策能力。如果一个患者存在致命性的急性疾病,可选择的治疗方案有效、低风险且基本无替代方案,那么医生可以允许一个只有低决策能力的患者做出接受治疗建议的决定。也就是说,只要患者知道发生了什么,同意这种治疗的行为就被认为是知情同意。定向力正常或清醒即可满足知情同意的认知要求。

然而,如果患者要拒绝接受现有的治疗,那么患者就需要高水平的决策能力。只要患者满足最严格的能力标准,这样的决定就应该得到尊重。患者不需要做大多数理性的人会做的事情来使他人认为其是有能力的,但是患者必须能够为他们的决定提供理由。患者必须能够表明他们已经考虑过医疗问题,并将这些信息与他们的个人价值体系联系起来。

患者的个人原因可能来自宗教信仰,也可能来自只有少数人认同的哲学观点,但这个原因不应该是纯粹的特殊或不合逻辑的。如果患者身患绝症,治疗有巨大的风险或获益不明确,那么医生应该允许一个低决策能力的患者拒绝治疗。

五、患者缺乏决策能力

当患者缺乏决策能力时,需要一些制度维护他们的自主权。

(一)预先指示

当患者失去自主决定的决策能力时,预先指示可以作为一种制度设计,让患者有效行使知情同意权和自主决定权。有两种类型的预先指示。一种是"生前预嘱",这种预先指示规定了患者希望获得的特定护理。通过"生前预嘱",末期疾病患者可以事先自主决定是否接受维持生命的治疗。另一种预先指示列举了不同的场景和干预措施供患者选择,而其他指示是为患有特定疾病(如癌症)的患者设计的。

事先指定一个代理人(代表),做一份法律文件来说明其可以在自己重病无法表达时做出如何被救治的决定,这份法律文件也被称为医疗护理永久授权书。总的来说,预先指示的临床决策以及在不同文化背景下定义家庭决策时不同角色的规范性仍然是一个挑战。

(二)替代决策

如果患者没有合法指定代理人,其家庭成员(或在某些情况下,非常了解患者的朋友)仍可作为患者的替代决策者,为患者做出决定。美国和欧洲标准要求这些代理人在适用法律下获得法律授权。

(三)替代决策的具体标准

伦理学家、护理人员和法律体系建议,替代决策的标准包括替代判断和最佳利益。替代判断认为,替代决策者应该通过分析先前的陈述,以及他们的整体价值观和信念,试图重建患者的判断。大多数代理人,甚至是亲密的家庭成员,也不能准确地预测患者想要什么。因此,在缺乏患者具体指导的情况下,替代判断包括猜测患者想要什么,而不是保证达到患者的期望。如果不能可靠地确定患者的意愿,则代理人应求助于最佳利益标准,这意味着代理人应基于治疗获益和风险、医疗预后以及患者当前和未来利益的平衡做出决定。在缺乏客观的最佳获益标准的情况下,医生在很大程度上依靠患者家庭和患者个人价值观来估计获益或风险,并基于此做出决定。一般而言,替代决策的一个问题是,研究显示重症患者家庭成员的焦虑和心理痛苦水平较高,因此代理人可能缺乏为失能患者做出道德上适当决定的能力。

六、特殊情况

(一)既缺乏决策能力又缺乏替代决策者的危重症患者

对于既缺乏决策能力又缺乏替代决策者的成人,目前还没有正式的指导方针可供制定使用限制生命维持治疗的决策时参考。一项研究表明,在一家医院的重症监护室收治的患者中,有16%的患者存在这种情况。决定生命支持治疗的过程包括医生的单方面决定、伦理委员会的参与,以及机构或司法审查。

需要进一步讨论，以制订关于这类患者的最佳指导方针。

（二）危重症条件

一般来说，所有侵入性手术都需要患者或合适的代理人的知情同意。当紧急情况下，需要启动救生程序（如气管插管），但患者缺乏决策能力，且无法找到替代方案时，就会出现例外。根据默示同意（即默示这类患者将同意这种治疗）的原则，如果有能力，应向这类患者提供在道德上是适当的治疗。个别单位和机构有责任制订准则，其中的程序需要得到正式的书面同意。

（三）临床医学研究条件下的知情同意

研究环境中关于知情同意的一个重大且复杂的问题涉及潜在研究参与者无法区分研究干预手段和临床治疗。患者及其家属有将治疗意图不准确地归因于研究干预的强烈倾向。然而，临床试验的目的并不是为受试者提供直接获益，而是为未来患者的治疗提供循证医学证据。术语"治疗性误解"用于描述该现象，该术语由 Appelbaum 及其同事于 1982 年在与参加临床试验的精神疾病患者面谈时首次提出。"治疗性误解"有两大伦理问题：首先，患者未能正确理解参与研究的潜在风险和获益，引起了对知情同意有效性的担忧；其次，"治疗性误解"的存在反映了研究参与者将研究者的作用视为医生的作用，并将参加研究的邀请视为真实的专业建议，误认为医疗干预旨在为其个人提供医疗获益。医生或研究者应明确反驳这种"治疗性误解"。

（四）急诊医学研究

推进急诊医学领域发展需要大样本临床研究，但是，在紧急情况下，往往不可能及时获取患者或其家属的知情同意。一些伦理学家认为，没有临床研究，急诊医学领域根本不可能取得进展。但是，知情同意要求对于有风险的试验，应结合额外的保障措施，保证患者的利益。

七、小结

患者自主权在提供医疗保健方面具有重要地位，但人们必须认识到，自主权在很大程度上是一个西方概念，可能在其他文化环境中受到质疑和挑战。如：充分信息披露可能与患者的健康文化水平及宗教信仰不一致；自主决策可能与以家庭为中心的价值观相矛盾；非胁迫性的选择可能与服从其他家庭成员的文化规范相抵触等。

第二节　神经重症患者的权利

患者的权利是指患者有权向临床医生提出"要求"，而且临床医生对患者负有相关的"责任"。患者的权利并不是绝对的优势。它们只是表面上有效的"要求"，有时必须屈服于其他足够令人信服的"要求"。患者的权利有时会受到分配问题的正当干涉。如果患者的要求违反了医生的专业操守，临床医生有时也会以正当理由干涉患者的权利。患者与医生之间的冲突通常可以预防或调解。当冲突难以解决时，它应该通过社会公认的规则来解决，否则应该通过公平的争端解决程序来解决争议。

一、概述

本节分为六个部分。第一，解释患者权利的性质和来源。第二，分析患者的权利范围。第三，描述与重症患者相关的五项重点权利。第四，讨论患者权利可能被非法侵犯的几种方式。第五，讨论基于公平分配和职业操守合理干涉患者权利。第六，描述平衡患者权利和临床医生权利的四种主要机制。

二、患者权利的性质和来源

权利的概念是模糊的，但 Hohfeld 通过区分四种类型的权利来澄清了这一概念，即主张权、自由权、优先权和豁免权。在这里，与患者最相关的是主张权。患者的权利指患者有权向临床医生提出"要求"，而且临床医生对患者负有相关的"责任"。换言之,患者的权利是一种规范要求,它对临床医生施加了约束。Hohfeld 的相关权利概念理论影响深远,尤其适用于重症监护领域。由于患者极度脆弱和具有依赖性,通常患者只能通过其临床医生或与其临床医生一起有效地行使权利。患者的权利也建立在尊重自主或自决的崇高原则基础上。人们不需要借助哲学公理来确定患者的权利。患者权利已经在法律法规、医疗保险参与条件、临床医生和设施的许可条例、专业委员会认证标准、专业医学协会道德规范和国际公约中得到了更具体的阐述。

三、患者的权利范围

理论上讲,患者的权利可以以这样一种方式加以规定,即包括例外情况和限制,以适应与临床医生相悖的要求。有了这样的"内置"规范,患者的权利将永远是绝对的。然而,预测和合并所有限制比较烦琐。例如,考虑一项拟议的"在公认的医疗实践范围内治疗"的权利,这种权利是不确定的,因为公认做法的界限很模糊。因此,伦理学家和政治哲学家通常认为权利只是表面上的约束力。与其用详尽的细节来狭隘地定义权利,不如讨论权利在什么时候(假定的宽泛的)可以允许"被干涉"或"被推翻"。Beauchamp 和 Childress 区分了"violation"和"infringement"。"violation"是指对权利的不正当侵犯,"infringement"是指对权利的正当干涉。由于自主权在西方文化中具有突出地位,患者权利的范围相当广泛。事实上,这一主张基本上是说,医学应该为患者提供技能,帮助他们实现自己对美好生活的愿景。然而,一些专业标准和法院的裁决,已经确立了一些限制性医疗决策。例如,在死亡、存在无脑畸形或怀孕未满 22 周的情况下,患者一般无权接受非姑息性治疗。

四、重症患者的重点权利

涉及人权的权利是普遍且不可剥夺的。其他患者权利因国家不同而异。患者权利正在演变。我们必须在有实质性和微小差异的情况下进行概括。尽管如此,许多患者的权利在医疗机构中都是有一套标准的。例如,患者通常有隐私权和对其健康信息保密的权利。他们通常有权按照现行的护理标准接受治疗。然而,在重症监护中特别值得注意的是,患者有权知情同意、拒绝治疗、不被歧视、得到疼痛管理和不被遗弃。

(一)知情同意

患者通常在道德和法律上有权知情同意。他们有权知道自己的治疗选择是什么,并参与做出有关治疗的决定。因此,临床医生必须向患者提供有关其诊断和预后的信息,建议的程序和治疗的风险及获益,以及合理的替代治疗方案的风险及获益。此外,临床医生必须以患者可理解的方式提供所有这些信息,且应建立在对患者的语言和文化知悉的基础上。

(二)拒绝治疗

知情同意的一个逻辑推论是拒绝治疗的权利。患者有权拒绝(不开始)可能提供的治疗(如心肺复苏)和停止已经在进行的治疗(如机械通气)。此外,患者有权拒绝治疗,即使临床医生认为这是"医学上的指示",即使这种拒绝会导致患者死亡。特别是,患者有权获得预先指示,并期望临床医生尊重该指示的意图。然而,虽然患者有"否定"的权利来拒绝不必要的治疗,但患者是否有"肯定"的权利来要求开始或继续治疗仍不确定。

(三)不被歧视

患者有权接受治疗,不论其种族、性别、肤色、血统、民族或民族起源、宗教信仰、性取向或政治取向、婚姻状况、遗传信息、年龄或残疾与否。患者有权获得治疗,不管他们的付款方式、教育背景、是否遵守社会规范、是否理解社会价值,有时甚至包括是否具有支付能力等。

(四)得到疼痛管理

患者有权得到有效的疼痛管理。这包括身体上、社会上、心理上和精神上的疼痛管理。如果有要求,临床医生必须开处方或分发足以减轻患者痛苦或不适的药物或进行其他干预,即使这种干预可能会加速死亡或增加死亡的风险。

(五)不被遗弃

临床医生通常可以自由选择服务对象,但一旦承担了一个病例,临床医生就不能放弃该病例。当该病例病情严重时,若临床医生主动终止治疗,则情节尤为严重。临床医生必须确保患者护理的连续性。因此,临床医生可能不会停止治疗,只要治疗是需要的。

五、对患者权利的非法侵犯

(一)代理人处理不当

重症患者的权利通常由代理人代表患者行使。因为危重患者通常缺乏决策能力,所以大部分治疗方案由代理人决定。因此,临床医生通常不是与患者本人,而是与代理人共同协商,来尊重患者的知情同意、拒绝治疗等权利。然而,本应保护和促进患者权利的代理人有时会损害患者的这些权利。例如,代理人往往不能或不愿意恰当地进行替代判断,并做出患者本应自己做出的治疗决定。代理人通常不知道患者的喜好。此外,即使他们知道患者的喜好,有时也不能忠实地遵循患者的要求。这些情况都会使代理人受个人利益影响而做出决定。代理人有时也缺乏能力,或者受到情感或心理障碍的阻碍,无法做出理想的决策。如果代理人的决定与患者的意愿或最大利益存在重大矛盾或严重偏离,则临床医生应规劝甚至反驳代理人。这并不是对患者权利的冒犯。相反,临床医生实际上是通过反驳似乎与患者意愿不一致的代理人来保护患者的自主权(知情同意)。

(二)缺乏沟通

医疗团队成员之间以及医疗团队与患者家庭之间的沟通不畅是潜在不良事件发生的共同原因。危重患者及其家属有一些独特的问题和担忧,临床医生必须解决。

(三)利益冲突

患者的权利也受到与临床医生利益冲突的威胁。不同的医疗保险模式可能对患者的治疗产生不同的影响,进而影响重症治疗的实施。相对于患者的实际偏好,全额支付可能会鼓励过度医疗程序的实施,而按比例计费的支付模式可能会导致治疗不足。

(四)歪曲和胁迫

临床医生为了获得代理人同意可能会歪曲患者的意思或胁迫代理人。这可能会侵犯患者的知情同意和拒绝治疗的权利。例如,一些临床医生刻意隐瞒信息。在这种理由不明确的情况下,医生侵犯患者权利的风险有所增加。

(五)个人基于道德的反对

重症医学科临床医生有时也会面临这样的情况:他们对提供或披露有关医疗服务信息存在个人和道德上的反对,也称为基于良心的反对。这种情况在重症护理中可能是常见的,因为他们经常做出关乎生死的决定。例如,临床医生可能会为患者提供镇静催眠,参与脑死亡后的器官移植手术,或为预后不良患者提供高级生命支持。

有许多方案可以针对临床医生基于道德的反对意见进行调解,例如将患者移交给其他临床医生。这样做允许反对的临床医生保持他们的道德完整性,并避免因违反道德信念带来的伤害。它可能通过允许多样化的临床劳动力来提高全人群水平的医疗质量,这在多元社会中尤其有价值。但是,如果临床医生基于道德的反对意见导致患者未接受合法、可接受的医疗服务,这将是对患者权利的不正当侵犯。相反,临床医生应继续为患者提供治疗,直至找到合适的接手该患者的临床医生。尽管这样做可能会给临床医生和患者带来负担,但这种方法是一种折中方法,保证了对临床医生道德诚信和患者获得合法、可接受的医疗服务权利的尊重。

六、合理干涉与公平分配及职业操守

虽然患者的权利有时会被毫无道理地侵犯,但有时是可接受的合理干涉。重症护理的定量配给既必要又不可避免。例如,将患者从重症监护室(ICU)转出。这是很常见的,虽然患者仍然可能从持续监测中获益,但在有限的 ICU 病床情况下,这种转移可以满足病情较重的患者的需要。公平分配指的是给予所有有相似处境的患者同等的待遇,但是应由相互竞争的原则(功利主义、平等主义、优先主义和救援规则)来指导这种分配。

患者的权利不仅会受到社会需求的侵犯,也会受到临床医生自身权利的侵犯。临床医生有时会基于职业操守或基于个人道德的反对而拒绝遵从患者的治疗决定。患者要求的治疗可能并无现实意义,或者临床医生认为在这种情况下存在医学不合理性。临床医生可能反对这种治疗,因为临床医生希望患者免受痛苦,同时避免自身有精神道德压力,以促进良好的患者管理。

七、患者权利和临床医生权利的平衡

有四种主要机制可以平衡患者权利与临床医生权利——预防、调解、既定的社会公认规则和正当程序。

(一)预防

临床医生应该把精力集中在预防临床医生和代理人之间的治疗纠纷上,而不是集中在制订应对发生此类纠纷的政策上。大多数患者权利和临床医生权利的分歧并非源自棘手的价值冲突,而是在面对死亡时情感上的难以接受和心理上的缺乏沟通和支持。这些冲突往往可以通过家庭会议、提供以家庭为中心的沟通和促进共同决策来避免。

(二)调解

虽然良好的预防性努力可以减少争端,但它们不会完全消除冲突。幸运的是,与代理人的纠纷通常不是棘手的,可以通过持续的对话协商解决。道德顾问、社会工作者、牧师、道德委员会、法律顾问、监察员和其他医院资源可以辅助达成共识。因此,临床医生应注重通过咨询、谈判和调解来建立共识。

(三)既定的社会公认规则

如果一项争议被证明是难以解决的,理想情况下应该诉诸已确立的、被广泛接受的规则来解决。这些规则(如脑死亡、器官分配优先级策略)具有与以下情况成比例的规范性权重:①目的明确;②过程可靠;③理由正当;④接受合法监督。

然而,对于通常会产生棘手冲突的情况(例如对无反应觉醒综合征患者的重症监护),很少有规则被制订出来。医生认为不应单方面处理在医学上不适当的治疗请求,除非所要求的干预是这些规则中的一项,或对实现患者的目标完全无效。这是因为判断一种有可能实现患者目标的治疗合适与否涉及医学、法律和道德交叉的复杂价值判断。个体临床医生可能缺乏独立处理此类困境所需的专业知识。此外,考虑到临床医生对生命末期患者进行适当治疗的态度存在很大差异,允许个体的自由判断可能会导致在类似情况下患者接受不同治疗时出现不合理的治疗差异。

(四)正当程序

在缺乏被广泛接受的规则的情况下,当代理人要求进行临床医生认为不适当的某项治疗时,应该通过一个公平的争端解决程序来解决争议。这种程序性的解决过程不会将僵化的、预先确定的模板强加到往往复杂和高度微妙的情况中,也许以个性化的方式处理会更好。

这种程序应符合公认的正当程序原则。首先,必须充分通知代理人已采取的基于流程的解决过程,此类流程中涉及的步骤以及预期的时间线。其次,应由一个多学科医院委员会进行审查,该委员会成员包括社区的代表。该委员会的任务是评估临床医生对所要求的治疗的判断是否正确,并监督过程中其余步骤。该委员会应积极地将代理人的意见引入程序。再次,临床医生和医疗机构应该为另一个愿意提供医疗服务的医学中心提供机会。最后,必须给代理人提供向公正的第三方上诉的机会,如法院或其他社会认可的机制。

八、小结

专业的医生章程指出,医学对患者权利的承诺正受到社会外部变革力量的挑战。虽然患者的权利不是绝对的,但临床医生在没有令人信服的理由和公平的程序时,也不能无视这些权利。

第三节　神经重症监护中的医疗法律责任

医疗事故法是一种特殊的法律制度,用于处理医疗过程中的过失和疏忽以及由此导致的对患者的伤害。这个领域的法律制度起源可以追溯到 5000 年前的古印度,那时需要医生在手术前和手术中进行祷告,祈求神灵庇佑。在古希腊和古罗马时期,医生们也遵循古印度的做法,对患者进行治疗。然而,当时普遍缺乏"法定的"救治方式,医生因医疗失误导致患者不必要的损伤只需承担道德责任,而没有法律责任。现代医疗事故法的起源可以追溯到 19 世纪的欧洲,当时医学技术发展迅速,临床实践日益复杂,医生和患者之间的关系愈发复杂和紧密。由于医疗失误的风险日益增高,因此在 20 世纪初期,医疗事故法开始被纳入法律体系,并得到了进一步的研究、发展和完善。

20 世纪 70 年代,医疗事故问题逐渐引起了公众和管理部门的广泛关注,医疗事故法也得到了前所未有的发展。随着医学技术的快速发展和临床实践的日益复杂,医学技术和医治方法也越来越多样化和个性化,这也增加了患者生命受到危害的风险和医务人员的职业压力。为了保障患者的权益和医务人员的法律权益,医疗事故法逐渐在各个国家的医疗法律体系中得到了完善。

在 21 世纪,全球范围内医疗事故和医疗责任纠纷案件数量快速增长,为了应对这一形势,各个国家都制定了相关法律并采取措施来应对日益增多的医疗事故。在欧洲,许多国家都颁布了现代化医疗事故法。在亚洲和美洲等地区也越来越多地涌现出了相关医疗法律规范和保障措施。这些法律制度的主要目的是保护患者,确保医疗行业的高质量、规范和负责任发展,并为因医疗事故引起的医疗纠纷提供有效和公正的解决机制。

在神经重症监护中,医务人员的职责是确保患者获得高质量的医疗和护理。然而,如果医务人员未能遵守医疗行业标准或法律法规,他们可能会面临相应的法律责任及风险。因此,下面从以下几个方面论述神经重症监护中的医疗法律责任。

首先,医务人员必须遵守医疗行业的规定和标准。神经重症监护医务人员应该在日常工作中严格遵守行业规范和标准,比如医疗计划、治疗方案、用药和外科手术规范等。这些规范和标准是为了确保医疗行为符合医学伦理和法律法规,促进患者的身体和心理健康。如果医务人员没有遵守这些规范和标准,可能会导致患者面临不必要的风险或伤害,并且可能面临法律责任问题。

其次,医务人员对患者的处理和行为应该是合法和可靠的。医务人员必须遵守医学伦理规范和法律法规,尊重患者的尊严和自主权。医疗行业的核心是保护和治疗患者,为患者提供专业化的医疗服务,促进他们恢复健康。如果医务人员没有遵守医学伦理规范和法律法规,如泄露患者隐私、浪费医疗资源等,他们可能会面临承担法律责任和被起诉的风险。

再次,医务人员应当承担合理的医疗责任和风险。医务人员在提供医疗护理时,应当把患者的利益放在首位,尽一切可能避免和减轻患者的痛苦和损失。医务人员对患者进行治疗所需承担的风险是普遍存在的,而这些风险在神经重症监护中可能更普遍且更高。如果医务人员没有采取措施合理避免和降低患者的风险,则他们必须承担相应的医疗法律责任。

最后,医务人员应该对患者的医疗护理负责任。神经重症监护中的医务人员必须始终注意患者的病情,遵循当前治疗计划,监督计划的有效性,负责执行治疗计划,并根据患者病情变化做出必要的医疗调整。因为神经重症监护环境中的患者状况往往十分严重和危险,任何医疗行为都应经过谨慎考虑和进行充分的风险评估。如果医务人员未能合理治疗和护理受监护的患者，从而导致患者病情突然恶化或产生其他损伤，他们必须承担相应的医疗法律责任。

　　神经重症监护医务人员的行为受到非常严格的法律和伦理规范的约束，因此，从业者应该保持较高的专业素养和责任心，确保患者获得最好的医疗护理。如果医务人员不能达到这些标准，患者及其家庭可能会遭受严重的后果，而医务人员也将面临被起诉和承担法律责任的风险。相反，医务人员只有恪守医学伦理规范和法律法规，提供高质量的医疗护理并充分评估患者的需求和状况，才可以在神经重症监护中对患者的早日康复做出卓有成效的贡献。

参 考 文 献

[1] Hohfeld W N, Cooke W W. Fundamental conceptions as applied in judicial reasoning and other legal essays[M]. New Haven: Yale University Press, 1919.

[2] Appelbaum P S, Roth L H, Lidz C. The therapeutic misconception: informed consent in psychiatric research[J]. Int J Law Psychiatry, 1982, 5(3-4): 319-329.

[3] Drane J F. Competency to give an informed consent[J]. JAMA, 1984, 252(7): 925-927.

[4] Faden R R, Beauchamp T L. A history and theory of informed consent[M]. New York: Oxford University Press, 1986.

[5] Buchanan A E, Brock D W. Deciding for others: the ethics of surrogate decision making[M]. Cambridge: Cambridge University Press, 1989.

[6] Schneiderman L J, Kaplan R M, Pearlman R A, et al. Do physicians' own preferences for life-sustaining treatment influence their perceptions of patients' preferences? [J]. J Clin Ethics, 1993, 4(1): 28-33.

[7] Cook D J, Guyatt G H, Jaeschke R, et al. Determinants in Canadian health care workers of the decision to withdraw life support from the critically ill[J]. JAMA, 1995, 273(9): 703-708.

[8] Schaeffer M H, Krantz D S, Wichman A, et al. The impact of disease severity on the informed consent process in clinical research[J]. Am J Med, 1996, 100(3): 261-268.

[9] Smithline H A, Mader T J, Crenshaw B J. Do patients with acute medical conditions have the capacity to give informed consent for emergency medicine research? [J]. Acad Emerg Med, 1999, 6(8): 776-780.

[10] Beauchamp T L, Childress J F. Principles of biomedical ethics[M]. New York: Oxford University Press, 2001.

[11] Hustey F M, Meldon S W. The prevalence and documentation of impaired mental status in elderly emergency department patients[J]. Ann Emerg Med, 2002, 39(3): 248-253.

[12] Miller F G, Rosenstein D L. The therapeutic orientation to clinical trials[J]. N Engl J Med, 2003, 348(14): 1383-1386.

[13] Pisani M A, McNicoll L, Inouye S K. Cognitive impairment in the intensive care unit[J]. Clin Chest Med, 2003, 24(4): 727-737.

[14] Raymont V, Bingley W, Buchanan A, et al. Prevalence of mental incapacity in medical inpatients and associated risk factors: cross-sectional study[J]. Lancet, 2004, 364(9443): 1421-1427.

[15] Silverman H J, Luce J M, Lanken P N, et al. Recommendations for informed consent forms for critical care clinical trials[J]. Crit Care Med, 2005, 33(4): 867-882.

[16] White D B, Curtis J R, Lo B, et al. Decisions to limit life-sustaining treatment for critically ill patients who lack both decision-making capacity and surrogate decision-makers[J]. Crit Care

Med,2006,34(8):2053-2059.

[17] Pope T M. Medical futility statutes:no safe harbor to unilaterally refuse life-sustaining treatment [J]. Tennessee Law Review,2007,75(1):1-81.

[18] Dorman T,Pauldine R. Economic stress and misaligned incentives in critical care medicine in the United States[J]. Crit Care Med,2007,35(2 Suppl):S36-S43.

[19] Beauchamp T L,Childress J F. Principles of biomedical ethics[M]. 6th ed. New York:Oxford University Press,2008.

[20] Wunsch H,Angus D C,Harrison D A,et al. Variation in critical care services across North America and Western Europe[J]. Crit Care Med,2008,36(10):2787-2793.

[21] Davis H,Hackner D. Early and effective goals discussions:a critical review of the literature[J]. ICU Director,2010,1(3):155-162.

[22] Pope T M. Legal briefing:conscience clauses and conscientious refusal[J]. J Clin Ethics,2010,21 (2):163-176.

[23] Biller-Andorno N,Brauer S. Advance directives from a cross-cultural perspective[J]. Bioethics, 2010,24(3):ii-iv.

[24] Scheunemann L P,White D B. The ethics and reality of rationing in medicine[J]. Chest,2011,140 (6):1625-1632.

[25] Pope T M. Legal briefing:medically futile and non-beneficial treatment[J]. J Clin Ethics,2011,22 (3):277-296.

[26] Elwyn G,Frosch D,et al. Shared decision making:a model for clinical practice[J]. J Gen Intern Med,2012,27(10):1361-1367.

[27] Gutierrez K M. Advance directives in an intensive care unit:experiences and recommendations of critical care nurses and physicians[J]. Crit Care Nurs Q,2012,35(4):396-409.

[28] Brush D R,Brown C E,Alexander G C. Critical care physicians' approaches to negotiating with surrogate decision makers:a qualitative study[J]. Crit Care Med,2012,40(4):1080-1087.

[29] Snyder L. American College of Physicians Ethics Manual:sixth edition[J]. Ann Intern Med, 2012,156(1 Pt 2):73-104.

[30] Zier L S ,Sottile P D,Hong S Y,et al. Surrogate decision makers' interpretation of prognostic information:a mixed-methods study[J]. Ann Intern Med,2012,156(5),360-366.

[31] Mancebo J,Hall J. Is the doctor in? Views on the deployment of intensivists from both sides of the Atlantic[J]. Am J Respir Crit Care Med,2012,185(7):696-697.

[32] Ranieri V M,Thompson B T,Barie P S,et al. Drotrecogin alfa (activated) in adults with septic shock[J]. N Engl J Med,2012,366(22):2055-2064.

[33] Lewis-Newby M,Wicclair M,Pope T,et al. An official American Thoracic Society policy statement:managing conscientious objections in intensive care medicine[J]. Am J Respir Crit Care Med,2015,191(2):219-227.

[34] Quill T E,Brody H. Physician recommendations and patient autonomy:finding a balance between physician power and patient choice[J]. Ann Intern Med,1996,125(9):763-769.

[35] Sehgal A,Galbraith A,Chesney M,et al. How strictly do dialysis patients want their advance directives followed? [J]. JAMA,1992,267(1):59-63.

[36] ABIM Foundation,ACP-ASIM Foundation,European Federation of Internal Medicine. Medical professionalism in the new millennium:a physician charter[J]. Ann Intern Med,2002,136(3): 243-246.

［37］ Pope T M. Surrogate selection:an increasingly viable,but limited,solution to intractable futility disputes[J]. JHLP,2010,3(2):183-252.

［38］ Crippen D W. The fair and equitable health care act[M]// Crippen D W. ICU resource allocation in the new millennium. New York:Springer,2013:247-250.

［39］ Rie M A,Kofke A. First critique of the fair and equitable health care act[M]// Crippen D W. ICU resource allocation in the new millennium. New York:Springer,2013:251-260.

［40］ Streat S. Where have we been in New Zealand critical care? [M]// Crippen D W. ICU resource allocation in the new millennium. New York:Springer,2013:65-74,161-168.

（崔大明）

第四十三章 神经重症康复

第一节 概　述

随着现代医学技术的发展,神经外科、神经内科以及神经重症医学不断进步,神经重症患者的临床救治成功率不断提高,住院病死率明显下降。但是幸存的神经重症患者中大多数不能完全恢复功能,遗留不同程度的意识、运动、认知、言语、大小便、情感功能障碍,导致患者的日常生活能力和社会参与能力大大降低。此外,随着全球人口老龄化,老龄神经重症患者数量逐年增加,后遗症期的医疗消耗占用了较大比例医疗资源和费用,给社会及家庭造成沉重负担。

多年来,神经重症监护团队紧迫、及时和密切地努力纠正急性器官功能障碍,单纯的生理纠正和患者最终得以存活曾经被认为是成功的标准。然而,在过去的二十多年中,幸存的患者及其亲属已经告诉我们更多的关于神经重症监护的意义,神经重症监护后的遗留问题通过对身体、心理功能以及社会环境的相应影响,极大地改变了接受重症监护后患者原有的生活和工作。作为医务人员,我们不仅要挽救患者的生命,还需要进一步改善和提高患者的功能预后。

20世纪80—90年代,世界卫生组织强调,医学并不是单纯的"治病的科学",而应当是"维护健康的科学",因此在2001年发布了与国际疾病分类(International Classification of Disease,ICD)平行的国际功能、残疾和健康分类(International Classification of Functioning,Disability and Health,ICF),要求整个"医疗活动"自始至终都围绕着患者的"身体功能和结构""日常活动""社会参与"这三项"功能"的提高来评定"医学的功能后果"。因此如何通过积极而有效的早期神经重症康复治疗改善患者的功能状态,从而帮助他们尽早离开重症监护室(ICU),最终达到最佳的康复预后并重返社会才应该是患者、患者家属及医务人员的共同目标。

康复医学(rehabilitation medicine)是现代医学的一个重要组成部分,主要是通过医学的手段和方法,减轻功能障碍和预防残疾形成。其通过来自不同医学专业(或非医学专业)的健康专业人员(如康复医师、康复护士)、各种康复治疗师(物理治疗师、作业治疗师、言语治疗师、假肢技师、心理治疗师)和社会工作者等以康复团队工作的方式,采取综合性康复方法(具有独立的理论基础、评定方法和治疗技术),细致解决患者与功能障碍有关的残疾问题,发挥其最佳的身体、心理、社会、职业(非职业)和教育的潜力,达到患者希望和计划的、与其残疾水平相一致的最佳功能状态。

预防-保健-治疗-康复"四位一体"的新医学模式已逐渐为人们所熟知,这个概念改变了过去"医学是单纯治病的科学"的陈旧观点,也扩大了健康的内涵。在中国的医疗机构(如综合医院、专科医院,包括康复医院、康复中心等)中,康复医学是作为一个临床科室或临床医疗机构而存在的,它们是临床康复医学的实体。"四位一体"的医学模式不是按照时间顺序发生的,即并非患病前是预防医学和保健医学,患病时是治疗医学,留下残疾后才是康复医学,而应当是四种医学模式同时叠加,因此康复医学的理念自始至终贯彻在疾病(损伤)的整个医学处理之中。康复医学不是处理后遗症的医学,而是从发病之初就考虑如何使患者的身体功能、活动能力和社会参与能力最大限度地恢复以及提高患者的生存质量。随着现代医学特别是康复医学的发展,康复与治疗已不再是医疗程序上"时间的延续",而应当是同时"叠加"的两个不可分割的部分,尤其是涉及神经重症、疑难、复杂和少见疾病或损伤的急性期,特别是在神经重症监护阶段,康复医学早期深入神经重症监护室/神经内科/神经外科或者通过设立神经重症康复病房,早期开展神经重症康复越来越得到认可和重视。通过神经重症康复的早期开展,不仅可大大缩短其他临床科室患者的平均住院日,节约重症监护室的医疗资源,而且可以显著提高患者的功能恢复速度和水平,最有效地帮助那些经历过神经重症磨难的患者及其家人回归正常生活。因此,在医疗机构中,康复医学科同内科、外科、妇产科、儿科、眼科、耳鼻咽喉(头颈)科、口腔科等一样,是临床医学中独立存在的二级临床普通专科,是现代医学的重要组成部分。

在综合性医院或专科康复医疗机构中,康复医学与传统治疗医学的临床专科密切配合,基本工作叠加进行。康复医师(physiatrist)是至少取得"医学学士"学位并取得"医师执业证书"的医师,经过三年康复医学规范化住院医师教育,并通过国家级考试合格后,才能获得专科康复医师的资格认证。康复医师的主要工作是从事临床型康复医疗工作,治疗和稳定患者病情,评定患者功能障碍程度,制订康复计划,实施具体的康复医疗工作和判断康复医疗效果,在康复医疗团队中发挥组织和协调的核心作用。康复护士不仅进行传统的疾病和生活的护理,而且需要与医生和治疗师密切配合,帮助患者在整个生命过程中发挥出最佳的身体、心理和社会的潜力,获得最大限度的个体活动能力和社会参与能力。康复治疗师是专门从事非药物性康复治疗的技术人员。物理治疗师(physical therapist,PT)对患者进行治疗性-主动性运动训练、物理因子治疗、水中训练、手法治疗等功能性训练,作业治疗师(occupational therapist,OT)对患者进行日常生活活动训练、认知功能训练和社会参与能力训练,言语治疗师(speech therapist,ST)对患者进行语言交流训练、吞咽功能训练等,假肢技师(prosthetist/orthotist,P/O)帮助患者装配假肢或矫形器等。一般神经重症患者不仅有运动功能障碍,还有意识、认知、言语、吞咽等障碍,因此不仅要有医生、护士对其原发疾病、基础疾病、合并症及并发症进行医学处理,而且需要医生、护士与康复治疗师、家属共同组成康复治疗小组,以康复团队(rehabilitation team)的医疗方式进行工作。因此,康复医学与其他传统治疗医学仍有一些区别(表43-1)。

表 43-1　康复医学与其他传统治疗医学的区别

区别点	康复医学	传统治疗医学
对象	功能障碍(功能障碍的个体)	疾病(患病的个体)
目的	功能恢复(针对"身体""活动"和"参与"三个水平)	治愈疾病或稳定病情
专业人员	康复团队(组):康复医师、康复护士、物理治疗师、作业治疗师、言语治疗师、假肢技师、心理治疗师和社会工作者等	医疗团队(组):医生、护士、医技人员等
诊断或评价	功能的评定(按ICF分类)	疾病的诊断(按ICD分类)
治疗手段	主动性康复训练为主(如物理治疗、作业治疗、言语治疗、戴假肢/矫形器、心理治疗等)	被动性医学处理为主(如各种途径的药物治疗、手术、放射治疗等)
社会性	明显,社会学的角度考虑更多	不明显,医学的角度考虑更多

神经重症康复是一个超早期介入的综合康复治疗体系,将神经重症救治、并发症的处理以及功能障碍的预防性康复、快速康复有机融合,它带有明显的多学科、跨学科和学科交叉的特点。我国在2012年《"十二五"时期康复医疗工作指导意见》中指出,康复医学应立足于疾病急性期的早期康复治疗,与相关临床科室充分融合,通过二级预防和早期康复处理可以获得更好的功能预后,而不是形成严重的"残疾状态"后再进行康复处理。2021年6月国务院《关于印发加快推进康复医疗工作发展意见的通知》(国卫医发〔2021〕19号)指出,三级综合医院康复医学科、三级中医医院康复(医学)科和三级康复医院重点为危急重症和疑难复杂疾病患者提供康复医疗服务。因此在三级综合/中医医院康复(医学)科和三级康复医院中,加强危急重症和疑难复杂神经重症患者的早期临床康复是神经康复医学发展的必然方向。

第二节　神经重症后病因与病理

神经重症康复患者由于各种急性疾病或损伤而通常存在一种或多种器官的功能障碍,除了神经系统功能障碍,还常伴有肌肉骨骼功能障碍、认知和行为障碍、心肺功能障碍等方面问题,这些问题都涉及多种病理生理的改变。

病理变化主要包括如下方面：①神经内分泌的动态应激反应。神经重症急性期促使能量从合成代谢途径转移到分解代谢途径，以支持重要器官功能和应对急性炎症。长期的神经重症病程中出现明显的分解代谢状态，导致肌肉萎缩、瘦体重（lean body mass，LBM）丧失、脂肪增加和全身水肿，从而阻碍神经重症患者的康复。②骨代谢变化，涉及神经重症相关骨骼疾病的因素包括特定细胞因子的作用、长期卧床、激素分解代谢过量及 ICU 中使用的药物和维生素 D 的缺乏。骨的丢失和修复抑制的组合效应使神经重症幸存者有较高的骨折风险。③ICU 获得性肌无力（ICU-acquired weakness，ICUAW）是危重患者中常见的神经肌肉并发症之一，其包括肌病、神经病变、神经肌肉传导缺陷或这些病变的任何组合形式，与 ICU 住院时间及总住院天数延长相关。目前已经形成的几种理论包括败血症相关的炎症细胞因子引起的微循环紊乱，高血糖和水肿，以及细胞因子可能对周围神经的直接损伤。④免疫学改变，增加感染风险。急性和慢性神经重症患者将面临"三重感染风险"：屏障破坏（如留置导尿、皮肤皲裂、气管切开等），在医疗环境中暴露于恶性和多种耐药性病原体，以及神经重症和潜在的合并症引起的"免疫衰竭综合征"。在长期神经重症的病程中，患者可能进展为"免疫衰竭"——可能损害免疫功能、抑制免疫物质的作用。长期神经重症相关的合并症的累积效应导致机体对感染的免疫应答障碍，包括营养缺乏。⑤心肺功能障碍是神经重症疾病常见的原发或继发问题，导致急性心血管事件的主要病因是局部动脉粥样硬化斑块破裂和血栓形成，可以源于肾素-血管紧张素-醛固酮系统、交感神经系统及炎症免疫系统，导致内皮的损伤、血小板的聚集和血栓形成，进一步损害心肌和导致心肌重构，降低心功能，并进一步激活神经内分泌，形成恶性循环，最终导致心脏扩大、心功能减退，出现心力衰竭症状，此外还可能导致深静脉血栓形成，甚至并发肺栓塞。

除了以上病变，患者还会出现神经认知功能障碍，且发生率高。谵妄和昏迷是神经重症患者急性期和慢性期常见的症状。即使没有发生谵妄，ICU 患者也常在急性期和恢复期表现出神经认知功能障碍。该发生机制目前尚不完全清楚，但可能包括谵妄、缺氧、低血压、葡萄糖调节异常、代谢紊乱、炎症以及镇静药和麻醉药的影响。

第三节　神经重症后主要临床功能障碍

虽然导致神经重症的急性疾病或损伤不同，其临床症状也各异，但由于患者早期病情较为危重，一般无法主动进行任何活动，其器官、关节、肌肉等都会出现功能减退，表现出一些共有的临床症状。

一、意识障碍

中枢神经系统损伤的神经重症患者常出现意识障碍（disorder of consciousness，DOC），意识障碍是指患者对自身和周围环境刺激的觉醒感知能力不同程度降低或丧失。根据觉醒障碍程度，意识障碍可分为嗜睡（somnolence）、昏睡（lethargy）、昏迷（coma）、脑死亡（brain death）。根据意识内容不同，意识障碍分为谵妄（delirium）、植物状态/无反应觉醒综合征（vegetative state/unresponsive wakefulness syndrome，VS/UWS）、微意识状态（minimally conscious state，MCS）等。

二、运动功能障碍

神经重症患者在经历 ICU 治疗后都有广泛的、不同形式的运功功能障碍，主要涉及肌肉、关节、骨骼的改变。

（一）肌无力和肌肉萎缩

肌无力和肌肉萎缩是神经重症患者 ICU 住院期间最常见和严重的并发症。长期卧床和制动是肌肉数量减少和肌肉力量减弱的主要因素。代谢及电解质紊乱可能造成复杂的肌无力和麻痹。ICU 制动 1 周可以导致股直肌的横截面直径减小约 13%。肌肉活检发现，发病的最初 15 天便出现肌肉的结构性损伤。在神经重症期间,患者可能会失去一半的肌肉质量,导致严重躯体残疾。呼吸肌也会发生肌纤维的萎缩和损伤,神经重症患者在接受机械通气期间膈肌基本不活动,所以在机械通气数小时后即可发生膈肌功能受损。在神经重症期间可能会发展为获得性严重的、全身性的无力临床综合征,即 ICU 获得性肌无力(ICUAW),其发病率为 23%～50% 甚至更高,这取决于所用的诊断标准(即临床和电生理评定)以及所评估的患者人群。其典型表现是全身性、对称性、弛缓性肌无力,影响肢体肌肉和呼吸肌,但不影响面部肌肉。肢体肌无力是弥漫性的,影响近端和远端肌肉,并与肌肉萎缩有关。深部腱反射通常减弱或消失。呼吸机脱机困难是 ICUAW 的一个主要首发征象,而且 ICUAW 是脱机困难和长期机械通气的独立危险因子,使危重患者的临床病程复杂化。

(二)骨与关节功能障碍

神经重症幸存者中报道的骨与关节功能障碍包括关节挛缩、异位骨化(heterotopic ossification,HO),这些后遗症与神经重症期间活动减少直接相关,严重阻碍有效康复的进展。

1. 关节挛缩　关节挛缩定义为关节在被动运动范围内固定受限。这通常由关节周围结构改变导致,包括骨骼、肌肉、软组织和皮肤,患者可能会出现受累关节僵硬,以及受累关节终末端的疼痛和活动受限,可能伴有关节畸形,部分挛缩可伴发压力性溃疡。上肢运动受限常见于肩部,包括肘、腕、指屈肌和前臂旋前肌的挛缩,下肢则以小腿三头肌和跖屈肌挛缩较为常见。

2. 异位骨化　异位骨化定义为软组织或肌肉中形成钙化板层骨。最常见的表现是关节活动范围缩小,患者可能会出现关节疼痛或局部软组织疼痛,其他表现包括肿胀、红斑、关节处或异位骨化处温热等可以用于诊断异位骨化。此外,女性患者更易出现骨质疏松,导致其骨折风险增加。

三、感觉功能障碍

感觉功能障碍是指患者既有不同程度和不同类型的感觉功能障碍(主要表现为痛觉、温度觉、触觉、本体觉和视觉的减退或丧失),也可有显著的本体感觉功能障碍。感觉功能障碍的类型和范围与损害的部位和范围有关:局限性的感觉功能障碍常提示皮质受累,弥漫至整个一侧的感觉功能障碍则提示包括丘脑及邻近结构的大脑深部损害,交叉性感觉功能障碍为脑干受损的典型表现。

四、吞咽功能障碍

吞咽功能障碍患者的临床表现有进食呛咳、摄食困难、喘鸣、食物通过咽喉部受阻而从鼻腔反流,体征有口臭、流涎、声嘶、吸入性肺炎、营养不良、脱水和面部表情肌的不对称等。

五、胃肠功能紊乱

神经重症患者并发腹胀、便秘、腹泻等胃肠道问题并不少见,这些症状是疾病发展过程中急性胃肠损伤(acute gastrointestinal injury,AGI)常见的临床表现,其中严重腹胀尤其应引起重视,严重腹胀是指肠道潴留过量气体,造成腹部严重胀气,显著胀气会导致膈肌抬高,进而影响呼吸及回心血量。同时神经重症患者由于长期卧床、饮食结构发生变化,以及胃肠道屏障完整性或功能受损,常出现胃肠动力不足、肠内营养摄入障碍、肠道菌群失调及易位、肠道毒素大量入血,可导致严重内环境紊乱、低血容量性或感染性休克、多脏器功能障碍/衰竭,甚至危及生命。

六、营养不良

神经重症患者普遍存在消瘦、营养不良问题,发生率可高达 68%。一方面,神经重症后出现的神经内分泌改变导致能量消耗与蛋白质分解增加、胰岛素抵抗与葡萄糖代谢障碍;另一方面,神经系统损伤的神经重症患者中约 62% 合并有吞咽功能障碍,由此导致长时间的进食减少,能量与蛋白质摄入不足,因疾病所致的高代谢状态,患者出现不易纠正的低蛋白血症、肌肉萎缩。

七、自主神经功能障碍

重型脑损伤患者康复期交感神经兴奋,表现为间断性、发作性的易激惹、躁动、多汗、高热、血压升高、心动过速、呼吸急促等症状,在创伤性脑损伤(TBI)患者中其发生率为 $10\%\sim28\%$,而在植物状态患者中发生率更高,出现这类症状会加重患者病情,导致预后不良。

八、认知功能减退

大部分神经重症幸存者可能出现严重的认知功能减退,可影响多个认知领域,包括记忆力、执行力、注意力、反应速度等。在神经重症情况下,缺氧、细胞因子激活的免疫系统失调、高血压、血糖调节功能紊乱、药物(如镇静药)的神经毒性作用以及谵妄等各种致病因素都与认知功能减退有关。其中失认症是非优势半球(通常为右半球)损伤所致,尤其是顶叶损伤所致的认知障碍,病变部位多位于顶叶、枕叶交界区。如视觉失认、听觉失认、触觉失认、躯体忽略、体像障碍等。失用症是指在没有感觉和运动损伤的情况下不能进行以前所学过的、有目的的运动。常见的失用症有意念性失用、结构性失用、意念运动性失用、步行失用等。

九、言语功能障碍

言语功能障碍包括失语症和构音障碍。失语症是由大脑优势半球(通常为左半球)言语区损伤所致,表现为听、说、读、写功能障碍。构音障碍是脑损伤引起的发音器官肌力减退、协调不良或肌张力改变而导致的言语形成障碍。

十、平衡-协调-共济障碍

平衡-协调-共济障碍是指身体发生平衡障碍、四肢动作不协调和共济失调。患者常见的平衡-协调-共济障碍有大脑性的和小脑性的。肢体或躯干的这种失调在小脑损伤患者中较为常见。平衡-协调-共济障碍常为小脑与大脑基底核异常、反射异常、本体感觉丧失、运动无力、肌张力过高、视野缺损等所致。

十一、精神异常

$10\%\sim27\%$ 脑损伤患者会出现精神异常,尤其是以额叶损伤为主的患者。常见的精神异常类型有恐惧、抑郁、痴呆等。

十二、心血管功能障碍

心血管功能障碍患者表现为体位性低血压,运动耐力差,呼吸困难,水钠潴留,口唇发绀,四肢末梢发绀、发凉等。

十三、呼吸功能障碍

神经重症可以导致呼吸肌肌力及耐力下降,肺容量减少,肺泡通气减少,气道阻力增加,黏膜纤毛运动受损,咳嗽反射和呕吐反射减弱,气管插管后声门关闭受损等,在这些因素先后和共同作用下,患者出现肺部感染、呼吸功能不全甚至衰竭。

十四、疼痛、躁动

神经重症患者常出现疼痛、躁动,其原因有疾病本身、医源性创伤、机械通气、长期制动等。疼痛和躁动可引起血压升高、心率增快,以及再出血、颅内压(ICP)增高、导管脱落和误伤等风险增加。

十五、排尿功能障碍

神经源性膀胱可以引起尿潴留和/或尿失禁。不同病因导致的神经源性膀胱发病率从 4% 至 84% 不等,若不及时处理,特别是尿潴留患者,将会发生膀胱过度膨胀伴充溢性尿失禁、尿路感染,严重的可威胁上尿路安全,导致肾功能障碍。

十六、皮肤功能障碍

因长期卧床且较少翻身变换体位,患者的骨突出部位(如尾骨、大转子等处)易出现压疮。因体质虚弱、活动不足,加之尿液和大便污染,创面极易扩大、加深,一般很难愈合。

十七、睡眠障碍

ICU是一个嘈杂的环境,神经重症患者获得高质量睡眠的机会是有限的,他们发生睡眠结构紊乱的可能性很高。除了环境因素,大部分神经重症患者还会因不同治疗干预,包括镇静药、镇痛药、血管升压素和机械通气等因素对其睡眠产生破坏性影响,而更容易出现睡眠昼夜节律模式的丧失。睡眠的中断可能带来躁动和谵妄的发生。

十八、日常生活活动能力缺失

日常生活活动是指一个人为独立生活必须每天反复进行的一系列最基本的身体动作或活动,即衣、食、住、行、个人卫生等的基本动作和技巧。神经重症幸存者在ICU出院后的早期康复阶段,运动、感觉、认知功能障碍影响日常生活活动能力的现象非常普遍,基本生活活动都需要依赖他人。

第四节　康复功能评定与辅助检查

一、功能评定

功能评定(functional assessment)是对人体功能的检测与评价。康复医学治疗目标是改善患者功能,评价康复医疗的结果就是评价功能改善程度,即康复治疗前功能评定积分较治疗前提高的程度,因此必须对患者的各项功能进行定量和/或定性评定。完整的康复计划的制订和实施,协调整个康复团队的工作,确保患者获得最佳康复效果等,都需要对患者的功能障碍进行具体"功能"的定量和/或定性评定。

(一)一般性评定

对于神经重症患者,需要对其一系列的基本指标进行监测,如应该规律记录血氧含量、脉搏、血压、心率、体温,有条件的还应记录肺活量等参数,这些指标反映了患者的基本身体状况和康复的可接受程度。同时,由于神经重症患者长期处于卧床状态,我们还应该评估压疮发生风险以及大小便控制情况。随着患者功能的逐步改善,在开展康复治疗改变患者体位前应对患者体位性低血压的情况进行评估,康复治疗前应对患者进行里士满躁动-镇静量表(Richmond agitation-sedation scale,RASS)评分或标准化5问题问卷(standardized five questions,S5Q)测评,以了解患者的意识状态和配合程度。此外,记录患者居家环境的障碍物也很重要,因为事关康复处方的制订。

(二)特异性评定

除上述一般性评定外,一些有助于康复处方和康复目标设立的特异性评定也必须进行。选择特异性的评定方法来评价某项损害或功能障碍的程度,可以对恢复能力做出评定,有助于判断预后。

1. 意识评定

(1)格拉斯哥昏迷量表(Glasgow coma scale,GCS):对预后评定有重要价值,简便易行,应用广泛,但对植物状态和死亡的预后评估缺乏特异性。

(2)全面无反应性(full outline of unresponsiveness,FOUR)量表:常作为意识障碍急性期评估的候选量表。用于因气管切开或呼吸机辅助呼吸无法进行言语功能评估的患者,可以弥补GCS的不足。

(3)修订版昏迷恢复量表(coma recovery scale-revised,CRS-R):对各种感觉刺激是否有特定行为反应进行评分,可以对意识水平做出判断,特别适用于对微意识状态的识别,支持对预后的评估。

(4)格拉斯哥结局量表(Glasgow outcome scale,GOS):多用于判断昏迷结局。

2.运动功能评定 常见的运动功能评定对象包括肌张力、肌力、关节活动度和活动能力、运动模式、协调性和平衡等。无论患者清醒与否,均可评定肌张力和关节活动度,其他评估则须在意识清醒条件下实施。量表测定还要考虑神经重症患者意识、使用药物、诊疗措施等多种因素的影响。

(1)肌张力评定:神经重症早期,肌张力很低,肌肉处于"软瘫"期,之后无论是处于静止状态还是收缩时,肌张力都会慢慢增加,甚至发生痉挛,尤其是抗重力肌的肌张力增加明显,而导致随意运动不易实现。推荐采用改良阿什沃思量表(modified Ashworth scale,MAS)进行肌张力评定。但肌肉本身有严重损伤或炎症时,禁止做肌张力评定。

(2)肌力评定:对肌肉收缩产生力量的检测和评估,可以进行徒手肌力测定(manual muscle test,MMT)和MRC六级肌力评定。但是神经重症患者损伤的运动功能恢复时,由于常伴有联合反应、共同运动以及抗重力肌痉挛,所以不能单纯以抗重力肌肌力增加作为肌力评定和训练的目标,否则会使痉挛加重,形成误用。

(3)关节活动度评定:因运动丧失与制动导致关节活动度降低、挛缩与变形,相关组织弹性消失,进而导致关节活动障碍。推荐采用关节活动度测量仪进行主动和/或被动关节活动度评定。被动关节活动度评定可以判断关节的最大活动范围、导致运动受限的因素和引起或加重疼痛的动作。被动关节活动度一般大于主动关节活动度。

(4)活动能力评定:评定内容包括转移、行走和体力活动消耗水平。转移和行走能力推荐采用DE Morton活动指数(DE Morton mobility index,DEMMI)进行评定。体力活动消耗水平推荐采用自觉疲劳程度量表(rating of perceived exertion,RPE)进行评定。

(5)运动功能恢复评定:对于脑损伤患者,推荐采用Brunnstrom运动功能恢复六阶段分级进行评定;对于脊髓损伤患者,推荐采用美国脊髓损伤学会(ASIA)制定的ASIA分级和残损分级量表进行评定。对于存在意识障碍、严重认知障碍、严重情感障碍或生命体征不稳定等情况的患者,不适合进行运动功能恢复评定。

3.吞咽功能评定 对于神经重症患者,若机械通气时间>24 h,有神经肌肉病变、气道或食管损伤等(如外伤、肿瘤、放疗),无论有无意识障碍,都建议进行吞咽功能评定。

(1)临床评定:可以通过吞咽器官或咽反射等检查间接了解吞咽功能状态。对于清醒患者,还需要进一步评估吞咽能力。

(2)洼田饮水试验:意识水平下降、不能听从指令的神经重症患者不适合使用洼田饮水试验。本试验开始前应先使用反复唾液吞咽试验等筛查检测,确认患者吞咽功能良好后,再进行测试,避免患者洼田饮水试验过程中出现呛咳、误吸等不适。

(3)量表法:推荐采用改良曼恩吞咽能力评估(modified Mann assessment of swallowing ability,MMASA)量表。

(4)染料测试:主要用于有意识障碍的气管切开患者的误吸风险评定。

(5)仪器评定:X线吞咽造影检查和可视化喉镜吞咽功能检测是诊断吞咽功能障碍的金标准。由于将神经重症患者转移到X线造影室比较困难,而且患者常有言语、认知等功能障碍,患者配合吞咽动作不佳,检查中常常需要等待,从而增加了患者暴露于X线的时间,导致患者被辐射的剂量增加。可视化喉镜吞咽功能检测在神经重症患者床旁即可以进行,可以直观地观察患者的吞咽情况,尤其是梨状窦、会厌谷的残留以及气道误吸情况,而且没有X线辐射问题,因此神经重症患者推荐首选可视化喉镜吞咽功能检测。

(6)其他临床检查:反复唾液吞咽试验、分级饮水试验等。

4.气道评定 人工气道建立并辅以呼吸支持后,应定期评估患者呼吸及氧合情况,判断缺氧情况是否得到缓解,气道是否通畅。若呼吸时听到哨鸣音或呼吸困难或吸痰时吸痰管进入不畅,均应进一步检查确定气道内状况;定期评定痰液黏稠度,过黏或有痰痂提示气道湿化不足;痰液清稀、量多提示气道湿化过度。

5. 行为与认知评定　初期的神经心理功能评定可以使用反应性更好的方法,如 Wessex 脑损伤矩阵(Wessex head injury matrix,WHIM)。创伤后失忆可用 Galveston 定向评估测验(Galveston orientation assessment test,GOAT)。这些都是简捷、有效并可靠的评定方法。意识一旦恢复,需进行认知筛查,常用的有改良 Addenbrookes 认知评估(Addenbrookes cognitive evaluation-revised,ACE-R)量表、简易精神状态检查(mini-mental state examination,MMSE)、蒙特利尔认知评估(Montreal cognitive assessment,MoCA)。

6. 精神评估

(1)谵妄评定:重症监护室意识模糊评估法(confusion assessment method for the ICU,CAM-ICU)是主要的评估工具,对于难以配合的患者也适用。重症监护谵妄筛查量表(intensive care delirium screening checklist,ICDSC)也是一种有效的床旁评估工具,可以帮助临床医生判断患者在过去的 24 h 内有无发生谵妄。

(2)恐惧评定:恐惧是脑损伤后常见的精神障碍之一,额叶内侧面和眶回损伤后出现概率较高。临床评定:表现为易激惹,攻击性增强,自我控制力下降,对死亡产生恐惧,具有反社会人格。

(3)抑郁评定:常用抑郁自评量表(SDS)、汉密尔顿抑郁量表(HAMD)来评估抑郁严重程度。

7. 疼痛评定　常用的评估量表有数字等级量表(numerical rating scale,NRS)(适用于无意识障碍或主观表达障碍的患者)、面部表情评分法(适用于有意识障碍和主观表达障碍的患者)、非语言疼痛评分法(评分项目包括生命体征变化和疼痛行为学特征,如表情和姿势,以不同分值表示疼痛程度,适用于存在主观表达障碍的患者)。

8. 营养状态评定　对于神经重症患者,诊疗初始阶段即应进行营养筛查与营养评估,常用筛查工具有营养风险筛查 2002(nutrition risk screening 2002,NRS 2002)、营养不良通用筛查工具(malnutrition universal screening tool,MUST)、主观全面评定(subjective global assessment,SGA)等。

9. 心功能评定　根据纽约心脏病学会心功能分级方法(NYHA 分级)进行心功能分级。

10. 日常生活能力评定　对人们每日为照料自己的衣、食、住、行、个人卫生以及在社区独立生活所具备的一系列活动能力进行检测和评价。巴塞尔指数(Barthel index,BI)和改良巴塞尔指数(modified Barthel index,MBI)被临床广泛使用。

11. 生存质量评定　对人们生存质量优劣程度进行评价。国际上常用健康调查简表(SF-36)或世界卫生组织生活质量测定量表(WHOQOL-100)。

二、辅助检查

神经重症康复患者的辅助检查包括一般的实验室检查(如血、尿、大便常规,生化常规,血气分析,淀粉酶、脂肪酶活性,血肌钙蛋白浓度,出凝血指标)以及根据患者自身特点需要的检查。

除了实验室检查,还需要根据患者病情完善相关的影像学检查。有脑损伤的患者完善脑磁共振成像或计算机断层扫描(MRI/CT),是了解损伤大脑形态学结构、判断预后的重要手段。通过功能性磁共振成像(fMRI)检测皮质含氧血红蛋白浓度,可进行皮质水平的认知及意识活动的观察。其他多模态脑成像技术,如弥散张量成像(DTI)等,单独或与 fMRI 配合有助于提高诊断准确率。如有心脏疾病,可行静息心电图了解有无 ST-T 改变、严重心律失常等;通过超声心动图明确心腔大小、左心室射血分数,通过血管超声排除下肢深静脉血栓形成;必要时可行冠状动脉造影了解冠状动脉血管情况。

意识障碍、认知障碍或癫痫患者还可以进一步完善脑功能的监测,目前神经电生理评估主要包括以下几种。

(一)脑电图(EEG)评估

EEG 对脑的病理生理变化非常敏感,对大脑皮质病变的评估有明确价值,但易受麻醉、镇静催眠药物影响。评估时应考虑干扰因素,并定期动态观察。

(二)诱发电位(evoked potential,EP)评估

EP主要包括躯体感觉诱发电位(somatosensory evoked potential,SEP)和脑干听觉诱发电位(brainstem auditory evoked potential,BAEP)。

(三)事件相关电位评估

事件相关电位(event-related potential,ERP)是与识别、比较、判断、记忆、决策等认知过程有关的神经电生理改变,是观察大脑认知功能活动的窗口。

第五节 临床诊断及康复治疗

一、临床诊断

神经重症康复患者的临床诊断不仅有原发病诊断,而且常有多种合并症、并发症的诊断,因此神经重症康复患者的临床诊断常常是一系列疾病,必须尽一切努力治疗患者的临床疾病,保证病情平稳,为早期神经重症康复治疗创造条件。

二、康复治疗

(一)神经重症康复的理论基础

过去认为神经元不能再生,故其破坏凋亡之后,神经系统的功能障碍是不可能恢复的。但是从20世纪后期开始,人们发现经过适当、正确的康复性训练,大部分丧失功能的患者仍可以达到相当程度的恢复,从而极大地改善了神经重症康复患者的生存质量。这些在一定程度上得益于神经康复医学的理论和技术的发展。

1. 脑的可塑性-大脑功能重组(brain plasticity-brain functional reorganization)理论 大脑结构和功能具有修饰和重组能力的基础理论,如神经康复方法中的运动再学习法、强制性运动疗法、减重步行训练、功能性电刺激疗法等,都是以此为基础。

(1)中枢神经损伤的可修复性:大脑损伤后早期,随着水肿出血的逐步吸收,脑缺血性半暗带损伤的神经元修复好转,受损的神经功能也会逐渐好转。

(2)中枢神经系统的可塑性:中枢神经系统是机体的重要调整体系,其自身的结构和功能可以随着内外环境变化不断进行修饰和重组,这称为中枢神经系统的可塑性,如脑卒中后出现偏瘫,经过康复训练,偏瘫症状得到改善甚至消失。机制是脑损伤后功能的修复涉及相关脑区域或神经核团,神经元内结构和突触水平的改变。"功能修复"主要表现为神经功能的"替代"和"重获"。"替代"是指神经系统利用剩余的或其他的感觉传入运动模式替换已损坏的部分神经结构,从而使功能得到恢复。"重获"是指通过启用解剖学上多余的神经结构,再次获得已丧失的神经功能。

损伤的性质及神经组织受损的数量(单发或多发)、部位、起因(创伤和疾病)、进展速度(快/慢)等,是决定机体预后的重要因素。可塑性临界期在脑损伤后功能的修复过程、功能训练和药物治疗中存在一个"时间窗"的问题。损伤的早期是代偿的"敏感期",学习训练的效果明显。通过适当的康复手段,大脑原来丧失的功能可以得到适当的代偿或补偿。

(3)大脑功能重组理论:大脑可以通过神经元的重新组合与"赋能"使局灶性的功能部分恢复甚至全部恢复,这已经得到循证医学的证实。大脑是由约10^{12}个神经元和约10^{14}个突触形成的一个极其复杂的"网络系统"。在发育过程中,不同的脑区承担不同的任务,即执行不同的功能。当某个局部脑区病损后,可能会造成局灶性中枢神经元被破坏甚至凋(死)亡,通过少量神经干细胞的再生来弥补较大的"集团性凋亡"所造成的功能障碍是非常困难的。因此,人们希望通过适当的康复手段,使大脑原来丧失的功能得

到适当的代偿。

①再学习及训练的作用：脑损伤后功能的修复是中枢神经系统再学习、再适应的过程,如动作训练作为一种外界刺激,向损伤的中枢神经系统发出修正方案和相关信息,各种信息经过相关中枢的重组,形成一个新的行为模式。无论是感觉替代,还是神经网络功能的交通,都要经过"实践"来学习和建立。在神经出芽和潜在通路启用的神经网络重组活跃期,给予大量的位置觉和运动觉刺激(称多重感觉刺激),如让患者注视患肢、主动感知运动,体会运动中的差异变化,同时可用语言提示或矫正动作,增强记忆,有助于正确模式的建立。

②突触的效率取决于使用的频率：运用得越多,突触效率越高,所以反复训练、学习才能形成突触记忆,或使具有某种功能的神经网络结构承担新的功能。

③良好的康复治疗环境：良好的医疗、家庭及社会支持氛围有助于患者身心障碍的康复。

④心理素质：患者乐观、勇于面对现实,具有战胜残疾、争取自立的良好心理素质时,也可能产生惊人的治疗效果。

⑤年龄：对于同样部位的损伤,成人的症状重于未成年的个体,患者的年龄越小,可塑性越好。如将幼猫和成年猫的胸段脊髓切断,前者通过不断的成长发育,其后肢仍有较好的运动协调能力,而后者行走困难,所以越是成熟的个体,完成的"投射量"(突触的数量)越多,生长能力相对越差。

⑥物种：在物种的进化过程中,越是低等的物种,结构的重组性越占优势,也越容易形成神经联系。

然而,长期卧床制动、对高张力肌肉缺乏抑制、采用不正确的动作模式训练或缺少正确的对策(如长期放置不管、单纯依赖药物或期待自然恢复、畏惧运动而静养等)等都会延误脑的最佳可塑期,导致异常运动模式的建立。

2. 中枢神经的神经生理学-神经发育学理论(neurophysiology and neural development theory of central nervous)　中枢神经系统损伤引起的运动功能障碍以偏瘫为主,主要表现为上运动神经元性瘫痪,临床表现为运动模式的改变而非单纯的肌力改变。异常运动模式是指一侧锥体束以上部位的中枢神经损伤后,引起对侧上肢和下肢瘫痪的同时,伴随出现的一些异常的运动形式。Bobath 方法、ROOD 方法、本体感觉神经肌肉促进法等,大多以中枢神经的神经生理学-神经发育学理论为指导。常见的异常运动模式如下。

(1)联合反应：用力收缩身体某一部分肌肉时,可以诱导其他部位的肌肉收缩。特点：按照固定模式出现。如上肢几乎是左右对称的,称对称性联合反应;上肢和下肢之间存在联合反应,称同侧联合反应。

(2)共同运动：又称协同运动或连带运动,是指偏瘫侧做某项活动时,引发一种近似定型的、多个肌群以相同反应强度(失去交互抑制)共同参与的非正常随意运动。共同运动的本质是高位中枢神经损伤后,失去了对脊髓的调控,出现了脊髓水平控制下的原始运动,故也见于刚出生的婴儿。共同运动的特点是运动的发生是随意的,但运动的固定模式是不随意的,因此也称为"原始的或异常的"共同运动。即在进行任何活动时,均不能随意地选择性地控制所需的肌群。共同运动依所参与的肌群特点,分为屈肌共同运动和伸肌共同运动。

(3)反射异常：当脑部损伤后,高级与低级神经中枢之间的相互调节、制约功能受到破坏,损伤平面以下的各级中枢失去了上一级中枢的控制,使正常的反射活动丧失。表现为平衡反射、调整反射能力减弱,一些原始的脊髓反射和脑干调控的姿势反射却明显亢进,主缩肌与拮抗肌的交互抑制发生障碍,造成肢体协调、控制、平衡功能异常。

(4)肌张力异常：中枢神经系统损伤后偏瘫患者出现肌纤维持续异常收缩,即肌痉挛。主要表现为上肢屈肌痉挛模式和下肢抗重力肌痉挛模式。这种痉挛模式使患者产生异常的运动姿势。上肢呈挎篮状,即肩下沉后缩、臂内旋、屈肘、腕掌屈、指屈曲;下肢僵硬如柱,行走时呈划圈步态,即患侧骨盆上抬、下肢外旋、髋膝关节伸直、足内翻、趾跖屈。

(二)康复目标

神经重症患者康复的主要目标是以患者为中心,加快功能恢复进程,减少并发症,降低病残率,缩短住院时间,减少医疗费用,促进患者尽早回归家庭和社会。

基于临床诊断和精准康复评估,在神经重症早期康复中,坚持普遍性与特殊性的有机统一,实施针对每个患者的个体化方案。具备条件的患者,帮助他们尽早离床,避免长期卧床导致失用综合征(长期卧床,活动量明显不足,可引起肌肉萎缩、压疮、面神经功能障碍、肺感染、尿路感染、体位性低血压、心肺功能下降、异位骨化、骨质疏松等)。另外,也要避免患者所接受的康复治疗不正确所导致的误用综合征(患病后治疗或护理方法不当可引起关节肌肉损伤、骨折、肩髋疼痛、痉挛加重、异常痉挛模式和异常步态、尖足内翻等)。神经重症患者存在多器官多系统的损伤,要强调多学科合作,关注患者的整体康复。康复过程中,必须加强患者的监护,保障康复技术操作的标准化和安全性。加强营养支持,循序渐进恢复患者耐力。

神经重症早期,任何不稳定的病情,都可能进一步加重脑组织的损伤,所以对于原发病、基础疾病、合并症以及并发症都需要及时做出诊断和治疗,而不仅仅依靠单纯康复训练。针对可能加重病情的预防和处理十分重要,因此康复医师必须与其他临床专科医师密切配合。

长期卧床和不正确的处理,不仅会造成严重的失用(如肌肉萎缩、骨质疏松、关节挛缩等)和误用;还会产生一系列合并症,如吸入性肺炎、下肢深静脉血栓形成、压疮、异位性骨化、体位性低血压等。意识到这些问题的严重性并尽早采取措施,预防其出现和进行性加重,即"二级预防",远比问题出现之后再"康复"更有效和重要。

1. 正确摆放肢位 为防止或对抗痉挛姿势(下肢伸肌和上肢屈肌痉挛)的出现,保护肩关节及早期诱发分离运动而设计的一种治疗体位。早期注意并保持床上的正确体位,有助于预防上述痉挛姿势的出现和加重。通常无论是健侧卧位、患侧卧位、仰卧位还是半坐卧位,都应使瘫痪侧下肢各关节屈曲而上肢各关节伸展,以对抗抗重力肌的优势或痉挛,但是也可能存在一些反常规的痉挛情况,所以在临床实践中,一定要根据患者的实际情况分析和处理。

2. 肢体被动运动 无论神经重症患者是否清醒,都可以开展肢体被动运动。被动运动应尽早进行,如无禁忌证,应每天进行。肢体被动运动既可预防关节活动受限、促进肢体血液循环和增强感觉输入,还能预防压疮、肌肉萎缩、关节挛缩、关节疼痛及心肺、泌尿系统以及胃肠道合并症的发生,还可为即将开始的主动功能训练做准备。对于不能自主运动的患者,被动关节活动度维持训练或牵伸训练是维持关节活动度和软组织长度的重要方法。

肢体被动运动应从健侧开始,然后参照健侧关节活动度活动患侧。一般按肢体近端到远端的顺序进行,训练动作要轻柔缓慢。重点进行肩关节外旋、外展和屈曲,肘关节伸展,腕和手指伸展,髋关节外展、内收和屈伸,膝关节伸展,足背屈和外翻训练。在急性期每天做 2 次,以后每天做 3 次,每个关节需要活动 10~20 遍。

在开始被动运动之前,首先注意多数神经重症患者有不同程度的感觉功能障碍及认知、言语功能障碍,患者甚至可能感觉不到患侧肢体的存在,或出现"患侧忽略"现象,也有可能因为患侧肢体的肌张力过低、本体感觉缺失,而感觉患侧肢体沉重无力,甚至因语言功能障碍无法理解如何配合。

帮助患者活动患侧肢体关节时,要避免过度牵拉患侧肩部。另外,可用其他方法来刺激患侧(如用毛巾或软牙刷轻轻擦拭患侧肢体)。在帮助患者进行患侧肢体的被动运动时,只需要维持患者的正常关节活动度,但要遵循一定的原则,具体如下:①针对四肢所有关节进行训练(包括患侧和健侧),维持关节活动度非常重要;②在不产生疼痛的情况下,在各个关节正常生理活动范围内,慢慢扩大各关节活动度;③尽量诱导患者做主动运动;④各关节每次运动 10~20 遍,每天 2~3 次;⑤如果出现疼痛或痉挛严重,可做镇痛治疗和放松活动,疼痛或痉挛减轻后,再进行各关节的被动运动训练;⑥对已经出现肌肉缩短的患者,可以轻柔牵伸肌肉;⑦患侧肩出现半脱位时,要注意保护患侧肩,避免损伤,之后再进行训练。

物理因子疗法,如蜡疗、磁热疗法、超声波疗法及低频电疗等,可改善软组织延展性。

对于发生骨化性肌炎的部位,不要盲目进行关节被动运动。一旦发生骨化性肌炎,应积极应对,当患者伴随明显疼痛症状时,可适当制动受累肢体,加用消炎镇痛药物和/或活血通络、化瘀散结中药外敷。

原则上应避免早期对骨化性肌炎部位进行温热治疗,可轻柔被动运动受累肢体,受累肢体摆放时尽量减少对骨化性肌炎处的刺激。其他物理治疗手段包括超短波、超声波治疗等。保守治疗无效时可考虑积极手术治疗。

神经肌肉电刺激(neuromuscular electrical stimulation,NMES)和床旁踏车训练可帮助改善神经重症患者的肌肉微循环,延缓制动肌肉的萎缩,改善肌肉力量和耐力,并且其应用不依赖于患者的互动性及姿势。但一项纳入 ICU 患者的单中心随机临床试验中,标准化早期康复治疗计划中加入床旁踏车训练和股四头肌 NMES 相较标准化早期康复治疗,未能改善 ICU 患者出院时的整体肌肉力量。未来有必要针对 NMES 最佳电流、目标肌肉、作用特点以及床旁踏车训练参数建立临床共识。

3.体位变换 目的是预防压疮和肺部感染。另外,由于仰卧位强化伸肌优势,健侧卧位强化患侧屈肌优势,患侧卧位强化患侧伸肌优势,不断变换体位可使肢体的伸肌与屈肌的张力达到平衡,预防痉挛出现。一般 1~2 h 变换体位 1 次。

对于神经重症无反应或不能主动配合的患者,早期运动参考方案包括良肢位摆放、床上被动体位转换、关节肌肉被动牵伸、被动四肢及躯干关节活动度维持、床上被动坐位、不同角度体位适应性训练、电动斜床站立、NMES。

对于反应良好或可以主动配合的神经重症患者,运动治疗包括床上转移,床上被动或主动坐位适应性训练,坐于床边安排日常生活能力相关练习、运动控制及平衡能力训练等。

4.主动运动 对外界刺激反应适当且配合良好的患者,可尝试从被动运动向主动运动过渡。运动一般包括坐于床边、床椅转移、站于床旁、原地踏步以及在有或无辅助设备情况下行走。肌肉抗阻训练可增加患者的肌肉量和力量。使用 Borg 自觉疲劳量表等工具可以在运动前、运动中和运动后评估患者的疲劳感从而监测患者的运动强度。

5.吞咽康复

(1)对于存在吞咽功能障碍的神经重症患者,推荐采用吞咽肌低频电刺激、口腔感觉运动训练(包括舌肌被动训练、冰酸刺激、气脉冲感觉刺激、K 点刺激、口面部震动刺激)等。

(2)对于存在吞咽功能障碍留有气管插管的神经重症患者,推荐使用通气说话瓣膜,有助于促进吞咽及生理气道功能恢复,减少肺炎的发生。对于气管切开患者,多数建议先拔除气管套管,再考虑经口进食。

(3)对于存在口咽部分泌物增多、持续留置鼻饲管、胃食管反流、不明原因发热、反复支气管炎或肺炎、嗓音改变等情况的患者,建议行进一步的吞咽功能评估。保持良好的口腔卫生、取半坐卧位、人工气道导管气囊的有效管理等是神经重症患者预防隐性误吸的关键。

6.呼吸康复 对于气管切开患者,留有气管插管、长期卧床、合并肺部感染是呼吸康复要面对的问题。

(1)体位训练:调整体位在神经重症康复中非常重要。患者处于特殊训练体位,可增高呼吸气流流速、促进痰液清除、改善氧合和患者的血流动力学状态,但可能引起心血管变化,尤其对危重患者应严密监测生命体征。

(2)气道廓清技术:可以在短期内有效地清除气道分泌物,改善呼吸功能。研究表明,呼气正压仪、主动循环呼吸技术(包括呼吸控制、胸廓扩张运动和用力呼吸技术)、体位引流、高频胸壁震荡等气道廓清技术均能获得较好疗效。

(3)呼吸训练:有一定认知功能且情绪稳定的神经重症患者在胸廓放松基础上,可以通过各种呼吸运动和治疗技术来重建正常的呼吸模式,包括腹式呼吸训练、抗阻呼吸训练、深呼吸训练、呼吸肌训练等多种方法和技术。

(4)咳嗽训练:对神志清醒、依从性好、咳痰能力下降的患者,应训练正确的咳嗽、排痰方法,常用的咳嗽训练有手法协助咳嗽法、物理刺激诱发咳嗽法等。

(5)运动训练:在严密监测的基础上,建议对没有禁忌证的危重患者尽早进行运动训练,包括主动运动训练和被动运动训练。

（6）物理治疗：膈肌电刺激和超声等物理治疗可以作为呼吸康复治疗的辅助手段。临床常用的超短波肺部抗感染治疗应该谨慎使用，把握指征和使用剂量，防止引起肺纤维化。

（7）中医传统疗法：合理地运用中医传统疗法（如穴位按压、针灸推拿等，都可以发挥有效的作用），使其成为综合治疗方案的一部分。

7. 肠道康复管理　给予充足的营养、适量的膳食纤维及必要的促排便辅助用药。对于吸收不良综合征、肠道功能衰竭或感染性腹泻的患者，补充水分和营养非常重要。

8. 皮肤康复　需要及时评定压疮风险并去除风险因素、关注营养状况；避免皮肤长时间受压，骨突处予以减压保护；对大小便失禁受累皮肤，落实 ABCDE 护理重点，即 Air（保持皮肤通风）、Barriers（使用保护隔离产品防止皮肤受损）、Cleaning（规范化皮肤清洁）、Diaper（适时更换污染的尿布，使用防回渗的尿布）、Education（患者及照顾者教育）；预防医源性损伤。

9. 膀胱康复管理　神经重症患者早期留置导尿管，以预防膀胱过度储尿，保持引流通路的密闭性，以免细菌逆行感染；导尿时，若膀胱容量小于 400 mL（有条件时可采用 B 超监测膀胱容量），应积极创造条件尽早拔除经尿道留置的导尿管。如拔出长期留置的导尿管时存在排尿困难的情况，可采用间歇清洁导尿协助膀胱排空，导尿频率为 4～6 次/天。

10. 神经重症患者及其家属的心理支持　处于神经重症阶段的患者及其家属比起疾病的其他阶段更需要各种形式的心理支持。首先，康复小组与患者及其家属之间信任关系的建立是获得良好结局的关键。其次，康复治疗计划的定期更新和解释将继续有助于获得良好的心理结局。最后，若发生严重心理问题，必要时应请神经心理专业医生指导治疗。

（三）并发症预防与处理

1. 肺部感染的预防与处理

（1）防止误吸：对于留有气管插管，使用带有气囊上吸引功能的导管的神经重症患者，及时吸引声门下分泌物及反流物，可以更有效地避免误吸。对吞咽功能障碍、食管反流、频繁呕吐、有明显误吸风险的患者，建议短期留置鼻肠管。

（2）保持口鼻清洁：采用带冲洗及吸引功能的专用牙刷做好口腔护理，每天 2～4 次。及时吸引口鼻腔分泌物。

（3）落实隔离措施：根据医院感染管理制度，所有治疗及康复的仪器应单人单用，或用前用后消毒。

2. 颅内继发性病变的预防与处理　颅内继发性病变是神经重症康复期间的常见问题，影响康复进程，须严密监测、及时诊断和处理。常见的颅内继发性病变有 ICP 增高、慢性脑积水、癫痫等。

（1）ICP 增高。ICP 增高是诸多颅内疾病严重阶段所共有的征象，往往因压力持续在 20 cmH$_2$O 以上，而引起一组严重的临床综合征。临床可以表现为急性、亚急性或慢性 ICP 增高症状。出现脑水肿加重、胃肠功能紊乱及消化道出血、神经源性肺水肿、库欣（Cushing）反应等。神经重症 TBI 患者康复期 ICP 增高可见于脑积水、颅内感染和颅内迟发性血肿。腰大池穿刺测压可测定 ICP，但对于 ICP 明显增高者，有造成脑疝的风险。一旦考虑为 ICP 增高，应尽快进行颅脑 CT/MRI 检查。

临床处理：病因治疗是最根本和最有效的治疗方式，应立即与神经外科、神经内科联系，处理原发病。在积极治疗原发病的前提下，可通过集束化策略控制 ICP。①抬高床头；②必要的镇痛、镇静；③维持适当血压，保持脑灌注压稳定；④气道管理，避免出现低氧血症或高碳酸血症；⑤控制体温至正常或偏低水平以降低脑代谢率；⑥应用渗透性利尿药；⑦适当外引流脑脊液以降低 ICP；⑧必要时，应用去骨瓣减压术治疗。

（2）慢性脑积水。神经重症并发慢性脑积水是由于脑脊液产生和吸收不平衡，导致过量脑脊液在一个（或多个）脑室和蛛网膜下腔内积聚。多见于 TBI、蛛网膜下腔出血、脑出血、脑室内肿瘤术后、颅内感染。依据 ICP 分为高 ICP 脑积水、正常 ICP 脑积水和低 ICP 脑积水。按发病时间，可分为急性（1 周内）、亚急性（1 周至 1 个月）和慢性（1 个月以上）脑积水。急性期后患者由于意识障碍、认知功能障碍、运动功能障碍多转入康复科进行康复治疗,因此康复中早期发现慢性脑积水具有重要意义,这样可以及时发现病因并积极进行外科治疗,之后开展积极全面的康复治疗,才会更好地改善患者预后。

TBI急性症状消退后,患者减压骨窗逐渐膨隆,张力增高,意识恢复者主诉头晕头痛,后期可有尿失禁和木僵。腰穿测定脑脊液压力有助于脑积水分型。颅脑CT/MRI显示侧脑室扩大是判断脑积水的重要客观依据。注意与全脑萎缩代偿性侧脑室扩大相鉴别。

脑积水后导致ICP持续增高,使病初意识清楚的患者逐渐出现意识障碍、昏睡甚至昏迷,或原有昏迷患者持续昏迷。慢性脑积水起病隐匿,呈渐进式,患者反应迟钝、表情淡漠、智能及精神障碍、走路不稳、尿失禁、随病程的推进而进行性加重,个别患者出现严重精神失常伴攻击行为等。

CT/MRI是诊断该病的首选方法。严重的脑积水可导致脑室旁白质渗出水肿,MRI显示脑室旁白质水肿较CT更清楚。值得注意的是,实际应用中必须将影像学表现与患者的临床情况相结合,进行综合分析。

如果患者诊断为脑积水,应及时行分流术治疗。术后开展积极的康复治疗,从预防性、被动性治疗措施逐渐转为以主动性康复为主的治疗措施,可明显改善患者的康复预后。若单纯进行康复治疗而不解决脑积水问题,轻则影响脑功能的恢复,重则丧失脑功能恢复的机会。

植入分流泵后,康复医师必须注意观察分流的效果,包括以下几方面。①压力是否合适?必要时需反复调整压力,以满足个性化的要求。②整个分流管是否通畅?早期需要发现调节泵不工作、腹腔大网膜包裹下段管道等问题。③若发现分流管不通畅,请相应科室会诊确定解决方案。

(3)癫痫。癫痫是神经重症康复期间由多种原因导致的脑部神经元高度同步化异常放电所致的临床综合征。主要根据临床表现分为全面性发作、部分性发作和癫痫持续状态。癫痫持续状态宜静脉用药并维持输注,尽快控制发作;即刻启动脑保护;必要时用药物尽量减少脑组织缺氧性损害;保持气道通畅或行气管插管、高流量氧疗、心电和血压监测等,癫痫持续状态发病后给予24~48 h连续性脑电图监测。必要时请癫痫专科会诊。

3.皮肤并发症的预防和压疮的处理　神经重症早期应当关注皮肤问题,定期翻身、进行体位摆放及使用特制座椅以及减压设备是预防皮肤问题的重要手段。控制好大小便和维持良好的营养状态,可以进一步降低压疮发生的风险。对发生压疮的神经重症患者,应对压疮进行危险因素分析并分级。根据评定结果换药,换药原则是先清创,根据创面分泌物微生物培养结果选用抗菌敷料,或同时使用敷料促进局部新鲜肉芽组织及上皮组织生长。

4.深静脉血栓形成的预防与处理　深静脉血栓形成(deep venous thrombosis,DVT)是由于各种因素引发静脉血管壁受损、血流减慢和血液成分改变而导致高凝状态,在深静脉管腔内形成血凝块,进而发展为血栓,可波及整个肢体的深静脉主干,严重者甚至发生肺栓塞(pulmonary embolism,PE)而猝死。

DVT的临床症状和体征并没有特异性,不明原因的发热是全身症状的表现之一,患处及周围部位可有发绀、疼痛、肿胀和静脉血管增多等。可以通过实验室检查血浆D-二聚体,通过超声明确DVT所处的阶段以及不同阶段的变化特征。当患者疑诊下肢DVT,需要应用临床预测评分(改良Wells评分)进行分层评估。对于临床和超声检查证实存在DVT的患者,需要加强对DVT变化趋势的监测,在充分评估DVT的部位、长度、稳定性和所处的阶段的基础之上,根据DVT的不同时期,制订相应的综合治疗方案。根据病情的个性化特点应用抗凝药物进行抗凝治疗,需要进行凝血功能监测。如果血栓持续进展,可以考虑血管内介入,包括使用下腔静脉滤器、局部溶栓治疗。在溶栓治疗成功后、下腔静脉滤器放置后或者DVT斑块完全稳定后,可以考虑进行肢体的运动治疗。

5.营养不良的预防与处理　中、重型TBI后出现的神经内分泌改变,导致能量消耗与蛋白质分解增加、胰岛素抵抗与葡萄糖代谢障碍。反流误吸高风险患者因反复肺部感染及全身性炎症反应,营养过度消耗与营养缺乏更为突出。病程长者除缺乏一般营养素外,常伴有微营养素的缺乏,这些都会直接影响机体与脑功能的恢复,降低生存质量。由此可见,营养不良是神经重症康复中的基础问题。

依据能量需求喂养;优先供给肠内营养;应早期足量给予;肌萎缩者应供给标准能量营养;监测和补

充电解质、维生素及微量元素。优先肠内营养:经胃管或鼻肠管管饲肠内营养是意识障碍、吞咽困难、反流误吸高风险及高龄患者首选的符合生理的最理想的营养供给方式,应尽早开始。早期经胃肠道补充营养有助于降低远期不良预后与死亡风险。若患者意识障碍、吞咽功能困难需要长期管饲喂养,可考虑行内镜引导下经皮穿刺胃肠造瘘术。早期肠内营养被认为优于早期肠外营养,但当存在各种肠内营养支持禁忌证或胃肠道不耐受,肠内营养不能满足营养目标时,应给予补充性肠外营养。

营养供给量:总热量 20～30 kcal/(kg•d) 和蛋白质 1.2～2 g/(kg•d) 有助于防止进一步的肌肉萎缩,应动态监测营养治疗反应,调整营养供给量,以达到理想的营养支持效果。此外,对于高营养主良风险或合并明显营养不良的神经重症患者,应注意电解质、血磷与维生素的监测,化验结果低于正常指标时,应积极补充钾、钠、磷和维生素,并注意预防再喂养综合征。

(四)康复护理

康复护理在神经重症康复阶段十分重要,一般护理如下。

(1)采取适当卧位:依据外伤情况给予适当的卧位,如 ICP 增高者采取头高位(15°～30°)以降低 ICP;患者发生休克时,应取平卧位,头偏向一侧,防止呕吐后误吸。

(2)保持呼吸道通畅:有舌后坠者,应放置口咽通气道;针对气管切开患者,做好气管切开术后护理,必要时应用呼吸机辅助呼吸。

(3)观察生命体征:神经重症患者常伴呕吐,应每 30～60 min 测量血压、脉搏、呼吸、体温各 1 次。注意意识改变,如意识障碍逐渐加深,可能出现颅内血肿或脑水肿加重。注意瞳孔大小变化和对光反射,发现异常时立即告诉医生。

(4)保护角膜:昏迷患者应注意角膜保护,一般可戴眼罩或眼部涂眼膏,避免角膜、结膜暴露引起充血。

(5)护理口腔及皮肤:不能进食患者和昏迷高热患者,每日做口腔护理 2 次;腹泻患者应做肛门周围皮肤护理。

(6)昏迷患者每 2 h 翻身拍背 1 次,高热患者用温水擦浴。

(7)可给予鼻饲,逐渐给予高蛋白、高热量、高维生素饮食,也可给予要素饮食。

(8)针对应激性胃肠出血患者,根据医嘱给予冷盐水洗胃和相应的止血药物,注意观察出血量、血压变化,防止休克。

(9)针对留置导尿管患者,应做好清洁护理,每日进行尿道护理 1 次,防止泌尿系统感染。

(10)针对躁动、癫痫患者,应注意预防坠床,加以适当约束,并向患者家属讲明患者病情,以得到理解。

神经重症康复中必须充分评估患者病情,有效控制原发病及并发症,在保证医疗安全的前提下,选用适宜的康复技术进行康复治疗,严格控制康复训练的强度,必须使患者医疗治疗和康复训练同步进行,密切协调和配合,才能帮助患者获得最佳康复预后。

参 考 文 献

[1] Stam H J,Buyruk H M,Melvin J L,等. 急性医疗康复[M]. 励建安,毕胜,译. 北京:人民军医出版社,2013.

[2] 中国医师协会神经外科医师分会. 中国脑积水规范化治疗专家共识(2013 版)[J]. 中华神经外科杂志,2013,29(6):634-637.

[3] 中国吞咽障碍康复评估与治疗专家共识组. 中国吞咽障碍康复评估与治疗专家共识(2013 年版)[J]. 中华物理医学与康复杂志,2013,35(12):916-929.

[4] 中华医学会神经外科学分会,中国神经外科神经重症管理协作组. 中国神经外科神经重症患者气道管理专家共识(2016)[J]. 中华医学杂志,2016,9(21):1639-1642.

［5］　国家卫生和计划生育委员会.2017 中国卫生和计划生育统计年鉴［M］.北京:中国协和医科大学出版社,2017.

［6］　中华医学会神经外科学分会,中国神经外科神经重症管理协作组.中国重型颅脑创伤早期康复管理专家共识(2017)［J］.中华医学杂志,2017,97(21):1615-1623.

［7］　韩雅玲,周玉杰,陈韵岱.王士雯老年心脏病学［M］.4 版.北京:人民卫生出版社,2018.

［8］　倪莹莹,王首红,宋为群,等.神经重症康复中国专家共识(中)［J］.中国康复医学杂志,2018,33(2):130-136.

［9］　Stevens R D,Hart N,Herridge M S.重症康复医学:重症监护后的遗留问题及康复治疗［M］.陈真,译.上海:上海科学技术出版社,2018.

［10］　王茂斌.中华医学百科全书:康复医学［M］.北京:中国协和医科大学出版社,2019.

［11］　王晓敏,朱晓萍.ICU 获得性肌无力的发生和诊断及治疗［J］.中华危重病急救医学,2020,32(8):1020-1024.

［12］　Bienvenu O J,Friedman L A,Colantuoni E,et al. Psychiatric symptoms after acute respiratory distress syndrome:a 5-year longitudinal study［J］. Intensive Care Med,2018,44(1):38-47.

［13］　Bissett B,Gosselink R,van Haren F M P. Respiratory muscle rehabilitation in patients with prolonged mechanial ventilation:a targeted approach［J］. Crit Care,2020,24(1):103.

［14］　Chow M C,Kwok S M,Luk H W,et al. Effect of continuous oral suctioning on the development of ventilator-associated pneumonia:a pilot randomized controlled trial［J］. Int J Nurs Stud,2012,49(11):1333-1341.

［15］　Delaney A,Hammond N,Litton E. Preventing delirium in the intensive care unit［J］. JAMA,2018,319(7):659-660.

［16］　Fuest K,Schaller S J. Recent evidence on early mobilization in critical-ill patients［J］. Curr Opin Anaesthesiol,2018,31(2):144-150.

［17］　Fossat G,Baudin F,Courtes L,et al. Effect of in-bed leg cycling and electrical stimulation of the quadriceps on global muscle strength in critically ill adults:a randomized clinical trial［J］. JAMA,2018,320(4):368-378.

［18］　Herridge M S,Tansey C M,Matté A,et al. Functional disability 5 years after acute respiratory distress syndrome［J］. N Engl J Med,2011,364(14):1293-1304.

［19］　Janicki J S,Weber K T,McElroy P A. Use of the cardiopulmonary exercise test to evaluate the patient with chronic heart failure［J］. Eur Heart J,1988,9 Suppl H:55-58.

［20］　Jang M H,Shin M J,Shin Y B. Pulmonary and physical rehabilitation in critically ill patients［J］. Acute Crit Care,2019,34(1):1-13.

［21］　Latronico N,Bolton C F. Critical illness polyneuropathy and myopathy:a major cause of muscle weakness and paralysis［J］. Lancet Neurol,2011,10(10):931-941.

［22］　Zilberberg M D,de Wit M,Shorr A F. Accuracy of previous estimates for adult prolonged acute mechanical ventilation volume in 2020:update using 2000—2008 data［J］. Crit Care Med,2012,40(1):18-20.

［23］　McWilliams D,Weblin J,Atkins G,et al. Enhancing rehabilitation of mechanically ventilated patients in the intensive care unit:a quality improvement project［J］. J Crit Care,2015,30(1):13-18.

［24］　Wang S,Allen D,Perkins A,et al. Validation of a new clinical tool for post-intensive care syndrome［J］. Am J Crit Care,2019,28(1):10-18.

［25］　Witteveen E,Sommers J,Wieske L,et al. Diagnostic accuracy of quantitative neuromuscular ultrasound for the diagnosis of intensive care unit acquired weakness: a cross-sectional observational study[J]. Ann Intensive Care,2017,7(1):40.

[26] Tonella R M,Ratti L D S R,Delazari L E B,et al. Inspiratory muscle training in the intensive care unit:a new perspective[J]. J Clin Med Res,2017,9(11):929-934.

[27] Yang Y,Liang L,Zhai Z,et al. Pulmonary embolism incidence and fatality trends in Chinese hospitals from 1997 to 2008:a multicenter registration study[J]. PloS One,2011,6(11):e26861.

[28] Zhang Y,Zhang J,Butler J,et al. Contemporary epidemiology,management,and outcomes of patients hospitalized for heart failure in China:results from the China Heart Failure (China-HF) Registry[J]. J Card Fail,2007,23(12):868-875.

（陈真）